药物治疗学

Pharmacotherapeutics

张庆柱 主 编

山东大学出版社

图书在版编目(CIP)数据

药物治疗学/张庆柱主编.—济南:山东大学出版社,2016.8

ISBN 978-7-5607-5595-3

Ⅰ.①药… Ⅱ.①张… Ⅲ.①药物疗法 Ⅳ.①R453

中国版本图书馆 CIP 数据核字(2016)第 203132 号

策划编辑:刘 彤
责任编辑:唐 棣 毕文霞
封面设计:张 荔

出版发行:山东大学出版社
社 址 山东省济南市山大南路 20 号
邮 编 250100
电 话 市场部(0531)88364466
经 销:山东省新华书店经销
印 刷:济南新科印务有限公司
规 格:787 毫米×1092 毫米 1/16
50 印张 1152 千字
版 次:2016 年 8 月第 1 版
印 次:2016 年 8 月第 1 次印刷
定 价:86.00 元

《药物治疗学》
编 委 会

主　编　张庆柱

副主编　孙淑娟　郎　奕

编　者　（按编写章节顺序排列）

张庆柱（山东大学药学院）
孙淑娟（山东省千佛山医院）
张　翔（山东省济南市中心医院）
方英立（山东大学齐鲁医院）
邹东娜（山东省立医院）
冷　冰（山东省立医院）
韩　毅（山东省千佛山医院）
牟　燕（山东省千佛山医院）
张雅慧（山东省立医院）
郝国祥（山东大学药学院）
于恒彩（山东省立医院）
高田田（山东省立医院）
封丽丽（山东省立医院）
张　文（山东省立医院）
黄　欣（山东省千佛山医院）
李　妍（山东省千佛山医院）
马亚兵（山东大学齐鲁医院）
王睿韬（北京市普仁医院）
魏国义（首都医科大学附属北京安贞医院）
崔学艳（山东省千佛山医院）

内容简介

本书主要供药学专业继续教育及执业药师培训教学使用，也可作为高等学校药学、临床药学及其他相关专业本科生的教科书或学习参考书。本教材的特点是，针对药学继续教育的培养目标，紧扣 2015 年新版《国家执业药师资格考试大纲·药学综合知识与技能》（第七版）的要求，基本覆盖全部考试内容。本着简明扼要、通俗易懂、深入浅出和融会贯通的方针，从应用和实践出发，将医药学各学科的相关知识融为一体，系统讲述临床各科常见疾病的病因与发病机制、临床表现及并发症、药物治疗的目的与原则、主要治疗药物的临床应用、用药注意事项与患者教育几个方面的基本知识，共 17 章。每章正文前有“内容提要”，正文后附有“复习思考题”和“案例讨论”，联系主要内容，提示学习重点。

前 言

《药物治疗学》是为药学继续教育及执业药师培训而编写的一本实用类教材，主要供药学专业网络教学使用，也可作为高等学校药学、临床药学及其他相关专业本科生的教科书或学习参考书。本教材的特点是，针对药学继续教育的培养目标，紧扣2015年新版《国家执业药师资格考试大纲·药学专业知识（二）》和《药学综合知识与技能》（第七版）的要求，基本覆盖全部考试内容。本着系统全面、简明扼要、通俗易懂、深入浅出和融会贯通的方针，从应用和实践出发，将医药学各学科的相关知识融为一体，系统讲述临床各科常见疾病的病因与发病机制、临床表现及并发症、药物治疗的目的与原则、主要治疗药物的临床应用、用药注意事项（药学监护）与患者教育几个方面的基本知识，以使学员对疾病治疗药物的临床应用有一全面的大致了解，为制订治疗方案指导合理用药提供理论基础，提高执业药师的专业素质和实际工作能力。

药学继续教育主要面向药店以及基层医院的广大从业人员，他们的学历层次较低，医药学专业知识匮乏。网络培训目的是使他们保持良好的职业道德，以患者和消费者为中心，提高专业知识水平和业务能力，适应药学服务的需要，保障公众用药安全、有效、经济、合理。《药物治疗学》是将临床医学、药物学、治疗学有机结合的一门交叉学科，其主要内容是研究药物在人体内发挥最高疗效的理论与方法，旨在用客观科学指标来确定病人的合理用药原则。教材本着淡化学科意识、强调整体优化的原则，以临床医学为基础，药物治疗学为主线，力求将临床医学与药学内容有机融合，使学员既具备临床医学的基本知识，又掌握合理用药的基本原则。教材按系统分章节，以疾病为专题，含纳常见病、多发病及急危重症的诊断和治疗，重点突出药物治疗学的特色，包括药物治疗原则，临床用药方案，用法、用量、疗程，合理用药及药物相互作用，治疗药物监测，药源性疾病及药物不良反应，使用禁忌等，共17个章节的药物治疗学基本知识。为方便学习，每章正文前有提要，正文后附有“案例讨论”和

"复习思考题",联系主要内容,提示学习重点。

本书涵盖整个临床药物治疗学,除概论和化学治疗学的基本知识外,包括了内、外、妇、儿、神经、精神、眼、耳鼻喉、口腔、皮肤、肿瘤、中毒等各科疾病的药物治疗。参加本书编写的人员为全国各大医院的临床药师或专业任课教师,具有多年从事临床药学及教学培训工作的经验。编写工作受到国家卫计委及国家食品药品监管总局培训部门领导和有关专家的启发与指导,体例与内容参考了大量国内外有关书籍和文献,特别是2015年最新版本的《国家执业药师资格考试大纲》。山东大学药学院分管继续教育的张建副院长进行了精心组织并给予了大力支持,主编、编写人员与出版社通力合作,基本达到了预期目标,在此一并表示谢意。受主编和编者水平所限,教材中难免有不足、不当之处,敬请读者予以批评指正,教学相长,共同提高。

张庆柱

2015年3月

目　录

第一章
绪 论

内容提要

本章介绍药物治疗学的基本概念，与药物治疗学密切相关的学科，药物治疗学在临床治疗中的地位，药物治疗学的发展阶段，药物治疗学模式的转变，药物治疗学的基本原则，以患者为中心的治疗学理念，以及药学服务的属性、要求、对象与内容。要求了解与药物治疗学密切相关的学科性质，药物治疗学的兴起与发展，以患者为中心的治疗学理念；熟悉药物治疗学的性质与任务，药物治疗学模式的转变；掌握药物治疗学的基本原则和药学服务，重点是与药物治疗学有关的基本概念和方法，药物治疗方案制定的原则与过程，以及药学服务的基本要求与内容。

第一节　药物治疗学的性质和任务

一、基本概念

药物治疗学(pharmacotherapeutics)是研究药物通过其药理作用对病变部位或疾病的病理生理过程产生影响，从而转变为治疗效应的过程及规律的一门交叉学科。药物治疗学为临床治疗学的一个重要组成部分，其方法是将临床医学(clinical medicine)、药物学(materia medica)、治疗学(therapeutics)有机结合在一起，以药理学(pharmacology)、病理生理学(pathophysiology)等医药学知识为基础，以正确诊断(diagnosis)疾病为前提，研究药物在人体内发挥最高疗效的理论与实践，旨在用客观科学指标来确定患者的合理用药原则，解决药物安全有效治疗疾病的临床实际问题。如果说药理学是以药物为中心，探讨其作用与用途；那么药物治疗学则是以患者和疾病为中心，运用临床药学和相关学科的专业知识，研究如何选择和使用药物，即用什么(what)？怎么用(how)？作为药学从业人员，通过对药物治疗学的学习，认识疾病发生、发展和恢复的规律，懂得对疾病只有诊断而不进行治疗固然是无法解决患者的痛苦，但盲目地治疗也同样会给患者带来不必要的损害，甚至危及生命安全这个道理。因此，如何结合患者的实际情况，合理地进行药物治疗，就成为药物治疗学的唯一宗旨。

药物治疗是通过应用药物而治疗疾病，所用药物包括各种药物（drug）、电解质（electrolyte）、液体（liquid）、抗毒血清（antitoxic serum）、血液（blood）或血液成分（blood constituent）及各种血浆代用品（plasma substitute）。世界卫生组织（World Health Organization，WHO）的一个专家组曾对药物下了以下的定义："任何为了接受者的利益，用于或打算用于改进或考察生理系统或疾病状态的物质或产品。"所以，药物是指用于防治疾病或诊断生理功能或疾病状态的具有药理活性的物质或其制剂。药物作为治疗疾病的重要手段，必须达到消除或控制致病或诱发疾病产生的各种因素，减轻或解除患者的病痛，维持机体内环境的稳定和改善病变器官功能，保护或恢复患者的劳动力，保持患者的健康生命质量（health-related quality of life），缓解、治愈或预防疾病的目的。

药物的药理作用能否转化为治疗效应，这是药物治疗学研究的主要内容，也是临床医师最关注的问题。一般情况下，有药理效应的药物应该出现治疗效应，但有时虽然选择了有效的药物，却未能取得满意的治疗效果，这可能是药物未能在病变部位达到有效浓度，也可能是对于疾病的病理生理过程及其动态变化未能很好地掌握，再加上可能存在着个体差异（individual variation）等因素。人类基因组计划（human genome project，HGP）研究证明，人类基因99.99%是相同的，但也有一些不同，这正是未来药物治疗个体化的重要依据；另外，药物的体内过程在不同的患者之间也有差别。因此要提高治疗效果，必须对疾病、机体与药物三者之间的相互关系作出恰当的分析与判断，这也正是现代循证医学（evidence-based medicine，EBM）和精准医学（precision medicine）所要解决的根本问题。

二、相关学科

药物治疗学是研究药物预防、治疗疾病的理论和方法的一门应用科学，主要内容包括制订疾病治疗方案、用药选择，以及对治疗药物或方案进行评价，所以涉及诸多基础医学、临床医学和药学学科，比如病理生理学、诊断学（diagnostics）、药理学、临床药理学（clinical pharmacology）、生物药剂学（biopharmaceutics）、临床药学（clinical pharmacy）、药物流行病学（medical epidemics）、药物经济学（medical economics）、社会药学（social pharmacy）等，均为比较重要的密切相关学科。

（一）病理生理学

病理生理学是研究疾病发生的原因和条件，疾病过程中患病机体的机能、代谢动态变化及其发生机理，从而揭示疾病发生、发展和转归的规律，阐明疾病的本质，为疾病的防治提供理论基础的学科。在临床各学科的医疗实践中，都需要用病理生理学的理论诠释疾病的发生发展规律，从而作出正确的诊断和改进防治措施。病理生理学的研究成果，使人们能够对疾病有更正确和更全面的认识，从而对疾病的防治不断做出改进和完善。

（二）诊断学

诊断学是运用医学基本理论、基本知识和基本技能对疾病进行诊断的一门学科。不论何种治疗，都是建立在正确诊断的基础之上。因此正确而及时的诊断以及对于病情变化正确和及时的判断，是药物治疗成功的前提条件。对某些诊断未明的疾病使用特效药物做治疗性试验，如取得显效（阳性结果），结合临床分析，一般可以证明其诊断，但必须严格掌握适应证（indication）和禁忌证（contraindication）。治疗过程中缺少必要的观察以致未能及时调整治疗或用药方案，是导致治疗失败的常见原因。

（三）临床药理学

临床药理学是研究药物和人体间相互作用及其规律的一门学科，是药理学联系临床医学的桥梁。临床药理学运用药理学的基本理论和方法及生物医学知识，研究药物在人体内的作用规律，进而阐明临床药动学（clinical pharmacokinetics）、临床药效学（clinical pharmacodynamics）、药物不良反应（adverse drug reaction, ADR）及相互作用（drug interaction），并通过临床试用评价新药的疗效与毒性，从而为提高药物治疗水平服务。

（四）生物药剂学

生物药剂学通过对药物体内过程的研究，阐明药物剂型因素、生物因素与药效之间的关系。药物以不同制剂的形式，通过不同给药途径，被机体吸收后，进入患者体内，到达作用部位，最终产生疗效。所以生物药剂学是药物治疗的最初阶段。

（五）临床药学

临床药学是以患者为对象，研究合理、有效与安全使用药品的一门综合性应用学科，是现代药学与临床医学相结合的产物。以合理用药为中心的临床药学内容较为广泛，如处方分析、参与临床治疗、进行药物信息咨询、进行药动学（pharmacokinetics）试验等，但临床药师（clinical pharmacist）的主要专业知识和业务范围是药物治疗学，协助与指导临床医生制订个体化给药方案（individualized drug dosage regimes）是其主要工作，对提高临床用药水平和医疗质量具有十分重要的意义。

（六）药物流行病学

药物流行病学是临床进行药物疗效、不良反应和药物经济学评价的一种方法学，内容包括与药物临床应用有关的流行病学研究方法、设计原则、基本类型、因果联系以及 Meta 分析、多元 Logistic 回归模型等统计学方法，是临床药师开展循证药学研究的工具。

（七）药物经济学

药物经济学研究如何以有限的药物资源实现最大限度的健康效果改善，以提高药学专业人员在临床选药用药中的综合分析能力。内容包括药物经济学研究的设计、评价方法与指标、成本收益的识别与计量、预测与不确定性分析等。帮助临床医药人员优化治疗方案，给消费者（患者）提供全面的药品治疗信息。

（八）社会药学

药物治疗的主体是患者，人是有社会属性的。社会药学是一门运用社会学、管理学、心理学、伦理学等人文社会科学的理论与方法，来研究药学问题，研究社会因素与药学系统诸因素之间相互作用关系的交叉学科。社会药学的研究内容包括：①药学与社会的相互作用；②药学系统内部的社会关系；③药学工作者在药学系统中的作用；④社会用药的特点、规律及其所带来的社会问题。

三、药物治疗学在临床治疗中的地位

药物是防治疾病的重要武器，尽管在现代治疗学中可以采用多种方法治疗疾病，如药物治疗、手术治疗、介入治疗、放射治疗、物理治疗、心理治疗、针灸治疗等，各种治疗都有其适应证，都对疾病的治疗起重要作用。但不可否认的是，药物治疗是临床各科，特别是内科医生治疗疾病的基本手段，是应用最广泛的治疗方法，是临床医疗活动中一个必要和重要的环节。即使某些患者以手术治疗为主，也离不开药物的治疗。如很多手术在术前、术中及术后需输液，必要时输血、血浆或血浆代用品；术前及术后感染者要使用抗感染药物（anti-infective drugs）进行治疗或预防围手术期的感染；甲状腺功能亢进（hyperthyroidism）手术的术前需用抗甲亢药物准备；某些恶性肿瘤（malignant tumor）的手术前后需化疗（chemotherapy）；很多手术的全过程都有药物治疗参与，如全身及局部麻醉（anaesthesia）的用药，体外循环（cardiopulmonary bypass）时的肝素（heparin）抗凝等。

但是，在进行药物治疗时，也不可忽视非药物治疗的重要性。医师、药师、护理人员在了解患者对疾病的想法，调动患者的积极性方面做得如何？患者，尤其是门诊患者，对治疗的信心，对服用药物的依从性（compliance），饮食、活动、烟酒等生活方式改善配合得怎样？这些都是药物发挥良好作用的必要条件。如果患者不按医嘱服药，用量不足，就不能产生预期的疗效，很多药物用量过大又会发生毒性作用（toxic action）。饮食中含盐过多常使降血压药（hypotensive agent）减效；饮食失控常使降血糖药（hypoglycemic agent）、降血脂药（blood-lipid lowering drug）难以发挥作用。至于对精神性疾病，特别是神经衰弱（neurasthenia）、癔症（hysteria）、抑郁症状（depression）及自主神经功能失常来说，则精神或心理治疗更是不可缺少，甚至比药物有更大的治疗作用。

另一方面，医师滥用药物，如成瘾性（addiction）药物造成患者对药物产生依赖性（drug dependence），滥用抗生素导致细菌出现耐药性（drug resistance），以及各种药物所致的不良反应，都是导致医源性疾病（iatrogenic disease）的重要原因。因此，在制订治疗计划时，应遵从治疗原则，全面考虑，根据病情需要，选择最佳药物治疗方案，才能收到预期的疗效。

第二节 药物治疗学的兴起与发展

现代医学是随着药物治疗学的出现而发展起来的。药物治疗自古以来就存在,而药物治疗学则是近几十年的事。从经验治疗到个体化治疗,进而发展到现代的药物治疗学,经历了一个漫长的过程。

一、天然药物治疗时期

19 世纪前,人类为了与疾病作斗争,尝试着各种天然物质,典型的例子是"神农尝百草,日遇七十毒",具有极大的盲目性、冒险性和偶然性。在我国,《诗经》中就已记载了一百多种可用于治疗疾病的动植物名称,可算是最早的药物治疗记载。《神农本草经》写成于公元前 1 世纪左右,是最早的本草著作,也可算是"药物治疗学"最早的著作。明朝李时珍的《本草纲目》于公元 1596 年问世,共 16 部,52 卷,包括了 1892 种治疗药物,药方 11000 余条,成为洋洋百万余言的药物学鸿篇巨制。在西方,距今约两千年的罗马时代,格林(Galen)集一生实践和搜集药物所得,编著了药物学,包括植物 540 种,动物 180 种,矿物 100 种,形成了后世长远流传的《格林制剂》(Galenical Pharmacy)。

直到 1846 年药理学才得以从一般药物学中分离出来。1828 年维勒(F. Wohler)用无机元素合成尿素,可以认为是有机化学诞生的标志。1897 年 Buchner 兄弟证明了破碎酵母细胞的压出液能催发糖类发酵,引进了生物催化的概念,可以说是萌发了生物化学。于是人们首先应用化学知识去分离提取天然药物的有效成分,进行对疾病的治疗。例如:1805 年 Serturner(德国)分离出吗啡(morphine);1818 年 Pelletier(法国)分离出番木鳖碱(士的宁,strychnine);1832 年 Robiquet(法国)分离出可待因(codeine);1833 年 Mein 等分离出阿托品(atropine);1855 年 Niernann 等分离出可卡因(cocaine)。一些临床医生将某些分离成分用于人体获得成功,可视为药物治疗学的雏形。据记载,仅从 1805~1835 年的 30 年间,即有 30 多种重要的有效成分被分离出来,这种分离天然药物并以其分离出的成分治疗疾病的热潮一直持续到 20 世纪。

二、化学药物治疗时期

由于天然药品数量有限,提取分离也不易,随着化学学科的发展,许多重要的化学药物相继被合成。1909 年,德国的埃尔利希(P. Ehrlich)合成了胂凡纳明(arsphenamine, 606),并发现其能治疗锥虫病(trypanosomiasis)和梅毒(syphilis),因此而提出药理学上著名的受体(receptor)学说,可以说是化学药物治疗学的一个开端。1935 年,德国人杜马克(G. Domark)发明了磺胺类百浪多息(prontosil),可治疗细菌感染,开创了人工合成抗菌药物的新纪元。一般认为,20 世纪前 40 年是寻找天然有效成分和合成药并举,通过大量药理实验得到许多对急性传染病有效的药物。这一时期的努力形成了新药问世的黄金时期,而且对药物作用及其机制的研究也深入到了细胞水平。

20世纪40～60年代,在合成药物大量上市的同时,生物化学取得了巨大进展,人们开始研究各种物质组分在生物体内的代谢变化,以及酶(enzyme)、维生素(vitamin)、激素(hormone)等在代谢中的作用。这一时期,大多数维生素已分离成功,后又形成了胰岛素(insulin)、肾上腺皮质激素(adrenal cortex hormone)等激素的研究高潮,同时糖代谢、脂肪代谢、蛋白质代谢、能量代谢等基本动态变化过程也相继得到较系统的阐明。这就吸引人们更进一步去研究体内活性物质及其功能,相继出现了一系列激素、维生素及其类似药物,同时也为在分子水平上研究治疗用药物奠定了基础。

三、生物药学治疗时期

自20世纪70年代始,医学、化学、生物学三者紧密结合,研究体内调控过程。特别是2000年6月26日由美、英两国首脑共同宣布人类基因组"工作草图"提前一年完成,2001年3月22日公布了人类基因组基本构图,人们对疾病的认识更加透彻,治疗药物也出现了若干新特点。

(一)药物的专属性更强

由于对细胞基因的精细结构研究越来越深入,从基因组学(genomics)到后基因组学(post-genomics)、药物基因组学(pharmacogenomics),对其功能及生理过程也愈来愈能从分子水平上加以说明,因而给专一的治疗药物设计提供了更准确的依据。

(二)药物作用更接近病变的特定部位

脂质体(liposome)载药有可能使药物有更好的选择性分布,一方面磷脂类与固醇类物质形成具有脂质双分子层结构的球状小体,将药物包裹其中,由于其大小仅有30 nm左右,又与细胞膜结构类似,因而很便于输送,也不至损伤细胞。另一方面,依靠近三十年来发展起来的单克隆抗体技术(monoclonal antibody technique),人们能将与病变细胞(例如癌细胞)特异性识别并结合的单克隆抗体接附在脂质体上,由于其专属性强,因而犹如设置了生物导弹,使药物定向集中于病变细胞。

(三)仿生药物的出现与发展

通过对基因精细结构及功能的深入研究,人们已经研制出许多在机体内本身就存在而在病理状态下缺乏的物质。除研究生产机体内本身存在的内源性活性物质(endogenous active substance)之外,人们还可以研究许多对其生理过程某些环节有特异调节作用的物质,它们在机体内本来不存在,但引入机体后可特异地促进或抑制特定的反应过程,因而达到纠正其病理性功能失常,恢复正常平衡的作用。酶调节剂(enzyme regulator)、受体调节剂(receptor modulator)在临床治疗上的应用,均属于仿生药物(biomimetic drug)治疗的范畴。

(四)中药治疗的进展

随着化学、生物学和临床医学的发展,中医中药基本理论的实质可能会被阐明。以此成果为指导就可加大加快中药单方、复方的研究,其结果是既可能产生新的理论,又可能创造出更新的治疗药物。

第三节 药物治疗学模式的转变

第二次世界大战前,由于可供的药品很少,使用药物治疗比较简单。20 世纪 60 年代以来,随着医药工业的发展,上市药物迅猛增长,从药学人员到医生普遍存在着对市场药物,特别是较新的药物不熟悉的情况。长期以来,许多医生习惯于从说明书与药厂广告性资料中获取药物有关的信息。这些信息有的过于简单,有的失实,尤其是对不良反应和药物相互作用的信息奇缺。医院药学从业人员则严重脱离临床,只能被动地按医生的处方“发药”,对临床用药提不出,也无从提出合理化的建议,导致临床用药缺乏可靠的科学依据。近年来医学模式已由单一的生物—医学模式,向生物—医学—社会—心理的综合模式转变;同样药学的模式也发生了根本的转变,由长期单一的化学模式朝向化学—生物—医学模式发展,这就要求药学人员具备更多的医学知识。以上种种形势的变化,都促进了药物治疗学的发展,而药物治疗学在逐渐形成一门独立的边缘学科的过程中,也推动了临床医学的发展。面对迅速发展的大量药物,如何合理选择和使用药物成为广大医生和药师日益关心的问题。

所谓药物治疗学转变,就是把公式化治疗转向个体化治疗。目前临床上已不再沿用固定处方、固定剂量,而是根据患者具体情况,具体分析,根据病情的需要,选择药物,制订治疗方案。2011 年,美国医学界又首次提出了“精准医学”的概念,希望通过将基因测序技术逐渐引入临床实践,大大减小医疗技术和方法的不确定性,从而使个体化治疗进入一个医学新时代。循证医学是近年来医学理念的重大变革,临床医学逐步由以经验为基础的模式转变为以证据为基础的模式。随着循证医学的发展,循证药学也应运而生。

一、公式化治疗

长期以来,临床上药物治疗主要依靠医生的经验治疗。所谓“经验处方”“协定处方”“常规处方”都是根据这些经验和习惯制定的。在类似的情况下,药与病只要能“对上号”,便可以应用,也确有相当数量的患者可取得相类似的疗效。但由于病情变化,个体之间的差异和药品之间特点不同,常规方与经验方对复杂危重病例往往不能奏效。有的疾病如感染性疾患,病原菌各不相同,即使同一种细菌,耐药程度也不相同,经验式治疗失败的机会就会更多。所以,公式化固定处方治疗,是一种形而上学的治疗方法,不能满足病情变化的需要,特别是一些治疗范围较窄的药物,固定处方很难使每个具体患者都得到安全有效的治疗。

二、个体化治疗与精准医学

随着药物治疗学的发展和深入，临床医生单凭个人经验或公式化治疗的时代已经过去，个体化治疗已成为对临床医师和药师的必然要求和大势所趋。所谓个体化治疗，应对患者的病情、机体状态、原发病与并发症情况、基因类型、药物的作用特点等各方面情况进行综合分析，在此基础上参考治疗药物监测（therapeutic drug monitoring，TDM）结果，对是否需要调整治疗药物剂量或改变整个治疗方案作出判断。然而，不能把个体化治疗简单地与 TDM 等同起来，只能说 TDM 在个体化治疗中起着重要的作用，因为 TDM 为个体化治疗提供有助于制订合理治疗方案的参考数据。

（1）治疗药物监测：是在药物动力学原理指导下，应用现代先进的分析技术，根据患者的具体情况，监测患者用药全过程，特别是血液中药物浓度与疗效和不良反应的关系，分析药动学参数，为制订和调整个体化用药方案提供科学依据，从而提高药物疗效，避免或减少不良反应的发生。

（2）药物基因组学：是 1997 年在人类基因组计划获得进展的基础上提出来的，它是在细胞、组织、个体和群体水平研究与疾病易感性和药物反应相关基因的表达差异。其研究范围比遗传药理学（pharmacogenetics）广泛，涉及整个基因组，而遗传药理学则主要集中研究引起药物反应个体和群体差异的变异基因，即研究遗传因素对于药效学、药动学及毒性的影响。

药物基因组学以药物效应及安全性为目标，研究各种基因突变与药效及安全性的关系。由于基因的缺陷，一些人天生易患某些疾病，基因检测可找到被测者的 DNA 中存在哪些疾病的易感基因。开展相关的研究，根据基因选择治疗药物和适宜剂量，可指导我们正确用药，提高药物的有效性，避免一些不良反应的发生。例如，2007 年开始，美国食品药品管理局（food and drug administration，FDA）建议修改说明书，对华法林（苄丙酮香豆素，warfarin）等多个药品从基因变异对药物的影响给出警告提示。

代谢组学（metabonomics，metabolomics）是继基因组学和蛋白质组学（proteome）之后发展起来的一门学科，是系统生物学的重要组成部分。通过代谢组学研究，既可以发现生物体在受到各种内外环境扰动后的应答不同，也可以区分同种不同个体之间的表型差异（phenotypic difference），即“基因组学和蛋白质组学告诉你什么可能会发生，而代谢组学则告诉你什么确实发生了”，因此在疾病诊断、医药研制开发、营养食品科学（food and nutrition science，food nutriology）、毒理学（toxicology）、环境学（environmental science）、植物学（botany，phytology）等与人类健康护理密切相关的领域得到了广泛应用。药物代谢组学（pharmacometabonomics）是代谢组学与药学紧密交叉、有机结合促生的一门新兴学科，它通过分析比较给药前后生物体液中小分子代谢物轮廓的改变，来进行药物疗效和毒性的评价、预测，从而使临床用药更具针对性和个体化。

（3）精准医学：是指应用现代遗传技术、分子影像技术、生物信息技术，结合患者生活环境和临床数据，实现精准的疾病分类及诊断，制订具有个体化的疾病预防和治疗方案。与个体化医疗相比，精准医疗更重视“病”的深度特征和“药”的高度精准性，是在对人、病、药深度认识的基础上，形成的高水平医疗技术。

精准医学是随着基因组测序技术快速进步以及生物信息与大数据科学的交叉应用而发展起来的新型医学概念与医疗模式，其本质是通过基因组、蛋白质组等组学技术和医学前沿技术，对于大样本人群与特定疾病类型进行生物标记物（biomarkers）的分析与鉴定、验证与应用，从而精确地寻找到疾病的原因和治疗的靶点，并对一种疾病的不同状态和过程进行精确分类，最终实现对于疾病和特定患者进行个体化精准治疗的目的，提高疾病诊治与预防的效益。所以说，精准医疗包含很多层面医疗技术的提高，不仅仅是“基因测序”一件事。事实上，精准医疗的实质包括两方面，即精准诊断和精准治疗。在精准诊断方面，对人的了解需要深入到基因多态性的层面，而对病的了解则必须深入到体细胞突变，这些都离不开测序。然而，在形成精准的诊断后，还需要精准的靶向治疗（targeting therapy），比如分子靶向药物、抗体药物和抗体偶联药物治疗等。

三、循证医学与循证药学

循证医学的核心思想是医疗决策应尽量以客观的研究结果为依据，其主要来源是大样本的随机对照临床试验和系统性评价或荟萃分析。大样本、多中心、随机对照的临床试验是评价一种治疗方案的最佳方法，也是该方法有效性和安全性的最可靠的依据。利用循证的方法充分评价药物在广泛人群中使用的安全性、有效性、长期使用效果、新的适应证及在临床实践中存在的可影响疗效的多种因素等，以促进临床合理用药，就形成了以证据为基础的临床药物治疗学，即循证药学（evidence based pharmacy, EBP）。

（一）循证医学

循证医学要求医学上一切有关的看法、论点都要言之有据，强调任何医疗决策应建立在最佳科学研究证据基础之上，即把临床流行病学的原理与方法全面贯彻到临床医学中去。核心是慎重、准确和明智地应用当前所能获得的最好的研究证据，并结合医生本人的临床经验，同时考虑到患者的实际状况和意愿，将上述三者综合考虑，制订出每个患者的具体诊疗措施。循证医学的观念促使临床医学研究和实践发生了巨大转变，堪称20世纪医学发展的一场深刻革命，是临床医学发展的必然趋势，被视为21世纪世界各国提高医疗卫生服务质量和效率以及控制医疗卫生费用攀升的重要途径。

1. 循证医学的基本概念　传统医学以经验医学为主，即根据非实验性的临床经验、临床资料和对疾病基础知识的理解来诊治患者。不同于传统医学，循证医学评价是针对某一具体问题，按照规定的方法对现有的相关信息证据进行收集归类分析，并形成一个系统的评价结果的过程。其本质就是利用信息技术对证据进行挖掘深加工，从而解决一个实际的医药学问题，与传统的经验医学相比，循证医学更重视全面、系统、高质量的研究证据，以及证据对临床治疗的支持。

2. 循证医学的研究方法　1979年，英国已故著名流行病学专家Archie Cochrane首先提出建议，各临床学科应将同一病种中同一治疗问题所有的、真正的多中心随机对照试验（randomized controlled trial, RCT）的文章收集起来，采用荟萃分析（meta-analysis）方法，进行系统评价（systematic review），并且随着新的 RCT 报道及时补充、更新，以再版（已发展到出售光盘）的形式反馈给临床医师，让他们使用那些经过严格科学分析方法评价后得到的确实有效、对患者有利的治疗方法或药物，不再使用那些无效的甚至对患者有害的治疗手段。这一倡议立即受到世界临床医学界的热烈响应。1992 年在英国牛津首先成立了世界上第一个医学文献系统评价中心，并命名为 Cochrane 中心，1993 年成立了世界性的 Cochrane 协作网。我国第一个 Cochrane 中心也已经卫生部同意建立。收集至今为止所有的临床多中心随机对照研究所得出的科学结论（论文），经过荟萃分析，所得出的结论（证据），是循证医学的基石。

3. 循证医学的证据分级　2001 年英国 Cochrane 中心联合循证医学和临床流行病学领域最权威的专家，根据研究类型分别制定了详细的分级并沿用至今。

(1)推荐强度分 A～D 四级：

A. 结果一致的Ⅰ级临床研究结论。

B. 结果一致的Ⅱ、Ⅲ级临床研究结论或Ⅰ级临床研究的推论。

C. Ⅳ级临床研究的结论或Ⅱ、Ⅲ级临床研究的推论。

D. Ⅴ级临床研究的结论或任何级别多个研究有矛盾或不确定的结论。

(2)证据级别分别是：

Ⅰa. 同质 RCT 的系统评价。

Ⅰb. 单个 RCT（可信区间窄）。

Ⅰc. 全或无病案系列。

Ⅱa. 同质队列研究的系统评价。

Ⅱb. 单个队列研究（包括低质量 RCT，如随访率低于 80%）。

Ⅱc. 结果研究，生态学研究。

Ⅲa. 同质病例对照研究的系统评价。

Ⅲb. 单个病例对照。

Ⅳ. 病例系列研究（包括低质量队列和病例对照研究）。

Ⅴ. 基于经验未经严格论证的专家意见。

4. 循证医学的实践意义　循证医学正在改变着许多医师多年来形成的单凭书本和经验进行诊治的习惯和行为。如在英国过去对低血容量、烧伤和低血浆白蛋白患者的常规治疗方法是补充白蛋白，但是在 Cochrane 系统评述发表后，证实这种常规治疗方法使苏格兰和威尔士每年有 1000～3000 人死亡，因而英国医师开始改变盲目使用白蛋白的行为。又比如美国心脏病学院（American college of cardiology，ACC）与美国心脏协会（American heart association，AHA）基于大量循证医学证据，于 2014 年 3 月联合颁布了《2013 版成人降胆固醇治疗降低动脉粥样硬化性心血管疾病（atherosclerotic cardiovascular disease，ASCVD）风险指南》，颠覆了降脂治疗的传统观念，其重点从特定的治疗目标值转移到了风险评估上来，根据患者发生心血管疾病的风险类型启动适当强度的他汀类药物治疗。以现有研究证据为依据，强调他汀类药物在降低急性冠脉综合征（acute coronary syndrome，ACS）风险方面的获益，对 ASCVD 的一级、二级预防及风险评估，他汀类药物的管理，药物不良反应的处理等方面提出了具体建议。各国政府卫生行政机构和药品监管机构在制定各种疾病的防治指南、国家基本药物目录、非处方药目录、医疗保险目录等，以及药品淘汰时，都要参考循证医学的研究结果。

（二）循证药学

药物治疗学的诞生始于经验医学。但经验医学中，主要是回顾性的研究，而且没有严格的盲法评定的同期对照研究，加以某些疾病有自限性，或者使用安慰剂（placebo）后一小部分慢性病患者也可能好转。对这些患者的药物治疗无疑造成了卫生资源的浪费，有的甚至给患者带来严重的不良反应或无可挽回的损失。由于循证医学来源于具有说服力的证明，人们逐渐认识到长期、广泛应用的临床治疗方法并非都是有效的，一些理论上应当有效而实际上无效或弊大于利的治疗措施可能被长期、广泛地应用于临床，而一些似乎无效的治疗方法经大样本、多中心随机对照试验或随机对照试验的系统评价后，被证实为真正有效或利大于弊而被推广应用。循证医学的提出，使人们从更高的角度来审视预防和治疗用药的选择，以便使药物充分发挥防病治病的作用。因而医学界同仁更加重视采取医疗干预的科学性，这对药物治疗水平的提高发挥着极大的促进作用，于是就出现了以证据为基础的临床药物治疗学，即循证药学。

循证药学的立足点就是要把药物治疗方案的制订建立在科学的设计、严格的实施、正确的分析和可靠的证据基础之上。循证药学的应用过程就是临床药师系统地收集文献，评价药物研究的证据，评估其在确定临床治疗方案中的作用，并以此作出临床药物治疗决策的临床实践过程。药物治疗学未来发展的方向，就是要从许多间接和直接的科学实践、科学研究和 Cochrane 中心提供的信息中，采用那些真正有效、价廉物美、对患者有利无害的药物，将药物治疗方案纳入循证药学的正确轨道。

第四节　药物治疗学的基本原则

近代药物的发展极为迅速，每年都有许多新药问世，如何掌握这些药物性能，如何恰当地选药用药，对于临床工作者来说是一个重要的问题。一个精通医术的医生不仅要具有娴熟的诊治技能，而且要熟知药物的性质以及药物治疗学的原则。而对于临床药师来说，既要了解常见疾病的发病原理及临床表现，更要掌握药物的作用、用途、不良反应、体内动态、用药方案、药物间的相互作用、配伍禁忌等，这样才能做到用药如“神”，当好医生用药的参谋和顾问，解决患者用药过程中的安全、有效及合理的问题，在药物治疗学中发挥至关重要的作用。

一、治疗思维上的基本原则

正确的药物治疗方案制订是建立在对药物的全面了解、对患者病情及原有的健康状况系统了解的基础上。治疗方案不仅是对药物的选择、疗程的确定，而且要对配合治疗的各种因素加以认真的考虑，还应对治疗失败有预见性的措施。所以，临床医师和临床药师应具备临床思维，遵循治疗学的基本原则，方能制订正确的药物治疗方案。

1. 一般是先明确诊断，再做治疗计划。有正确的诊断，才有正确的治疗。

2. 一时难以诊断的病例，可以边对症治疗，边作出诊断。也可以进行诊断性治疗，即强烈考虑某个疾病，但又没有完全的证据，则可以按这种疾病进行治疗一段时间，严密观察治疗效果，如果治疗效果明显，则可能是该种疾病。需要指出的是，只有少部分疾病，在严密观察下，才可以进行诊断性治疗，切不可盲目扩大诊断性治疗的指征。

3. 危重病例应紧急治疗，需抢救在先。

4. 治疗时需重视药物的不良反应和交互作用，用药尽可能单一，能用一种药治疗，决不要开两种药。

二、药物的选择

治疗一种疾病，常可选用多种药物，特别是同一类的药物，究竟应选哪种药，主要根据疗效和不良反应两方面加以考虑。此外，药物是否价廉易得也是值得考虑的一个方面。

1. 疗效方面　首先要看药物对这种疾病的疗效如何，应选用疗效最好的药。

2. 不良反应方面　大多数药物或多或少地有一些不良反应。有的药物疗效虽好，但因能引起比较严重的不良反应，在选药时不得不放弃，而改用疗效可能稍差但不良反应较少的药物。

三、用药注意事项

1. 避免滥用，防止不良反应　滥用药物，不仅造成物质上的浪费，更严重的是会给患者带来种种痛苦，造成药害，以及引起某些药源性疾病(drug-induced disease)。

2. 注意选择适宜的给药方法　根据病情缓急、用药目的、药物本身的性质及剂型决定给药方法。如对危重患者，宜用静注或静滴；凡口服后能被吸收的药物，最好采用口服。许多抗菌药物特别是青霉素(penicillin)应尽量避免局部应用，以免引起过敏反应(hypersensitive reaction)及导致耐药菌株的产生。油溶液或混悬液禁用于静注，因有引起血管栓塞(vascular thrombosis)的危险。

3. 注意防止蓄积中毒　有一些排泄较慢而毒性较大的药物，为防止蓄积中毒(cumulative intoxication)，用到一定量以后即应停药或给以较小量(维持量)。这类药物，由于容易引起蓄积中毒，故尽量避免用于肝、肾功能不全的患者，并规定一定的连续给药次数和疗程。

4. 注意年龄、性别和个体差异　老年人器官功能减退，对某些药物的反应比较敏感，容易出现蓄积中毒。妇女由于生理情况不同，特别在月经或怀孕期间用药须慎重。由于个体之间存在差异，有的患者服用某种药物后，常常出现一般患者不会出现的反应，比如患者对某一药物有过敏反应，以后就应避免再给予这种药物。

5. 注意避免药物相互作用及配伍禁忌　两种以上药物同时并用或先后序贯应用时，药物的作用可能会发生变化，出现协同(synergism)或拮抗作用(antagonism)，可使药效加强或不良反应减轻，或者药效减弱以及出现不应有的不良反应。所以在临床联合用药时，应避免配伍禁忌(incompatibility)降低药效，注意药物之间相互作用对治疗带来的不良后果。

四、个体化治疗的用药方案

由于患者年龄，性别，体重，生理状况，环境因素，病情程度，病变范围，病程阶段，肝、肾等解毒排毒器官的功能状况，并发症的有无，既往治疗的反应，对药物的吸收、代谢、排泄率，免疫力以及病原微生物对抗菌药物的耐药性等方面的差异，以及患者对药物的反应性(包括新用的和过去曾经用过的)大小的不同，决定了不同个体患者对同一药物或治疗方法的差异甚大，因此在治疗上用药的种类和剂量大小的选择均应有所不同，不可千篇一律。临床医生和药师在确定使用药物治疗来改变疾病的症状之后，面临着两种选择，一种是质的方面(给或不给某特效药的最初选择)，一种是量的方面(剂量的大小)。只有理解对药物反应差异的各种来源，根据有关疾病的诊断、严重性与发展阶段，根据有无并存的疾病或同时并用的药物，以及对满意疗效和可接受毒性限定的预定目标等方面最可靠的资料进行给药方案设计时，才能获得最适当的治疗。

一般文献及本书中所列治疗药物的剂量范围可供参考，还要根据所要解决问题的特点，药物性能及患者所用实际药量的治疗反应，深入分析，适时调整。对于许多慢性病，尤其在老年人，开始用药量宜小，而且应当根据病情的严重程度定出复查疗效指标或不良反应的频度。例如药物治疗高血压时，应先确定准备达到的血压水平，适时调整增减药量并加强对血压的监测，防止血压过高或过低。

对单卵性和双卵性孪生子(monozygotic and dizygotic twins)的研究表明，遗传型(genotype)是代谢率差异最重要的决定因素。对于许多药物，器官功能在生理上和病理上的差异是决定其处置速率的主要因素。例如地高辛(digoxin)和庆大霉素(gentamycin)的消除与肾小球滤过有关；而利多卡因(lidocaine)和普萘洛尔(心得安，propranolol)的消除，主要取决于肝脏的血流速率；疾病状态，特别是涉及肾脏和肝脏的疾病状态，可以减少药物的消除，并使药物处置上的差异性增大；疾病亦可影响组织的反应性。在这些情况下，可以采取测定体液中药物浓度的办法来帮助达到药物治疗个体化的目的。需要进行血药浓度监测的情况包括：

(1)治疗范围窄的药物：如庆大霉素、地高辛、氨茶碱(aminophylline)等。

(2)呈饱和动力学特征的药物：如苯妥英钠(phenytoin sodium)抗癫痫治疗，剂量与浓度之间呈非线性关系，增加很小剂量，血药浓度可不呈比例地急骤上升而产生中毒症状，因而需进行血药浓度监测。

(3)需长期用药者：如抗癫痫药(antiepileptics)、抗精神病药(antipsychotics)、镇痛药(analgesics)，为避免蓄积中毒，亦应定期监测血药浓度。

(4)药物中毒诊断：对可疑药物中毒可做血药浓度监测，以明确药物中毒诊断，及时采取防治措施。

(5)药物治疗不出现预期疗效：有时药物不出现预期疗效，并非药物无效，还可能由于患者存在“依从性”的问题，通过血药浓度监测，既可以发现患者是否按要求服药，又可根据血药浓度高低判定治疗是否合理，决定是否需要更换药物或调整剂量。

测定的血浆药物浓度包括结合型和非结合型两部分。药物与血浆蛋白结合的变化，药物在组织与血浆之间分布上的变化，以及靶组织对药物反应性的改变，这些情况都未得到反映，意味着测定血药浓度只能作为指南来运用，而不是机械地作为改变治疗方案的唯一依据。

五、药物治疗方案制订的原则

在药物治疗方面，指南往往根据疾病的分型、分期、疾病的动态发展及并发症，对药物选择、剂量、剂型、给药方案及疗程进行规范指导。在针对某一具体患者时，既要考虑指南的严肃性，又要注意个体化的灵活性。

（一）一般原则

合理的药物治疗方案可以使患者获得有效、安全、经济、规范的药物治疗。制订药物治疗方案应考虑以下几个方面。

1. 为药物治疗创造条件　改善环境、改善生活方式。
2. 确定治疗目的　选择合适的药物以消除疾病，去除诱因，预防发病，控制症状，治疗并发症，为其他治疗创造条件或增加其他疗法的疗效。
3. 选择合适的用药时机，强调早治疗。
4. 选择合适的剂型和给药方案。
5. 选择合理配伍用药。
6. 确定合适的疗程。
7. 药物与非药物疗法的结合。

（二）药物治疗的安全性

药物在发挥治疗作用的同时，可对机体产生不同程度的损害或改变病原体对药物的敏感性，甚至产生药源性疾病。保证患者的用药安全是药物治疗的前提。产生药物治疗安全性问题的原因主要有三点：药物本身固有的药理学特性、药品质量问题和药物的不合理应用。

（三）药物治疗的有效性

药物治疗的有效性是选择药物的首要标准，应考虑如下因素。

1. 只有利大于弊，药物治疗的有效性才有实际意义。
2. 药物方面因素　药物的生物学特性、药物的理化性质、剂型、给药途径、药物之间的相互作用等因素均会影响药物治疗的有效性。
3. 机体方面因素　患者年龄、体重、性别、精神因素、病理状态、时间因素等对药物治疗效果均可产生重要影响。
4. 药物治疗的依从性。

（四）药物治疗的经济性

药物治疗的经济性是要以最低的药物成本，实现最好的治疗效果。制订药物治疗方案时要考虑治疗的总成本，而不是单一的药费。为提高药物治疗的经济性，需从以下几方面采取行动：

1. 控制药物需求的不合理增长，不盲目追求新药、高价药。

2. 控制有限药物资源的不合理配置，避免资源浪费与资源紧缺。

3. 控制被经济利益驱动的过度药物治疗。

六、药物治疗方案制订的过程

制订药物治疗方案时，首先应确定治疗目的，其次根据患者病情和药物的适应证选择合适的药物，选择合适的用药时机，选择合适的剂型和给药方案，选择合理的药物配伍，确定合适的疗程。

（一）识别和评估患者的症状和体征，给予非处方药物信息

自我药疗（self-medication）是指在没有医师或其他医务工作者的指导下，患者恰当地应用非处方药来缓解轻度、短期的症状及不适，或治疗轻微的疾病。执业药师（licensed pharmacist）应当掌握常见病症的特征、非处方药物适应证及用药注意事项等知识，担当公众用药的助手，保障患者用药安全。

（二）治疗药物选择的基本原则及方法

治疗药物选择的原则是药物的安全性、有效性、经济性，也要考虑给药的方便性。用药安全是药物治疗的前提；有效性是选择药物的首要标准；经济性方面应考虑治疗总成本，而不是单一的药费；给药方便性可能影响患者对治疗的依从性。

选择治疗药物时，可参考权威的专科诊治指南、国家发布的临床路径、大规模随机对照临床试验的结果、专家共识，并结合临床经验及患者的个体情况作出决定。

（三）给药方案制订和调整的基本步骤及方法

给药方案（dosage regimen）就是为治疗提供药物剂量和给药间隔的一种计划表。

1. 制订和调整给药方案的基本步骤

（1）获取患者的基本信息（体重、烟酒嗜好、肝肾疾病史等）。

（2）按群体参数计算初始给药方案，并用此方案进行治疗。

（3）患者评估：药效学（疗效、不良反应）和药动学（血药浓度）。

（4）必要时，按个体数据重新设计给药方案。

2. 制订给药方案的基本方法　制订给药方案时，首先要明确目标血药浓度范围。目标血药浓度范围一般为文献报道的安全有效范围，特殊患者可根据临床观察的药物有效性或毒性反应来确定。药物手册和说明书中推荐的标准剂量方案中的药物剂量大多数是

能够保证有效血药浓度的平均剂量，一般是基于药物临床试验的研究结果制订的，属于群体模型化方案。由于多数情况下患者间的个体差异是有限的，故在初始治疗时，对安全、低毒的药物采用标准剂量方案便可获得预期的疗效。

(1)根据半衰期(half-life time，$t_{1/2}$)确定给药间隔：

1)半衰期小于30分钟：维持药物有效治疗浓度有较大困难。治疗指数低的药物一般要静脉滴注给药，治疗指数高的药物也可分次给药；但维持量要随给药间隔时间的延长而增大，这样才能保证血药浓度始终高于最低有效浓度。

2)半衰期在30分钟～8小时：主要考虑治疗指数和用药的方便性。治疗指数低的药物，每个半衰期给药一次，也可静脉滴注给药；治疗指数高的药物可每1～3个半衰期给药一次。

3)半衰期在8～24小时：每个半衰期给药一次，如果需要立即达到稳态，可首剂加倍。

4)半衰期大于24小时：每天给药一次，较为方便，可提高患者对医嘱的依从性。如果需要立即达到治疗浓度，可首剂加倍。

(2)根据平均稳态血药浓度制订给药方案：通过调整给药剂量或给药间隔时间，达到所需平均稳态血药浓度(steady state plasma concentration，C_{ss})，又称坪浓度(plateau concentration)。通常是根据平均稳态血药浓度和给药间隔而确定给药剂量。由公式：

$$\overline{C}_{ss}=\frac{F \cdot D}{k \cdot V_d \cdot \tau}=\frac{F \cdot D}{CL \cdot \tau}$$

可得：

$$D=\frac{\overline{C}_{ss} \cdot CL \cdot \tau}{F}$$

式中，$\overline{C}_{ss}$为平均稳态血药浓度，k为消除速率常数，V_d为表观分布容积，CL为清除率，F为生物利用度，D为给药剂量，τ为给药间隔时间。如果根据$t_{1/2}$确定给药间隔，需经过该药的4～5个$t_{1/2}$达到C_{ss}，达稳态后给药量等于消除量。如果使用首剂增大(加倍)的负荷剂量(loading dose)，则血药浓度可迅速达到C_{ss}(经过1个$t_{1/2}$)，以后应用维持量。

(3)根据峰、谷浓度设计给药方案：利用公式：

$$(C_{ss})_{max}=\frac{D}{V}\left(\frac{1}{1-e^{-k\tau}}\right)$$

$$(C_{ss})_{min}=(C_{ss})_{max} \cdot e^{-k\tau}$$

式中，$(C_{ss})_{max}$为峰浓度，$(C_{ss})_{min}$为谷浓度，D为给药剂量，V为表观分布容积，k为消除速率常数，τ为给药间隔时间。根据上式，可计算得到恰当的给药间隔或剂量。总的原则是，如果有效血药浓度范围窄，且药物$t_{1/2}$短，为了减少血药浓度的波动，可增加给药次数。如果峰浓度过高，而谷浓度在治疗范围内，则可减少给药剂量，而给药间隔不变；如果峰浓度在治疗范围内，而谷浓度过高，则给药剂量不变，通过拉长给药间隔时间来调整有效血药浓度。

3. 调整给药方案的基本方法　治疗过程中应密切关注和预测疾病的发展趋势，如果出现下述情况，应对标准给药方案进行相应的调整，实行个体化治疗：①治疗窗改变；②血药浓度—时间曲线改变(包括整体降低或升高，或大幅波动而超出治疗窗)；③治疗窗和药时曲线均改变。

(1)根据 TDM 结果调整给药方案:包括稳态一点法、一点法和重复一点法、PK/PD (PK 指 pharmacokinetics,即药物代谢动力学,指体内药物浓度与时间的关系;PD 指 pharmacodynamics,即药物效应动力学,指体内药物浓度与作用效应强度的关系)参数法、Bayesian 反馈法等。

(2)根据患者生化指标调整给药方案:对于主要经肾脏排泄的药物,可根据患者的肌酐清除率计算适宜的给药剂量;对于主要经肝脏消除的药物,可根据患者的肝功能指标调整给药剂量;对于抗凝药,可根据国际标准化比值(international normalized ratio, INR)调整给药剂量。

调整给药方案的途径包括改变每日剂量、改变给药间隔或两者同时改变。每日剂量决定药时曲线水平位置的高低,给药间隔影响药时曲线上下波动的幅度。应根据药物的 PK/PD 特点确定选择何种方式。

第五节　以患者为中心的治疗学理念

临床药物治疗学是以疾病和患者为对象,研究药物及其剂型与病体相互作用和应用规律的综合性学科,旨在用客观科学指标来研究具体患者的合理用药。其核心问题是最大限度地发挥药物的临床疗效,确保患者的用药安全与合理,并体现人文关怀和人道主义精神。

一、面对患者与病情全面和发展的观点

根据病情轻重缓急,通过现象看本质,抓住主要矛盾,又要随时注意矛盾的转化。急则治其"标",缓则治其"本";如有可能,则"标""本"兼治。

1. 治"本"就是针对病因或发病因素的治疗　许多疾病,只要进行病因治疗,就可解除患者痛苦,以至治愈。例如,无并发症的轻或中度的细菌(bacteria)、螺旋体(spirochete)、寄生虫(parasite)感染,只要给予特效抗感染药物即可治愈。有些疾病表现为功能异常或病理生理改变,如心功能不全(cardiac insufficiency)、心律失常(arhythmia)、心绞痛(angina pectoris)、高血压(hypertension)、支气管哮喘(bronchial asthma)或慢性失血性贫血(chronic blood loss anemia)等,当进行对症处理后,病情虽可缓解,但由于病因未除,仍易复发。因此,要努力寻找病因加以治疗,才能根治。

2. 治"标"就是对症治疗　所谓"标",就是临床表现,即各器官的病理生理或功能改变所引起的症状、体征或血液生化指标异常。常见的有发热(fever)、疼痛(pain)、消瘦(thin)以及各系统症状,而镇痛、退热、平喘、降压等都属对症治疗。当临床表现使患者感到痛苦或危及生命与远期预后时,应及时做对症处理,减轻症状,改善病理生理状况,赢得时间进行全面详细的检查,得出病因诊断并进行病因治疗。

对症治疗虽不能根除病因,但可解除患者的痛苦,甚至使患者脱离险境,对于病因未明或无法根治的疾病,尤其是某些危重急症是非常重要的。对于"症",也要分清本质进行

有针对性的治疗，不可头痛医头，足痛医足。例如颅内压增高可引起头痛(headache)、呕吐(vomit)，不可简单地给予镇痛止吐药物，而应给予脱水药物(dehydrant)降低颅内压。需要特别指出的是，对于诊断未明确的患者要严格掌握，以免掩盖病情延误诊断。例如，对急腹症(acute abdominal disease)不可滥用吗啡、哌替啶(meperidine)类麻醉性镇痛剂(opioid analgesics)，对发热性疾病不可滥用肾上腺皮质激素或解热药(antipyretic)。

3. 一切从实际出发　针对原发疾病病情及并发症的严重程度，诊断的主次，主客观条件，权衡轻重缓急以及对患者的利害得失，选择治疗方案，全面考虑，找出主要矛盾，进行综合治疗，不可单纯依赖药物。用药既要有针对性，又要分清主次、先后，不可"大包围式"应用"大处方"。另一个实际是经济问题，不可片面认为新药、贵药就是"好药"。事实上，不少"老药"不仅有效、不良反应较少，而且价廉。应根据"药物经济学"(pharmacoeconomics, PE)原理，从疗效和费用上综合考虑，避免不适当地滥用而出现耐受性和依赖性，造成医疗资源浪费，增加不必要的医药费用开支。

4. 树立发展的观点　确实了解患者用药情况，仔细观察治疗反应和病情变化，及时评价判断疗效和不良反应，酌情增减药量，加用或更换药物要继续严密观察效果。因此，不但要严格掌握适应证，而且在使用中要有目的地加强观察，才能取得最佳疗效。

二、治疗作用与不良反应的综合考量

任何药物都具有两重性(dualism)，即对机体有利(治疗作用，therapeutic effect)和不利(不良反应，untoward reaction)两个方面，使用得当可以起到预期的治疗作用，使用不当则会贻误治疗，甚至会产生一些对治疗不利的作用。所以临床用药要根据患者的实际情况，如年龄、性别、体重、生理状态、器官功能、并发症、个体差异、遗传因素、种族差异，以及药物剂型、剂量、给药途径、给药的时间和间隔、反复用药以及药物相互作用等，综合考量机体和药物两方面因素，制订个体化用药方案，充分发挥药物的治疗作用，而尽量减少不良反应。如输液可治疗脱水，但输液过快过多可导致肺水肿；利尿可以消肿，减少过多血容量，减轻心脏前负荷，改善心力衰竭，但利尿过多可以导致电解质紊乱及代谢改变，甚至引起脱水，血液浓缩，心脏前负荷不足致血压下降；吸氧有利于改善机体缺氧，但对于伴有呼吸性酸中毒，CO_2潴留的患者纠正缺氧过急，反可导致呼吸抑制；抗生素可以杀菌或抑菌，但可产生耐药菌株、菌群失调、霉菌感染或程度不等的过敏反应，以及肝、肾、骨髓及心肌损害。

另外，应用新药要慎重。作为对患者高度负责的临床医生和药师，在使用新药前应该详阅其说明书，最好是查阅在国内外权威性医学期刊上有无有关该新药的论著，并且对该报道作出评价。在对其安全有效性得出全面可靠的结论后，根据患者的实际情况，在密切观察监护的条件下谨慎使用。

三、药物治疗与健康生命质量

药学服务(pharmacy service, pharmaceutical service)也称药学监护(pharmaceutical care, PC),是近年来国外临床药学实践中提出的一个新观念,是指临床药师在实施药学服务实践中,对患者承担更多的药物治疗责任。从参与合理用药走向被授权处理与药物治疗有关的问题,进一步结合临床直接接触患者和指导患者药物治疗,为患者服务,提高患者的健康生命质量。这就意味着临床药学的全部活动建立在为患者服务为中心的基础上,以最大限度地改善患者身心健康为目标,临床药师要承担起监督、执行、保护患者用药安全、有效的社会责任。药学服务既是药物治疗学的组成部分,也是临床药学的发展方向。

药学服务最基本的要素是“与药物有关”的“服务”。所谓服务,即不仅以实物形式,还要以提供信息和知识的形式满足患者在药物治疗上的特殊需要。药学服务中的“服务”不同于一般行为上的功能,它包含的是药师对患者的关怀和责任,由于这种服务与药物有关,其服务应涉及全社会所有用药的患者,包括住院、门诊、社区和家庭患者。因此,药学服务具有很强的社会属性。药学服务的社会属性还表现在不仅服务于治疗性用药,还要关注预防用药和保健用药。

药学服务说明目前对药物治疗的评价已不是单纯的疗效评价,而是综合健康生命质量的评价。因此药物治疗学要求临床医生和临床药师除了注意药物的作用与疗效外,还应注意给患者带来的精神、心理、经济、功能的影响。患者不仅需要好药,好的医生,而且需要高质量的服务。因为在药物治疗学中,存在一个不可回避的问题就是:不注意综合健康生命质量的、在理论上“完全合理”的药物治疗亦不会取得应有的疗效和社会效果。

四、人文精神与临终关怀

如今,医学模式已由传统的生物医学模式向现代的生物—心理—社会医学模式转变,医师面对的不仅仅是一个单独的疾病,而是一个有疾病的人,一个社会中的人。人的病是有共性的,而病的人却各有不同。治疗的首先是一个人身上的病,而不仅是修护一个器官。医师治病是职责,患者治病是权利,医患之间需要相互尊重和理解。著有《人文在医学上的地位在哪里?》的作者卡西妮(Cassell)曾说:“虽然医学技术能治好机体的某一部分,但是医师接触患者时要面对的除了疾病以外,还有疾病带来的恐惧、悲观、失望、幻想、期待、希望等”,当一个医务人员没有人文修养时,是无法应对患者因病而衍生出来的许多其他问题的。

人道主义(humanitarianism)或人文精神(humanistic spirit)是医学的核心理念。“医乃仁术”对医学提出的“仁”与“术”两个方面的要求,至今没有过时,且在医学高度发达的今天显得格外重要。当然,作为一名医务人员,人文关怀必须首先体现在丰富的医学专业知识和精湛的医术中,对医术勤学不倦,孜孜追求,这是医务人员为患者服务的基础;同时,在医疗服务期盼人性化的时代,聆听、沟通、亲切、关怀、关爱、医德等都是体现人文关怀必不可少的。只有这样才能为每一位患者提供高质量的医疗服务。

现代的临终关怀(hospice care)医学,指为临终患者及家属提供全面的生理、心理、社会的支持和照护,以提高患者临终阶段的生命质量为宗旨。例如大约80%的晚期癌症患者伴有剧烈疼痛,剧烈癌痛会导致焦躁、失眠,心率加快,血压、血糖升高,身体免疫力明显下降等一系列不良反应，患者痛苦不堪，精神崩溃。因此，临床上主张不受限制地使用麻醉性镇痛药(narcotic analgeiscs)，就是人道主义和人文关怀(humanistic care)在药物治疗学上的具体体现。因为，只有解决了最难受的癌痛问题，才能保障睡眠、提高食欲，避免患者陷入忧郁和焦躁的情绪，对提高患者后期的生存质量有着重要的意义。目前，WHO推荐吗啡治疗癌痛，因吗啡易于找到，价格便宜，发挥作用时间与半衰期相等，可随时增加剂量，且给药途径灵活，镇痛作用时间长；另外，对吗啡的药动学和不良反应等方面已充分了解，一旦发生中毒可用纳洛酮(naloxone)解救。

临终关怀虽然并不能代替手术、化疗、放疗等手段而挽救患者生命，但这种医学社会活动确实能使濒于死亡的患者消除一定的痛苦和恐惧，产生一定的生理上的舒适和心理感受上不同程度的美妙与坦然，最大限度地调动患者的积极性，配合治疗，延缓生命。也使患者亲属产生心理慰藉，避免剧烈的心理情感失衡而误会、迁怒医方，尽可能地减少医患由此而致的冲突纠纷。

第六节　药学服务

现代医院药学的发展历程主要经历了三个阶段：即传统的药品供应为中心的阶段；参与临床用药实践，促进合理用药为主的临床药学阶段；更高层次的以患者为中心，改善患者健康生命质量的药学服务阶段。药学服务的变化反映了现代医药学服务模式和健康理念，体现“以人为本”的宗旨，是时代进步赋予药师的使命，同时也是科学发展和药学技术进步的结果。

一、药学服务的属性与要求

(一)药学服务的属性

药学服务于1990年由美国学者倡导，其含义是药师应用药学专业知识向公众(包括医护人员、患者及家属)提供直接的、负责任的、与用药相关的服务，以期提高药物治疗的安全、有效、经济和适宜性，改善和提高人类的健康生命质量。

药学服务是在临床药学工作的基础上发展起来的，与传统的药学基础服务(供应、调剂)有很大的区别。现今的药学服务强调在完成传统的处方调剂(prescription dispensing)、药品检验(drug inspection)、药品供应(drug supply)之外，是一种更高层次的临床实践，即必须在患者药物治疗全程中实施并获得效果，涵盖了患者用药相关的全部需求，包括选药、用药、疗效跟踪、用药方案与剂量调整、不良反应规避、疾病防治和公众健康教育等。

(二)药学服务的宗旨

药学服务的宗旨是要提供负责任的药物治疗，提高患者的健康生命质量，不能单纯针对疾病症状对症用药，而需综合考虑患者年龄、职业、既往病史、遗传和基因组学、家族病史、经济状况等，既治疗病症，同时又从预防疾病发展和避免用药不良后果等多方面来选择综合治疗方案，目的在于实现改善患者健康生命质量的既定结果。这些结果包括：①治愈疾病；②消除或减轻症状；③阻止或延缓疾病进程；④防止疾病或症状发生。药学服务是一种过程，临床药师通过与患者和其他专业人员合作，设计治疗计划，其执行和监测将会对患者产生特殊的治疗效果。它包括三种功能：①发现潜在的或实际存在的用药问题；②解决实际发生的用药问题；③防止潜在的用药问题发生。

（三）药学服务的要求

药学服务是高度专业化的服务过程，要求药师以合理用药为核心，以提高患者健康生命质量为目的。提供药学服务的药师必须具有药学专业背景，具备扎实的药学专业知识、临床医学基础知识以及开展药学服务工作的实践经验和能力，并具备药学服务相关的药事管理与法规知识、人文知识及高尚的职业道德。

1. 职业道德　药师必须遵守职业道德，忠于职守，以对药品质量负责、保证人民用药安全有效为基本准则，还必须要有良好的人文道德素养，遵循社会伦理规范。

2. 专业知识

（1）药学专业知识：药理学、药剂学（pharmaceutics）、药物化学（medicinal chemistry）、药物分析（pharmaceutical analysis）、药物治疗学和药事管理学（pharmacy administration）是药师必备的专业理论基础，虽然不同岗位的药师所要求的熟练掌握的知识有所不同，但提供药学服务的人员必须具有药学专业背景，具备扎实的药学专业知识。这是执业药师最重要的本领，也是医疗团队中临床药师的优势所在。

（2）医学专业知识：临床药师需要熟悉、了解一些相关基础医学知识和临床医学知识，不断拓宽自己的知识面，便于理解医生的临床思维，协助医生实现其用药治疗的意图，提高用药的疗效，减少不良反应，也便于更好地完成患者的用药教育。

3. 专业技能　药师的基本技能是指完成优化药物治疗结果、开展合理用药所需要的工作技能，包括审核、调配处方，发药与用药教育，药品管理，药物咨询（drug counselling），药物警戒（pharmacovigilance）与不良反应监测，药物治疗方案优化，药历书写，以及与患者沟通和投诉应对等能力。

二、药学服务的对象与内容

（一）药学服务的对象

药学服务的对象是广大公众，包括患者及家属、药品消费者和健康人群。其中尤为重要的人群包括：

（1）用药周期长的慢性病患者，或需长期或终生用药者。

（2）病情和用药复杂，患有多种疾病，需同时合并应用多种药品者。

（3）特殊人群，如特殊体质者、肝肾功能不全者、过敏体质者、小儿、老年人、妊娠及哺乳期妇女、血液透析(hemodialysis)者、听障人士、视障人士等。

(4)用药效果不佳,需要重新选择药品或调整用药方案、剂量、方法者。

(5)用药后易出现明显的药品不良反应者。

(6)应用特殊剂型、特殊给药途径者,药物治疗窗(therapeutic window)窄需做监测者。

另外,医师在为患者制订给药方案及护士在临床给药时,针对药物的配伍、组方、注射剂溶媒的选择、溶解和稀释浓度、滴注速度、不良反应、禁忌证、药物相互作用等各种问题,需要得到药师的帮助。

(二)药学服务的内容

随着药学服务的深入,药师会越来越多地参与到药物治疗中去,在提升自身技能的同时,在医疗团队中发挥互补作用。因此,药学服务除传统的处方调剂工作以外,还包括参与并实施药物治疗、治疗药物监测、进行药物利用研究与评价、开展药学信息服务、不良反应监测与报告以及健康教育等。

1. 处方的调剂与点评　调剂岗位是药师直接面对患者的工作,提供正确的处方审核、调配、复核和发药并提供用药指导是药物治疗的最基础的保证,也是药师所有工作中最重要的工作,是联系和沟通医、药、患的最重要的纽带。及时、准确地为患者提供药品是开展药学服务的基础,是做好其他一切工作的前提,也是药师的最基本技能。值得注意的是,随着药师工作的转型,调剂工作正从“具体操作经验服务型”向“药学知识技术服务型”方向转变。处方点评则是医院持续医疗质量改进和药品临床应用管理的重要组成部分,是提高临床药物治疗学水平的重要手段。

(1)处方审核(prescription audit):药师在调剂工作中,首先要审核处方的合法性,然后应对处方的规范和完整性(前记、正文、后记)、处方的病情诊断与用药的适宜性、用药的合理性(给药途径、剂量、疗程、报销范围)进行审核。

(2)处方调剂(prescription dispensing):调剂(通常包括审方、调配处方和发药)是药师的基本工作,是指药师依据医师的处方或医嘱,调配药品并进行用药交代,回答患者咨询的服务过程。调剂工作的侧重点或关注的角度实际是有区别的,要了解服务的对象,有针对性地开展工作,使调剂工作不只是收方发药,而要把药学服务融入日常工作中,也使药师的工作水平在实践中提升。

(3)处方点评(prescription comment):根据国家卫生管理部门和世界卫生组织门诊处方评价指标等相关法规、技术规范,对处方书写的规范性(格式、完整性)及药物临床使用的适宜性(用药适应证、药物选择、给药途径、用法用量、药物相互作用、配伍禁忌等)进行评价,发现存在或潜在的问题,制订并实施干预和改进措施,目的是提高处方质量,促进合理用药,保障医疗安全。

(4)药学干预(pharmacists intervention):即对医师处方的规范性和适宜性进行监测和评估。根据国家有关法规、规定和指南等,对长期药物治疗方案的合理性进行干预,对处方的适宜性(诊断与用药)、安全性、经济性进行干预,对药品用量、用法、疗程、不良反应、禁忌证、有害的药物相互作用和配伍禁忌等进行监控。对发现的问题与医师沟通,及时调整用药方案。

(5)药物重整(medication reconciliation):是指在患者入院、转科和出院时,药师通过核对新开的医嘱和已有的医嘱,比较患者目前的整体用药情况[包括处方药(prescription drug)、非处方药(nonprescription drug,即"可在柜台上买到的药物",over the counter,OTC)、营养补充剂(dietary supplement)等]与医嘱是否一致,来保证患者用药安全的过程。其目的是获取和确认患者的既往用药史,消除故意的或非故意的处方不一致,进行用药评估,预防医疗过程中的药品不良事件(adverse drug event,ADE),避免漏服药物、重复用药、剂量错误和药物相互作用等。

2. 静脉药物配置(pharmacy intravenous admixture services,PIVAS) 将原来分散在病区治疗室开放环境下进行配置的肠外营养(parenteral nutrition,PN)、细胞毒性药(cytotoxic drug)和抗生素(antibiotics)等静脉用药,集中由药学专业技术人员在万级洁净、密闭环境下,局部百级净化的操作台上进行配置。其特点是处方经过药师审核,由专门培训的药剂人员严格按照标准操作程序配置,通过多个环节的严格控制,从患者安全、环境污染和医务人员职业暴露多角度降低风险。通过发现并纠正问题处方或用药不当,降低给药错误,建立与临床沟通的直接桥梁。

3. 协助医护人员制订和实施药物治疗方案 药物治疗的对象是患者,临床药师应与临床医护人员有机地结合,以患者为中心,运用其药物知识和专业特长、最新药物信息和药物检测手段,结合病因、病情、病程、实验室指标,参与患者用药全过程,制订和实施合理的个体化药物治疗方案,以获得最佳的治疗效果和承受最低的治疗风险。

4. 指导、帮助患者合理使用药物 利用治疗药物监测先进技术、药物基因组学最新知识,药师与临床医师一起制订和调整合理的个体化用药方案,是药物治疗发展的必然趋势,也是药师参与临床药物治疗,提供药学服务的重要方式和途径。

5. 药物利用研究和评价 药物利用研究和评价是指使用药物经济学、循证医学等评估方法,对全社会的药品市场、供给、处方及临床使用进行分析,重点研究药物引起医药、社会和经济的后果以及各种药物和非药物因素对药物利用的影响,其目的是保证用药的科学与合理。

6. 药学信息服务(drug information services,DIS) DIS是指药师进行的药学信息收集、保管、整理、评价、传递、提供和利用等工作,包括各类药物的不良反应、合理用药、药物相互作用、药物疗效、药物研究和评价信息,以便针对问题提供服务。药学信息服务的主要目的是解决患者用药问题,使患者用药更安全、有效、合理,同时收集整理编写医药学资料,进行学术交流,提高专业水平。药学服务、保证药物治疗的合理性必须建立在及时掌握大量和最新药物信息的基础上,提供信息服务是药学服务的重要环节。

7. 药物治疗管理(medication therapy management,MTM) MTM是指通过药师提供的药学服务,达到优化药物治疗和提高患者的治疗结局的效果。因而,药物治疗管理是范围广泛的专业活动,包括重整患者的医嘱或药疗方案,评估药物治疗的有效性、安全性和经济性,核查患者的用药依从性,并记录和与医生沟通。

8. 用药咨询 用药咨询是药师应用所掌握的药学知识和药品信息,包括药效学、药动学、毒理学、商品学、药品不良反应安全信息等,承接公众对药物治疗和合理用药的咨询服务。根据药物咨询对象的不同,可以将其分为患者、医师、护士和公众的用药咨询。

(1)患者用药咨询:医药领域是专业性非常强的特殊领域,绝大多数患者是不可能掌握较全面的医学或药学知识的。药师作为药学专业技术人员,应利用自己掌握的专业知识指导患者用药,最大限度地提高患者的药物治疗效果,提高用药的依从性,保证用药安全、有效。

(2)医师用药咨询:医师的咨询侧重于药物资讯、处方用药必须顾忌和查阅的问题,包括药物的药效学与药动学、治疗方案和药品选择、国内外新药动态、新药临床评价、药物相互作用、基因组学和肝细胞色素同工酶对药物代谢的影响、妊娠及哺乳期妇女或肝肾功能不全者禁用药品、药品不良反应、药物与化学品的中毒鉴别与解救等信息。

(3)护士用药咨询:鉴于护理的工作在于执行医嘱、实施药物治疗(注射给药和口服用药),所以他们需要更多地获得有关口服药的剂量、用法,注射剂配制溶剂、稀释容积与浓度、静滴速度、输液药物的稳定性和配伍禁忌等信息。尤其是注射给药为临床一线常用的给药途径,其中静脉滴注最为常用,对急性病、儿童或老年患者,或在抢救治疗中常作为首选。

(4)公众用药咨询:伴随社会的高速发展、文明程度的提高和医药学知识的普及,公众的自我保健意识也不断加强,人们更加注重日常保健和疾病预防,也常常会自行在药店购买药物进行自我药疗。药师需要承担起新的责任,主动承接公众自我保健的咨询,积极提供健康教育,增强公众健康意识,减少影响健康的危险因素。尤其是在常见病治疗、减肥、补钙、补充营养素等方面给予科学的用药指导。除了药品的用法、适宜的给药时间、注意事项、禁忌证、不良反应及相互作用外,还应提供关于药品的储存注意事项、运输、携带等方面的信息,使公众对药物的使用有更全面、正确的了解。

9. 健康教育　药师开展药学服务,在为患者的疾病提供药物治疗的同时,还要为患者及社区居民的健康提供服务。通过开展健康知识讲座,提供科普教育材料以及提供药学咨询等方式,宣传合理用药的基本常识,讲授相应的自我保健知识。目的是普及合理用药的理念和基本知识,提高用药依从性,促进健康和提高生命质量。

复习思考题

1. 名词解释:(1)药物治疗学;(2)健康生命质量;(3)个体差异;(4)人类基因组计划;(5)药理学;(6)临床药理学;(7)病理生理学;(8)诊断学;(9)生物药剂学;(10)临床药学;(11)药物流行病学;(12)药物经济学;(13)社会药学;(14)临床药动学;(15)临床药效学;(16)适应证;(17)禁忌证;(18)药物不良反应;(19)药物相互作用;(20)依从性;(21)毒性作用;(22)成瘾性;(23)药物依赖性;(24)耐药性;(25)耐受性;(26)医源性疾病;(27)受体学说;(28)基因组学;(29)后基因组学;(30)药物基因组学;(31)脂质体;(32)单克隆抗体技术;(33)内源性活性物质;(34)仿生药物;(35)循证医学;(36)循证药学;(37)公式化治疗;(38)个体化给药方案;(39)治疗药物监测;(40)遗传药理学;(41)荟萃分析;(42)药源性疾病;(43)过敏反应;(44)蓄积中毒;(45)协同作用;(46)拮抗作用;(47)配伍禁忌;(48)遗传型;(49)自我药疗;(50)平均稳态血药浓度;(51)消除速率常数;(52)表观分布容

积;(53)清除率;(54)生物利用度;(55)峰浓度;(56)谷浓度;(57)治疗窗;(58)血药浓度—时间曲线;(59)稳态一点法;(60)重复一点法;(61)PK/PD 参数法;(62)Bayesian 反馈法;(63)对症治疗;(64)药学服务;(65)人文精神;(66)临终关怀;(67)药剂学;(68)药物化学;(69)药物分析;(70)药事管理学;(71)药物咨询;(72)药物警戒;(73)处方审核;(74)处方调剂;(75)处方点评;(76)药学干预;(77)药物重整;(78)静脉药物配置;(79)肠外营养;(80)细胞毒性药物;(81)抗生素;(82)药学信息服务;(83)药物治疗管理;(84)健康教育。

2. 药物治疗学用于治疗疾病的物质有哪些?

3. 何谓公式化治疗?何谓个体化治疗?

4. 何谓药物基因组学?

5. 循证医学的研究方法是什么?

6. 根据研究类型循证医学的证据分级有哪些?证据级别分别是什么?

7. 治疗学遵循的基本原则是什么?

8. 药物选择的主要根据是什么?

9. 用药注意事项有哪些?

10. 需要进行血药浓度监测的情况有哪些?

11. 制订药物治疗方案一般原则是什么?

12. 产生药物治疗安全性问题的原因主要有哪些?

13. 药物治疗的有效性是选择药物的首要标准,应考虑的因素有哪些?

14. 为提高药物治疗的经济性,需从哪几个方面采取行动?

15. 治疗药物选择的基本原则及方法是什么?

16. 用药方案制订和调整的基本步骤及方法是什么?

17. 根据半衰期确定给药间隔的情况有几种?

18. 出现哪些情况应对标准给药方案进行相应调整?

19. 药学服务的宗旨是什么?

20. 药学服务的要求有哪些?

21. 药学服务的对象有哪些?

22. 药学服务的内容有哪些?

23. 处方的调剂与点评包括哪些内容?

24. 根据对象的不同,用药咨询有哪些?

25. 药学信息服务包括哪些内容?

(山东大学药学院 张庆柱)

第二章
化学治疗学

第一节　细菌感染性疾病

一、细菌感染概论

内容提要

本部分主要介绍细菌感染的一般知识，要求了解细菌感染性疾病的分类、病原学基础，熟悉感染性疾病的诊断要点和常用辅助检查方法，重点掌握细菌感染有关的基本概念、细菌感染性疾病的治疗原则以及抗菌药物应用的基本要求。

感染性疾病(infectious disease)是病原微生物或条件致病性微生物侵入宿主机体后，进行生长繁殖并释放毒素，破坏组织细胞或造成体内微生态平衡失调，导致机体损伤和病理改变，引发相应临床表现的一类疾病。有明确的特异性病原体是感染性疾病的重要特征。病原体品种繁多，分类复杂，能够引起人类感染的临床常见病原体主要有细菌、真菌、病毒及寄生虫等，本节主要讨论由细菌引起的感染性疾病。细菌感染性疾病在临床发生率高，涉及机体各个部位，并且是多种器官疾病晚期的主要并发症和致死原因之一，是一类严重危害人类健康的疾病。

(一)细菌感染性疾病的分类

1. 按病原体来源分类　根据感染病原体来源的不同，常将感染分为外源性感染和内源性感染。

(1)外源性感染(exogenous infection)：也称交叉感染(cross infection)，是指患者遭受非本人自身存在的各种病原体侵袭而发生的感染，即病原体来自患者身体以外的地方，如其他患者、外部环境等。伤寒、细菌性痢疾等多为外源性感染。

(2)内源性感染(endogenous infection):也称自身感染(autogenous infection),是指由于各种原因导致人体免疫功能下降时,患者受其自身常住细菌侵袭而发生的感染。病原体来自患者自身的体内或体表,大多数为在人体定植、寄生的正常菌群,正常情况下并不致病,当它们与人体之间的平衡被打破时,就成为条件致病菌或机会致病菌,从而造成各种内源性感染。包括:①寄居部位的改变:例如大肠埃希菌离开肠道进入泌尿道,或手术时通过切口进入腹腔、血液等;②宿主局部或全身免疫功能下降:如患者应用大剂量皮质激素、抗肿瘤药物及放射治疗后出现的感染性疾病;③菌群失调所致的二重感染(superinfection),如鹅口疮、肠炎等。

2. 按感染部位分类

(1)全身感染:感染发生后病原菌或其代谢产物向全身扩散,引起各种临床表现。全身感染均为重症,除菌血症外常导致死亡,应予以高度重视。

1)毒血症:产外毒素的细菌在局部组织中生长繁殖,但不侵入血流,仅细菌产生的外毒素进入血流并损害特异的靶器官引起中毒症状,如白喉、破伤风等疾病。

2)菌血症:病原菌由原发部位侵入血流到达其他部位,但未在血中大量繁殖,如伤寒沙门菌、结核分枝杆菌、脑膜炎球菌引起的菌血症。

3)败血症:细菌侵入血流并在血中大量繁殖,造成机体严重损伤和全身中毒症状,如金黄色葡萄球菌和化脓性链球菌或革兰阴性菌所致的败血症。症状主要有高热,皮肤和黏膜瘀点、瘀斑,肝脾肿大,肾衰竭等。

4)脓毒血症:化脓性细菌在引起败血症的同时,又播散至皮肤、肝脏、肾脏及其他组织器官,引起转移性化脓病灶。

5)内毒素血症:革兰阴性菌侵入血液并在其中大量繁殖、崩解并释放大量内毒素,重症者血中急剧出现大量内毒素,如小儿中毒性菌痢等。引起多种临床症状,如发热、弥散性血管内凝血(disseminated intravascular coagulation, DIC)、休克甚至死亡。

(2)局部感染:感染局限于一定部位,如手术切口感染、疖、痈、压疮等局部化脓性炎症。

3. 按机体感染的系统与器官分类　根据感染发生的部位,可分为中枢神经系统、呼吸系统、心血管系统、消化系统、泌尿生殖系统、骨和关节、皮肤和软组织、血流感染,以及眼、耳、鼻、喉、口腔感染等。

4. 按感染发生的时间分类

(1)急性感染:病程在3周以内的感染。

(2)慢性感染:病程超过2个月或更久的感染。

5. 按感染的结果分类　侵入人体的病原体可被机体清除,也可定植、繁殖,进而造成组织的炎症、损伤及其他病理变化。因此可出现不同的感染类型,如病原体被清除、隐性感染、显性感染、持续性感染、细菌携带状态、潜伏性感染等,感染类型可随病原体与宿主双方力量的增减而移行、转化或交替发生。

6. 按获得感染的环境分类

(1)社区获得性感染(community acquired infection, CAI):是指在医院外罹患的感染,包括具有明确潜伏期的病原体感染而在入院后平均潜伏期内发病的感染。社区获得性感染的病原体种类与敏感性与院内感染有所不同，治疗方案也有所差别，如社区获得性肺炎(community acquired pneumonia，CAP)与医院获得性肺炎(hospital acquired pneumonia，HAP)。

(2)医院获得性感染(hospital acquired infection，HAI)：又称医院内感染(nosocomial infection)，是指住院患者、医院员工、就诊患者、探视者或陪护者在医院内获得并发生的感染性疾病。即患者入院时不存在感染，也不处于感染潜伏期，而是入院后获得的感染，包括在医院内获得感染而出院后才发病的患者。

7. 按感染的细胞内外分类　病原菌突破机体非特异性免疫的防线侵入人体造成感染。不同病原菌穿透能力与寄住的要求不同，有的细菌可进入细胞内，引起胞内感染；而大部分细菌进入机体后不寄住于细胞内，导致胞外感染。

(1)胞外感染：大多数致病菌在侵入宿主机体后寄生在细胞外的组织间隙、血液、淋巴液或组织液等体液中，产生毒性物质损伤宿主组织和细胞，称为胞外菌感染。例如葡萄球菌、霍乱弧菌、化脓性球菌、致病性大肠埃希菌、痢疾志贺菌、百日咳杆菌、产气荚膜梭菌、炭疽芽孢杆菌、鼠疫耶尔森菌、白喉棒状杆菌等可引起胞外感染，主要致病机制是细菌能产生内毒素、外毒素和侵袭性酶，直接或间接造成组织细胞损伤或坏死，引起局部化脓性炎症。细菌的超抗原可大量激活 T 细胞亚群，诱导肿瘤坏死因子、γ-干扰素等细胞因子释放，在加重炎症和组织损伤的同时引起低血压、休克和多器官系统功能障碍。

(2)胞内感染：某些细菌入侵机体后需在宿主细胞内生长繁殖，导致胞内感染。如结核分枝杆菌、非典型分枝杆菌、伤寒沙门菌、副伤寒沙门菌、布氏杆菌、嗜肺军团菌和产单核细胞李斯特菌等。与胞外菌感染不同，胞内菌感染多呈慢性过程，往往有肉芽肿形成，并多伴有迟发型超敏反应。只有选择能够到达细胞内的药物，如四环素、氟喹诺酮类、大环内酯类等，才能获得理想的疗效。

(二)感染的病原学基础

1. 细菌的种类　细菌是原核生物界中一类具有细胞壁和核质的单细胞微生物，其形态、生长繁殖、代谢特征对感染性疾病的发生发展以及诊断和防治都具有重要影响。

(1)专性需氧菌：具有较完善的呼吸酶系统，需分子氧作受氢体，只能在有氧条件下生长繁殖，如铜绿假单胞菌、结核杆菌等。

(2)兼性厌氧菌：也称兼性好氧菌。这类微生物的适应范围广，在有氧或无氧的环境中均能生长。一般以有氧生长为主，有氧时靠呼吸产能；无氧时通过发酵或无氧呼吸产能。如大肠埃希菌(E. coli)、产气肠杆菌等肠杆菌科细菌等。

(3)厌氧菌：是一大群种类繁多、专性厌氧、必须在无氧环境中才能生长的细菌，这类细菌缺乏完整的代谢酶体系，其能量代谢以无氧发酵的方式进行。常见的厌氧菌包括：肉毒梭菌、产气荚膜梭菌、破伤风杆菌、难辨梭状芽孢杆菌等。难辨梭状芽孢杆菌又称艰难梭菌(clostridium difficile)，是梭菌属的一种专性厌氧菌，对氧十分敏感，很难分离培养，故得名。其余的厌氧菌都是无芽孢的，统称为无芽孢厌氧菌。根据革兰染色，无芽孢厌氧菌又可分为革兰阳性厌氧球菌、革兰阴性厌氧杆菌和革兰阳性无芽孢杆菌。厌氧菌能引起人体不同部位的感染，包括阑尾炎、胆囊炎、中耳炎、鼻窦炎、口腔感染、心内膜炎、脑脓肿、骨髓炎、腹膜炎、脓胸、肝脓肿、肠道手术或创伤后伤口感染、盆腔炎以及菌血症等。

(4)微需氧菌：这类细菌仅需少量氧气，但需要较高浓度的 CO_2 才能生长(可利用 CO_2 作为部分碳源)，如奈瑟菌属细菌。

(5)非发酵菌：是一群不能发酵葡萄糖，或仅能以氧化形式利用葡萄糖的需氧或兼性厌氧、无芽孢的革兰阴性杆菌。大多为机会致病菌，主要有假单胞菌属、不动杆菌属、黄杆菌属、产碱菌属、嗜麦芽窄食单胞菌等。

(6)革兰阳性菌及革兰阴性菌：革兰染色法可把细菌分为革兰阴性菌与革兰阳性菌两大类。大多数化脓性球菌都属于革兰阳性菌，常见的有葡萄球菌、链球菌、肺炎链球菌、炭疽芽孢杆菌、白喉棒状杆菌、破伤风梭菌等，它们能产生外毒素使人致病；而大多数肠道菌多属于革兰阴性菌，常见的有志贺菌、沙门菌、大肠埃希菌、变形杆菌、铜绿假单胞菌、百日咳杆菌、霍乱弧菌及脑膜炎奈瑟菌等，它们产生内毒素使人致病。

(7)凝固酶阳性葡萄球菌及凝固酶阴性葡萄球菌(coagulase negative staphylococcus，CN-S)：致病菌株多能产生血浆凝固酶，常作为鉴别葡萄球菌有无致病性的重要标志。凝固酶和葡萄球菌的毒力关系密切。葡萄球菌引起的感染易于局限化和形成血栓，与凝固酶的生成有关。能产生凝固酶的葡萄球菌为凝固酶阳性葡萄球菌，如金黄色葡萄球菌；不能产生凝固酶的葡萄球菌为凝固酶阴性葡萄球菌，如表皮葡萄球菌、腐生葡萄球菌等。

2. 细菌的致病性　细菌在宿主体内定居、繁殖并引起疾病的属性称为致病性。细菌致病性的强弱与毒力的大小密切相关，毒力通常用以表示致病性的强弱程度，各种致病菌的毒力不同，同一种细菌也有强毒株、弱毒株和无毒株的区别。致病性是质的概念，毒力是量的概念。病原体侵入机体能否致病，与细菌的毒力、数量、侵入途径、产生的毒素以及宿主机体的健康状况和免疫功能状况、环境等综合因素密切相关。细菌毒力与宿主免疫力之间的较量，可以预见到细菌感染性疾病的发生、发展、转归和预后。

3. 病原体的传播方式和途径　病原体的传播方式有垂直传播与水平传播两类。①垂直传播是指通过胎盘或产道，病原体直接由亲代传播给子代的方式，这种方式以病毒感染多见。②水平传播为病原体在不同个体之间的传播，所致的感染为水平感染。根据侵入门户不同，水平感染的常见途径有呼吸道传播、消化道传播、创伤感染、接触感染、血液传播、性传播和节肢动物媒介所致感染等。

4. 正常菌群与条件致病菌　在自然界中，少数能使宿主感染的细菌称为病原菌或致病菌。绝大多数细菌不引起宿主感染，称为非致病菌或非感染菌。有些细菌可寄居于人体成为正常菌群，但当机体免疫功能低下或某些条件改变时也可致病，称为条件致病菌或机会致病菌。

(1)人体正常菌群：正常人体的体表和与外界相通的腔道中，存在着不同种类和一定数量的微生物，这些微生物通常对人体无害，有的对人体有利，构成人体的正常微生态，称为人体正常菌群。

(2)人体无菌部位：为检测到人体感染的致病菌，并判断是否为某部位正常菌群，必须了解人体无菌部位，若在人体无菌部位分离到细菌，且排除污染的可能，应考虑为该部位感染病原菌。人体无菌部位有中枢神经系统(脑脊液)、循环系统(血液)、胸腔、腹腔、肾脏、膀胱、后尿道、前列腺、子宫、鼻旁窦、气管、支气管、肺泡、内耳等。

(3)条件致病菌:一般情况下,正常菌群具有相对的稳定性,但在特殊情况下,正常菌群与机体之间的生态平衡被破坏,可引起宿主感染。此时,正常菌群便变成条件致病菌或称为机会致病菌,如大肠埃希菌从肠道进入腹腔、血流或泌尿道等引起感染;应用大剂量皮质激素、抗肿瘤药物或放射治疗等原因,可引起全身性免疫功能下降而出现的感染;使用抗菌药物出现的二重感染等。

(三)感染性疾病的诊断

明确诊断对治疗非常关键。目前感染性疾病的诊断主要依靠询问患者病史、观察患者有无感染的临床症状、查体及参考感染相关的实验室及其他检查来确定。

1. 病史　详细的病史采集包括询问起病诱因及发病时间,了解起病缓急,有无前驱症状,所有症状的起始时间、程度、性质及演变过程,尤其要弄清症状之间的主次关系,对诊断具有重要的参考价值。仔细询问患者的病史与近来接触史,有助于判断是否存在感染或者判断感染的致病菌。通常需了解接触史、饮食、宠物和动物、职业和习惯、民族和地理位置及伴随疾病等。

2. 临床症状　症状是患者自己向医生陈述(或是别人代述)的痛苦表现,如头疼、腹痛、鼻塞、恶心、呕吐等。要确定是否存在感染因素,应全面观察与了解患者具有哪些临床症状。与感染相关的常见临床症状包括发热、咳嗽、咳痰、咯血、呼吸困难、疼痛等。

3. 体征　体征是医生给患者检查时发现的具有诊断意义的症候。如生命体征,包括呼吸、脉搏、心率、血压等。感染性疾病的阳性体征常表现为体温升高,心跳、脉搏加快,听诊有干湿啰音,重症肺炎还表现为呼吸困难、血压降低。

4. 实验室与其他检查　在辅助检查中,血常规检查可初步区分感染性疾病与非感染性疾病,细菌性感染与病毒性感染;尿常规对诊断尿路感染简便快捷;大便常规是消化道感染诊断的基础;脑脊液检查对中枢神经系统感染不可缺少;胸部普通 X 线检查对呼吸道感染定位、定性诊断简便而重要;超声检查对胆道感染、深部脓肿、心内膜炎有决定性价值;计算机体层摄影(computer tomography, CT)与磁共振成像(magnetic resonance imaging, MRI)检查对部位较深、病变较小的感染及鉴别诊断很有价值,可根据病情选用上述辅助检查。

与其他疾病不同,感染性疾病均有特异的病原体,因此病原体检查对疾病的诊断具有特异性。感染性疾病病原检查可分为微生物学检查与免疫学检查。理论上各种病原微生物都可进行相应的病原检查,但受检查方法难易程度、检查结果特异性、灵敏度及检测条件和设备等因素的限制。利用病原微生物抗原抗体检查的免疫学方法在感染性疾病的诊断中也有重要的参考价值。

(四)细菌感染性疾病的治疗原则

感染性疾病的治疗包括多种措施,如清创、引流及药物治疗,但药物治疗是抗感染的主要措施。抗菌药物的应用,在挽救了许多患者生命的同时,由于不合理应用现象的存在,导致了诸多不良的后果,如不良反应的增多,细菌耐药性的出现等。因此,明确抗菌药物应用原则，对于促进抗菌药物的合理应用，保障患者用药安全及减少细菌耐药性尤为重要。我国卫生部于2004年出台了《抗菌药物临床应用指导原则》，其中，对感染性疾病中最重要的细菌性感染的抗菌治疗原则进行了详细阐述，内容如下：

1. 诊断为细菌性感染者，方有指征应用抗菌药物　根据患者的症状、体征及血常规、尿常规等实验室检查结果初步诊断为细菌性感染者，以及经病原检查确诊为细菌性感染者，方有指征应用抗菌药物；由真菌、结核分枝杆菌、非结核分枝杆菌、支原体、衣原体、螺旋体、立克次体及部分原虫等病原微生物所致的感染亦有指征应用抗菌药物。缺乏细菌及上述病原微生物感染的证据，诊断不能成立者，以及病毒性感染者，均无指征应用抗菌药物。

2. 尽早查明感染病原，根据病原种类及细菌药物敏感试验结果选用抗菌药物　抗菌药物品种的选用原则上应根据病原菌种类及病原菌对抗菌药物的敏感性，即细菌药物敏感试验的结果而定。因此有条件的医疗机构，住院患者必须在开始抗菌治疗前，先留取相应标本，立即送检并做细菌培养，以尽早明确病原菌和药敏结果；门诊患者可以根据病情需要开展药敏工作。危重患者在未获知病原菌及药敏结果前，可根据患者的发病情况、发病场所、原发病灶、基础疾病等推断最可能的病原菌，并结合当地细菌耐药状况先给予抗菌药物经验治疗，获知细菌培养及药敏结果后，对疗效不佳的患者调整给药方案。

3. 按照药物的抗菌作用特点及其体内过程特点选择用药　各种抗菌药物的药效学（抗菌谱和抗菌活性）和人体药代动力学（吸收、分布、代谢和排出过程）特点不同，因此各有不同的临床适应证。临床医师应根据各种抗菌药物的上述特点，按临床适应证正确选用抗菌药物。

4. 抗菌药物治疗方案应综合患者病情、病原菌种类及抗菌药物特点制订　根据病原菌、感染部位、感染严重程度和患者的生理、病理情况制订抗菌药物治疗方案，包括抗菌药物的选用品种、剂量、给药次数、给药途径、疗程及联合用药等。在制订治疗方案时应遵循下列原则。

（1）品种选择：根据病原菌种类及药敏结果选用抗菌药物。

（2）给药剂量：根据各种抗菌药物的治疗剂量范围给药。治疗重症感染（如败血症、感染性心内膜炎等）和抗菌药物不易达到部位的感染（如中枢神经系统感染等），抗菌药物剂量宜较大（治疗剂量范围高限）；而治疗单纯性下尿路感染时，由于多数药物尿药浓度远高于血药浓度，则可应用较小剂量（治疗剂量范围低限）。

（3）给药途径：轻症感染可接受口服给药者，应选用口服吸收完全的抗菌药物，不必采用静脉或肌内注射给药。重症感染、全身性感染患者初始治疗应予静脉给药，以确保药效；病情好转能口服时应及早转为口服给药。抗菌药物的局部应用宜尽量避免，只限于少数情况，例如全身给药后在感染部位难以达到治疗浓度时可加用局部给药作为辅助治疗，此情况见于治疗中枢神经系统感染时某些药物可同时鞘内给药，包裹性厚壁脓肿脓腔内注入抗菌药物以及眼科感染的局部用药等。某些皮肤表层及口腔、阴道等黏膜表面的感染可采用抗菌药物局部应用或外用，但应避免将主要供全身应用的品种作局部用药。局部用药宜采用刺激性小、不易吸收、不易导致耐药性和不易致过敏反应的杀菌剂。

（4）给药次数：为保证药物在体内能最大地发挥药效，杀灭感染灶病原菌，应根据药物的药代动力学和药效学相结合的原则给药。青霉素类（penicillins）、头孢菌素类（cephalosporins)和其他β-内酰胺类(β-lactams)、红霉素(erythromycin)、克林霉素(clindamycin)等消除半衰期短者，应一日多次给药。氟喹诺酮类(fluoroquinolones)、氨基糖苷类(aminoglycosides)等可一日给药一次(重症感染者例外)。

(5)疗程：抗菌药物疗程因感染不同而异，一般宜用至体温正常、症状消退后72～96小时，特殊情况妥善处理。但是，败血症、感染性心内膜炎、化脓性脑膜炎、伤寒、布鲁菌病、骨髓炎、溶血性链球菌咽炎和扁桃体炎、深部真菌病、结核病等需较长的疗程方能彻底治愈，并防止复发。

(6)抗菌药物的联合应用要有明确指征：单一药物可有效治疗的感染，不需联合用药，仅在下列情况时有指征联合用药。①病原菌尚未查明的严重感染，包括免疫缺陷者的严重感染。②单一抗菌药物不能控制的需氧菌及厌氧菌混合感染，2种或2种以上病原菌感染。③单一抗菌药物不能有效控制的感染性心内膜炎或败血症等重症感染。④需长程治疗，但病原菌易对某些抗菌药物产生耐药性的感染，如结核病、深部真菌病。

由于药物协同抗菌作用，联合用药时应将毒性大的抗菌药物剂量减少，如两性霉素B(amphotericin B)与氟胞嘧啶(flucytosine)联合治疗隐球菌脑膜炎时，前者的剂量可适当减少，从而减少其毒性反应。联合用药时宜选用具有协同或相加抗菌作用的药物联合，如青霉素类、头孢菌素类及其他β-内酰胺类与氨基糖苷类联合，两性霉素B与氟胞嘧啶联合。联合用药通常采用2种药物联合，3种及3种以上药物联合仅适用于个别情况，如结核病的治疗。此外必须注意联合用药后药物不良反应将增多。

(五)抗菌药物应用的基本要求

1. 应重视病原检查　给予抗菌治疗前先采取痰标本进行涂片革兰染色检查及培养，体温高、全身症状严重者同时送血培养。有阳性结果时做药敏试验。

2. 尽早开始经验治疗　首先采用能够覆盖常见病原菌的抗菌药物。明确病原后，根据药敏试验结果调整用药。

3. 疗程根据不同病原菌、病情严重程度、基础疾病等因素而定。病情较重宜采用注射剂，病情显著好转或稳定后并能口服时改用口服给药。

复习思考题

1. 名词解释：(1)感染性疾病；(2)外源性感染(交叉感染)；(3)内源性感染(自身感染)；(4)二重感染；(5)全身感染；(6)毒血症；(7)菌血症；(8)败血症；(9)脓毒血症；(10)内毒素血症；(11)局部感染；(12)急性感染；(13)慢性感染；(14)社区获得性感染；(15)医院获得性感染；(16)胞外感染；(17)胞内感染；(18)专性需氧菌；(19)兼性厌氧菌；(20)厌氧菌；(21)微需氧菌；(22)非发酵菌；(23)革兰阳性菌；(24)凝固酶阳性葡萄球菌；(25)细菌的致病性；(26)人体正常菌群；(27)条件致病菌。

2. 病原体的传播方式和传播途径有哪些？

3. 感染性疾病的诊断依据是什么？

4. 细菌感染性疾病的治疗原则有哪些？

5. 制订治疗方案时应遵循的原则是什么？
6. 抗菌药物应用的基本要求是什么？

（山东省千佛山医院　孙淑娟）

二、呼吸系统感染

内容提要

本部分主要介绍呼吸系统细菌感染性疾病的分类、临床表现、诊疗原则与治疗药物选择。要求了解呼吸系统感染的常见病原与分类，熟悉呼吸系统疾病的临床表现、诊断要点和辅助检查指标，掌握经验性治疗和针对性治疗的基本概念，重点掌握呼吸系统感染的治疗原则，抗菌药物选择、应用与评估；并结合案例讨论，了解社区获得性肺炎患者的诊疗经过，熟悉用药选择和方法，以及药学监护与患者教育。

呼吸系统感染是一类常见病、多发病，是呼吸系统疾病的重要组成部分，居感染性疾病的首位，其中肺炎（pneumonia）的发病率和病死率较高，医院获得性肺炎病死率高达50％以上。近年来一些新技术和新设备在临床上的广泛应用，如气管插管、呼吸机等的应用，在挽救患者生命、延长患者寿命的同时增加了院内感染的发病率和死亡率；人口的老龄化，使易感人群发生了变化；抗菌药物大量、不合理的应用，导致细菌耐药性不断出现，这些因素均增加了呼吸系统感染性疾病的复杂性和多样性。虽然目前临床已有几百种抗菌药物，但呼吸系统感染的临床治疗仍面临着巨大的挑战。

（一）病原与分类

临床上一般将呼吸系统感染性疾病分为上呼吸道感染和下呼吸道感染（气管—支气管—肺实质感染）。上呼吸道感染简称上感，又称普通感冒（common cold），是包括鼻腔、咽或喉部急性炎症的总称。广义的上感不是一个疾病诊断，而是一组疾病，包括普通感冒、病毒性咽炎（viral pharyngitis）、喉炎（laryngitis）、急性疱疹性咽峡炎（acute herpangina）、急性扁桃体炎（acute tonsillitis）等。下呼吸道感染包括急性气管—支气管炎、慢性支气管炎急性发作、肺炎、肺脓肿（pulmonary abscess）及肺结核（tuberculosis，TB）等。

1. 急性上呼吸道感染　此为外鼻孔至环状软骨下缘包括鼻腔、咽或喉部急性炎症的概称，是最常见的社区获得性感染，多发于冬春季，一般为散发，可在气候突变时小规模流行。主要病原体为病毒，少数是细菌。感染途径为飞沫传播，或经污染的手和用具接触传播。根据流行病学特点和临床表现分为普通感冒、咽炎（pharyngitis）、喉炎、急性扁桃体炎等。发病不分年龄、性别、职业和地区，免疫功能低下者易感。发病率高，但病情较轻、病程短、可自愈，预后较好。

2. 急性气管—支气管炎　这是由生物、物理、化学刺激或过敏等因素引起的气管和支气管黏膜的急性炎症，多为散发，无流行倾向，年老体弱者易感，多发生于寒冷季节或气候突变时。以病毒感染多见，多数病例为自限性。

3. 肺炎　肺炎是指终末气道、肺泡和肺间质的炎症，由病原微生物、理化因素、免疫损伤、过敏及药物所致。根据病因分为细菌性肺炎、非典型病原体肺炎、病毒性肺炎、肺真菌病、其他病原体所致肺炎与理化因素所致肺炎；根据解剖分为大叶性（肺泡性）肺炎、小叶性（支气管性）肺炎、间质性肺炎；根据患病环境分为社区获得性肺炎、医院获得性肺炎。

4. 肺脓肿　肺脓肿是肺组织坏死形成的脓腔，可分为吸入性肺脓肿、继发性肺脓肿、血源性肺脓肿。男性多于女性，病原体常为上呼吸道、口腔的定植菌，包括需氧、厌氧和兼性厌氧菌。临床特征为高热、咳嗽和咳大量脓臭痰。

5. 肺结核　肺结核是我国法定乙类传染病，传染源为痰里查出结核分枝杆菌的继发性肺结核患者，传播途径为飞沫传播，易感人群为生活贫困、居住拥挤、营养不良等社会群体，另外婴幼儿、老年人、人类免疫缺陷病毒（human immunodeficiency virus，HIV）感染者、免疫抑制剂使用者、慢性疾病患者等免疫力低下者都是结核病的易感染人群。

（二）临床表现

呼吸系统疾病的临床表现可分两大类，即呼吸系统本身症状和全身性症状。

1. 呼吸系统症状　咳嗽（cough）、咳痰（expectoration）、呼吸困难（expiratory dyspnea）是呼吸系统感染最常见的症状。

（1）咳嗽：①急性咳嗽：常见于急性呼吸系统感染性疾病，如急性支气管炎、肺炎、急性上呼吸道感染等。②慢性咳嗽：多见于慢性支气管炎、支气管扩张、肺结核等一些慢性病。③干咳：急性干咳、胸痛、咳痰、发热者可能是肺炎、肺结核；急性发作的刺激性干咳常为上呼吸道感染引起，若伴有发热、声嘶，常提示急性病毒性咽喉、气管、支气管炎。咳嗽常伴发咳痰、胸痛、呼吸困难、咯血、发热等症状，根据伴发症状不同可初步建立临床诊断。

（2）咳痰：痰的颜色、量、气味、性状对诊断呼吸系统感染均有一定帮助。一般认为，痰量增多反映呼吸道炎症的进展，痰量减少表示病情好转。脓性痰常见于化脓性细菌感染引起的呼吸道炎症，慢性支气管炎患者常咳白色泡沫或黏液痰，绿色痰见于重度黄疸、吸收缓慢的大叶性肺炎和铜绿假单胞菌感染，肺阿米巴病患者的痰呈咖啡色，果酱样痰见于肺吸虫病，胶冻样痰或痰中带血多见于克雷白杆菌肺炎。一般的痰无臭味，如果伴有恶臭，应考虑厌氧菌感染或变形杆菌感染。

（3）呼吸困难：慢性起病多见于慢性支气管炎、肺结核、阻塞性肺气肿、慢性阻塞性肺疾病、肺源性心脏病等；急性起病见于肺水肿、气胸、大叶性肺炎、肺不张、大量的胸腔积液等；突发的呼吸困难应考虑气道异物、大块肺梗死、张力性气胸、急性呼吸窘迫综合征（acute respiratory distress syndrome，ARDS）等。

2. 全身症状　全身症状有发热，呼吸频率、节律和呼吸音的改变，盗汗，乏力和食欲下降等，而发热是呼吸系统感染性疾病最常见的症状，指体温超过37.3 ℃。各种细菌性肺炎、肺脓肿、支气管或肺部感染、病毒性肺炎、流感、支原体肺炎、衣原体肺炎、真菌性肺炎、肺结核等，临床均有发热表现。

（三）临床诊断

与其他系统疾病一样，周密详细的病史和体格检查是诊断呼吸系统疾病的基础，X线胸部检查对诊断肺部病变具有特殊的作用。由于呼吸系统疾病常有全身性疾病的临床表现,还应结合常规化验及其他特殊检查结果,进行全面综合分析,力求作出病因、解剖、病理和功能的诊断。

1. 病史　了解患者发病前的接触史和个人史及家族史,有助于疾病的诊断,有助于初始的经验性治疗。

2. 症状　呼吸系统的咳嗽、咳痰、咯血、气急、喘息、胸痛等症状,因疾病不同,其临床症状不同,可为临床诊断提供参考。

3. 辅助检查　为准确作出临床诊断,在诊断呼吸系统感染性疾病时,常需进行辅助检查,包括实验室检查(血象、血沉、C-反应蛋白、痰涂片和培养)以及影像学检查等。

(1)血象:①白细胞总数偏高、中性高、淋巴低,常为细菌感染;②中性低、淋巴高、单核高,常为病毒感染或结核;③总数低、中性偏高,常为病毒感染;④嗜酸性粒细胞增加提示过敏性因素、曲霉菌或寄生虫感染。

(2)抗"O"或抗链球菌溶血素(antistreptolysin O, ASO):溶血性链球菌引起感染,ASO常大于600 U,并在感染后3～4周内达到高峰,持续数月。

(3)血沉(erythrocyte sedimentation rate, ESR):血沉为非特异性试验,不能单独用以诊断任何疾病。血沉加快常与以下呼吸系统疾病有关:急性气管支气管炎、肺炎、慢性支气管炎急性发作、慢性阻塞性肺疾病急性发作、活动性肺结核病、肺炎、肺梗死。

(4)C-反应蛋白(C-reactive protein, CRP):可作为细菌与病毒感染的鉴别指标。呼吸系统细菌感染性疾病,CRP阳性。

(5)咽拭子、痰涂片或培养:可分离病原菌,对诊断病原菌有临床意义。

(6)结核杆菌基因、抗原、抗体检查:①结核菌素试验(tuberculin test, PPD):48～72小时后红肿硬结超过5 mm者为阳性,大于等于15 mm为强阳性,对临床诊断有意义。②涂片:抗酸染色镜检。③多聚酶链反应(polymerase chain reaction, PCR):可快速诊断结核杆菌感染。

(7)降钙素原(procalcitonin, PCT):①鉴别诊断细菌性和非细菌性感染和炎症的重要参数。②判断细菌感染的程度:0.05 ng/mL≤PCT＜0.5 ng/mL,轻度局部感染或感染早期;0.5 ng/mL≤PCT＜2 ng/mL,很可能为全身感染;2 ng/mL≤PCT＜10 ng/mL,提示为全身感染;PCT≥10 ng/mL,提示为严重脓毒症或脓毒性休克。

(8)影像学检查:呼吸系统感染性疾病常有影像学的变化,借助影像学检查有助于疾病的诊断。临床常进行的影像学检查包括胸部X线透视和胸片、电子计算机X射线断层扫描技术(computer tomography, CT)、磁共振成像、超音波造影、核子医学造影等多种检查。

(四)治疗原则

呼吸系统感染性疾病主要为药物治疗,包括抗感染治疗、对症治疗、营养支持和免疫调节。其中以抗感染治疗最为重要,早期选用敏感抗菌药物是治愈的关键。

1. 抗感染治疗

(1)经验性治疗:临床医生根据感染季节、地域、患者年龄、既往病史、感染获得途径

（社区感染或院内感染）、感染部位、严重程度和伴随状况等，同时结合本地区或本医院肺部感染常见病原体及耐药性判断可能病原体，加上临床经验，科学地选择相对广谱强效的抗菌药物进行抗感染治疗，称为抗感染的经验性治疗。

（2）针对性治疗：对中度、重度细菌感染，在应用抗菌药物前必须先收集临床标本如血、痰、尿、脑脊液、脓液做细菌培养，尽早明确致病菌的种类，并测定其药敏，当致病菌明确时，可选择抗菌作用强、窄谱而且毒性低的抗菌药物。临床上将这种根据病原学结果有针对性选择敏感抗菌药物的治疗方式称为针对性治疗。

对所分离的致病菌进行抗菌药物的敏感试验称之为药敏试验（drug sensitive test，AST），旨在了解病原微生物对各种抗菌药物的敏感（或耐受）程度，指导临床合理选用抗菌药物，以便准确有效地进行药物治疗。药敏实验的结果，应将所试抗菌药物抑菌圈直径大小作为判定敏感度高低的标准。根据药敏实验结果，选择高敏药物进行治疗，也可选择两种药物合用，以减少耐药菌株。选择高敏药物时还应考虑药物的吸收途径，高敏药物一定要配合适宜的给药方法，才会达到好的治疗效果。

2. 对症治疗　对症治疗在呼吸系统感染性疾病中不可缺少，和抗感染治疗相辅相成，发挥协同作用，随着并发症状的消失，患者呼吸系统的感染得以控制。因此，在抗感染治疗的同时，应给予解热镇痛药降低体温；给予镇咳祛痰药、平喘药，排痰引流、镇咳祛痰、扩张支气管等治疗以缓解呼吸道症状；给予糖皮质激素抑制炎症反应，抑制细胞因子和炎症介质的产生，抑制气道高反应性，增强支气管和血管平滑肌对儿茶酚胺的敏感性，减少微血管渗漏，从而缓解支气管痉挛、黏膜炎症和气道高反应性，产生抗炎平喘作用。除药物治疗外，呼吸道分泌物引流亦十分重要。对于肺脓肿等疾病脓液的引流是治愈的关键。

3. 营养支持　对于年老体弱患者、肺结核患者除抗感染和对症治疗外，应注意休息和营养支持。一方面饮食上补充营养，另一方面给予氨基酸、脂肪乳、维生素等营养药物，或给予免疫调节剂，提高患者自身的抵抗力和免疫调节力，增强抗感染能力。

（五）抗菌药物治疗及临床评价

呼吸系统感染性疾病多种多样，以肺炎最为典型和严重，本部分以获得性肺炎为代表，介绍呼吸道感染的药物治疗。

1. 抗菌药物的选择

（1）经验性治疗：尽早开始抗菌药物经验性治疗。应选用能覆盖肺炎链球菌、流感嗜血杆菌的药物，需要时加用对肺炎支原体、肺炎衣原体、军团菌属等细胞内病原体有效的药物；有肺部基础疾病患者的病原菌亦可为需氧革兰阴性杆菌、金葡菌等。轻症患者可口服用药；重症患者选用静脉给药，待临床表现显著改善并能口服时改用口服药。社区获得性肺炎的经验性治疗，抗菌药物的选择见表 2-1-1 所示。

（2）针对性治疗：根据培养结果结合药敏试验，选择敏感抗菌药物进行抗感染治疗，针对病原菌的治疗药物选择如表 2-1-2 所示。

（3）医院获得性肺炎：常见的病原菌为肠杆菌科细菌、金葡菌，亦可为肺炎链球菌、流感嗜血杆菌、厌氧菌等。重症患者及机械通气、昏迷、激素应用等危险因素患者的病原菌可为铜绿假单胞菌、不动杆菌属及耐甲氧西林金黄色葡萄球菌（methicillin resistant staphylococcus aureus，MRSA）等。尽早开始经验治疗，首先采用针对常见病原菌的抗菌药物。明确病原后，根据药敏试验结果调整用药（见表 2-1-3）。

表 2-1-1　社区获得性肺炎常见病原菌及初始经验性治疗

不同人群	常见病原体	初始经验性治疗抗菌药物选择
青壮年、无基础疾病患者	肺炎链球菌、肺炎支原体、流感嗜血杆菌、肺炎衣原体等	（1）青霉素类（青霉素、阿莫西林等） （2）多西环素 （3）大环内酯类 （4）一代或二代头孢 （5）呼吸喹诺酮类（左氧、莫西等）
老年人或有基础疾病患者	肺炎链球菌、流感嗜血杆菌、需氧 G^- 杆菌、金黄色葡萄球菌、卡他莫拉菌等	（1）二代头孢单用或联用大环内酯类 （2）β-内酰胺类/β-内酰胺酶抑制剂单用或联用大环内酯类 （3）呼吸喹诺酮类
需入院治疗，但不必收住 ICU 的患者	肺炎链球菌、流感嗜血杆菌、混合感染（包括厌氧菌）、需氧 G^- 杆菌、金黄色葡萄球菌、肺炎支原体、肺炎衣原体、呼吸道病毒等	（1）二代头孢单用或联用大环内酯类，静脉注射 （2）静脉注射呼吸喹诺酮类 （3）静脉注射 β-内酰胺类/β-内酰胺酶抑制剂单用或联用注射大环内酯类 （4）头孢噻肟、头孢曲松单用或联用注射大环内酯类
需入住 ICU 的重症患者 A 组：无铜绿假单胞菌感染危险因素	肺炎链球菌、需氧 G^- 杆菌、嗜肺军团菌、肺炎支原体、流感嗜血杆菌、金黄色葡萄球菌等	（1）头孢噻肟、头孢曲松单用或联用注射大环内酯类 （2）静脉注射呼吸喹诺酮类联合氨基糖苷类 （3）静脉注射 β-内酰胺类/β-内酰胺酶抑制剂单用或联用注射大环内酯类 （4）厄他培南联合静脉注射大环内酯类
需入住 ICU 的重症患者 B 组：有铜绿假单胞菌感染危险因素	A 组常见病原体＋铜绿假单胞菌	（1）具有抗铜绿假单胞菌活性的 β-内酰胺类抗生素联合静脉注射大环内酯类，必要时还可同时联用氨基糖苷类 （2）具有抗铜绿假单胞菌活性的 β-内酰胺类抗生素联合静脉注射喹诺酮类 （3）静脉注射环丙沙星或左氧氟沙星联合氨基糖苷类

表 2-1-2　社区获得性肺炎的病原治疗

病原	首选药物	可选药物	备注
肺炎链球菌	青霉素，氨苄西林，阿莫西林	第一代或第二代头孢菌素	
流感嗜血杆菌	氨苄西林，阿莫西林，氨苄西林/舒巴坦，阿莫西林/克拉维酸	第一代或第二代头孢菌素，氟喹诺酮类	10%～40%的菌株产 β-内酰胺酶

续表

病原	首选药物	可选药物	备注
肺炎支原体	红霉素等大环内酯类	氟喹诺酮类,多西环素	
肺炎衣原体	红霉素等大环内酯类	氟喹诺酮类,多西环素	
军团菌属	红霉素等大环内酯类	氟喹诺酮类	
革兰阴性杆菌	第二代或第三代头孢菌素	氟喹诺酮类,β-内酰胺类/β-内酰胺酶抑制剂	
金葡菌	苯唑西林,氯唑西林	第一代或第二代头孢菌素,克林霉素	

表 2-1-3　医院获得性肺炎的病原治疗

病原	首选药物	可选药物	备注
金葡菌(甲氧西林敏感)	苯唑西林、氯唑西林	第一代或第二代头孢菌素,林可霉素,克林菌素	有青霉素类过敏性休克史者不宜用头孢菌素类
金葡菌(甲氧西林耐药)	万古霉素、替考拉宁	利奈唑胺	
肠杆菌科细菌	第二代或第三代头孢菌素单用或联合氨基糖苷类	氟喹诺酮类,β-内酰胺酶抑制剂复方,碳青霉烯类	
铜绿假单胞菌	哌拉西林,头孢他啶,头孢哌酮+环丙沙星或左氧氟沙星或氨基糖苷类	氨基糖苷类+(环丙沙星或左氧氟沙星)	通常需联合用药
不动杆菌属	氨苄西林/舒巴坦,头孢哌酮/舒巴坦	碳青霉烯类,氟喹诺酮类	重症患者可联合氨基糖苷类
真菌	氟康唑,两性霉素 B	氟胞嘧啶(联合用药)	
厌氧菌	β-内酰胺类/β-内酰胺酶抑制剂复方,克林霉素	甲硝唑、碳青霉烯类	

2. 抗菌药物的应用　疗程根据不同病原菌、病情严重程度、基础疾病等因素而定。肺炎的治疗宜采用注射剂,病情显著好转或稳定后并能口服时改用口服药。

中华医学会呼吸病学分会 2006 年《社区获得性肺炎诊断和治疗指南》指出:抗感染治疗一般可于热退和主要呼吸道症状明显改善后 3~5 天停药,但疗程视不同病原体、病情严重程度而异,不宜将肺部阴影完全吸收作为停用抗菌药物的指征。对于普通细菌性感染,如肺炎链球菌,用药至患者热退后 72 小时即可;对于金黄色葡萄球菌、铜绿假单胞菌、克雷伯菌属或厌氧菌等容易导致肺组织坏死的致病菌所致的感染，建议抗菌药物疗程大于等于2周。对于非典型病原体，疗程应略长，如肺炎支原体、肺炎衣原体感染的建议疗程为10～14天，军团菌属感染的疗程建议为10～21天。

3. 抗感染治疗评估　抗菌药物治疗后48～72小时应对病情进行评价，治疗有效表现为体温下降、症状改善、临床状态稳定、白细胞逐渐降低或恢复正常，而X线显示胸片病灶吸收较迟。如72小时后症状无改善，应综合考虑以下因素：①药物是否能覆盖致病菌，或细菌耐药；②特殊病原体感染如结核分枝杆菌、真菌、病毒等；③出现并发症或存在影响疗效的宿主因素（如免疫抑制）；④非感染性疾病误诊为肺炎；⑤药物热，需仔细分析，进行必要的检查，再做相应处理。

案例讨论——社区获得性肺炎

【病例介绍】

主诉：咳嗽、咳痰、发热3天。

现病史：患者为青年女性，28岁，3天前患者受凉后出现咳嗽、咳痰、发热，咳黄色黏痰，无痰中带血及咯血，无胸痛及放射痛，最高体温39.5 ℃，无昼夜规律，伴头痛及全身关节、肌肉酸痛，无乏力及夜间盗汗，无胸闷、心悸，无头晕、恶心、呕吐，无腹痛、腹泻。院外自行口服“阿莫西林、对乙酰氨基酚”对症治疗，体温可暂时降至正常，但反复升高，遂来医院就诊。胸部CT示“右肺炎症”，为进一步治疗，门诊以“肺炎”收入呼吸科。

发病以来，患者饮食、睡眠可，大小便正常，体重无明显变化。

既往史：否认高血压病、冠心病、糖尿病病史；否认重大外伤及手术史，无输血史；否认肝炎、结核等传染病及密切接触史。

家族史：否认家族传染病、肿瘤病史及遗传病史。

个人史：生于原籍，无久居异地及疫区居住史及疫水接触史，无烟酒等不良嗜好，工作环境无粉尘、刺激性气体等。

婚育史：适龄结婚，配偶及儿子体健。

既往用药史：无。

过敏史：青霉素、头孢类过敏，无食物过敏史。

【体格检查】

一般状况：青年女性，发育正常，营养中等，神志清，精神可，自主体位，查体合作。

生命体征：T 38.9 ℃，P 130次/分，R 25次/分，BP 129/77 mmHg。

皮肤：全身皮肤黏膜无黄染，颜面潮红，浅表淋巴结未触及肿大。

五官：头颅外观正常，双侧瞳孔等大等圆，对光及调节反射存在。外耳道及鼻腔无异常分泌物。口唇无发绀，咽部红肿，扁桃体无肿大。

颈部：颈软，气管居中，甲状腺无肿大。

胸部：胸廓对称，双侧胸廓活动度正常，双肺叩清音，右肺中野可闻及湿啰音，未闻及干啰音及胸膜摩擦音。

心脏：心音有力，心率130次/分，律齐，未闻及病理性杂音。

腹部：腹部平坦，未见胃肠型及蠕动波，无腹壁静脉曲张，腹软，未触及异常包块，全腹无压痛及反跳痛，肝、脾肋下及剑突下未触及，莫氏征(—)，肝脾及双肾区无叩痛，移动性浊音(—)，肠鸣音正常。肛门、直肠、外生殖器未见异常。

四肢：脊柱无畸形，四肢无异常，各关节活动自如。

神经系统：双侧腹壁反射、肱二头肌反射、肱三头肌反射、膝腱反射、跟腱反射正常，巴宾斯基征、脑膜刺激征阴性。

【辅助检查】

1. 血常规　白细胞计数(WBC) 16.11×10^9/L，中性粒细胞比例(NEU%) 84.9%。

2. 胸部CT　示右肺中叶密度增高影(见图2-1-1A)。

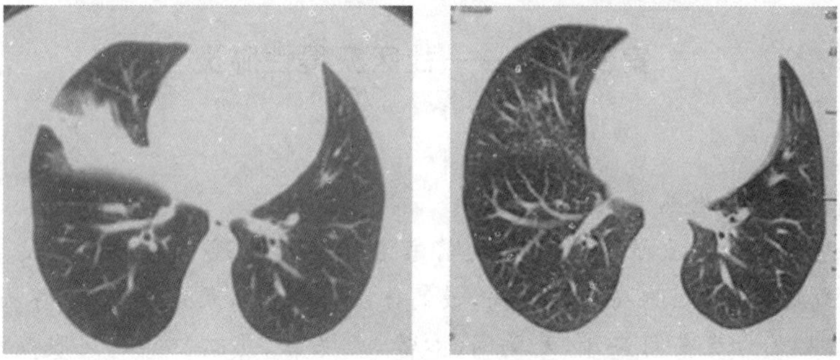

A　　B

图2-1-1　胸部CT
A：入院时；B：治疗12天后

【诊断】

肺炎。

【诊疗经过】

患者为青年女性，既往体健，因咳嗽、咳痰、发热3天入院；门诊血常规：WBC 16.11×10^9/L，NEU% 84.9%；胸部CT示：右肺中叶可见密度增高影。入院查体：T 38.9℃，心率130次/分，双肺叩清音，右肺中野可闻及湿啰音，未闻及干啰音及胸膜摩擦音。结合病史、体征和胸部CT，"社区获得性肺炎(CAP)"诊断成立。由于患者对青霉素、头孢类抗菌药物过敏，考虑患者过敏体质，为尽快控制感染，初始药物选择：①注射用美罗培南1 g+0.9% NS 100 mL，ivdrip bid；②注射用阿奇霉素(azithromycin)0.5 g，ivdrip qd；③盐酸氨溴索片60 mg，po tid；④盐酸西替利嗪片10 mg，po qn。

入院第3天患者轻微咳嗽，无痰，体温37.0℃，右肺中野仍可闻及湿啰音，心率76次/分。血常规：WBC 6.90×10^9/L，NEU% 75.2%；C-反应蛋白110 mg/L，血沉47 mm/h。第6天无咳嗽、咳痰，体温36.4℃，右肺中野仍可闻及少许湿啰音，较前减少，心率88次/分，心律规整，患者病情稳定，停用美罗培南和阿奇霉素，改用左氧氟沙星0.6 g，ivdrip qd，继续治疗，观察病情变化。第8天体温36.3℃，双肺未闻及干湿性啰音，心率76次/分，心律规整。12天后复查胸部CT，病灶吸收(见图2-1-1B)，患者出院。

【用药分析】

1. 抗感染治疗　患者“社区获得性肺炎(CAP)”的诊断明确。肺炎的抗菌药物治疗应尽早进行，一旦确诊为肺炎即马上给予首剂抗菌药物。依据中华医学会呼吸病学分会2006年《社区获得性肺炎诊断和治疗指南》，社区获得性肺炎常见的病原菌为肺炎链球菌、流感嗜血杆菌、混合感染(包括厌氧菌)、需氧革兰阴性杆菌、金黄色葡萄球菌、肺炎支原体、肺炎衣原体、呼吸道病毒等。需入院治疗，但不必收住ICU的患者，抗菌药物可经验性选择：①静脉注射第二代头孢菌素单用或联用静脉注射大环内酯类；②静脉注射呼吸喹诺酮类；③静脉注射β-内酰胺类/β-内酰胺酶抑制剂(如阿莫西林/克拉维酸、氨苄西林/舒巴坦)单用或联用注射大环内酯类；④头孢噻肟、头孢曲松单用或联用注射大环内酯类。

患者为青年女性，既往体健，初始选择美罗培南联合阿奇霉素抗感染治疗，抗菌药物选择起点高。但由于此患者对“青霉素、头孢类”过敏，药物选择有一定的局限性。若病情不是很重，可选用氟喹诺酮类的药物，如莫西沙星、左氧氟沙星；病情较重时可选用碳青霉烯类。此患者用药3天后体温呈下降趋势，呼吸道症状较前改善，第6天热退，呼吸道症状、一般状况及体征明显改善，说明所用药物有效。根据降阶梯治疗原则，抗菌药物调整为乳酸左氧氟沙星注射液，治疗1周后患者复查CT，病灶吸收，出院。当该患者静脉给予抗感染药物治疗7～10天病情已基本控制后，改为口服抗感染药物序贯治疗更符合社区获得性肺炎的抗感染治疗指南。

(1)美罗培南(meropenem)：为人工合成的广谱碳青霉烯类抗生素，对大多数革兰阳性菌、革兰阴性菌均敏感，尤其对革兰阴性菌有很强的抗菌活性。阿奇霉素属大环内酯类抗生素，具有口服吸收快、组织分布广、细胞内浓度高(为同期血药浓度的10～100倍)及半衰期长等特点，对革兰阳性需氧菌、革兰阴性需氧菌、厌氧菌、肺炎衣原体、肺炎支原体、人型支原体等有较好的抗菌活性。两药合用可覆盖社区获得性肺炎常见的病原菌，起协同杀菌作用。

(2)左氧氟沙星(levofloxacin)：为氧氟沙星的左旋异构体，用于敏感菌所致的呼吸系统感染，对社区获得性肺炎常见的病原菌有较强的抗菌活性，且能覆盖支原体、衣原体、军团菌等特殊病原体的感染。

2. 对症治疗　患者因咳嗽、咳痰、发热入院，在积极控制感染的同时，给予口服盐酸氨溴索(ambroxol)片祛痰，盐酸西替利嗪(cetirizine)减轻气道高反应性，缓解患者因咳嗽带来的呼吸道不适症状。

【用药注意事项与患者教育】

1. 用药监护

(1)过敏反应：患者如对青霉素、头孢类(cephalosporins)抗菌药物过敏，给予美罗培南期间应严密监测是否有交叉过敏现象；应用左氧氟沙星期间嘱患者避免阳光直射或人工紫外线的照射，防止发生光敏反应。

(2)监测患者体温及血象：患者入院时发热，血白细胞、C-反应蛋白高，血沉快，应注意监测患者体温和血白细胞的变化，及时了解抗感染治疗效果，如果初始治疗48～72小时后，症状无改善或一度改善又恶化，视为治疗无效，应及时调整抗菌药物和治疗方案。

(3)消化系统：阿奇霉素、左氧氟沙星均有胃肠道不良反应，表现为食欲减退、恶心、呕吐、腹部不适、腹痛、腹胀、腹泻等,也可见黄疸、血清氨基转移酶及总胆红素升高。一般发生率较低,停药后即停止,及时告知患者不要担心。

(4)肝功能:阿奇霉素经肝脏代谢,有一定的肝脏毒性,治疗期间应监测患者的肝功能,如出现肝功异常,应及时停药。

(5)肌肉骨骼系统:应用左氧氟沙星偶有横纹肌溶解症(rhabdomyolysis),引起跟腱炎或跟腱断裂。因此用药期间嘱患者避免剧烈活动,如发生跟腱炎或跟腱断裂,立即停药。

2. 用药教育

(1)控制滴速:阿奇霉素单次静脉滴注时间不宜少于60分钟;乳酸左氧氟沙星每100 mL滴注时间不得少于60分钟,滴速过快易引起静脉刺激症状和中枢系统反应。

(2)注意饮食与药物的关系:左氧氟沙星干扰咖啡因(caffeine)的代谢,嘱患者治疗期间不要饮咖啡。

(3)对症治疗的用药方法:西替利嗪服药时间可按呼吸道症状出现规律而定,症状出现于晚间者可于临睡前服药;症状出现于白天者,可于晨间服药;对于昼夜均有症状或服药后有轻度不良反应者,可分两次服用,早晚各服5 mg。及时把这种服药的特殊性讲给患者,提高患者用药的依从性。

【药师建议】

进行病原学检验。若患者抗感染治疗前未留取痰标本,根据指南要求应及时留取痰标本,用于指导抗感染治疗的药物选择。

复习思考题

1. 名词解释:(1)社区获得性肺炎;(2)医院获得性肺炎;(3)肺脓肿;(4)肺结核;(5)刺激性干咳;(6)C-反应蛋白;(7)结核菌素试验;(8)多聚酶链反应;(9)降钙素原;(10)电子计算机X射线断层扫描技术(CT);(11)磁共振成像(MRI);(12)经验性治疗;(13)针对性治疗;(14)药敏试验;(15)甲氧西林耐药金葡菌;(16)对症治疗;(17)营养支持。

2. 呼吸系统感染的分类是什么?

3. 呼吸系统感染的临床表现有哪些?

4. 呼吸系统感染的血液检查指标包括哪些?

5. 社区获得性肺炎常见的病原菌有哪些?

6. 医院获得性肺炎常见病原菌有哪些?

7. 呼吸系统感染药物治疗的原则是什么?

8. 社区获得性肺炎应如何应用抗菌药物?

9. 抗感染疗效不好时,应考虑哪些因素?

(山东省千佛山医院　孙淑娟)

三、消化道感染

内容提要

本部分以细菌引起的急性胃肠炎和阑尾炎为例，介绍消化道感染性疾病的病原与发病机制、临床表现、诊断要点和临床治疗与评价。要求掌握治疗急性胃肠炎的药物应用与评价；并结合案例讨论，了解急性化脓性阑尾炎的诊疗经过，熟悉预防感染、应激性溃疡、术前补液和术前准备的用药种类与方法，以及药学监护的内容与患者教育。

消化道可分为上消化道和下消化道。临床上通常把从口腔到十二指肠的这部分消化管道称为上消化道，而空肠以下的部分称为下消化道。细菌、病毒以及原生动物均可引起胃肠道感染。本部分以细菌引起的急性胃肠炎(acute gastroenteritis)和阑尾炎(appendicitis)为例，介绍消化道感染的药物治疗。

(一)病原与发病机制

上消化道感染以肠杆菌科细菌为主，非发酵菌如铜绿假单胞菌和不动杆菌也较常见，其次是革兰阳性球菌如肠球菌等，厌氧菌感染较少见。下消化道感染为混合感染，常有厌氧菌的参与。急性炎症和全身脓毒症主要由需氧菌引起，而厌氧菌主要在后期引发脓肿的形成。

胃肠道感染的易感因素包括旅游史、饮食、免疫抑制状态、个人卫生及服用了破坏胃肠道生理性防御机制的药物等，导致致病菌入侵引起感染。急性胃肠炎在我国以夏、秋两季发病率较高，一般潜伏期为12～36小时。

阑尾炎是外科临床的常见病、多发病之一，由于阑尾管腔阻塞，细菌大量繁殖，分泌内毒素和外毒素，导致阑尾黏膜损伤，细菌侵入阑尾黏膜面的溃疡，并逐渐向阑尾壁各层发展，引起化脓性感染。常见致病菌为大肠埃希菌、脆弱杆菌、肠球菌和厌氧链球菌等，偶见革兰阳性需氧菌和念珠菌属。

(二)临床表现

1. 腹痛(abdominal pain)　急性胃肠炎患者可有腹痛，伴肠鸣音亢进，局部或弥漫性腹部压痛。某些患者，严重疼痛类似于阑尾炎或胆囊炎(cholecystitis)。当志贺杆菌侵及结肠时，可出现里急后重和腹痛伴排便。阑尾炎患者70%～80%可出现典型的转移性腹痛，始发于上腹部，数小时后转移并局限在右下腹，因此右下腹压痛为急性阑尾炎最常见的重要体征，压痛点常位于麦氏点(McBurney point)，是阑尾根部的体表投影，通常以脐与右侧髂前上棘连线的中外1/3交点为标志。单纯性阑尾炎仅为轻度隐痛，化脓性阑尾炎呈阵发性胀痛及剧痛，坏疽性阑尾炎则表现为持续性剧痛；穿孔性阑尾则因阑尾腔内压力降低，腹痛可暂时减轻，出现腹膜炎后腹痛又会持续加重。

2. 腹泻(diarrhea)　腹泻是急性胃肠炎主要的临床表现，多为细菌感染引起，常见致病菌为志贺杆菌、沙门菌、大肠埃希菌等。其中，产肠毒素性大肠埃希菌、肠道致病性大肠埃希菌、肠集聚性黏附性大肠埃希菌以及弧菌感染常引起水样腹泻，志贺杆菌常引起脓性和黏液样大便，肠出血性大肠埃希菌常引起粪便带血。阑尾炎患者发病早期可有厌食现象，偶有恶心、呕吐等胃肠道反应，有些患者可出现腹泻、里急后重。

3. 发热　急性胃肠炎患者的体温通常为 38～39 ℃，但是肠出血性大肠埃希菌感染时患者通常无发热现象。阑尾炎患者发病早期会有乏力等全身症状，严重时可出现中毒症状，心率加快，发热，体温可达38 ℃左右。发生穿孔时，体温可高达 39～40 ℃。

（三）诊断要点

1. 症状与体征　急性胃肠炎患者常有腹泻、腹痛、发热及黏液脓血便，伴恶心、呕吐，局部或弥漫性腹部压痛。阑尾炎患者可见转移性右下腹痛，压痛点常位于麦氏点；腹膜刺激征，腹肌紧张，肠鸣音减弱或消失；右下腹包块。

2. 辅助检查

(1)实验室诊断：①血液检查：可见白细胞总数轻、中度升高，多为(10～20)×10^9/L，中性粒细胞升高，可发生核左移。部分阑尾炎患者白细胞可无明显升高。②粪便检查：大便外观呈黏液便、脓血便或黏液脓血便，镜检有白细胞、红细胞及吞噬细胞。如果粪便中查到多行核中性粒细胞，则提示急性细菌性肠炎。粪便培养可有痢疾杆菌生长。

(2)影像学检查：①腹部 X 线片：阑尾炎患者腹部 X 线平片可见盲肠扩张和液-气平面。②腹部 B 超：腹部超声检查可见不同程度的肠蠕动变化，肠壁增厚或狭窄；B 超检查有时可发现阑尾肿大或脓肿。③其他：急性阑尾炎腹部 CT 扫描结果与 B 超相似，有助于阑尾周围脓肿的诊断。

（四）临床治疗及评价

急性胃肠炎一般包括抗感染治疗、保护胃肠黏膜屏障、补液及微生态疗法。阑尾炎则有手术治疗和非手术治疗(保守治疗)。

1. 急性胃肠炎的治疗

(1)抗感染治疗：首先留取粪便做常规检查与细菌培养，明确病原菌后进行药敏试验，并根据药敏试验结果选择敏感抗菌药物。经验性治疗首选氟喹诺酮类抗菌药物，如环丙沙星(ciprofloxacin)、左氧氟沙星或诺氟沙星(norfloxacin)等，合用盐酸小檗碱(berberine)可增强疗效。上述治疗效果差者可换用第三代或第四代头孢菌素。虽第一、二代头孢菌素及氨基糖苷类抗生素对志贺菌体外敏感，但临床无效，不宜选用。氟喹诺酮类药物因可引起未成年患者软骨损害，故不宜用于未成年人尤其是儿童急性胃肠炎的治疗。

(2)保护黏膜屏障：蒙脱石散(montmorillonite powder)对消化道内的病毒、病菌及其产生的毒素、气体等有极强的固定、抑制作用，对消化道黏膜还具有覆盖保护能力，修复、提高黏膜屏障对攻击因子的防御功能，具有平衡正常菌群和局部止痛作用。但是与抗生素合用需间隔 2～4 小时。谷氨酰胺(glutamine, Gln)是肠黏膜代谢的重要底物，既能通过三羧酸循环产生 ATP 供能，又能提供氮源作为合成核酸及蛋白质的原料。除保持肠道黏膜结构的完整性外，还能调节肠道局部和全身的免疫功能，维持肠黏膜屏障。

(3)液体疗法：轻症能进食者，可口服补液；不能进食或进食不足者，可静脉补液。重症者应立即给予静脉补液，以纠正因严重腹泻引起的水、电解质紊乱及酸中毒。补液原则是先快后慢，先盐后糖，先浓后淡，先晶体液后胶体液，尽快恢复循环功能和正常渗透压。电解质的补充需量出为入，丢多少补多少。

(4)微生态疗法：微生态制剂(probiotics)能补充生理性细菌，调整肠道菌群，抑制肠道病原菌。常用的有双歧杆菌活菌制剂、双歧杆菌/嗜酸乳杆菌/肠球菌三联活菌、地衣芽孢杆菌活菌制剂等。因抗生素可抑制活菌的生长繁殖，故微生态制剂应避免与抗生素同用，中间应间隔若干小时，以避开抗生素药物的浓度高峰。在抗生素抗菌谱不覆盖微生态活菌制剂的情况下，二者可以同时应用。

2. 阑尾炎的治疗

(1)非手术治疗：仅适用于单纯性阑尾炎或诊断尚未确定的急性阑尾炎，以及有手术禁忌证者。主要治疗方法有抗感染治疗和补液治疗。

(2)手术治疗：原则上急性阑尾炎一经确诊，应尽早施行阑尾切除术。早期手术，术后并发症少。如阑尾化脓或穿孔后再手术，术前应给予抗感染治疗，有助于防止术后感染的发生。

案例讨论——急性阑尾炎

【病例介绍】

主诉：转移性右下腹疼痛1天。

现病史：患者，男，32岁，1天前无明显诱因出现右上腹部疼痛不适，呈持续性胀痛，强度尚可忍受，疼痛以上腹部最为明显，饮食差，后疼痛逐渐转至右下腹，以麦氏点最为明显，不可忍受，伴发热，最高37.8 ℃，无咳嗽、胸闷、胸痛，无腹泻，无便秘、便血。现为求进一步治疗来诊，门诊以“急性阑尾炎”收住胃肠外科。

既往史：否认高血压病、冠心病、糖尿病病史。否认重大外伤及手术史，无输血史。否认肝炎、结核等传染病及密切接触史。

家族史：否认家族中有传染病、肿瘤病史及遗传病史。

个人史：生于原籍，无久居异地及疫区居住史及疫水接触史，无烟酒等不良嗜好，工作环境可。适龄结婚，配偶及子女均体健。

既往用药史：无既往用药史。

过敏史：否认药物及食物过敏史。

【体格检查】

青年男性，发育正常，营养中等，体重75 kg，身高174 cm，神志清，精神紧张，仰卧位，查体合作。T 37.8 ℃，P 80次/分，R 20次/分，BP 129/77 mmHg。腹部平坦，未见胃肠型及蠕动波，无腹壁静脉曲张。腹肌紧张，全腹压痛，以右下腹麦氏点为重，右中下腹腹肌紧张明显，反跳痛(+)。Murphy征(−)，肝脾肋下未及。叩诊鼓音区扩大，移动性浊音阴性，肠鸣音弱。其他未见异常。

【辅助检查】

1. 血常规　WBC 13.68×10^9/L，NEU% 84.9%，NEU 11.61×10^9/L。

2. 腹部B超　右下腹阑尾区见直径约17 mm×12 mm管状结构，周围见液性暗区。

【诊断】

急性阑尾炎。

【诊疗经过】

患者因转移性右下腹痛1天入院，化验示白细胞及中性粒细胞比例升高，肝肾功、血糖、血脂、电解质、血凝未见明显异常。腹部B超示：右下腹阑尾区见直径约17 mm×12 mm管状结构，周围见液性暗区。明确诊断为急性阑尾炎。查无手术禁忌，于入院当日下午行阑尾切除术，手术过程顺利。初始治疗药物如下：①注射用头孢呋辛钠1.5 g＋NS 250 mL，ivdrip q12h（术前30分钟给药一次）；②奥硝唑氯化钠注射液100 mL（0.5 g），ivdrip q12h；③注射用奥美拉唑钠40 mg＋NS 100 mL，ivdrip qd；④氯化钾注射液1 g＋维生素B_6注射液0.1 g＋维生素C注射液1 g＋10%GS 500 mL，ivdrip st；⑤钠钾镁钙葡萄糖注射液500 mL，ivdrip st；⑥苯巴比妥注射液0.1 g，im 术前30分钟；⑦硫酸阿托品注射液0.5 mg，im 术前30分钟。第4天，患者体温降至正常，停用头孢呋辛、奥硝唑。第7天，患者一般情况好，刀口愈合已拆线，出院。

【用药分析】

患者确诊为急性阑尾炎，行阑尾切除术，并积极给予预防感染、营养支持及预防应激性胃肠损伤等对症治疗。

1. 预防感染　急性阑尾炎常见的病原菌为以大肠埃希菌为主的革兰阴性菌、以脆弱拟杆菌为主的厌氧菌和以较少见的粪肠球菌为主的革兰阳性菌，且多为需氧菌和厌氧菌的混合感染，因此选用抗菌药物时应兼顾革兰阴性菌和厌氧菌。根据《抗菌药物临床应用指导原则》，给予头孢呋辛（cefuroxime）联合奥硝唑（ornidazole）抗感染治疗。头孢呋辛为第二代头孢菌素，对大肠埃希菌有较强的抗菌作用，在体液、组织中分布良好，可达到有效治疗浓度；奥硝唑属于第三代硝基咪唑类衍生物，对厌氧菌有较强抗菌活性。

据卫生部卫办医政发（2009）38号文规定：阑尾炎手术预防用药为第二代头孢菌素或头孢噻肟，可加用甲硝唑。外科Ⅰ类切口手术总预防用药时间一般不超过24小时，个别情况可延长至48小时。该患者阑尾切除术为Ⅰ类切口，选用第二代头孢菌素类头孢呋辛和硝基咪唑类奥硝唑抗感染治疗，其中头孢呋辛术前30分钟给药，符合外科围手术期预防用药原则，但给予奥硝唑，药物选择偏高，且抗生素用药时间为4天，不符合Ⅰ类切口手术预防用药原则。

2. 预防应激性溃疡　右下腹疼痛剧烈和行阑尾切除术均使患者处于应激状态。应激状态下，胃酸分泌增多，易发生上消化道应激性溃疡（stress ulcer，SU）。此患者注射用奥美拉唑钠，预防应激性溃疡。奥美拉唑（omeprazole）为质子泵抑制剂，可抑制基础胃酸和应激所引起的胃酸分泌，较H_2受体拮抗剂抑酸作用更强，速度更快。

3. 术前补液　正常的体液容量、渗透压及电解质含量对于保障机体的物质代谢和各个器官功能正常运行有重要意义。术前给予液体关系着手术中患者的生命体征是否平稳正常、机体内环境是否稳定。术前补充血容量还可使术后尿量明显增多，利于残余药物的排泄。该患者应用钠钾镁钙葡萄糖注射液(sodium potassium magnesium calcium and glucose injection)并同时给予维生素(vitamins),有利于术中血压稳定及术后的康复。

4. 术前准备用药　术前的焦虑情绪常导致患者处于过度应激状态,引起心率加快、血压升高,氧及能量消耗增加,心肺负荷加重,甚至严重的精神创伤,影响麻醉和手术的正常进行。苯巴比妥(phenobarbital)作为麻醉前用药,可以产生镇静,增强麻醉作用,防止局麻药毒性反应。阿托品是M胆碱受体阻断药,能够降低迷走神经的兴奋性和抑制腺体分泌,以保证麻醉过程中患者的呼吸道通畅以及抑制手术过程中因为牵拉或者刺激引起的迷走神经兴奋。

【药学监护】

1. 过敏反应　头孢呋辛、奥硝唑、苯巴比妥可引起皮疹、红斑、瘙痒等过敏反应,应用期间应注意观察,一旦发生过敏反应需及时处理。

2. 血常规　患者入院时白细胞及中性粒细胞比例均偏高,应用头孢呋辛及奥硝唑抗感染治疗期间应注意监测血常规,以评价抗感染治疗效果,并指导用药,及时作出调整。

3. 胃肠道反应　头孢呋辛、奥硝唑及奥美拉唑均可引起腹痛、腹泻、恶心、呕吐、食欲减退等胃肠道反应,用药期间注意观察,如有发生应及时对症处理,若患者难以耐受应予以停药。

4. 肝功能监测　奥硝唑、头孢呋辛及奥美拉唑均有可能导致转氨酶升高,用药治疗期间应注意监测肝功能。

5. 中枢神经系统不良反应　奥硝唑、奥美拉唑、苯巴比妥可引起头痛、疲劳、强直、困倦、眩晕等神经精神症状,用药期间应注意观察,如有发生,及时处理。

6. 药物相互作用　头孢呋辛可影响乙醇(alcohol)代谢,抑制乙醛脱氢酶活性,使血中乙醛积聚,从而出现双硫仑样反应(disulfiram like reaction),故用药期间和用药后1周内应避免饮酒、口服或静脉应用含有乙醇的药物或饮料,以免发生双硫仑样反应。奥美拉唑应用时应选用0.9%NS做溶媒。与其他药物连续滴注时,奥美拉唑静滴前后均需应用0.9%氯化钠注射液冲管,防止发生相互作用。

复习思考题

1. 名词解释:(1)麦氏点;(2)微生态制剂;(3)应激性溃疡;(4)质子泵抑制剂;(5)双硫仑样反应。

2. 急性胃肠炎常见的致病菌有哪些,常用抗菌药物如何选择?

3. 急性胃肠炎补液原则是什么?

4. 简述蒙脱石散的作用机制。

5. 该患者为何应用奥美拉唑?

6. 急性阑尾炎常见的致病菌有哪些?常选用哪些药物进行抗感染治疗?

7. 急性阑尾炎切除术为什么进行术前补液?

(山东省千佛山医院　孙淑娟)

四、泌尿生殖道感染——细菌性前列腺炎

内容提要

本部分以细菌性前列腺炎为例，介绍泌尿生殖道感染性疾病的病因与发病机制、临床表现、诊断要点和临床治疗与评价。要求了解急、慢性细菌性前列腺炎的发病机制与临床表现，熟悉诊断要点，掌握抗感染药物治疗与评价；并结合案例讨论，了解慢性前列腺炎的诊疗经过，熟悉抗感染药物的应用及对症处理措施，以及用药注意事项与患者教育。

女性泌尿生殖道感染有阴道炎、宫颈炎、盆腔生殖器官炎症及女性性传播疾病，后者则可表现为下尿路症候群、菌尿、单纯或复杂性尿路感染。男性泌尿生殖系统感染是指男性泌尿生殖系统（尿道、前列腺、附睾、输精管、精囊、睾丸等）受到不同细菌、病毒或寄生虫感染而引起的疾病，常引起睾丸炎、附睾炎、前列腺炎、精囊炎及尿路感染。正常状况下机体泌尿道是无菌的，大多是由外部细菌入侵引起感染，感染部位主要包括肾脏、输尿管、膀胱和尿道，常伴有或不伴有临床症状。前列腺炎（prostatitis）是男性生殖系统常见疾病，患病率为5%～8%。本部分重点介绍细菌性前列腺炎。

（一）病因与发病机制

前列腺炎的病因较为复杂，可以由细菌感染引起，也可以由膀胱颈功能失调导致尿液返流至前列腺腺腔及腺泡引起，此外盆壁、会阴神经肌肉的功能异常也可起病。前列腺炎可分为急性和慢性细菌性前列腺炎、慢性前列腺炎/慢性骨盆疼痛综合征（又可细分至炎症性和非炎症性）以及无症状炎症性前列腺炎。

1. 急性细菌性前列腺炎　急性细菌性前列腺炎是前列腺因细菌感染（多由尿道而来）而引起的急性炎症。病原菌种类较多，主要为革兰阴性肠科杆菌或假单胞菌，此外还有葡萄球菌、消化链球菌属、淋病奈瑟球菌、支原体、衣原体，偶有沙门菌属或产气荚膜梭菌及其他厌氧菌等。这些细菌会同时引发有症状的尿道及膀胱炎，或发生菌血症和脓毒血症。如果急性细菌性前列腺炎得不到及时有效的控制，往往演变成为脓毒血症或前列腺脓肿，给患者带来严重后果。

造成感染的途径可能有：①尿道器械操作；②慢性前列腺炎按摩间隔过短或用力不当；③血性感染；④急性膀胱炎、急性尿潴留后细菌播散引起。

2. 慢性细菌性前列腺炎　慢性细菌性前列腺炎的发病率低，造成感染的主要途径为经尿道的逆行感染。常见致病菌主要为革兰阳性菌（肠球菌、金黄色葡萄球菌）；革兰阴性需氧菌，如大肠杆菌、铜绿假单胞菌、沙门菌属、克雷伯菌属等；厌氧菌与类杆菌等也可引起迁延不愈或反复发作的慢性细菌性前列腺炎。值得注意的是，随着广谱抗菌药物的大量使用以及有创性操作不断应用和导管等新型诊疗技术的开展，使凝固酶阴性的葡萄球菌感染率呈不断上升趋势。此外，慢性细菌性前列腺炎可以由急性细菌性前列腺炎迁延而来，但大多数患者可无急性感染病史。

（二）临床表现

1. 症状　急性细菌性前列腺炎可有下腹部、盆腔和会阴深部疼痛、尿痛，还会出现排尿困难、排尿费力等下尿路梗阻症状，也可有发热（多为弛张热）、恶心、呕吐等全身症状。慢性细菌性前列腺炎的临床表现多样，部分患者无明显症状；多数患者可有排尿刺激征，如尿频、尿急、夜尿增多和尿痛等，以及腰骶部、耻骨上区或会阴部不适及疼痛；此外，患者还可有性功能障碍、神经官能症，偶有射精后疼痛、血精等。

2. 体征　急性细菌性前列腺炎直肠指诊可触及前列腺肿胀增大，有压痛，柔软或偶有波动感。慢性细菌性前列腺炎直肠指检，前列腺可正常、凹凸不平或局部有硬结，少数可有轻度触痛或不适感。

3. 化验检查　前列腺液检查可见大量白细胞、脓细胞，培养可见大量细菌生长，但禁忌做前列腺按摩或穿刺，以免感染扩散，引起菌血症。

（三）诊断要点

急性细菌性前列腺炎依据典型临床表现、直肠指诊特征（前列腺饱满、增大、质软，有轻度压痛）可初步作出判断，超声和 CT 可帮助诊断。尿沉渣检查白细胞增多，血或尿培养可有致病菌生长。

慢性细菌性前列腺炎的诊断，一定要有以下两个根据：①反复发作的尿路感染。②前列腺按摩液（expressed prostatic secretion, EPS）中持续有致病菌存在。对少数诊断困难的病例，可通过四杯试验（Meares-Stamey test）进行诊断。B 超检查可见组织结构混乱，界限不清。直肠指诊按摩液每高倍视野下白细胞计数大于 10 个、卵磷脂小体（lecithin corpuscle）减少可诊断为前列腺炎。

四杯试验在前列腺炎的诊断中具有重要临床意义。具体方法：收集尿液以前嘱患者多饮水，清洗阴茎头、尿道口后，患者排尿并收集尿液10 mL；继续排尿约200 mL后收集中段尿10 mL；然后停止排尿，做前列腺按摩并收集前列腺液；最后再次收集尿液10 mL。将各标本分别做镜检和培养，通过以上标本细菌菌落数量的比较，可鉴别是否有前列腺炎或尿道炎。

卵磷脂是男性前列腺液中的正常成分，前列腺充血、增生或发生炎症，就会使卵磷脂小体减少，当卵磷脂小体少于正常值的 50%时，对诊断前列腺炎有重要的参考价值。

（四）临床治疗及评价

1. 常规治疗　注意休息，禁止饮酒及进食辛辣食物，多饮水，热水坐浴，退热，止痛等。急性细菌性前列腺炎患者应避免经尿道导尿，必要时做耻骨上膀胱穿刺造瘘。

2. 抗感染治疗　由于急性期前列腺管和腺泡通透性增高，因此对抗菌药物治疗反应良好。全身抗感染治疗在血、尿培养和药敏检查结果出来之前，可首先使用广谱、强效、脂溶性较强、前列腺腺管内浓度高的抗生素，如氟喹诺酮类、复方磺胺甲噁唑、大环内酯类、四环素类；此外，由于急性期前列腺通透性增加，氨基糖苷类、头孢菌素类也能渗入炎性组织，达到一定的药物浓度。然后，根据药敏试验结果对抗生素选择作适当调整。开始时应静脉给药，症状控制后可改用口服抗生素。若经全身抗生素应用 48 小时后症状无明显改善，甚至加重，应考虑下列因素：①致病菌已对所使用的抗生素产生耐药；②系多重致病菌感染所致；③诊断是否正确，有无其他并发症；④是否有前列腺脓肿形成。

慢性前列腺炎在抗感染药物的选择上与急性细菌性前列腺炎大致相同，但由于氨基糖苷类、头孢菌素类在非急性前列腺炎症状态下很难在前列腺分泌物中达到有效的治疗浓度，故不宜选取。对于慢性细菌性前列腺炎的抗菌治疗，一般认为治疗时间需要 6 周以上。

案例讨论——慢性前列腺炎

【病例介绍】

主诉：尿频、排尿不畅半年。

现病史：患者中年男性，于半年前无明显诱因出现尿频，夜尿增多，6～7 次/夜，轻度尿急，轻度排尿困难，尿流变细，尿滴沥，无尿痛，无肉眼血尿，无恶心、呕吐，无腰腹部疼痛，无腹痛、腹泻，无头晕、头痛，无发热、乏力，无胸闷、胸痛等不适，未行特殊治疗，为明确诊断，来我院门诊就诊，以“前列腺炎?”收入院。

既往史：2 年前因尿频、尿急、尿痛就诊，诊断为尿路感染，门诊给予抗生素治疗，具体品种不详。否认高血压、糖尿病及心脑血管病史；否认肝炎、结核病史；否认外伤及输血史。

个人史：生于原籍，无外地久居史及疫区居住史，平日饮酒较多。

婚育史：适龄结婚，育有一子一女，配偶及子女均体健。

家族史：否认家族遗传性疾病及相关病史记载。

既往用药史：不详

过敏史：无。

【体格检查】

一般状况：中年男性，发育正常，营养良好，神志清，自主体位，查体合作。生命体征：T 36.5 ℃，P 76 次/分，R 19 次/分，BP 145/85 mmHg。一般查体无异常发现。泌尿外科检查：双肾区无畸形，双肾下极均未触及，双肾区无叩痛，两侧肋脊角区均未闻及血管杂音。双输尿管区无压痛，膀胱不隆突，膀胱区未触及包块，叩诊呈浊音。正常男性外生殖器。肛诊示：前列腺增大，大小约4 cm×3 cm，质韧，中央沟变浅，未触及明显结节。

【辅助检查】

前列腺肿瘤系列：总前列腺特异性抗原（T）0.798 μg/L，游离前列腺特异性抗原（F）0.269 μg/L，F-PSA/T-PSA 比值 0.34。

【诊断】

慢性细菌性前列腺炎。

【诊疗经过】

患者因尿频、排尿不畅半年入院，入院后积极完善相关检查，泌尿外科检查示前列腺增大，排除前列腺癌可能，诊断为慢性前列腺炎。初始药物治疗如下：①注射用左氧氟沙星0.3 g＋NS 100 mL，ivdrip q24h；②甲磺酸多沙唑嗪缓释片4 mg，po q24h；③前列欣胶囊2 g，po q8h；④爱活尿通片340 mg，po q8h。入院治疗第5天，病情稳定，排尿通畅，尿频明显减轻，应患者要求出院。出院带药：左氧氟沙星片200 mg，po q12h。

【用药分析】

患者入院后，结合病史和临床检查，确诊为慢性细菌性前列腺炎，给予抗感染及对症治疗，具体分析如下：

1. 抗感染　造成慢性细菌性前列腺炎的常见病原菌为大肠埃希杆菌或其他肠科杆菌，亦可为肠球菌、金黄色葡萄球菌等阳性球菌，以及厌氧菌与类杆菌。一般来说，根据药敏试验选择抗生素较为合理，但通常在获得实验室细菌学证据前需要给予经验性治疗，抗菌药物选择要覆盖上述病原体。同时由于前列腺组织结构的特殊性，一般抗菌药物无法进入前列腺分泌物，达到有效浓度。根据《抗菌药物指导原则》，应选择覆盖可能的病原菌并能渗透至前列腺内的抗菌药物进行治疗，这些药物一般具有高解离系数（pKa）和高脂溶性等特点，如喹诺酮类、大环内酯类、四环素类和磺胺类。《前列腺炎治疗指南》推荐慢性细菌性前列腺炎患者的一线抗菌药物为喹诺酮类，环丙沙星、氧氟沙星、左氧氟沙星、诺氟沙星及加替沙星均能有效地透过前列腺组织，从而达到有效浓度。

该患者采用的是左氧氟沙星进行经验性治疗。左氧氟沙星是氧氟沙星的左旋异构体，对大肠埃希杆菌和葡萄球菌属具有强大的抗菌活性，同时对衣原体也有一定作用，能覆盖慢性细菌性前列腺炎的常见致病菌。在初始治疗前应留取前列腺液样本供培养及药敏试验，但由于该患者不能耐受取前列腺液，故未能实施。在治疗过程中，患者尿频、排尿困难症状得到有效控制，提示左氧氟沙星治疗有效。治疗5天后，尿频及排尿困难症状明显好转，出院后给予左氧氟沙星片继续治疗。

2. 对症治疗　患者已出现前列腺增生，尿频、尿不净等临床症状，特给以甲磺酸多沙唑嗪缓释片、前列欣胶囊及爱活尿通片改善尿动力学症状和对抗前列腺增生等对症治疗。给予上述药物后，患者自主排尿通畅，尿频症状减轻，提示治疗有效。

（1）甲磺酸多沙唑嗪（doxazosin）：是一类选择性突触后 α_1 肾上腺素受体阻断药，可以选择性阻断前列腺平滑肌基质、被膜和膀胱颈的 α_1 肾上腺素受体，缓解膀胱颈及后尿道痉挛，改善尿流率，促进膀胱排空，降低后尿道内压，防止尿液返流，缓解尿频等症状。

（2）前列欣胶囊：是具有清热利湿、化瘀散结作用的中成药，其治疗前列腺炎的作用主要体现在：①通过活血化瘀、通经活络改善局部循环，消除泌尿生殖道感染所致前列腺腺体及导管梗阻；②通过清热解毒、利湿，为抗菌药物发挥作用提供一定的内部环境。

（3）爱活尿通片：对早期前列腺增生症具有显著疗效。据临床报道，其有效成分有较强的利尿及抗菌作用，对前列腺异常增生的肌肉阻滞有显著的治疗作用。

【用药注意事项与患者教育】

1. 过敏反应　左氧氟沙星有光敏反应，用药期间嘱患者避免阳光直射或人工紫外线的照射。

2. 胃肠道反应　左氧氟沙星有胃肠道不良反应，包括食欲减退、恶心、呕吐、腹胀，此外还需警惕假膜性肠炎（pseudomembranous enteritis，PME）的发生，一旦发现需及时处理。甲磺酸多沙唑嗪缓释片可导致便秘、消化不良、胃肠胀气等不良反应。

3. 中枢神经系统反应　左氧氟沙星可能会导致头痛、兴奋、幻觉、谵妄等；甲磺酸多沙唑嗪缓释片可致头晕、头痛、倦怠不适等症状，如有发生，需给以及时处理。

4. 用药教育　甲磺酸多沙唑嗪缓释片需整片吞服，不可掰开或咀嚼；另在大便中可看到药片的空壳。

复习思考题

1. 名词解释：(1)尿路感染；(2)弛张热；(3)排尿刺激征；(4)前列腺按摩液；(5)四杯试验；(6)卵磷脂小体；(7)α_1肾上腺素受体阻断药。

2. 慢性细菌性前列腺炎常见致病菌有哪些？

3. 哪些抗菌药物具有良好的前列腺组织穿透能力？

4. 慢性前列腺炎对症治疗的药物有哪些？

5. 左氧氟沙星的用药注意事项是什么？

（山东省千佛山医院　孙淑娟）

五、感染性心内膜炎

内容提要

本部分主要介绍感染性心内膜炎的病因与发病机制、临床表现、诊断要点和临床治疗与评价。要求了解感染性心内膜炎的发病机制与临床表现，熟悉诊断要点，掌握抗感染药物治疗与评价；并结合案例讨论，了解感染性心内膜炎的诊疗经过，熟悉抗感染药物的应用及对症处理措施，以及用药注意事项与患者教育。

感染性心内膜炎(infective endocarditis，IE)是指由细菌、真菌或其他微生物直接感染心内膜、心瓣膜或临近大动脉内膜并伴有赘生物(vegetation，excrescence)的形成。根据病程可分为急性IE和亚急性IE；根据受累瓣膜类型可分为自体瓣膜IE和人工瓣膜IE；根据感染的病原菌或受累部位可分为金黄色葡萄球菌性心内膜炎、真菌性心内膜炎或右心瓣膜IE等。

(一)病因与发病机制

1. 病因　IE多发生在原有心瓣膜病、先天性心血管畸形或人工瓣膜置换术后，也可发生在正常心瓣膜上。瓣膜为最常受累部位，但感染也可发生在间隔缺损部位、腱索或心壁内膜。原有器质性心脏病、主动脉瓣和二尖瓣受累者最为常见，如人工心脏瓣膜，复杂的发绀型先天性心脏病，既往有过IE，肥厚性心肌病，后天性如风湿性、老年退行性心瓣膜病。自体瓣膜IE的病原体主要为链球菌，葡萄球菌(尤其是金黄色葡萄球菌)和肠球菌有增多趋势，少数为肺炎球菌、A族链球菌、流感杆菌和淋球菌。人工瓣膜IE占IE的10%～15%，可分为早期和晚期两种。早期发生于60天以内，多因手术期感染经由导管或静脉输液而累及心脏，致病菌约 1/2 以上为葡萄球菌，表皮葡萄球菌明显多于金黄色葡萄球菌，其次是革兰阴性杆菌、类白喉杆菌和真菌。晚期发生于 60 天以后，以链球菌最为常见，其中以草绿色链球菌为主，其次为葡萄球菌，以表皮葡萄球菌多见，其他有革兰阴性杆菌和真菌。静脉毒瘾者所患的 IE，致病菌最常来源于皮肤，金黄色葡萄球菌约占 50%，其次为链球菌、肠球菌、革兰阴性杆菌以及真菌。IE 的主要病原菌如表 2-1-4 所示。

表 2-1-4　　感染性心内膜炎的主要病原菌

自体瓣膜心内膜炎	人工瓣膜心内膜炎（发病距心血管手术时间）		
	≤2 个月	3～12 个月	>12 个月
草绿色链球菌 金葡菌 其他链球菌 肠球菌属 肠杆菌科、铜绿假单胞菌 念珠菌属等真菌 表葡菌等凝固酶 阴性葡萄球菌	表葡菌等凝固酶 阴性葡萄球菌 金葡菌 肠杆菌科 铜绿假单胞菌 肠球菌属 念珠菌属等真菌 棒状杆菌 链球菌属	表葡菌等凝固酶 阴性葡萄球菌 金葡菌 肠球菌属 链球菌属 念珠菌属等真菌 肠杆菌科 铜绿假单胞菌	与自体瓣膜心内膜炎 病原菌相仿

2. 发病机制　正常情况下，自不同途径进入血循环的致病微生物可被机体的防御机制清除。当有心血管器质性病变存在时，血流由正常的层流变为涡流和喷射，并从高压腔室分流至低压腔室，形成明显的压力阶差，使受血流冲击的内膜损伤，从而为病原微生物的侵入创造条件。血液和受损的心脏及血管内皮下组织直接接触形成小的血凝块，局部感染释出的病原微生物进入血液循环很容易与血凝块结合，继而吸引和活化单核细胞，产生细胞因子，并有纤维蛋白和血小板聚集，将病原微生物集落覆盖，形成赘生物，微生物在其中生长繁殖成为感染灶。赘生物为大小不等、形状不一的血小板和纤维素团块，内含大量微生物和少量炎症细胞。赘生物局部破裂可释出病原微生物进入血液循环，产生一过性的菌血症；赘生物碎片脱落，可导致体循环和肺循环的外周血管栓塞，并可形成局部转移性感染灶；赘生物侵入，可产生瓣膜穿孔、破裂，瓣环肌其他部位的脓肿，心内传导系统障碍，心包炎等。感染激活免疫系统，血中已有的抗体和病原微生物抗原形成免疫复合物，引起血管损害、关节炎等。

（二）临床表现

1. 全身性感染症状　发热最为常见。亚急性起病者多低于39.5 ℃，呈弛张热，可有畏寒但多无明显寒战，伴乏力、多汗、肌肉关节酸痛、食欲下降、贫血和体重减轻，稍后期出现脾肿大。老年人和严重衰弱、心力衰竭、慢性肾衰竭者等可无发热或仅轻微发热。急性起病者常在化脓性感染基础上起病，往往呈急性败血症表现，中毒症状明显，高热伴寒战。人工瓣膜 IE 亦有发热，同时伴贫血、白细胞升高，可能与术后切口感染、肺部感染以及体外循环引起的症状相混淆。

2. 心脏受累表现　80%～85%的患者可闻及心脏杂音，心脏听诊除了原有基础心脏病的各种杂音外，最具有特征性的表现是新出现的病理性杂音或原有杂音的明显改变，如变得粗糙、响亮或呈音乐样。典型的“可变性杂音”和新出现的杂音(多为主动脉瓣关闭不全)常见于急性金葡菌心内膜炎。新出现主动脉瓣返流性杂音的患者，90%以上将会出现充血性心力衰竭，这是导致死亡的重要原因。二尖瓣脱垂综合征患者发生IE，原有的收缩晚期杂音将变为全收缩期杂音。IE累及心肌和传导系统，可导致心律失常，出现期前收缩或心房颤动。

3. 血管损害表现　全身性栓塞是IE的常见并发症状，对诊断很有帮助。脾栓塞可有左上腹疼痛、左肩疼痛和左侧少量积液；肾栓塞可出现两季肋部和腹部疼痛，伴有肉眼或镜下血尿，少数可无症状；肢体栓塞有相应部位明显缺血和疼痛；肠系膜动脉栓塞常伴有腹痛、肠绞痛和大便潜血阳性；栓塞性脑卒中多累及大脑中动脉区域，可出现中枢神经系统症状和体征；中央性视网膜动脉的栓塞性梗死可有突发性单盲；较大的血管栓塞可致左心或右心功能不全。

血管损害亦可表现在皮肤和黏膜上出现瘀点或瘀斑(见图2-1-2A,B,C)。瘀斑最常见，可出现于球结膜、口腔颊和腭部的黏膜以及肢端。甲皱或指(趾)甲下可有瘀点或出血，后者呈暗红色线状的裂片状出血。Janeway结节，是一种比较特殊的皮损，呈无痛性小结节或斑点状出血病变，位于手掌和足底，偶见于手臂和腿部，由化脓性栓塞所致，多见于急性IE患者。

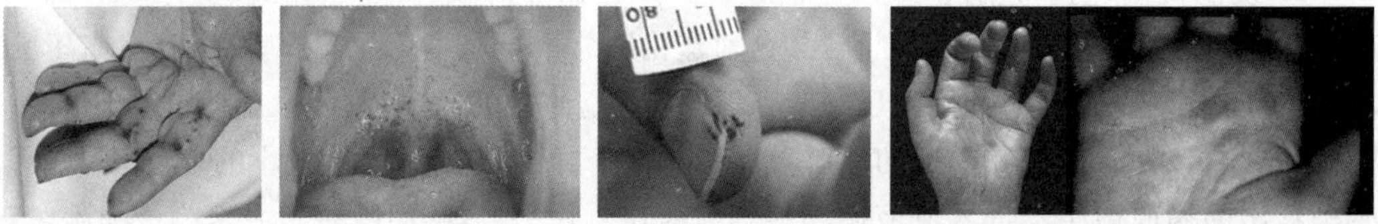

图2-1-2　感染性心内膜炎引起的血管损伤及免疫损害表现

A:手指Janeway结节；B:口腔黏膜瘀斑；C:指甲片状出血；D:手部Osler结节

4. 免疫损害表现　患者可有杵状指和趾、脾大、关节痛、腱鞘炎，临床上表现为局灶性或弥漫性肾小球肾炎(glomerular nephritis, GN)、Osler结节(Osler's node,见图2-1-2D)、视网膜Roth斑(retinal Roth spot)及类风湿因子(rheumatoid factor, RF)阳性。

(1)Osler结节：是一种有触痛、隆起、豌豆大小的红色或紫色病灶，出现于手掌、足底，尤其是手指和脚趾的末端，是感染性心内膜炎的可靠指征。

(2)视网膜Roth斑：或称Roth点，是指亚急性感染性心内膜炎时，由于毒素和(或)免疫复合物的作用，微小血管壁受损，发生漏出性出血，视网膜有中心灰白的絮状出血区。

(3)类风湿因子：是类风湿关节炎患者血清中针对IgG FC片段上抗原表位的一类自身抗体，主要出现在类风湿性关节炎，70%～90%的血清中和约60%的滑膜液中可检出IgG类RF，很可能是自身IgG变性所引起的一种自身免疫应答的表现。

（三）诊断要点

阳性血培养对本病诊断有重要价值。凡有提示细菌性心内膜炎的临床表现，如发热伴有心脏杂音，尤其是主动脉瓣关闭不全杂音，贫血，血尿，脾大，白细胞增高和伴或不伴栓塞时，血培养阳性，可诊断本病。目前通用的诊断标准为DUKE标准。

1. 主要标准

(1)血培养阳性：①从两份不同血中发现有典型的致感染性心内膜炎的微生物如草绿色链球菌、牛型链球菌、HACEK组细菌；②在先前无病灶的情况下出现金黄色葡萄球菌或肠球菌；③与感染性心内膜炎相一致的微生物血培养持续阳性。

HACEK组细菌：此群系人类口腔、呼吸道、生殖道的正常菌群，在一定条件下可引起严重感染。HACEK是由5个英文单词的首字母组成，H代表嗜血杆菌属(haemophilus)，A代表放线杆菌属(actinobacillus)，C代表心杆菌属(cardiobacterium)，E代表艾肯菌属(eikenella)，K代表金杆菌属(kingella)。其共同特征是生长缓慢(需48～72小时才见菌落)，生长需要CO_2，只有营养丰富的培养基如巧克力血平板等才能支持其生长。

(2)累及心内膜的证据：超声心动图有阳性表现：①赘生物；②心脏脓肿；③新发生的人工瓣膜裂开。

(3)新出现的瓣膜返流：增强或改变了原来不明显的杂音。

2. 次要标准

①易感者：既往有心脏病史或静脉药物成瘾者。②发热：体温大于等于38℃。③血管征象：主要动脉栓塞、脓毒性肺梗死、真菌性动脉瘤、颅内出血、Janeway损害。④免疫系统表现：肾小球肾炎、Osler结节、Roth斑点、类风湿因子等阳性微生物学证据。⑤微生物证据：血培养阳性，但缺乏上述主要标准要求；或与感染性心内膜炎一致的微生物活动性感染的血清学证据。

确定诊断：2条主要标准，或1条主要标准＋3条次要标准，或5条次要标准。

可能诊断：1条主要标准＋1条次要标准，或3条次要标准。

（四）临床治疗及评价

1. 抗生素的应用原则

(1)用药要早：可减轻心瓣膜的损害，保护心脏功能，防止和减少并发症的发生。

(2)选用杀菌剂：抑菌剂不能杀灭细菌，停药后受抑制的细菌可重新繁殖。杀菌剂可能穿透赘生物，杀灭隐藏于深部的病原体，如青霉素类、头孢类、碳青霉烯类、万古霉素(vancomycin)、氨基糖苷类等。

(3)剂量要足：赘生物内的细菌可增殖到每克组织10^9～10^{10}的菌体浓度，由于病原体隐藏于有纤维覆盖物的赘生物之中且处于代谢休眠状态，不易为抗生素杀灭。抗生素可通过被动弥散进入非血管赘生物的中心区域，但在赘生物内要达到有效抗生素浓度，必须有很高的血清浓度。

(4)疗程宜长：一般需要4～6周，方可达到完全杀灭细菌的目的，停药过早易致感染复发。

(5)联合用药:可起协同杀菌效应,以获得更为有效的治疗效果,例如青霉素、头孢菌素类、万古霉素等能抑制细胞壁的合成,促进氨基糖苷类药物进入细胞内杀灭细菌。

2. 并发症的处理

(1)心力衰竭:系心脏瓣膜严重损伤的结果,最常见于主动脉瓣病变,发生率达75%,二尖瓣和三尖瓣病变时分别为50%和44%,可按心力衰竭常规治疗。如由心瓣膜机械性损害所致应及早手术。

(2)肾衰竭:发生率约50%,应做血液透析,除有利于改善全身状况外,还可使患者安然度过抗生素应用和免疫机制所致的肾损害阶段。

(3)血管栓塞:主要为对症处理,反复栓塞宜做手术,以消除栓塞源。

(4)细菌性栓塞:微小的细菌性动脉瘤在有效抗生素治疗后可消失。直径1~2 cm的动脉瘤即使在IE治愈后仍可破裂出血,应及早手术。颅内细菌性动脉瘤常为多发性,如为较大的动脉瘤或已经发生过出血,且病变部位可以手术的应及早处理;未破裂的或出血较小的动脉瘤则应区别情况作相应处理。

(5)伴有心律失常:可酌情给予抗心律失常药物治疗。

3. 溶栓药物　迄今尚未证实溶栓药物对IE治疗有益,故不推荐使用。禁用抗凝治疗,特别是对伴有脑部并发症和真菌性动脉瘤的患者。

4. 外科手术　手术治疗已成为IE治疗的重要手段,活动期手术的总死亡率为8%~16%,5年生存率为15%。下列患者常需急诊手术治疗:①瓣膜破损造成血流动力学异常;②合理应用抗生素后发热持续不退;③瓣周感染扩散造成脓肿和窦道;④高度耐药细菌感染如金黄色葡萄球菌、伯氏立克次体、布氏杆菌、真菌等;⑤人工瓣膜IE,尤其是瓣膜置换术后早期出现的IE;⑥赘生物大且栓塞的危险性大。

案例讨论——心内膜炎

【病例介绍】

主诉:下肢水肿伴乏力3月余。

现病史:患者青年女性,约于3个月前无明显诱因出现高热,伴乏力、肌肉酸痛,于当地诊所就诊口服退热药物,体温恢复正常。10天后患者出现左足背肿胀,至市人民医院就诊,行B超等相关检查,并给予局部物理治疗,症状无明显好转。患者又至当地中医门诊就诊,口服中药1月余,效果差,水肿延伸至左膝部,乏力症状亦加重。患者遂又至市中心医院就诊,行心脏彩超检查发现"主动脉瓣赘生物形成并瓣膜损害,主动脉瓣关闭不全",下肢血管B超检查发现"左下肢浅静脉栓塞",遂收入院治疗。入院后第4天行"下肢静脉取栓术",并给予抗生素治疗(具体药物及剂量不详),住院治疗20余天后患者左下肢水肿无明显好转,右下肢亦出现轻度水肿,患者出院。出院后第10天,患者无明显诱因出现剧烈咳嗽,咳痰,痰为带血丝白色黏痰,无发热,无胸痛、胸闷、憋气,无心悸,无恶心、呕吐。为求进一步诊治来院就诊,门诊以"感染性心内膜炎、主动脉瓣关闭不全"收入院。患者自发病以来,精神尚可,食欲较差,大小便正常,体重未见明显变化。

既往史:既往体健,无高血压、糖尿病、冠心病病史,无肝炎及结核病史,无外伤史,无输血史。

家族史：否认家族性遗传病及类似病史。

个人史：生于原籍，无外地久居史，无疫区停留史。无吸烟、饮酒等不良嗜好。

过敏史：否认食物、药物过敏史。

【体格检查】

患者青年女性，36岁，发育正常，营养中等。神志清，精神好，自主体位，查体合作。生命体征：T 37.0 ℃，P 86次/分，R 20次/分，BP 128/87 mmHg。心前区无隆起，心尖搏动位于锁骨中线外0.5 cm，心律不齐，胸骨左缘3～4肋间闻及3/6级收缩期杂音。胸骨左缘第二肋间闻及连续性机械样杂音。余各瓣膜听诊区未闻及病理性杂音及心包摩擦音。双下肢轻度水肿。其余未见异常。

【辅助检查】

1. 超声心动图　主动脉瓣赘生物形成并瓣膜损害，左室扩大，主动脉瓣关闭不全（重度），二、三尖瓣返流（中度），肺动脉瓣返流（轻至中度），肺动脉高压（中度），心包积液（少量），左室充盈异常。

2. 血液检查　白细胞计数 WBC 12.8×10^9/L，NEUT% 78%。

【诊断】

①感染性心内膜炎；②下肢静脉取栓术后。

【诊疗经过】

患者血常规检查示血象较高，C-反应蛋白（CRP）22.20 mg/L，患者乏力症状不缓解。根据病史、体征及心脏彩超，患者感染性心内膜炎诊断成立，入院后给予抗感染及对症支持治疗。初始医嘱如下：地高辛片0.125 mg，po qd；氢氯噻嗪片25 mg，po qd；螺内酯片20 mg，po qd；注射用头孢他啶钠2 g＋NS 100 mL，ivdrip bid；10%GS 250 mL＋10% KCl 5 mL＋中性胰岛素4 U，ivdrip qd。住院第10天，给予主动脉瓣置换术＋赘生物清除术，术后给予头孢曲松钠2 g＋NS 100 mL，ivdrip qd；治疗7天后改为口服头孢氨苄缓释片，2周后病情明显好转出院。

【用药分析】

1. 抗感染　在心内膜炎的治疗中抗感染是必要手段，应秉持用药要早、剂量要足、疗程宜长、选用杀菌剂必要时可联合用药的原则。心内膜炎常选用青霉素类、头孢菌素类、万古霉素联合庆大霉素治疗。本患者单用头孢他啶（ceftazidime）抗感染治疗，不能有效覆盖革兰阳性菌，经验性用药应覆盖可能的致病菌。术后给予头孢曲松钠治疗，选药合理，治疗7天后改为口服头孢氨苄缓释片，序贯治疗恰当。

2. 抗心衰治疗　心力衰竭是心内膜炎的常见并发症，特别是主动脉瓣受损的情况下，发病率更是高达75%。患者心功能Ⅲ级，并存在心包积液，采用强心利尿治疗原则，改善心功能。使用氢氯噻嗪（hydrochlorothiazide）和螺内酯（spirolactone）合用，利尿的同时尽量减少对血钾的影响。噻嗪类利尿药（thiazide diuretics）与地高辛同用时，常须给予钾盐，以防止低钾血症。

3. 手术治疗　患者在合理应用抗生素治疗10天后，体温仍有波动，应尽早进行手术治疗。由于手术部位为重要脏器，且存在感染情况，术后给予头孢曲松（ceftriaxone）2 g

静脉点滴，治疗7天后改为头孢氨苄(cefalexin)缓释片口服预防术后感染。

【药学监护】

1. 过敏反应　头孢他啶、头孢曲松均有过敏反应报道，用前应详细询问患者用药过敏史。头孢曲松用前应做过敏皮试。

2. 洋地黄类药物毒性作用　强心药洋地黄类使用过量会出现中毒现象，其中促发心律失常最重要，最常见者为室性早搏，约占促心律失常不良反应的33%，其次为房室传导阻滞、阵发性或加速性交界性心动过速、阵发性房性心动过速伴房室传导阻滞、室性心动过速、窦性停搏、心室颤动等。由于个体的差异，地高辛引起中毒的剂量个体间差异较大，应密切观察患者的症状，若出现中毒反应，应立即停用洋地黄，补充钾盐，停用排钾利尿药，纠正心律失常。

3. 监测血钾　利尿药长期使用可导致低钾血症，并且患者使用氯化钾(potassium chloride)注射液补钾，应监测患者血钾水平。

4. 给药说明　注意静脉给药速度，避免因给药过快造成静脉炎(phlebitis)等静脉刺激症状，同时需要观察注射部位有无红肿、皮疹以及警惕过敏性休克(allergic shock，anaphylactic shock)的发生。

复习思考题

1. 名词解释：(1)感染性心内膜炎；(2)赘生物；(3)Janeway结节；(4)Osler结节；(5)视网膜Roth斑；(6)类风湿因子；(7)HACEK组细菌。

2. 感染性心内膜炎的主要致病菌有哪些？

3. 感染性心内膜炎诊断的主要标准是什么？

4. 感染性心内膜炎的抗生素选择原则是什么？

5. 对甲氧西林耐药的葡萄球菌应如何选择抗生素？

6. 心内膜炎用药的注意事项与患者教育有哪些？

(山东省千佛山医院　孙淑娟)

六、中枢神经系统感染

内容提要

本部分以脑膜炎为例，介绍中枢神经系统感染性疾病的病原与发病机制、临床表现、诊断要点和临床治疗与评价。要求结合案例讨论，了解化脓性脑膜炎的诊疗经过，熟悉糖皮质激素、降颅内压等对症支持治疗的用药种类与方法，掌握治疗细菌性脑膜炎的药物应用与评价，以及药学监护与患者教育的内容。

中枢神经系统(central nervous system，CNS)感染系指中枢神经受到细菌、病毒、真菌、钩端螺旋体、寄生虫等病原体侵袭所引起的脑、脊髓、脑脊膜的炎症性疾病。CNS对各种病原体的侵犯有较强的抵抗力,但是脑和脊髓一旦受到感染则后果非常严重。依据病原菌种类,中枢神经系统感染可以分为病毒感染、细菌感染、真菌感染,以及寄生虫感染等。本部分重点介绍细菌性脑膜炎。

（一）病原与感染途径

1. 致病微生物

(1)细菌性脑膜炎(bacterial meningitis):致病菌种类繁多,最常见的致病菌为脑膜炎双球菌、肺炎球菌、流感嗜血杆菌和结核杆菌等;颅底骨折伴脑脊液鼻漏或耳漏的患者可反复发生脑膜炎,最常见的病原菌为肺炎链球菌。

(2)病毒性脑膜炎(viral meningitis):常由单纯疱疹病毒、肠道病毒、水痘-带状疱疹病毒引起。

(3)真菌性脑膜炎(fungal meningitis):常由隐球菌、念珠菌、曲霉菌引起。

2. 感染途径

(1)血行感染:病原体通过昆虫叮咬、动物咬伤、使用不洁注射器静脉或肌内注射、静脉输血等进入血流,面部感染时病原体也可经静脉逆行至颅内,孕妇感染的病原体可经胎盘传给胎儿。

(2)直接感染:穿透性颅外伤或邻近组织感染后病原体蔓延进入颅内。

(3)神经干逆行感染:嗜神经病毒如单纯疱疹病毒、狂犬病毒等首先感染皮肤、呼吸道或胃肠道黏膜,然后经神经末梢进入神经干。

（二）临床表现与诊断要点

CNS感染需根据临床症状、体征、脑脊液检查等,方可明确诊断。

1. 症状　CNS感染病原菌不同,起病形式也不同,如化脓性脑膜炎、病毒性脑膜炎等多急性起病,单纯疱疹病毒脑炎、散发性脑炎常亚急性起病,结核性脑膜炎、新型隐球菌脑膜炎常慢性起病。

(1)CNS感染的首发症状常表现为发热、头痛、恶心、腹泻、疱疹、精神障碍等,继而出现烦躁、肌肉酸痛、瘀斑等全身感染症状。

(2)不同病原菌感染可有比较特殊的临床特征,如脑膜炎双球菌脑膜炎四肢可出现典型的皮疹,早期为红斑或斑疹,随后发展为瘀点并融合成瘀斑或紫癜。

(3)单核细胞增多李斯特菌脑膜炎感染早期抽搐发生率高,部分患者可有共济失调、眼球震颤和颅神经麻痹。

2. 体征　患者有明显的颈项强直、克氏征和布氏征等脑膜刺激征和神经系统受损体征(面瘫、斜视、肢体瘫痪等),老年或昏迷程度较深的患者脑膜刺激征可不明显。部分患者出现延髓麻痹的症状体征,发病早期罕见视盘水肿。随着病情的进展,颅内压升高时可出现昏迷、高血压、心动过缓和动眼神经麻痹。

3. 辅助检查　应立即采取血进行化验和培养,行诊断性腰椎穿刺。

(1)血常规:病毒性脑膜炎白细胞计数正常或偏低(少数升高)。细菌性脑膜炎外周白细胞可迅速增高,可达 $20\times10^9/L$ 以上,以中性粒细胞为主(80%～90%)。

(2)脑脊液检查:CNS感染脑脊液压力增高,不同病原菌感染脑脊液检查表现各异。①病毒性脑膜炎:清亮,WBC增高,蛋白质正常或稍高,糖和氯化物正常。②化脓性脑膜炎:混浊或脓样,WBC显著增多,中性为主,蛋白质明显升高,糖和氯化物明显降低。③结核性脑膜炎:外观混浊或毛玻璃样,WBC中度增高,淋巴为主,蛋白稍增高,糖和氯化物降低。④隐球菌性脑膜炎:外观清亮,偶有混浊,WBC增高,淋巴为主,蛋白增高,糖和氯化物降低,墨汁染色阳性。

(3)细菌培养:脑脊液细菌涂片检出病原菌和培养阳性可以明确诊断。血培养,有皮肤瘀斑者取局部瘀斑的组织液和血液行涂片和细菌培养,如阳性可检出致病菌。

(4)颅脑CT和MRI:早期均可正常,中后期CT可出现低密度灶或局灶性低密度灶、脑脓肿等。颅脑CT和MRI检查对脑寄生虫病的诊断有重要意义。

(三)临床治疗及评价

1. 一般治疗与对症治疗　包括制动、休息,降温,处理颅内压增高,控制癫痫发作,维持水及电解质平衡和抗休克治疗。抽搐者可以选用地西泮(diazepam)肌内注射,静脉快速输注20%甘露醇(mannitol)(每次1~2 g/kg)降低颅内压,根据不同病情,必要时适当应用激素。

2. 抗感染治疗

(1)给予抗菌药物前必须进行细菌培养,培养获阳性结果后做药敏试验。

(2)尽早开始抗菌药物的经验治疗。①病原菌未明确的抗菌药物选择,新生儿以B组溶血性链球菌、大肠埃希菌、李斯特菌、肺炎克雷伯菌多见,宜选氨苄西林(ampicillin)+头孢曲松或头孢噻肟(cefotaxime)。②婴幼儿及成人以肺炎链球菌、脑膜炎奈瑟菌多见,宜选头孢曲松或头孢噻肟。③老年人、酗酒、有严重基础疾病或细胞免疫缺陷者以肺炎链球菌、李斯特菌、需氧革兰阴性杆菌多见,宜选氨苄西林+头孢曲松或头孢噻肟+万古霉素。④创伤伴颅底骨折者以肺炎链球菌、流感嗜血杆菌、A组溶血性链球菌多见,宜选头孢噻肟或头孢曲松+万古霉素。⑤脑外科手术以肺炎链球菌、金黄色葡萄球菌、凝固酶阴性葡萄球菌、需氧革兰阴性杆菌(包括铜绿假单胞菌)多见,宜选万古霉素+头孢他啶或头孢吡肟(cefepime)。

在获知细菌培养和药敏试验结果后,根据经验治疗疗效和药敏试验结果调整用药。①病毒性脑膜炎、单纯疱疹病毒和带状疱疹病毒性脑炎首选阿昔洛韦(acyclovir),更昔洛韦(ganciclovir)对巨细胞病毒性脑膜炎的疗效优于阿昔洛韦。②隐球菌脑膜炎强调合并用药和多途径用药,常用药物有两性霉素B、5-氟胞嘧啶(5-fluorocytosine)、氟康唑(fluconazole)。

(3)选用易透过血-脑屏障的抗菌药物。宜选用杀菌剂,必要时联合用药,一般用最大治疗剂量静脉给药。根据抗菌药物的药动学/药效学(PK/PD)特点制订给药方案。可透过血-脑屏障的抗菌药物如表2-1-5所示。

表 2-1-5　可透过血-脑屏障的抗菌药物

穿透血-脑屏障的能力	药　物
很好(脑膜有无炎症均能很好透过)	氯霉素、甲硝唑、磺胺嘧啶、TMP-SMZ、异烟肼、氟康唑、伏立康唑
脑膜有炎症时能很好透过	青霉素类:青霉素 G、氨苄西林、美洛西林、哌拉西林、替卡西林 头孢菌素类:头孢呋辛、头孢曲松、头孢噻肟、头孢他啶、头孢唑肟、头孢吡肟 氟喹诺酮类:环丙沙星、左氧氟沙星、加替沙星、莫西沙星 其他:氨曲南、亚胺培南、美罗培南、帕尼培南、舒巴坦、克拉维酸、利福平、乙胺丁醇
脑膜有炎症时很难透过	氨基糖苷类:庆大霉素、妥布霉素 其他:克林霉素、两性霉素 B、红霉素、阿奇霉素

(4)CNS 感染的疗程因病原体不同而异。①流行性脑脊髓膜炎的疗程一般为 5～7 天,肺炎链球菌脑膜炎在体温恢复正常后继续用药 10～14 天,革兰阴性杆菌脑膜炎疗程至少 4 周,继发于心内膜炎的链球菌属和肠球菌属脑膜炎疗程需 4～6 周。②病毒性脑膜炎的疗程一般为 10～21 日,病情严重者可延长。③隐球菌脑膜炎疗程较长,初期治疗一般持续 8～12 周,脑脊液新生隐球菌转阴后,口服唑类抗真菌药物维持治疗 3～4 个月。

(5)部分脑脓肿患者除积极抗菌治疗外,尚需手术引流。

案例讨论——化脓性脑膜炎

【病例介绍】

主诉:发热、呕吐伴抽搐 1 天。

现病史:患儿,男,3 个月。1 天前无明显诱因出现发热,最高体温达40.3 ℃,无寒战,伴呕吐 3 次,进食后明显,非喷射性,呕吐物为内容物;抽搐 3 次,第一次表现为意识丧失,双眼向右上凝视,右上肢抖动,第二、三次表现为双眼向左上凝视,左上肢抖动,均无牙关紧闭及口唇发绀,无口吐白沫,无大小便失禁,持续 2～3 分钟自行缓解。患儿无咳嗽,无腹泻,无皮疹出现。在当地医院静脉应用"美洛西林、炎琥宁、神经节苷脂"治疗,效果欠佳,遂来本院就诊,门诊以"中枢神经系统感染?"收入病房。

既往史:既往体健,否认外伤手术史及输血史,否认耳部流脓及耳鼻流清亮液体史。无食物及药物过敏史。否认"肝炎""结核"等传染病接触史。个人史:孕 1 产 1,36 周剖宫产,出生体重 3 千克,出生时哭声强,无窒息史。生后母乳喂养,现未添加辅食。已接种卡介苗。家族史:父母为非近亲结婚,患儿母亲幼时有热性惊厥病史。否认家族遗传病史。

【体格检查】

3 个月男性婴儿,神志清,精神差。发育中等,营养一般,体质一般,自主体位。T 40.3 ℃,P 170 次/分,R 35 次/分,BP 未测。皮肤无皮疹及出血点,前囟饱满,后囟闭合。耳郭无畸形,外耳道未见异常分泌物。咽充血,扁桃体无肿大。双肺呼吸音粗糙,未闻及干、湿性啰音。心音有力，律齐，腹软，不胀。颈抵抗，巴氏征(+)，布氏征(+)，克氏征(−)。

【辅助检查】

(1)颅脑CT未见异常。

(2)血常规：白细胞计数25.64×10^9/L，淋巴细胞9.60%，中性粒细胞86.90%，血红蛋白73 g/L。

【诊断】

化脓性脑膜炎。

【诊疗经过】

患儿因发热、呕吐伴抽搐1天入院，入院当天行腰椎穿刺术，行脑脊液检查，常规：外观浑浊，潘氏试验阳性，白细胞计数4.76×10^9/L；生化：葡萄糖3.8 mmol/L，蛋白定量0.50 g/L，氯107.0 mmol/L；细菌培养示肺炎链球菌，对青霉素、红霉素、克林霉素、氯霉素、甲氧苄啶、磺胺甲噁唑、万古霉素、头孢曲松和美罗培南均敏感，左氧氟沙星、四环素耐药。初始药物治疗如下：患者入院当天予以20%甘露醇30 mL，ivdrip st；苯巴比妥钠0.03 g，im st；头孢曲松0.5 g+NS 50 mL，ivdrip q12h；地塞米松1 mg+NS 50 mL，ivdrip qd。药物治疗后患儿未见抽搐，5天后体温恢复正常。入院治疗第15天，患儿病情稳定，准予出院。

【用药分析】

本患儿突起高热，抽搐，颈项强直，有脑膜刺激体征，脑脊液培养为肺炎链球菌，因此明确诊断为由肺炎链球菌引起的化脓性脑膜炎。给予抗感染、使用糖皮质激素及对症治疗，具体分析如下：

1. 抗感染　患儿入院当日进行了腰穿以明确诊断，并进行细菌培养。及时的经验治疗非常重要。化脓性脑膜炎经验抗感染治疗应根据患者的年龄及其他易感因素选择，选用合适、足量、敏感、易透过血-脑屏障、杀菌力强和不良反应小的抗菌药物最为关键。本患儿3个月，此年龄段的婴儿罹患化脓性脑膜炎，最常见的致病菌为肺炎链球菌、脑膜炎奈瑟菌及流感嗜血杆菌。头孢曲松为杀菌剂，能够在脑脊液(Cerebro-Spinal Fluid，CSF)中取得较高浓度，抗菌谱能覆盖以上致病菌，为《热病》等指南推荐的首选方案。细菌培养的结果证实了经验性治疗的正确性，患儿治疗5天后体温恢复正常，提示头孢曲松治疗有效。

2. 使用糖皮质激素　糖皮质激素可以减轻炎症，降低颅内压，改进脑灌注压，增加脑脊液中细胞因子的浓度，从而提高存活率，减少儿童的听力受损及其他神经系统后遗症的危险，所以在应用抗菌药物前或同时应联合激素治疗。地塞米松(dexamethasone)为长效糖皮质激素，较大剂量会出现骨质疏松、消化道溃疡等不良反应，不宜长期使用，停药前应逐渐减量。

3. 对症支持治疗　患者入院时抽搐，给予苯巴比妥钠(phenobarbital sodium)对症治疗；同时颅内压增高，为炎症水肿所致，给予甘露醇脱水降颅内压处理。

【用药注意事项与患者教育】

1. 过敏反应　头孢曲松为头孢菌素类药物，使用过程中可引起过敏性休克、皮肤瘙痒、皮疹等过敏反应，用药前应做皮试，阴性者方可用药。用药期间仍要密切观察患儿有无过敏反应发生。

2. 水电解质平衡　化脓性脑膜炎容易发生低钠血症，且糖皮质激素的使用可能导致电解质代谢异常，所以应监测电解质的情况。

3. 用药教育　患儿入院时颅内压高，使用甘露醇的目的为脱水降低颅内压，输注甘露醇时应快速滴注，一般每次滴注时间应在30分钟左右。

复习思考题

1. 名词解释：(1)中枢神经系统感染；(2)巴氏征；(3)布氏征；(4)克氏征；(5)潘氏试验；(6)血-脑脊液屏障；(7)颈项强直。

2. 细菌性脑膜炎常见致病菌有哪些？

3. 可通过血-脑脊液屏障的各类抗菌药物有哪些？

4. 化脓性脑膜炎的常用对症治疗药物有哪些？

5. 化脓性脑膜炎用药的注意事项与患者教育是什么？

（山东省济南市中心医院　张　翔）

七、皮肤及软组织感染与性传播疾病

内容提要

本部分以丹毒为例，介绍皮肤及软组织感染的病因与发病机制、临床表现、诊断要点和临床治疗与评价，并简介性传播疾病相关内容。要求结合案例讨论，了解丹毒的诊疗经过，熟悉丹毒的抗感染及对症支持治疗，掌握治疗皮肤及软组织感染与性传播疾病的药物应用与评价，以及药学监护与患者教育的内容。

(一)皮肤及软组织感染

皮肤及软组织感染(skin and soft tissue infection，SSTI)又称皮肤及皮肤结构感染(skin and skin structure infection，SSSI)，是化脓性致病菌侵犯表皮、真皮和皮下组织引起的炎症性疾病。皮肤及软组织感染包括毛囊炎、疖、痈、淋巴管炎、急性蜂窝织炎、烧伤创面感染、手术后切口感染及褥疮感染等。

1. 病原与感染途径　引起皮肤及软组织感染的诱因主要有生理性皮肤屏障障碍、疾病导致的皮肤屏障破坏、创伤导致的皮肤屏障破坏与机体抵抗力下降等。

引起SSTI的常见病原菌有葡萄球菌、链球菌、铜绿假单胞菌、肠球菌、不动杆菌及大肠杆菌等。按照感染来源，可以分为社区获得性SSTI(community acquired-SSTI，CA-

SSTI)和医院获得性SSTI(hospital acquired-SSTI，HA-SSTI)两大类。在HA-SSTI中，主要是金黄色葡萄球菌感染，且耐甲氧西林金黄色葡萄球菌比例较高。常见浅表局限性SSTI，如毛囊炎、疖、痈、丹毒及急性淋巴结炎，其病原菌相对简单且明确，主要是金黄色葡萄球菌和化脓性链球菌。在特殊来源感染或条件致病的情况下，如糖尿病、中性粒细胞减少、药瘾、手术后伤口感染、艾滋病患者以及动物或人咬伤的情况下，其SSTI相关的致病菌十分复杂，条件性或少见的致病菌常常成为感染的主要病原菌，甚至存在多种细菌混合感染的可能。

2. 临床表现 主要为病变部位的红、肿、热、痛，有些病例可伴有发热、血白细胞增高等。

(1)疼痛：某些部位感染后会出现剧烈疼痛。

(2)肿胀：首先是局部肿胀，皮肤发红，用手触之轻微发热并有硬结。这是由于局部感染后血液循环增加之故，大量液体渗入到组织间隙后而引起肿胀。

(3)发热：轻度的感染可能不发热；中重度的感染可有低热，甚至高热和寒战，同时脉搏加快。

(4)流脓血：组织感染坏死液化成脓，形成1个或数个脓疱，破溃后流出脓血。

3. 诊断要点

(1)一般过程：询问病史，特别是发病诱因和危险因素对建立诊断及分析致病菌十分重要。体检要全面仔细，除注意局部红、肿、热、痛等共同表现外，还应注意皮损性质、溃疡形成状况及坏死程度，及早判断有无并发症、是否需外科紧急处理。同时要注意全身状况如发热、乏力、萎靡等，以及是否有感染性休克征象。

(2)分级分类诊断：分级分类诊断是制定SSTI处理流程的基础。通常按病情严重程度将SSTI分为4级：1级——患者无发热，一般情况良好，已排除蜂窝织炎诊断；2级——患者有发热，一般情况稍差，但无不稳定并发症；3级——患者有严重中毒症状或至少1个并发症，或有肢残危险；4级——脓毒症或危及生命的感染。按病情复杂程度，可将SSTI分为非复杂SSTI、复杂SSTI及坏死性筋膜炎和坏死性肌炎等。

(3)细菌鉴定：应重视SSTI特别是复杂性SSTI的致病细菌鉴定，对病程迁延、反复发作或抗菌药物治疗无效的患者更应做细菌学检查。可取溃疡或创面分泌物、活检或穿刺组织、血液等标本，根据病情可同时取创面和血标本，并做药敏试验。标本采集的原则是确保分离鉴定的细菌是真正致病菌。对于复杂SSTI，应尽早获得细菌鉴定结果。

应正确分析临床微生物检测结果及其意义，如取材时是否发生来自皮肤正常菌群的污染，分离菌株是污染菌、定植菌还是致病菌，分离菌株与皮肤感染发生发展是否存在必然联系，药敏试验提示的敏感抗菌药物能否在感染局部发挥作用等。

4. 治疗原则

(1)应分级分类治疗，外用药物和系统给药治疗结合，药物治疗和手术治疗结合。

(2)轻症皮肤、软组织感染一般不需要全身应用抗菌药物，只需局部用药。局部用药以消毒防腐剂(如碘伏)为主，少数情况下亦可用某些主要供局部应用的抗菌药物。中症、重症或复杂性皮肤及软组织感染需全身应用抗菌药物。

(3)抗菌药物治疗前应争取将感染部位标本送病原学检查，全身感染征象显著的患者应同时做血培养。慢性皮肤及软组织感染尚应送脓液做抗酸涂片及分枝杆菌培养，必要时做病理检查。获病原检查结果后，根据治疗反应和药敏试验结果调整用药。

(4)注重综合治疗及基础疾病治疗，有脓肿形成时须及时切开引流，抗菌药物不能替代引流。

5. 常用抗菌药物及评价

(1)经验用药：轻度皮肤及软组织感染可采用半合成青霉素，一代或二代头孢菌素，大环内酯类或克林霉素。严重感染的住院患者或者经验用药后病情仍加重的患者需考虑耐药菌株的存在，可使用抗 MRSA 有效的药物[如万古霉素、利奈唑胺(linezolid)]，随后可根据药敏报告和起始用药的临床反应降级使用四环素(tetracycline)和复方新诺明(compound sulfamethoxazole，SMZ-TMP)等。

(2)根据感染类型用药：①脓疱疮(impetigo)最佳的局部用药是莫匹罗星(mupirocin)。②丹毒(erysipelas)首选青霉素治疗。③蜂窝组织炎(cellulitis)需选择耐酶青霉素或者一代头孢菌素类，对于青霉素过敏患者，可以选择克林霉素或万古霉素。④坏死性筋膜炎(necrotizing fasciitis)和气性坏疽(gas gangrene)需外科干预，对于严重的坏死性感染，推荐克林霉素和青霉素的静脉给药。⑤动物咬伤对青霉素不过敏的患者，选用阿莫西林-克拉维酸(amoxicillin-clavulanic acid)口服或氨苄西林-舒巴坦(ampicillin and sulbactam)/厄他培南(ertapenem)静脉给药，对于轻度青霉素过敏的患者选用头孢西丁(cefoxitin)和碳青霉烯类(carbapenems)静脉给药，对于之前有严重过敏反应者选用多西环素、复方新诺明，或者氟喹诺酮类加上克林霉素。⑥人咬伤首选氨苄西林-舒巴坦或头孢西丁静脉给药。

案例讨论——丹毒

【病例介绍】

主诉：左小腿红肿、疼痛伴发热 2 天。

现病史：患者 2 天前无明显诱因发现左小腿红肿，压痛，伴发热，体温38.5 ℃，无寒战，自服“对乙酰氨基酚”后热退，1 天前红斑面积逐渐扩大，蔓延至整个左小腿外侧，红斑上部出现小米粒大小的小水疱，体温至40 ℃，遂来我院皮肤科就诊，门诊诊断为“丹毒”，给予青霉素 400 万 IU 静滴，患者体温未降，为求进一步治疗，收入院。患者自本次发病以来，饮食睡眠可，大小便正常。

既往史：既往足癣 3 年；否认有高血压、冠心病病史；否认有肝炎、结核等传染病史及密切接触史。无重大外伤手术史，无输血史。个人史：生于原籍，无外地久居史及疫区居住史，无烟酒嗜好。否认有放射线、毒物、疫水接触史。月经婚育史：适龄结婚，育有 1 子，配偶及女儿均健康。已闭经，15 岁(7 天/25～30 天)，50 岁。家族史：无重大家族性遗传疾病史及传染病史。既往用药史：不详。过敏史：无。

【体格检查】

中年女性，发育正常，营养良好，神志清楚，精神可，自主体位，查体合作。T 39 ℃，P 120 次/分，R 25 次/分，BP 121/67 mmHg。一般查体无异常发现。皮肤科查体：左小腿外侧大片境界清楚水肿性红斑，表面紧张发亮，其上部可见小米粒大小的小水疱，未破溃，局部皮温高，触痛明显。

【辅助检查】

血常规：WBC 14.83×10^9/L，NEU% 89.35%。

【诊断】

丹毒。

【诊疗经过】

患者因左小腿红肿、疼痛伴发热1天入院，入院后积极完善相关检查，降钙素原：1.050 ng/mL，诊断丹毒明确。要求患者抬高患肢，初始药物治疗如下：青霉素240万IU+NS 100 mL，ivdrip q6h；吲哚美辛栓0.1 g，直肠给药st；硫酸镁湿敷。患者入院第3天，体温正常，皮损处疼痛明显减轻。治疗第8天，患者病情稳定，皮疹基本消退，复查血常规已正常，准予出院。出院带药：阿莫西林0.5 g，po q8h。

【用药分析】

患者入院后完善相关检查，结合病史，丹毒诊断明确，入院后给予抗感染及对症治疗。

1. 抗感染　丹毒是一种累及真皮浅层淋巴管的感染，主要致病菌为A组β溶血性链球菌，好发于下肢及颜面部，下肢丹毒多由足癣诱发。丹毒的抗感染治疗原则为早期、足量、有效的抗菌药物治疗，首选青霉素，疗程10～14天。β溶血性链球菌对青霉素保持了较好的敏感性。青霉素半衰期短，为典型的时间依赖性抗菌药物。本患者使用青霉素用法用量正确，使用青霉素后患者病情好转，8天后出院，改为广谱青霉素类药物阿莫西林，能够覆盖致病菌，用法用量正确。

2. 对症治疗　患者皮损处有红、肿、热、痛，给予硫酸镁湿敷。

【用药注意事项与患者教育】

1. 过敏反应　患者虽然没有药物过敏史，但使用青霉素时也应监测过敏反应，使用前进行过敏性试验，用药过程中监测是否有皮疹、药物热的发生。

2. 用药教育　阿莫西林每隔8小时服用1粒。

（二）性传播疾病

性传播疾病(sexually transmitted diseases, STD)是一组通过性接触而传播的疾病的总称，主要病变发生在生殖器部位。经典性病有五种：梅毒(syphilis)、淋病(gonorrhoea)、软下疳(chancroid)、性病性淋巴肉芽肿(venereal lymphogranuloma)、腹股沟肉芽肿(granuloma inguinale)。我国目前重点防治的共八种：梅毒、淋病、艾滋病(acquired immune deficiency syndrome, AIDS)、软下疳、性病性淋巴肉芽肿、非淋菌性尿道炎(non-gonococcal urethritis)、尖锐湿疣(condyloma acuminatum)和生殖器疱疹(herpes progenitalis)。

1. 病原与传播途径　性病几乎都是通过性交直接传播，但是性接触并非是唯一的传播方式，也可通过患者的日常用品、血液及血液制品、胎盘、产道、母乳、器官移植、人工授精等间接传播。病毒、衣原体、支原体、螺旋体、细菌、真菌及寄生虫均可能是性传播疾病的致病菌。

2. 临床表现　由于性病是一组疾病的总称，其症状因病而异，感染了性病病原体后，有的人有明显的临床表现，但也有的人没有任何表现。男性常出现尿频、尿急、尿痛及尿道口分泌物，阴囊肿大；女性会出现阴道分泌物异常（增多、颜色发黄、有异味、脓性或血性等），外阴瘙痒，下腹痛。另外，性病患者生殖器部位会出现水疱、糜烂、溃疡，生殖器部位出现赘生物，腹股沟淋巴结肿大，全身出现不痛不痒的对称分布的皮疹，尤其是在手心、足底出现这样的皮疹。

3. 诊断要点　根据病史，包括性病有关的接触史、接触时间、接触方式等，详细的体格检查，结合实验室检查和病理组织检查，确定诊断。

(1)淋病：涂片法对男性急性尿道炎准确性高，但不适用于女性患者；培养法最为准确，尤其适合女性患者。

(2)非淋菌性尿道炎：涂片法检查尿道或宫颈分泌物中的中性粒白细胞，方法简便，但不能确定病原体；沙眼衣原体抗原检测法简便，但有的检测方法敏感性不高；支原体培养较可靠，但是解释结果宜慎重，应结合临床，因为正常人也可能培养阳性。

(3)梅毒：暗视野显微镜检查适用于有硬下疳损害的患者；非螺旋体血清学试验如快速血浆反应素试验（rapid plasma reaction test, RPR）为初筛试验，可有假阳性；螺旋体血清学试验如梅毒螺旋体颗粒凝集试验（treponemal pallidum particle agglutination, TP-PA）为梅毒的确证试验，但不能用来判断疗效、随访等。

(4)尖锐湿疣：一般凭临床表现即可诊断，必要时行 5%醋白试验（acetic acid white test）和组织病理检查。

(5)生殖器疱疹：一般凭临床表现即可诊断，必要时行单纯疱疹病毒抗原检查。

4. 临床药物治疗及评价

(1)治疗原则：性病应早期诊断，早期治疗，治疗应规则、足量、足疗程。治疗期间禁止性生活，应同时检查和治疗性伴侣。

(2)由细菌、衣原体、支原体、螺旋体等病原体引起的性病，如淋病、非淋菌性尿道炎、梅毒（早期梅毒）、软下疳等，这些性病使用合适的抗生素治疗，均可达到临床和病原学治愈。梅毒的治疗，首选普鲁卡因青霉素 G，80 万 U/d，连续 15 天；或苄星青霉素 G，240 万 U，分为两侧臀部肌内注射，每周 1 次，共 2～3 次。淋病可选头孢曲松250 mg，肌内注射，每天 1 次（无并发症单次给药，有并发症疗程 10 天）。大观霉素（spectinomycin）2 g，肌内注射，每天 1 次（无并发症单次给药，有并发症疗程 10 天）；非淋菌性尿道炎可以选择多西环素（doxycycline）100 mg，口服，每天 2 次，共 10～14 天；阿奇霉素，1 g，一次顿服，饭前 1 小时或饭后 2 小时服用；红霉素0.5 g，口服，每天 4 次。

(3)由病毒感染引起的性病，如生殖器疱疹、尖锐湿疣、艾滋病等，在相当一段时期内不能达到病原学治愈，但这些疾病通过治疗可以达到临床治愈。目前的抗病毒药物对引起这些性病的病毒一般只能起抑制作用，短期内尚无法彻底清除，因此感染了这些性病后，虽然可以达到临床治愈，但是病毒仍可能潜伏在人体中，容易复发。对于此类性病，应及时足量使用抗病毒药物，减轻症状、缩短病程和控制疱疹的传染和复发。核苷类抗病毒药物为生殖器疱疹病毒治疗的首选，如阿昔洛韦，200 mg，口服，每天 5 次，7～10 天；伐昔洛韦（valaciclovir），300 mg，口服，每天 2 次，7～10 天。

复习思考题

1. 名词解释：(1)皮肤及软组织感染(SSTI)；(2)急性蜂窝织炎；(3)丹毒；(4)性传播疾病(STD)；(5)淋病；(6)梅毒；(7)快速血浆反应素试验(RPR)；(8)梅毒螺旋体颗粒凝集试验(TPPA)；(9)尖锐湿疣；(10)醋白试验。

2. 皮肤及软组织感染的主要致病菌有哪些？

3. 丹毒的临床表现主要有哪些？

4. 皮肤及软组织感染的治疗原则是什么？

5. 根据皮肤及软组织感染的类型，如何选择抗菌药物？

6. 青霉素的用药注意事项有哪些？

7. 经典性病有哪些？我国目前重点防治的有哪几种？

8. 性病的传播途径是什么？

9. 性病的诊断依据是什么？

10. 由细菌、衣原体、支原体、螺旋体等病原体引起的性病应如何治疗？

（山东省济南市中心医院　张　翔）

八、骨与关节感染

内容提要

本部分以化脓性关节炎为例，介绍骨与关节感染性疾病的病原体与发病机制、临床表现、诊断要点、临床治疗与评价。要求掌握治疗化脓性骨髓炎与化脓性关节炎的药物应用与评价；并结合案例讨论，了解化脓性关节炎的诊疗经过，掌握抗菌药物的品种选择、围手术期抗菌药物的应用、抗凝药物的应用以及药学监护的内容与患者教育。

骨与关节感染(bone and joint infections)是指病原菌侵入骨组织或关节造成的感染，分为非特异性感染和特异性感染。非特异性感染主要指急、慢性化脓性骨髓炎，化脓性关节炎以及与植入物相关的感染，即人工关节感染和内固定植入物的感染；特异性感染主要是指结核感染。本部分重点介绍化脓性骨髓炎(osteopsathyrosis)与化脓性关节炎(suppurative arthritis)。

(一)病原与入侵途径

化脓性骨髓炎与化脓性关节炎均常见于儿童，化脓性骨髓炎以长骨干骺端最多见，发病前往往有外伤史；化脓性关节炎好发于髋关节、膝关节。

1. 化脓性骨髓炎　化脓性骨髓炎是骨组织(包括骨髓、骨和骨膜)的化脓性感染，病原菌侵入的途径包括血行感染、邻近部位感染蔓延以及直接种植。一般致病菌由位于皮肤或黏膜处的感染灶，在原发灶处理不当或机体抵抗力下降时进入血循环，而菌栓受阻于长骨干骺端的毛细血管，在此沉积，引起感染。最常见的致病菌为金黄色葡萄球菌，占75%～80%，溶血性链球菌约占10%，大肠杆菌、铜绿假单胞菌也能致病。1岁以上小儿的化脓性骨髓炎多由A组溶血性链球菌引起，老年患者可由革兰阴性杆菌引起。

2. 化脓性关节炎　化脓性关节炎是由化脓性细菌导致的关节感染，不包括分枝杆菌等导致的感染。感染通常由细菌经血流到达关节引起，也可因注射、手术、创伤等因素造成。成人化脓性关节炎最常见的致病菌是金黄色葡萄球菌（占60%～70%），其次为溶血链球菌（约占20%）和革兰阴性杆菌（约占10%）。B型链球菌感染多见于新生儿及糖尿病患者；关节穿刺、关节镜检查等关节手术后感染多为凝固酶阴性葡萄球菌所致；革兰阴性菌感染多见于老年和患有慢性疾病者。

（二）临床表现

1. 症状与体征

(1)化脓性骨髓炎：起病急骤，有寒战，继而高热，体温达39 ℃以上。早期患肢剧痛，局部皮温增高，局部肿胀不明显，压痛不明显，继而出现水肿，压痛明显，再以后疼痛减轻但局部红、肿、热、痛明显，3～4周后自觉疼痛缓解，体温下降，转为慢性阶段。

(2)化脓性关节炎：多起病急骤，有畏寒、发热、乏力、纳差等全身中毒症状。成人多累及膝关节，儿童多累及髋关节，其次为踝、肘、腕和肩关节，手足小关节罕见。关节红、肿、热、痛，压痛明显，活动受限。深部关节如髋关节感染时，局部肿胀、疼痛，但红热不明显。化脓性关节炎关节液增加，有波动，以表浅关节如膝关节尤为明显，有髌骨漂浮征(patellar floating)。患者常将膝关节置于半弯曲位，使关节囊松弛，以减轻张力。如长期屈曲，必将发生关节屈曲挛缩，关节稍动即有疼痛，有保护性肌肉痉挛。

2. 化验检查

(1)血常规：化脓性骨髓炎与化脓性关节炎均可出现白细胞总数升高，中性粒细胞增多，血沉增快，血培养可阳性。

(2)对于急性化脓性关节炎患者，宜尽早进行关节滑液检查。①滑液为浆液性或脓性，白细胞计数总数常大于50×10^9/L，中性粒细胞大于80%。②革兰染色可找到细菌。③细菌培养阳性，如为阴性，应重做并行厌氧菌培养，同时做药敏试验。

（三）诊断要点

1. 化脓性骨髓炎　早期诊断主要依靠临床表现及血培养，必要时局部穿刺脓液做细菌培养，外伤引起的骨髓炎，根据外伤病史及局部症状即可诊断。

2. 化脓性关节炎　诊断主要根据病史、临床症状及体征，疑有血源性化脓性关节炎患者应做血液及关节液细菌培养及药物敏感试验。X线检查仅见关节肿胀，稍晚可有骨质脱钙，因软骨及骨质破坏而有关节间隙狭窄；晚期可发生关节骨性或纤维强硬及畸形等，有新骨增生现象，但死骨形成较少。

(四)临床治疗原则及评价

1. 常规治疗　充分休息,良好护理,加强营养,注意水电解质平衡,急性期可用夹板制动关节缓解疼痛,根据症状使用镇痛剂以保证患者得到较好的休息。理疗可以预防关节僵硬和永久性功能丧失。

2. 抗菌药物治疗

(1)在留取血、感染骨标本、关节腔液进行病原学检查后开始经验治疗。经验治疗应选用针对金黄色葡萄球菌的抗菌药物。获病原检查结果后,根据治疗反应和药敏试验结果调整用药。

(2)应选用骨、关节腔内药物浓度高且不易产生耐药性的抗菌药物。慢性感染患者应联合应用抗菌药物,并需较长疗程。用药期间应注意可能发生的不良反应。目前资料证实能在骨或关节组织中达到有效治疗药物浓度的抗菌药物有林可霉素(lincomycin)、克林霉素、磷霉素(fosfomycin)、氟喹诺酮类、万古霉素等,这些药物在骨组织中可达到杀灭病原菌的有效药物浓度,骨组织中药物浓度可达血浓度的 0.3～2 倍。不同抗菌药物在骨组织中的浓度如表 2-1-6 所示。

表 2-1-6　不同抗菌药物在骨组织中的浓度

骨组织中的浓度	药物
骨组织中能达有效浓度	美洛西林、阿洛西林、苯唑西林钠、头孢羟氨苄、头孢噻肟、头孢拉定、头孢替安、头孢呋辛、头孢曲松、头孢哌酮、头孢他啶、头孢唑肟、头孢西丁、头孢美唑、氨曲南、亚胺培南/西拉司丁、美罗培南、交沙霉素、林可霉素、克林霉素、夫西地酸钠、磷霉素、万古霉素、替考拉宁、甲硝唑、氧氟沙星、左氧氟沙星、环丙沙星、培氟沙星
急性骨髓炎时能达有效浓度	氯唑西林、头孢唑啉、头孢氨苄
不易透过正常骨组织,可以透过有炎症的骨组织	青霉素

一般化脓性骨髓炎患者,可以针对金葡菌、链球菌选择氯唑西林(cloxacillin)或苯唑西林(oxacillin),万古霉素和克林霉素可作为备选方案。对于化脓性关节炎患者,可选择对金葡菌、链球菌或淋球菌的经验治疗,宜选择广谱抗生素,可用头孢三代;或根据革兰染色结果,初步指导经验用药。一种 β-内酰胺类与一种氨基糖苷类或氟喹诺酮类药物配伍,最常用于葡萄球菌和革兰阴性细菌的混合感染。

(3)不宜局部应用抗菌药物。一般不采用单纯关节内注射给药,但抗生素持续灌注+关节持续引流被视为有效的治疗方法。

(4)急性化脓性骨髓炎疗程 4～6 周,急性关节炎疗程 2～4 周;可采用注射和口服给药的序贯疗法。

3. 外科处理　去除死骨或异物以及脓性关节腔液引流极为重要。对于抗菌药物使用后仍不能控制的感染,手术治疗能起到良好的效果。其目的有:①引流脓液,减少毒血症症状；②防止急性骨髓炎转为慢性骨髓炎。

案例讨论——化脓性关节炎

【病例介绍】

主诉：左膝关节肿胀疼痛 7 天，发热 2 天。

现病史：患者 1 周前因骨性关节炎疼痛行关节腔内注射透明质酸钠后逐渐出现左膝关节肿胀疼痛，疼痛呈钝痛，活动受限，自服“双氯芬酸钠”症状未能缓解，左膝肿胀加重，全身乏力，2 天前开始出现发热、寒战，体温最高达38.9 ℃左右，自服“罗红霉素”，效果欠佳。今来我院门诊就诊，经检查炎性指标增高，门诊以“左膝化脓性关节炎”收入院。

既往史：既往“骨性关节炎”5 年，“高血压”病史 10 年，血压最高达190/100 mmHg，平常血压控制在 140～150/90 mmHg。否认肝炎、结核等传染病史及其密切接触史。无输血史。有“头孢菌素”过敏史。出生于原籍，无外地久居史，无疫区长期居住史，生活规律，饮白酒 30 余年，约200 g/d。25 岁结婚，生有 1 女，家人体健，家族中无类似病史及遗传病史。既往用药史：每日服用硝苯地平缓释片20 mg，bid；间断口服双氯芬酸钠。多次行关节腔内注射透明质酸钠。

【体格检查】

中年男性，神志清，精神可，痛苦面容，发育正常，营养中等，查体合作。T 37.8 ℃，P 104 次/分，R 27 次/分，BP 160/100 mmHg。一般查体无异常发现。专科检查：脊柱曲度直，各棘突及椎旁无压痛、叩击痛。行走呈痛性步态。左膝明显肿胀，皮温稍高，周围有压痛，浮髌试验(＋)，膝关节活动障碍。

【辅助检查】

1. 血液检查　WBC 15.47 $\times 10^9$/L，NEU% 90.64%，血沉 140 mm/h，C-反应蛋白163 mg/L。

2. X 线检查　左膝关节间隙变窄，左胫、腓骨未见骨质破坏。

【诊断】

①左膝化脓性关节炎；②骨性关节炎；③高血压。

【诊疗经过】

患者因左膝关节肿胀疼痛 7 天、发热 2 天入院。入院后积极完善相关检查，行关节穿刺，穿刺液呈脓性浑浊。关节穿刺涂片镜检显示：脓细胞满视野。遂于入院第 2 天行关节镜清理术，术中探查见：关节液为脓性，滑膜充血水肿，并有黄色脓苔附着。吸取脓液送细菌培养＋药敏试验，并进行了一次性生理盐水大剂量冲洗，手术顺利。

初始治疗药物如下：克林霉素0.9 g＋NS 250 mL，ivdrip q12h；硝苯地平缓释片 20 mg，po bid。克林霉素0.6 g＋NS 100 mL，ivdrip 术前 30 分钟，术后给予低分子肝素钙(low molecular weight heparin calcium)注射液 5000 U，ih qd。术后 2 天体温恢复正常，关节液培养为表皮葡萄球菌，对苯唑西林、头孢呋辛、头孢曲松、克林霉素、万古霉素等多种药物敏感，继续抗感染治疗。术后 3 天开始持续被动活动功能锻炼，术后第 5 天出现关节积液及肿胀情况，给予无菌操作下关节穿刺抽液后肿胀消失，浮髌征阴性。术后 7 天停用低分子肝素钙。术后 10 天患者出现腹泻，为大量水样便，停用克林霉素，青霉素皮试阴性后换为阿莫西林-克拉维酸钾1.2 g＋NS 100 mL，ivdrip q8h，加用甲硝唑（metronidazole）0.5 g，po q8h，3 天后腹泻停止；术后 14 天复查 WBC 6.42×10^9/L，NEU% 70.24%，血沉 13 mm/h，C-反应蛋白7 mg/L。患者好转出院，出院带药阿莫西林-克拉维酸钾457 mg，po tid，服用 7 天。

【用药分析】

患者入院后，结合病史及实验室检查，化脓性关节炎诊断明确，给予抗感染及外科手术治疗。

1. 抗感染　本患者抗菌药物的应用分为治疗性应用与围手术期预防性应用两部分。

（1）治疗性应用：患者入院后积极给予关节穿刺行涂片及细菌培养，以便于进行目标性治疗，在获得实验室细菌学证据之前给予经验性治疗。患者本次关节感染的诱因为关节腔内注射透明质酸钠，其最常见的致病菌为金黄色葡萄球菌与表皮葡萄球菌。经验性治疗除了应该覆盖上述致病菌外，还应该考虑到抗菌药物在骨组织中的药物浓度。本患者头孢菌素过敏，为其选择克林霉素抗感染治疗。克林霉素为林可霉素的衍生物，对金黄色葡萄球菌、表皮葡萄球菌等G^+及厌氧菌具有较强的抗菌作用，其脂溶性及渗透性强，在骨组织及关节液中能达到较高的浓度，适合本患者。在使用克林霉素及手术后，患者感染症状明显好转，抗感染有效。在使用克林霉素后第 11 天，患者出现腹泻症状，高度怀疑克林霉素引起的抗生素相关性腹泻（antibiotic associated diarrhea），给予甲硝唑治疗抗生素相关性腹泻，治疗效果好。阿莫西林-克拉维酸钾（amoxicillin and clavulanate potassium）为联合酶抑制剂的β-内酰胺类药物，对表皮葡萄球菌敏感，在骨组织中能够达到有效的药物浓度，另外，阿莫西林-克拉维酸钾有口服制剂，可序贯治疗。化脓性关节炎疗程 2～4 周，本患者用药疗程符合要求。

（2）预防性应用：外科脓性关节腔液引流在化脓性关节炎的治疗中极为重要。本患者关节镜清理术为Ⅲ类切口手术，有预防用抗菌药物的指征；患者头孢菌素过敏，使用克林霉素预防手术切口感染，其药物选择符合《2015 版抗菌药物临床应用指导原则》的要求；术前 2 小时到 30 分钟用药能够确保手术时组织中的药物浓度达到最小抑菌浓度（minimum inhibitory concentration，MIC），以确保能够达到预防感染的目的，本患者的用药时机正确；克林霉素的配置浓度及滴注速度符合药品说明书的要求（每0.6 g至少溶解于100 mL的溶媒中，至少滴注 20 分钟），用法用量正确。

2. 抗凝治疗　患者关节手术，术后活动不方便，长期卧床可使血流速度减慢，发生深静脉血栓的危险增加，使用低分子肝素钙预防血栓形成。低分子肝素钙与凝血因子Ⅲ结合产生抗血栓形成或抗凝作用，较普通肝素出血的风险减少。

【用药注意事项与患者教育】

1. 胃肠道反应　克林霉素是抗生素相关性腹泻发生率最高的抗菌药物，在使用过程中注意监测患者的大便情况，如果出现腹泻应该换用其他的抗菌药物，口服甲硝唑治疗。服用甲硝唑过程中可能出现恶心、呕吐、腹部不适等胃肠道反应，如果发生，应告知主管医生或药师。

2. 过敏反应　患者头孢菌素过敏，应仔细询问青霉素过敏史，应用阿莫西林克-拉维酸钾前做青霉素皮试，皮试阴性后才能使用；使用过程的前20分钟慢滴，做好过敏性休克的抢救准备；使用过程中监测有无皮肤潮红、皮疹、瘙痒等过敏反应。

3. 观察尿液颜色　甲硝唑代谢产物可使尿液呈红色，如果出现，患者及家属不必惊慌。

4. 用药交代　克林霉素应该慢滴；甲硝唑用药过程中不能饮酒；阿莫西林-克拉维酸钾片可随餐服用，以减轻胃肠道反应。

复习思考题

1. 名词解释：(1)骨与关节感染；(2)化脓性骨髓炎；(3)化脓性关节炎；(4)髌骨漂浮征；(5)抗生素相关性腹泻。
2. 化脓性骨髓炎常见致病菌有哪些？
3. 化脓性关节炎常见致病菌有哪些？
4. 骨与关节感染的临床治疗原则有哪些？
5. 能在骨或关节组织中达到有效治疗药物浓度的抗菌药物有哪些？
6. 化脓性关节炎的抗菌药物如何应用？
7. 克林霉素常见的不良反应有哪些？如何处理？

（山东省济南市中心医院　张　翔）

九、菌血症与脓毒症

内容提要

本部分介绍菌血症与脓毒症的病因与发病机制、临床表现、诊断要点和临床治疗与评价。要求了解脓毒症的临床表现和诊断要点，并结合案例讨论，熟悉脓毒症的诊疗经过、液体复苏与对症支持治疗，掌握抗感染药物的治疗与评价、药学监护与患者教育。

全身性感染(systemic infection)是指致病微生物经局部感染灶进入血液循环，并在体内生长繁殖或产生毒素而引起的严重全身性感染或中毒症状，以菌血症和脓毒症多见。菌血症(bacteremia)是指细菌在血流中短暂出现的现象，一般无明显毒血症表现，主要发生在炎症的早期阶段。脓毒症(sepsis)是微生物或其他病原体侵入人体而诱发的过度激烈的全身炎症反应，并具有组织损伤的病理生理过程，临床表现为体温、呼吸、循环的改变，进一步发展可致脓毒性休克(septic shock)、多器官功能障碍综合征(multiple organ dysfunction syndrome, MODS)，属临床危重病症，是导致患者死亡的主要原因之一。

(一)病原与发病机制

多种病原菌均可致全身性感染，常见的致病菌有：①G^-杆菌，如大肠埃希氏菌、铜绿假单胞菌、肺炎克雷伯菌、肠杆菌等；②G^+球菌，如金黄色葡萄球菌、表皮葡萄球菌；③厌氧菌，如拟杆菌、梭状杆菌、厌氧葡萄球菌和厌氧链球菌；④真菌，如白色念珠菌、曲霉等；⑤其他如病毒、寄生虫等也可致病。

病原菌与感染的部位有关。①泌尿道、胆道、胃肠道，以G^-杆菌为主；②皮肤、骨髓和上呼吸道感染以G^+菌为主；③呼吸道院内感染以G^-杆菌多见，而院外感染则以G^+菌相对多见；④易并发休克的感染有G^-败血症、暴发性流脑、肺炎、腹腔感染、化脓性胆囊炎等。当机体屏障功能的完整性受到破坏（如手术、创伤、烫伤、静脉留置针、动静脉导管、气管插管等）、机体抵抗力降低、免疫功能改变等情况时常可诱发全身性感染。

（二）临床表现

脓毒症的临床表现因感染致病菌的种类、数量、毒力及患者年龄与抵抗力的不同，存在某些差别。轻者仅有一般感染症状，重者可发生全身性炎症反应综合征（systemic inflammatory response syndrome，SIRS）、感染性休克（infectious shock）、急性呼吸窘迫综合征（acute respiratory distress syndrome，ARDS）、MODS 等。

1. 革兰阳性细菌脓毒症　患者可有或无寒战，发热呈稽留热或弛张热。患者面色潮红，四肢温暖、干燥，多呈谵妄和昏迷。常有皮疹、腹泻、呕吐，可出现转移性脓肿，如皮下脓肿、肺脓肿、肝肾脓肿等。易发心肌炎。发生休克的时间较晚，血压下降也较缓慢。

2. 革兰阴性杆菌脓毒症　本病一般以突然寒战开始，发热可呈间歇性，严重时体温不升或低于正常。患者四肢厥冷，发绀，少尿或无尿。有时白细胞计数增加不明显或反见减少。休克发生早，持续时间长。

3. 真菌性脓毒症　酷似革兰阴性杆菌脓毒症。患者突然发生寒战、高热（39.5～40 ℃），一般情况迅速恶化，出现神志淡漠、嗜睡、血压下降和休克。少数患者尚有消化道出血。周围血象可呈白血病样反应，出现晚幼粒细胞和中幼粒细胞，白细胞计数可达25×10^9/L。

（三）诊断要点

脓毒症的临床诊断常需要结合以下异常的指标与临床具体病情变化来做出。

1. 全身情况　发热（高于38.3 ℃）或低体温（低于36 ℃）；心率增快（高于 90 次/分或高于年龄正常值之上 2 个标准差）；呼吸增快（高于 30 次/分）；意识改变；明显水肿或液体正平衡高于20 mL/kg，持续时间超过24 h；高血糖症（血糖高于 7.7 mmol/L）而无糖尿病史。

2. 炎症指标　白细胞增多（高于12×10^9/L）或白细胞减少（低于4×10^9/L）或白细胞正常但不成熟细胞高于 10%；血浆 C-反应蛋白大于正常值 2 个标准差；血浆降钙素原大于正常值 2 个标准差。

3. 血流动力学指标　低血压（收缩压低于90 mmHg，平均动脉压低于70 mmHg或成人收缩压下降大于40 mmHg，或低于年龄正常值之下 2 个标准差）；混合静脉氧饱和度（mixed venous oxygen saturation，SvO_2）大于 70%；心脏指数（cardiac index，CI）大于3.5 L/min/m^2。

4. 器官功能障碍参数　氧合指数（PaO_2/FiO_2）低于 300；急性少尿：尿量少于0.5 mL/(kg·h)；肌酐增加大于等于44.2 μmol/L；凝血功能异常：国际标准化比值

(INR)大于 1.5 或活化部分凝血活酶时间(activated partial thromboplastin time, APTT)大于 60 秒;肠麻痹,肠鸣音消失;血小板减少(低于 100×10^9/L);高胆红素血症(总胆红素高于70 mmol/L)。

5. 组织灌注参数　高乳酸血症(高于 3 mmol/L);毛细血管再充盈时间延长或皮肤出现花斑。

(四)临床治疗及评价

1. 监测　能够反映机体血流动力学和微循环灌注的指标,对准确了解脓毒症患者的疾病状态非常重要,这些指标主要有:中心静脉压(central venous pressure, CVP)和肺动脉嵌压(pulmonary artery wedge pressure, PAWP)、中心静脉血氧饱和度(central venous oxygen saturation, $ScvO_2$)和 SvO_2、血乳酸、组织氧代谢等。

2. 早期液体复苏　及时进行有效液体复苏成为脓毒症治疗的关键措施。6 小时内应达到:①CVP 8～12 mmHg;②平均动脉压(mean arterial pressure, MAP)大于等于65 mmHg;③尿量大于等于0.5 mL/(kg·h);④$ScvO_2$大于等于 70%或 SvO_2大于等于 65%。

3. 控制感染

(1)获取生物学证据:尽可能在使用抗菌药物之前留取生物学标本,进行细菌/真菌培养,标本包括血液、痰液、尿液、伤口分泌物等标本,培养结果有助于针对性地使用抗菌药物治疗。但并非脓毒症所有的生物学标本培养都会有阳性结果。

(2)使用抗菌药物:由于早期不可能很快获得细菌培养的结果,因此脓毒症早期应尽快给予经验性抗菌药物治疗。一旦获得细菌培养结果,应根据药敏结果结合临床情况尽快改为靶向治疗,使用有效的窄谱抗菌药物。合理进行经验性抗菌药物治疗和针对病原菌的靶向治疗,是避免抗菌药物滥用和发生细菌耐药的重要措施。

成人感染灶不明的脓毒症患者,考虑原发菌血症、腹腔或皮肤来源的感染,可经验使用抗菌药物治疗。如果怀疑为胆源性,可经验使用哌拉西林-他唑巴坦(piperacillin and tazobactam)或替卡西林-克拉维酸(ticarcillin disodium and clavulanate potassium);如果怀疑为腹腔来源,可经验使用碳青霉烯类亚胺培南(imipenem)、美罗培南或多尼培南(doripenem);如有皮肤瘀点,可经验使用头孢曲松直至排除脑膜炎;如果怀疑泌尿系来源,可经验使用氟喹诺酮类、头孢曲松或哌拉西林-他唑巴坦。

(3)祛除感染源:在脓毒症治疗的同时,应该积极寻找引起感染的原因,如涉及外科感染(如化脓性胆管炎、脓肿形成、肠梗阻、化脓性阑尾炎等),应及时手术干预,清除病灶或进行引流;如为医源性材料感染(如静脉导管、导尿管或植入人工器材等)应及时取出材料,并做微生物培养。

4. 应用血管活性药物　如果液体复苏后仍不能使患者的血压和脏器低灌注状态得到改善,则应给予血管活性药物升压治疗,而如果患者面临威胁生命的休克时,即使其低容量未被纠正,此时亦应该给予升压治疗。对于出现脓毒性休克的患者,去甲肾上腺素(noradrenaline)和多巴胺(dopamine)是首选药物,此外亦可选择多巴酚丁胺(dobutamine)、血管加压素(vasopressin)等。对于出现心脏低心输出量时,多巴酚丁胺是首选的心肌收缩药物。

5. 糖皮质激素的应用　严重脓毒症患者往往存在肾上腺皮质功能不全,因此对于经液体复苏后仍需给予升压药物维持血压的患者，可以考虑给予小剂量的糖皮质激素治疗，通常选择氢化可的松(hydrocortisone)，每日剂量为200～300 mg。

6. 其他对症治疗　机械通气辅助通气，控制血糖，适当镇静，加强肾脏、肝脏等脏器支持，防止出现应激性溃疡、深静脉血栓(deep venous thrombosis)、弥散性血管内凝血等并发症。

案例讨论——脓毒血症

【病例介绍】

主诉：发热伴腰痛5天。

现病史：患者5天前因劳累出现发热，并伴有腰痛，最高体温可达40.2℃，体温上升时出现寒战、头痛、乏力，无呕吐及血尿、尿痛等症状，自服"阿莫西林"(具体用法用量不详)治疗3天，疗效不佳，于今日凌晨转我院急诊内科进一步救治。急诊化验示白细胞及中性粒细胞升高；腹部CT示右肾增大，肾周密度增高，周围可见液性密度渗出影。静脉给予"头孢唑肟"治疗一次，出现血压下降，为进一步诊治收入重症医学科。发病以来患者乏力明显，精神不振，饮食、睡眠差，大便异常，每日稀便两次，小便未述明显异常。

既往史：既往体健，否认肝炎、结核等传染病史及密切接触史。无外伤手术史，预防接种史不详。月经及婚育史：月经周期正常，周期约30天，每次持续3天，未婚未育。家族史：父母身体健康，否认重大家族性遗传病史及传染病史。既往用药史：不详。过敏史：否认食物及药物过敏史。

【体格检查】

青年女性，发育正常，营养一般，神志清，精神不振，查体合作。T 39.6℃，P 118次/分，R 22次/分，BP 82/42 mmHg。腹平软，肝脾肋下未及，未触及异常包块，右上腹触痛明显，无反跳痛，其余部位无压痛，Murphy征(－)，肠鸣音偏弱，右肾区明显叩痛，左肾区轻微叩痛。其他未见异常。

【辅助检查】

1. 血常规　WBC 21.29×10^9/L，NEUT% 89.1%，PLT 95×10^9/L。
2. 尿常规　白细胞＋＋，尿蛋白＋。
3. 降钙素原　8.601 ng/mL。
4. 血生化　白蛋白21.7 g/L。
5. 腹部CT　右肾增大，肾周密度增高，周围可见液性密度渗出影。

【诊断】

①急性肾周感染，脓毒症休克；②低蛋白血症。

【诊疗经过】

患者因发热伴腰痛5天入院，入院后积极完善相关检查，脓毒症休克诊断成立。行连续性肾脏替代治疗(CRRT)，有创血压监测，监测每小时尿量，给予抗感染、抗休克、纠正水电解质紊乱及营养加对症支持治疗。初始医嘱如下：美罗培南1 g＋NS 100 mL，ivdrip q8h；万古霉素1.0 g＋NS 200 mL，ivdrip q12h；NS 1000 mL，ivdrip st；去甲肾上腺素

2 mg+5% GS 250 mL，泵入 st；肠内营养乳剂250 mL，po tid；人血白蛋白10 g，ivdrip qd；低分子肝素40 mg，ih qd。

患者用药后，血压逐渐恢复正常，体温逐渐下降，左肾区叩痛减轻，5 日后体温降至正常，左肾区无明显叩痛，复查血常规示：WBC 11.81×10^9/L，NEUT% 63.20%；降钙素原：0.301 ng/mL；血培养示：耐甲氧西林金黄色葡萄球菌（MRSA），对万古霉素敏感。停用美罗培南，换用哌拉西林-他唑巴坦4.5 g+NS 100 mL，ivdrip q8h；用药第 10 天，复查白蛋白32.1 g/L，肾功能正常，停用人血白蛋白。用药第 14 天，复查腹部 CT 较前明显好转，患者病情好转出院。

【用药分析】

患者入院后，结合病史及临床检查，急性肾周感染，脓毒症休克诊断成立，给予积极血流动力学支持、抗感染、营养支持及对症治疗。

1. 血流动力学支持治疗　本患者脓毒性休克诊断明确，尽快进行液体复苏是保持循环稳定的最好治疗方法。患者血容量不足，应尽早进行容量扩充，对其进行液体冲击疗法，在开始 30 分钟内补充1000 mL生理盐水，并补充人血白蛋白。本患者通过积极补液仍不能恢复血压，对其应用了血管活性药物去甲肾上腺素。

去甲肾上腺素为治疗严重脓毒症的一线血管活性药物，具有兴奋 α 和 β 受体的双重效应，其兴奋 α 受体的作用较强，通过提高平均动脉压而改善组织灌注，对 β 受体的兴奋作用中度，可以升高心率和增加心肌做功，但由于其增加静脉血流和对右心压力感受器的作用，可以部分抵消心率和心肌收缩的增加，从而减少心肌氧耗的增加。

2. 抗感染治疗　患者病情危重，在使用抗菌药物前，留取不同部位血培养。迅速控制感染、避免感染加重。为患者争取生存时间为初始阶段抗感染的目标，所以抗感染药物的使用应遵循“强效、联合、降阶梯”的原则，选用组织浓度高、强效、广谱的抗菌药物。患者肾周感染，肠杆菌科细菌最为常见，其次为肠球菌，如为肾周脓肿，金黄色葡萄球菌不能排除，所以治疗上选择美罗培南与万古霉素联用。

美罗培南为碳青霉烯类广谱抗菌药物，具有良好的组织分布性，其抗菌谱能覆盖大多数 G^+、G^- 及厌氧菌，对临床常见 G^- 包括耐药的 G^- 有很好的抗感染效果；万古霉素为糖肽类抗菌药物，在血液中有较高的浓度，对 G^+ 及厌氧菌有强大的抗菌作用，对耐甲氧西林金黄色葡萄球菌有效，二者合用能覆盖肾周感染常见甚至耐药的致病菌。患者使用这两种药物后感染症状很快得以改善，而 5 天后血培养的结果为耐甲氧西林金黄色葡萄球菌（MRSA），证明初始用药的选择正确。虽然本患者血培养未培养出 G^- 菌，但患者病情危重，混合感染不能排除，所以将美罗培南降阶梯为哌拉西林-他唑巴坦。哌拉西林-他唑巴坦为青霉素类广谱抗菌药物，对 G^- 感染有较强的抗菌作用，在肾内有较高的组织浓度，与万古霉素合用取得了较好的临床效果。

3. 营养支持治疗　患者感染重，营养消耗大，入院时存在低蛋白血症，给以营养支持治疗。患者入院时能够耐受肠内营养，所以给以肠内营养乳剂及经口饮食，以改善其低营养状态。虽然患者入院时白蛋白水平低，但不应将人血白蛋白作为低白蛋白血症患者的营养补充剂。

4. 预防深静脉血栓　对于严重脓毒血症，推荐每日皮下使用低分子肝素（low molec-

ular heparin)预防深静脉血栓。

【用药注意事项与患者教育】

1. 早期液体　复苏时观察血压、尿量及对补液的耐受性，监测中心静脉压及平均动脉压，评价是否达到复苏目标。

2. 用药速度　去甲肾上腺素初始剂量每分钟8 μg(1 mL)，维持剂量每分钟 2～4 μg(0.25～0.5 mL)。万古霉素快速注射可促进组胺释放，引起红人综合征(red man syndrome)，所以应缓慢静滴，200 mL静滴时间应大于2 小时。美罗培南采用两步滴入法，即前 10 分钟滴入25 mL，余下的75 mL在 3 小时内匀速滴入。

3. 过敏反应　美罗培南、哌拉西林-他唑巴坦均可能引起过敏反应，哌拉西林-他唑巴坦用药前应做皮试，使用时应注意做好防护措施。

4. 二重感染　长期大剂量应用美罗培南、哌拉西林-他唑巴坦等广谱强效的抗菌药物易导致体内菌群失调，出现诸如口腔念珠菌感染、假膜性结肠炎等。应用过程中应定期观察患者口腔情况，询问患者大便情况，控制好使用疗程。嘱咐患者通过合理饮食，改善胃肠环境，尽量避免二重感染的发生。

5. 肾功能监测　耳、肾毒性为万古霉素最常见的不良反应，使用时应注意患者有无血尿情况，定期监测肾功能。

复习思考题

1. 名词解释：(1)全身性感染；(2)菌血症；(3)脓毒症；(4)脓毒性休克；(5)多器官功能障碍综合征(MODS)；(6)稽留热；(7)降钙素原；(8)混合静脉氧饱和度(SvO_2)；(9)国际标准化比值(INR)；(10)活化部分凝血活酶时间(APTT)；(11)应激性溃疡；(12)弥散性血管内凝血(DIC)；(13)血管活性药物；(14)抗菌药物降阶梯疗法；(15)二重感染。

2. 全身性感染常见的致病菌有哪些？

3. 革兰阳性、革兰阴性细菌脓毒症及真菌脓毒症的临床表现各有哪些？

4. 脓毒症的临床诊断要点是什么？

5. 感染灶不明的成人脓毒症患者，如何经验性使用抗菌药物？

6. 对于脓毒症患者，何时使用糖皮质激素？

7. 去甲肾上腺素的用药速度应该如何控制？

8. 万古霉素的用药注意事项有哪些？

(山东省济南市中心医院　张　翔)

第二节　侵袭性真菌感染

内容提要

本节主要介绍侵袭性真菌感染的病原菌、临床类型、临床诊断、治疗药物选择与给药注意事项。要求了解侵袭性真菌感染的常见病原与分类，熟悉侵袭性真菌感染的临床类型、诊断要点和辅助检查指标，掌握常用抗真菌药物的适应证、对器官功能的损害、剂量与剂量调整、溶媒选择等用药注意事项。

真菌感染可分为浅部真菌感染和深部真菌感染，其中深部真菌感染（deep fungal infection）是指真菌侵犯内脏、骨骼、肌肉、皮下组织、黏膜等部位引起的感染，常表现为肺炎，中枢神经系统感染，黏膜及皮下组织、骨、关节、泌尿生殖系感染和败血症。侵袭性真菌病（invasive fungal disease，IFD），又称侵袭性真菌感染（invasive fungal infection，IFI），是指真菌侵袭深部组织、内脏以及全身，并在其中生长繁殖导致组织损害、器官功能障碍和炎症反应的病理改变及病理生理过程。侵袭性真菌感染包括深部组织感染与真菌血症，过去称为深部真菌感染或系统性真菌感染（system fungal infection，SFI），现以IFI统一命名。

一、病原菌与感染疾病

真菌（fungus）是一种真核生物。真菌具有坚固的细胞壁和真正的细胞核，不含叶绿素，是异养性的，以寄生或腐生方式生存，典型者兼有有性生殖和无性生殖，产生各种形态的孢子。对人类有致病性的真菌有300多个种类，主要是念珠菌与霉菌。真菌一般不产生外毒素，其致病作用可能与真菌在体内繁殖引起的机械性损伤以及所产生的酶类、酸性代谢产物有关。临床上常见的致病性真菌有组织胞浆菌、球孢子菌、类球孢子菌、皮炎芽生菌、着色真菌、足分支菌和孢子丝菌属等；常见的条件致病性真菌有念珠菌、隐球菌、曲霉菌、毛霉菌、放线菌、奴卡菌等。这些真菌的毒力低，仅能使免疫功能低下者患病。条件致病性真菌在侵袭性真菌感染中占有重要的地位，念珠菌、曲霉菌、隐球菌和毛霉菌是最常见引起IFI的病原菌。

根据致病菌不同，真菌感染可分为念珠菌感染、隐球菌感染、曲霉菌感染、毛霉菌感染与卡氏肺囊虫感染等。

1. 呼吸系统真菌感染　呼吸系统最易遭受真菌感染。念珠菌、隐球菌、组织胞浆菌、球孢子菌和芽生菌等可引起急性肺部炎症；曲菌和毛霉菌所引起的肺部感染可呈现侵袭性进展；类球孢子菌引起的肺部感染常常无临床症状；念珠菌、曲霉菌、组织胞浆菌、球孢子菌、芽生菌等还可形成慢性肺部炎症；曲霉菌属可在肺部空腔性病灶内生长、繁殖，可形成具有特征性X线表现的“曲菌球”；放线菌和奴卡菌可形成肺脓肿和胸壁脓肿、瘘管。

2. 中枢神经系统真菌感染　真菌性脑膜炎主要由隐球菌和球孢子菌属引起；念珠菌、曲霉菌、孢子丝菌、组织胞浆菌、放线菌和奴卡菌等既可引起脑膜炎，也可形成脑脓肿。

3. 消化道真菌感染　以白色念珠菌引起的“鹅口疮”、真菌性肠炎和肛周炎最为常见；孢子丝菌、隐球菌、毛霉菌、组织胞浆菌等也可引起真菌性肠道感染。

4. 心血管系统真菌感染　以念珠菌感染最为常见，其次是曲霉菌属引起的感染。真菌性心内膜炎见于心瓣膜手术后、深静脉置管及长期静脉补液的患者。

5. 泌尿生殖系统真菌感染　以念珠菌感染最为常见，其次为曲霉菌感染。可引起真菌性肾盂肾炎、膀胱炎和阴道炎。

6. 骨、关节真菌感染　孢子丝菌和放线菌均易引起骨髓炎；播散型芽生菌、球孢子菌、隐球菌和曲霉菌等也可引起真菌性骨髓炎。

二、临床类型

(一)念珠菌病

念珠菌广泛存在于自然界中，无致病性。致病菌有内源性和外源性两种。正常人皮肤、口腔、肠道、肛门、阴道中都可分离出念珠菌。以消化道带菌率最高，约占 50%，其次阴道 20%～30%，其他部位较少。正常人可以带菌但不发病，只有当机体免疫力降低时才会发病，所以念珠菌属于条件致病菌。常见的念珠菌包括白色念珠菌、热带念珠菌、近平滑念珠菌、光滑念珠菌、克柔念珠菌、季也蒙念珠菌和葡萄牙念珠菌。

念珠菌病(candidiasis)是由念珠菌属真菌引起的皮肤、黏膜及内脏器官的急性或慢性感染，是主要的机会性真菌感染之一，可局限于一个器官，也可呈播散性感染，严重的侵袭性感染常可危及生命。念珠菌感染占院内真菌感染的 80%，其中白色念珠菌占 46%，光滑念珠菌占 19%，热带念珠菌占 13%，近平滑念珠菌占 11%。根据感染部位，可以分为：

1. 消化道念珠菌病　主要为念珠菌性食管炎及肠炎。

2. 支气管、肺念珠菌病　感染系从口腔直接蔓延或经血行播散而来，多为继发感染。

3. 念珠菌性脑膜炎　多见于儿童及衰弱患者，常由呼吸道和消化道病灶播散而来，1/3 患者发病前有鹅口疮史。

4. 心血管系统念珠菌病　可表现为心内膜炎、心肌炎、心包炎和其他循环系统感染。

5. 泌尿系念珠菌病　一般通过两条途径感染，一是上行性感染，如持续保留导尿管或不洁器械检查等；另一是血行播散。

6. 子宫内念珠菌病　一般认为是病原菌经母亲生殖道上行感染所致。

7. 骨骼肌肉系统念珠菌病　包括骨髓炎、关节炎和肌炎。

8. 眼念珠菌感染　包括角膜炎和内眼炎。

9. 播散性念珠菌病　包括念珠菌血症、急性播散性念珠菌病和慢性播散性念珠菌病。

10. 特殊宿主的深部念珠菌病　常见于低体重出生儿、吸毒者及艾滋病患者。

(二)曲霉菌病

曲霉菌病(aspergillosis)是由各种曲霉所致，可侵犯皮肤、黏膜、肺、鼻、脑、眼等全身各部位，但以肺和鼻窦最常见。根据宿主免疫状态的不同，曲霉菌病可分为非侵袭性曲霉病和侵袭性曲霉病。前者多见于免疫功能正常者，免疫功能低下者以侵袭性曲霉菌感染为主，可表现为急性或慢性侵袭性改变，尤其是骨髓或器官移植、化疗的患者，常可发生严重的侵袭性曲霉病，病死率可高达 63%～92%。近年来由曲霉所致的条件性感染发病率不断上升，已成为仅次于念珠菌感染的侵袭性真菌病。

1. 肺曲霉病（pulmonary aspergillosis） 主要由烟曲霉引起。临床上有三种类型：①侵袭性肺曲霉病；②曲菌球；③变应性支气管肺曲霉病（allergic bronchopulmonary aspergillosis，ABPA）。

2. 鼻窦曲霉感染 主要由烟曲霉和黄曲霉所致。包括：①过敏性曲霉性鼻窦炎；②急性侵袭性鼻窦炎；③慢性坏死性鼻窦炎；④鼻旁窦曲霉球；⑤鼻侧曲霉肉芽肿。

3. 脑曲霉病 多由肺部感染血行播散而致，少数由鼻窦直接侵入。

4. 眼曲霉病 包括：①曲霉性角膜炎；②曲霉性内眼炎；③眼眶曲霉病。

5. 曲霉性心内膜炎和心肌炎 前者多见于接受开放性心脏手术的患者，后者多源自血行播散。

6. 曲霉性骨髓炎 不多见，儿童慢性肉芽肿病患者易感。

7. 播散性曲霉病 有40%～50%的死亡病例中检出有胃肠道感染，食管最常受累，肠道溃疡亦有发生，并常导致出血或穿孔。

（三）隐球菌病

隐球菌属中只有新生隐球菌是致病菌，鸽粪被认为是最重要的传染源，经呼吸道吸入是隐球菌病的主要感染途径，先引起肺部感染，继而播散至全身；也可经创伤性皮肤接种和吃进带菌食物，经肠道播散全身引起感染。健康人对该菌具有有效的免疫能力，只有当机体抵抗力降低时，病原菌才易于侵入人体致病，如AIDS、恶性肿瘤、糖尿病、大剂量使用糖皮质激素、器官移植等患者。隐球菌病（cryptococcosis）是新生隐球菌感染所致的全身感染性疾病，主要侵犯中枢神经系统和肺脏，亦可原发或继发于皮肤、黏膜、骨骼及肝脏等组织。

1. 中枢神经系统隐球菌病 中枢神经系统感染约占隐球菌感染的80%。

2. 肺隐球菌病 由于肺常常是隐球菌的侵入门户，故肺部症状可能为隐球菌病的最早表现。

3. 骨隐球菌病 播散性隐球菌病患者骨髓炎的发生率为5%～10%。

4. 其他类型 AIDS患者的隐球菌感染中，常见前列腺的感染，其他少见的感染部位包括肾上腺、心脏、肝和脾。

（四）接合菌病

毛霉菌可存在于正常人口腔和鼻咽部，一般情况下不致病，机体免疫功能降低时可侵入支气管和肺，产生急性炎症，并经血行累及脑和全身各脏器。随外伤接种植入也是常见的感染途径。毛霉菌病又称接合菌病（zygomycosis），是一种由接合菌亚门、毛霉目、毛霉科中的多种真菌所致的疾病，也是一种发病急、进展快、病死率高的条件致病性真菌感染。可累及鼻、脑、肺、胃、肠道、皮肤甚至播散性感染，其不同的临床类型常和特殊的基础疾病有关，如糖尿病、免疫抑制、饥饿、烧伤或其他严重的外伤。毛霉菌病典型病理特征是血管栓塞和组织坏死。

1. 鼻脑毛霉病 多见于糖尿病酸中毒患者，感染常始于上鼻甲和鼻旁窦，毛霉菌进入黏膜后引起严重的蜂窝织炎和组织坏死。

2. 肺毛霉病　本病开始为急性支气管炎症状，累及肺时引起肺实变及肺脓肿，并伴有血栓形成和梗死的征象。

3. 胃肠毛霉病　多由食入毛霉菌感染的食物或液体所致，主要累及胃、结肠和回肠，由于血管栓塞引起黏膜局部溃疡。

4. 皮肤毛霉菌病　原发性毛霉菌病少见，继发性感染常来自于肺或其他部位毛霉菌感染的播散。

（五）肺孢子虫病

卡氏肺孢子虫(pneumocystis carinii, Pc)广泛存在于自然界，动物宿主仅限于人和哺乳动物，尤其是鼠类带虫状态相当普遍，但对感染动物是否起到传染源的作用尚无一致意见。卡氏肺孢子菌主要引起肺部感染，称为卡氏肺孢子虫肺炎(pneumocystis carinii pneumonia, PCP)，又称肺孢子虫病(pneumocystosis)，是由Pc寄生于肺部引起的一种严重的致命性肺炎，常见于先天或获得性免疫功能不全者。

三、真菌感染的诊断

IFI的诊断分三个级别，即确诊、临床诊断、拟诊。IFI的诊断一般由危险(宿主)因素、临床特征、微生物学检查、组织病理学四部分组成，其中组织病理学仍是诊断的“金标准”。确诊IFI的标准如下：

1. 深部组织感染　正常本应无菌的深部组织经活检或尸检证实有真菌侵入性感染的证据；或除泌尿系、呼吸道、鼻旁窦外正常无菌的封闭体腔或器官中发现真菌感染的微生物学证据(镜检/培养或特殊染色)。

2. 真菌血症　血液真菌培养阳性，并排除污染。

3. 导管相关性真菌血症　对于深静脉留置的导管行体外培养，当导管尖(长度5 cm)半定量培养菌落计数大于15个菌落形成单位(colony-forming units, CFU)，或定量培养菌落计数大于10^2 CFU，且与外周血培养为同一致病菌，并除外其他部位的感染可确诊。

四、药物治疗方案

（一）常用药物

治疗侵袭性真菌感染的常用药物包括多烯类、三唑类、棘白菌素类及核苷嘧啶类。20世纪60年代开始用于临床，属于多烯类的两性霉素B，迄今仍是最有效的抗真菌药物之一。20世纪90年代起陆续应用的三唑类抗真菌药物，与咪唑类同属吡咯类，如氟康唑、伊曲康唑(itraconazole)、伏立康唑(voriconazole)等，对P450酶选择性更高，对人体不良反应相对较小，临床使用较为普遍。自21世纪初上市的棘白菌素类是半合成的脂肽类化合物，如卡泊芬净(caspofungin)、米卡芬净(micafungin)等，因其安全性好、不良反应小，得以在临床迅速推广应用，已逐步成为一线抗真菌药，但也有价格昂贵、生物利用度低、仅能注射给药等不足。常用抗真菌药物的适应证及特点如表 2-2-1 所示。

表 2-2-1　常用抗真菌药物的适应证及特点

药物	适应证	特点
两性霉素 B	适用于敏感真菌（新型隐球菌、皮炎芽生菌、组织胞浆菌、球孢子菌属、孢子丝菌属、念珠菌属等）所致的侵袭性真菌感染如败血症、心内膜炎、脑膜炎、腹腔感染（包括与透析相关者）、肺部感染、尿路感染和眼内炎等	具有广谱、强效抗真菌作用，土曲霉、镰刀菌对本品不敏感；皮肤和毛发癣菌大多耐药。寒战、高热、肾毒性、低钾等不良反应明显，限制了其临床应用
两性霉素 B 脂质体	适用于曲霉菌、念珠菌属、隐球菌、组织胞浆菌等引起的侵袭性真菌感染；因肾损伤或药物毒性而不能使用有效剂量两性霉素 B 的患者	作用同上，不良反应降低
氟康唑	适用于：①全身性念珠菌病：包括念珠菌血症、播散性念珠菌病及其他形式的侵入性念珠菌感染，如腹膜、心内膜、肺及泌尿道感染。②隐球菌病。③可用于恶性肿瘤、特殊监护患者，接受放、化疗或免疫抑制剂治疗或受到其他易感者真菌感染的预防	对克柔念珠菌、光滑念珠菌、曲霉、镰刀菌、接合菌等不敏感
伊曲康唑	治疗曲霉病、念珠菌病、隐球菌病（包括隐球菌性脑膜炎）的二线用药，用于组织胞浆菌病等系统性真菌感染，还可用于经验性治疗疑为真菌感染的中性粒细胞减少伴发热患者	对镰刀菌、接合菌不敏感
伏立康唑	用于治疗侵袭性曲霉菌，非中性粒细胞缺乏患者的念珠菌血症，发生在皮肤、腹部、肾脏、膀胱和食道的念珠菌感染，无法耐受其他治疗的严重镰刀菌感染	对接合菌不敏感，药物相互作用较多，口服制剂生物利用度高
泊沙康唑	用于念珠菌属、隐球菌属真菌引起的真菌血症，呼吸、消化道、尿路真菌病，真菌性腹膜炎、脑膜炎等，还可用于高风险、免疫抑制患者的侵袭性曲霉菌和念珠菌感染的预防性治疗	对克柔念珠菌、光滑念珠菌及耐氟康唑和伊曲康唑的念珠菌不敏感
卡泊芬净	用于中性粒缺乏患者不明原因发热的经验性治疗，念珠菌血症，腹内念珠菌脓肿，腹膜、胸膜念珠菌感染，食道念珠菌病，不能耐受其他治疗的曲霉菌感染	对隐球菌、接合菌、镰刀菌、荚膜组织胞浆菌、链孢菌属、毛霉菌属、皮癣菌属与结合菌亚纲等真菌无作用
米卡芬净	用于曲霉菌、念珠菌引起的真菌血症，呼吸道真菌病，胃肠道真菌病	对隐球菌、接合菌、镰刀菌不敏感

续表

药物	适应证	特点
阿尼芬净	用于念珠菌血症、腹内念珠菌脓肿、腹膜感染、食道念珠菌病	体外试验显示，本品具有抗白念珠菌、光滑念珠菌、近平滑念珠菌和热带念珠菌活性
氟胞嘧啶	用于念珠菌属所致的心内膜炎，隐球菌属脑膜炎，念珠菌属或隐球菌属真菌败血症、肺部感染和尿路感染	抑菌剂，高浓度时具杀菌作用，长程治疗易产生耐药性，与两性霉素B联用有协同作用

（二）治疗方案

1. 念珠菌感染　白色念珠菌病首选氟康唑400 mg/d，严重病例用800 mg/d。疗效不佳时可能由于致病菌为剂量依赖性敏感（可继续加量）、耐药或未覆盖；氟康唑对光滑、克柔念珠菌效果不好，此时首选伏立康唑；其他建议用药还有两性霉素B、棘白菌素类。药物用到症状和体征消失、末次血培养阴性后2周，第一周静脉给药，以后口服。

2. 隐球菌病　治疗目的主要是消除或减轻临床症状，治愈感染，清除脑脊液中的隐球菌，预防中枢神经系统后遗症。治疗方案主要根据隐球菌感染患者是否和人类免疫缺陷病毒相关（见表2-2-2）。

表2-2-2　中枢神经系统隐球菌感染的抗真菌治疗方案

治疗分期	HIV感染患者	非HIV感染患者
诱导治疗	两性霉素B 0.7～1 mg/(kg·d)联合氟胞嘧啶100 mg/(kg·d)×2周；两性霉素B脂质体3～4 mg/(kg·d)或两性霉素B脂质复合物5 mg/(kg·d)联合氟胞嘧啶100 mg/(kg·d)×2周；两性霉素B 0.7～1 mg/(kg·d)或两性霉素B脂质体3～4 mg/(kg·d)或两性霉素B脂质复合物5 mg/(kg·d)×4～6周	两性霉素B 0.7～1 mg/(kg·d)联合氟胞嘧啶100 mg/(kg·d)至少4周；两性霉素B 0.7～1 mg/(kg·d)至少6周；两性霉素B脂质体3～4 mg/(kg·d)或两性霉素B脂质复合物5 mg/(kg·d)联合氟胞嘧啶至少2周
巩固治疗	氟康唑400 mg/d×8周	氟康唑200～400 mg/d，至少12周；或伊曲康唑200～400 mg/d，至少12周
维持治疗	氟康唑200 mg/d，疗程大于1年	氟康唑200～400 mg/d，0.5～1年

3. 曲霉菌病　目前多提倡分层治疗原则，包括预防性治疗、经验性治疗、抢先治疗及目标性治疗。对于临床诊断或拟诊的病例，应针对病原学进行抗曲霉菌治疗，但不同的感染类型治疗方案不同（见表2-2-3）。

表 2-2-3　　曲霉菌病的治疗

感染类型	首选治疗	备选治疗
侵袭性肺曲霉病	伏立康唑（第一天 6 mg/kg，iv q12h，随后 4 mg/kg，iv q12h；口服剂量为 200 mg，q12h）	L-AMB[3～5 mg/(kg·d)，iv] ABLC[5 mg/(kg·d)，iv]，卡泊芬净（第一天 70 mg，iv，随后 50 mg/d，iv） 米卡芬净（100～150 mg/d，iv） 泊沙康唑（初始剂量 200 mg qd，病情稳定后改为 400 mg，po bid） 伊曲康唑（剂量根据不同的剂型来确定）
曲霉球	不治疗或外科切除	伊曲康唑或伏立康唑
侵袭性鼻窦曲霉病	同上	同上

注：伊曲康唑治疗侵袭性肺曲霉病的剂量决定于其剂型。片剂剂量为 600 mg/d×3 天，随后 400 mg/d。虽然有一些病例报道中应用了伊曲康唑口服液，但其实口服液尚未被批准用于侵袭性曲霉病。

4. 毛霉菌病　常继发于致机体免疫力低下的基础疾病，长期血糖控制不佳的糖尿病是其主要诱因。该病的预后与基础疾病及毛霉菌病类型有关，积极控制原发病和早期抗真菌治疗可以降低病死率。首选治疗药物为两性霉素 B，剂量 0.5～0.7 mg/(kg·d)，疗程 8～10 周；肾功能不全者可改用两性霉素 B 脂质体；新一代三唑类药物泊沙康唑（posaconazole）比伏立康唑、氟康唑效果更好。应强调早期诊断，病灶切除加两性霉素 B 治疗。鼻毛霉菌病常首诊或就诊于眼科，应引起眼科医生的高度重视。

5. 卡氏肺孢子菌肺炎（PCP）

（1）一般治疗：卧床休息，增加营养；纠正水电解质紊乱；纠正缺氧；尽量减少免疫抑制剂的应用，但对严重弥漫性变者，尤其是 AIDS 患者则应短期使用糖皮质激素，如泼尼松龙（prednisolone）40 mg，q6h，连用 7 天。

（2）病因治疗：主要是针对卡氏肺孢子虫的治疗，常用药物如表 2-2-4 所示。

（3）支持疗法：肌注丙种球蛋白（gamma globulin，γ-globulin）可以增强免疫力。

表 2-2-4　　PCP 病因治疗的常用药物

药物	剂量及疗程	不良反应	备注
复方磺胺甲异噁唑	甲氧苄啶（TMP）每天 20 mg/kg，磺胺甲噁唑（SMZ）每天 100 mg/kg，静脉注射或分 4 次口服。病情严重者用静脉注射，7～10 天病情好转可改用口服，疗程至少 21 天	皮疹，转氨酶升高，中性粒细胞减少，血肌酐升高等	首选方案
喷他脒	4 mg/kg，im，每天 1 次，疗程 21 天	不良反应大，主要为肾毒性、低血糖、直立性低血压、白细胞和血小板减少、恶心呕吐及肌注部位疼痛和脓肿等	替代方案

续表

药物	剂量及疗程	不良反应	备注
克林霉素联用伯氨喹	克林霉素600 mg,q6h,口服或静脉注射,伯氨喹15～30 mg,qd,疗程21天	可发生疲乏、头晕、恶心、呕吐、腹痛,伯氨喹易引起溶血性贫血	替代方案
卡泊芬净	首次剂量70 mg,qd;维持量50 mg,qd;1周后根据PCP镜检和PCR结果,开始减量至50 mg,qod,疗程一般21～42天	常见寒战、发热、静脉炎,恶心、呕吐等胃肠道症状及肝功能异常、血细胞降低等	高龄多器官功能衰竭患者,尤其合并真菌感染者首选

五、用药注意事项与患者教育

(一)常用抗真菌药物对器官功能的影响

1. 两性霉素　两性霉素B脱氧胆酸盐抗菌谱广,临床应用广泛,但不良反应多。使用过程中常出现高热、寒战、呕吐、静脉炎、低钾血症及肝肾功能损害等反应。与两性霉素B脱氧胆酸盐相比,两性霉素B含脂制剂注射相关并发症少,肾毒性明显降低,肝毒性无明显差异。其中两性霉素B脂质体的肾毒性及注射相关并发症最少;两性霉素B胆固醇复合体的肾毒性发生率较高,寒战、发热等注射相关并发症也高于两性霉素B脂质体。

2. 唑类抗真菌药　此类药物几乎全都有肝脏毒性,但目前尚缺乏重症医学监护(intensive care unit, ICU)患者使用唑类药物发生肝功能损害的大规模临床研究。

(1)氟康唑:对肝肾功能的影响相对较小,是目前临床最常用的抗真菌药。

(2)伊曲康唑:对肝肾等器官的功能有一定影响,但肾毒性明显低于两性霉素B脱氧胆酸盐,引起的肝损害多表现为胆汁瘀积。对充血性心力衰竭或在伊曲康唑治疗中出现心衰或症状加重的患者,应重新评价使用该药的必要性。

(3)伏立康唑:与两性霉素B脱氧胆酸盐相比,本药的肝肾毒性明显减少,其肝毒性具有剂量依赖性。另外,应用伏立康唑可出现短暂视觉障碍和幻觉,一般停药后多可恢复。

3. 棘白菌素类　此类药物以卡泊芬净、米卡芬净为代表,主要在肝脏代谢,可引起肝功能的异常,但肾毒性明显低于两性霉素B脱氧胆酸盐。米卡芬净的不良反应与卡泊芬净类似,可导致血胆红素增高,但几乎不影响肾功能。

(二)药物用量与剂量调整

1. 相对于三唑类、棘白菌素类药物,两性霉素B的不良反应发生率高且危害相对较大,给药时须从小剂量开始,逐渐加量,并注意监测不良反应。氟康唑、伏立康唑等静脉与口服给药可同剂量同频次互换,对治疗影响不大,泊沙康唑目前只有口服混悬液剂型。棘白菌素类药物，如卡泊芬净与阿尼芬净须在第一日给予较大剂量（负荷剂量），次日起给予维持量。具体给药方案如表 2-2-5 所示。

2. 大多数药物的体内过程与人体的肝肾功能状况有密切关系，抗真菌药物也不例外。抗真菌药物应在充分考虑基础肝肾功能状态以及药物对肝肾功能影响的情况下谨慎应用，在肝肾功能障碍时，需要根据情况调整给药方案。

（1）患者肝功能不全时，氟康唑、泊沙康唑、米卡芬净、阿尼芬净及氟胞嘧啶均无须调整剂量；在中度及以上肝功能不全时，两性霉素 B（脂质体）、伏立康唑、卡泊芬净需要调整剂量；而在肝功能不全时不推荐使用伊曲康唑。

（2）对于肾功能不全患者，两性霉素 B（脂质体）、氟胞嘧啶、氟康唑等应根据肾功能减退情况调整用量，伊曲康唑与伏立康唑因其注射剂含有的赋形剂会在体内蓄积，故在肾功能降低时，应减量，若不能静脉给药时，可改为口服。棘白菌素类药物对于肾功能不全及血透患者一般无须调整剂量。

表 2-2-5　治疗侵袭性真菌感染的常规给药剂量与用药频次

药物	剂型	常规给药剂量与用药频次
两性霉素 B	粉针剂	静脉滴注，第 1 日先试以 1～5 mg或 0.02～0.1 mg/kg给药，后每日或隔日增加5 mg，当增至每次 0.6～0.7 mg/kg时即可维持剂量[最大剂量≤1 mg/(kg·d)]，每日或隔 1～2 日给药 1 次，累积总量 1.5～3.0 g，疗程 1～3 个月 鞘内给药，首次 0.05～0.1 mg，后渐增至0.5 mg/次（最大剂量≤1 mg/次），每周 2～3 次，总量约15 mg 膀胱冲洗，5 mg加入1000 mL灭菌注射用水中，40 mL/h冲洗，每日 1 次，共 5～10 日
两性霉素 B 脂质体	粉针剂	缓慢静滴，3～6 mg/kg，每日 1 次，总剂量小于等于4 g
氟康唑	注射液	静脉滴注，第 1 日，0.4 g，每日 1 次；第 2 日起，0.2～0.4 g，每日 1 次
	胶囊、片剂	治疗深部感染，剂量频次同静脉；浅部感染，50～100 mg，每日 1 次
伊曲康唑	粉针剂	静脉滴注第 1、2 日，0.2 g，每 12 小时 1 次；第 3 日起，0.2 g，每日 1 次
	胶囊、口服液	口服，0.1～0.2 g，每日 1～2 次
伏立康唑	粉针剂	静脉滴注，第 1 日，6 mg/kg，每 12 小时 1 次；第 2 日起，4 mg/kg，每 12 小时 1 次
	片剂	口服，第 1 日，400 mg，每 12 小时 1 次；第 2 日起，200 mg，每 12 小时 1 次。体重低于40 kg，剂量减半
泊沙康唑	口服液	口服，深部感染400 mg，每日 2 次服；浅部感染100 mg，每日 1 次，首剂加倍；预防感染200 mg，每日 3 次服

续表

药物	剂型	常规给药剂量与用药频次
卡泊芬净	粉针剂	静脉滴注，第1日负荷量，70 mg，每日1次；第2日起维持量，50～70 mg，每日1次
米卡芬净	粉针剂	静脉滴注，5～150 mg(最大量300 mg)，每日1次
阿尼芬净	粉针剂	静脉滴注，第1日负荷量，200 mg，每日1次；第2日起维持量，100 mg，每日1次
氟胞嘧啶	注射液	静脉滴注，每日0.1～0.15 g/kg，分2～3次给药
	片剂	口服，每日50～150 mg/kg，分4次服，严重感染者每日可达200 mg/kg

（三）药物溶媒选择与给药注意事项

除泊沙康唑只有口服混悬液剂型外，其余治疗侵袭性真菌感染的药物均有注射用药剂型，为提高药物的溶解度及增加稳定性，伊曲康唑、伏立康唑静脉制剂中分别加入了赋形剂“羟丙基-β-环糊精（hydroxypropyl beta cyclodextrin）”“硫代丁基醚-β-环糊精（sulfobutylether -β-cyclodextrin，SBECD）”，这两种成分在肾功能减低患者体内易蓄积。因药物理化性质及制剂赋形剂的影响，药物在临用前的配制、稀释及配伍均需注意，详见表2-2-6。

表2-2-6　静脉给药的溶媒选择、给药注意及配伍禁忌

药物	剂型	溶媒选择	给药注意	配伍禁忌
两性霉素B	粉针剂	葡萄糖注射液	缓慢避光滴注，每剂滴注时间至少6 h，可同时给予糖皮质激素预防严重不良反应	因可产生沉淀，忌用氯化钠等电解质溶媒
两性霉素B脂质体	粉针剂	葡萄糖注射液	不可肌注，稀释液浓度约0.6 mg/mL，宜缓慢避光滴注，每100 mg滴注时间需在2小时以上	忌与氯化钠等电解质配伍
氟康唑	注射液	生理盐水	滴速不宜超过10 mL/min，儿童的给药持续时间2小时	可与多种溶液配伍
伊曲康唑	粉针剂	生理盐水	滴注时间应大于1小时，不宜使用静脉推注	不宜与葡萄糖注射液、林格液配伍
伏立康唑	粉针剂	葡萄糖注射液、生理盐水、林格液	静脉滴注速度最快不超过3 mg/(kg·h)，稀释后每瓶滴注时间需在1小时以上	忌与$NaHCO_3$配伍，慢滴，稀释至2～5 mg/mL

续表

药物	剂型	溶媒选择	给药注意	配伍禁忌
卡泊芬净	粉针剂	生理盐水、林格液	须经静脉缓慢输注，约1小时	忌与葡萄糖注射液配伍，不得用含右旋糖液稀释
米卡芬净	粉针剂	葡萄糖注射液、生理盐水	易起泡且不宜消失，溶时不可震摇，给药时间大于6小时时应适当避光	与碱性液体配伍可致降解
阿尼芬净	粉针剂	葡萄糖注射液、生理盐水	稀释液浓度0.77 mg/mL，滴注速度小于等于84 mL/h	没有与其他液体配伍的资料
氟胞嘧啶	注射液	生理盐水	静滴速度 4～10 mL/min	

（四）口服时机

两性霉素 B、棘白菌素类药物因口服吸收差，无口服制剂；而三唑类药物及氟胞嘧啶因口服生物利用度高，均有口服制剂。食物及胃内 pH 可能对药物吸收产生影响，具体如表 2-2-7 所示。

表 2-2-7　抗真菌药物口服给药的注意事项

药物	剂型	生物利用度(%)	饮食影响	注意事项
氟康唑	胶囊	90	无影响	Ccr 小于等于50 mL/min，隔日 1 次或半量
伊曲康唑	胶囊，口服液	50	空腹服药	胃内 pH 影响吸收
伏立康唑	片剂	96	空腹服药	饭前或饭后隔 1 小时以上服药
泊沙康唑	混悬液	90(脂肪餐)	与食物同服	
氟胞嘧啶	片剂	75	无影响	

案例讨论——化疗后曲霉菌性肺炎

【病例介绍】

主诉：发热伴咳嗽、痰中带血 20 余天。

现病史：患者 2 个月前因咽痛、发热 1 周，血常规及骨髓穿刺检查诊断急性髓细胞白血病(AML-M4c)在血液科住院治疗，住院期间先后给予 DAE 方案诱导化疗(柔红霉素＋阿糖胞苷＋足叶乙苷)，FLAG 方案(氟达拉滨＋阿糖胞苷和粒细胞集落刺激因子)化疗。第 2 疗程化疗结束后骨髓抑制期较长，粒细胞缺乏持续 20 余天，血象恢复后复查骨髓获得完全缓解。但 20 天前出现发热，体温为 38.5～39 ℃，并逐渐出现咳嗽，咳少许白黏痰,偶有憋气及痰中带血,无大咯血,先后给予美罗培南、莫西沙星、万古霉素等抗感染治疗,并应用丙种球蛋白支持,效果不佳。行肺CT检查:右肺中叶大片致密阴影,上叶散在结节状病灶,并有空洞形成(见图2-2-1),考虑肺部曲霉菌感染,为进一步治疗收入呼吸科。患者自发病以来,饮食睡眠可,大小便未见明显异常,体重略有下降。

既往史:既往体健,否认"病毒性肝炎、结核、伤寒、疟疾"等传染病,预防接种史不详,无重大外伤、手术史及输血史。家族史:否认家族遗传病病史。个人史:生于原籍,无外地及疫区久居史。无吸烟嗜好。既往用药史:无。过敏史:否认药物过敏史。

【体格检查】

1. 入院查体　青年男性,发育正常,营养欠佳,神志清,精神不佳,自主体位,查体合作。T 38.7 ℃,P 92次/分,R 22次/分,BP 133/87 mmHg,身高175 cm,体重65 kg。皮肤、五官及颈部未见异常。右肺呼吸音粗,右上肺可闻及湿啰音。心率92次/分,心律齐,各瓣膜区未闻及病理性杂音。腹部、四肢无异常。神经系统检查(—)。

2. 辅助检查　①血常规:WBC 15.4×10^9/L,NEU% 83.42%。②血气分析:pH 7.453,PCO_2 36 mmHg,PO_2 90 mmHg。③有心电图:窦性心律,正常范围心电图。④CT:右肺中叶大片致密阴影,上叶散在结节状病灶,并空洞形成(见图2-2-1)。

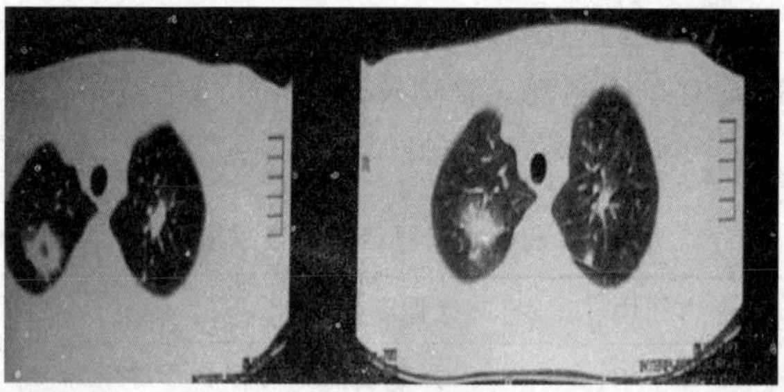

图2-2-1　霉菌性肺炎治疗前CT

【诊断】

①肺曲霉菌感染;②急性髓细胞白血病2周期化疗缓解期。

【诊疗经过】

入院后完善相关辅助检查,行痰培养、血培养查找病原菌,行血清半乳甘露聚糖(GM)试验、痰查抗酸杆菌、PPD试验等检查,并进一步行气管镜检查示:右主支气管、右上叶支气管可见大量白色黏稠分泌物,行吸出物涂片、培养,肺泡灌洗液行GM试验。结合患者粒细胞减少病史,广谱抗感染治疗无效,曲霉菌感染可能性大,初始治疗如下:①伏立康唑200 mg+NS 100 mL,ivdrip q12h,首次加倍;②氨溴索注射液30 mg+NS 100 mL,ivdrip qd;③头孢他啶2 g+NS 100 mL,ivdrip q12h。

入院第3日,患者体温有所下降,但仍38.5 ℃左右,痰中带血减少。化验结果:ALT 185 U/L,AST 85 U/L,BUN 9.5 mmol/L,Cr 185 μmol/L,ALB 28.4 mmol/L。CRP 176 mg/L;ESR 98 mm/h;痰涂片示:真菌菌丝偶见,未见抗酸杆菌,PPD(+);吸出物培养结果示:曲霉菌。肺泡灌洗液GM试验:5.20。肺曲霉菌感染临床诊断成立,停用头孢他啶,将伏立康唑(威凡)改为口服0.2 g,q12h,间断使用白蛋白,加用:①异甘草酸镁

100 mg＋10% GS 250 mL，ivdrip qd；②维生素 C 2 g＋5% GS 250 mL，ivdrip qd；③还原型谷胱甘肽1.2 g＋NS 20 mL，iv bid；④金水宝胶囊0.99 g，po tid。入院治疗 5 天后患者体温下降并维持平稳，但出现胃酸、胃灼热症状，加用奥美拉唑40 mg＋NS 100 mL，ivdrip qd。入院治疗第 15 天，患者期间体温一直较平稳，痰中带血消失，咳痰减轻，复查 CT，肺部阴影较前明显吸收。入院治疗 30 天，患者临床症状消失，复查肺部 CT 病灶明显好转(见图 2-2-1、图 2-2-2)，继续伏立康唑治疗，使总疗程 6～12 周。并建议到血液科治疗原发病。

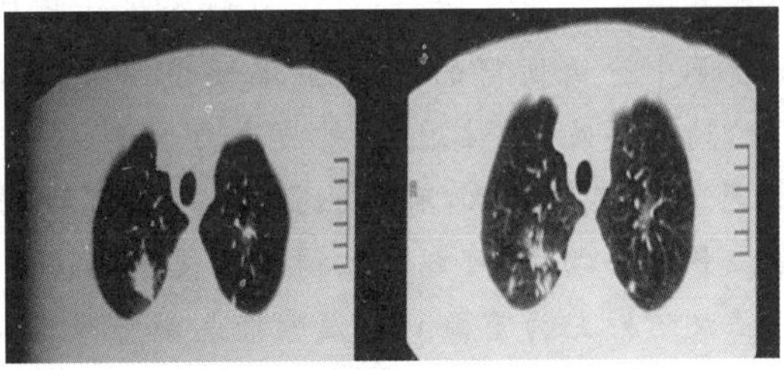

图 2-2-2　霉菌性肺炎治疗后 CT

【用药分析】

1. 抗感染治疗　本患者为急性髓细胞白血病 2 周期化疗缓解期，有粒细胞缺乏病史，有侵袭性曲霉菌感染的高危因素，并且患者院外先后接受美罗培南、莫西沙星、万古霉素等抗感染治疗，效果欠佳，入院 CT 示肺曲霉菌感染可能大。给予经验性抗真菌治疗，并行纤维支气管镜检查，将肺泡灌洗液送检 GM 试验。

肺部真菌感染的常见病原菌为念珠菌属真菌或曲霉菌，对于非粒缺患者，如果为念珠菌感染，选用氟康唑即可，但如果为曲霉菌感染，应首选伏立康唑。伏立康唑对念珠菌属、所有曲霉菌属真菌有杀菌作用。由于其具有代谢饱和性，首次给予负荷剂量，以后以 200 mg q12h 维持。加用伏立康唑抗真菌治疗期间，深部痰培养结果为曲霉菌；肺泡灌洗液培养见少量真菌菌丝生长，肺泡灌洗液 GM 试验：5.20。曲霉菌感染微生物学诊断明确，维持伏立康唑抗真菌治疗。

入院第 3 日，肾功能结果示 BUN 9.5 mmol/L，Cr 185 μmol/L，Ccr 为46 mL/min，为早期肾功能不全。虽然伏立康唑主要通过肝脏代谢，但是中度到严重肾功能减退(Ccr ＜50 mL/min)的患者静脉应用本品时，可能发生助溶剂硫代丁基醚-β-环糊精钠(SBECD)的蓄积，故改用口服给药。伏立康唑口服后吸收迅速而完全，给药后 1～2 小时达血药峰浓度，绝对生物利用度约为 96%。当与高脂肪餐同时服用时，伏立康唑的血药峰浓度和给药间期的药时曲线下面积分别减少 34%和 24%。所以伏立康唑片剂应在餐后或餐前至少 1 小时服用。

2. 保护重要脏器功能

(1)保肝：患者入院时肝功能异常，分析其异常的原因：①化疗药物所致；②院外大剂量使用多种药物所致；③全身严重感染伴发的肝损害。如果为全身严重感染伴发的肝损害，在治疗原发病的同时应该给予保肝治疗，应遵循简单、安全的原则，可以给予适量水溶性维生素(如维生素 C、复合维生素 B 等)以促进能量代谢，保持代谢所需各种酶的正常活性；如果是药物引起的肝损害，则可能损伤了肝细胞或造成了肝内胆汁瘀积，应该应用保护肝细胞或利胆药物。本患者使用的异甘草酸镁为一种肝细胞保护剂，具有抗炎、保护肝细胞膜及改善肝功能的作用，比较适合本患者。另外加用还原型谷胱甘肽(GSH)，GSH具有抗氧化作用和解毒作用，与维生素C并用能够提高功效。

(2)保护肾功能：分析肾功能异常的原因，一方面患者院外使用万古霉素容易造成肾脏损伤；另一方面，曲霉菌可以侵犯肾脏，造成肾脏损伤。侵袭性肺曲霉病约有30%患者可以有肺外器官受累，曲霉菌丝可以血行播散，在脑、肝、肾、心脏等血运充足的脏器产生曲霉菌感染。入院后检查患者肾功能异常，加用还原型谷胱甘肽与金水宝胶囊保护肾功能。金水宝胶囊为冬虫夏草中分离所得的虫草菌-蝙蝠蛾拟青霉菌株，可以补益肺肾、秘精益气，常用于肺肾两虚，精气不足，久咳虚喘，神疲乏力患者。

3. 化痰祛痰治疗　患者入院时咳嗽，有黄色黏痰，纤支镜检查时可见气道内有大量炎性物质。痰液中含有大量蛋白物质，可以为细菌生长提供充足的营养物质，所以对于肺部有炎症的患者，化痰、祛痰治疗尤为重要。氨溴索能刺激呼吸道界面活性剂的形成及调节浆液性与黏液性的分泌，可同时改进呼吸道纤毛区与无纤毛区的消除作用，降低痰液及纤毛的黏着力，进一步使痰容易咳出，且减轻咳嗽的现象。

4. 营养支持治疗　患者入院时营养状态差，白蛋白水平低，免疫功能受到了严重的破坏，医嘱给予高蛋白饮食，但患者发热，能量消耗高，饮食差，机体消耗蛋白水平高于合成水平。重症患者的营养支持应该尽早开始，如果胃肠道供应不足，应该考虑给予肠外营养或联合应用肠内营养。

(1)谷氨酰胺(Gln)：有研究显示，添加Gln的肠外营养能够明显降低重症患者的死亡率。因为在重症感染的状态下，患者小肠黏膜细胞易受破坏，肠黏膜变薄，容易引起肠道大量细菌的细菌移位，而加重感染。Gln为机体含量最多的游离氨基酸，是肠黏膜细胞的能量底物，对蛋白合成及机体免疫功能起调节与促进作用。早期足量[$\geqslant$ 0.3 g/(kg·d)]补充Gln，连续用药大于5天，可起到很好的临床效果。

(2)白蛋白：低蛋白血症是衡量疾病严重程度的一项指标。在病情危重、低蛋白血症和营养不良的患者中应用人血白蛋白，被认为有利于提高患者生存率，但在学术界仍存在争议，特别在对危重患者的使用上。在评价人血白蛋白对危重患者的临床效果和意义上，特别在降低死亡率和并发症方面，尚有待循证医学研究进一步证实。

5. 对症治疗　患者入院第5天出现胃酸、胃灼热现象，给予奥美拉唑40 mg静滴。奥美拉唑抑酸能力强大，不仅能非竞争性抑制促胃液素、组胺、胆碱及食物、刺激迷走神经等引起的胃酸分泌，而且能抑制不受胆碱或H_2受体阻断剂影响的部分基础胃酸分泌，对H_2受体拮抗剂不能抑制的由二丁基环腺苷酸(DcAMP)刺激引起的胃酸分泌也有强而持久的抑制作用。本品作用迅速，每天1次能够可逆性抑制胃酸的分泌。

【药学监护】

1. 过敏反应　在头孢他啶开始治疗前，应仔细询问患者对头孢菌素及青霉素的过敏史，对青霉素有过敏性休克史者、对头孢菌素过敏者应禁用。开始使用时应仔细观察患者的过敏反应，如发生严重过敏反应，立即给予肾上腺素及其他临床需要的急救措施。

2. 肝功能　患者入院时肝功能损伤，使用伏立康唑、莫西沙星、奥美拉唑均可引起肝酶异常，应监测患者的肝功能。

3. 肾功能　肾功能损害为万古霉素常见不良反应，使用时应监测患者的尿量及有无血尿情况，定期检查肾功能。使用呋塞米应监测患者尿量，根据用药后2小时尿量调整给药剂量。

4. 相互作用　奥美拉唑为CYP2C19抑制剂，伏立康唑通过CYP2C19、CYP2C9和CYP3A4代谢。两者合用时，伏立康唑的C_{max}和AUC_{τ}分别增高15%和41%，奥美拉唑(每日单剂40 mg)的C_{max}和AUC_{τ}分别增高116%和280%，因此建议将奥美拉唑的剂量减半，但无须调整伏立康唑的剂量。

5. 给药说明

伏立康唑滴注过快易导致不良反应发生，应缓慢滴注，给药时间在1小时以上。伏立康唑禁止与血制品或任何电解质补充剂同时滴注，使用期间应避免强烈、直接的阳光照射，片剂应在餐后或餐前至少1小时服用，否则会影响药效。

金水宝胶囊为酸性物质，要饭后服用，如果空腹服用可能导致胃肠道不适。

复习思考题

1. 名词解释：(1)深部真菌感染；(2)侵袭性真菌感染(IFI)；(3)念珠菌病；(4)曲霉菌病；(5)接合菌病；(6)肺孢子虫病；(7)隐球菌病；(8)唑类抗真菌药；(9)棘白菌素类；(10)羟丙基-β-环糊精。
2. 试述侵袭性真菌感染的病原菌。
3. 简述侵袭性真菌感染的临床类型。
4. 确诊IFI的标准是什么？
5. 抗真菌药物的种类有哪些？
6. 念珠菌感染的药物治疗方案是什么？
7. 隐球菌病药物治疗方案的主要依据是什么？
8. 毛霉菌病的药物治疗方案有哪些？
9. 卡氏肺孢子虫肺炎(PCP)的治疗方案包括哪些？
10. 常用抗真菌药物对器官功能的影响有哪些？
11. 肝肾功能障碍时，应如何调整给药方案？

（山东省千佛山医院　孙淑娟）

第三节 病毒感染疾病

一、带状疱疹

内容提要

本部分介绍带状疱疹的病原与发病机制、传染途径、临床表现及治疗药物选择。要求了解带状疱疹的临床表现及常见并发症，熟悉带状疱疹的诊断要点，掌握带状疱疹的常用治疗药物，以及带状疱疹治疗过程中的药学监护与患者教育。

带状疱疹(herpes zoster)是由水痘-带状疱疹病毒(herpesvaricella-zoster virus, VZV)引起的急性感染性皮肤病。VZV 初次感染引起水痘，愈合后残留的病毒潜伏于脊神经后根及颅神经的神经节中，当 VZV 特异性的细胞免疫下降时，病毒重新复活发生带状疱疹。

(一)病原体与传染途径

带状疱疹由潜伏在神经系统内的 VZV 复活所致，VZV 既是水痘又是带状疱疹的病原体，属于嗜神经及皮肤的疱疹病毒，只累及人。VZV 经呼吸道黏膜进入血液形成病毒血症，发生水痘或呈隐性感染，以后病毒可长期潜伏在脊髓后根神经节或者颅神经感觉神经节内。当机体受到某种刺激(如创伤、疲劳、恶性肿瘤或病后虚弱等)，导致机体抵抗力下降时，潜伏病毒被激活，沿感觉神经轴索下行到达该神经所支配区域的皮肤内复制产生水疱，同时受累神经发生炎症、坏死，产生神经痛。

带状疱疹皮损处含高浓度的 VZV，可经空气传播，导致易感者发生水痘。但带状疱疹比水痘传染性低，局限性带状疱疹只在出疹后至皮损结痂前有传染性，因此患者应避免接触易感者，直至皮损结痂。易感者包括孕妇、小于 28 周出生的婴儿(早产儿)或体重低于1000 g的婴儿、免疫缺陷患者。遮盖皮损后，VZV 传染性会下降。

(二)临床表现与并发症

1. 症状　典型的带状疱疹有前驱症状，可能发生头痛、畏光、不适，通常很少发热，皮肤感觉异常和不同程度的疼痛是最常见的症状。这些症状可以出现于带状疱疹起疹前数天到数周。

2. 体征　皮损沿某一周围神经呈带状排列，多发生在身体的一侧，一般不超过正中线。皮疹最初表现为不对称的、单侧的红斑或斑丘疹，通常于 12～24 小时内出现成簇的小水疱，疱液清，外周绕以红晕，内含高浓度 VZV。2～4 天后，水疱融合。病程一般 2～3 周，水疱干涸、结痂脱落后留有暂时性淡红斑或色素沉着。

3. 并发症

(1)带状疱疹后神经痛(postherpetic neuralgia, PHN):皮疹消退后持续超过4周的疼痛;或在疼痛缓解后再次发生的超过4周的疼痛。

(2)带状疱疹眼病(herpes zoster ophthalmicus, HZO):带状疱疹发生于三叉神经眼支者,可以发生结膜及角膜疱疹,导致角膜溃疡而引起失明,严重者可能引起死亡。

(3)Ramsay-Hunt综合征(Ramsay-Hunt syndrome, RHS):指累及面神经的带状疱疹,表现为外周面神经瘫痪伴有耳、硬腭或舌部带状疱疹小水疱。其他症状和体征包括耳痛、眩晕、听力丧失、对声音敏感、耳鸣、味觉丧失,许多患者无法完全恢复正常。

(4)皮肤并发症:在急性期,皮肤受累的主要表现为继发细菌感染,可出现深脓疱样溃疡。其他主要皮肤并发症有出血、化脓性坏疽、皮损持续及播散至全身,产生广泛性水痘样皮疹等,后者主要发生于免疫缺陷患者。皮肤慢性后遗症包括色素减退及色素脱失性瘢痕。

3. 诊断要点　带状疱疹的症状和体征非常有特点,足以作出准确的临床诊断。一旦看到不对称皮区的皮疹和簇集的水疱即可诊断为带状疱疹。其他临床诊断要点包括:①发疹前有全身不适、乏力等前驱症状;②患处有神经痛,皮肤感觉过敏等;③皮疹按神经支配区域分布;④呈单侧性、不过躯体中线;⑤病程有自限性,多为2~3周,愈后可有色素改变或瘢痕。

(三)药物治疗

带状疱疹的治疗目标是缓解急性期疼痛,限制皮损扩散,缩短皮损持续时间,预防或减轻PHN及其他急性或慢性并发症。

1. 抗病毒治疗

(1)抗病毒治疗的指征:带状疱疹是一种自限性疾病,即使不进行抗病毒治疗,不伴危险因素的躯干带状疱疹及年轻患者四肢的带状疱疹通常能自愈,且没有并发症。早期进行系统性抗病毒治疗的指征有:大于50岁,免疫功能低下或缺陷,有恶性原发性疾病,颅神经受累(特别是眼带状疱疹和耳带状疱疹),以及伴有严重的特应性皮炎或严重湿疹。此外,如果皮疹发生超过一个皮区、有出血性皮损和(或)黏膜受累,也应接受系统性抗病毒治疗。

(2)抗病毒治疗的时机:系统性抗病毒治疗应尽早进行,即尽可能在皮肤症状出现后的48~72小时内开始。需迅速达到并维持抗病毒药的有效浓度,才能获得最佳的治疗效果。下述情况下,即使在皮肤症状出现72小时后,也可以开始系统性抗病毒治疗:有内脏器官受累的播散性带状疱疹、持续性眼带状疱疹和耳带状疱疹以及免疫功能缺陷患者。

(3)抗病毒药:阿昔洛韦、伐昔洛韦和泛昔洛韦(famciclovir)均为鸟嘌呤腺苷类似物,对病毒有特殊的亲和力,但对哺乳动物宿主细胞毒性低,可以应用于带状疱疹的治疗。

1)阿昔洛韦:既能口服又能静脉滴注给药。静脉内给药是治疗免疫受损患者带状疱疹的标准疗法,剂量为5~10 mg/kg,静滴,每天3次。在给药期间应给予患者充足的水,防止阿昔洛韦在肾小管内沉淀,对肾功能造成损害。口服给药方法为:每天5次,每次400 mg,服用7天。

2)伐昔洛韦:是阿昔洛韦的前体药物,只能口服,生物利用度是阿昔洛韦的3~5倍,并且药代动力学比阿昔洛韦更好,服用方法也更简便:每天2次,每次0.3 g,服用7天。与阿昔洛韦相比,能明显减少带状疱疹急性疼痛和PHN的发生率及持续时间。

3)泛昔洛韦:是喷昔洛韦(penciclovir)的前体药物,只能口服,口服后在胃肠道、血液中和肝脏内迅速转化为喷昔洛韦,在细胞内维持较长的半衰期。泛昔洛韦给药方法为:每天3次,每次250 mg,服用7天。泛昔洛韦对免疫力正常患者的带状疱疹急性疼痛及PHN的治疗效果与伐昔洛韦相似。

对肾功能受损患者,静脉用阿昔洛韦,口服阿昔洛韦、伐昔洛韦及泛昔洛韦的剂量要相应调整。

2. 糖皮质激素治疗　在带状疱疹急性发作早期的治疗中,系统应用大剂量糖皮质激素可以抑制炎症过程,缩短急性疼痛的持续时间和皮损愈合时间,但对PHN基本无效。在没有系统性抗病毒治疗时不推荐单独使用糖皮质激素。一般应用强的松(prednisone)30 mg/d,疗程为7天。对50岁以上、相对健康的局部带状疱疹患者,抗病毒药和糖皮质激素联合治疗能改善患者的生活质量。

3. 神经痛的治疗　应采用阶梯治疗方案,如表2-3-1所示。对严重的神经痛,可以将第一步与第二步联合一种抗癫痫药,如卡马西平(carbamazepine)400~1200 mg/d,或加巴喷丁(gabapentin)900~2400 mg/d。对老年患者而言,阿米替林(amitriptyline)是治疗PHN的标准疗法,60岁以上的带状疱疹患者可从25 mg起始,在2~3周内逐渐增至50~75 mg。去甲替林(nortriptyline)与阿米替林的止痛作用相似,但不良反应更少。

表2-3-1　带状疱疹神经痛的阶梯治疗方案

	药物种类	代表药物
第一步	非甾体类镇痛药	对乙酰氨基酚1.5~5 g/d。阿司匹林用于治疗PHN的作用有限,布洛芬则无效
第二步	低效力的麻醉性镇痛药	曲马多,200~400 mg/d;可待因120 mg/d
第三步(适用于对基本治疗方法反应不佳的患者)	高效力的中枢阿片样物质	丁丙诺啡叔丁啡1.5~1.6 mg/d;口服吗啡30~360 mg/d

4. 局部治疗　局部可以用3%硼酸溶液(boric acid solution)或冷水湿敷进行干燥和消毒,每日数次,每次15~20分钟。水疱少时可涂炉甘石洗剂(zinc oxide+glyc)。晚些时候,可以外用聚维酮碘(povidone iodine)、呋喃西林(nitrofural)、苯扎氯铵溶液(benzalkonium chloride solution)湿敷,去除结痂,预防继发感染。

案例讨论——带状疱疹

【病例介绍】

主诉:右侧头皮、耳部起皮疹伴疼痛5天。

现病史:患者55岁,男性,5天前无明显诱因右侧头皮、额部疼痛,疼痛为烧灼样,后起红斑，红斑1天内变为成簇的小水疱，内有清亮疱液，外周绕以红晕，疼痛加剧，在当地诊所就诊，考虑"带状疱疹"，给予"利巴韦林、克林霉素静点，布洛芬胶囊口服，阿昔洛韦软膏外用"治疗5天，病情无好转，出现右眼睑肿胀，右眼结膜充血，为求进一步治疗，今日来我院皮肤科门诊就诊，诊断为"带状疱疹"，收入病房进一步治疗。

既往史：既往体健；否认有肝炎、结核等传染病史及密切接触史。无重大外伤手术史，无输血史，预防接种史随当地。个人史：生于原籍，无外地久居史及疫区居住史。烟酒嗜好：吸烟史30余年，每日平均30支左右，饮酒史20余年，每日平均100 g白酒。婚育史：25岁结婚，婚后育1子，配偶及子女均体健。家族史：无重大家族性遗传疾病史及传染病史。既往用药史：不详。过敏史：对青霉素过敏。

【体格检查】

中年男性，发育正常，营养良好，神志清楚，精神可，自主体位，查体合作。生命体征：T 36.5 ℃，P 82次/分，R 16次/分，BP 136/85 mmHg。右眼睑高度肿胀，右眼结膜充血。右侧头皮、额部可见数处水肿性红斑，其上簇集性分布水疱，部分为血疱。右侧颈部淋巴结肿大，有压痛。余未见异常。

【诊断】

①带状疱疹；②结膜炎。

【诊疗经过】

患者因右侧头皮、耳部起皮疹伴疼痛5天入院，入院后积极完善相关检查，诊断为带状疱疹。初始药物治疗如下：阿昔洛韦0.4 g+NS 100 mL，ivdrip q8h；强的松30 mg，po qd；加巴喷丁0.3 g，po tid（第一天qd，第二天bid，第三天及以后tid）；更昔洛韦眼用凝胶1滴，滴眼qid；3%硼酸溶液，外用tid；维生素B_{12}注射液250 μg，im qd。患者接受治疗后，疼痛较前减轻。皮疹逐渐干涸，双眼睑水肿逐渐消退。住院7天，皮疹已干涸，皮疹处仍有疼痛，双眼睑无明显水肿，右眼结膜少量充血。应患者要求出院，出院带药：加巴喷丁0.9 g，po qd；更昔洛韦眼用凝胶1滴，滴眼qid。

【用药分析】

患者入院后，结合病史及症状，带状疱疹、带状疱疹眼病诊断明确，给予抗病毒、抗神经痛及对症支持治疗。

1. 抗病毒　本患者大于50岁，有眼带状疱疹的症状，说明颅神经受损，有使用抗病毒药物的指征。患者院外接受利巴韦林(ribavirin)治疗，利巴韦林虽然为广谱抗病毒药物，但其对疱疹病毒无效，所以患者虽然院外接受抗病毒治疗，但效果差。患者入院时，已经错过了抗病毒治疗的最佳时机，但因其有并发症眼带状疱疹，仍应接受抗病毒治疗。阿昔洛韦进入病毒感染的细胞后，与脱氧核苷竞争病毒胸苷激酶或细胞激酶，被磷酸化成活化型阿昔洛韦三磷酸酯，然后通过两种方式抑制病毒复制：①干扰病毒DNA聚合酶，抑制病毒的复制；②在DNA聚合酶作用下，与增长的DNA链结合，引起DNA链的延伸中断，起到抗病毒作用。药物的选择与用法用量均正确。

2. 糖皮质激素治疗　患者入院时"右侧头皮、额部可见数处水肿性红斑，其上簇集性分布水疱，部分为血疱"，炎症反应强烈，给予强的松可以抑制炎症过程，缩短急性疼痛的持续时间和皮损愈合时间，而且可以明显减少后遗神经痛。连用7天，疗程合理。

3. 抗神经痛　疼痛为带状疱疹的典型临床表现，带状疱疹神经痛，使用布洛芬无效，院外的止痛治疗是无效的。患者入院后可以使用对乙酰氨基酚治疗，如果效果不好，可以加用曲马多(tramadol)、可待因或加巴喷丁中的一种，单用加巴喷丁治疗不符合神经痛的阶梯治疗。维生素 B_{12} 能参与体内许多生物化学代谢反应，能促进神经受损细胞的修复、再生，可使 PHN 发病因素减少。

4. 对症治疗　患者结膜炎，应该是由三叉神经鼻睫支中的 VZV 复活引起，如果不加治疗，可能引起疼痛、面部瘢痕及视力丧失等严重后遗症。更昔洛韦眼用凝胶对 VZV 病毒有效，应连续使用 3 周。患者入院时皮肤疱疹重，局部用 3%硼酸溶液湿敷可对其进行干燥和消毒，临床效果好。

【用药注意事项与患者教育】

1. 阿昔洛韦宜缓慢静脉滴注，一次滴注时间应在 1 小时以上，并应防止药液漏至血管外，以免引起疼痛及静脉炎。静脉滴注后 2 小时，尿药浓度最高，此时应给予患者充足饮水，防止阿昔洛韦在肾小管内沉淀对肾功能造成损害。用药 1 周后应复查肾功能。

2. 强的松每天早上 8 点定时服用，能取得较好的效果。

3. 加巴喷丁一次 1 粒，第一天服用 1 次，第二天服用 2 次，第三天服用 3 次，以后每日 3 次，每次 1 粒。如果疼痛剧烈，请告知主治医生，可给予加量，最多每日可服用 6 粒。

4. 在疱疹处给予 3%硼酸溶液湿敷，每日数次，每次 15～20 分钟。

5. 更昔洛韦眼用凝胶打开药管后的保存期不能超过 4 周。

复习思考题

1. 名词解释：(1)带状疱疹；(2)带状疱疹后神经痛(PHN)；(3)带状疱疹眼病(HZO)；(4)Ramsay-Hunt 综合征(RHS)。

2. 带状疱疹的并发症有哪些？

3. 带状疱疹应用抗病毒药物的指征有哪些？时机是什么？

4. 带状疱疹常用抗病毒药物有哪些？用法用量及疗程？

5. 带状疱疹的治疗中糖皮质激素如何应用？

6. 何为带状疱疹神经痛的阶梯治疗方案？

7. 使用阿昔洛韦抗病毒治疗，应对患者做哪些用药教育？

二、单纯疱疹

内容提要

本部分主要介绍单纯疱疹的病原与发病机制、传染途径、临床表现及治疗药物选择。要求了解单纯疱疹的病原与传染途径，熟悉单纯疱疹的临床表现与分型，掌握单纯疱疹的常用治疗药物、药学监护与患者教育。

（一）病原与传染途径

单纯疱疹（herpes simplex）是由单纯疱疹病毒（herpes simplex virus，HSV）所致的病毒性皮肤黏膜病。人类 HSV 系 DNA 类病毒，根据其抗原性质的不同分为 HSV-Ⅰ和 HSV-Ⅱ两个亚型。HSV-Ⅰ多引起腰部以上的皮肤疱疹和眼、口腔疱疹，HSV-Ⅱ多引起腰部以下的皮肤疱疹。

人是 HSV 唯一的自然宿主，70%～90%的成人曾感染过 HSV-Ⅰ。病毒经过口腔、呼吸道、生殖器以及皮肤破损处侵入体内，潜居于人体正常黏膜、血液、唾液、神经组织及多数器官内，某些诱发因素如发热、受凉、日晒、情绪激动、胃肠功能紊乱、药物过敏、过度疲劳、机械性刺激以及月经、妊娠等均促成本病发生，可经血行或神经通路播散。

（二）临床表现与分型

1. 原发型单纯疱疹　原发型单纯疱疹即初次感染 HSV 病毒，约 90%的人无不适感，仅少数人可发生倦怠、发热等全身症状和皮肤、黏膜上发生单处或多处水疱。初次感染时宿主急性期血清中无 HSV 抗体，常伴有全身症状，且往往比复发性疱疹明显。

(1)疱疹性齿龈口腔炎（herpetic gingivostomatitis）：是最常见的原发型单纯疱疹。可发生于任何年龄，但以 1～5 岁儿童多发。特征是在口唇、颊黏膜、上腭等处发生水疱和糜烂，同时齿龈潮红肿胀，易出血，局部炎症明显。

(2)生殖器疱疹（genital herpes）：多由性交感染，属性传播性疾病。男性多发在阴茎、龟头，小水疱迅速变为糜烂面。女性于外阴、阴道发生同样损害，在生殖器附近的皮肤可有散在性水疱。腹股沟淋巴结肿大压痛。

(3)单纯疱疹病毒性脑膜炎（herpes simplex virus encephalitis，HSE）：临床表现同其他病毒性脑膜炎，属重型单纯疱疹。临床上常见有发热、头痛、精神紊乱、昏迷等。感染部位常见于脑干和颞叶，死亡率高。皮肤上常见疱疹损害。

(4)其他：如水痘样疹、接种性疱疹、疱疹性角膜结膜炎、播散性单纯疱疹等均属原发型。但在老年人少见，仅见于严重营养不良、肿瘤、免疫功能低下、长期应用免疫抑制剂者。

2. 复发型单纯疱疹　原发感染后，在某些诱发因素如发热、受凉、消化不良、局部刺激等影响下而复发，且在同一部位有多次复发倾向。临床表现常较原发感染的症状轻，且无全身症状。原发型单纯疱疹的各类型均可复发，且复发多见于成人，尤其是青年中多见，在儿童期极少见复发型单纯疱疹。

（三）药物治疗

体表皮肤黏膜局限性 HSV 感染，可仅采用局部用药抗病毒治疗，对症状、皮损较重，或播散性感染或重要脏器受累的患者则应给予全身性抗病毒治疗及相应的对症支持治疗。

1. 抗病毒治疗

(1)疱疹性齿龈口腔炎：阿昔洛韦15 mg/kg，口服，每天 5 次，服用 5 天。

(2)原发性生殖器疱疹:阿昔洛韦200 mg,口服,每天5次,服用7～10天;或阿昔洛韦400 mg,口服,每天3次,服用7～10天;或伐昔洛韦300 mg,口服,每天2次,服用7～10天;或泛昔洛韦250 mg,口服,每天3次,服用7～10天。

复发性生殖器疱疹发作时可给予抗病毒治疗,最好在出现前驱症状或皮损出现24小时内开始用药。常用的治疗方案为阿昔洛韦200 mg,口服,每天5次,服用5天;或阿昔洛韦400 mg,口服,每天3次,服用5天;或伐昔洛韦300 mg,口服,每天2次,服用5天;或泛昔洛韦125～250 mg,口服,每天3次,服用5天。对于频繁复发,每年复发6次及以上者,可采用长期抑制疗法。阿昔洛韦400 mg,口服,每天2次;或伐昔洛韦300 mg,口服,每天1次;或泛昔洛韦125～250 mg,口服,每天2次。疗程一般为4个月。

(3)单纯疱疹病毒性脑膜炎:阿昔洛韦10 mg/kg静脉滴注,每8小时一次,疗程14～21天,小于12岁儿童剂量增至20 mg/kg,每8小时一次。

2. 对症治疗　以收敛、干燥,防止继发感染为主。可外用3%酞丁胺霜(ftibamzone ointment)、3%阿昔洛韦眼膏及2%甲紫溶液(methylrosanilinium chloride solution)局部涂搽,每天3～4次即可。若有继发感染,可用0.5%新霉素软膏(neomycin ointment)、0.5%金霉素眼膏(chlorotetracycline eye ointment)或莫匹罗星软膏(mupirocin ointment)、达维邦乳膏(盐酸环丙沙星凝胶,ciprofloxacin hydrochloride gel)等。糜烂渗出时,可用3%硼酸溶液、1%醋酸铝溶液(aluminum acetate solution)局部湿敷,可以使皮损干燥,疼痛减轻或消失,缩短病程。

(四)用药注意事项与患者教育

1. 单纯疱疹抗病毒治疗只能控制减少复发,不能根治。

2. 长期服用抗病毒药物应定期复查肾功能。

3. 由于生殖器疱疹患者大多易患子宫颈癌,因此患者应至少每年检查一次,以早期发现。对患有生殖器疱疹的产妇,宜行剖宫产,以避免胎儿分娩时感染。

4. 使用阿昔洛韦时宜缓慢静脉滴注,一次滴注时间应在1小时以上。静脉滴注后2小时,尿药浓度最高,此时应给予患者充足的水,防止药物沉积于肾小管内,导致肾功能损害。应防止药液漏至血管外,以免引起疼痛及静脉炎。如果单纯疱疹患者应用阿昔洛韦皮损不见改善,应测试单纯疱疹病毒对阿昔洛韦的敏感性。由于动物实验曾发现阿昔洛韦对生育的影响及致突变,因此,口服剂量及疗程不应超过推荐标准。生殖器疱疹的长程疗法也不应超过6个月。

5. 更昔洛韦一次最大剂量为6 mg/kg,充分溶解后,缓慢静滴,滴注时间不能少于1小时,避免与皮肤、黏膜接触,避免液体渗漏到血管外组织。白细胞低于0.5×10^9/L或血小板低于25×10^9/L时,应暂停更昔洛韦。

复习思考题

1. 名词解释:(1)单纯疱疹;(2)原发型单纯疱疹;(3)复发型单纯疱疹;(4)疱疹性齿龈口腔炎;(5)生殖器疱疹;(6)单纯疱疹病毒性脑膜炎(HSE)。

2. 单纯疱疹病毒有几个亚型？引起哪些症状？
3. 原发型单纯疱疹有哪些临床表现？
4. 原发型单纯疱疹常用抗病毒药物有哪些？用法用量及疗程是什么？
5. 复发型单纯疱疹常用抗病毒药物有哪些？用法用量及疗程是什么？
6. 阿昔洛韦和更昔洛韦的用药注意事项是什么？

三、病毒性肝炎

内容提要

本部分以乙型肝炎为例，介绍病毒性肝炎的病原与发病机制、类型与传播途径、临床表现与主要治疗药物。要求了解病毒性肝炎的病原与发病机制、类型、传染途径、临床表现及病原学诊断，熟悉病毒性肝炎的治疗目的与原则，掌握常用病毒性肝炎的治疗方案、抗病毒及保肝治疗药物的临床应用，以及用药过程中的药学监护与患者教育。

病毒性肝炎(viral hepatitis)是由多种肝炎病毒引起的以肝脏病变为主的一种传染病，具有传染性强、传播途径复杂、流行面广泛、发病率较高等特点。

(一)病原与发病机制

病毒性肝炎的病原学分型，目前已被公认的有甲、乙、丙、丁、戊五种肝炎病毒，分别写作 HAV、HBV、HCV、HDV、HEV，除乙型肝炎病毒为 DNA 病毒外，其余均为 RNA 病毒。

病毒性肝炎发病机制较复杂，不同类型的病毒引起疾病的机制也不尽相同。①HAV 引起肝细胞损伤的机制尚未明确，一般认为 HAV 不直接引起肝细胞病变，肝脏损害是 HAV 感染肝细胞的免疫病理反应所引起的；②HBV 对肝脏的损害机制，多数学者认为是通过免疫应答介导肝细胞坏死及炎症；③丙型病毒性肝炎的发生、发展及转归取决于病毒和机体免疫系统间的相互作用；④戊型肝炎早期肝脏的炎症主要由 HEV 直接致细胞病变，而在病毒清除期肝细胞的病变主要由 HEV 诱导的免疫反应引起。

(二)临床类型与传染途径

病毒性肝炎分甲型、乙型、丙型、丁型和戊型肝炎五种，虽然五型病毒性肝炎在临床上有很大的相似性，但病程有所不同。其中甲型和戊型肝炎病毒可引起暴发流行；乙型、丙型、丁型病毒性肝炎可以呈急性肝炎或慢性肝炎的表现，并有发展为肝硬化和肝细胞癌的可能。病毒性肝炎的流行特点如表 2-3-2 所示。

表 2-3-2　　病毒性肝炎的流行特点

	甲型	乙型	丙型	丁型	戊型
传染源	急性患者、隐性感染者	急性患者、慢性患者、慢性病毒携带者	同乙型	同乙型	同甲型
传播途径	粪一口	水平：输血/血制品、注射器/针制品/手术、皮肤黏膜损伤、性接触 垂直：母婴	同乙型 尤输血/血制品	同乙型	同甲型
易感性和免疫力	终身免疫	较持久（产生抗-HBs者）	未明	未明	不持久
流行特征	可暴发 秋冬散发 全球不均衡	散发/家庭集聚 季节性不明显 全球不均衡	散发/输血流行 季节性不明显 全球不均衡	散发 季节性不明显 全球不均衡	可暴发 秋冬散发 全球不均衡

（三）临床表现

各型肝炎的潜伏期不同，甲型肝炎 2～6 周，平均 4 周；乙型肝炎 1～6 个月，平均 3 个月；丙型肝炎 2 周～6 个月，平均 40 天；丁型肝炎 4～20 周；戊型肝炎 2～9 周，平均 6 周。病程在 6 个月之内的为急性肝炎，病程超过 6 个月者为慢性肝炎。

1. 急性肝炎　急性肝炎包括急性黄疸型肝炎和急性无黄疸型肝炎，各型病毒均可引起。

(1)急性黄疸型肝炎：临床经过的阶段性较为明显，可分为三期。①黄疸前期：多以发热起病，伴以全身乏力、食欲缺乏、恶心、呕吐、厌油、腹胀、肝区痛、尿色加深等，肝功能改变主要为 ALT 升高，本期一般持续 5～7 天。②黄疸期：尿色加深，巩膜及皮肤出现黄染，且逐日加深，多于数日至 2 周内达高峰，然后逐渐下降。在黄疸出现后发热很快消退，而胃肠道症状及全身乏力则渐进加重，至黄疸即将消退时可迅速改善。黄疸明显时可出现皮肤瘙痒，大便颜色变浅，心动过缓等症状。本期肝肿大达肋缘下 1～3 cm，有明显触痛及叩击痛，部分病例有轻度脾肿大，肝功能检查丙氨酸氨基转移酶（alanine aminotransferase，ALT）和胆红素（bilirubin）升高，尿胆红素阳性，本期持续 2～6 周。③恢复期：黄疸消退，精神及食欲好转，肿大的肝脏逐渐回缩，触痛及叩击痛消失，肝功能逐渐恢复正常，本期持续 1～2 个月。总病程 2～4 个月。

(2)急性无黄疸型肝炎：起病大多徐缓，临床症状较轻，仅有全身乏力、食欲下降、恶心、腹胀、肝区痛，肝大，有轻压痛及叩痛等，多无发热，不出现黄疸，肝功能改变主要是 ALT 升高。恢复较快，病程多在 3 个月内。有些病例无明显症状，仅在体检时被发现有肝功能异常。

(3)五种急性肝炎的临床特征：①急性甲型肝炎起病相对较早，多有发热，黄疸前期短，消化道和呼吸道症状较明显。②急性乙型肝炎起病慢，常无发热，在黄疸前期常见皮疹、关节痛等血清病样表现。③急性丙型肝炎多无明显症状，少数有低热、乏力，血清ALT轻中度升高，黄疸型较少，黄疸程度较轻，无黄疸型占2/3以上。④急性丁型肝炎表现为两种状态：与乙肝病毒同时感染时，临床多表现为黄疸型，有时可见双峰ALT升高；与乙肝病毒重叠感染时，病情常较重，ALT升高可持续数月，多向慢性肝炎发展，部分可进展为肝衰竭。⑤戊型肝炎类似于甲型肝炎，但黄疸前期长，瘀胆症状常见，病情较重，尤其是老年患者和妊娠后期的孕妇合并戊型肝炎容易发生肝衰竭。

2. 慢性肝炎

(1)轻度：病情较轻，可出现乏力、头晕、食欲有所减退、厌油、尿黄、肝区不适、睡眠不佳、肝稍大轻触痛，可有轻度脾大，肝功能指标仅1或2项轻度异常。

(2)中度：症状、体征及实验室检查介于轻度和重度之间。

(3)重度：有明显或持续的肝炎症状，如乏力、食欲缺乏、腹胀、尿黄、便溏等，伴有肝病面容、肝掌(palmar erythema)、蜘蛛痣(spider nevi)、脾大并排除其他原因，且无门静脉高压征者。实验室检查血清ALT和(或)天冬氨酸氨基转移酶(aspartate aminotransferase, AST)反复或持续升高，白蛋白(albumin)降低或A/G比值异常丙种球蛋白明显升高。除前述条件外，凡白蛋白小于等于32 g/L，胆红素大于5倍正常值上限，凝血酶原活动度(prothrombin time activity, PTA)60%～40%，胆碱酯酶(cholinesterase, ChE)小于2500 U/L，四项检测中有一项达上述程度者即可诊断为慢性肝炎重度。

3. 重型肝炎(肝衰竭)　典型表现为“三高一低”，即高度乏力、高度黄疸、高度食欲缺乏伴肠胀气，低PTA(PTA<40%)。重型肝炎可引起肝衰竭甚至危及生命，是肝病患者死亡的主要原因之一。

(1)急性重型肝炎：亦称暴发型肝炎，多有诱因。以急性黄疸型肝炎起病，病情发展迅速，黄疸迅速加深，肝脏迅速缩小，有出血倾向，中毒性鼓肠，腹水迅速增多，有肝臭、急性肾功能不全(肝肾综合征，hepatorenal syndrome, HRS)等。神经精神症状表现为嗜睡、性格改变、烦躁，不同程度的昏迷、抽搐、锥体束损害体征、脑水肿等。病程不超过3周。

(2)亚急性重型肝炎：亦称亚急性肝坏死。以急性黄疸型肝炎起病，15天以上出现极度乏力、食欲缺乏、呕吐、腹胀、黄疸进行性加深。肝性脑病(hepatic encephalopathy, HE)在此型中多出现于疾病的后期。本型病程较长，可达3周至数月，容易发展为慢性肝炎或坏死后肝硬化。

(3)慢性重型肝炎：表现同亚急性重型肝炎，但有慢性活动性肝炎或肝硬化病史、体征及肝功能损害。

4. 瘀胆型肝炎　起病类似急性黄疸型肝炎，但自觉症状常较轻，有明显肝大、皮肤瘙痒、大便色浅，血清碱性磷酸酶(alkaline phosphatase, ALP)、γ-谷氨酰转肽酶(γ-glutamyl transpeptidase, γ-GT)、胆固醇(cholesterol)均有明显增高，黄疸深，胆红素升高以直接增高为主，转氨酶上升幅度小，凝血酶原时间(prothrombin time, PT)和PTA正常。较轻的临床症状和深度黄疸不相平行为其特点。多数患者可顺利恢复。

5. 肝炎肝硬化　临床诊断肝硬化，指慢性肝炎患者有门脉高压表现，如腹壁及食管静脉曲张，腹腔积液，肝脏缩小，脾大，门静脉、脾静脉内径增宽，且排除其他原因能引起门脉高压者，依肝炎活动程度分为活动性和静止性肝硬化。

（四）病原学诊断

病原学诊断主要依据检测病毒血清免疫学标志物或病毒核酸。

1. 甲型肝炎　血清抗-HAV IgM 阳性，急性期及恢复期双份血清抗-HAV 总抗体滴度呈 4 倍以上升高，急性早期的粪便免疫电镜查到 HAV 颗粒或 HA-Ag，或血清、粪便中检出 HAV RNA。具有以上任何一项阳性即可确诊为 HAV 近期感染。

2. 乙型肝炎　乙型肝炎病毒免疫学标记一共三对：①表面抗原（HBsAg）和表面抗体（抗-HBs 或 HBsAb）；②e 抗原（HBeAg）和 e 抗体（抗-HBe 或 HBeAb）；③核心抗原（HBcAg）和核心抗体（抗-HBc 或 HBcAb）。乙肝两对半又称乙肝五项，其检查意义在于：是否感染乙肝及感染的具体情况，区分大三阳、小三阳。血清 HBsAg 阳性、血清 HBV DNA 阳性、血清 HBcAb-IgM 阳性、肝内 HBcAg 阳性或 HBsAg 阳性或 HBV DNA 阳性，以上均为乙肝病毒感染。乙型肝炎各指标的意义如表 2-3-3 所示。

表 2-3-3　乙型肝炎各指标的意义

HBsAg	HBsAb	HBeAg	HBeAb	HBcAb	意义
—	—	—	—	—	过去和现在均未感染 HBV
—	—	—	—	+	曾感染 HBV，急性感染恢复期
—	—	—	+	+	过去和现在均已感染过 HBV
—	+	—	—	—	预防注射疫苗；或 HBV 感染已康复
—	+	—	±	—	既往感染；急性 HBV 感染恢复期
+	—	—	—	+	急性 HBV 感染；慢性 HBsAg 携带者
+	—	±	+	+	急性 HBV 感染趋向恢复；慢性 HBsAg 携带者，传染性弱；长期持续易癌变
+	—	+	—	+	急性或慢性乙型肝炎，传染性极强
+	—	—	—	—	急性 HBV 感染早期，HBsAg 携带者
+	—	+	—	—	急性 HBV 感染早期，传染性强
+	—	—	+	—	急性感染趋向恢复

3. 丙型肝炎　血清抗-HCV 或 HCV RNA 阳性。

4. 丁型肝炎　血清抗-HD-IgM 阳性、抗-HD 阳性、HD-Ag 阳性，血清 HDV RNA 阳性，或肝组织内 HD-Ag 阳性，以上均为丁肝病毒感染，可与 HBV 同时或重叠感染。

5. 戊型肝炎　急性期血清抗-HEV-IgM 阳性、急性期粪便免疫电镜找到 HEV 颗粒、或急性期抗-HEV 阴性而恢复期阳转者。

（五）治疗目的与原则

1. 病毒性肝炎的治疗一般采取综合疗法，绝大多数肝炎患者都可恢复健康。

2. 慢性肝炎治疗的目标　最大限度地长期抑制或消除 HBV,减轻肝细胞炎症坏死及肝纤维化,延缓和阻止疾病进展,减少和防止肝脏失代偿、肝硬化、肝癌及其并发症的发生,从而改善生活质量和延长存活时间。

3. 病毒性肝炎的治疗原则　充分的休息,合理的营养,有针对性地选用药物,避免一切加重肝脏负担的诱因,如饮酒、劳累、妊娠、使用损伤肝脏的药物等。

(六)抗肝炎病毒治疗药物

甲型肝炎和戊型肝炎只引起急性肝炎,绝大多数病例为自限性,无特殊抗病毒治疗。急性乙型肝炎大多数亦无须抗病毒治疗。急性丙型肝炎早期应用干扰素 α,可能降低慢性化风险。慢性乙型肝炎和慢性丙型肝炎符合抗病毒治疗指征者,应给予抗病毒治疗。

1. 慢性乙型肝炎的抗病毒药物

(1)干扰素:包括普通干扰素 α(interferon α)(1b,2a 及 2b)和聚乙二醇化干扰素 α(pegylated interferon α)(2a 和 2b),后一类疗效更高。其优点为具有抗病毒和免疫调节双重作用,疗程固定,疗效比较持久;但不良反应较明显,不适于失代偿期肝病以及正接受(或近期接受过)免疫抑制剂治疗的患者。治疗前要评估干扰素的适应证,治疗期间要定期复查肝功能、白细胞、血小板以及血糖、甲状腺素等,并密切观察其不良反应,必要时需停药。

(2)核苷(酸)类似物:我国已批准用于治疗慢性乙型肝炎的核苷(酸)类似物包括拉米夫定(lamivudine)、阿德福韦酯(adefovir dipivoxil)、恩替卡韦(entecavir)、替比夫定(telbivudine)及替诺福韦(tenofovirdisoproxil)。其优点为服用方便,抗病毒活性强,无明显不良反应,且可用于失代偿期肝病患者;其缺点为血清转换率较低,疗程长且不固定,有产生耐药性的风险。

1)拉米夫定:为双脱氧硫代胞嘧啶核苷的异构体,对 HBV DNA 的复制具有较强的抑制能力,应用剂量为100 mg,每日 1 次。疗程不确定,多数患者需要长期服药,停药病情易反复。耐受性良好,但病毒耐药变异较高,导致疗效下降,需要调整治疗方案。

2)阿德福韦:为腺嘌呤核苷单磷酸类似物,应用剂量为10 mg,每日 1 次,具有中等抑制 HBV DNA 复制的能力。当拉米夫定、恩替卡韦、替比夫定在治疗中产生病毒耐药时,加用阿德福韦可明显抑制病毒的复制。阿德福韦的耐药率较低,疗程不确定,治疗期间注意复查血肌酐和血磷。

3)恩替卡韦:为脱氧鸟嘌呤核苷的碳环类似物,具有强大的病毒抑制能力和很低的耐药率,耐受性和安全性均较好。应用剂量为0.5 mg,每日 1 次,疗程不确定。

4)替比夫定:为合成的胸腺嘧啶核苷类似物,具有强大的病毒抑制能力,应用剂量为600 mg,每日 1 次,疗程不确定。HBeAg 血清转换率相对较高,治疗期间注意复查血清肌酸激酶。替比夫定具有良好的耐受性和安全性,耐药率相对较低。

5)替诺福韦:为 5′-单磷酸腺苷类似物,已经在欧美国家上市,具有强大的病毒抑制能力和很低的耐药率,对治疗拉米夫定等耐药的患者具有良好疗效。

6)替诺福韦酯(tenofovir disoproxil fumarate, TDF):与阿德福韦酯结构相似,但肾毒性较小,治疗剂量为每日300 mg。治疗期间注意复查血肌酐,疗程不确定。本药在我国尚未被批准上市。

2. 慢性丙型肝炎的抗病毒治疗

干扰素联合利巴韦林是丙型肝炎抗病毒治疗的国际标准化方案。干扰素类包括普通干扰素 α(1b,2a 及 2b)和聚乙二醇化干扰素 α(2a 和 2b)。利巴韦林可提高干扰素的抗丙型肝炎病毒效果,但单独应用无明显抗丙型肝炎病毒效果。治疗期间要密切观察干扰素和利巴韦林的不良反应,定期复查血常规、血糖和甲状腺素等,如血红蛋白低于80 g/L,需停用利巴韦林。在治疗期间和停药后 6 个月内避孕。

表 2-3-4　常用病毒性肝炎的治疗方案

肝炎类型	治疗方案
慢性乙型肝炎	阿德福韦酯10 mg,po qd;恩替卡韦0.5 mg,po qd;替比夫定600 mg,po qd;拉米夫定100 mg,po qd。疗程不固定 普通干扰素 α 500 万 IU,ih 或 im qod;或聚乙二醇化干扰素 α-2a 180 μg,ih qw;或聚乙二醇化干扰素 α-2b 1 μg/kg,ih qw。疗程 48 周
丙型肝炎	利巴韦林400 mg,po bid,联合聚乙二醇化干扰素 α-2a 180 μg,ih 或 im qw;或联合聚乙二醇化干扰素 α-2b,1 μg/kg,ih qw。疗程视 HCV RNA 基因型而定 利巴韦林400 mg,po biw,联合普通干扰素 α 300 万 IU,ih 或 im qod。疗程视 HCV RNA 基因型而定
丁型肝炎	聚乙二醇化干扰素 α-2a 180 μg,ih qw;或聚乙二醇化干扰素 α-2b 1 μg/kg,ih qw。疗程 48 周

(七)保肝药物的应用

病毒性肝炎肝损害明显者,抗病毒治疗时出现肝损加重者(如干扰素治疗后出现的肝损),抗病毒治疗病毒复制指标转阴后但肝功能仍然不能恢复正常者,病毒出现多重耐药(multidrug resistant)、一时无合适抗病毒药物可用者,均有使用保肝药物的指征。使用保肝药物时,应根据不同作用机制和作用位点合理搭配,并根据不同病因、病期、病情,针对性地选择 2～3 种即可。

1. 肝细胞膜保护剂　此类药能特异性地与肝细胞膜结合,从而稳定、保护、修复细胞膜,促进肝细胞再生,协调磷脂和细胞膜功能,降低脂肪浸润,增强细胞膜的防御能力。代表药物为多烯磷脂酰胆碱(polyene phosphatidyl choline)、水飞蓟素(silymarin)等。

2. 解毒保肝药物　此类药能够提供巯基或葡萄糖醛酸,增强解毒功能;或者络合重金属,形成稳定的水溶性物由尿排出,增强解毒功能。代表药物有葡醛内酯(glucuronolactone)(提供葡萄糖醛酸)、硫普罗宁(tiopronin)(提供巯基)、青霉胺(penicillamine)等。

3. 抗氧化剂　①能够清除自由基,防御脂质过氧化,保护肝细胞免受损伤;②加速酒精在体内的排泄,防止三酰甘油堆积,抑制过氧化物产生,促进坏死肝细胞的再生和修复;③促进重金属盐的排泄。代表药物有谷胱甘肽(glutathione)、硫普罗宁、维生素 E(vitamin E, VitE)。

4. 抗炎类药物　此类药通过各种机制发挥抗炎作用，有类似激素的作用。代表药物主要为甘草甜素制剂，如复方甘草酸胺（compound ammonium glycyrrhizinate）、甘草酸二胺（diammonium glycyrrhizinate）、复方甘草酸苷（compound glycyrrhizin）、异甘草酸镁（magnesium isoglycyrrhizinate）。

案例讨论——慢性乙型肝炎

【病例介绍】

主诉：尿色加深 2 月余。

现病史：患者 18 年前体检发现 HBsAg 阳性，未进一步诊治。2 个月前无明显诱因出现尿色加深，如淡茶样，无尿急、尿频、尿痛。体力及食欲尚可，无恶心、呕吐，大便为黄色软便，无腹痛、腹泻、腹胀。初未在意，半月前入职体检，化验肝功 ALT、AST 升高，口服"水飞蓟宾葡甲胺片，当飞利肝宁胶囊"治疗至今，复查肝功 ALT、AST 仍异常，为求进一步治疗，来我院。患者自发病以来，无发热、畏寒、头痛，无鼻咽、牙龈出血，夜间睡眠良好，皮肤无瘙痒，全身关节肌肉无酸痛。

既往史：既往身体健康，否认重大病史，否认伤寒、结核等传染病病史及密切接触史，否认外伤、手术史，否认输血、使用血制品史，否认食物、药物过敏史，预防接种史不详。个人史：生于原籍，无长期外地居住史。生活规律，无烟酒嗜好，无长期剧毒物接触史。家族史：其母 HBsAg 阳性，其父健康，否认家族中有其他传染病病史。

【体格检查】

青年男性，发育正常，营养良好，慢性肝炎病容，神志清楚，精神一般，自主体位，查体合作。生命体征：T 37.0 ℃，P 84 次/分，R 21 次/分，BP 127/68 mmHg。皮肤巩膜无黄染，可见肝掌，心肺查体无异常发现。腹部平软，肝脾未触及，肝肾区无叩击痛。其他未见异常。

【辅助检查】

1. 血生化　ALT 283 U/L，AST 101 U/L，TBIL 16.2 μmol/L，ALB 45.5 g/L，ALKP 120 U/L，GGT 40 U/L。

2. HBV DNA 定量　3.22E+07 copies/mL。

3. 腹部 B 超　慢性肝炎。

【诊断】

病毒性肝炎（乙型，慢性中度）。

【诊疗经过】

患者因"尿色加深 2 月余"入院，入院后积极完善相关检查，血常规、尿常规、大便常规、甲状腺功能指标及心电图检查无异常发现，丙肝抗体阴性，诊断为慢性乙型肝炎（中度）。初始药物治疗如下：聚乙二醇化干扰素 α-2a 180 μg，ih qw；恩替卡韦 0.5 mg，po qd；5% GS 250 mL+复方甘草酸苷注射液 160 mg，ivdrip qd；NS 20 mL+还原型谷胱甘肽 1.2 g，iv bid；水飞蓟宾葡甲胺片 1.11 g，po tid。

患者接受治疗后第二天，出现乏力、流清涕、低热等症状，未做特殊治疗，症状自行好转。体力、食欲可，进食量正常，尿液颜色逐渐正常，三周后复查，ALT：61 U/L，AST：38 U/L，TBIL：9.3 μmol/L，乙肝表面抗原：8085.91（阳性）IU/mL，乙肝 e 抗原：1385.201（阳性）S/CO，乙肝核心抗体：12.69（阳性）S/CO，乙肝病毒定量 2.04E+05 copies/mL。患者病情好转出院，嘱患者出院后继续抗病毒、保肝治疗。

【用药分析】

患者入院后结合病史、症状及辅助检查，"病毒性肝炎（乙型，慢性中度）"成立，可排除 HCV 感染，给予抗病毒、保肝治疗。

1. 抗病毒　患者青年男性，发现 HBsAg 阳性 18 余年，结合临床表现、HBV DNA 及 HBeAg 定量检测结果，显示乙肝病毒呈活跃复制状态。其发病可能由于乙肝病毒直接侵害肝细胞，也可能由于机体免疫功能异常，造成自身免疫性肝损害。大量的临床实践证实，聚乙二醇干扰素 α-2a 与恩替卡韦治疗慢性乙型肝炎具有较好的临床疗效。

（1）干扰素：具有直接抗病毒和免疫调节的双重作用机制，最大限度地长期抑制 HBV 复制，减轻肝细胞炎症坏死及肝纤维化，延缓和减少并发症的发生，为目前治疗乙型肝炎的较为有效的药物。聚乙二醇化干扰素 α-2a 较普通干扰素联合应答率（HBeAg 血清学转换，HBV DNA 抑制且 ALT 复常）提高 1 倍，疗效更好。

（2）恩替卡韦：为鸟嘌呤核苷类似物，对 HBV 多聚酶具有抑制作用，具有起效快、抵制 HBV 强、低耐药的特点，是慢性乙肝患者抗病毒治疗的首选药物之一。

2. 保肝治疗　患者入院肝功能异常，其可能与 CD_8^+ T 淋巴细胞对感染的肝细胞的杀伤有关，还与自身免疫反应和免疫复合物沉积有关，所以在抗病毒的同时给予复方甘草酸苷、还原型谷胱甘肽及水飞蓟宾葡甲胺三联保肝治疗。三种保肝药物的作用机制与作用靶点不同，可从不同环节起到保肝作用。

（1）复方甘草酸苷具有类激素抗炎作用，还原型谷胱甘肽为抗氧化剂，二者分别作用于炎症因子产生前后的各阶段，两药配合使用一方面减少了炎症因子的继续产生，避免了肝损的继续加重；另一方面中和了已产生的炎症因子，减轻已造成的损害。

（2）水飞蓟宾葡甲胺为细胞膜保护剂。

【用药注意事项与患者教育】

1. 慢性乙型肝炎治疗过程中各种"保肝""降酶"治疗措施，仅起到恢复肝功能的作用，但不能抑制乙肝病毒的复制，抗病毒才是治疗乙肝的关键，而抗病毒治疗是一个长期的过程。

2. 对于慢性乙型肝炎的患者，应根据患者病情和意愿进行个体化治疗，治疗期间应监测生化指标（ALT、AST），治疗开始后每月一次，连续 3 次，以后随病情改善可每 3 个月一次；治疗开始后每 3 个月进行一次病毒学检测（HBsAg、HBeAg、抗-HBe、HBV DNA）。

3. 治疗期间，应树立正确的治疗预期，避免进入治疗误区，同时应注意饮食和运动，养成良好的生活习惯。

4. 使用聚乙二醇化干扰素 α-2a 可能有流感样症状，伴有发热等不适，不要惊慌，随着治疗症状可自行好转。如果治疗期间出现抑郁等精神症状，要及时告诉主管医生。治疗期间要定期复查肝功能、白细胞、血小板及甲状腺功能等，并密切观察其不良反应，必要时需停药。治疗期间应采取有效措施避孕。

5. 服用恩替卡韦期间可能出现头痛、疲劳、眩晕、恶心，如果不能耐受要告知主管医生。

复习思考题

1. 名词解释：(1)病毒性肝炎；(2)HAV；(3)HBV；(4)HCV；(5)HEV；(6)急性黄疸型肝炎；(7)急性无黄疸型肝炎；(8)肝掌；(9)蜘蛛痣；(10)肝性面容；(11)丙氨酸氨基转移酶(ALT)；(12)天冬氨酸氨基转移酶(AST)；(13)暴发型肝炎；(14)亚急性肝坏死；(15)肝性脑病(HE)；(16)瘀胆型肝炎；(17)肝炎肝硬化；(18)乙型肝炎病毒免疫学标记；(19)乙肝五项；(20)核苷类药物；(21)解毒保肝药物。

2. 各类病毒性肝炎的传播途径有哪些？

3. 急性黄疸型肝炎的临床经过是什么？

4. 重型肝炎的"三高一低"各指什么？

5. 怎样区分大三阳、小三阳？

6. 病毒性肝炎的治疗目标和原则是什么？

7. 对慢性乙型肝炎患者抗病毒药物治疗方案有哪些？

8. 常用的核苷(酸)类药物有哪些？

9. 常用保肝药物的作用机制及代表药物是什么？

10. 使用干扰素治疗应对患者做哪些用药教育？

四、人类免疫缺陷病毒感染(艾滋病)

内容提要

本部分主要介绍人类免疫缺陷病毒感染的发病机制与传染途径、临床表现、诊断与治疗药物选择。要求了解其发病机制与感染途径，熟悉临床表现及常见并发症，掌握推荐的治疗药物，以及治疗过程中的药学监护与患者教育。

获得性免疫缺陷综合征(acquired immunodeficiency syndrome, AIDS)又称艾滋病，是由感染人类免疫缺陷病毒(HIV)引起的一种危害性极大的传染病。

(一)发病机制与感染途径

HIV 属于反转录病毒科灵长类慢病毒属亚科，主要侵犯人体的免疫系统，包括 CD_4^+ T 淋巴细胞、巨噬细胞和 B 淋巴细胞等，主要表现为 CD_4^+ T 淋巴细胞数量不断减少、功能障碍等，最终导致人体细胞免疫功能缺陷，引起各种机会性感染和肿瘤的发生。HIV 感染者要经过数年甚至长达 10 年或更长的潜伏期后才会发展成艾滋病患者，因机体抵抗力极度下降会出现多种感染，如带状疱疹、口腔霉菌感染、肺结核，特殊病原微生物引起的肠炎、肺炎、脑炎，念珠菌、肺孢子虫等多种病原体引起的严重感染等，后期常常发生恶性肿瘤，并发生长期消耗以至全身衰竭而死亡。

HIV 感染者是传染源，握手、拥抱、接吻、游泳、蚊虫叮咬、共用餐具、咳嗽或打喷嚏、日常接触等一般不会引起病毒传播。HIV 的传播途径有：①被感染者性接触；②血液传播(包括输入含有 HIV 的血液或血液制品，共用针头或注射器，移植感染者或患者的组织器官)；③母婴传播。

(二)临床表现与并发症

从初始感染 HIV 到终末期是一个较为漫长复杂的过程，在这一过程的不同阶段，与 HIV 相关的临床表现也是多种多样的。

1. 急性期　通常发生在初次感染 HIV 后 2～4 周。部分感染者出现 HIV 病毒血症和免疫系统急性损伤所产生的临床症状。大多数患者临床症状轻微，持续 1～3 周后缓解。临床表现以发热最为常见，可伴有咽痛、盗汗、恶心、呕吐、腹泻、皮疹、关节痛、淋巴结肿大及神经系统症状。

2. 无症状期　患者可从急性期进入此期，或无明显的急性期症状而直接进入此期。此期持续时间的长短与感染病毒的数量、型别，感染途径，机体免疫状况的个体差异，营养条件及生活习惯等因素有关，一般为 6～8 年。在无症状期，由于 HIV 在感染者体内不断复制，免疫系统受损，CD_4^+ T 淋巴细胞计数逐渐下降，同时具有传染性。

3. 艾滋病期　此为感染 HIV 后的最终阶段。患者 CD_4^+ T 淋巴细胞计数明显下降，多低于 200 个/mm^3，HIV 血浆病毒载量明显升高。此期主要临床表现为 HIV 相关症状、各种机会性感染及肿瘤(见表 2-3-5)。

HIV 相关症状主要表现为持续 1 个月以上的发热、盗汗、腹泻，体重减轻 10%以上。部分患者表现为神经精神症状，如记忆力减退、精神淡漠、性格改变、头痛、癫痫及痴呆等。另外还可出现持续性全身性淋巴结肿大，其特点为：①除腹股沟以外有两个或两个以上部位的淋巴结肿大；②淋巴结直径大于等于1 cm，无压痛，无粘连；③持续时间 3 个月以上。

表 2-3-5　艾滋病期各系统常见的机会性感染及肿瘤

系统名称	常见的机会性感染及肿瘤
呼吸系统	卡氏肺孢子虫肺炎(PCP)，肺结核，复发性细菌、真菌性肺炎
中枢神经系统	隐球菌脑膜炎、结核性脑膜炎、弓形虫脑病、各种病毒性脑膜炎
消化系统	白色念珠菌食道炎及巨细胞病毒性食道炎、肠炎，沙门氏菌、痢疾杆菌、空肠弯曲菌及隐孢子虫性肠炎
口腔	鹅口疮、舌毛状白斑、复发性口腔溃疡、牙龈炎等
皮肤	带状疱疹、传染性软疣、尖锐湿疣、真菌性皮炎和甲癣
眼部	巨细胞病毒性及弓形虫性视网膜炎
肿瘤	恶性淋巴瘤、卡波氏肉瘤等

（三）诊断

HIV/AIDS的诊断需结合流行病学史（包括不安全性生活史、静脉注射毒品史、输入未经抗HIV抗体检测的血液或血液制品、HIV抗体阳性者所生子女或职业暴露史等），临床表现和实验室检查等进行综合分析，慎重作出诊断。诊断HIV/AIDS必须是HIV抗体阳性（经确认试验证实），而HIV RNA和P24抗原的检测有助于HIV/AIDS的诊断，尤其是能缩短抗体"窗口期"和帮助早期诊断新生儿的HIV感染。

1. 急性期的诊断标准　患者近期内有流行病学史和临床表现，结合实验室HIV抗体由阴性转为阳性即可诊断，或仅实验室检查HIV抗体由阴性转为阳性即可诊断。

2. 无症状期的诊断标准　有流行病学史，结合HIV抗体阳性即可诊断，或仅实验室检查HIV抗体阳性即可诊断。

3. 艾滋病期的诊断标准　有流行病学史、实验室检查HIV抗体阳性，加下述各项中的任何一项，即可诊为艾滋病期；或者HIV抗体阳性，而CD_4^+ T淋巴细胞数小于200个/mm^3，也可诊断为艾滋病期。①原因不明的持续不规则发热38 ℃以上，大于1个月；②慢性腹泻次数多于每8小时一次，1个月以上；③6个月之内体重下降10%以上；④反复发作的口腔白念珠菌感染；⑤反复发作的单纯疱疹病毒感染或带状疱疹病毒感染；⑥肺孢子虫肺炎（PCP）；⑦反复发生的细菌性肺炎；⑧活动性结核或非结核分枝杆菌病；⑨深部真菌感染；⑩中枢神经系统占位性病变；⑪中青年人出现痴呆；⑫活动性巨细胞病毒感染；⑬弓形虫脑病；⑭青霉菌感染；⑮反复发生的败血症；⑯皮肤黏膜或内脏的卡波氏肉瘤、淋巴瘤。

（四）治疗目的与原则

目前在全世界范围内仍缺乏根治HIV感染的有效药物。现阶段的治疗目标是：①最大限度和持久地降低病毒载量；②获得免疫功能重建和维持免疫功能；③提高生活质量；④降低HIV相关的发病率和死亡率。本病的治疗强调综合治疗，包括一般治疗、抗病毒治疗、恢复或改善免疫功能的治疗及机会性感染和恶性肿瘤的治疗。

（五）药物治疗

因AIDS常见机会性感染的种类繁多，治疗复杂，本部分只讨论艾滋病抗逆转录病毒治疗（antiretroviral therapy，ART）。

1. 开始抗逆转录病毒治疗的指征和时机　成人及青少年开始抗逆转录病毒治疗的指征和时机如表2-3-6所示，婴幼儿和儿童开始抗逆转录病毒治疗的指征和时机如表2-3-7所示。

如果无法检测CD_4细胞数并且已出现临床症状，淋巴细胞总数小于等于1200个/mm^3时可以开始ART。在开始ART前，如果患者存在严重的机会性感染，应控制感染后，再开始治疗。

表 2-3-6　　成人及青少年开始抗逆转录病毒治疗的指征和时机

临床分期	CD_4细胞计数	推荐意见
急性感染期	无论CD_4细胞计数为多少	考虑治疗
无症状感染期	大于 350 个/mm^3，无论血浆病毒载量的值为多少	定期复查，暂不治疗
	200～350 个/mm^3	定期复查，出现以下情况之一即进行治疗：①CD_4细胞计数 1 年内下降大于 30％ ②血浆病毒载量大于 100000 个/mL ③患者迫切要求治疗，且保证有良好的依从性
艾滋病期	无论CD_4细胞计数为多少	进行治疗

表 2-3-7　　婴幼儿和儿童开始抗逆转录病毒治疗的指征和时机

	CD_4^+ T 淋巴细胞的百分数	推荐意见
对于小于 12 个月龄的婴幼儿	无论CD_4细胞计数为多少	建议治疗
1 岁以上的儿童	15％	建议治疗
	15％～20％	推荐治疗
	21％～25％	建议延迟治疗、密切监测患者CD_4^+ T 淋巴细胞百分数的变化
	如果无临床症状，CD_4^+ T 淋巴细胞的百分数大于 25％	建议延迟治疗、定期随访，监测临床表现、免疫学及病毒学指标的变化

2. 抗逆转录病毒药(antiretroviral drug)(见表 2-3-8)

(1)核苷类逆转录酶抑制剂(nucleoside reverse transcriptase inhibitor，NRTI)：NRTI是最早开发出来的抗逆转录病毒药物，是合成 HIV 的 DNA 逆转录酶底物脱氧核苷酸的类似物，在体内转化成活性的三磷酸核苷衍生物，与天然的三磷酸脱氧核苷竞争性地与 HIV 逆转录酶(reverse transcriptase，RT)结合，抑制 RT 的作用，阻碍前病毒的合成。现有药物有齐多夫定(zidovudine)、拉米夫定、去羟肌苷(didanosine)、司坦夫定(stavudine，d4T)、阿巴卡韦(abacavir，ABC)、可比韦(combivir)及三协唯(trizivir)。

(2)非核苷类逆转录酶抑制剂(non-nucleoside reverse transcriptase inhibitor，NNRTI)：是一类通过与逆转录酶的非底物结合部位结合而抑制 HIV 逆转录酶活性的药物。现有药物有奈韦拉平(nevirapine)、依非韦仑(efavirenz)。

(3)蛋白酶抑制剂(proteinase inhibitor，PI)：通过干扰 HIV 蛋白酶来阻止 HIV 在其生命周期后期的复制，导致体内 HIV 结构紊乱并且不易传播。现有药物有茚地那韦(indinavir)、利托那韦(ritonavir)、洛匹那韦/利托那韦(克力尧)[lopinavir/ritonavir(Kaletra)]。

表 2-3-8　　现有抗逆转录病毒药物

类别	药物名称	缩写	用法与用量	主要不良反应	药物间相互作用和注意事项
核苷类	Zidovudine 齐多夫定	AZT	成人:300 mg,q12h 新生儿/婴幼儿:2 mg/kg,q6h 儿童:160 mg/m² 体表面积,q8h	①骨髓抑制、严重的贫血或嗜中性粒细胞减少症 ②胃肠道不适:恶心、呕吐、腹泻等 ③CPK 和 ALT 升高;乳酸酸中毒和/或肝脂肪变性	不能与 d4T 合用
	Lamivudine 拉米夫定	3TC	成人:150 mg,q12h 或 300 mg,qd 新生儿:2 mg/kg,q12h 儿童:4 mg/kg,q12h	少,且较轻微。偶有头痛、恶心、腹泻等不适	
	Didanosine 去羟肌苷	ddI	片剂。成人:体重大于等于 60 kg 200 mg,q12h;体重小于 60 kg 125 mg,q12h 散剂。成人:体重大于等于 60 kg 250 mg,q12h;体重小于 60 kg 167 mg,q12h 新生儿/婴幼儿:50 mg/m² 体表面积,bid 儿童:120 mg/m² 体表面积,bid 空腹服用	①胰腺炎 ②外周神经炎 ③消化道不适,如恶心、呕吐、腹泻等 ④乳酸酸中毒和(或)肝脂肪变性	与 IDV、RTV 合用应间隔 2 小时 与 d4T 合用会使二者的不良反应叠加
	Stavudine 司坦夫定	d4T	成人:体重大于等于 60 kg 40 mg,q12h;体重小于 60 kg 30 mg,q12h 儿童:1 mg/kg,q12h;体重大于 30 kg按30 kg计算	①外周神经炎 ②胰腺炎 ③乳酸酸中毒和(或)肝脂肪变性	不能与 AZT 合用 与 ddI 合用会使二者的不良反应叠加

续表

类别	药物名称	缩写	用法与用量	主要不良反应	药物间相互作用和注意事项
核苷类	Abacavir 阿巴卡韦	ABC	成人:300 mg,q12h 新生儿/婴幼儿:不建议用本药 儿童:8 mg/kg,q12h,最大剂量300 mg,q12h	①高敏反应。一旦出现高敏反应,终身停用本药 ②恶心、呕吐、腹泻等	
	Combivir(AZT+3TC) 可比韦		成人:1片,q12h	见AZT与3TC	见AZT与3TC
	Trizivir(AZT+3TC+ABC) 三协唯		成人:1片,q12h	见AZT、3TC和ABC	见AZT、3TC和ABC
非核苷类	Nevirapine 奈韦拉平	NVP	成人:200 mg,q12h 新生儿/婴幼儿:5 mg/kg,q12h 儿童:小于8岁,4 mg/kg,q12h,大于8岁,7 mg/kg,q12h 注意:奈韦拉平有导入期,即在开始治疗的最初14天,需先从治疗量的一半开始(每日1次),如果无严重的不良反应才可以增加到足量(每日2次)	①皮疹。出现严重的或可致命性的皮疹,应终身停用本药 ②肝损害。出现重症肝炎或肝功能不全时,应终身停用本药	引起PI类药物血浓度下降;与IDV合用时,IDV剂量调整至1000 mg,q8h
	Efavirenz 依非韦仑	EFV	成人:600 mg,qd; 儿童:体重15~25 kg:200~300 mg,qd;体重25~40 kg:300~400 mg,qd;体重大于40 kg:600 mg,qd 睡前服用	①中枢神经系统毒性,如头晕、头痛、失眠、非正常思维等 ②皮疹 ③肝损害 ④高脂血症和高三酰甘油血症	与IDV合用时,IDV剂量调整到1000 mg,q8h 不建议与SQV合用

续表

类别	药物名称	缩写	用法与用量	主要不良反应	ARV 药物间相互作用和注意事项
蛋白酶抑制剂	Indinavir 茚地那韦	IDV	成人：800 mg，q8h 儿童：500 mg/m^2 体表面积，q8h 空腹服用	①肾结石 ②对血友病患者有可能加重出血倾向 ③腹泻、恶心、呕吐等 ④甲外翻、甲沟炎、脱发、溶血性贫血等 ⑤高胆红素血症 ⑥高脂血症、糖耐量异常、脂肪重新分布等 PI 类药物共性不良反应	与 NVP、EFV 合用时，剂量增至1000 mg，q8h 服药期间，每日均饮用 1.5～2 L水
	Ritonavir 利托那韦	RTV	成人：服药初至少用两周时间将服用量逐渐增加至600 mg，q12h。通常为：第一、二天，口服300 mg，q12h；第三至第五天，口服400 mg，q12h；第六至第十三天，口服500 mg，q12h	①恶心、呕吐、腹泻、头痛等 ②外周神经感觉异常 ③转氨酶和 γ-GT 升高 ④血脂异常 ⑤糖耐量降低，但极少出现糖尿病 ⑥应用时间较长时可出现脂肪的重新分布	由于 RTV 可引起较重的胃肠道不适，大多数患者无法耐受本药。故多作为其他 PI 类药物的激动剂，仅在极少的情况下单用
	Lopinavir/Ritonavir (Kaletra) 洛匹那韦/利托那韦(克力尧)	LPV/RTV	成人：3 粒，q12h(Kaletra 每粒含量：LPV 133.3 mg，RTV 33.3 mg) 儿童：体重 7～15 kg：LPV 12 mg/kg和 RTV 3 mg/kg，bid；体重 15～40 kg：LPV 10 mg/kg和 RTV 2.5 mg/kg，bid	主要为腹泻、恶心、血脂异常；也可出现头痛和转氨酶升高	与 ddI 合用时，ddI 应在本药服用前 1 小时或服用后 2 小时再口服

3. 推荐用药方案　高效抗逆转录病毒治疗(highly active antiretroviral therapy，HAART)俗称“鸡尾酒疗法”，是通过三种或三种以上的抗病毒药物联合使用来治疗艾滋病。该疗法的应用可以减少单一用药产生的抗药性，最大限度地抑制病毒的复制，使被破坏的机体免疫功能部分甚至全部恢复，从而延缓病程进展，延长患者生命，提高生活质量。该疗法把蛋白酶抑制剂与多种抗病毒的药物混合使用，从而使艾滋病得到有效的控制。AIDS 的推荐用药方案如表 2-3-9 所示。

表 2-3-9　AIDS 的推荐用药方案

	一线推荐方案	替代方案
成人及青少年	齐多夫定(或司坦夫定)＋拉米夫定＋依非韦伦(或奈韦拉平)	①齐多夫定(或司坦夫定)＋拉米夫定＋茚地那韦 ②去羟肌苷＋司坦夫定＋依非韦仑(或奈韦拉平) ③齐多夫定＋去羟肌苷＋依非韦仑(或奈韦拉平)
儿童	两种核苷类逆转录酶抑制剂＋一种非核苷类药物(奈韦拉平或者依非韦仑):两种核苷类逆转录酶抑制剂＋依非韦仑(用于 3 岁以上或能够吞服胶囊的儿童),两种核苷类逆转录酶抑制剂＋奈韦拉平(用于 3 岁以下或不能吞服胶囊的儿童)	两种核苷类逆转录酶抑制剂＋洛匹那韦/利托那韦
孕妇	齐多夫定(或司坦夫定)＋拉米夫定＋奈韦拉平	

(六)用药注意事项与患者教育

1. 抗病毒治疗期间,一定要按期服药,保证抗病毒治疗效果,并定期复查血象,若中性粒细胞低于 0.5×10^9/L,应在医生指导下慎重用药。

2. 齐多夫定的主要不良反应是骨髓抑制,造成血红细胞和白细胞数量降低。去羟肌苷、扎西他滨(zalcitabine)、司坦夫定会破坏末梢神经(外围神经炎),导致手部和足部麻痹及灼热。去羟肌苷还可能引起胰腺炎,扎西他滨可能导致口腔溃疡。使用阿巴卡韦治疗的患者大约 5%有皮肤过敏反应,伴随发烧、乏力、恶心、呕吐、腹泻和腹痛等,这些症状通常在治疗 6 周之内出现,并且一般会在停用后消失。如果对阿巴卡韦有过敏反应,则应该避免再次使用这种药物。

3. 所有非核苷类逆转录酶抑制剂的主要不良反应是皮疹,此外,服用依非韦仑的患者还会有噩梦、失眠、头晕和注意力不集中。怀孕最初 3 个月的女性不应服用依非韦仑,因为其对胎儿有影响。

4. 蛋白酶抑制剂最普遍的不良反应是恶心、腹泻和其他消化道反应。还可能会出现非正常的体内脂肪重新分布,如水牛背、腹部脂肪堆积等,不应因此而停止艾滋病的治疗。

5. 依非韦仑空腹、睡前服用较好;去羟肌苷建议餐前至少半小时或餐后 2 小时服用;茚地那韦餐前 1 小时或餐后 2 小时服用。要多饮水,每天排尿 1.5 L 以上。

复习思考题

1. 名词解释：(1)获得性免疫缺陷综合征(AIDS)；(2)人类免疫缺陷病毒(HIV)；(3)CD_4^+ T淋巴细胞；(4)核苷类逆转录酶抑制剂(NRTI)；(5)非核苷类逆转录酶抑制剂(NNRTI)；(6)蛋白酶抑制剂(PI)；(7)鸡尾酒疗法(HAART)。
2. 哪些途径可以感染艾滋病？
3. 艾滋病常见的机会性感染有哪些？
4. 艾滋病期的诊断标准是什么？
5. 艾滋病的治疗目的与原则是什么？
6. 何谓抗逆转录病毒治疗(ART)？
7. 成人及青少年开始抗逆转录病毒治疗的指征和时机是什么？
8. 非核苷类逆转录酶抑制剂的常见不良反应有哪些？
9. 依非韦仑、去羟肌苷、茚地那韦何时服用效果更好？

（山东省济南市中心医院　张　翔）

第四节　恶性肿瘤

内容提要

本节主要介绍常见恶性肿瘤的临床表现、诊疗原则、药物治疗、用药注意事项与患者教育。要求了解恶性肿瘤的常见病因与分类，熟悉恶性肿瘤的临床表现、诊断要点和相关检查指标，掌握常见恶性肿瘤的治疗原则，药物选择、应用与评估，常见药物不良反应的预防和治疗措施；并结合案例讨论，熟悉肿瘤患者的诊疗经过，掌握药物的作用特点、应用方法、注意事项，以及常用药物治疗方案的药学监护要点与患者教育。

一、恶性肿瘤防治的基本原则

恶性肿瘤(malignant neoplasm，malignant tumor)俗称癌症(cancer)，是严重影响人类健康的常见慢性病之一，目前临床上多采取综合治疗手段，包括手术、放疗、化疗等，以最大限度地改善治愈率，延长生存期，提高患者的生活质量。

(一)治疗方案选择

在我国，癌症的治疗主要参照国家卫生与计划生育委员会颁布的诊疗规范，以及美国国立综合癌症网络(National Comprehensive Cancer Network，NCCN)公布的治疗指南，根据患者身体功能状态评估(如 Karnofsky Performance Status,KPS 评分),制订不同治疗方案。

1. 对于身体状况 KPS 评分大于等于 70 分的恶性肿瘤患者,若其分期早,多以手术根治为主。

2. 对于中、晚期患者,多首选两种或以上抗肿瘤药物联合治疗,每两个周期后评价疗效,争取获得手术根治机会。

3. 对于已失去手术机会的患者,多选用全身化疗或放、化同步治疗,以期减轻症状,延长生存。

4. 对于体质较差的肿瘤患者,若无梗阻等肿瘤急症,多根据其疾病类型给予单药化疗或放疗或最佳支持治疗。

(二)化学预防

恶性肿瘤的预防与治疗同样重要。癌症的化学预防(chemoprevention)分为三级。

1. 初级预防　为病因预防,对已知的危险因素(如吸烟、酗酒、职业暴露等)采取相应措施加以控制和消除,例如为防止食管癌、胃癌的发生提倡减少盐腌、烟熏食品的摄入。

2. 二级预防　是早期发现、早期诊断和早期治疗。这是一条防患于开端的措施,即癌症的早期筛查并予以治疗。

3. 三级预防　为康复预防,癌症患者经各种方法治疗后进行身体康复,减少并发症,提高生活质量。如对晚期肿瘤患者施行镇痛和临终关怀。

二、常用抗肿瘤药物

(一)作用于 DNA 化学结构的药物

药物的作用靶点为细胞 DNA,抗肿瘤活性强,但对多种生长活跃的正常组织和重要器官也有明显的不良反应。主要包括烷化剂(alkylating agent)、铂类化合物(platinum compound)及多肽类抗生素(polypeptide antibiotic)等,为细胞周期非特异性药物(cell cycle nonspecific agent, CCNSA)。

1. 烷化剂　烷化剂在体内形成碳正离子或其他活泼的亲电性基团,进而与细胞生物大分子(如 DNA、RNA、酶等)中含有的电子基团(如氨基、巯基、羟基、羧基、磷酸基等)发生共价结合,使其丧失活性或使 DNA 分子发生断裂,导致肿瘤细胞死亡,属于细胞毒类药物(cytotoxic drug)。

(1)环磷酰胺(cyclophosphamide):体外无活性,进入体内后经肝 CYP450 酶水解,再转运到组织中形成磷酰胺氮芥而发挥作用。另具免疫抑制作用。环磷酰胺主要用于恶性淋巴瘤、淋巴细胞白血病、多发性骨髓瘤,对乳腺癌、睾丸肿瘤、卵巢癌、横纹肌肉瘤及骨肉瘤等也有效。用药期间应鼓励患者多饮水,以促进排泄。大剂量应用时应水化、利尿,同时给予尿路保护剂美司钠。可引起生殖毒性,如停经或精子缺乏,儿童或青少年患者应慎用。

(2)司莫司汀(semustine):可通过血-脑脊液屏障,常用于脑部肿瘤;也可用于治疗实体瘤,如与氟尿嘧啶合用治疗胃癌、直肠癌。单用时,100～200 mg/m^2,口服,每 6～8 周一次;也可 36 mg/m^2,口服,每周一次,6 周为一疗程。与其他药物合用时,75～150 mg/m^2,口服,每 6 周一次;或30 mg/m^2,口服,每周一次,连用 6 周。睡前服用可减轻消化道反应。

2. 铂类化合物　铂类化合物进入细胞后,分子中的氯被水解,形成活泼的带正电的水化分子,与 DNA 形成两点或两链的交叉连接,从而抑制 DNA 复制和转录,抑制细胞有丝分裂。抗癌谱较广,作用强而持久。

(1)顺铂(cisplatin):清除缓慢,5 日内从尿中排泄给药量的 27%～54%。80～120 mg/m^2应用时,需水化利尿。顺铂对多种肿瘤均有效;也常用于癌性胸水、腹水的治疗;与放疗合用,可增加放疗的敏感性。主要不良反应为消化道反应、肾毒性、听神经毒性及骨髓抑制,与剂量有关。总剂量超过300 mg/m^2时多见周围神经损伤,表现为上下肢麻木、运动失调、肌痛等。使用时应注意避光,以保证药物的稳定性。

(2)卡铂(carboplatin):属第二代铂类药物,作用机制与顺铂相同。但胃肠道反应、肾毒性较顺铂低。主要用于治疗肺癌、卵巢癌、睾丸肿瘤等。对其他铂制剂过敏者也可能对本药过敏。

(3)奥沙利铂(oxaliplatin):属第三代铂类衍生物。对人结(直)肠癌细胞株 HT29 及其他铂类耐药株具有显著的抑制作用。肾脏毒性、消化道反应明显较顺铂低,骨髓毒性较卡铂低,但外周神经毒性较明显。对结(直)肠癌、卵巢癌有较好疗效。神经毒性为剂量限制性毒性,具剂量相关性、蓄积性和可逆性特点,表现为感觉异常或肢端麻木,患者治疗期间应避免接触冷的物品。累积量超过800 mg/m^2时,部分患者可出现永久性感觉异常和功能障碍。

剂量限制性毒性(dose-limiting toxicity)是指化疗药物的剂量和疗效之间存在陡直的线性关系,即在一定范围内增加一倍的剂量可获得数倍的疗效。但大多数药物因为严重不良反应而限制了使用剂量,如神经毒性、心脏毒性、肺脏毒性、肝肾毒性以及更多的骨髓抑制等,成为限制继续增大药物剂量的主要原因。

3. 直接作用于 DNA 的抗肿瘤抗生素　此类抗生素直接嵌入 DNA 分子,改变 DNA 模板性质,阻止转录过程,抑制 DNA 及 RNA 合成。属细胞周期非特异性药物,但对 S 期细胞有更强的杀灭作用。

(1)丝裂霉素(mitomycin):在细胞内经还原酶活化后起作用。在肝脏代谢,经肾脏排泄。对多种实体瘤有效,如胃癌、结(直)肠癌、肺癌、胰腺癌等。主要不良反应为骨髓抑制、消化道反应。用药期间应给予强效止吐药物,并定期检查血象。

(2)博来霉素(bleomycin):口服无效。注射给药后,药物在皮肤及肺中浓度较高,经肾脏排泄,不能被透析清除。适用于治疗头颈部肿瘤、皮肤恶性肿瘤、肺癌、食道癌、恶性淋巴瘤等。用药后常出现发热,可给予解热药;对出现高热的患者再用药时应减少剂量,缩短给药时间,并在用药前后给予解热药。严重肺部疾患者禁用。用药期间若出现呼吸道症状,应立即停药,并进行相关检查;若确诊为间质性肺病,应终止用药,并给予糖皮质激素及适当抗生素等治疗。

(二)干扰核酸生物合成的药物

此类药物通过模拟正常代谢物质(如叶酸、嘌呤碱、嘧啶碱等)的化学结构,抑制核酸合成中的酶或作为伪底物嵌入核酸(DNA、RNA),从而干扰核酸,尤其是DNA的生物合成,阻止瘤细胞的分裂增殖。又称抗代谢药(antimetabolic agent),主要作用于S期,属细胞周期特异性药物(cell cycle specific agent, CCSA)。

1. 甲氨蝶呤(methotrexate) 甲氨蝶呤为叶酸还原酶抑制剂,几乎无组织刺激性,可口服、肌内、鞘内、动脉及静脉用药。大部分以药物原形经肾脏排泄(40%~90%)。对急性白血病、恶性滋养细胞肿瘤、骨肉瘤、乳腺癌、睾丸癌等多种肿瘤有效。用药期间应密切关注血象;大剂量用药时注意补液、碱化尿液及亚叶酸钙(leucovorin, LV)的应用。糖皮质激素可升高本药血药浓度而加重毒性反应,合用时应减少本药用量。

2. 氟尿嘧啶(5-fluorouracil) 氟尿嘧啶口服吸收不完全,主要经肝脏分解代谢。缓慢静脉滴注时,其分解代谢比快速注射明显,毒性降低,大部分分解为二氧化碳等经呼吸道排出体外。对多种肿瘤有效,如消化道肿瘤、乳腺癌、卵巢癌及皮肤癌等。用药期间不宜饮酒或同用阿司匹林类药物;与华法林合用时,凝血时间延长,需要调整华法林剂量。

3. 替加氟(tegafur) 替加氟在体内逐渐转变为氟尿嘧啶而起作用。其化疗指数为氟尿嘧啶的2倍,毒性仅为氟尿嘧啶的1/7~1/4。主要用于治疗消化道肿瘤,如胃癌、结肠癌、直肠癌等,也可用于治疗乳腺癌、肺癌、肝癌等。注射用替加氟遇冷时析出结晶,可待温热溶解后摇匀使用。餐后服用可减轻胃肠道反应。

4. 替吉奥(tegafur) 替吉奥是由替加氟、吉美嘧啶(gimeracil, CDHP)、奥替拉西钾(potassium oxonate)组成的复方制剂。吉美嘧啶能够抑制从替加氟释放出来的氟尿嘧啶的分解代谢,提高血浆中氟尿嘧啶的浓度,并延长有效药物浓度的维持时间;奥替拉西钾可减少氟尿嘧啶对消化道黏膜的损伤,减少胃肠道反应。主要用于不能切除的局部晚期或转移性胃癌。为避免骨髓抑制和急性重型肝炎等严重不良反应,化疗期间至少每2周检查一次血常规、肝肾功能。

5. 卡培他滨(capecitabine) 卡培他滨口服后经肠黏膜迅速吸收,经多步转化,最后在肿瘤组织中转化为氟尿嘧啶发挥作用。主要用于晚期乳腺癌、结(直)肠癌,可作为蒽环类和紫杉类治疗失败后乳腺癌的解救治疗,也可作为结(直)肠癌的辅助治疗。主要不良反应为手足综合征,若发生2度以上手足综合征须停药,待症状缓解后再应用,且剂量应降低。

6. 培美曲塞(pemetrexed) 培美曲塞为多靶点抗叶酸代谢药,主要经尿路以原药形式排出体外。适用于恶性胸膜间皮瘤、非小细胞肺腺癌的治疗。与顺铂联合应用时,本品给药结束30分钟后再给予顺铂。与非甾体类抗炎药同时应用时,一定要密切监测毒性反应,特别是骨髓抑制、肾脏及胃肠道毒性。

7. 阿糖胞苷(cytarabine) 阿糖胞苷静脉滴注后约有中等量的药物透过血-脑脊液屏障,且脑脊液中药物代谢缓慢。可经静脉、皮下、肌内或鞘内注射,主要经肾脏排泄。用于治疗急性白血病,鞘内应用可预防或治疗脑膜白血病,对多数实体瘤无效。使用本药时,应适当增加患者的液体摄入量,使尿液保持碱性,必要时可合用别嘌醇(allopurinol),以防止血尿酸增高及尿酸性肾病。

8. 吉西他滨(gemcitabine) 吉西他滨作用机制同阿糖胞苷,但抗瘤谱不同于阿糖胞苷,对多种实体瘤有效,具有自我增效作用。主要用于局部晚期或已转移的非小细胞肺癌、胰腺癌,对卵巢癌、乳腺癌、膀胱癌等也有效。骨髓抑制为剂量限制性毒性,主要表现为中性粒细胞、血小板减少,用药期间应定期检查血象。用药后 20%以上患者可出现发热、皮疹、流感样症状,多不严重,无须停药。

(三)干扰转录过程和阻止 RNA 合成的药物

本类药物能嵌入 DNA 碱基对之间,阻止转录过程,抑制 DNA 及 RNA 的合成,从而妨碍蛋白质合成,抑制肿瘤细胞增殖。属细胞周期非特异性药物,但对 G_1 期细胞作用较强,且可阻止 G_1 期向 S 期的转变。

1. 多柔比星(doxorubicin) 多柔比星不能透过血-脑脊液屏障,主要在肝脏代谢,经胆道排泄。适用于治疗多种恶性肿瘤,如急性白血病、恶性淋巴瘤、乳腺癌、肺癌、卵巢癌、软组织肉瘤、骨肉瘤等。①具有剂量累积性心脏毒性,累积总量不宜超过450 mg/m^2 体表面积。患者用药前需全面检查心脏功能,监测心电图,有条件者可加做超声心动图等检查。慎用于有心脏病、高血压、高龄和接受过心脏介入治疗的患者。与曲妥珠单抗合用时,将增加心功能不全的发生率和严重性,故二者不宜联合应用。②可致严重骨髓抑制。患者用药期间应定期检查血象,出现异常及时给予对症治疗。③药物局部刺激性强,外渗可导致组织坏死,故必须确定静脉通畅后才能给药;一旦外渗应立即停止注射,并采用积极的解救措施。

2. 表柔比星(epirubicin) 表柔比星作用机制及适应证与多柔比星相似,但在体内清除较多柔比星快,故毒性低。累积总量不宜超过900 mg/m^2 体表面积。与柔红霉素和多柔比星有交叉耐药性。

3. 柔红霉素(daunorubicin) 柔红霉素作用机制似多柔比星,但抗瘤谱远窄于多柔比星,对实体瘤疗效较多柔比星低。主要用于治疗各种类型的急性白血病、慢性粒细胞白血病及恶性淋巴瘤。累积剂量不应超过25 mg/kg。

(四)拓扑异构酶抑制药

拓扑异构酶的作用是打开 DNA 超螺旋,参与 DNA 复制、重组、修复和转录过程。DNA 拓扑异构酶抑制剂(DNA topoisomerase inhibitor)可导致 DNA 链断裂,使肿瘤细胞死亡。本类药物具有较宽的抗瘤谱,主要抑制 S 期细胞。

1. 羟喜树碱(hydroxycamptothecine) 羟喜树碱为拓扑异构酶Ⅰ抑制剂。主要用于治疗肝癌、结(直)肠癌、胃癌、头颈部癌等。常见不良反应为骨髓抑制,用药期间应严格检查血象。只能用生理盐水稀释,不能用葡萄糖液或其他酸性溶液稀释,否则会出现沉淀。

2. 伊立替康(irinotecan) 伊立替康为拓扑异构酶Ⅰ抑制剂,另外还具有抑制乙酰胆碱酯酶的作用。适用于治疗成人转移性结(直)肠癌,也可用于胃癌、胰腺癌、肺癌等。剂量限制性毒性为中性粒细胞减少及迟发性腹泻。可导致急性胆碱能综合征(acute cholinergic syndrome),应使用阿托品治疗。

3. 拓扑替康(topotecan) 拓扑替康为拓扑异构酶Ⅰ抑制剂。适用于小细胞肺癌、经一线化疗失败的转移性晚期卵巢癌。主要不良反应为骨髓抑制,治疗期间应密切监测血象。

4. 依托泊苷(etoposide) 依托泊苷为拓扑异构酶Ⅱ抑制剂。给药总量的44%～60%由肾排泄(其中67%以原形排泄)。主要用于治疗小细胞肺癌、恶性淋巴瘤、恶性生殖细胞肿瘤,也可用于治疗急性非淋巴细胞白血病、消化道恶性肿瘤等。在5%葡萄糖液中不稳定,可形成微细沉淀;宜用0.9%氯化钠液稀释,浓度不超过0.25 mg/mL,30分钟以上静脉滴注。

(五)作用于微管蛋白的药物

微管是细胞骨架的主要组成部分,在维持细胞形态、细胞分裂、信号转导等过程中起着重要作用。作用于微管的抗癌药物通过抑制微管蛋白的聚合,或者促进微管蛋白聚合抑制微管解聚,从而干扰微管蛋白合成,阻止细胞的有丝分裂,抑制肿瘤增殖。主要作用于M期,属细胞周期特异性药物。

1. 长春新碱(vincristine) 长春新碱主要作用于有丝分裂M期,干扰微管蛋白合成。神经细胞内药物浓度较高,主要在肝脏代谢,经胆汁排泄,存在肠肝循环。主要用于治疗急性及慢性白血病、恶性淋巴瘤、肾母细胞瘤、睾丸肿瘤等。骨髓抑制较轻。神经毒性为剂量限制性毒性,持续时间久,发生率与单剂量及总剂量有关,表现为四肢麻木、腱反射迟钝或消失、麻痹性肠梗阻等。

2. 长春瑞滨(vinorelbine) 长春瑞滨除作用于有丝分裂的微管外,也作用于神经轴突微管,而致神经毒性。大部分代谢物通过胆道由粪便排出。主要用于治疗非小细胞肺癌、转移性乳腺癌、晚期卵巢癌等。①骨髓抑制为剂量限制性毒性,用药期间应定期监测血象。②具有神经毒性,约25%的患者出现腱反射降低,个别患者有肠麻痹。③静脉刺激性强,应避免药液漏出血管外,否则可引起严重反应,甚至出现组织坏死。

3. 紫杉醇(paclitaxel) 紫杉醇可促进微管聚合,抑制其解聚。主要在肝脏代谢,经胆汁随粪便排泄。抗瘤谱广,主要用于治疗卵巢癌、乳腺癌和非小细胞肺癌,对头颈部癌、食管癌、胃癌、膀胱癌、恶性淋巴瘤等有一定疗效。①过敏反应发生率高。②骨髓抑制是其主要剂量限制性毒性,常见中性粒细胞减少,患者用药期间应定期监测血象。③半数以上患者可出现神经毒性,表现为四肢麻木、关节及肌肉疼痛,与所用剂量相关,一般在几日内可恢复。

4. 多西他赛(docetaxel) 多西他赛作用机制与紫杉醇相似,但抗瘤谱较紫杉醇广,对放疗有增敏作用。适用于乳腺癌、非小细胞肺癌的治疗,也可用于头颈部癌、小细胞肺癌、胃癌、卵巢癌等。中性粒细胞减少为剂量限制性毒性,患者用药期间应定期监测血象。

(六)其他细胞毒类药

1. 门冬酰胺酶(asparaginase) 门冬酰胺酶的个体间血浆半衰期差异较大。单用本药时疾病缓解期较短,且易产生耐药性。适用于急性淋巴细胞白血病、急性粒细胞白血病、急性单核细胞白血病、慢性淋巴细胞白血病、恶性淋巴瘤、黑色素瘤等。根据不同病种、不同治疗方案，其用量有较大差异。如急性淋巴细胞白血病诱导缓解：500 U/m^2或1000 U/m^2，最高可达2000 U/m^2，静脉注射或静脉滴注，每天1次，10～20日为一疗程。①骨髓抑制轻，成人不良反应较儿童多见。②患者须住院治疗，首次使用或曾用过本品但停药1周及以上者，在注射本品前须做皮试，皮试阴性者才能用药，但皮试阴性者也可能发生过敏反应，因此用药前须备有抗过敏反应的药物。③用药时应大量补充液体，碱化尿液，调整抗痛风药剂量，以预防高尿酸血症和尿酸性肾病的发生。

2. 替莫唑胺(temozolomide)　替莫唑胺在体内迅速转化为活性产物3-甲基-(三嗪-1-)咪唑-4-甲酰胺(MTIC)。通过甲基化加成物的错配修复，发挥细胞毒作用。用于治疗新诊断的多形性胶质母细胞瘤，开始先与放疗联合，随后作为辅助治疗；也用于常规治疗后复发或进展的多形性胶质母细胞瘤或间变性星形细胞瘤的治疗。接受放疗期间，75 mg/(m^2·d)，口服，共42天。同步放化疗期结束后4周，进行6个周期的单药辅助治疗。起始剂量：150 mg/(m^2·d)，口服，共5天，然后停药23天。从第2周期开始，根据前一周期不良反应，剂量可增至200 mg/(m^2·d)，或减至100 mg/(m^2·d)。①应空腹(进餐前至少1小时)服用，一杯水整粒吞服，不能打开或咀嚼。②用药前后可使用止吐药，如果服药后出现呕吐，当天不能服用第2剂。③骨髓抑制为剂量限制性毒性，一般在开始几个周期的第21～28日，通常在1～2周内迅速恢复。

3. 高三尖杉酯碱(homoharringtonine)　高三尖杉酯碱静脉滴注后骨髓内浓度最高，且骨髓中药物浓度下降较慢，主要在肝脏代谢，经肾脏排泄。适用于急性非淋巴细胞白血病，对骨髓增生异常综合征(myelodysplastic syndromes, MDS)、慢性粒细胞白血病、真性红细胞增多症及恶性淋巴瘤等也有一定疗效。对有心律失常等器质性心血管病，及肝肾功能不全的患者应适当减少剂量。若引起心房扑动时应立即停药。

(七)调节体内激素平衡的药物

乳腺癌、前列腺癌、宫颈癌、卵巢肿瘤、睾丸癌和甲状腺癌等肿瘤细胞的生长都与相应激素有关。因此，应用激素或其拮抗剂调节体内激素水平，可抑制这些肿瘤生长，而且无骨髓抑制等不良反应。

1. 抗雌激素药

(1)他莫昔芬(tamoxifen)：为雌激素的部分激动剂。口服后吸收迅速，半衰期长。在肝脏代谢，大部分以结合物形式由粪便排出。用于雌激素受体或孕激素受体阳性的转移性乳腺癌或乳腺癌术后的辅助治疗，也可用于治疗卵巢癌、子宫内膜癌及子宫内膜异位症等。10～20 mg，口服，每天2次，目前建议用药5～10年或出现疾病进展后停药，对于使用他莫昔芬过程中绝经的患者可以换用芳香化酶抑制剂。可致患者出现面部潮红、潮热、体质量增加，以及增加血栓栓塞的危险。治疗期间应定期检查血象、血钙水平。大剂量长期服用者应定期做眼科检查及妇科超声检查。本药可增强华法林的作用，故联合应用时应密切监测患者凝血功能。

(2)来曲唑(letrozole)：经胃肠道吸收迅速、完全，不受食物影响。在肝脏经CYP 2A6和3A4缓慢代谢，65%以上的代谢物及5%原形药经肾排出，消除半衰期为2日。主要用于治疗自然绝经或人工诱导绝经后、雌激素受体阳性和(或)孕激素受体阳性，或受体状况不明的乳腺癌。2.5 mg，口服，每天1次，目前建议用药5年或出现疾病进展后停药。老年患者不必调整剂量。

(3)阿那曲唑(anastrozole)：口服吸收迅速，在肝脏代谢，其代谢产物主要经尿排出。适用于绝经后早期乳腺癌的辅助治疗及绝经后其他抗雌激素疗法不能控制的晚期乳腺癌。1 mg，口服，每天1次，目前建议用药5年或出现疾病进展后停药。轻、中度肾功能不全者及轻度肝功能不全者均不必调整剂量。

(4)依西美坦(exemestane)：口服后吸收迅速，主要经肝脏代谢，经尿液和粪便排泄。适用于雌激素受体阳性的绝经后乳腺癌。25 mg，口服，每天1次，饭后服用，目前建议用药5年或出现疾病进展后停药。轻度肝、肾功能不全者不必调整剂量。

(5)氟维司群(fulvestrant)：主要机制为结合、阻断并下调雌激素受体。用于抗雌激素治疗后无效、病情进展或激素受体呈阳性的绝经后妇女转移性晚期乳腺癌的治疗。250 mg，肌注，每月1次。轻度肝、肾功能受损者可不调整剂量，对肝功能中重度受损及肾功能严重受损者尚未进行评价。不能用于出血性体质、血小板减少或进行抗凝治疗的患者。

2. 孕激素　孕激素有甲羟孕酮(medroxyprogesterone)和甲地孕酮(megestrol)，主要适用于乳腺癌、子宫内膜癌、前列腺癌，也可用于改善晚期肿瘤患者的恶病质。主要不良反应为可引起乳房痛、溢乳、阴道出血、闭经、宫颈分泌异常等，可致类库欣综合征(cushingoid syndrome)、体质量增加和雄激素样作用，偶致黄疸。血栓栓塞性疾病、严重肝功能不全和因骨转移产生高钙血症的患者禁用。正在接受治疗的糖尿病及高血压患者不宜长期使用。

3. 抗雄激素药　氟他胺(flutamide)口服后吸收迅速、完全，不能被透析清除。用于治疗晚期前列腺癌，250 mg，口服，每天3次，饭后服用。须定期监测肝功能，如患者黄疸加重或氨基转移酶高于正常值2～3倍，应停用。

4. 促黄体生成素释放激素类似物　戈舍瑞林(goserelin)主要作用于垂体-性腺轴，通过负反馈机制抑制垂体促黄体生成素的合成。第一次注射后21日血清睾酮(testosterone)或雌二醇(estradiol)水平明显下降。适用于绝经前乳腺癌，且雌激素受体阳性者；也可用于前列腺癌等。3.6 mg，腹壁皮下注射，每28日一次；或10.8 mg植入剂，每12周一次。治疗初期，乳腺癌患者可出现症状加剧，应给予对症处理。

(八)靶向抗肿瘤药

随着对肿瘤发病机制在细胞受体及增殖调控分子水平上的认识，开始了针对细胞受体、关键基因和调控分子为靶点的治疗，称之为“分子靶向治疗”(molecular targeted therapy)。靶向抗肿瘤药物不是将杀伤肿瘤细胞作为目标，而是将肿瘤细胞膜上或细胞内特异性表达或高表达的分子为作用靶点，不仅能更加特异地阻断肿瘤细胞生长、转移，或诱导其凋亡(apoptosis)，而且还降低了对正常细胞的杀伤作用，从而提高疗效，减少不良反应。靶向药物(targeted medicine)是目前先进的用于治疗癌症的药物。

1. 抗肿瘤抗体类药物　此类药是以抗体工程技术制备的药物，特异性高，性质均一，可针对特定靶点制备，应用于肿瘤治疗的前景备受关注。利妥昔单抗(rituximab)是1997

年第一个获美国食品药品管理局批准上市的抗肿瘤抗体药物。近年来，先后批准了多个抗体药物用于治疗肿瘤，目前，尚有为数众多的治疗肿瘤的抗体药物正在进行临床前与临床研究。

(1)利妥昔单抗：与CD20表达阳性的B细胞表面抗原特异性结合，破坏肿瘤细胞。主要用于复发或耐药的滤泡性中央型淋巴瘤的治疗以及先前未经治疗的CD20阳性Ⅲ～Ⅳ期滤泡性淋巴瘤，应与标准CVP方案(环磷酰胺、长春新碱和泼尼松)8个周期联合治疗；与标准CHOP方案(环磷酰胺、多柔比星、长春新碱、泼尼松)联合治疗CD20阳性弥漫大B细胞非霍奇金淋巴瘤(DLBCL)。须稀释后静脉滴注，375 mg/m^2，每周1次，共4次；也可与其他抗肿瘤药联合，每3周给药一次。用0.9%氯化钠液稀释为1 mg/mL，通过专用输液管给药。初次滴注，起始滴注速度50 mg/h；60分钟后，可每30分钟增加50 mg/h，直至最大速度400 mg/h。以后用药，起始滴注速度可为100 mg/h，每30分钟增加100 mg/h，直至最大速度400 mg/h。①滴注利妥昔单抗期间可能出现一过性低血压，故滴注前12小时以及滴注期间应停用降压药物。②发热、过敏反应主要发生于首次滴注后120分钟内，因此用药前30～60分钟宜给予解热镇痛药和抗组胺药。③如果所使用的方案不包括糖皮质激素，还应该预先使用糖皮质激素。

(2)曲妥珠单抗(trastuzumab)：进入人体后能选择性与由细胞核内人类表皮生长因子受体2(epithelial growth factor receptor 2, Her-2)基因调控的p185糖蛋白结合，本身具有抗肿瘤作用，还可以提高肿瘤细胞对化疗的敏感性，从而提高疗效。主要用于治疗Her-2过度表达的乳腺癌；也可与卡培他滨或氟尿嘧啶和顺铂联合，用于Her-2过度表达的晚期胃腺癌及胃食管交界腺癌。不能用5%葡萄糖液配制，因其可使药物凝固。

(3)西妥昔单抗(cetuximab)：与表达于正常细胞和多种癌细胞表面的表皮生长因子受体(epithelial growth factor receptor, EGFR)特异性结合，阻断细胞内信号转导途径，诱导癌细胞凋亡。与伊立替康联用治疗表达EGFR(KRAS为野生型)、经伊立替康治疗失败的转移性结(直)肠癌。最大滴注速率不得超过5 mL/min。①常可引起不同程度的皮肤毒性反应，患者用药期间应注意避光；轻至中度皮肤毒性反应无须调整剂量，发生重度皮肤毒性反应者，应酌情减量。②发生轻至中度输液反应时，可减慢输液速度或服用抗组胺药物。若发生严重的输液反应需立即停止输液，静脉注射肾上腺素、糖皮质激素、抗组胺药物并给予支气管扩张剂及输氧等治疗，应禁止再次使用本药。

(4)贝伐珠单抗(bevacizumab)：通过抑制人类血管内皮生长因子(vascular endothelial growth factor, VEGF)的生物学活性而起作用。与氟尿嘧啶、亚叶酸钙联合或与氟尿嘧啶、亚叶酸钙、伊立替康(IFL方案)联合，用于治疗转移性结(直)肠癌；与多种化疗方案联合对晚期非鳞状非小细胞肺癌也有较好疗效。第一次滴注时间应超过90分钟；如耐受性好，第二次输注可为60分钟以上；若也耐受良好，以后的输注可控制在30分钟以上。最严重的不良反应有：胃肠穿孔、伤口开裂综合征、出血、高血压危象、肾病综合征、充血性心力衰竭。患者用药期间应注意监测，出现上述不良反应应给予对症治疗，若症状严重应停药。例如治疗前及治疗中监测尿蛋白，出现4级蛋白尿(肾病综合征)时应停用；一旦出现胃肠道穿孔应永久停用。贝伐珠单抗不应使用葡萄糖液配制或与葡萄糖液混合。

2. 抑制信号转导的药物　信号转导(signal transduction)对细胞生长、分化及各种功能的协调是必需的，影响信号转导通路的任一环节都可抑制细胞的生长或促进凋亡。近年来已有几种类似作用的新型抗肿瘤药物在临床应用，并且取得了重要成果。

（1）吉非替尼（gefitinib）：直接作用于 EGFR 的细胞内 ATP 结合位点而抑制酪氨酸激酶活性，阻断信号传导，抑制肿瘤细胞增殖。在肝内代谢，经粪便排泄。主要用于 EGFR 敏感位点突变的晚期性非小细胞肺癌。250 mg，口服，每天 1 次，空腹或与食物同服。主要不良反应为皮疹、腹泻，多轻微、可逆，偶尔可发生急性间质性肺病。患者用药期间若气短、咳嗽和发热等呼吸道症状加重，应中断治疗，及时查明原因；当证实有间质性肺病时，应停药并进行相应治疗。与华法林合用可增加出血危险。

（2）厄洛替尼（erlotinib）：作用机制同吉非替尼。用于 EGFR 敏感位点突变的晚期非小细胞肺癌的一线治疗以及晚期非小细胞肺癌的二线治疗，以及与吉西他滨联合作为晚期胰腺癌的一线治疗。150 mg，口服，每天 1 次，进食前 1 小时或进食后 2 小时服用。

（3）克唑替尼（crizotinib）：为口服的小分子 ATP 竞争性的间变性淋巴瘤激酶（anaplastic lymphoma kinase，ALK）抑制剂，它可以抑制 C-Met 激酶，破坏 C-Met 的信号转导通路，进而抑制 ALK 融合基因，达到抑制肿瘤细胞生长的效果。用于治疗 ALK 阳性局部晚期或转移性非小细胞肺癌，250 mg，口服，每天 2 次。不良反应较轻，主要为恶心、腹泻、呕吐和视觉障碍。

（4）伊马替尼（imatinib）：可强烈抑制 ABL 酪氨酸激酶的活性，特异性抑制 ABL 的表达和 BCR-ABL 细胞的增殖。用于治疗各期慢性粒细胞白血病（chronic myelocytic leukemia，CML），也用于治疗 CD117 阳性的胃肠道间质瘤（gastrointestinal stromal tumors，GIST）。口服，用于 CML 患者：慢性期400 mg/d，急变期和加速期600 mg/d，若有效，应持续服用；不能切除和（或）转移的恶性 GIST：400 mg/d，治疗后如未获得满意效果，且无不良反应，可增加剂量至600 mg/d。治疗剂量应依据出现的不良反应调整。治疗前应检查肝功能，以后可每月复查一次；治疗的第 1 个月宜每周检查血象，第 2 个月每 2 周检查一次；此外，建议定期监测体质量。可与华法林竞争性抑制 CYP 2C9 和 3A4，使出血的风险增加。

（5）舒尼替尼（sunitinib）：能抑制多个受体酪氨酸激酶（receptor tyrosine kinase，RTK）。主要用于伊马替尼治疗失败或不能耐受的胃肠道间质瘤以及不能手术的晚期肾细胞癌。50 mg，口服，每天 1 次，服药 4 周，停药 2 周。潜在严重不良反应包括左心室功能障碍、QT 间期延长、出血、高血压等，若出现充血性心力衰竭的临床表现应停药，无充血性心力衰竭临床证据但射血分数低于 50%以及射血分数低于基线 20%的患者也应停药或减量。应根据药物在个体中的安全性和耐受情况，以12.5 mg为梯度单位增加或减少剂量。

（6）索拉非尼（sorafenib）：多种激酶抑制剂，既有抗血管生成作用，又能直接抑制肿瘤细胞的增殖，用于治疗不能手术的晚期肾细胞癌以及无法手术或远处转移的原发肝细胞癌。400 mg，口服，每天 2 次，空腹或伴低脂、中脂饮食服用，直至患者不能临床获益或出现不可耐受的毒性反应。常见不良反应有腹泻、皮疹、脱发和手足皮肤反应，若症状较重，可给予暂停或减少用药剂量。服用索拉非尼的患者高血压的发病率增加，多为轻到中度，开始服药的早期阶段即可出现，用常规的降压药物可控制。

3. 重组人血管内皮抑素(rh-endostatin) 特异性抑制毛细血管内皮细胞、主动脉内皮细胞的增殖,与化疗药联合用于治疗不能手术的非小细胞肺癌。7.5 mg/m^2,静脉滴注3~4 小时,第 1~14 天,每 3 周重复。个别患者可能出现一过性心律失常或心前区不适。与 NP 方案(长春瑞滨+顺铂)联合治疗非小细胞肺癌具有协同作用,且不增加 NP 的不良反应。

(九)免疫增强药

免疫增强药(immunopotentiating drug)又称免疫调节药(immunomodulating drug),可使过高或过低的免疫功能调节到正常水平,临床主要用其免疫增强作用,治疗免疫缺陷疾病、慢性感染和作为肿瘤的辅助治疗。

1. 香菇多糖(lentinan) 香菇多糖通过激活宿主的杀伤 T 细胞、巨噬细胞、自然杀伤细胞(natural killer cell, NK)和抗体依赖性巨噬细胞的细胞毒作用(antibody dependent macrophage cytotoxicity, ADMC),以发挥协同抗肿瘤及抗病毒作用。用于恶性肿瘤的辅助治疗,也可用于治疗乙型病毒性肝炎等。

2. 胸腺肽 α_1(thymosin alpha-1) 胸腺肽 α_1 能激活免疫功能,可用于恶性肿瘤的辅助治疗。与 α 干扰素联合,可提高免疫应答。用药期间,慢性肝炎患者应每月复查肝功能。

3. 干扰素 α-2a(interferon α-2a) 干扰素 α-2a 可抑制病毒蛋白质的合成和病毒核酸密码的转录,并分解病毒的 RNA;也具调节免疫及抗肿瘤细胞增殖的作用。用于治疗:①某些病毒性疾病,如乙型肝炎、尖锐湿疣等;②肿瘤性疾病,如毛细胞白血病、慢性粒细胞白血病、多发性骨髓瘤等。大约 1/5 的患者可出现短暂低血压、高血压、水肿、心律失常、心悸和胸痛等,用药期间应注意监测,若症状严重应停药。用药后可出现流感样综合征,多在 24 小时内自然消退。首次用药出现发热的患者,再次给药时可预防性给予解热镇痛药如吲哚美辛栓(indometacin suppositories)。大剂量给药时,最好监护血压及心脏功能。如不适症状严重应减量或停药,也可间断给药。本药可降低茶碱(theophyline)的清除率,导致茶碱中毒(如恶心、呕吐、癫痫发作等)。

4. 干扰素 α-2b(interferon α-2b) 干扰素 α-2b 作用机制及适应证同干扰素 α-2a。使用本药喷雾剂期间,如患处有溃疡或继发细菌感染,可配合使用抗菌药物。

5. 干扰素 γ(interferon γ) 干扰素 γ 对淋巴细胞具有双向调节功能,且具有抗肿瘤细胞增殖的作用。凡过敏体质,特别是有抗生素过敏史者,使用本药前应先做皮肤试验(皮内注射本药 5000 U),阴性者方可使用。在使用中如发生过敏反应,应立即停药,并给予相应治疗。

6. 白介素-2(interleukin-2, IL-2) IL-2 能显著增强 T 细胞、巨噬细胞、NK 细胞的免疫功能,诱导杀伤细胞、淋巴因子激活的杀伤(lympholine-activated killer, LAK)细胞和激活肿瘤浸润性淋巴细胞(tumor-infiltrating lymphocyte, TIL),具有显著的免疫增强及抗肿瘤作用。主要用于治疗肾细胞癌、恶性黑色素瘤,控制癌性胸、腹水及其他肿瘤等。使用本品应从小剂量开始,逐渐增大剂量,低剂量、长疗程可降低毒性,并且可维持抗肿瘤活性。使用较大剂量时,可引起毛细血管渗漏综合征,表现为低血压、末梢水肿、暂时性肾功能不全等。为避免或减轻药物导致的寒战和发热,可于IL-2应用前1小时肌内注射异丙嗪(promethazine)25 mg或口服对乙酰氨基酚(acetaminophen)0.5 g。

7. 乌苯美司(ubenimex) 乌苯美司可增强免疫功能,作为癌症化疗、放疗的辅助治疗,用于白血病、多发性骨髓瘤、骨髓增生异常综合征及造血干细胞移植后,也可用于老年性免疫功能缺陷等。10 mg,口服,每天3次;或30 mg,每天1次,于早晨空腹口服。也可每周服用2～3次,10个月为一疗程。一日总量不宜超过200 mg,以避免T细胞减少。偶有皮疹、瘙痒、头痛、面部水肿、恶心、呕吐、腹泻、软便。

三、恶性肿瘤治疗效果评价方法

恶性肿瘤的治疗效果有多种评价方法,主要包括:①实体瘤的疗效评价标准(response evaluation criteria in solid tumors, RECIST),即RECIST疗效评价标准。②世界卫生组织确定的实体瘤疗效评价标准。③人体功能状况Karnofsky评估(即KPS评分)及美国东部肿瘤协作组(eastern cooperative oncology group, ECOG)PS评估(即Zubrod评分)。④生存指标评价等。⑤肿瘤标志物监测,作为治疗效果评价的参考。治疗前(包括手术前、放或化疗前、分子靶向治疗前)需要进行首次检测,选择对患者敏感的2～3种肿瘤标志物作为治疗后疗效观察的指标。仅有血清标志物升高而没有影像学进展的依据时,不要改变原有的治疗策略。

肿瘤标志物(tumor marker)又称肿瘤标记物,是指特征性存在于恶性肿瘤细胞,或由恶性肿瘤细胞异常产生的物质,或是宿主对肿瘤的刺激反应而产生的物质,并能反映肿瘤发生、发展,监测肿瘤对治疗反应的一类物质。肿瘤标志物存在于肿瘤患者的组织、体液和排泄物中,能够用免疫学、生物学及化学的方法检测到。

(一)实体瘤疗效评价标准(RECIST 1.1)

1. 肿瘤病灶的测量 肿瘤病灶基线分为:①可测量病灶(至少有一个可测量病灶):用常规技术,病灶直径长度大于等于20 mm或螺旋CT大于等于10 mm的可以精确测量的病灶。②不可测量病灶:所有其他病变(包括小病灶即常规技术长径小于20 mm或螺旋CT小于10 mm)包括骨病灶、脑膜病变、腹水、胸水、心包积液、炎症乳腺癌、皮肤或肺的癌性淋巴管炎、影像学不能确诊和随诊的腹部肿块和囊性病灶。③基线和随诊应用同样的技术和方法评估病灶。

目标病灶:应代表所有累及的器官,每个脏器最多选择2个可测量的病灶,全身病灶数最多5个,作为目标病灶在基线状态评价时测量并记录。目标病灶应根据可测量病灶最大径和可准确重复测量性来选择。所有目标病灶的长度总和称为基线状态的最大径之和。非目标病灶:所有其他病灶(或病变部位)作为非目标病灶并在基线状态时记录,不需测量的病灶在随诊期间要注意其存在或消失。

2. 肿瘤缓解的评价 要确立基线的全部肿瘤负荷,对此在其后的测量中进行比较,可测量的目标病灶至少有一个,如是有限的弧立的病灶需组织病理学证实。缓解的标准:

(1)目标病灶的评价:①完全缓解(complete remission, CR):所有目标病灶消失。

②部分缓解(partial remission, PR):基线病灶长径总和缩小30%及以上。③进展(progressive disease, PD):基线病灶长径总和增加20%及以上或出现新病灶。④稳定(stable disease, SD):基线病灶长径总和有缩小但未达PR,或有增加但未达PD。

(2)非目标病灶的评价:①CR:所有非目标病灶消失和肿瘤标志物水平正常。②SD:一个或多个非目标病灶和(或)肿瘤标志物高于正常持续存在。③PD:出现一个或多个新病灶和(或)存在非目标病灶进展。

3. 总的疗效评价

(1)最佳缓解评估:指治疗开始后最小的测量记录直到疾病进展/复发(最小测量记录作为进展的参考);虽然没有PD证据,但因全身情况恶化而停止治疗者应为"症状恶化",并在停止治疗后详细记录肿瘤客观进展情况。要明确早期进展、早期死亡及不能评价的患者。在某些情况下,很难辨别残存肿瘤病灶和正常组织,评价CR时,在4周后确认前,应使用细针穿刺或活检检查残存病灶。

(2)肿瘤重新评价的频率:肿瘤重新评价的频率决定于治疗方案,实际上治疗的获益时间是不清楚的,每2周期(6~8周)的重新评价是合理的,在特殊的情况下应调整为更短或更长的时间。治疗结束后,需重新评价肿瘤决定于临床试验的终点(end points),是缓解率还是到出现事件时间(time to event, TTE),即到进展时间(time to progression, TTP)/死亡时间(time to death, TTD),如为TTP/TTD,需要常规重复的评估,二次评估间隔时间没有严格的规定。

(3)确认:客观疗效确认的目的是避免相对危险度(RR)的偏高,CR、PR肿瘤测量的变化必须反复判断证实,必须在首次评价至少4周后复核确认,由试验方案决定的更长时间的确认同样也是合适的。SD患者在治疗后最少间隔6~8周,病灶测量至少有一次SD。对于以无进展生存(progression-free survival, PFS)和总生存(overall survival, OS)为终点的临床研究并不需要反复确证肿瘤大小的变化。

(4)缓解期:从首次测量CR或PR时直到首次疾病复发或进展时。

(5)稳定期:从治疗开始到疾病进展的时间,SD期与临床的相关性因不同的肿瘤类型、不同的分化程度而变化。

缓解期、稳定期以及PFS受基线评价后随诊频率的影响,由于受到疾病的类型、分期、治疗周期及临床实践等多种因素的影响,至今尚不能确定基本的随诊频率,这在一定程度上影响了试验终点的准确度。

4. 结果报告　所有患者包括偏离了治疗方案或不合格的患者必须判断对治疗的疗效(intend to treatment, ITT),每个患者都必须按如下分类:CR、PR、SD、PD、死于肿瘤、死于毒性、死于其他肿瘤、不明(没有足够的资料评估)。所有符合标准合格的患者都应包括在RR的分析中,所有PD和死亡都应考虑为治疗失败。结论是基于符合标准的患者,其后的进一步分析可在患者的不同亚群中,并提供95%的可信限间隔。

(二)WHO实体瘤疗效评价标准

1. 可测量病灶　临床或影像学可测量双径的病灶,包括皮肤结节、浅表淋巴结、肺内病灶(X线胸片大于等于10 mm×10 mm或CT大于等于20 mm×10 mm)、肝内病灶(CT

或 B 超测量大于等于20 mm×10 mm)。单径可测量病灶为仅可测一个径者。

(1)CR:所有病灶完全消失,至少维持 4 周。

(2)PR:双径可测病灶,各病灶最大垂径乘积之和(取病灶最大径,及与其相垂直的径线,两者长度相乘,得到最大垂径乘积,再将各病灶最大垂径乘积相加)缩小 50%以上,至少维持 4 周;单径可测病灶,各病灶最大径之和减少 50%以上,至少维持 4 周。

(3)无变化(no change, NC):双径可测病灶,各病灶最大垂径乘积之和缩小不足 50%,或增大未超过 25%,至少维持 4 周;单径可测病灶,各病灶最大径之和缩小不足 50%,或增大不超过 25%,至少维持 4 周。

(4)PD:一个或多个病灶增大超过 25%,或出现新病灶。新出现胸水、腹水,若细胞学找到癌细胞,应判定为 PD。

2. 可评价,不可测量的病灶　微小病灶无法测径者,如肺内粟粒状或点片状病灶、溶骨性病灶。

(1)CR:所有病灶完全消失,至少维持 4 周。

(2)PR:肿瘤大小估计缩小 50%以上,至少维持 4 周。

(3)NC:病灶无明显变化维持 4 周,或肿瘤缩小不足 50%,或增大未超过 25%。

(4)PD:出现新病灶,或估计肿瘤增大超过 25%。

3. 骨转移病灶

(1)CR:经 X 线或骨扫描检查证实病灶完全消失,至少维持 4 周。

(2)PR:溶骨性病灶部分缩小、钙化或成骨性病灶密度减低,至少维持 4 周。

(3)NC:病灶无明显变化,经过治疗后持续 8 周。

(4)PD:出现新病灶,或原有骨病灶明显增大,但出现骨压缩、病理性骨折或骨质愈合不作为疗效评定的唯一依据。

4. 不可评价病灶　腔隙积液、放射治疗后无进展的病灶、皮肤或肺内的癌性淋巴管炎等。

(1)CR:所有病灶完全消失,至少维持 4 周。

(2)NC:病灶无明显变化,估计肿瘤缩小不足 50%,或增大未超过 25%,至少维持 4 周。

(3)PD:出现新病灶,或估计肿瘤增大超过 25%。而腔隙积液时,如不伴其他病灶进展,只是单纯积液增多则不能评价为 PD。

(三)人体功能状况评价(见表 2-4-1)

表 2-4-1　人体功能状况评价表

Karnofsky(KPS)		ECOG(Zubrod 或 ZPS)	
正常,无症状及体征	100	0	正常活动
能进行正常活动,有轻微症状及体征	90	1	有症状,但可自由活动
勉强可进行正常活动,有一些症状或体征	80		

续表

<table>
<tr><th colspan="2">Karnofsky(KPS)</th><th colspan="2">ECOG(Zubrod 或 ZPS)</th></tr>
<tr><td>生活可自理,但不能维持正常生活或工作</td><td>70</td><td rowspan="2">2</td><td rowspan="2">有时卧床,但白天卧床时间不超过 50%</td></tr>
<tr><td>有时需人扶助,但大多数时间可自理</td><td>60</td></tr>
<tr><td>常需人照料</td><td>50</td><td rowspan="2">3</td><td rowspan="2">需要卧床,白天卧床时间超过 50%</td></tr>
<tr><td>生活不能自理,需特别照顾</td><td>40</td></tr>
<tr><td>生活严重不能自理</td><td>30</td><td rowspan="2">4</td><td rowspan="2">病重卧床不起</td></tr>
<tr><td>病重,需住院积极支持治疗</td><td>20</td></tr>
<tr><td>病危,临近死亡</td><td>10</td><td rowspan="2">5</td><td rowspan="2">死亡</td></tr>
<tr><td>死亡</td><td>0</td></tr>
</table>

(四)生存指标评价

1. 总生存期(overall survival, OS) 自化疗开始之日起到死亡日期为止或到末次随诊日期为止的时间。

2. 中位生存期(median survival time) 把一组的每个病例的生存期从最短到最长按次序排列,居中的那例生存期即为中位生存期。随访的最短时间为至少有一半患者死亡的时间。

3. 无病生存期(disease free survival, DFS) CR 患者从开始化疗日期起,到再次出现复发转移病灶为止的时间。

4. 肿瘤进展时间(time to progression, TTP) 自开始化疗日期起,到出现 PD 为止的时间。

四、恶性肿瘤的姑息治疗

受当今诊疗水平、经济条件及健康观念的影响,多数患者发现疾病时已失去手术根治的机会,因此姑息治疗(alleviative treatment, palliative therapy)是恶性肿瘤综合治疗中的重要组成部分。姑息治疗又称和缓医疗(palliative care),系指对于不能治愈的晚期慢性病(如恶性肿瘤、充血性心力衰竭、尿毒症),在不影响疗效的前提下,尊重患者和家属的意愿,力图预防、减轻或缓解患者的不适症状,改善其生活质量的疗法。和缓医疗贯穿各种慢性病的始末,如癌症患者出现远处转移后,在对因治疗的同时,加强控制疼痛等不适症状,以减轻痛苦,改善生活质量。

姑息治疗主要包括:①减轻患者因疾病本身带来的痛苦和在治疗过程中的不良反应,如发热、疼痛、乏力、恶心呕吐、营养不良、睡眠障碍等诸多症状和体征;②缓解患者的焦虑、紧张、恐惧等不良情绪和严重的心理障碍;③对特殊患者的支持治疗,如晚期肿瘤患者的临终关怀等。临终关怀是对于预期寿命少于 6 个月的慢病终末期患者的一项特殊疗护项目,不同于安乐死,即不促进也不延缓患者的死亡,重视患者生理、智力、情感、社会及精神需求，帮助患者保持自主性。临终关怀是以预期生命有限的患者及其家庭成员为中心，通过预测、预防和治疗患者的病痛，改善其生活质量。

（一）癌痛控制

据 WHO 估计，全世界每年有 1000 余万新发恶性肿瘤病例，在疾病初期和中期有 35%～45%的患者经历着中度或重度的疼痛；在疾病晚期，75%的患者经历着不同程度的疼痛，其中有近一半的患者经受着严重的疼痛。疼痛是影响恶性肿瘤患者生活质量的最常见症状。如果镇痛药物应用得当，80%～90%的疼痛能得到缓解。

1. 疼痛评估　镇痛治疗前必须评估患者疼痛的程度。首选数字分级法（numerical rating scale, NRS）（见图 2-4-1），儿童或有认知障碍的患者可用脸谱法（faces）（见图 2-4-2）。另外也可采用主诉疼痛程度分级法（verbal rating scales, VRS），即根据患者对疼痛的主诉，将疼痛程度分为轻度、中度、重度。

（1）轻度疼痛（1～3 分）：有疼痛但可忍受，生活正常，睡眠无干扰。

（2）中度疼痛（4～6 分）：疼痛明显，不能忍受，要求服用镇痛药物，睡眠受干扰。

（3）重度疼痛（7～10 分）：疼痛剧烈，不能忍受，需用镇痛药物，睡眠受严重干扰，可伴自主神经紊乱或被动体位。

应重视癌痛的全面评估，即对癌症患者疼痛及相关病情进行全面评估，包括疼痛的病因及类型（躯体性、内脏性或神经病理性）、疼痛发作情况（疼痛性质、加重或减轻的因素）、镇痛治疗情况、重要器官功能情况、心理精神情况、既往史（如精神病史，药物滥用史）、家庭及社会支持情况等。

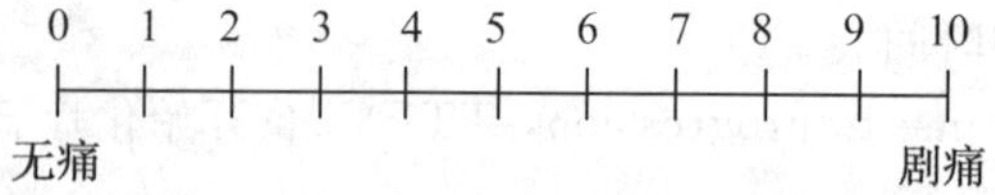

图 2-4-1　疼痛程度数字评估量表

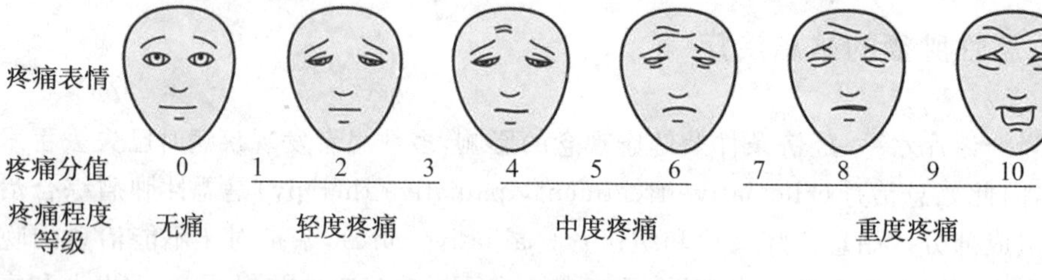

图 2-4-2　面部表情疼痛评分量表

癌痛应遵循动态评估的原则，即持续、动态评估癌痛患者的疼痛症状变化情况，包括评估疼痛程度、性质变化情况，爆发性疼痛发作情况，疼痛减轻及加重因素，以及镇痛治疗的不良反应等。评估时还要明确患者是否存在肿瘤急症所致的疼痛，以便立即进行有关治疗。常见的肿瘤急症包括病理性骨折或承重骨的先兆骨折；脑实质、硬脑膜或软脑膜转移癌；与感染相关的疼痛；内脏梗阻或穿孔等。

2. 癌痛治疗的原则　癌痛应当采用综合治疗的原则，即根据患者的病情和身体状况，有效应用镇痛治疗手段，持续、有效地消除疼痛，预防和控制药物的不良反应，降低疼痛及治疗带来的心理负担，以期最大限度地提高患者生活质量。癌痛的治疗方法包括病因治疗、药物镇痛治疗和非药物治疗。其中病因治疗是针对引起癌症疼痛的病因进行治疗，如给予患者手术、放疗或化疗等抗癌治疗；少数患者可能需要非药物镇痛手段，包括外科手术、放疗止痛或神经阻断。

有效的药物镇痛治疗可缓解80%以上患者的癌痛，应当根据癌症患者疼痛的程度、疼痛的性质、正在接受的治疗、伴随疾病等情况，合理选择镇痛药物和辅助药物，个体化调整用药剂量、给药频率，防治不良反应，以期获得最佳镇痛效果，减少不良反应发生。WHO关于癌痛三阶梯止痛治疗的基本原则：

(1)口服给药：口服为首选的给药途径，对不宜口服的患者可用其他给药途径。

(2)按阶梯用药：轻度疼痛可选用非甾体类抗炎药物(non steroidal anti-inflammatory drugs, NSAID)；中度疼痛可选用弱阿片类药物，并可合用非甾体类抗炎药物；重度疼痛可选用强阿片类药，并可合用非甾体类抗炎药物。轻度和中度疼痛也可考虑使用强阿片类药物。如果患者诊断为神经病理性疼痛，应首选三环类抗抑郁药或抗惊厥类药物等。

(3)按时用药：有助于维持稳定、有效的血药浓度，达到有效镇痛的目的。目前强调以控缓释阿片类药物作为镇痛治疗的基础用药；在滴定疼痛和出现爆发痛时，可给予速释阿片类药物对症处理。

(4)个体化给药：按照患者癌痛缓解程度及出现的不良反应，制订个体化用药方案。阿片类镇痛药的疗效及安全性存在较大个体差异，需要逐渐调整剂量，以获得最佳镇痛效果，避免严重不良反应的发生。

(5)注意具体细节：对使用镇痛药的患者要加强监护，密切观察其疼痛缓解程度和机体反应情况，注意药物联合应用的相互作用，并及时采取必要措施尽可能减少药物的不良反应，以期提高患者的生活质量。

(二)营养治疗

营养治疗(nutritional therapy)是癌症患者支持治疗的重要组成部分，包括经口、肠内或肠外途径为患者提供较全面的营养素，并起到代谢调理的作用。积极营养治疗可以为化疗、分子靶向治疗提供机会。对于多数患者应以口入为主，但对于生命体征平稳而自主进食能力障碍者，如患者有意愿或同意时应予营养治疗，其中存在胃肠道功能的患者以肠内营养(enteral nutrition, EN)为主，无胃肠道功能者可选肠外营养；一旦肠道功能恢复，或肠内营养治疗能满足患者能量及营养素需要量，即停止肠外营养治疗。血流动力学不稳定者禁用肠内、肠外营养，终末期肝肾衰竭和严重胆汁瘀积者禁用肠外营养。

80%的晚期癌症患者存在肿瘤恶病质综合征表现(如厌食、体质量下降)，多数患者因存在无助感、失望而改变进食习惯，产生厌食，体质量下降。恶病质治疗必须多模式，包括抗肿瘤治疗、抗恶病质药物治疗、营养支持、运动、社会-心理干预和情绪支持。社会-心理干预可帮助原发恶病质患者适应带瘤生存；因抑郁导致进食减少的继发恶病质患者，可以通过抗抑郁药增进食欲。甲地孕酮除了具有抗肿瘤作用外还可促进合成代谢，下调细胞因子的合成，延缓及改善恶病质。糖皮质激素可缓解恶病质症状，但不能逆转或改善恶病质，不宜长期使用。沙利度胺可逆转体质量下降，同时也可改善患者的一系列负性症状。

五、化疗常见的不良反应及其防治药物

抗肿瘤药物在抑制或杀伤肿瘤细胞的同时，对机体的某些正常细胞同样有抑制或杀伤作用，引起各种不良反应，影响患者的治疗计划和生活质量，严重者甚至导致死亡。因此应重视抗肿瘤药导致的不良反应，预防为主，及时治疗。根据抗肿瘤药所致不良反应发生的时间不同分为：①急性反应：局部刺激、恶心、呕吐、急性过敏；②亚急性反应：骨髓抑制、脱发、脏器功能损伤；③慢性反应：诱发肿瘤、免疫功能抑制、不孕等。

（一）常见不良反应的防治

1. 消化道反应　多数抗肿瘤药物可导致消化道反应，主要表现为食欲缺乏、恶心、呕吐、腹泻和腹痛等，其中顺铂是迄今为止致吐作用最强的化疗药，当剂量大于等于 50 mg/m^2，呕吐发生率 90%以上；卡铂、环磷酰胺、多柔比星、阿糖胞苷和异环磷酰胺(ifosfamide)属中高度致吐药物，呕吐发生率 30%以上；紫杉醇、伊立替康、吉西他滨、依托泊苷属中度致吐性药物，呕吐发生率 10%～30%；长春瑞滨、氟尿嘧啶、博来霉素、长春新碱、门冬酰胺酶等属低致吐性药物，呕吐发生率低于 10%。

(1)止吐药物：目前临床常用的有 5-HT$_3$受体拮抗剂(如昂丹司琼，ondansetron；托烷司琼，tropisetron)、糖皮质激素(如地塞米松；甲泼尼龙，methylprednisolone)、多巴胺受体拮抗剂(如甲氧氯普胺，metoclopramide)等，地西泮和抗组胺药物是有效的止吐辅助用药。对于高、中高致吐性化疗药物，首选 5-HT$_3$受体拮抗剂和糖皮质激素，一般推荐两者联合使用。地塞米松联合甲氧氯普胺对顺铂所致迟发性呕吐的完全控制率达 50%～70%，优于地塞米松单药。对于低致吐性药物，不宜常规使用预防性止吐药，必要时可给予单次剂量的糖皮质激素或甲氧氯普胺口服。

(2)止泻药物：化疗药物所致腹泻应根据其性质及严重程度，选用阿片樟脑酊(camphorated tincture of opium)、洛哌丁胺(loperamide)、奥曲肽(octreotide)等。轻度腹泻可选用非药物性手段，包括清淡饮食，避免摄入奶制品、高脂、高纤维素等食物，可少量多餐摄入高淀粉和高蛋白易消化的食物。为防脱水，腹泻患者应口服补液盐。若出现严重腹泻(如血性腹泻)应立即停用化疗药，及时纠正水、电解质失衡，同时给予对症支持治疗。

(3)导泻药物：部分抗肿瘤药物可引起便秘，同时多数患者化疗期间需应用 5-HT$_3$受体拮抗剂预防或治疗呕吐，使便秘的发生率升高。若未及时对症处理，日久可致腹胀，加重恶心、呕吐等胃肠道反应，甚至导致失眠、疝气、中风、昏迷等。可选用复方芦荟胶囊、开塞露等对症处理，便秘严重者可采用温盐水灌肛等。同时告知患者化疗期间忌食辛辣、生冷、刺激性食物，多食蔬菜、水果，保持心情舒畅，保持大便通畅。

2. 骨髓抑制　骨髓易受抗肿瘤药物的影响，造成白细胞、中性粒细胞、血小板、红细胞、血红蛋白减少。若患者白细胞低于 3.0×10^9/L，可皮下注射粒细胞集落刺激因子(granulocyte colony-stimulating factor, G-CSF)或粒细胞-巨噬细胞集落刺激因子(granulocyte -macrophage colony-stimulating factor, GM-CSF)；红细胞、血红蛋白减少者可应用促红细胞生成素(erythropoietin, EPO)；血小板数低于 50×10^9/L 时需输血小板，也可

使用促血小板生成素(thrombopoietin，TPO)、白介素-11(interleukin-11，IL-11)。

重组人粒细胞集落刺激因子(recombinant human granulocyte colony-stimulating factor，rhG-CSF)由DNA重组技术生产，主要具有促进粒细胞生长、增殖和分化的能力。适用于癌症化疗时引起的中性粒细胞减少症等。皮下注射或静滴，起始剂量为每日2～5 μg/kg，用至中性淋巴细胞数达到最低点后再回升至5000/mm^3时停止用药。宜2～8 ℃保存，避免摇动。

3. 肝脏毒性　大多数抗肿瘤药物可引起不同程度的肝损伤，一过性的肝细胞损伤停药后可迅速恢复。给予护肝药物如葡醛内酯(glucurolactone)、联苯双酯(bifendate)、甘草酸二铵(diammonium glycyrrhizinate)、谷胱甘肽等可减轻化疗药对肝脏的损害。

4. 局部刺激　多柔比星、长春瑞滨等局部刺激性强，若漏于血管外可引起组织坏死。使用这类药物宜选择大的外周静脉，有计划地由远端静脉开始，或经深静脉或浅表静脉等外周静脉植入的中心静脉导管(peripherally inserted central catheter，PICC)给药。药液一旦漏于血管外，则应尽量抽去漏出的药液，并局部冷敷，严重者可应用0.25%普鲁卡因加地塞米松5 mg局部做环形封闭，皮下注入。若发生静脉炎，可在化疗后给予硫酸镁(magnesium sulfate)溶液或多磺酸基黏多糖霜剂(mucopolysaccharide polysulfate cream)等外敷。

5. 脱发　抗肿瘤药物会损伤毛囊，导致毛囊内增殖较快的细胞死亡，引起不同程度的脱发，其中蒽环类较明显。若患者出现脱发，多数情况下停药后可逐渐生长。

(二)特殊不良反应的防治

1. 过敏反应　紫杉醇易引起过敏反应，可出现药物性皮疹、呼吸窘迫、支气管痉挛和低血压等，用药前必须进行预防用药。其措施为：用药前12小时、6小时分别口服地塞米松10～20 mg，用药前30分钟必须同时口服或肌内注射苯海拉明(diphenhydramine)50 mg及静脉注射H_2受体拮抗剂西咪替丁(cimetidine)300 mg或雷尼替丁(ranitidine)50 mg。多西他赛开始滴注的最初几分钟内也有可能发生过敏反应，如果症状轻微不需终止治疗；如果发生严重过敏反应，如血压下降超过20 mmHg、支气管痉挛或全身皮疹、红斑，则需立即停止用药并进行对症治疗。对已发生严重不良反应的患者不能再次应用多西他赛。

2. 水钠潴留　多西他赛易引起体液潴留，特别是累计剂量达400 mg/m^2体表面积后，易发生下肢液体潴留，并可能发展至全身水肿。所有患者在接受多西他赛治疗前一天应开始服用地塞米松，每天2次，每次8 mg，用药3～5天。

3. 肾毒性　顺铂的肾毒性最严重，与用药剂量有关，偶有小剂量引起严重肾损伤的报道。顺铂高剂量80～120 mg/m^2体表面积静脉滴注时，需配合水化利尿，保持每天尿量2000～3000 mL。给予大量氯化钠和灌注甘露醇等高渗透性活性物质，可减少肾毒性的发生。氨磷汀(amifostine)对铂制剂造成的肾毒性有预防作用。

4. 出血性膀胱炎　环磷酰胺、异环磷酰胺的代谢物主要经泌尿道排泄。特别是异环磷酰胺，其水解产物在膀胱内浓集可损伤膀胱，因此用药同时需给予尿路保护剂美司钠(mesna)及适当水化。

5. 心脏毒性　蒽环类药物、紫杉醇、多西他赛、甲氨蝶呤等可引起心脏毒性，表现为室上性心动过速、ST-T改变、心功能衰竭等。特别既往心脏有器质性病变或曾多次应用蒽环类药物及胸部放疗的患者治疗过程中应严密监测心脏功能。多柔比星的累积剂量不应超过450 mg/m^2。辅酶Q_{10}(coenzyme Q_{10})、维生素C(vitamin C)、维生素E等可清除自由基，降低抗肿瘤药物所致的心脏毒性。

6. 肺毒性　博来霉素等药物易引起肺纤维化，肺功能差或肺部曾接受过放疗的患者慎用。一旦出现肺毒性应及时停药并给予糖皮质激素、抗生素、维生素等治疗。

7. 口腔黏膜反应　黏膜炎是氟尿嘧啶和甲氨蝶呤的剂量限制性毒性之一。目前对口腔黏膜炎的预防缺乏有效的方法。一般处理包括加强口腔清洁和护理，应用黏膜保护药物，局部或全身应用镇痛药，必要时应用抗菌药物。

六、常见恶性肿瘤的化学治疗

(一)肺癌

1. 病因与分类　肺癌(lung cancer)发病率在男性患者中居第一位，女性患者中居第二位；其死亡率占我国恶性肿瘤死亡率的第一位。研究表明，吸烟史(现在和既往)、高危职业接触史(如接触石棉或氡)、肺癌家族史、疾病史(慢阻肺或肺结核)、烟雾接触史(被动吸烟暴露)等是肺癌发病的危险因素。其发病风险状态分为：①高危组：年龄55～74岁，吸烟史大于等于30包/年，戒烟史小于15年；或年龄大于等于50岁，吸烟史大于等于20包/年，另外具有被动吸烟除外的1项危险因素。②中危组：年龄大于等于50岁，吸烟史或被动吸烟接触史大于等于20包/年，无其他危险因素。③低危组：年龄小于50岁，吸烟史小于20包/年。建议高危组患者进行肺癌筛查。

通常将肺癌分为：①非小细胞肺癌(non-small cell lung cancer，NSCLC)：占肺癌的80%～85%，主要包括腺癌、鳞状细胞癌、大细胞癌、腺鳞癌等。②小细胞肺癌(small cell lung cancer，SCLC)，占肺癌的15%～20%。

2. 临床表现　肺癌早期可无明显症状。当病情发展到一定程度时，常出现以下症状：刺激性干咳、痰中带血或血痰、胸痛、发热、气促等。当病灶侵及周围组织或转移时，可出现如下症状：①喉返神经受侵出现声音嘶哑。②上腔静脉受压或侵犯，出现面、颈部水肿等上腔静脉梗阻综合征表现。③胸膜侵犯引起胸膜腔积液，导致气促。④胸膜及胸壁受侵，可以引起持续剧烈的胸痛。⑤上叶尖部肺癌可侵入和压迫位于胸廓入口的器官组织，如第一肋骨、锁骨下静脉、臂丛神经、颈交感神经等，产生剧烈胸痛，上肢静脉怒张、水肿、臂痛和上肢运动障碍，同侧上眼睑下垂、瞳孔缩小、眼球内陷、面部无汗等颈交感神经综合征表现。

3. 临床诊断

(1)体格检查：多数肺癌患者无明显相关阳性体征。但部分患者可出现原因不明、久治不愈的肺外征象，如杵状指(趾)、非游走性关节疼痛、男性乳腺增生、皮肤黝黑或皮肌炎、共济失调等。部分高度可疑肺癌患者查体时可发现无诱因声带麻痹、上腔静脉梗阻综合征、锁骨上窝淋巴结肿大等。

(2)影像检查:①胸部X线检查。②胸部计算机体层摄影(CT)检查:诊断肺癌的重要手段,低剂量螺旋胸部CT可以有效发现早期肺癌。③B型超声检查:主要用于发现腹部重要器官以及腹腔、腹膜后淋巴结有无转移,也用于双锁骨上窝淋巴结检查。④核磁共振成像(MRI)检查:对肺癌的临床分期有一定价值,特别适用于判断脊柱、肋骨以及颅脑有无转移。⑤骨扫描检查:用于判断肺癌骨转移的常规检查。⑥正电子发射计算机体层显像(positron emission computed tomography, PET-CT)检查:不推荐常规使用,在诊断肺癌纵隔淋巴结转移时较CT敏感。

(3)内窥镜检查:①纤维支气管镜检查:诊断肺癌最常用的方法,包括纤支镜直视下刷检、活检以及支气管灌洗获取细胞学和组织学诊断。②经纤维支气管镜引导透壁穿刺纵隔淋巴结活检术(transbronchial needle aspiration, TBNA)和纤维超声支气管镜引导透壁淋巴结穿刺活检术(endobronchial ultrasound-guided transbronchial needle aspiration, EBUS-TBNA)。③纵隔镜检查:作为确诊肺癌和评估淋巴结转移(N分期)的有效方法,是目前临床评价肺癌纵隔淋巴结状态的金标准。④胸腔镜检查。⑤其他检查技术:如连续3天留取清晨深咳后的痰液进行痰细胞学涂片检查可以获得细胞学的诊断;当胸水原因不清时,可以进行胸腔穿刺,以进一步获得细胞学诊断;对于肺部占位病变或已明确诊断为肺癌的患者,如果伴有浅表淋巴结肿大,应当常规进行浅表淋巴结活检,以获得病理学诊断,进一步判断肺癌的分期,指导临床治疗。

(4)血液免疫生化检查:①血液生化检查:目前无特异性血液生化检查指标,肺癌患者血浆碱性磷酸酶或血钙升高考虑骨转移的可能。②血液肿瘤标志物检查:癌胚抗原(carcino-embryonic antigen, CEA)、神经特异性烯醇化酶(neuron-specific enolase, NSE)、细胞角蛋白片段19(cell keratin 19, CYFRA21-1)、鳞状细胞癌抗原(squamous cell carcinoma antigen, SCC)常作为肺癌评估的参考。

4. 治疗原则

(1)手术治疗:手术切除是肺癌的主要治疗手段,也是目前临床治愈肺癌的唯一方法。肺癌手术分为根治性手术与姑息性手术,应当力争根治性切除。手术禁用于绝大部分诊断明确的Ⅳ期、大部分Ⅲb期和部分Ⅲa期非小细胞肺癌,以及分期晚于T1～2N0～1M0期的小细胞肺癌。

(2)放射治疗:肺癌放疗包括根治性放疗、姑息放疗、辅助放疗和预防性放疗等。根治性放疗适用于KPS评分大于等于70分的患者,包括因医源性和(或)个人因素不能手术的早期NSCLC、不可切除的局部晚期NSCLC以及局限期SCLC。姑息性放疗适用于晚期肺癌原发灶和转移灶的减症治疗。辅助放疗适用于术前放疗、术后切缘阳性、完全切除术后N2及以上患者的治疗。预防性放疗适用于全身治疗有效的小细胞肺癌患者的全脑放疗。肺癌常采用放疗联合化疗的治疗模式,因分期、治疗目的和患者身体状况的不同,联合方案可选择同步放化疗、序贯放化疗。建议同步放化疗方案选用EP(依托泊苷联合顺铂)或含紫杉类药物治疗。

(3)药物治疗:肺癌的化疗分为姑息化疗、辅助化疗和新辅助化疗。化疗应当充分考虑患者病期、身体状况、不良反应、生活质量及患者意愿,避免治疗过度或治疗不足。应当及时评估化疗疗效，密切监测及防治不良反应，并酌情调整药物和(或)剂量。患者身体功能状态 KPS 评分低于 60 分或 ECOG PS 评分高于 2 分的患者不宜进行化疗。对于 SCLC 的化疗，ECOG PS 评分可放宽到 3 分。

1)对身体状况 KPS 评分大于等于 60 分、各脏器功能无明显异常的 NSCLC 患者，以铂类药物为基础的两种细胞毒药物联合方案(如 NP、TP、GP、DP、PP)是病灶已完全切除或不能手术切除的Ⅱ～Ⅲ期以及晚期 NSCLC 的标准治疗。没有证据支持对 KPS 评分低于 60 分的患者使用细胞毒类药化疗。

完全切除的ⅠA、ⅠB 期 NSCLC 患者不推荐常规应用术后辅助化疗。对于有高危险因素的ⅠB 期肺癌患者可行术后辅助化疗(2B 推荐)。高危因素包括分化差、神经内分泌癌(除外分化好的神经内分泌癌)、脉管受浸、楔形切除、肿瘤直径大于等于4 cm、脏层胸膜受累及淋巴结清扫不充分等。切缘阳性的Ⅰ期肺癌推荐再次手术；其他任何原因无法再次手术的患者，推荐术后化疗加放疗。

对于晚期 NSCLC 患者，若 EGFR 存在敏感突变或 ALK 融合基因阳性，可以有针对性地选择靶向药物治疗；有条件者，在化疗基础上可联合抗新生血管药物(如血管内皮抑素)。晚期 NSCLC 经一线治疗达到疾病控制者(CR＋PR＋SD)，可选择维持治疗。目前同药维持治疗有循证医学证据支持的药物有培美曲塞(非鳞癌)和吉西他滨；有循证医学证据支持的换药维持治疗的药物有培美曲塞(非鳞癌)，对于 EGFR 存在敏感突变患者可以选择表皮生长因子受体酪氨酸激酶抑制剂(epidermal growth factor receptor tyrosine kinase inhibitor, EGFR-TKI)进行维持治疗。二线治疗可选择的药物包括多西他赛、培美曲塞以及 EGFR-TKI 类药物。EGFR 基因敏感突变的患者，如果一线和维持治疗时没有应用 EGFR-TKI，二线治疗时应优先应用 EGFR-TKI。对于 EGFR 基因敏感突变阴性的患者，应优先考虑化疗。三线药物治疗可选择 EGFR-TKI 或进入临床试验。

2)大部分 SCLC 患者就诊时已无手术机会，对身体状况 KPS 评分大于等于 60 分、肝肾功能正常的局限期小细胞肺癌(Ⅱ～Ⅲ期)推荐放、化疗为主的综合治疗，化疗推荐依托泊苷＋顺铂(EP)或依托泊苷＋卡铂(EC)方案。广泛期 SCLC 患者推荐化疗为主的综合治疗。一线化疗方案推荐 EP、EC 或 IP 方案(伊立替康＋顺铂)或 IC 方案(伊立替康＋卡铂)。3 个月内疾病复发进展患者推荐进入临床试验，3～6 个月内复发者推荐拓扑替康、伊立替康、吉西他滨或紫杉醇治疗，6 个月后疾病进展者可选择初始治疗方案。

5. 临床常用治疗方案(见表 2-4-2)

表 2-4-2　　临床常用的肺癌治疗方案

化疗方案	药物	剂量(mg/m^2)	用药时间	每周期时间
NP	长春瑞滨	25	d1，d8	q21d
	顺铂	75～80	d1	
TP	紫杉醇	135～175	d1	q21d
	顺铂 或卡铂	75 或 25 AUC＝5～6	d1 或 d1～d3 d1	

续表

化疗方案	药物	剂量(mg/m²)	用药时间	每周期时间
GP	吉西他滨	1000～1250	d1,d8	q21d
	顺铂	75	d1	
DP	多西他赛	75	d1	q21d
	顺铂	75	d1	
PP	培美曲塞	500	d1	q21d
	顺铂	75	d1	
EP	依托泊苷	100～120	d1～d3	q21d
	顺铂	75～80	d1	
EC	依托泊苷	100～120	d1～d3	q21d
	卡铂	AUC＝5～6	d1	
IP	伊立替康	65	d1,d8	q21d
	顺铂	60 或 30	d1 d1,d8	
IC	伊立替康	50	d1,d8,d15	q28d
	卡铂	AUC＝5	d1	

6. 用药注意事项

(1)顺铂在 0.9%氯化钠液中稳定，卡铂和奥沙利铂在 5%葡萄糖液中稳定。使用铂类药物时应注意避光。铂类药物与氨基苷类抗生素如阿米卡星(amikacin)、庆大霉素等合用，可致耳、肾毒性增加，应避免同时应用。

(2)顺铂为高致吐性药物，在应用前 10～30 分钟宜给予强效止吐剂，如托烷司琼；同时应关注患者用药后反应，若胃肠道反应严重应及时给予对症治疗。顺铂具累积性及剂量相关性肾脏毒性，特别在大剂量应用时，需给予水化利尿。应用剂量超过300 mg/m² 时，部分患者可出现周围神经损伤，表现为上下肢麻木、运动失调、肌痛等，若症状较重应考虑停药。

(3)卡铂：多根据患者的年龄、体质量、血肌酐水平计算肌酐清除率，然后按照所需血药浓度时间曲线下面积(area under the curve，AUC)计算卡铂剂量。推荐 AUC 取值为 5～7。

男性肌酐清除率(mL/min)＝{[140－年龄(岁)]×体质量(kg)×1.23}÷血肌酐(mol/L)

女性肌酐清除率(mL/min)＝男性肌酐清除率(mL/min)×0.85

卡铂剂量(mg)＝所设定的 AUC[mg/(mL·min)]×[肌酐清除率(mL/min)＋25]

(4)紫杉醇：为预防可能发生的过敏反应，所有患者在用药前12 小时、6 小时均应分别口服地塞米松 10～20 mg；且在用药前30 分钟肌内注射(或口服)苯海拉明50 mg、静脉注射西咪替丁300 mg或雷尼替丁50 mg。用药的最初1小时内，应每15分钟测血压、心率和呼吸一次，并注意观察有无过敏反应。用药后62%的患者可感觉轻度四肢麻木，55%的患者用药后2～3天可出现关节、肌肉疼痛，与应用剂量相关，一般在几日内可自行恢复。

(5)多西他赛：为预防液体潴留和过敏反应，用药前1日开始口服地塞米松16 mg/d，连用3～5日。患者用药后若仅发生面部潮红或局部皮肤反应，则不必停药；若出现严重过敏反应（如低血压、支气管痉挛或全身皮疹/红斑），则需立即停药，并给予对症治疗。已发生严重不良反应者，不能再次使用本药。

(6)长春瑞滨：具有神经毒性，约25%的患者可能出现腱反射降低，个别患者可出现肠麻痹，应引起高度重视。静脉刺激性强，应避免药液漏出血管外，否则可引起严重反应，甚至出现组织坏死。建议行静脉置管（如经肘静脉植入的中心静脉导管）给药。

(7)吉西他滨：以0.9%氯化钠液为溶媒，最大浓度小于等于40 mg/mL，30分钟内滴完，静滴时间延长可增加毒性。用药后20%以上患者可出现发热、皮疹、流感样症状，多不严重，无须停药。本品为辐射增敏剂，应避免放疗时使用，否则有可能产生严重毒性。

(8)培美曲塞：若与顺铂在同一天应用，应在本品给药结束至少30分钟后再应用顺铂。为避免严重不良反应，需给予预防性用药：①第一次给予本品治疗开始前7日，至少服用5次日剂量的叶酸（folic acid，每日350～1000 μg，常用400 μg），直至最后一次用药后21日停服。②还需在第一次应用本品前7日内肌内注射一次维生素B_{12}（vitamin B_{12}，1000 μg），以后每3个周期肌注一次，可与培美曲塞在同一天应用；③同时还需在本品给药前1日、给药当日和给药后1日连续3日口服地塞米松（4 mg，每天2次）。

(9)依托泊苷：在5%葡萄糖液中不稳定，可形成微细沉淀；宜用0.9%氯化钠液稀释，浓度不超过0.25 mg/mL。静脉滴注速度不得过快，宜用药30分钟以上。

(10)伊立替康：可致迟发性腹泻，中位时间为第5日。治疗措施：服用高剂量的洛哌丁胺（首剂4 mg，然后2 mg/2h，建议每日小于等于16 mg），持续到最后一次稀便结束后12小时。若48小时后仍有腹泻，应开始预防性口服广谱抗菌药，并换用其他止泻药。用药24小时内部分患者可出现急性胆碱能综合征（早发性腹泻、出汗、腹部痉挛、流泪、瞳孔缩小及流涎等），皮下注射0.25 mg阿托品可缓解。对曾出现急性、严重胆碱能综合征的患者，下次使用本品时，应预防性使用阿托品。

(11)吉非替尼、厄洛替尼：均可致皮疹、腹泻，多轻微、可逆；偶尔可致急性间质性肺病。患者用药期间若气短、咳嗽和发热等呼吸道症状加重，应中断治疗，及时查明原因；当证实有间质性肺病时，应停药并进行相应治疗。

(12)克唑替尼：主要不良反应为恶心、呕吐、腹泻和视觉障碍。克唑替尼应避免与主要经CYP3A代谢的药物合用，如芬太尼（fentanyl）、环孢素（cyclosporin）、麦角胺（ergotamine）、奎尼丁（quinidine）、西罗莫司（sirolimus）。与CYP3A强抑制剂合用，如阿扎那韦（atazanavir）、克拉霉素（clarithromycin）、伊曲康唑、伏立康唑，可致克唑替尼血浓度升高，应避免合用。西柚或西柚汁会增加克唑替尼的血浓度，应避免同时应用。CYP3A强诱导剂，如卡马西平、苯巴比妥、利福平（rifampicin），可致克唑替尼浓度降低，应避免同用。

(13)泮托拉唑（pantoprazole）：可抑制胃酸分泌，辅助减轻胃肠道反应。应使用0.9%氯化钠液做溶媒，避免使用5%葡萄糖液（因pH偏低，可致泮托拉唑结构改变）。

(14)托烷司琼:多次大剂量用药后,患者可出现幻视,高血压患者的血压可升高,因此高血压未控制者使用的日剂量不宜超过10 mg。利福平或其他肝酶诱导剂可使本药的代谢加速,血药浓度降低,作用减弱。

(15)阿瑞吡坦(aprepitant):不能阻止已经发生的恶心、呕吐,因此首次口服应于化疗前1 小时。与经 CYP3A4 代谢的药物合用,如多西他赛、紫杉醇、伊立替康、依托泊苷、异环磷酰胺、伊马替尼、长春新碱、长春瑞滨、克拉霉素等,可能增加这些药物的血浆浓度,合用时应谨慎;可抑制地塞米松的代谢,合用时应降低地塞米松剂量;可抑制 CYP450 介导的苯二草类药物代谢,如咪达唑仑(midazolam)、三唑仑(triazolam)、阿普唑仑(alprazolam),使其血药浓度升高,导致不良反应增强。与经过 CYP2C9 代谢的药物合用,如甲苯磺丁脲(tolbutamide)、华法林,可能降低这些药物的血浆浓度。

(16)重组人粒细胞集落刺激因子:应用后可有骨痛、皮疹、低热、脱发、疲劳、失眠等不良反应,患者用药期间应注意观察。在实体瘤治疗中,不能与细胞毒性药物同时应用,必须在化疗停止 1～3 日后使用。不能用生理盐水稀释,以免发生沉淀,稀释浓度不得低于 5 μg/mL;宜 2～8 ℃保存,避免摇动。

7. 患者教育

(1)鼓励患者保持积极乐观的心态:医护人员应耐心倾听患者主诉,提前告知患者为避免治疗期间身体不适已给予对症治疗药物,消除或减轻患者的思想负担;提醒患者保持积极乐观的生活态度可以有助于自身免疫功能的恢复,提高治疗效果。

(2)保持良好的生活习惯:药物及其代谢物主要经大小便排泄,提醒患者治疗期间应保持大小便通畅。特别是应用铂类药物的患者,提醒其适当增加饮水量,保持每日小便量在2000 mL以上。提醒患者每日适当食用新鲜的水果、蔬菜,重视营养均衡,适量运动,养成定时排便的习惯;若 2 日无大便,应主动告知医师,以便及时给予治疗。提醒患者每日保持充足的睡眠,若存在睡眠障碍,服用镇静催眠药可以缓解;治疗期间宜减少外出,避免参加集会,以减少交叉感染的机会。

(3)饮食指导:提醒患者化疗期间宜进食易消化、清淡的饮食,同时注意少食多餐,避免辛辣、生冷、油腻膳食。

(4)定期监测血常规:骨髓抑制为化疗药物常见不良反应,主要表现为白细胞、中性粒细胞、血小板减少。提醒患者每周检查 1～2 次血常规。如中性粒细胞计数低于 $1.5\times10^9/L$(Ⅱ度及以下),需要及时应用粒细胞集落刺激因子;如血小板计数低于 $50\times10^9/L$,需要应用白介素-11 或促血小板生成素。

(5)重视治疗依从性:由于疾病治疗效果与应用化疗药的剂量强度相关,提醒患者应遵医嘱按时接受治疗或服用药物,避免无缘由推迟治疗时间或停用药物。同时注意其他疾病(如高血压、糖尿病)的规范治疗。

(6)定期随访:肺癌患者于综合治疗结束后应定期进行随访。检查项目包括病史、体检、血液学检查、影像学检查、内镜检查等,旨在监测疾病复发或治疗相关不良反应、评估生活质量等。检查频率为开始 2 年内每 3～6 个月一次,3～5 年内每 6 个月一次,5 年后每年一次。

案例讨论——肺腺癌

【病例介绍】

主诉：咳嗽、咳痰2月余，痰中带血6天。

现病史：患者，男，63岁，2014年12月16日感冒后出现咳嗽、咳痰，为黄色黏痰，伴有乏力，无发热，无头痛、头晕。2015年1月29日出现活动后憋气，咳嗽、咳痰症状较前加重，给予头孢类药物治疗后未见明显好转。2015年2月27日就诊于当地医院，行胸部CT检查发现右肺占位。次日出现痰中带血。2015年3月5日为进一步治疗，以"右肺占位"收入肿瘤内科病房。患者自发病以来，饮食、睡眠可，大小便正常，体质量无明显变化。

既往史：否认高血压、糖尿病、心脏病等慢性病史，否认结核、肝炎等传染病史及密切接触史。40余年前行"阑尾炎"手术，否认其他手术史及重大外伤史，无输血史。预防接种史不详。无烟、酒等不良嗜好，工作环境无粉尘、刺激性气体等。否认药物及食物过敏史，否认家族传染病、肿瘤及遗传病史。

【体格检查】

一般状况：老年男性，发育正常，营养中等，神志清，精神可，自主体位，查体合作；体质量75 kg，身高175 cm，体表面积1.9 m^2，KPS 90分。生命体征：T 36.5 ℃，P 84次/分，R 18次/分，BP 119/67 mmHg。查体：全身皮肤黏膜无黄染，无皮疹、出血点、肝掌、蜘蛛痣。全身浅表淋巴结未触及肿大。头颅形态无畸形，睑裂等大，巩膜无黄染，瞳孔等大、等圆，对光反射存在。颈软，气管居中，甲状腺不大。胸骨无压痛。双肺叩诊清音，双肺呼吸音粗，右肺呼吸音低，未闻及干湿性啰音。心前区无隆起，心界不大，心率84次/分，心律规整，各瓣膜听诊区未闻及病理性杂音。腹平、软，无压痛、反跳痛，肝脾肋下未及，未触及包块，移动性浊音阴性，肠鸣音正常。肛门及外生殖器未见异常。脊柱、四肢无畸形，活动不受限，双下肢无水肿，双手、足杵状指阴性，未见其他阳性体征。

【辅助检查】

1. 胸部CT　示右肺占位。

2. 血常规、肝肾功能、血糖、血脂、血生化、凝血功能、大小便常规检查　各项指标均正常，其中血肌酐65 μmol/L。

3. 胸部、腹部增强CT　符合右肺下叶肺癌并双肺、左肾上腺、脾及右肺门、纵隔淋巴结多发转移；双肺散在炎症。

4. 右肺穿刺活检病理　（右肺）穿刺肺组织内查见坏死组织及少数异型腺体，符合腺癌。

【临床诊断】

①肺腺癌（Ⅳ期）。②双肺、左肾上腺、脾及右肺门、纵隔淋巴结多发转移。

【诊疗经过】

患者入院当日行血常规、肝肾功能、血糖、血脂、血生化、凝血功能、大小便常规检查：各项指标均正常；行胸部、腹部增强CT示：符合右肺下叶肺癌并双肺、左肾上腺、脾及右肺门、纵隔淋巴结多发转移；双肺散在炎症。次日肌内注射维生素B_{12} 1000 μg，并开始服用叶酸400 μg，每天 1 次；右肺穿刺活检，病理结果示(右肺)穿刺肺组织内查见坏死组织及少数异型腺体，符合腺癌。6 日后开始服用地塞米松4.5 mg(6 片)，每天 2 次，连续应用 3 日。接受培美曲塞联合顺铂化疗，具体药物剂量：培美曲塞1000 mg d1＋顺铂40 mg d1～d3。用药过程顺利。化疗第 1 天出现轻度恶心，无呕吐，饮食、睡眠正常，未出现其他不适；第 2 天轻度恶心，呕吐两次，食欲降低，睡眠可；第 3 天呕吐一次，精神可，饮食、睡眠可，无其他不适，下午出院。

【治疗原则】

患者为老年男性，身体状况 KPS 评分 90 分，晚期非小细胞肺腺癌诊断明确，但 EGFR 突变状况未知，根据《原发性肺癌诊疗规范》，可以进一步明确 EGFR 及 ALK 是否存在敏感突变或阳性表达，根据结果选用 EGFR-TKI 或选用含铂两药方案±抗新生血管药物(如血管内皮生长抑素或贝伐珠单抗)化疗，同时给予对症支持治疗。

【用药分析】

对于身体状况 KPS 评分大于等于 60 分、各脏器功能无明显异常的 NSCLC 患者，与最佳支持治疗相比，以铂类为基础的化疗方案能够控制症状、延长生存、提高生活质量。顺铂或卡铂联合第三代细胞毒药物(包括紫杉醇、多西他赛、吉西他滨、长春瑞滨、培美曲塞等)治疗晚期 NSCLC 总有效率(ORR)为 25%～35%，至疾病进展时间(TTP)为 4～6 个月，中位生存期为 8～10 个月，1 年生存率为 30%～40%。目前没有哪一种含铂联合化疗方案明显优于其他含铂方案。循证医学证据显示，腺癌或大细胞癌患者使用顺铂＋培美曲塞方案的生存期(12.6 个月)优于顺铂加吉西他滨(10.9 个月)，从而确立了培美曲塞在肺腺癌的一线治疗地位。有条件者，在化疗基础上可联合抗新生血管药物。若 EGFR 存在敏感突变，可选择 EGFR-TKI 治疗；若存在 ALK 阳性表达，可选择克唑替尼治疗。该患者组织学类型为腺癌，EGFR 突变或 ALK 表达情况未知，考虑口服 EGFR-TKI 及抗新生血管药物(如重组人血管内皮抑素)经济负担重，家属放弃应用，因而选择培美曲塞联合顺铂方案化疗。

培美曲塞是一种多靶点抗叶酸代谢类药物，可抑制胸苷酸合成酶、二氢叶酸还原酶和甘氨酰胺核苷酸甲酰转移酶的活性，从多个途径抑制嘧啶和嘌呤的合成，发挥抗肿瘤作用。培美曲塞给药后 24 小时内 70%～90%以原型经肾脏排泄。为了避免严重不良反应，需要预防性应用叶酸、维生素 B_{12}、地塞米松。主要不良反应为骨髓抑制、胃肠道反应，其他还有皮疹等不良反应。

顺铂为铂的金属络合物，抗癌谱广，但为高致吐性药物，而且具有肾毒性，患者用药期间多采用水化、联合止吐等措施。

【用药注意事项与患者教育】

1. 药学监护

(1)药物剂量的确定：患者体表面积1.9 m^2，培美曲塞、顺铂推荐剂量分别为950 mg、142.5～152 mg。考虑患者的耐受性及药品最小包装，最终确定化疗药物应用剂量：培美曲塞1000 mg d1，顺铂60 mg d1、40 mg d2～d3。

(2)药物配制注意事项：培美曲塞用 0.9%氯化钠液为溶媒，配制的最大浓度不超过40 mg/mL，要求10 分钟以上静脉滴注。顺铂溶于 0.9%氯化钠液 250～500 mL中静脉滴注，需避光缓慢滴注。

(3)给药顺序的确定：先应用培美曲塞，至少间隔30分钟再应用顺铂。

(4)重视该化疗方案的胃肠道反应、肾脏毒性、耳毒性及其他神经毒性等，定期监测血常规。

2. 患者教育

(1)提醒患者遵医嘱按时服用叶酸或含叶酸的制剂(如多维元素)，直至治疗结束后再服用3周方可停用。在开始应用培美曲塞的前1天、当天、后1天应服用地塞米松(4 mg，每天2次)。

(2)由于化疗药物对溶媒、滴注速度、先后顺序等多有要求，告知患者勿自行调节静脉用药物的滴速。若出现不适，及时告知主管医护人员。

(3)提醒患者保持良好的生活及饮食习惯。治疗期间应适当增加饮水量，保持小便量在2000 mL以上，减轻或避免肾脏损伤。建议患者治疗期间食用易消化、无异味、清淡的饮食。保持大小便通畅，以促进药物排泄，降低不良反应。若出现难以忍受的恶心或呕吐，大小便异常，应及时告知医护人员，以便及时给予对症治疗。

(4)定期监测血常规：培美曲塞、顺铂导致的骨髓抑制多出现在用药后10天左右，嘱患者出院后每3～5天检查一次血常规，若有异常应与主管医师或药师联系。如果中性粒细胞降低(低于1.5×10^9/L)，需应用重组人粒细胞集落刺激因子治疗(部分患者用药后可能出现流感样症状及肌肉酸痛，多在24小时后自行缓解)。

(5)出院指导：提醒患者出院后应注意休息，适当运动，注意营养均衡及饮食卫生。每个治疗周期为21天，为保证药物治疗效果，提醒患者遵医嘱按时返院接受下周期治疗。

【药师建议】

部分肺癌患者应用顺铂后出现严重迟发性呕吐，建议延长此类患者住院时间，并给予地塞米松、阿瑞吡坦或5-HT_3受体拮抗剂等联合止吐治疗；对预计严重胃肠道反应超过7日者，应适当给予肠外营养。对应用顺铂后胃肠道反应严重者，再次治疗时可以考虑用卡铂代替顺铂或换用非铂方案治疗。

(二)乳腺癌

1. 病因与分类　乳腺癌(breast cancer，mammary cancer)发病率位居女性恶性肿瘤之首，多发生于40～60岁绝经期前后，但近年有年轻化趋势；男性患者发病率较低。发病原因尚未完全明了，可能与下列因素有关：①内分泌因素：已证实雌激素与乳腺癌的发病有明显关系。②饮食与肥胖：影响组织内脂溶性雌激素的浓度。③遗传因素：直系亲属中有绝经前乳腺癌者，其姐妹及女儿发生乳腺癌的概率较正常人群高3～8倍。家族性乳腺癌多数由单基因或多基因改变引起，其中最主要的乳腺癌相关基因有BRCA1、BRCA2、*p*53等。④生殖因素：晚生育、不生育等生殖相关因素也显著影响乳腺癌的发生。⑤其他：环境污染、电离辐射等均可增加乳腺癌的发病率。

根据组织学类型，乳腺癌通常分为：①非浸润性癌：主要包括导管原位癌、小叶原位癌。②早期浸润性癌：包括导管癌早期浸润、小叶癌早期浸润。③浸润性非特殊类型癌：包括浸润性导管癌、浸润性小叶癌。④浸润性特殊类型癌：包括髓样癌、小管癌、黏液癌、腺样囊性癌、鳞状细胞癌、乳头 Paget 病等。⑤特殊形式的乳腺癌：包括炎性癌、副乳腺癌、男性乳腺癌等。

2. 临床表现　早期乳腺癌不具备典型症状和体征，易被忽视，常通过体检或乳腺癌筛查发现。乳腺癌中期和晚期常出现：

(1)乳腺肿块：多为单发，质硬，边缘不规则，表面欠光滑。

(2)乳头溢液：多为血性乳头溢液，发生于单侧、单孔。引起乳头溢液的原因很多，常见的疾病有导管内乳头状瘤、乳腺增生、乳腺导管扩张症和乳腺癌。

(3)皮肤改变：乳房皮肤出现典型的"酒窝征""橘皮征""皮肤卫星结节"等改变。

(4)乳头、乳晕异常：肿瘤位于或接近乳头深部，可引起乳头回缩。乳头湿疹样癌，即乳头 Paget 病，表现为乳头皮肤瘙痒、糜烂、破溃、结痂、脱屑、伴灼痛，甚至乳头回缩。

(5)腋窝淋巴结肿大：初期可出现同侧腋窝淋巴结肿大，肿大的淋巴结质硬、散在、可推动。随着病情发展，淋巴结逐渐融合，并与皮肤和周围组织粘连、固定。隐匿性乳腺癌常以腋窝淋巴结肿大为首发症状。

3. 临床诊断

(1)体格检查：多数乳腺癌可以触到肿块，此类乳腺癌容易诊断。部分早期乳腺癌触诊阴性，查体时应重视乳腺局部腺体增厚变硬、乳头糜烂、乳头溢液，以及乳头轻度回缩、乳房皮肤轻度凹陷、乳晕轻度水肿、绝经后出现乳房疼痛等。

(2)影像学检查：①乳腺 X 线摄影。②乳腺超声：用于所有疑似乳腺病变的人群，可同时进行乳腺和腋窝淋巴结检查。③乳腺 MRI 检查：不作为乳腺癌诊断的常规检查项目。

(3)肿瘤标志物检查：血清癌胚抗原(CEA)、糖类抗原 153(carbohydrate antigen 153, CA153)、糖类抗原 125(carbohydrate antigen 125, CA125)常作为乳腺癌评估的参考。

4. 治疗原则

(1)手术治疗：适用于Ⅰ、Ⅱ期及部分Ⅲ期且无手术禁忌的患者。晚期乳腺癌以化疗和内分泌治疗为主，必要时考虑手术或放射治疗等其他治疗方式。对于ⅢA(不含T3N1M0)、ⅢB、ⅢC 期乳腺癌患者，以及ⅡA、ⅡB、ⅢA(仅 T3N1M0)期符合保乳手术的乳腺癌患者，可以首先给予新辅助化疗，以降低肿瘤临床分期，提高根治率或保乳率。

(2)放射治疗：乳腺癌改良根治术后，具有下列高危因素之一者需接受放射治疗：①原发肿瘤最大直径大于等于5 cm，或肿瘤侵及乳腺皮肤、胸壁。②腋淋巴结转移数量大于等于 4 个。③T1、T2、淋巴结转移 1～3 个，包含某一项高危复发因素(年龄小于等于 40 岁，激素受体阴性，淋巴结清扫数目不完整或转移比例大于 20%，Her-2/neu 过表达等)的患者，可以考虑术后放射治疗。

原则上所有保乳手术后的乳腺癌患者均需要放射治疗，但 70 岁以上、TNM 分期为Ⅰ期、激素受体阳性的患者可以考虑选择单纯内分泌治疗。对于有辅助化疗指征的患者，术后放射治疗应该在完成辅助化疗后开展；如果无辅助化疗指征，在切口愈合良好的前提下，术后 8 周内开始放射治疗。辅助曲妥珠单抗治疗可以和术后放射治疗同期开展。放射治疗开始前，要确认左心室射血分数(left ventricular ejection fraction, LVEF)大于 50%，同时避免内乳野照射，尽可能降低心脏的照射剂量，尤其是患侧为左侧者。

(3)化疗及内分泌治疗:多数乳腺癌患者术后需要接受4~8个周期的全身化疗,其中雌激素受体(estrogen receptor, ER)和(或)孕激素受体(progesterone receptor, PR)阳性的患者还要接受内分泌治疗。辅助化疗不与内分泌治疗或术后放疗同时进行。治疗乳腺癌有效的药物包括蒽环类、紫杉类、长春瑞滨、卡培他滨、吉西他滨、铂类药物等。

1)术后辅助化疗适应于:①腋窝淋巴结阳性。②淋巴结阴性患者只适用于具有高危复发风险因素的患者(患者年龄小于35岁,肿瘤直径大于等于2 cm,组织学分级Ⅱ~Ⅲ级,脉管瘤栓,Her-2阳性,ER/PR阴性等)。③淋巴结转移数目较少(1~3个)的绝经后患者,如果具有受体阳性、Her-2阴性、肿瘤较小、组织学分级Ⅰ级等其他多项预后较好的因素,或者患者无法耐受或不适合化疗,也可考虑单用内分泌治疗。

术后辅助化疗方案的选择多依据患者复发的风险。对于复发风险较低的乳腺癌患者,可以选择CMF、AC、EC、TC方案治疗(C环磷酰胺、A多柔比星、E表柔比星、F氟尿嘧啶、T多西他赛、M甲氨蝶呤);对于复发风险为中或高危的乳腺癌患者建议选择:①蒽环类方案:AC、FEC、FAC。②蒽环类与紫杉类联合方案:TAC。③蒽环类与紫杉类序贯方案:AC→T/P(P紫杉醇)或FEC→T。④Her-2阳性患者化疗时可考虑联合曲妥珠单抗治疗,但应避免与蒽环类药物联合。⑤其他可能对乳腺癌有效的化疗方案。

2)对于晚期乳腺癌患者,既往使用过的化疗药物应避免再次使用。患者首次化疗建议选择蒽环类药物为主方案,或蒽环类联合紫杉类药物方案;蒽环类治疗失败的患者一般首选含紫杉类药物的治疗方案;蒽环类和紫杉类均失败时,可选择长春瑞滨、卡培他滨、吉西他滨、铂类等单药或联合化疗。

3)内分泌治疗:对于雌激素受体和(或)孕激素受体阳性的患者,应根据患者的月经状态选择适当的内分泌治疗药物。绝经前患者优先选择他莫昔芬,通过药物或手术达到绝经状态的患者选择芳香化酶抑制剂;绝经后患者优先选择第三代芳香化酶抑制剂,如来曲唑、阿那曲唑、依西美坦。他莫昔芬和芳香化酶抑制剂治疗失败的患者,可以考虑换用化疗,或者换用其他内分泌治疗药物,例如氟维司群、孕激素(progesterone)、托瑞米芬(toremifene)等。

绝经的标准:①双侧卵巢切除术后。②年龄大于等于60岁。③年龄小于60岁,且在没有化疗和服用他莫昔芬、托瑞米芬和卵巢功能抑制治疗的情况下停经1年以上,同时血促卵泡激素(follicle-stimulating hormone, FSH)及雌二醇水平符合绝经后的范围;而正在服用他莫昔芬、托瑞米芬,年龄小于60岁的停经患者,必须连续检测血FSH及雌二醇水平符合绝经后的范围。④正在接受黄体生成激素释放激素(luteinizing hormone releasing hormone, LH-RH)激动剂或拮抗剂治疗的妇女无法判断是否绝经。

5. 常用药物治疗方案(见表2-4-3)

表 2-4-3 临床常用的乳腺癌治疗方案

化疗方案	药物	剂量(mg/m²)	用药时间	周期时间
TAC	多西他赛	75	d1	q21d,每周期均用 G-CSF 支持
	多柔比星	50	d1	
	环磷酰胺	500	d1	
AC→T	多柔比星	60	d1	q21d,AC 共 4 个周期,序贯 T 共 4 个周期
	环磷酰胺	600	d1	
	多西他赛	100	d1	
密集 A→P→C	多柔比星	60	d1	q14d,A 共 4 个周期,序贯 P 共 4 个周期,序贯 C 共 4 个周期,每周期均用 G-CSF 支持
	紫杉醇	175	d1	
	环磷酰胺	600	d1	
FEC→T	氟尿嘧啶	500	d1	q21d,FEC 共 3 个周期,序贯 T 共 3 个周期
	表柔比星	100	d1	
	环磷酰胺	500	d1	
	多西他赛	100	d1	
FAC	氟尿嘧啶	500	d1、d8	q21d
	多柔比星	50	d1	
	环磷酰胺	500	d1	
TC	多西他赛	75	d1	q21d
	环磷酰胺	600	d1	
AC	多柔比星	60	d1	q21d
	环磷酰胺	600	d1	
CMF	环磷酰胺	100	po d1～d14	q28d
	甲氨蝶呤	40	d1、d8	
	氟尿嘧啶	600	d1、d8	
AC→TH	多柔比星	60	d1	q21d,AC 共 4 个周期,序贯 TH 共 4 个周期后继续应用曲妥珠单抗(H)前后共 1 年
	环磷酰胺	600	d1	
	多西他赛	100	d1	
	曲妥珠单抗	首次 8 mg/kg,以后6 mg/kg	d1	

续表

化疗方案	药物	剂量(mg/m^2)	用药时间	周期时间
TH→FEC	多西他赛	100	d1	q21d,TH 共 3 个周期,序贯 FEC 共 3 个周期后继续应用 H 前后共 1 年
	曲妥珠单抗	首次 8 mg/kg,以后6 mg/kg	d1	
	氟尿嘧啶	600	d1	
	表柔比星	60	d1	
	环磷酰胺	600	d1	
AT	表柔比星	75	d1	q21d
	多西他赛	75	d1	
XT	多西他赛	75	d1	q21d
	卡培他滨	950	po bid d1～d14	
PCH	紫杉醇	175	d1	q21d,PCH 共 6 周期后继续应用 H 前后共 1 年
	卡铂	AUC 6	d1	
	曲妥珠单抗	首次 8 mg/kg,以后6 mg/kg	d1	

6. 用药注意事项

(1)环磷酰胺:可引起生殖毒性(如停经或精子缺乏),儿童或青少年患者应慎用。肝药酶诱导剂(如巴比妥类、糖皮质激素等)对其代谢、活性和毒性有影响,并用时应注意。

(2)多柔比星:终生累积剂量不宜超过450 mg/m^2。用前需全面检查心脏功能,除监测心电图外,有条件者可加做超声心动图,测定血清肌酸磷酸激酶活力、左室射血分数(LVEF)等。辅酶 Q_{10}、维生素 C、维生素 E 等可清除自由基,降低其心脏毒性。

(3)多柔比星及其他蒽环类药物剂量调整:患者血清胆红素为 12～30 mg/L时,使用常规剂量的 50%;血清胆红素大于30 mg/L时,使用常规剂量的 25%。

(4)卡培他滨:手足综合征发生率较高,表现为手足麻木、感觉迟钝、感觉异常、麻刺感、皮肤肿胀或红斑、脱屑、水疱或疼痛,具剂量依赖性,多为 1～2 级,可耐受,症状严重时需要对症治疗或对剂量进行调整(停药或减量)。一旦减量,以后不能再增加剂量。肝转移引起的轻度至中度肝功能不全患者无须降低剂量。

(5)他莫昔芬:可致患者出现面部潮红、潮热,多可自行缓解。大剂量长期服用者应定期做眼科检查及妇科超声检查。

(6)曲妥珠单抗应用注意事项:①治疗前必须获得 Her-2 阳性的病理学证据。②6 mg/kg(首剂8 mg/kg)每 3 周方案,或2 mg/kg(首剂4 mg/kg)每周方案,以 0.9%氯化钠液为溶剂,不能用 5%葡萄糖液配制,因其可使药物凝固。③用药过程中应注意观察患者是否出现发热、寒战或其他输液相关症状,特别在首次滴注后 30～60 分钟;用药前 30～60 分钟给予解热镇痛药(如对乙酰氨基酚)和抗组胺药(如苯海拉明)可以预防。首次治疗后观察 4～8 小时。④一般不与多柔比星或表柔比星同期使用,但可以序贯使用。⑤与非蒽环类药物、内分泌治疗药物及放射治疗可同期应用。⑥开始治疗前应检测左心室射血分数(LVEF),使用期间每 3 个月监测一次 LVEF。

出现以下情况时,应停止曲妥珠单抗治疗至少 4 周,并每 4 周检测一次 LVEF:①LVEF较治疗前绝对数值下降大于等于 16%。②LVEF 低于该检测中心正常值范围并且 LVEF 较治疗前绝对数值下降大于等于 10%。③LVEF 持续下降超过 8 周,或者 3 次以上因心肌病而停止曲妥珠单抗治疗,应永久停止使用曲妥珠单抗。④4～8 周内 LVEF 回升至正常范围或 LVEF 较治疗前绝对数值下降小于等于 15%,可恢复使用曲妥珠单抗。

7. 患者教育

(1)环磷酰胺:鼓励患者用药期间多饮水,以促进药物排泄,减轻泌尿道刺激。

(2)表柔比星或多柔比星:应用 1～2 日内可出现红色尿,为药物代谢物所致。

(3)胃肠道反应:由于 AC、AT 等方案具高致吐性,在应用强效止吐药的同时,告知患者化疗期间宜清淡饮食,若症状严重可给予联合治疗措施。

(4)定期监测血常规:多种化疗药易致骨髓抑制,提醒患者每周检查 1～2 次血常规,发现异常及时给予对症治疗。

(5)肝功能损伤:表柔比星、环磷酰胺、多西他赛等药物多在肝脏代谢,具肝毒性,提醒患者治疗期间需每 2～3 周监测一次肝功能,出现异常及时对症治疗。

(6)脱发:环磷酰胺、蒽环类药物等可致明显脱发,多在用药后 2～3 周出现,但多可再生。应提前告知患者,避免产生恐慌。

(7)鼓励患者保持积极乐观的心态:乳腺癌是目前治疗效果较好的疾病,鼓励患者树立战胜疾病的信心,保持乐观的心态。

(8)提醒患者保持良好的生活习惯。

(9)重视治疗依从性:提醒患者应遵医嘱按时接受治疗,避免无缘由推迟治疗时间或停用药物。同时注意其他疾病(如高血压、糖尿病)的规范治疗。

(10)定期随访:全身化疗结束后,应定期进行随访。检查项目:①病史、体检:最初 2 年每 4～6 个月一次,其后 3 年每 6 个月一次,5 年后每年一次。②乳腺超声:每 6 个月一次。③乳腺钼靶照相:每年一次。④胸片:每年一次。⑤腹部超声:每 6 个月一次,3 年后改为每年一次。⑥存在腋窝淋巴结转移 4 个以上等高危因素的患者,行基线骨扫描检查,全身骨扫描每年一次,5 年后可改为每 2 年一次。⑦血常规、血生化、乳腺癌标志物的检测每 6 个月一次,3 年后每年一次。⑧应用他莫昔芬的患者每年进行一次盆腔检查。

案例讨论——乳腺癌

【病例介绍】

主诉:右乳肿块 2 月余。

现病史:患者,女,34 岁,无意中触及右乳有一肿块,约5 cm×4 cm大小,无疼痛,不伴乳头、乳晕凹陷,不伴皮肤红肿及破溃,不伴乳头溢液,未在意,自觉肿块逐渐增大。2014

年10月3日于当地医院就诊，行乳腺彩超示：右乳低回声团块，BI-RADS分级Ⅴ级，右侧腋下多发肿大淋巴结。骨ECT示：全身骨显像未见明显异常。腹部超声：轻度脂肪肝。胸部CT未见明显异常。CEA、CA153正常。2014年10月7日，右乳肿块核心针穿刺：乳腺浸润性导管癌；免疫组化示ER(＋＋＋，＞75％)，PR(＋，25％～50％)，Her-2(＋)，Ki67(＋，2％～5％)，p53(－)，CK5/6(－)。2014年10月9日，患者为进一步治疗收入肿瘤内科病房。患者自发病以来，饮食、睡眠欠佳，大小便正常，体质量无明显变化。

既往史：既往体健，否认高血压、冠心病、糖尿病病史；无外伤及手术史；无输血史；无长期射线及毒物接触史，否认烟酒等不良嗜好。婚育史：13岁(5天/25～28天)，末次月经2014年9月26日，月经规律，经量适中，无痛经史。26岁结婚，G1P1L1A0。丈夫及儿子均体健。对链霉素过敏，无其他食物、药物过敏史。否认家族中有肿瘤及遗传病史。

【体格检查】

青年女性，神志清，精神可，发育正常，营养中等，自主体位，查体合作。体质量62 kg，身高158 cm，体表面积1.6 m^2，KPS 90分。T 36.5 ℃ P 80次/分 R 20次/分 BP 122/80 mmHg。查体：全身皮肤黏膜无黄染，无皮疹，右腋窝可触及肿大淋巴结，最大者约3 cm×2 cm。头颅形态无畸形，睑裂等大，巩膜无黄染，双侧瞳孔等大、等圆，对光反射正常。耳鼻无畸形，口唇无发绀，咽无红肿，扁桃体不大。颈软，气管居中，甲状腺不大。胸廓对称，无畸形，胸骨无压痛。右乳腺可触及约5 cm×4 cm大小肿块，左乳腺未触及肿块。双肺叩呈清音，听诊呼吸音清，未闻及干湿性啰音。心界不大，心率80次/分，心律规整，各瓣膜听诊区未闻及病理性杂音。腹平软，无压痛、反跳痛，未触及包块，肝脾肋下未及，移动性浊音(－)，肠鸣音正常。肛门及外生殖器未见异常，脊柱、四肢无畸形，运动无障碍，关节无红肿，无杵状指，无其他阳性体征。

【辅助检查】

(1)乳腺彩超：右乳低回声团块，BI-RADS分级Ⅴ级，右侧腋下多发肿大淋巴结。骨ECT示：全身骨显像未见明显异常。腹部超声：轻度脂肪肝。胸部CT未见明显异常。CEA、CA153正常。

(2)右乳肿块核心针穿刺：乳腺浸润性导管癌；免疫组化示ER(＋＋＋，＞75％)，PR(＋，25％～50％)，Her-2(＋)，Ki67(＋，2％～5％)，p53(－)，CK5/6(－)。

(3)血常规、大小便常规、肝肾功能、血糖、血脂、血生化、凝血功能检查，各项指标均正常；心电图、胸片均无明显异常。

【临床诊断】

右乳腺癌IIB期(cT2N1M0)。

【诊疗经过】

患者入院后经血常规、大小便常规、肝肾功能、血糖、血脂、血生化、凝血功能检查，各项指标均正常；心电图、胸片均无明显异常。经肿瘤内科、放射治疗科、乳腺外科等多学科会诊后，确定首先给予2～4周期AT方案化疗，根据治疗效果确定手术、放疗及内分泌治疗时间。患者接受AT方案化疗，具体为：表柔比星120 mg d1＋多西他赛120 mg d2，同时给予止吐、保肝等对症支持治疗，连续3天服用地塞米松8.25 mg，每天2次。患者静脉应用化疗药前成功接受左上肢贵要静脉PICC置管术，且应用化疗药过程顺利，无恶心、呕吐，饮食、睡眠可，无不适主诉，结束治疗后出院。

【治疗原则】

患者青年女性，身体状况KPS评分90分，右乳腺浸润性导管癌诊断明确，根据《乳腺癌诊疗规范》及NCCN乳腺癌临床实践指南，该患者具有新辅助化疗指征；化疗2周期后评价疗效，根据治疗效果确定手术时间；术后继续化疗，一般情况下新辅助化疗加辅助化疗的总周期数为6～8个周期；上述治疗结束后行局部放疗。鉴于该患者ER和PR受体阳性，化疗结束后，应进行辅助内分泌治疗。该患者Her-2(1+)，无须加用靶向治疗。

【用药分析】

患者为右乳腺浸润性导管癌，ER和PR受体阳性，Her-2(1+)，原发灶较大，伴腋窝淋巴结转移，CT及ECT等未见远处转移征象，结合多学科会诊意见，首先给予患者新辅助化疗，首选含蒽环类和紫杉类药物的联合方案。参考乳腺癌诊疗规范及NCCN指南，可以选择的方案有TAC、AT、密集AC→密集紫杉醇、AC→T(3周)、CAF、CEF、A→C→T、CEF→T。紫杉类及蒽环类药物对乳腺癌治疗的有效率均在50%以上，是目前疗效最好的两类药物。研究表明，对于进展期乳腺癌AT方案非劣效于TAC方案，且患者耐受性好。本例患者34岁，既往体健，一般情况良好，选用AT方案进行新辅助化疗可以在较短时间内缩小病灶的体积，且相对安全。

(1)多西他赛：为紫杉类药物，在细胞内浓度比紫杉醇高，并且在细胞内滞留时间长，其对微管的亲和力是紫杉醇的2倍。适用于乳腺癌、非小细胞肺癌等的治疗。推荐剂量为70～75 mg/m^2，用5%葡萄糖液或0.9%氯化钠液稀释，最终浓度不超过0.74 mg/mL。静脉滴注1小时，每3周一次。

(2)表柔比星：为多柔比星的同分异构体，疗效与多柔比星相等或略高，而心脏毒性低于多柔比星，目前多选用表柔比星。表柔比星对增殖周期各阶段细胞均有作用，主要用于治疗乳腺癌、淋巴瘤等。联合化疗时，每次60～75 mg/m^{2}静脉注射。骨髓抑制为其剂量限制性毒性；累积剂量低于900 mg/m^{2}时较少发生心脏毒性；注射局部可产生静脉炎；可发生脱发、皮炎、色素沉着等。禁用于近期或既往有心脏受损病史的患者。

【用药注意事项与患者教育】

1. 药学监护

(1)化疗药物剂量：患者体表面积为1.6 m^2，推荐的药物剂量：表柔比星120 mg，多西他赛120 mg。患者实际选用上述剂量治疗。

(2)药物配制：表柔比星在葡萄糖液中降解速度快，不推荐选用葡萄糖液为溶媒。国产表柔比星在0.9%氯化钠液中不易溶解，可选用适量注射用水溶解，浓度不超过2 mg/mL。多西他赛可以应用0.9%氯化钠液或5%葡萄糖液稀释后使用，配制后浓度不超过0.74 mg/mL，滴注1小时。

(3)给药方式：表柔比星的静脉刺激性强，外渗可导致局部组织坏死；多西他赛对血管也有一定的刺激性。建议行静脉置管术给药。

(4)用药顺序：由于多西他赛可减慢表柔比星的体内代谢，增加不良反应，因此宜先用表柔比星。

(5)重视药物不良反应：①为预防多西他赛导致的水钠潴留、过敏，患者在应用多西他赛的前1天、当天、后1天应服用地塞米松8 mg,每天2次。②表柔比星致吐作用强,用药期间应加强止吐。③患者接受治疗期间若出现胸痛、心悸等症状,应进行心电图或心脏超声检查。若为药物引起的心律失常或LVEF明显降低,应立即停用表柔比星。④多西他赛可能导致过敏反应的发生,特别在开始应用的最初30分钟内,应密切关注患者是否出现支气管痉挛、血压明显下降、全身红斑或皮疹等,如有上述症状应立即停止用药,给予对症治疗。⑤部分患者应用地塞米松可出现胃灼热感、面部潮红、失眠、呃逆等,若症状严重应给予对症治疗。

(6)定期监测:①AT方案骨髓抑制明显,应每周监测1～2次血常规。②所用化疗药物均具有一定的肝毒性,易导致肝细胞损伤,应定期监测肝脏功能。

2. 患者教育

(1)提醒患者不要自行调整输液速度。为避免严重不良反应,患者应遵医嘱按时服用地塞米松。若出现面部潮红、失眠,勿惊慌,此为地塞米松常见不良反应,停药后可很快缓解。

(2)应用表柔比星后可出现尿液红染,为药物代谢物所致,属于正常现象,告知患者勿惊慌,一般在1～2天后消失,注意多饮水,促进药物排泄。表柔比星可致明显脱发,多在用药后2周左右出现,多可再生,勿恐慌。

(3)提醒患者保持良好的生活习惯。

(4)AT方案骨髓抑制明显,提醒患者每周检查1～2次血常规;表柔比星、多西他赛均具肝毒性,需每2～3周监测一次肝功能。发现异常及时与主管医师或药师联系,以便给予对症治疗。

(5)重视治疗依从性。AT为3周治疗方案,提醒患者应遵医嘱按时返院接受再次治疗,以保障治疗效果,避免无缘由推迟治疗时间。

(6)鼓励患者保持积极乐观的心态。乳腺癌是目前治疗效果较好的疾病,只要积极配合治疗,通过规范的治疗手段,多数患者可以长期生存。

【药师建议】

化疗效果与药物剂量强度呈正相关,特别是接受新辅助化疗的乳腺癌患者。重视患者用药后不良反应的预防及治疗,才能保障治疗计划的顺利执行。

(三)结(直)肠癌

1. 病因与分类　近年来,我国结(直)肠癌(colorectal cancer, CRC)发病率和死亡率均呈上升趋势。其病因与饮食习惯(高脂肪低纤维素饮食)、遗传因素、腺瘤、慢性炎症有密切关系,同时也与盆腔放射、环境因素(如土壤中缺钼)、精神因素、吸烟等有关。

结(直)肠癌的组织学类型主要包括腺癌(占近4/5)、黏液癌、未分化癌及其他类型癌(如鳞癌、腺鳞癌)。其中腺癌包括乳头状腺癌、管状腺癌、黏液腺癌、印戒细胞癌。

2. 临床表现与诊断　早期结(直)肠癌可无明显症状,病情发展到一定程度可出现:①排便习惯改变;②大便性状改变(变细、血便、黏液便等);③腹痛或腹部不适;④腹部肿块;⑤肠梗阻;⑥贫血及全身症状:如消瘦、乏力、低热等。

(1)体格检查:多数结(直)肠癌患者通过腹部视诊和触诊,可以检查有无肠型、肠蠕动波、腹部肿块等。凡疑似结(直)肠癌者必须常规做肛门直肠指诊。

(2)实验室及肿瘤标志物检查:①血常规:了解有无贫血。②尿常规:观察有无血尿,结合泌尿系影像学检查了解肿瘤是否侵犯泌尿系统。③大便常规:注意有无红细胞、脓细胞。④粪便隐血试验:针对消化道少量出血的诊断有重要价值。⑤结(直)肠癌患者在诊断、治疗前、评价疗效、随访时必须检测 CEA、CA199;建议检测 CA242、CA724;有肝转移的患者建议检测 AFP;有卵巢转移的患者建议检测 CA125。

(3)内窥镜检查:所有疑似结(直)肠癌患者均推荐纤维结肠镜或电子结肠镜检查,直肠镜、乙状结肠镜适用于病变位置较低的结直肠病变。内窥镜检查之前,必须做好准备,检查前进流质饮食,服用泻剂,或行清洁洗肠,使肠腔内粪便排净。以下情况不推荐结肠镜检查:①一般状况不佳,难以耐受;②急性腹膜炎、肠穿孔、腹腔内广泛粘连以及完全性肠梗阻;③肛周感染或严重肠道感染、放射性肠炎;④妇女妊娠期和月经期。

(4)影像检查:①结肠钡剂灌肠检查:其中气钡双重造影检查是诊断结(直)肠癌的重要手段,但疑有肠梗阻的患者应当谨慎选择。②B 型超声:了解患者有无复发转移。③CT检查:可明确病变侵犯肠壁的程度、向壁外蔓延的范围和远处转移的部位。④MRI 检查:以下情况首选,直肠癌的术前分期、结(直)肠癌肝转移病灶的评价、怀疑腹膜以及肝被膜下病灶。⑤经直肠腔内超声:推荐用于中低位直肠癌诊断及分期的常规检查。⑥PET-CT:对于常规检查无法明确的转移复发病灶可作为有效的辅助检查。

(5)病理组织学检查:结(直)肠癌诊断的依据。复发或转移性结(直)肠癌建议检测肿瘤组织 Kras 基因状态。

3. 治疗原则

(1)手术治疗:争取根治性手术切除。对于已经引起梗阻的可切除结(直)肠癌,推荐行Ⅰ期切除吻合,或Ⅰ期肿瘤切除近端造口远端闭合,或造瘘术后Ⅱ期切除。对于肿瘤局部晚期不能切除或者临床上不能耐受手术者建议给予姑息性治疗。

(2)新辅助治疗:目的在于提高手术切除率,提高保肛率,延长患者无病生存期。①距肛门小于12 cm的直肠癌推荐新辅助放化疗,化疗方案推荐首选持续灌注氟尿嘧啶,或者 5-FU/亚叶酸钙(leucovorin, LV),或者卡培他滨单药。建议化疗时限 2~3 个月。②结(直)肠癌合并肝和(或)肺转移,可切除或者潜在可切除,推荐术前化疗或化疗联合靶向药物治疗:西妥昔单抗(Kras 野生型患者)或贝伐珠单抗联合化疗方案(推荐 FOLFOX 或 FOLFIRI 或 CapeOX)。建议治疗时限 2~3 个月。治疗后必须重新评价,并考虑是否可行手术。

(3)直肠癌放射治疗:辅助放疗适用于Ⅱ~Ⅲ期直肠癌;姑息性放疗适用于肿瘤局部区域复发和(或)远处转移。对于某些不能耐受手术或者有强烈保肛意愿的患者,可以试行根治性放疗或放化疗。①同步放化疗的化疗方案推荐 5-FU 或 5-FU 类似物为基础方案。②术后放化疗和辅助化疗的顺序:Ⅱ~Ⅲ期直肠癌根治术后,推荐先行同步放化疗再行辅助化疗或先行 1~2 周期辅助化疗、同步放化疗再辅助化疗的夹心治疗模式。

(4)药物治疗:

1)Ⅰ期(T1~2N0M0)或者有放化疗禁忌的患者不推荐术后药物治疗。

2)Ⅱ期结(直)肠癌术后无高危因素者,建议随访观察,或者单药氟尿嘧啶类药物化疗。

3)Ⅱ期结(直)肠癌术后有高危因素者[组织学分化差(Ⅲ或Ⅳ级)、T4、血管淋巴管浸润、术前肠梗阻/肠穿孔、标本检出淋巴结不足(少于12枚)]建议辅助化疗。化疗方案推荐选用5-FU/LV、卡培他滨、5-FU/LV/奥沙利铂或CapeOX方案,化疗时限应当不超过6个月。有条件者建议检测组织标本错配修复蛋白(mismatch repair protein, MMR)或微卫星不稳定性(microsatellite instability, MSI),如为错配修复基因缺失(MMR-deficient, dMMR)或高度微卫星不稳定性(highly microsatellite instability, MSI-H),不推荐氟尿嘧啶类药物的单药辅助化疗。

4)Ⅲ期结(直)肠癌患者推荐术后辅助化疗。化疗方案推荐选用5-FU/LV、卡培他滨、FOLFOX或FLOX(奥沙利铂+氟尿嘧啶+亚叶酸钙)或CapeOX方案。化疗不应超过6个月。

5)联合化疗应当作为能耐受化疗的转移性结(直)肠癌患者的一、二线治疗。推荐以下化疗方案:FOLFOX/FOLFIRI/CapeOX±西妥昔单抗(推荐用于Kras野生型患者)或±贝伐珠单抗。三线以上化疗的患者推荐进入临床研究。对在一、二线治疗中没有选用靶向药物的患者也可考虑伊立替康联合靶向药物治疗。不能耐受联合化疗的患者,推荐5-FU/LV±靶向药物,或5-FU持续灌注,或卡培他滨单药。晚期患者若一般状况或器官功能状况很差,推荐最佳支持治疗,不建议化疗。如果转移复发局限于肝,建议考虑针对肝病灶的局部治疗。

6)结(直)肠癌局部复发者,推荐进行多学科评估,判定能否有机会再次切除,是否适合术前放化疗。如与放疗联合,可以根据患者身体状况选择氟尿嘧啶类单药或联合化疗,如仅适于化疗,则采用上述晚期患者药物治疗原则。

4. 常用药物治疗方案(见表2-4-4)

表2-4-4　临床常用的结(直)肠癌治疗方案

化疗方案	药物	剂量(mg/m^2)	用药时间	周期时间
mFOLFOX6	奥沙利铂	85	d1	q14d
	亚叶酸钙	400	d1	
	氟尿嘧啶	400 1200×2	d1 持续46～48 h	
FOLFOX4	奥沙利铂	85	d1	q14d
	亚叶酸钙	200	d1,d2	
	氟尿嘧啶	400 600	d1,d2 持续22 h,d1,d2	
CapeOX	奥沙利铂	130	d1	q21d
	卡培他滨	850～1000	bid,d1～d14	

续表

<table>
<tr><th>化疗方案</th><th>药物</th><th>剂量(mg/m²)</th><th>用药时间</th><th>周期时间</th></tr>
<tr><td rowspan="3">FLOX</td><td>奥沙利铂</td><td>85</td><td>d1,d15,d29</td><td rowspan="3">q56d</td></tr>
<tr><td>亚叶酸钙</td><td>500</td><td>d1/w×6</td></tr>
<tr><td>氟尿嘧啶</td><td>500</td><td>d1/w×6</td></tr>
<tr><td rowspan="3">FOLFIRI</td><td>伊立替康</td><td>180</td><td>d1</td><td rowspan="3">q14d</td></tr>
<tr><td>亚叶酸钙</td><td>400</td><td>d1</td></tr>
<tr><td>氟尿嘧啶</td><td>400
1200×2</td><td>d1
持续 46～48 h</td></tr>
<tr><td rowspan="4">FOLFOXIRI</td><td>伊立替康</td><td>165</td><td>d1</td><td rowspan="4">q14d</td></tr>
<tr><td>奥沙利铂</td><td>85</td><td>d1</td></tr>
<tr><td>亚叶酸钙</td><td>400</td><td>d1</td></tr>
<tr><td>氟尿嘧啶</td><td>3200</td><td>d1,持续 48 h</td></tr>
<tr><td rowspan="2">XELIRI</td><td>伊立替康</td><td>100</td><td>d1,d8</td><td rowspan="2">q21d</td></tr>
<tr><td>卡培他滨</td><td>900</td><td>bid,d2～d15</td></tr>
<tr><td rowspan="2">5-FU/LV</td><td>亚叶酸钙</td><td>200</td><td>d1,d2</td><td rowspan="2">q14d</td></tr>
<tr><td>氟尿嘧啶</td><td>400
600</td><td>d1,d2
持续22 h,d1,d2</td></tr>
<tr><td>Irinotecan</td><td>伊立替康</td><td>125
或 300～350</td><td>d1,d8
或 d1</td><td>q21d</td></tr>
<tr><td>Capecitabine</td><td>卡培他滨</td><td>1000～1250</td><td>bid,d1～d14</td><td></td></tr>
<tr><td rowspan="2">与贝伐珠单抗联合方案</td><td>贝伐珠单抗</td><td>5 mg/kg(q14d)或
7.5 mg/kg(q21d)</td><td>在应用化疗药前 1 天应用</td><td rowspan="2">q14d
或
q21d</td></tr>
<tr><td colspan="3">可与前述化疗方案联合应用</td></tr>
<tr><td rowspan="2">与西妥昔单抗(仅 KRAS 野生型)联合方案</td><td>西妥昔单抗</td><td>首次 400 mg/m²,以后250 mg/(m²·w)
或500 mg/(m²·2w)</td><td>d1</td><td rowspan="2">q7d
或
q14d</td></tr>
<tr><td colspan="3">可与前述化疗方案联合应用</td></tr>
</table>

5. 用药注意事项

(1)奥沙利铂:与 0.9%氯化钠液存在配伍禁忌,配制用溶媒以及输注前后应避免与生理盐水接触。神经毒性是其剂量限制性毒性。为预防急性毒性的产生,应避免冷刺激。使用奥沙利铂的患者给药前静脉滴注还原型谷胱甘肽或使用钠通道阻滞药(如卡马西平、加巴喷丁)可以使神经毒性的发生率降低;此外也可以考虑使用一些营养神经的药物改善中毒症状,如维生素 B_1、维生素 B_{12} 等。

(2)替吉奥:应用剂量主要参考患者的体表面积,小于1.25 m^2 者,40 mg,po bid;1.25～1.5 m^2 者,50 mg,po bid;大于 1.5 m^2 者,60 mg,po bid,宜餐后服用。连续给药 28 日,休息 14 日;或连续给药 14 日,休息 7 日,为一疗程。为避免骨髓抑制和急性重型肝炎等严重不良反应,化疗期间应定期检查血常规、肝肾功能。如需要换用其他氟尿嘧啶类抗肿瘤药或氟胞嘧啶抗真菌药,必须有至少 7 日洗脱期。

(3)卡培他滨:可致手足综合征、腹泻,具有剂量依赖性。患者若发生 2 度以上手足综合征须停药,待症状缓解后再使用,且剂量应降低;与华法林同用应密切监测凝血功能。禁止与索立夫定(sorivudine)及其结构类似物同用。

(4)伊立替康:中性粒细胞减少、迟发性腹泻是其剂量限制性毒性,用药期间应定期监测骨髓功能。用药 24 小时内若患者出现急性胆碱能综合征,应使用阿托品治疗;对曾出现急性、严重的胆碱能综合征的患者,下次使用本品时应预防性使用阿托品。用药 24 小时后患者可出现迟发性腹泻,中位时间是第 5 日,一旦发生应立即给予治疗。治疗措施为:高剂量的洛哌丁胺(首剂4 mg,然后2 mg/2h,建议每日不宜超过16 mg),持续到最后一次稀便结束后12 小时。若48 小时后仍有腹泻,应开始预防性口服广谱抗菌药,并换用其他止泻药。

(5)西妥昔单抗:与化疗药物联合用于 KRAS 野生型晚期结(直)肠癌的治疗。初始剂量为400 mg/m^2,建议滴注时间为120 分钟,其后每周给药一次,剂量为250 mg/m^2,1小时以上滴注,最大滴注速率不得超过5 mL/min;也可500 mg/m^2,每 2 周给药一次。常可引起不同程度的皮肤毒性反应,主要表现为痤疮样皮疹、甲沟炎、皮肤干燥、裂伤和感染等。其中痤疮样皮疹最为常见,发生率为 50%～80%。患者用药期间应注意避光;轻至中度皮肤毒性反应无须调整剂量,发生重度皮肤毒性反应者,应酌情减量。3%的患者可出现严重输液反应,其中 90%发生于第一次使用时,以突发性气道梗阻、荨麻疹和低血压为特征。发生轻至中度输液反应时,可减慢输液速度或服用抗组胺药物。若发生严重的输液反应需立即停止输液,静脉注射肾上腺素、糖皮质激素、抗组胺药物,并给予支气管扩张剂及输氧等治疗,此部分患者应禁止再次使用本药。

(6)贝伐珠单抗:有影响伤口愈合的潜在危险,因此至少在术前及术后 28 日内暂停应用,且术后切口应完全愈合。与其有关的严重不良反应有胃肠穿孔/伤口开裂综合征、出血、高血压危象、肾病综合征、充血性心力衰竭。患者用药期间应给予密切关注,出现上述不良反应须给予对症治疗,若症状严重应停药[如治疗前及治疗中监测尿蛋白,出现 4 级蛋白尿(肾病综合征)时应停用],一旦出现胃肠道穿孔应永久停用。不应使用葡萄糖液配制或与葡萄糖液混合。

6. 患者教育

(1)奥沙利铂:用药期间应避免冷刺激,包括避免触摸冷物、进食冷饮、呼吸冷空气等,注意保暖。可以适当补充钙剂等。

(2)卡培他滨:为避免或减轻手足综合征,患者用药期间应避免手、足过度摩擦或挤压,避免激烈运动和体力劳动,避免使用刺激性洗涤用品,保持手足皮肤湿润(可每日用温水浸泡双手和双足 10 分钟后擦干,涂上护肤霜)等。

(3)定期监测:骨髓抑制为化疗药常见不良反应,提醒患者治疗期间每周检查 1～2 次血常规;氟尿嘧啶、卡培他滨、伊立替康等药物均在肝脏代谢,具肝毒性,提醒患者治疗期间应 2～3 周监测一次肝功能;发现异常及时与医师或药师联系,以便及时给予对症治疗。

(4)保持良好的生活习惯。

(5)鼓励患者保持积极乐观的心态。

(6)重视治疗依从性:提醒患者应遵医嘱按时接受治疗,避免无缘由推迟治疗时间或停用药物。同时注意其他疾病(如高血压、糖尿病)的规范治疗。

(7)定期随访:结(直)肠癌患者术后或辅助放化疗结束后应定期进行随访。具体内容包括:①开始 2 年,每 3～6 个月进行一次体检、血液肿瘤标志物(主要包括 CEA、CA199)检查、腹/盆超声及胸片检查;然后每 6 个月进行一次上述检查,共 3 年;5 年后每年检查一次。②腹/盆腔 CT 或 MRI 每年一次。③术后 1 年内行肠镜检查,如有异常,1 年内复查;如未见息肉,3 年内复查;然后 5 年一次。随诊检查时发现的大肠腺瘤均推荐切除。

案例讨论——直肠癌

【病例介绍】

主诉:直肠癌根治术后 2 月余。

现病史:患者,女,37 岁,2014 年元旦左右无明显诱因出现大便次数增多,间断腹泻并伴有大便带血,呈暗红色,量少,偶有黏液样便,大便不成形,无里急后重,无腹痛,无恶心、呕吐等不适,自行服用药物治疗,效果不明显。2014 年 2 月 8 日来我院就诊,行肠镜检查示:直肠末端近肛门处可见一巨大溃疡,自齿状线延伸至肛缘约8 cm,周围黏膜不规则隆起,接触出血。活检病理结果:直肠中分化腺癌。2014 年 2 月 12 日在全麻下行直肠癌根治 Miles 手术。术后病理示:直肠中低分化腺癌,溃疡型,肿物切面积6 cm×1 cm,侵达深肌层,环周切线及吻合口切缘未查见癌;肠管周围淋巴结 16 枚,2 枚(2/16)查见转移癌。患者术后恢复可,2014 年 4 月 13 日为进一步治疗入院。患者自发病以来,饮食、睡眠可,大小便正常,体质量未见明显减轻。

既往史:既往体健,否认高血压、冠心病、糖尿病病史;无外伤及手术史;无输血史;无毒物及射线接触史,否认吸烟、酗酒等不良嗜好。对酒精过敏,无其他食物、药物过敏史。否认家族中有肿瘤及遗传病史。

【体格检查】

患者青年女性,神志清,精神可,发育正常,营养中等,自主体位,查体合作。体质量 61 kg,身高162 cm,体表面积 1.63 m^2,KPS 90 分。T 36.2 ℃,P 84 次/分,R 21 次/分,BP 131/80 mmHg。查体:全身皮肤黏膜无黄染,浅表淋巴结未触及肿大,头颅外观无畸形,颜面部无水肿,眼球无突出,双眼睑无水肿。颈软,气管居中,甲状腺无肿大。胸廓对称无畸形,双肺呼吸音清,未闻及明显干湿性啰音。腹部平坦,触软,左下腹见造瘘口,黏膜红润光滑,未见明显分泌物。未见胃肠型及蠕动波,无压痛、反跳痛。肛门已切除,局部缝合,刀口清洁无渗液,余未见异常。

【辅助检查】

血常规、肝肾功能、血液肿瘤标志物(CEA、CA199)、大小便常规等检查,各项指标均正常;心电图检查未见异常;胸、腹、盆腔CT检查未见局部复发及远处转移影像。

【临床诊断】

直肠癌根治术后ⅢA期(pT2N1bM0)。

【诊疗经过】

患者入院后行血常规、肝肾功能、血液肿瘤标志物(CEA、CA199)、大小便常规等检查,各项指标均正常;心电图检查未见异常;胸、腹、盆腔CT检查未见局部复发及远处转移影像。患者无化疗禁忌,2日后接受mFOLFOX6方案化疗,具体药物剂量为:奥沙利铂150 mg d1+左亚叶酸钙350 mg d1+氟尿嘧啶0.625 g d1,3.5 g(微量泵注入持续46小时);同时辅以保护胃黏膜、止吐、免疫调节治疗。患者用药过程顺利,仅化疗第一天出现轻度恶心,未出现其他不适,治疗结束后出院休养。

【治疗原则】

患者青年女性,身体状况良好,无其他病史,直肠癌根治术后(ⅢA期,pT2N1bM0)诊断明确,存在术后复发风险,根据《直肠癌诊疗规范》及NCCN直肠癌临床实践指南,建议选择奥沙利铂联合氟尿嘧啶类药物治疗,疗程为6个月;期间根据患者耐受情况辅以放疗。

【用药分析】

根据《直肠癌诊疗规范》及NCCN直肠癌临床实践指南,可以选择的化疗方案有:FOLFOX、CapeOX(又称XELOX)、卡培他滨、5-FU/LV;同步放化疗选择5-FU或5-FU类似物为基础方案。国内多选择"三明治式"的辅助治疗方案,包括初始第一疗程的5-FU/LV或FOLFOX或卡培他滨或XELOX的辅助化疗,然后进行同期5-FU/放疗或同期卡培他滨/放疗(首选),然后再进行5-FU/LV或FOLFOX或卡培他滨或XELOX辅助化疗。奥沙利铂联合氟尿嘧啶较单药氟尿嘧啶用于ⅢA期(pT2N1bM0)患者,可以明显延长无病生存期;卡培他滨非劣效于5-FU/LV,患者可以在院外服用,但费用相对较高。本例患者青年女性,身体状况好,无其他疾病,可以首选mFOLFOX6方案化疗。

mFOLFOX6方案药物剂量为:奥沙利铂85 mg/m^2,静滴2小时以上,d1;亚叶酸钙400 mg/m^{2}或左亚叶酸钙(LV)200 mg/m^2,静滴2小时,d1;氟尿嘧啶(5-FU)400 mg/m^2,静推,d1,然后1200 mg/m^2×2 d,持续静滴46～48小时,每2周重复。结合患者体表面积和制剂规格,确定该患者具体给药剂量为:奥沙利铂150 mg、左亚叶酸钙350 mg、氟尿嘧啶0.625 g+3.5 g(微量泵注入持续46小时),剂量选择合理,为安全、有效、经济方案。该方案主要不良反应为神经毒性、消化道反应、骨髓抑制等,治疗期间需注意不良反应的预防和处理。

奥沙利铂为第三代铂类药物,对大肠癌有较好疗效,无明显肾毒性,与5-FU同时使用具有明显的协同作用。左亚叶酸钙是亚叶酸钙(LV)的左旋体,是5-FU的增效剂,与5-FU合用时,应在输入5-FU之前应用,以增强治疗作用。5-FU为抗代谢药物,具有时间依赖性,长时间持续静脉应用比静脉推注疗效好,不良反应轻,故5-FU的应用方法为:首先给予冲击剂量0.625 g(尽快达到有效治疗浓度),然后再给予维持剂量3.5 g长时间泵入。

【药学监护】

1. 奥沙利铂为中度致吐药物，与氟尿嘧啶(低致吐)联合应用可使呕吐发生率升高。为减轻或避免患者化疗期间出现严重呕吐，在应用奥沙利铂前10～30分钟，建议给予5-HT_3受体拮抗剂(如昂丹司琼)。

2. 奥沙利铂宜选用5%葡萄糖液250～500 mL为溶媒，且滴注2～6小时，禁与含氯化钠的液体接触(二者存在配伍禁忌)。

3. 左亚叶酸钙为氟尿嘧啶的增效剂，宜在氟尿嘧啶前应用。

4. 部分患者应用氟尿嘧啶后可能出现腹泻；也有部分患者治疗期间由于生活习惯改变、应用5-HT_3受体拮抗剂等可能出现便秘。为防止患者出现上述不良反应，宜密切关注患者大便情况，出现异常时及时给予对症治疗。

5. 奥沙利铂、氟尿嘧啶均对骨髓有抑制作用，患者治疗期间宜每周检查1～2次血常规，出现异常及时给予对症治疗。

6. 氟尿嘧啶主要经肝脏代谢，治疗期间应密切关注患者肝脏功能。

【患者教育】

1. 告知患者选用的治疗方案为指南推荐，有循证医学证据支持，多数患者耐受性好，疗效可靠，使其放松心情，积极配合治疗。

2. 提醒患者避免自行调快输液速度，特别是含奥沙利铂的输液，滴速过快易出现身体不适，甚至出现严重不良反应。

3. 提醒患者治疗期间避免接触冷的物品(包括饮食及其他生活用品)，注意保暖，以预防奥沙利铂的致神经毒性。经多次治疗后，可能出现轻度、可耐受的手足麻木，此为所应用药物的常见不良反应，一般不需要停药；若症状严重，影响肢体功能(如不能系纽扣)，应及时告知主管医师。告知患者适当食用坚果或服用钙镁合剂可能延缓上述症状的出现。

4. 奥沙利铂主要经肾脏排泄，提醒患者适当增加饮水量，保持小便量在2000 mL以上，以促进药物排泄。

5. 由于个体差异，部分患者接受治疗后可能出现腹泻或便秘，提醒其每日注意大小便情况，出现异常及时与医师或药师联系。

6. 告知患者5-FU易引起皮肤色素沉着，多见于面部、双手足皮肤皱褶处。通常不严重，停药后可缓解，尽量避免强烈光照等诱发因素。

7. 5-FU可引起口腔黏膜炎或溃疡，提醒患者早晚用软毛刷刷牙并经常漱口，注意保持口腔卫生。

8. 提醒患者重视营养均衡，适当运动；每日保持充足的睡眠；治疗期间减少外出，以减少交叉感染的机会。

9. 提醒患者接受的治疗为双周方案，应遵医嘱按时返院接受下一周期的治疗。

【药师建议】

mFOLFOX6方案治疗间隔时间短，患者出院后应重视营养均衡；按时监测骨髓功能，出现异常与医师或药师联系，以便及时给予对症治疗；为了保障治疗效果，需要特别提醒患者应遵医嘱按时接受再次治疗。

复习思考题

1. 名词解释:(1)KPS功能状态评分;(2)癌症的化学预防;(3)烷化剂;(4)细胞周期非特异性药物(CCNSA);(5)抗代谢药;(6)细胞周期特异性药物(CCSA);(7)剂量限制性毒性;(8)DNA拓扑异构酶抑制剂;(9)作用于微管蛋白的药物;(10)靶向抗肿瘤药物;(11)免疫增强药;(12)肿瘤标志物;(13)完全缓解(CR);(14)部分缓解(PR);(15)进展(PD);(16)稳定(SD);(17)总生存期(OS);(18)中位生存期;(19)无病生存期(DFS);(20)肿瘤进展时间(TTP);(21)姑息治疗;(22)临终关怀;(23)主诉疼痛程度分级法(VRS);(24)营养治疗;(25)肠内营养(EN);(26)肠外营养(PN);(27)恶病质;(28)重组人粒细胞集落刺激因子(rhG-CSF);(29)经外周静脉植入的中心静脉导管(PICC);(30)非小细胞肺癌(NSCLC);(31)小细胞肺癌(SCLC);(32)间变性淋巴瘤激酶(ALK);(33)表皮生长因子受体酪氨酸激酶抑制剂(EGFR-TKI);(34)mFOLFOX6方案。

2. 恶性肿瘤治疗方案选择的依据是什么?

3. 恶性肿瘤的预防原则有哪些?

4. 烷化剂的临床适应证是什么?

5. 铂类化合物的主要不良反应有哪些?

6. 作用于微管蛋白的药物有哪些?主要临床用途是什么?

7. 调节体内激素平衡的药物主要用于哪些恶性肿瘤?

8. 抗肿瘤抗体类药物有哪些?主要临床用途是什么?

9. 何谓抑制信号转导的药物,主要用于哪些恶性肿瘤?

10. 抗肿瘤药物临床治疗效果如何评价?

11. WHO癌痛三阶梯止痛治疗的原则是什么?

12. 抗肿瘤药物常见不良反应有哪些?

13. 抗肿瘤药物引起的骨髓抑制如何防治?

14. 肺癌常见的临床症状有哪些?

15. 临床常用的肺癌治疗方案有哪些?

16. 培美曲塞的药理作用特点是什么?

17. 培美曲塞+顺铂的药学监护有哪些?

18. 肺癌患者应用顺铂后出现严重呕吐应如何处理?

19. 乳腺癌内分泌治疗的原则是什么?

20. 治疗乳腺癌常用药物的注意事项有哪些?

21. 结(直)肠癌的诊断依据有哪些?

22. 结(直)肠癌的药物治疗原则有哪些?

23. 结(直)肠癌药物治疗的患者教育内容有哪些?

(山东大学齐鲁医院 方英立)

第三章
呼吸系统疾病

第一节　咳嗽

内容提要

本节主要介绍咳嗽的病因、分类与临床表现，治疗原则与措施，治疗药物及临床应用，以及用药注意事项与患者教育。要求了解咳嗽的病因、分类与临床表现，熟悉咳嗽的治疗原则与措施，掌握咳嗽治疗的常用药物及治疗过程中的药物选用、注意事项及患者教育。

咳嗽是一个反射过程。来自耳、鼻、咽、喉、支气管、胸膜等感受区的刺激，传入延髓咳嗽中枢，该中枢将冲动传向喉下神经、膈神经和脊髓神经等运动神经，引起咽肌、膈肌和其他呼吸肌的运动来完成咳嗽动作。同时大脑皮层也能控制咳嗽。

一、病因分类与临床表现

咳嗽的形成和反复发病，常是许多复杂因素综合作用的结果。其病因包括感染因素、物理因素、化学因素、过敏因素等，可见于呼吸系统、心血管系统、神经精神系统、免疫内分泌系统和全身感染等疾病。

根据咳嗽持续时间，通常分为急性咳嗽(acute cough)、亚急性咳嗽(subacute cough)和慢性咳嗽(chronic cough)三类。按咳嗽性质分为无痰或痰量极少的干性咳嗽(dry cough)，以及咳嗽伴有咳痰的湿性咳嗽(wet cough)。

1. 急性咳嗽　咳嗽小于 3 周。病因相对简单，常见于普通感冒、急性气管-支气管炎(acute tracheobronchitis)、急性鼻窦炎和过敏性鼻炎等疾病。

(1)普通感冒：临床表现为鼻部相关症状，如流涕、打喷嚏、鼻塞和鼻后滴流感、咽喉刺激感或不适，伴或不伴发热。普通感冒的咳嗽常与鼻后滴流有关。

(2)急性气管-支气管炎：起病初期有上呼吸道感染症状，随后咳嗽可渐加剧，伴或不伴咳痰，伴细菌感染者常咳黄脓痰。常呈自限性，全身症状可在数天内消失，但咳嗽、咳痰一般持续2～3周。

2. 亚急性咳嗽　咳嗽为3～8周。最常见的原因是感染后咳嗽（postinfectious cough），其次为上气道咳嗽综合征、咳嗽变异性哮喘等。

当呼吸道感染急性期症状消失后，咳嗽仍迁延不愈，除呼吸道病毒外，其他病原体如细菌、支原体和衣原体等，均可能引起感染后咳嗽，其中以感冒引起的咳嗽最为常见，又称为感冒后咳嗽。表现为刺激性干咳或咳少量白色黏液痰，通常持续3～8周，X线胸片检查无异常。

3. 慢性咳嗽　咳嗽大于8周。病因较多，常见于上气道咳嗽综合征、咳嗽变异性哮喘、胃食管反流性咳嗽、嗜酸性粒细胞性支气管炎、变应性咳嗽等。通常根据胸部X线检查有无异常分为两类：一类为X线胸片有明确病变者，如肺炎、肺结核、支气管肺癌等；另一类为X线胸片无明显异常，以咳嗽为主要或唯一症状者，即通常所说的不明原因的慢性咳嗽。

(1)上气道咳嗽综合征：除咳嗽、咳痰外，可表现鼻塞、鼻腔分泌物增加、频繁清嗓、咽后黏液附着、鼻后滴流感。①变应性鼻炎表现为鼻痒、打喷嚏、流水样涕、眼痒等。②鼻-鼻窦炎表现为黏液脓性或脓性涕，可有疼痛（面部痛、牙痛、头痛）、嗅觉障碍等。③变应性咽炎以咽痒、阵发性刺激性咳嗽为主要特征；非变应性咽炎常有咽痛、咽部异物或烧灼感。喉部炎症、新生物通常伴有声音嘶哑。

(2)咳嗽变异性哮喘：主要表现为刺激性干咳，通常咳嗽比较剧烈，夜间咳嗽为其重要特征。感冒、冷空气、灰尘、油烟等容易诱发或加重咳嗽。

(3)嗜酸粒细胞性支气管炎：主要症状为慢性刺激性咳嗽，常是唯一的临床症状，干咳或咳少许白色黏液痰，可在白天或夜间咳嗽。

(4)变应性咳嗽：表现为刺激性干咳，多为阵发性。白天或夜间均可咳嗽，油烟、灰尘、冷空气、讲话等容易诱发咳嗽，常伴有咽喉发痒。

(5)胃食管反流性咳嗽：大多发生在日间和直立位，干咳或咳少量白色黏痰。

(6)心理性咳嗽：是由于患者严重心理问题或有意清喉引起。表现为日间咳嗽，专注于某一事物及夜间休息时咳嗽消失，常伴有焦虑症状。

(7)药物诱发的咳嗽：咳嗽是服用血管紧张素转化酶抑制剂（angiotensin-converting enzyme inhibitor，ACEI）的常见不良反应，发生率为10%～30%，占慢性咳嗽病因的1%～3%。

4. 干咳或刺激性咳嗽　干咳或刺激性咳嗽多见于急性或慢性咽喉炎、喉癌、急性支气管炎初期、气管受压、支气管异物、支气管肿瘤、胸膜疾病、原发性肺动脉高压以及二尖瓣狭窄等。

5. 湿咳　湿咳多见于慢性支气管炎、支气管扩张、肺炎、肺脓肿和空洞型肺结核等，如慢性支气管炎常咳白色黏液痰，支气管扩张、结核等可见痰中带血或咯血。

二、治疗原则与措施

咳嗽为某些疾病常见的临床症状，它是机体的一种保护性防御机制，有利于清除呼吸道分泌物和有害因子。但频繁持久的咳嗽则为病理状态，可影响患者的日常工作和生活质量，还会产生气胸、晕厥等并发症。不同类型的咳嗽，其治疗措施也不尽相同，主要包括以下四方面：①病因治疗：根据始发病因做针对性治疗；②对症治疗：主要应用镇咳祛痰药；③并发症治疗：根据产生的并发症做相应治疗；④伴发症治疗：针对伴发症治疗，应关注伴发症对治疗方案的影响以及伴随用药所起的相互作用。

（一）急性咳嗽的治疗

1. 普通感冒　普通感冒一般不必使用抗菌药物，以对症治疗为主。

（1）减充血剂（decongestant）：盐酸伪麻黄碱，30～60 mg/次，每天 3 次。

（2）抗过敏药：第一代抗组胺药如马来酸氯苯那敏，2～4 mg/次，每天 3 次。

（3）退热药物：解热镇痛药。

（4）镇咳药物：咳嗽剧烈者，必要时可用中枢性或外周性镇咳药。

临床上通常采用上述药物的复方制剂，首选第一代抗组胺药＋伪麻黄碱治疗，可有效缓解打喷嚏、鼻塞等症状。

2. 急性气管-支气管炎　治疗以对症处理为主。

（1）剧烈干咳者可适当应用镇咳剂，咳嗽有痰而不易咳出时可用祛痰药。

（2）若有细菌感染，如咳脓性痰或外周血白细胞增高者，可依据感染的病原体及药物敏感试验结果选择抗菌药物。在未得到病原菌阳性结果之前，可进行经验性治疗，常选用大环内酯类及β-内酰胺类等口服抗菌药物。

（3）伴支气管痉挛时，可使用支气管舒张药物治疗。

（二）亚急性咳嗽的治疗

在处理亚急性咳嗽时，首先要明确咳嗽是否继发呼吸道感染，并进行经验性治疗。治疗无效者，再考虑其他病因，并参考慢性咳嗽诊断程序进行诊治。

1. 感染后咳嗽常为自限性，多能自行缓解，通常不必使用抗生素。但对肺炎支原体、肺炎衣原体和百日咳杆菌引起的感染后咳嗽，使用大环内酯类抗生素治疗有效。

2. 对部分咳嗽症状明显者，可以短期应用镇咳药、抗组胺药加用减充血剂等。异丙托溴铵（ipratropine）可能对部分患者有效。

（三）慢性咳嗽的治疗

多数慢性咳嗽与感染无关，无需使用抗菌药物治疗。咳嗽原因不明或不能除外感染时，慎用糖皮质激素（口服或静脉）。

1. 上气道咳嗽综合征　治疗上要依据导致上气道咳嗽综合征的基础疾病而定。对于非变应性鼻炎和普通感染导致的咳嗽，首选第一代抗组胺药和减充血剂，大多数患者在初始治疗后数天至两周内产生疗效。

(1)变应性鼻炎:首选鼻腔吸入糖皮质激素和口服抗组胺药治疗。①二丙酸倍氯米松(beclomethasone dipropionate)50 μg/次,经鼻孔,或同等剂量的吸入糖皮质激素如布地奈德(budesonide)、莫米松(mometasone)等,每天1~2次。②抗组胺药对变应性鼻炎有效,首选无镇静作用的第二代抗组胺药,如氯雷他定(loratadine)等。③必要时可加用白三烯受体拮抗剂,短期鼻用或口服减充血剂等。④症状较重、常规药物治疗效果不佳者,特异性变应原免疫治疗可能有效,但起效时间较长。⑤避免或减少接触变应原有助于减轻变应性鼻炎的症状。

(2)细菌性鼻窦炎:多为混合感染,抗感染是重要的治疗措施,抗菌谱应覆盖革兰阳性菌、阴性菌及厌氧菌,急性感染用药时间不少于2周,慢性建议酌情延长使用时间。常用药物为:①阿莫西林-克拉维酸钾(amoxicillin and clavulanate potassium)、头孢类或喹诺酮类(quinolones)抗菌药物,同时联合鼻吸入糖皮质激素,疗程3个月以上。②减充血剂可减轻鼻黏膜充血水肿,有利于分泌物的引流,鼻喷剂疗程一般少于1周。③建议联合使用第一代抗组胺药加用减充血剂,疗程2~3周。

2. 咳嗽变异性哮喘　吸入小剂量糖皮质激素联合支气管舒张剂如β_2受体激动剂或氨茶碱即可,或两者的复方制剂福莫特罗(formoterol)、氟替卡松(fluticasone)/沙美特罗(salmeterol),必要时可短期口服小剂量糖皮质激素。治疗时间不少于8周。

3. 嗜酸粒细胞性支气管炎　通常采用吸入糖皮质激素治疗,反应良好。二丙酸倍氯米松,每次250~500 μg;或等效剂量的其他糖皮质激素,每天2次,持续应用4周以上。初始治疗可联合应用泼尼松(prednisone)口服,每天10~20 mg,持续3~5天。

4. 变应性咳嗽　抗组胺药物治疗有一定效果,必要时加用吸入或短期(3~5天)口服糖皮质激素。

5. 胃食管反流性咳嗽　首先调整生活方式,其次可应用药物治疗。①制酸药:质子泵抑制剂如奥美拉唑、兰索拉唑(lansoprazole)等,或H_2受体拮抗剂如雷尼替丁。②促胃动力药:如有胃排空障碍者,可使用多潘立酮(domperidone)等;单用制酸剂效果不佳者,加用促胃动力药可能有效。③内科治疗时间要求3个月以上,一般需2~4周方显疗效。

6. 心理性咳嗽　对于儿童治疗,常采用暗示疗法,以短期应用止咳药物辅助治疗;对于年龄大者,可辅以心理咨询或精神干预治疗,适当应用抗焦虑药物。

7. ACEI诱发的咳嗽　通常停药4周后咳嗽消失或明显减轻。可用血管紧张素Ⅱ受体拮抗剂(angiotensin Ⅱ receptor blocker, ARB)替代ACEI类药物。

三、治疗药物及临床应用

咳嗽的病因、时间、性质、并发症或表现不尽相同,故应根据症状和咳嗽类型来选择治疗药物。轻度咳嗽有利于排痰,无需进行镇咳治疗。另外咳嗽治疗的关键在于病因治疗,镇咳药作为辅助治疗,只能起到短暂缓解症状的作用,严重的咳嗽,如剧烈干咳或频繁咳嗽影响休息和睡眠,更严重时使病情加重或引起其他并发症时,则可适当给予镇咳治疗。痰多者宜用祛痰药物治疗。

（一）镇咳药物

根据药理作用机制可分为中枢性镇咳药（central antitussives）和外周性镇咳药（peripheral antitussive drugs）两大类。

1. 中枢性镇咳药　对延脑中枢具有抑制作用，多用于无痰的干咳。根据其是否具有成瘾性可分为依赖性和非依赖性镇咳药。依赖性镇咳药为吗啡类生物碱及其衍生物，如可待因和福尔可定（pholcodine），具有十分明显的镇咳作用，由于具有成瘾性，仅在其他治疗无效时短暂使用。非依赖性镇咳药包括喷托维林（pentoxyverine）、右美沙芬（dextromethorphan）等。

（1）可待因：直接抑制延脑中枢，止咳作用强而迅速，同时亦具有镇痛和镇静作用，可用于各种原因所致的剧烈干咳和刺激性咳嗽，尤其是伴有胸痛的干咳。口服或皮下注射，每次 15～30 mg，每天总量可为 30～90 mg。

（2）福尔可定：作用与可待因相似，但成瘾性较弱。口服每次 5～10 mg。

（3）喷托维林：作用强度为可待因的 1/3，同时具有抗惊厥和解痉作用，兼有中枢性和外周性镇咳作用。口服每次 25 mg，每天 3 次。

（4）右美沙芬：作用与可待因相似，但无镇痛和催眠作用，治疗剂量对呼吸中枢无抑制作用，亦无成瘾性。口服每次 15～30 mg，每天 3～4 次。由于其有效作用时间长，尤其适用于夜间咳嗽者。

2. 外周性镇咳药　通过抑制咳嗽反射弧中的感受器、传入神经及效应器中的某一环节而起到镇咳作用。苯丙哌林（benproperine）为非成瘾性镇咳药，作用为可待因的 2～4 倍，可抑制外周传入神经，亦可抑制咳嗽中枢。口服每次 20～40 mg，每天 3 次。

（二）祛痰药物

祛痰治疗可以稀释痰液或液化痰液，使痰液易于咳出，从而提高咳嗽对气道分泌物的清除效率。祛痰药物按作用方式可分为以下三类：①恶心性祛痰药和刺激性祛痰药，如愈创木酚甘油醚（guaifenesin）。②黏痰溶解剂，如氨溴索、溴己新（bromhexine）、乙酰半胱氨酸（acetylcysteine）。③黏液稀释剂，如羧甲司坦（carbocisteine）。

1. 愈创木酚甘油醚　美国 FDA 唯一批准的祛痰药物，可刺激胃黏膜，反射性引起气道分泌物增多，降低黏滞度，有一定的舒张支气管的作用，达到增强黏液排出的效果，并有轻度的镇咳作用。常与抗组胺药、镇咳药、减充血剂配伍使用。片剂每次 0.2 g，一日 3～4 次；糖浆剂每次 10～20 mL，每日 3 次。

2. 溴己新和氨溴索　氨溴索是溴己新在体内的代谢产物，主要作用于气管、支气管黏膜的黏液产生细胞，抑制痰液中酸性黏多糖蛋白的合成，使痰中的黏蛋白纤维断裂，使分泌物黏滞度下降，还可促进纤毛运动和增加抗生素在呼吸道的浓度。氨溴索口服用法为每次 30 mg，每天 3 次。溴己新口服用法为每次 8～16 mg，每天 3 次。

3. 乙酰半胱氨酸　使黏液糖蛋白多肽链的二硫键断裂，降低痰的黏滞度。口服用法为每次 200 mg，每天 2～3 次。

4. 羧甲司坦　在细胞水平影响支气管腺体分泌，可使低黏度的唾液黏蛋白分泌增加，高黏度的岩藻黏蛋白产生减少，从而降低分泌物黏滞度。起效快，口服1小时可见明显疗效。口服用法为每次0.5 g，每天3次。

四、用药注意事项与患者教育

（一）药物选用

1. 咳嗽病因复杂，关键是确定诊断和治疗原发病，减少盲目性治疗，提高治疗成功率。
2. 若患者无明显感染依据，避免长期使用抗菌药物。
3. 镇咳药需根据咳嗽临床表现选择性应用，对于干咳者可单用镇咳药，对于咳嗽且痰液较多者需与祛痰药联合应用，不宜单用镇咳药。中枢性镇咳药慎用于痰液较多患者，以免痰液排出受阻加重感染。
4. 可待因、福尔可定、喷托维林会抑制呼吸，引起高碳酸血症，还会通过痰潴留抑制咳痰，故不宜用于哮喘和慢性支气管炎患者。
5. 上气道咳嗽综合征、咳嗽变异性哮喘、嗜酸粒细胞性支气管炎的经验性治疗常为1～2周，胃食管反流性咳嗽至少2～4周。口服糖皮质激素一般不超过1周。经验治疗有效者，继续按相应咳嗽病因的标准化治疗方案进行治疗。
6. 2岁及以下的婴幼儿禁用抗感冒及镇咳非处方药。

（二）注意药物的不良反应

1. 可待因对过敏患者、多痰患者、婴幼儿、未成熟新生儿禁用；分娩期妇女应用可引起新生儿呼吸抑制，且由于个体代谢水平差异的影响而致胎儿发生严重不良反应；哺乳期妇女可自乳汁排出可待因，使婴幼儿具有潜在的严重不良反应，故哺乳期妇女慎用；如必须应用，则告知患者如出现极度困倦或护理婴儿困难时，及时与医生联系。
2. 喷托维林对青光眼患者、心功能不全伴肺瘀血者、妊娠及哺乳期妇女均应慎用，服药期间不得驾驶机、车、船，从事高空作业、机械作业及操作精密仪器。有报道该药物可造成儿童呼吸抑制，故5岁以下儿童不宜应用。
3. 右美沙芬可引起嗜睡，对驾车、高空作业或操作机器者宜慎用，对妊娠3个月内妇女、哺乳期妇女、有精神病史者禁用。
4. 苯丙哌林对口腔黏膜有麻醉作用，会产生麻木感觉。
5. 妊娠前3个月慎用氨溴索，消化道溃疡病史者慎用羧甲司坦、溴己新。乙酰半胱氨酸禁用于支气管哮喘患者。

（三）患者教育

1. 患者除用药外，还应注意休息、健身，增强机体抵抗力，注意保暖，避免受凉、淋雨、过度劳累等诱因，戒除饮酒，忌吸烟，忌食有刺激性或辛辣食物。
2. 呼吸道感染流行季节，尽量避免去公共场所，流感易感者可用流感疫苗预防。过敏体质者远离过敏原，避免过敏原刺激机体。

3. 根据病情多饮水，稀释痰液，以易于排出。

复习思考题

1. 名词解释：(1)咳嗽；(2)急性咳嗽；(3)亚急性咳嗽；(4)慢性咳嗽；(5)普通感冒；(6)感染后咳嗽；(7)上气道咳嗽综合征；(8)咳嗽变异性哮喘；(9)嗜酸粒细胞性支气管炎；(10)变应性咳嗽；(11)心理性咳嗽；(12)药物诱发的咳嗽；(13)干性咳嗽；(14)湿性咳嗽；(15)减充血剂；(16)中枢性镇咳药；(17)外周性镇咳药；(18)恶心性祛痰药；(19)黏痰溶解剂；(20)黏液稀释剂。

2. 根据咳嗽持续时间，咳嗽的分类有哪些？

3. 慢性咳嗽的常见病因有哪些？临床表现是什么？

4. 按咳嗽性质，咳嗽的分类有哪些？常见病因有哪些？

5. 咳嗽伴随症状是什么？常见疾病有哪些？

6. 咳嗽的治疗措施主要包括哪几方面？

7. 急性咳嗽如何治疗？慢性咳嗽如何处理？

8. 常用镇咳药物的分类及代表药物是什么？

9. 常用祛痰药物有哪些？如何应用？

10. 咳嗽治疗的药物选用原则是什么？

11. 常用镇咳药物的不良反应有哪些？

12. 咳嗽治疗的患者教育内容有哪些？

(山东省立医院　邹东娜)

第二节　哮　喘

内容提要

本节介绍哮喘的病因和发病机制、临床表现与诊断、治疗目标和原则、常用药物及临床应用、哮喘治疗方案以及用药注意事项及患者教育。要求了解哮喘的病因和发病机制、临床表现与诊断，熟悉哮喘的治疗目标和原则、常用药物及临床应用，掌握哮喘的治疗目标和原则、哮喘治疗方案以及用药注意事项及患者教育；并结合案例讨论，熟悉哮喘患者的诊疗经过，重点掌握用药选择和方法，以及药学监护与患者教育。

支气管哮喘(简称哮喘，asthma)是常见的慢性呼吸道疾病之一，世界各国的患病率从1%～30%不等，我国为0.5%～5%。目前的主要问题是依从性和健康知识，以及对哮喘个体化治疗的关注。规范化的诊断和治疗，特别是长期管理，对提高哮喘的控制水平、改善患者生命质量至关重要。

一、病因和发病机制

（一）病因

哮喘的病因复杂，目前认为个体变应性体质（即宿主因素）及环境因素是发病的两个高危因素。

1. 宿主因素　哮喘具有多基因遗传倾向，表现为发病具有家族聚集性，且亲缘关系越近，发病率越高。

2. 环境因素　主要分为变应原性因素和非变应原性因素。

（1）变应原性因素：①吸入性过敏原：动物毛屑、尘螨、花粉等。②职业因素变应原：油漆、饲料、橡胶、灰尘、烟雾。③食物和添加剂：坚果、鱼、虾、蟹、蛋类、牛奶。④药物：普萘洛尔、阿司匹林等。⑤呼吸道感染：细菌、病毒、真菌等。

（2）非变应原性因素：包括体育锻炼和运动、妊娠、肥胖、大气污染等。

（二）发病机制

哮喘是由多种细胞，包括气道的炎症细胞（inflammatory cells）和结构细胞，如嗜酸粒细胞、肥大细胞、T 淋巴细胞、中性粒细胞、平滑肌细胞、气道上皮细胞等，以及细胞组分参与的气道慢性炎症性疾病。变应性气道炎症（allergic airway inflammation），对多种刺激因素呈现的气道高反应性（airway hyperreactivity，AHR），广泛多变的可逆性气流受限，以及气道重构（airway remodeling），是哮喘的主要特征。发病机制虽然尚未完全明确，但气道免疫-炎症、神经调节及其相互作用，是目前较公认的与哮喘发病具有密切关系（见图 3-2-1）。

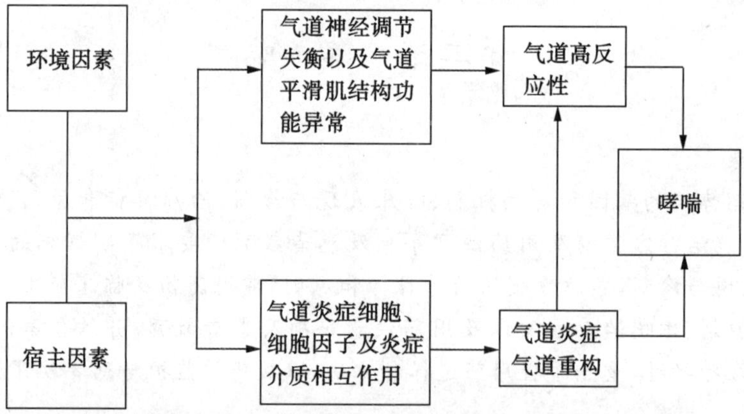

图 3-2-1　哮喘发作机制图

1. 气道免疫-炎症机制　哮喘本质上是一种气道慢性炎症，是多种炎症细胞、炎症介质（inflammatory mediators）和细胞因子（cytokines）参与的相互作用的结果。当变应原（allergens）进入机体后，刺激机体通过 T 淋巴细胞的传递，激活 B 淋巴细胞合成特异性

IgE,并与肥大细胞和嗜碱性粒细胞表面的高亲和性的IgE受体结合。若变应原再次进入体内,可与结合在细胞表面的IgE交联,使该细胞合成并释放多种活性介质,导致平滑肌收缩,黏液分泌增加,血管通透性增高和炎症细胞浸润等,同时炎症细胞在细胞因子的作用下又可分泌多种介质,使气道病变加重,炎症浸润增加,哮喘症状随之产生。根据变应原吸入后哮喘发生的时间,可分为以下三种类型:

(1)速发型哮喘反应(immediate asthmatic reaction,IAR):吸入变应原的同时发生反应,15~30分钟达高峰,2小时后逐渐恢复正常。

(2)迟发型哮喘反应(late asthmatic reaction,LAR):6小时左右发病,持续时间长,可达数天。临床症状重,常呈持续性哮喘表现,肺功能损害严重而持久。

(3)双相型哮喘反应(double asthmatic reaction, DAR)。

2. 气道高反应性　气道高反应性指患者气道对上面提及的吸入性过敏原、食物、运动、药物等多种刺激因子呈现出的高度敏感状态,接触这些刺激因子时气道出现过强的或过早的收缩反应。气道高反应性常具有家族倾向性,受遗传因素的影响。目前普遍认为,气道炎症是导致气道高反应性的重要因素之一。当气道受到变应原或其他刺激后,由于多种炎症细胞、炎症介质和细胞因子的参与,气道上皮和上皮内神经的损害,从而导致气道高反应性。气道高反应性被认为是哮喘患者的共同特征,但出现气道高反应性者并非都是支气管哮喘,如长期吸烟、接触臭氧、病毒性上呼吸道感染、慢性阻塞性肺疾病等也可出现气道高反应性,但程度都相对较轻。

3. 气道重构　气道重构是哮喘的重要病理特征,表现为气道上皮细胞黏液化生、平滑肌肥大/增生、上皮下胶原沉积和纤维化、血管增生等,多出现在反复发作、长期没有得到良好控制的哮喘患者,主要与持续存在的气道炎症和反复的气道上皮损伤/修复有关。除了炎症细胞参与气道重构外,转移生长因子-β(transforming growth factor-β,TGF-β)、血管内皮生长因子(VEGF)、白三烯(leukotriene, LT)等多种炎症介质也参与了气道重构。气道重构使哮喘患者对吸入糖皮质激素(glucocorticoid)的敏感性降低,出现不可逆的气流受限及持续存在的气道高反应性。

4. 神经调节机制　神经因素是哮喘发病的重要环节。支气管受复杂的自主神经支配,除胆碱能神经、肾上腺素能神经外,还有非肾上腺素能非胆碱能(non adrenergic non cholinergic, NANC)神经系统。哮喘发作与哮喘患者β肾上腺素受体功能低下及迷走神经张力亢进有关,并可能有α肾上腺素受体的反应性增加。NANC神经释放舒张支气管平滑肌的神经介质,如血管活性肠肽(vasoactive intestinal peptide, VIP)、一氧化氮(nitric oxide, NO),及收缩支气管平滑肌的介质,如P物质(substance P,SP)、神经激肽(neurokinin,NK),两者平衡失调,则可引起支气管平滑肌收缩。

二、临床表现与诊断

(一)症状

上呼吸道症状包括发作性伴有哮鸣音的呼气性呼吸困难,或发作性胸闷和咳嗽。严重者被迫采取坐位或端坐呼吸，干咳或咳大量白色泡沫痰，甚至发绀。哮喘症状可在数分钟内发作，持续数小时至数天，常在夜间和(或)清晨发作、加重，多数患者可自行缓解或经治疗缓解。咳嗽是咳嗽变异型哮喘(cough variant asthma，CVA)的唯一症状，胸闷是胸闷变异性哮喘的唯一症状。有些患者尤其是青少年，其哮喘症状出现于运动之后，表现为胸闷、咳嗽和呼吸困难，称为运动性哮喘(exercise-induced asthma，EIA)。

(二)体征

肺部体征包括胸部呈过度充气状态，呼气音延长，广泛而散在的哮鸣音。严重哮喘出现心率增快、奇脉、胸腹反常运动和发绀，哮鸣音减弱甚至消失，表现为“沉默肺”(silent lung)。非发作期体检可无异常，故未闻及哮鸣音不作为排除哮喘的标准。

(三)辅助检查

1. 痰液检查　涂片在显微镜下可见较多的嗜酸粒细胞、尖棱结晶、黏液栓和透明的哮喘珠(laennec pearls)。如合并呼吸道细菌感染，痰涂片革兰染色、细菌培养及药物敏感试验有助于病原菌的诊断及指导治疗。

2. 肺功能检查

(1)通气功能检测：哮喘发作时表现为阻塞性通气功能障碍，用力肺活量(forced vital capacity，FVC)正常或下降，多个呼气流速指标均显著下降，如 1 秒钟用力呼气容积(FEV1)、1 秒率(1 秒钟用力呼气容积占用力肺活量的比值，FEV1/FVC%)及最大呼气流量(peak expiratory flow，PEF)；可见残气容积增加，功能残气量和肺总量增加，残气占肺总量百分比增高。缓解期可逐渐恢复，有效的支气管舒张剂可使上述指标好转。

(2)支气管激发试验(bronchial provocation test，BPT)：测定气道反应性，仅适用于非哮喘发作期、FEV1 在正常预计值 70%以上的患者。乙酰甲胆碱(methacholine)和组胺(histamine)为常用的吸入激发剂，运动、冷空气等亦可作为激发剂。吸入激发剂后通气功能下降，气道阻力增加。观察指标主要为 FEV1，如 FEV1 下降超过 20%，可诊断为 BPT 阳性。

(3)支气管舒张实验(bronchial dilation test，BDT)：测定气道可逆性，有效的支气管舒张药可使发作时的气道痉挛得到改善，肺功能指标好转。常用吸入型的支气管舒张剂有沙丁胺醇(salbutamol)、特布他林(terbutaline)及异丙托溴铵等。BDT 阳性诊断标准：FEV1 较用药前增加 12%或以上，且其绝对值增加 200 mL 或以上。

(4)PEF 及其变异率测定：PEF 反映气道通气功能的变化，在诊断哮喘及监测病情中有重要的作用。哮喘发作时，PEF 下降。若昼夜(或凌晨与下午)PEF 变异率大于等于 20%，提示气道气流受限可逆性改变。

3. 动脉血气分析　哮喘发作时如有缺氧，由于过度通气可使二氧化碳分压($PaCO_2$)下降，pH 上升，表现为呼吸性碱中毒。如为重症哮喘，气道阻塞加重，可使 CO_2 潴留，$PaCO_2$ 上升，表现为呼吸性酸中毒。如果缺氧明显，可合并代谢性酸中毒。

4. 胸部 X 线检查　哮喘发作时可见两肺透亮度增加，呈过度充气状态；在缓解期多无明显异常。如并发呼吸道感染，可见肺纹理增加及炎性浸润阴影。同时要注意肺不张、气胸或纵隔气肿等并发症的存在。

5. 特异性变应原的检测　检测变应性指标有助于对患者的病因诊断，避免或减少对该致敏因素的接触。包括体外检测（特异性 IgE）和体内试验（皮肤变应原试验和吸入变应原试验）。

（四）诊断标准

1. 反复发作喘息、气急、胸闷或咳嗽，多与接触变应原、冷空气、物理、化学性刺激以及病毒感染、运动等有关。

2. 发作时在双肺可闻及散在或弥漫性的以呼气相为主的哮鸣音，呼气相延长。

3. 上述症状和体征可经治疗缓解或自行缓解。

4. 除外其他疾病所引起的喘息、气急、胸闷和咳嗽。

5. 临床表现不典型者（如无明显喘息或体征），应至少具备以下一项试验阳性：①支气管激发试验或运动试验阳性；②支气管舒张试验阳性；③昼夜 PEF 变异率大于等于 20%。

符合 1～4 条或 4、5 条者，可诊断为哮喘。

三、治疗目标和原则

尽管目前尚无法根治，但哮喘属于“可防可控”的疾病，长期规范化的治疗可使大多数患者达到良好或完全的临床控制。防治的长期目标是：①消除症状；②始终保持最佳的肺功能；③防止受损的肺功能进一步恶化；④减少急性发作死亡的危险；⑤避免不必要的药物反应。

（一）预防

部分患者急性暴露于某些过敏原可引起哮喘发作，进一步暴露可导致持续性哮喘，故确定危险因素并避免进一步接触，是防治哮喘最重要的方法。

（二）药物治疗原则

1. 根据药物分类合理用药　治疗哮喘的药物可以分为控制药物和缓解药物（见表 3-2-1）。控制药物是指需要长期每天使用，主要通过抗炎作用使哮喘维持临床控制的药物；缓解药物是指按需使用，通过迅速解除支气管痉挛而缓解哮喘症状的药物。

2. 阶梯治疗　根据哮喘发作的频度、程度、症状、体征和肺功能结果，对哮喘病情进行分级，根据分级采用相应的治疗，并根据病情变化调整方案。

3. 吸入疗法　吸入治疗起效快、使用方便、剂量小、不良反应少，首选吸入给药。

4. 尽量避免全身应用激素　激素是治疗哮喘的有效药物，但全身用药不良反应大，应尽可能避免全身用药，尤其是长期应用。

5. 重视肺功能监测　肺功能是哮喘患者病情变化和疗效考核的客观指标，无论是急性发作期还是非急性发作期，均应重视肺功能监测，并根据肺功能调整用药方案。

四、常用药物及临床应用

治疗哮喘的药物分为控制和缓解两类(见表 3-2-1)。

表 3-2-1　哮喘治疗药物分类

控制药物	缓解药物
吸入型糖皮质激素(ICS)	短效 β_2 受体激动剂(SABA)
全身用糖皮质激素	全身用糖皮质激素
白三烯调节剂	短效吸入型抗胆碱能药(SAMA)
长效 β_2 受体激动剂(LABA) 不单独使用,与吸入激素联合用药	短效茶碱
缓释茶碱	
色甘酸钠	
抗 IgE 抗体	
联合药物(ICS/LABA)	

(一)糖皮质激素

糖皮质激素为控制气道炎症最有效的药物,有不同的给药途径,包括吸入、口服、静脉注射等,首选吸入途径。

1. 吸入给药　药物直接作用于呼吸道,所需剂量较小,局部抗炎作用强,且大部分药物被肝脏灭活,全身不良反应少,是目前哮喘长期治疗方案的首选药物。吸入激素起效较慢,通常需 1～2 周才能见效。

(1)病情不同,吸入激素量亦不同。吸入激素全身不良反应大小与药物剂量、生物利用度、肠道吸收、肝脏首过代谢率及全身吸收后药物半衰期等因素有关。已上市吸入激素中,丙酸氟替卡松(fluticasone propionate)和布地奈德的全身不良反应较少,成人哮喘患者每天吸入低至中等剂量激素,不会出现明显的全身不良反应。长期大剂量(＞1000 $\mu g/d$)吸入者,应注意预防全身不良反应。为避免此现象发生,临床常采用低、中剂量激素与长效 β_2 受体激动剂(long acting beta 2 receptor agonist, LABA)、白三烯调节剂或缓释茶碱联用。

(2)目前有多种吸入装置,装置不同,效果不同。一般而言,使用干粉吸入装置比普通定量气雾剂方便,吸入下呼吸道的药物量较多。射流装置雾化吸入,对患者吸气配合的要求不高,起效较快,适用于轻中度哮喘急性发作时的治疗。

(3)临床常用吸入型糖皮质激素(inhaled corticosteroid, ICS)、国际推荐每日剂量及其换算关系如表 3-2-2 所示。

表 3-2-2　常用吸入型糖皮质激素、国际推荐每日剂量及其换算关系

药物	低剂量	中剂量	高剂量
二丙酸倍氯米松	200～500	500～1000	1000～2000
布地奈德	200～400	400～800	800～1600
丙酸氟替卡松	100～250	250～500	500～1000
环索奈德	80～160	160～320	320～1280

2. 口服给药　适用于轻中度哮喘发作、慢性持续哮喘大剂量吸入激素联合治疗无效的患者，以及作为静脉应用激素治疗后的序贯治疗。

(1)常用半衰期较短的激素，如泼尼松、泼尼松龙或甲泼尼龙等，起始剂量 30～60 mg/d，5～10 天后根据情况逐渐减量，直至停用或改用吸入剂。

(2)对于激素依赖型哮喘(steroid-dependent asthma，SDA)，可采用每天或隔天清晨顿服给药的方式，以减少外源性激素对下丘脑-垂体-肾上腺轴(hypothalamic-pituitary-adrenal axis，HPAA)的抑制作用。

(3)地塞米松因对 HPAA 的抑制作用大，不推荐长期使用。哮喘控制治疗不推荐长期口服激素。

3. 静脉给药　重度或严重急性哮喘发作时，应及早静脉给予氢化可的松 100～400 mg/d，或甲泼尼龙 80～160 mg/d。无激素依赖倾向者，可在短期(3～5 天)内停药；有激素依赖倾向者，应延长给药时间，症状控制后逐渐减量，后改为口服给药和吸入剂维持。

(二)β_2受体激动剂

β_2受体激动剂通过对气道平滑肌和肥大细胞等细胞膜表面的 β_2受体的作用，从而舒张气道平滑肌，减少肥大细胞和嗜碱粒细胞脱颗粒和介质的释放，降低微血管通透性，增加气道上皮纤毛的摆动等，缓解哮喘症状。此类药物可分为短效 β_2 受体激动剂(short acting beta 2 receptor agonist，SABA；维持 4～6 小时)和 LABA(维持 10～12 小时)。LABA 又可分为速效(数分钟起效)和缓慢起效(30 分钟起效)两种，临床常用药物如表 3-2-3 所示。

表 3-2-3　β_2受体激动剂的分类

<table>
<tr><th rowspan="2">起效时间</th><th colspan="2">作用维持时间</th></tr>
<tr><th>短效</th><th>长效</th></tr>
<tr><td rowspan="3">速效</td><td>沙丁胺醇吸入剂</td><td rowspan="3">福莫特罗吸入剂</td></tr>
<tr><td>特布他林吸入剂</td></tr>
<tr><td>非诺特罗吸入剂</td></tr>
<tr><td rowspan="2">慢效</td><td>沙丁胺醇口服剂</td><td rowspan="2">沙美特罗吸入剂</td></tr>
<tr><td>特布他林口服剂</td></tr>
</table>

1. SABA　SABA 是哮喘急性发作的首选药，其松弛气道平滑肌的作用强，通常在数分钟内起效，疗效可维持数小时。常用药物有沙丁胺醇和特布他林。给药途径包括吸入、口服、静脉，首选吸入给药。

(1)吸入给药：可供吸入的 SABA 包括气雾剂、干粉剂和溶液等。每次吸入 100～200 μg沙丁胺醇，或 250～500 μg 特布他林，必要时每 20 分钟重复一次。1 小时后疗效不满意者应向医生咨询或去急诊。压力型定量吸入器(pressurized metered dose inhaler，pMDI)和干粉吸入装置(powder inhaler，PI)不适用于重度哮喘发作，SABA 溶液[如沙丁胺醇、特布他林、非诺特罗(fenoterol)及其复方制剂]经雾化泵吸入适用于轻至重度哮喘发作。

(2)口服给药：常用药物包括沙丁胺醇、特布他林等，口服 15～30 分钟后起效，疗效维持 4～6 小时。沙丁胺醇 2～4 mg，特布他林 1.25～2.5 mg，每天 3 次。

(3)静脉给药：全身不良反应较多，较少使用。

2. LABA　LABA 的分子结构中具有较长的侧链，舒张支气管平滑肌的作用可维持 12 小时以上。吸入 LABA 适用于哮喘，尤其是夜间哮喘(nocturnal asthma)和运动诱发哮喘的预防和治疗。目前常与吸入激素联合治疗哮喘，因两者具有协同抗炎和平喘作用，可获得相当于或优于应用加倍剂量吸入激素时的疗效，并可增加患者的依从性，减少较大剂量吸入激素引起的不良反应，尤其适合于中至重度持续哮喘患者的长期治疗。临床常用药物为沙美特罗和福莫特罗，联合制剂有氟替卡松/沙美特罗吸入干粉剂、布地奈德/福莫特罗吸入干粉剂。

(1)沙美特罗：起效较慢，给药后 30 分钟起效，平喘作用维持 12 小时以上。推荐剂量 50 μg，每天 2 次吸入。

(2)福莫特罗：起效快，给药后 3～5 分钟起效，平喘作用维持 8～12 小时以上，平喘作用具有一定的剂量依赖性，推荐剂量 4.5～9.0 μg，每天两次吸入；因起效较快，可按需用于哮喘急性发作时的治疗。

(三)白三烯调节剂

白三烯调节剂是目前除激素外，唯一可单独应用于哮喘长期控制的药物，通过调节白三烯生物活性发挥抗炎作用，同时舒张支气管平滑肌。临床常用药物有孟鲁司特钠(montelukast sodium)和扎鲁司特(zafirlukast)。可作为轻度哮喘的替代治疗药物和中重度哮喘的联合治疗用药，尤其适用于阿司匹林哮喘(aspirin asthma)、运动性哮喘和伴有变应性鼻炎哮喘(allergic rhinitis and asthma)患者的治疗。但其作用不如吸入激素，也不能取代激素。作为联合治疗中的一种药物，可减少中至重度哮喘患者每天吸入激素的剂量，并可提高吸入激素治疗的临床疗效。口服给药，扎鲁司特 20 mg，每天 2 次；孟鲁司特 10 mg，每天 1 次。

(四)茶碱类药物

茶碱类药物通过抑制磷酸二酯酶(phosphodiesterase，PDE)，提高平滑肌细胞内的环腺苷酸(cyclic adenosine monophosphate，cAMP)浓度，拮抗腺苷受体，增强呼吸肌的力量以及增强气道纤毛清除功能，从而达到舒张支气管平滑肌和气道抗炎的作用。

1. 口服给药　包括氨茶碱和控(缓)释型茶碱，用于轻至中度哮喘发作和维持治疗。一般剂量为每天 6～10 mg/kg。口服控(缓)释型茶碱后昼夜血药浓度平稳，平喘作用可维持 12～24 小时，尤其适用于夜间哮喘症状的控制。

2. 静脉给药　氨茶碱加入葡萄糖溶液中缓慢静脉注射，速度不宜超过 0.25 mg/(kg·min)，或静脉滴注，适用于哮喘急性发作且近 24 小时内未用过茶碱类的患者。负荷剂量为 4～6 mg/kg，维持剂量为 0.6～0.8 mg/(kg·h)。

(五)抗胆碱药

临床常用药物分为短效抗胆碱药(short-acting muscarinic antagonist，SAMA；维持 4～6 小时)和长效抗胆碱药(long-acting muscarinic antagonist，LAMA；维持 24 小时)，通过阻断节后迷走神经传出支，降低迷走神经张力而舒张支气管，其舒张支气管的作用比 β_2 受体激动剂弱，起效也较慢。

1. 异丙托溴铵　属于 SAMA，主要用于急性发作治疗，有气雾剂和雾化溶液两种剂型。经 pMDI 吸入异丙托溴铵气雾剂，成人常用剂量为 40～80 μg，每天 3～4 次；经雾化泵吸入异丙托溴铵溶液的常用剂量为 100～500 μg，每天 3～4 次。

2. 噻托溴铵干粉吸入剂(tiotropium bromide powder for inhalation)　属于 LAMA，为选择性 M_1、M_3 受体拮抗剂，仅需每次 18 μg，每天 1 次吸入给药，作用时间长达 24 小时，且作用较异丙托溴铵强。

(六)抗 IgE 抗体

抗 IgE 抗体可应用于血清 IgE 水平增高的哮喘患者。目前主要用于经过吸入型糖皮质激素(ICS)和长效 β_2 受体激动剂(LABA)联合治疗后症状仍未控制的严重哮喘患者。每 2 周皮下注射一次，持续至少 3～6 个月。

五、哮喘治疗方案

(一)急性发作期治疗方案

哮喘急性发作的治疗取决于发作的严重程度以及对治疗的反应。治疗的目的在于尽快缓解气道痉挛，解除气流受限和改善低氧血症，恢复肺功能，同时制订长期治疗方案以预防再次急性发作。

1. 急性发作期需根据发作的严重程度给药，详见表 3-2-4。

2. 控制诱发因素　哮喘发作时可能存在一些诱发因素，避免再次接触并及时处理对哮喘的病情控制很重要。哮喘的常见诱因包括接触变应原、情绪等。

3. 处理并发症　哮喘发作期常见并发症有呼吸衰竭、肺部感染、心律失常、水电解质紊乱、酸碱失衡等，应积极处理，避免病情进一步发展。

表 3-2-4　　　　哮喘急性发作期治疗方案

<table>
<tr><th rowspan="2">药物</th><th colspan="3">严重程度</th></tr>
<tr><th>轻度</th><th>中度</th><th>重度～危重</th></tr>
<tr><td rowspan="2">β₂受体兴奋剂</td><td>pMDI 吸入或干粉吸入</td><td>pMDI 吸入或干粉吸入或射流雾化吸入</td><td>射流雾化吸入</td></tr>
<tr><td>控释片口服</td><td>控释片口服</td><td>静脉滴注</td></tr>
<tr><td>茶碱类</td><td>口服控释片</td><td>口服控释片或静脉滴注</td><td>静脉滴注</td></tr>
<tr><td>抗胆碱药</td><td></td><td>pMDI 吸入或干粉吸入或射流雾化吸入</td><td>射流雾化吸入</td></tr>
<tr><td>激素</td><td>pMDI 吸入或干粉吸入</td><td>pMDI 吸入或干粉吸入或口服</td><td>静脉滴注</td></tr>
<tr><td>其他</td><td></td><td></td><td>氧疗，必要时机械通气，维持水电解质和酸碱平衡</td></tr>
</table>

（二）非急性发作期治疗方案

非急性发作期需制订长期的治疗方案以预防哮喘再次急性发作，方案的制订需以患者的病情严重程度为基础，根据其控制水平类别选择适当的治疗方案，并根据病情变化及时修订治疗方案。药物的选择既要考虑疗效及安全性，也要考虑患者的实际状况，如经济收入和当地的医疗资源等。长期治疗方案分为 5 级，详见表 3-2-5。

表 3-2-5　　　　哮喘患者长期治疗方案

⇦ 降级　　治疗级别　　升级 ⇨

<table>
<tr><th>第 1 级</th><th>第 2 级</th><th>第 3 级</th><th>第 4 级</th><th>第 5 级</th></tr>
<tr><td colspan="5">哮喘教育、环境控制</td></tr>
<tr><td>按需使用 SABA</td><td>按需使用 SABA</td><td colspan="3"></td></tr>
<tr><td rowspan="5">控制性药物</td><td>选用 1 种</td><td>选用 1 种</td><td>加用 1 种或以上</td><td>加用 1 种或 2 种</td></tr>
<tr><td>低剂量 ICS</td><td>低剂量 ICS＋LABA</td><td>中高剂量 ICS＋LABA</td><td>口服最小剂量激素</td></tr>
<tr><td>白三烯调节剂</td><td>中高剂量 ICS</td><td>白三烯调节剂</td><td>抗 IgE 治疗</td></tr>
<tr><td></td><td>低剂量 ICS＋白三烯调节剂</td><td>缓释茶碱</td><td></td></tr>
<tr><td></td><td>低剂量 ICS＋缓释茶碱</td><td></td><td></td></tr>
</table>

1. 对以往未经规范治疗的初诊哮喘患者，可选择第 2 级治疗方案；哮喘症状明显，应直接选择第 3 级治疗方案。从第 2 级至第 5 级的治疗方案中，都有不同的哮喘控制药物

可供选择。而在每一级中都应按需使用缓解药物，以迅速缓解哮喘症状。

2. 如果使用该分级治疗方案不能使哮喘得到控制，应该升级直至达到哮喘控制为止。当哮喘控制并维持至少 3 个月后，治疗方案可考虑降级。建议减量方案：

(1)单独使用中至高剂量吸入激素的患者，将吸入剂量减少 50%；

(2)单独使用低剂量激素的患者，可改为每日 1 次用药；

(3)联合吸入激素和 LABA 的患者，将吸入激素剂量减少约 50%，仍继续使用 LABA 联合治疗。当达到低剂量联合治疗时，可选择改为每日 1 次联合用药或停用 LABA，单用吸入激素治疗。若患者使用最低剂量控制药物达到哮喘控制 1 年，并且哮喘症状不再发作，可考虑停用药物治疗。

3. 同急性发作期一样，应尽可能避免接触变应原。

(三)免疫疗法

1. 特异性免疫疗法　通过皮下注射、舌下含服或其他途径给予诱发哮喘发作的特异性变应原(如尘螨、花粉等)提取液，使患者对该变应原耐受性增高；当再次接触该变应原时，不再诱发哮喘发作或发作程度减轻。

2. 非特异性免疫治疗　包括注射卡介苗(Bacille Calmette-Guerin，BCG)、疫苗(vaccine)等。

六、用药注意事项与患者教育

(一)用药注意事项

1. 尽管吸入激素全身不良反应少，但其在口咽局部的不良反应发生率要高于全身不良反应，常见声音嘶哑、咽部不适和念珠菌感染。吸药后应及时用清水漱口，以减轻局部反应和胃肠道吸收。

2. 长期口服激素可以引起骨质疏松症、高血压、糖尿病等不良反应，应避免长期口服激素。

3. SABA 应按需间歇使用，不宜长期、单一使用，也不宜过量应用，否则可引起骨骼肌震颤、低血钾、心律失常等不良反应。口服 SABA 虽较方便，但心悸、骨骼肌震颤等不良反应比吸入给药时明显。

4. 不推荐长期单独使用 LABA，应与吸入激素联合使用。

5. 长期、单一应用 β_2 受体激动剂，可造成细胞膜 β_2 受体的向下调节，表现为临床耐受现象，应予避免。

6. 茶碱有效、安全的血药浓度范围在 6～15 mg/L，治疗窗较窄，且代谢存在较大个体差异，可引起心律失常、血压下降，甚至死亡，有条件应监测其血药浓度，并及时调整用量。喹诺酮类、大环内酯类等药物可影响茶碱代谢，合用时应减少茶碱用量。

7. 噻托溴铵对有吸烟史的老年哮喘患者较为适宜，但对妊娠早期妇女和青光眼或前列腺肥大的患者应慎用。

8. 长期治疗方案中的5级方案应在患者初诊后2～4周回访，以后每1～3个月随访一次。告知患者出现哮喘发作时应及时就诊，并于哮喘发作后2～4周内进行回访。

9. 对于我国贫困地区或低经济收入的哮喘患者，视其病情严重程度不同，长期控制哮喘的药物推荐使用：①吸入低剂量激素；②口服缓释茶碱；③吸入激素联合口服缓释茶碱；④口服激素和缓释茶碱。这些治疗方案的疗效与安全性有待进一步研究，尤其要监测长期口服激素可能引起的全身不良反应。

（二）患者教育

1. 告知患者哮喘尽管不能根治，但是一种可防可控的疾病，通过长期规范治疗能够有效控制哮喘，不用过于担心。

2. 告知患者避免触发诱发因素的方法；应用哮喘长期治疗方法。

3. 教会患者药物吸入装置的使用方法，以及哮喘发作时如何进行紧急自我处理的方法。

案例讨论——支气管哮喘

【病例介绍】

主诉：咳嗽、咳痰、憋喘40年，加重4年。

现病史：患者中年男性，40年前感冒后出现咳嗽、咳痰、憋喘，痰为白黏痰，偶有黄痰，无痰中带血，于当地医院给予抗炎、止咳、祛痰、平喘等药物治疗后症状减轻。后患者反复于感冒后出现上诉症状，每月发作一次，春季明显，活动及夜间无明显加重，发作时于当地医院给予抗炎（青霉素及头孢菌素类，具体用法用量不详）等对症治疗后，症状可缓解；平日间断应用氨茶碱、地塞米松（具体用法用量不详）等治疗。4年前患者劳累后出现憋喘症状加重，伴有轻度咳嗽、咳痰，每月发作数次，对症治疗后，症状可减轻。1个月前患者感冒后再次出现憋喘加重，伴有咳嗽，咳少量白黏痰，无痰中带血、发热、胸痛、盗汗，当地医院给予头孢菌素类药物（具体用法用量不详）抗菌治疗1周，给予氨茶碱、沙丁胺醇等药物（具体用法用量不详）治疗，症状改善不明显。12天前患者就诊于当地医院，胸片示肺纹理增多。肺功能：阻塞为主混合型通气功能障碍，弥散量正常，比弥散增高；肺总量正常，功能残气量降低，残气量正常，残总比增高。给予西替利嗪、特布他林、孟鲁司特、多索茶碱、地塞米松（具体用法用量不详）等治疗，症状仍反复存在，现步行10米或登楼2层即出现明显憋喘。患者自发病以来，饮食、睡眠可，体重较前无明显减轻。门诊以“哮喘急性发作”收入院。

既往病史：否认高血压、冠心病、糖尿病等病史。否认肝炎、结核等传染病史及密切接触史。

用药史：患者于1个月前，因感冒后出现憋喘症状加重，于当地医院就诊，给予头孢菌素类（具体用法用量不详）抗感染治疗1周，给予氨茶碱、沙丁胺醇等药物（具体用法用量不详）治疗，症状改善不明显。12天前患者就诊于当地医院给予西替利嗪、特布他林、孟鲁司特、多索茶碱、地塞米松（具体用法用量不详）等治疗。

家族史：否认家族性遗传病及传染病病史。

个人史：生于原籍，无异地及疫区长期居住史及疫水接触史，无烟酒等不良嗜好。

过敏史：否认药物及食物过敏史。

【体格检查】

T 35.8 ℃，P 88 次/分，R 22 次/分，BP 122/80 mmHg。中年男性，神志清，精神差，自主体位，查体合作。胸廓对称，双侧呼吸动度减弱，听诊双肺呼吸音粗，双肺可闻及散在哮鸣音。心前区无隆起，心尖搏动可，心率 88 次/分，律齐，各瓣膜听诊区未闻及病理性杂音。肾区无叩痛，肠鸣音正常，四肢无畸形、活动可，双下肢无水肿。

【辅助检查】

(1)胸片：示肺纹理增多，建议结合临床。

(2)肺功能：阻塞为主混合型通气功能障碍，弥散量正常，比弥散增高；肺总量正常，功能残气量降低，残气量正常，残总比增高。

(3)动脉血氧饱和度(arterial oxygen saturation, SaO_2)(未吸氧)：85%。

(4)动脉血气(未吸氧)：pH 7.37，$PaCO_2$ 48 mmHg，PaO_2 52 mmHg。

【诊断】

支气管哮喘急性发作(重度)。

【诊疗经过】

患者入院后给予左氧氟沙星注射液 0.5 g，ivdrip qd，多索茶碱 0.3 g，ivdrip qd，甲泼尼龙 40 mg，ivdrip bid，氨溴索注射液 30 mg，ivdrip bid，布地奈德混悬液 2 mg、特布他林雾化液 2.5 mg 及吸入用异丙托溴铵溶液 500 μg，雾化吸入 bid，氧疗(低流量)等治疗，憋喘症状减轻，入院第 3 天可平地步行 100 米左右，饮食睡眠可，听诊双肺哮鸣音较前减少。入院第 7 天患者喘憋、咳嗽、咳痰明显减轻，SaO_2(未吸氧)：94%，动脉血气(未吸氧)：pH 7.37，$PaCO_2$ 42 mmHg，PaO_2 81 mmHg。患者出院，带药沙美特罗-氟替卡松粉吸入剂(50/250)。

【用药分析】

1. 抗感染治疗　患者咳嗽、咳黄痰，结合患者胸片纹理增多，考虑存在肺部感染，故给予左氧氟沙星治疗，覆盖革兰阴性菌、革兰阳性菌及不典型病原菌，用法用量均正确。控制诱发因素及处理并发症，是哮喘急性发作期除对症治疗外很重要的两个方面，患者感冒后哮喘发作，并发肺部感染，给药抗感染治疗符合要求。

2. 哮喘急性发作的治疗目的在于尽快缓解症状，解除气流受限和低氧血症。该患者哮喘急性发作，其治疗措施包括：

(1)吸氧：患者血氧饱和度 85%，动脉血气 PaO_2 52 mmHg，提示低氧血症，持续给予低流量吸氧，保证患者血氧饱和度大于等于 90%，动脉血气 PaO_2 大于 60 mmHg。

(2)糖皮质激素：是目前最有效的抗炎药物，静脉给予甲泼尼龙联合雾化吸入布地奈德，能迅速减轻或抑制炎症过程，减轻气道阻塞及气道高反应，大大缩短哮喘的缓解时间，降低哮喘重度急性发作的死亡率。

(3)SABA：特布他林是哮喘急性发作的首选药物，松弛气道平滑肌作用强，可迅速扩张支气管，解除气流受限。

(4)SAMA：异丙托溴铵通过阻断节后迷走神经传出支，降低迷走神经张力，从而舒张支气管，主要用于急性发作治疗。

3. 祛痰　氨溴索为黏液溶解剂，是溴己新的活性代谢产物，能增加呼吸道黏膜浆液腺的分泌，减少黏液腺的分泌，减少和断裂痰液中的黏多糖纤维，使痰液黏度降低，痰液变薄，易于咳出，达到廓清呼吸道黏液，直接保护肺功能的作用。

4. 出院带药　哮喘治疗为阶梯治疗，发作急性期在于尽快缓解气道痉挛，解除气流受限和改善低氧血症，恢复肺功能，待症状控制后制订长期治疗方案以预防再次急性发作。沙美特罗-氟替卡松粉吸入剂(50/250)为长效 β_2 受体激动剂与糖皮质激素的复方制剂，适用于哮喘非急性发作期的治疗，其扩张支气管的作用至少维持 12 小时，早晚各一次吸入，可有效控制哮喘症状。

【用药监护】

(1)左氧氟沙星：①有恶心、呕吐、腹痛、腹泻、食欲缺乏等胃肠道不良反应。②避免阳光直射或人工紫外线的照射，防止发生光敏反应。③避免剧烈活动，如发生跟腱炎或跟腱断裂，立即停药。

(2)特布他林：可引起低血钾等电解质紊乱，注意观察。

(3)雾化吸入药物：有可能造成口咽部念珠菌感染及声音嘶哑，告知患者雾化后务必漱口，以避免之。

(4)监测患者动脉血气：结合患者哮喘症状了解治疗方案是否有效。

【患者教育】

(1)用药期间可能出现不良反应，如恶心、呕吐、腹泻等，告知患者不用过于担心害怕。

(2)教会患者沙美特罗-氟替卡松粉吸入剂的正确使用方法，告诉患者在雾化吸入后要及时漱口，以减少声音嘶哑及念珠菌病的发生率。

(3)告知患者不得随意调节滴速：左氧氟沙星滴注时间不得少于 60 分钟，滴速过快可以引起静脉炎和中枢神经系统的不良反应。

(4)告知患者哮喘控制并维持至少 3 个月后，治疗方案方可考虑降级，自己不得随意减量或停用。

(5)告知患者注意保暖，避免到人多的地方去，同时增强体质，提高免疫力，以防感冒。

【药师建议】

建议查血常规及病原学，根据血常规及病原学结果调整抗感染治疗方案。

复习思考题

1. 名词解释：(1)哮喘；(2)气道高反应性(AHR)；(3)气道重构；(4)气道免疫-炎症机制；(5)速发型哮喘反应(IAR)；(6)迟发型哮喘反应(LAR)；(7)双相型哮喘反应(DAR)；(8)非肾上腺素能非胆碱能(NANC)神经系统；(9)咳嗽变异型哮喘(CVA)；(10)运动性哮喘(EIA)；(11)沉默肺；(12)哮喘珠；(13)用力肺活量(FVC)；(14)最大呼气流量(PEF)；(15)支气管激发试验(BPT)；(16)支气管舒张实验(BDT)；(17)吸入型糖皮质激素(ICS)；(18)短效 β_2 受体激动剂(SABA)；(19)长效 β_2 受体激动剂(LABA)；(20)短效吸入型抗胆碱能药(SAMA)；(21)激素依赖型哮喘(SDA)；(22)下丘脑-垂体-肾上腺轴(HPAA)；(23)压力型定量吸入器(pMDI)；(24)白三烯调节剂；(25)阿司匹林哮喘；(26)长效抗胆碱药(LAMA)；(27)特异性免疫疗法；(28)非特异性免疫治疗；(29) β_2 受体

的向下调节；(30)噻托溴铵。

2. 哮喘的病因有哪些？发病机制是什么？
3. 哮喘的临床表现是什么？辅助检查有哪些？
4. 哮喘的诊断标准是什么？
5. 哮喘的药物治疗原则有哪些？
6. 糖皮质激素如何应用？
7. SABA 有哪些？如何应用？
8. LABA 有哪些？如何应用？
9. 白三烯调节剂有哪些？适应证是什么？
10. 茶碱类药物如何应用？
11. 抗胆碱药有哪些？如何应用？
12. 哮喘急性发作期的治疗方案是什么？
13. 哮喘非急性发作期如何治疗？
14. 免疫疗法有哪些？
15. 哮喘的用药注意事项是什么？

（山东省立医院　邹东娜）

第三节　肺　炎

内容提要

本节介绍肺炎的病因和发病机制、临床表现与诊断、治疗原则与策略、常用治疗药物及临床应用，以及用药注意事项与患者教育。要求了解肺炎的病因和发病机制，熟悉肺炎的临床表现、辅助检查指标及诊断要点，掌握肺炎的治疗原则与策略、常用药物及临床应用，以及治疗过程中的药学监护与患者教育。

肺炎是指由病原微生物、理化因素、免疫损伤、过敏或药物所致的终末气道、肺泡和肺间质的炎症。尽管肺炎病因较多，但仍以病原微生物感染常见，尤以细菌性肺炎(bacterial pneumonia)为最。据统计，肺炎是我国成人和儿童的主要死因之一，分别居城市、农村死因的第四位和第一位。我国每年估计有 250 万肺炎病例，年发病率为 2‰，其中 12.5 万(5%)死于肺炎相关疾病，死亡率并没有随着抗菌药物的发展应用而下降。

一、病因和发病机制

(一)病原体

引起感染性肺炎(infectious pneumonia)的病原体包括需氧革兰阳性球菌、需氧革兰阴性杆菌、厌氧菌、不典型病原菌(支原体、衣原体、军团菌等)、病毒、真菌及其他病原体

(立克次体、寄生虫)等。可通过以下途径引起肺炎:空气吸入,血流播散,邻近感染部位蔓延,上呼吸道定植菌的误吸,胃肠道定植菌的误吸,以及通过人工气道吸入环境中的致病菌。根据病因分类更有利于临床选用抗菌药物,但目前细菌学检查阳性率低,培养结果滞后,故临床应用相对困难。根据解剖、病原体或患病环境进行的分类详见表 3-3-1。

表 3-3-1 肺炎分类

解剖	大叶性肺炎
	小叶性肺炎
	间质性肺炎
病原体	细菌性肺炎
	病毒性肺炎
	非典型病原体所致肺炎
	真菌性肺炎
	其他病原体所致肺炎
患病环境	社区获得性肺炎
	医院获得性肺炎

1. 细菌性肺炎　约占肺炎的 80%,主要病原菌包括:①需氧革兰阳性球菌:肺炎链球菌、金黄色葡萄球菌、甲型溶血性链球菌等。②需氧革兰阴性杆菌:肺炎克雷伯杆菌、流感嗜血杆菌、铜绿假单胞菌、鲍曼不动杆菌等。③厌氧菌:棒状杆菌、梭形杆菌。

2. 病毒性肺炎　包括腺病毒 、流感病毒、单纯疱疹病毒、呼吸道合胞病毒、麻疹病毒、巨细胞病毒等。

3. 非典型病原体所致肺炎　有军团菌、支原体、衣原体等。

4. 真菌性肺炎　有白色念珠菌、曲霉菌、放线菌、隐球菌等。

5. 其他病原体所致肺炎　包括立克次体、弓形虫、卡氏肺孢子虫、寄生虫等。

(二)发病机制

正常情况下,支气管内黏液-纤毛运载系统、肺泡巨噬细胞等细胞防御的完整性,以及呼吸道免疫防御机制,可使气管隆突以下的呼吸道保持无菌。引起肺炎的两个决定性因素为病原体和宿主因素。若病原体数量多、毒力强和(或)宿主呼吸道局部和全身免疫防御系统损害,病原体直接抵达下呼吸道,滋生繁殖,引起肺泡毛细血管充血、水肿,肺泡内纤维蛋白渗出及细胞浸润,从而发生肺炎。

二、临床表现与诊断

(一)症状

患者新近出现咳嗽、咳痰,或原有呼吸道症状加重并有脓痰或血痰,伴或不伴胸痛,有发热。病变范围大者可有呼吸困难，呼吸窘迫。

（二）体征

早期肺部无明显异常，重症者可有呼吸频率增快，鼻翼翕动，发绀；肺实变时有叩诊浊音、语颤增强和支气管呼吸音等，亦可闻及湿性啰音；并发胸腔积液者，患侧胸部叩诊浊音，语颤减弱，呼吸音减弱。

（三）辅助检查

1. 外周血检查

（1）血常规：细菌性肺炎常见白细胞升高，中性粒细胞百分比升高，甚至可见核左移；病毒性肺炎可见白细胞正常或降低，淋巴细胞升高。

（2）C-反应蛋白（CRP）：细菌感染时，血清 CRP 浓度上升。

（3）降钙素原（PCT）：①与感染和脓毒症的相关性很好，选择性地对系统性细菌感染、真菌感染及寄生虫感染有反应，而对无菌性炎症和病毒感染无反应或仅有轻度反应，是鉴别诊断细菌性和非细菌性感染和炎症的重要参数。②引起肺炎的病原菌不同，肺炎患者中的 PCT 亦不同，主要与病原体的类型、肺炎的严重程度以及全身炎症反应的严重程度有关。③监测 PCT 的变化趋势可以作为抗菌药物治疗效果的评估手段，PCT 持续升高或者不降是治疗无效的表现。同时 PCT 水平必须结合临床情况进行判读，应避免脱离患者具体病情而进行判读，并应考虑假阳性和假阴性的可能性。呼吸道感染患者 PCT 水平的临床意义和处置建议如表 3-3-2 所示。

表 3-3-2　PCT 水平的临床意义和处置建议

PCT 质量浓度（ng/mL）	临床意义	处置建议
＜0.1	基本没有细菌感染的可能性	强烈建议不使用抗菌药物
0.1～0.25	细菌感染的可能性不大	不建议使用抗菌药物
0.25～0.5	可能存在需要治疗的细菌感染	建议使用抗菌药物
＞0.5	很可能存在需要治疗的细菌感染	强烈建议使用抗菌药物

注：①对于入院时已经服用抗菌药物的患者，PCT 小于 0.25 ng/mL 时建议停用已经使用的抗菌药物。②如果与基线值比较，PCT 质量浓度下降 80%以上，建议停用抗菌药物；下降 90%，强烈建议停用抗菌药物。

2. 病原学检查

（1）痰：是最方便且无创伤性的病原学诊断标本，临床也最常用，一般做革兰染色。培养需按不同病原体采用相应的培养技术，培养结果作鉴定，并进行药敏试验。

（2）血清学标本：主要用于非典型病原体或呼吸道病毒特异性抗体滴度的测定。

（3）其他检查：如纤支镜或人工气道吸引；防污染样本毛刷；支气管肺泡灌洗；经皮细针抽吸；血及胸腔积液培养；尿抗原试验等。

3. 影像学检查　胸部 X 线可见片状、斑片状浸润影或间质性改变，伴或不伴胸腔积液（见表 3-3-3）。必要时可结合胸部计算机体层摄影（CT）、核磁共振成像（MRI）等多种检查。

表 3-3-3　　常见肺炎的症状、体征和 X 线特征

病原体	病史、症状和体征	X 线征象
肺炎链球菌	起病急，寒战、高热、咳铁锈色痰、胸痛、肺实变体征	肺叶或肺段实变，无空洞，可伴胸腔积液
金黄色葡萄球菌	起病急，寒战、高热、脓血痰、气急、毒血症症状、休克	肺叶或小叶浸润，早期空洞，脓胸，可见液气囊腔
肺炎克雷伯杆菌	起病急，寒战、高热、全身衰竭、咳砖红色胶冻状痰	肺叶或肺段实变，蜂窝状脓肿，叶间隙下坠
铜绿假单胞菌	毒血症症状明显，脓痰、可呈蓝绿色	弥漫性支气管炎，早期肺脓肿
大肠埃希菌	原有慢性病，发热、脓痰、呼吸困难	支气管肺炎，脓胸
流感嗜血杆菌	高热、呼吸困难、呼吸衰竭	支气管肺炎，肺叶实变，无空洞
厌氧菌	吸入病史，高热、腥臭痰、毒血症症状明显	支气管肺炎，脓胸，脓气胸，多发性肺脓肿
军团菌	高热、肌痛、相对缓脉	小叶斑片浸润，进展迅速，无空洞
支原体	起病缓，可小流行，乏力、肌痛、头痛	下叶间质性支气管肺炎，3～4 周可自行消散
念珠菌	慢性病史，畏寒、高热、黏痰	双下肺纹理增多，支气管肺炎或大片浸润，可有空洞
曲霉菌	免疫力严重低下，发热、干咳或咳棕黄色痰、胸痛、咯血、喘息	两肺中下叶纹理增粗，空洞内可有球影，可随体位移动；胸膜为基底的楔形影，内有空洞；晕轮征和新月体征

（四）临床分类

基于病原体流行病学的调查，根据患病环境分为社区获得性肺炎（CAP）和医院获得性肺炎（HAP），是目前临床常用的分类方法，对于经验性治疗有较高价值。

1. 社区获得性肺炎　指在医院外罹患的感染性肺实质性炎症，包括具有明确潜伏期的病原体感染而在入院后平均潜伏期内发病的肺炎。常见病原体为肺炎链球菌、流感嗜血杆菌、卡他莫拉菌、支原体、衣原体以及呼吸道病毒。其临床诊断依据：①新近出现的咳嗽、咳痰或原有呼吸道疾病症状加重，并出现脓性痰，伴或不伴胸痛；②发热；③肺实变体征和（或）闻及湿啰音；④WBC 高于 10×10^9/L 或低于 4×10^9/L，伴或不伴细胞核左移；⑤胸部 X 线检查显示片状、斑片状浸润性阴影或间质性改变，伴或不伴胸腔积液。以上 1～4 项任何一项加第 5 项，除外肺部其他疾病即可确诊。

2. 医院内获得性肺炎　指入院时不存在，也不处于潜伏期，而在入院 48 小时后在医院（包括老年护理院、康复院）内发生的肺炎。其临床诊断依据：①发热超过 38 ℃；②血白

细胞增多或减少；③脓性气道分泌物；④X线检查出现新的或进展的肺部浸润影。以上1～3项任何两项或加第4项可诊断为HAP。

（五）严重程度评估

局部炎症程度，肺部炎症的播散及全身炎症反应程度是决定肺炎严重性的三个主要因素。

1. 2007年中华医学会呼吸病学分会颁布的我国CAP诊断和治疗指南中指出，重症肺炎诊断标准为：①意识障碍；②呼吸频率大于等于30次/分；③PaO_2低于60 mmHg；氧合指数PaO_2/FiO_2小于300，需行机械通气治疗；④动脉收缩压血压低于90 mmHg；⑤并发脓毒性休克；⑥胸片显示双侧或多肺叶受累，或入院48小时内病变扩大50%及以上；⑦少尿：尿量少于20 mL/h或80 mL/4h或并发急性肾衰竭需透析治疗。出现以上1项或以上者，即可诊断为重症肺炎。

2. 2007年美国感染疾病学会、美国胸科学会发表的成人CAP指南中指出，重症肺炎的主要标准：①需要有创机械通气；②感染性休克需要血管收缩剂治疗。次要标准：①呼吸频率大于等于30次/分；②PaO_2/FiO_2小于等于250；③多肺叶浸润；④意识障碍/定向障碍；⑤氮质血症（BUN大于等于7 mmol/L）；⑥白细胞减少（WBC低于4×10^9/L）；⑦血小板减少（血小板低于10×10^9/L）；⑧低体温（低于36 ℃）；⑨低血压，需要强力的液体复苏。符合1项主要标准或3项次要标准，可诊断为重症肺炎。

三、治疗原则与策略

（一）治疗原则

肺炎的治疗原则包括抗感染治疗，呼吸治疗（如吸氧、机械通气），免疫支持，支持治疗（如纠正低蛋白血症、维持水电解质和酸碱平衡、营养支持），保持呼吸道分泌物引流通畅（如拍背、吸痰、应用祛痰药物等）。

1. 病毒性肺炎　以对症治疗为主，卧床休息，保持空气流通，注意隔离消毒，预防交叉感染。给予足量的维生素及蛋白质，多饮水及少量多次进软食，酌情静脉输液及吸氧。保持呼吸道通畅，及时消除上呼吸道分泌物等。

2. 细菌性感染　经验性抗细菌感染治疗根据CAP和HAP又有所不同。

（1）CAP：①依据病情严重程度决定门诊或住院治疗，以及是否需要入住ICU，并尽早给予初始经验性抗感染治疗。②注意结合当地病原体分布及抗菌药物耐药情况，选用抗菌药物。③住院患者入院后应立即采取痰标本，做涂片革兰染色检查及培养；体温高、全身症状严重者应同时送血培养。④轻症且胃肠道功能正常患者可选用生物利用度良好的口服药物；重症患者选用静脉给药，待临床表现显著改善并能口服时改用口服药。

（2）HAP：①应重视病原检查，给予抗菌治疗前先采取痰标本进行涂片革兰染色检查及培养，体温高、全身症状严重者同时送血培养及药敏试验。②首先采用针对常见病原菌的经验治疗，明确病原后，根据药敏试验结果调整用药。③疗程根据不同病原菌、病情严重程度、基础疾病等因素而定。初始宜采用注射剂，病情显著好转或稳定后并能口服时改用口服药。

（二）治疗策略

1. CAP 细菌性感染经验治疗（见表 3-3-4） 经验性治疗不满意者，按病原体检测和药敏试验结果调整用药。

表 3-3-4 不同人群 CAP 细菌性感染的初始经验治疗

不同人群	常见病原体	初始经验治疗的抗菌药物选择
青壮年、无基础疾病患者	肺炎链球菌、肺炎支原体、流感嗜血杆菌、肺炎衣原体等	青霉素；阿莫西林；多西环素、米诺环素；第一代或第二代头孢菌素；呼吸喹诺酮类*
老年人或有基础疾病患者	肺炎链球菌、流感嗜血杆菌、需氧革兰阴性杆菌、金黄色葡萄球菌、卡他莫拉菌等	第二代头孢菌素（头孢呋辛、头孢丙烯、头孢克洛等）单用或联合大环内酯类；阿莫西林/克拉维酸、氨苄西林/舒巴坦单用或联合大环内酯类；呼吸喹诺酮类
需入院治疗、但不必收住 ICU 的患者	肺炎链球菌、流感嗜血杆菌、混合感染（包括厌氧菌）、需氧革兰阴性杆菌、金黄色葡萄球菌、肺炎支原体、肺炎衣原体	第二代头孢菌素单用或联合四环素类、大环内酯类静脉给药；静脉滴注呼吸喹诺酮类；阿莫西林/克拉维酸、氨苄西林/舒巴坦单用或联合四环素类、大环内酯类静脉给药；头孢噻肟、头孢曲松单用或联合四环素类、大环内酯类静脉给药
需入住 ICU 的重症患者（A 组：无铜绿假单胞菌感染危险因素）	肺炎链球菌、需氧革兰阴性杆菌、嗜肺军团菌、肺炎支原体、流感嗜血杆菌、金黄色葡萄球菌等	头孢曲松或头孢噻肟联合大环内酯类或喹诺酮类静脉给药；静脉滴注呼吸喹诺酮类联合氨基糖苷类；阿莫西林/克拉维酸、氨苄西林/舒巴坦单用或联合大环内酯类或喹诺酮类静脉给药；厄他培南联合大环内酯类静脉给药
需入住 ICU 的重症患者（B 组：有铜绿假单胞菌感染危险因素）	A 组常见病原体＋铜绿假单胞菌	具有抗假单胞菌活性的 β-内酰胺类抗菌药物（如头孢他啶、头孢吡肟、哌拉西林/他唑巴坦、亚胺培南、美罗培南等）联合大环内酯类或环丙沙星、左氧氟沙星静脉给药，必要时还可同时联用氨基糖苷类

* 呼吸喹诺酮类包括莫西沙星、左氧氟沙星和吉米沙星

2. HAP 细菌性感染治疗 早发 HAP（入院 2～5 天发生）病原体多为敏感菌，预后较好。晚发 HAP（入院 5 天及以上发生）致病菌以多重耐药菌为主，病死率较高。国内多中心研究结果表明，既往 90 天应用过抗菌药物者，早发者也可能由耐药细菌引起，且同样有较高的病死率，因此参照本地区、本医院近期病原学资料最为重要。

(1)早发性 HAP:可能的病原体主要为肺炎链球菌、流感嗜血杆菌、甲氧西林敏感金黄色葡萄球菌以及大肠埃希菌、肺炎克雷伯菌、肠杆菌属、变形杆菌属、黏质沙雷菌等肠杆菌科细菌。推荐选用头孢曲松,或左氧氟沙星、环丙沙星、莫西沙星(moxifloxacin)等氟喹诺酮类药物,或氨苄西林/舒巴坦、阿莫西林/克拉维酸等 β-内酰胺类/β-内酰胺酶抑制剂,或厄他培南。

(2)晚发性 HAP:除早发性医院获得性肺炎病原菌外,更多地为多重耐药的肺炎克雷伯菌等肠杆菌科细菌,铜绿假单胞菌、不动杆菌属等非发酵糖细菌,耐甲氧西林金葡菌(methicillin resistant staphylococcus aureus, MRSA),嗜肺军团菌。宜选用抗假单胞菌的 β-内酰胺类,如头孢他啶、头孢吡肟、哌拉西林/他唑巴坦、头孢哌酮(cefoperazone)/舒巴坦、亚胺培南、美罗培南等,必要时联合抗假单胞菌喹诺酮类或抗假单胞菌氨基糖苷类。如怀疑 MRSA,宜加用糖肽类或利奈唑胺。如怀疑嗜肺军团菌,宜加用大环内酯类和(或)氟喹诺酮类。

(3)明确病原体后,对经验治疗效果不佳者,可按药敏试验结果调整用药(见表 3-3-5)。

表 3-3-5　　HAP 病原治疗

病原	宜选药物	可选药物	备注
金黄色葡萄球菌(甲氧西林敏感)	苯唑西林、氯唑西林	第一代或第二代头孢菌素	
金黄色葡萄球菌(甲氧西林耐药)	糖肽类、利奈唑胺	磷霉素,利福平,SMZ/TMP 与糖肽类联合,不宜单用	
肠杆菌科细菌	第二代或第三代头孢菌素单用或联合氨基糖苷类	氟喹诺酮类,β-内酰胺类/β-内酰胺酶抑制剂,碳青霉烯类	
铜绿假单胞菌	哌拉西林,头孢他啶,头孢吡肟,环丙沙星、左氧氟沙星,联合氨基糖苷类	具有抗铜绿假单胞菌作用的 β-内酰胺类/β-内酰胺酶抑制剂或碳青霉烯类+氨基糖苷类	通常需联合用药
不动杆菌属	氨苄西林/舒巴坦,头孢哌酮/舒巴坦	碳青霉烯类,多黏菌素,替加环素	我国鲍曼不动杆菌对碳青霉烯类耐药严重,一般只在 MIC 小于等于 8 μg/mL 时使用,建议联合用药
厌氧菌	氨苄西林/舒巴坦,阿莫西林/克拉维酸	甲硝唑,克林霉素	

3. 病毒性肺炎　抗病毒药物有利巴韦林、阿昔洛韦、更昔洛韦、金刚烷胺(amantadine)等;原则上不宜应用抗菌药物预防继发性细菌感染,一旦明确合并细菌感染,则应及时选用敏感的抗菌药物。

（三）临床评价

细菌性肺炎抗菌药物疗程 7～10 天或更长时间，如体温正常 72～96 小时，病情稳定可停用抗菌药物，其标准为：①体温小于等于 37.8 ℃；②心率小于等于 100 次/分；③呼吸频率小于等于 24 次/分；④血压：收缩压大于等于 90 mmHg；⑤呼吸室内空气条件下 SaO_2 大于等于 90%或 PaO_2 大于等于 60 mmHg；⑥能够口服进食；⑦精神状态正常。任何一项未达到则继续使用。

四、常用治疗药物及临床应用

（一）抗菌药物分类

1. 根据作用靶部位的不同，抗菌药物的主要作用机制包括：①干扰细菌细胞壁的合成，使细菌不能生长繁殖；②损伤细菌细胞膜，破坏其屏障作用；③影响细菌细胞蛋白质的合成，使细菌丧失生长繁殖的物质基础；④影响核酸的代谢，阻碍遗传信息的复制；⑤其他。临床常见抗菌药物品种分类、作用靶部位及代表药物如表 3-3-6 所示。

表 3-3-6　临床常用抗菌药物

抗菌药物	作用部位	作用靶分子	代表药物
青霉素类	细胞壁	转肽酶、内肽酶	青霉素 G、阿莫西林、美洛西林
头孢菌素类		转肽酶、内肽酶	头孢拉定、头孢硫脒、头孢曲松
糖肽类		D-丙氨酰-D-丙氨酸肽酶	万古霉素、替考拉宁
磷霉素类		丙酮酸 UDP-NAG 转移酶	磷霉素
碳青霉烯酶类		青霉素结合蛋白	亚胺培南、美罗培南
氯霉素类	核糖体	肽链转移酶	氯霉素
大环内酯类		转位酶	红霉素、阿奇霉素
林可霉素类		肽链转移酶	林可霉素、克林霉素
四环素类		核糖体亚基 A 位	四环素、米诺环素
氨基糖苷类		初始合成阶段和转运过程	依替米星、阿米卡星
喹诺酮类	核酸（DNA、RNA）	DNA 旋转酶、拓扑异构酶Ⅳ	左氧氟沙星、莫西沙星
硝基咪唑类		DNA 支架结构	甲硝唑、奥硝唑
呋喃类		DNA 支架结构	呋喃妥因
多黏菌素	细胞膜	磷脂	多黏菌素
磺胺类	叶酸合成	二氢叶酸合成酶	磺胺
甲氧苄氨嘧啶		二氢叶酸还原酶	甲氧苄啶

2. 为保证药物在体内能发挥最大药效，杀灭感染灶病原菌，应根据药动学和药效学相结合的原则给药。青霉素类、头孢菌素类和其他β-内酰胺类、红霉素、克林霉素等时间依赖性抗菌药(time dependent antibacterial)，应每日多次给药。氟喹诺酮类和氨基糖苷类等浓度依赖性抗菌药(concentration dependent antibacterial)可每日给药一次。常用抗菌药物药效/药代动力学分类如表 3-3-7 所示。

表 3-3-7　常用抗菌药物药效学/药动学分类

分类	相关药物	临床特点
浓度依赖性	氨基糖苷类、氟喹诺酮类、甲硝唑、两性霉素 B、酮内酯类(泰利霉素、喹红霉素)	对致病菌的杀菌作用取决于峰浓度，而与作用时间关系不密切。可以通过提高 C_{max} 来提高临床疗效，但 C_{max} 不能超过最低毒性剂量，对于治疗窗比较窄的氨基糖苷类药物尤应注意
时间依赖性(短 PAE)	青霉素类、头孢菌素类、碳青霉烯类、红霉素、克林霉素	抗菌药物的杀菌作用与临床效果随抗菌药物作用时间的增加而增加。药物的疗效与浓度大于 MIC 的时间有关。当药物浓度达到一定程度后，再增加剂量，其抗菌疗效不再增加
时间依赖性(长 PAE)	阿奇霉素、克拉霉素、四环素、万古霉素	

注：C_{max}：最高血药浓度；MIC：最低抑菌浓度；PAE：抗生素后效应(细菌与抗生素短暂接触，当药物消除后或浓度大大低于 MIC 时，细菌生长仍然受到抑制的效应)。

(二)各类抗菌药物

1. 青霉素类　可分为以下三类：

(1)普通青霉素：青霉素和普鲁卡因青霉素(procaine penicillin)，适用于革兰阳性球菌肺炎，如溶血性链球菌肺炎、肺炎链球菌肺炎和不产酶金葡菌肺炎。

(2)耐酶青霉素：苯唑西林和氯唑西林等，适用于产青霉素酶的金葡菌肺炎(耐甲氧西林者除外)。

(3)广谱青霉素：氨苄西林、阿莫西林等，除革兰阳性球菌外，对部分肠杆菌科细菌亦有活性；哌拉西林、美洛西林(mezlocillin)等对多数革兰阴性杆菌包括铜绿假单胞菌也有活性。

2. 头孢菌素类　是目前临床应用最广泛的抗菌药物，目前在我国上市的头孢菌素品种分为四代，各代头孢菌素特征及代表药物如表 3-3-8 所示。

表 3-3-8　各代头孢菌素特征及代表药物

分代	G^+ 菌	G^- 菌	酶	铜绿假单胞菌	厌氧菌	肾毒性	代表药物
Ⅰ代	＋＋＋＋	＋	不稳定	无效	无效	＋＋	头孢唑啉
Ⅱ代	＋＋＋	＋＋	稳定	无效	部分作用	＋	头孢替安
Ⅲ代	＋	＋＋＋	稳定	有效	部分作用	±	头孢他啶
Ⅳ代	＋＋	＋＋＋＋	稳定	有效	部分作用	±	头孢吡肟

3. 喹诺酮类　尤其Ⅲ代及Ⅳ代喹诺酮类是目前临床应用最广泛的喹诺酮类药物，用于肺炎链球菌、溶血性链球菌、肠杆菌科细菌、流感嗜血杆菌、不典型病原菌（支原体、衣原体等）等引起的肺炎，环丙沙星及左氧氟沙星对铜绿假单胞菌有较好的活性。喹诺酮类药物分类及代表药物如表 3-3-9 所示。

表 3-3-9　喹诺酮类药物分类及代表药物

分代	代表药物
Ⅰ代	萘啶酸
Ⅱ代	吡哌酸
Ⅲ代	环丙沙星、左氧氟沙星
Ⅳ代	莫西沙星、吉米沙星

4. 碳青霉烯类　临床常用药物有亚胺培南/西司他丁（cilastatin）、美罗培南等，对革兰阳性球菌、革兰阴性杆菌和多数厌氧菌有强大的抗菌活性，对多数 β-内酰胺酶高度稳定，但对耐甲氧西林金黄色葡萄球菌（MRSA）和嗜麦芽窄食单胞菌无效。

5. β-内酰胺类/β-内酰胺酶抑制剂复合制剂　临床常用药物有阿莫西林/克拉维酸钾、头孢哌酮/舒巴坦、哌拉西林/他唑巴坦等，适用于产 β-内酰胺酶细菌所致肺炎，其中头孢哌酮/舒巴坦和哌拉西林/他唑巴坦还可用于铜绿假单胞菌所致肺炎。

6. 大环内酯类　临床常用药物包括红霉素、阿奇霉素等，常用于革兰阳性球菌，如溶血性链球菌、肺炎链球菌肺炎，亦可用于不典型病原菌所致肺炎，但目前耐药率呈逐年上升的趋势，需根据药敏结果调整用药。

7. 氨基糖苷类　临床常用药物有阿米卡星、依替米星（etimicin）等，对革兰阴性杆菌有强大抗菌活性，一般不单独应用。

8. 糖肽类　临床常用药物包括万古霉素、去甲万古霉素（norvancomycin）、替考拉宁（teicoplanin），适用于耐药革兰阳性球菌感染，也可用于青霉素类药物过敏者的严重革兰阳性球菌感染。

9. 林可霉素类　临床常用药物有林可霉素和克林霉素，适用于敏感的肺炎链球菌肺炎、金葡菌肺炎等，克林霉素还具有抗厌氧菌作用，故可用于厌氧菌所致肺炎。

10. 硝基咪唑类　临床常用药物有甲硝唑、替硝唑（tinidazole）、奥硝唑，适用于厌氧菌引起的肺炎。

（三）常用抗病毒药物

1. 利巴韦林　广谱抗病毒，雾化、口服或静脉用药均可。
2. 阿昔洛韦　广谱抗病毒，强效，起效快，静脉用药。
3. 更昔洛韦　阿昔洛韦衍生物，对疱疹病毒有效，对巨细胞病毒有强效，静脉用药。
4. 奥司他韦(oseltamivir)　对甲型及乙型流感病毒有效，口服。
5. 金刚烷胺　对抗甲型流感病毒，口服。

（四）祛痰药物

1. 恶心性祛痰药　氯化铵(ammonium chloride)、愈创木酚甘油醚、远志流浸膏(extractum polygalae liquidum)等，口服后刺激胃黏膜，引起轻微恶心，反射性地促进呼吸道腺体分泌增加，使痰液稀释易于咳出。

2. 刺激性祛痰药　桉叶油(eucalyptus oil)等，其蒸气可刺激呼吸道黏膜，增加腺体分泌，使痰液稀释易于咳出。

3. 黏痰溶解剂　氨溴索、乙酰半胱氨酸(痰易净)、沙雷肽酶(serrapeptase)等，分解痰液的黏性成分如黏多糖和黏蛋白，使黏痰液化、黏滞性降低而易于咳出。

4. 黏液稀释剂　羧甲司坦、稀化黏素(gelomyrtol)等，作用于气管、支气管的黏液产生细胞，促使其分泌黏滞性低的分泌物，使呼吸道分泌的流变性恢复正常，痰液由黏变稀，易于咳出。

五、用药注意事项与患者教育

1. 青霉素类　碱性溶液中易失活。属时间依赖性抗生素，日剂量应分次给药。易发生过敏反应，禁用于对任何一种头孢菌素过敏及有青霉素过敏性休克史者，用前询问过敏史，皮试。过敏性休克一旦发生，就地抢救。大剂量应用易出现青霉素脑病(老年人和肾功能减退者易出现)。

2. 头孢菌素类　禁用于对任何一种头孢菌素过敏及有青霉素过敏性休克史的患者，包括头孢呋辛、头孢曲松、头孢哌酮等，在用药期间饮酒或停药后1周内饮酒(包括白酒、啤酒、含酒精的饮料及糖果)，可产生戒酒硫样反应(disulfiram-like reaction)，应避免饮酒。

3. 碳青霉烯类　一般治疗重度感染，不用于轻症感染，更不能作为预防用药。亚胺培南可引起中枢神经系统不良反应，应避免用于中枢神经系统感染。

4. 含克拉维酸的复合制剂不宜用于中枢神经系统感染。

5. 氨基糖苷类　具有耳肾毒性，用药期间注意监测听力及肾毒性，妊娠期、哺乳期、新生儿、婴幼儿、老年患者避免应用。

6. 阿奇霉素　注意浓度及滴速，浓度为1.0 mg/mL，滴注时间为3小时；浓度为2.0 mg/mL，滴注时间为1小时。告知患者不得随意调节滴速。可能引起静脉炎及消化道不良反应，应注意观察。

7. 万古霉素　浓度应小于等于5 mg/mL。500 mg剂量滴注时间至少60分钟，或

1000 mg 滴注时间至少 100 分钟。需要限制液体量的患者，最高浓度可达 10 mg/mL。因其对组织有强烈刺激性，不宜肌注或静推。

8. 克林霉素　易引起伪膜性肠炎（pseudomembranous enterocolitis，PMC），应注意监护。静脉滴注时，每 0.3 g 需用 50～100 mL 生理盐水或 5%葡萄糖溶液稀释成低于 6 mg/mL浓度的药液，缓慢滴注，通常每分钟不超过 20 mg。分 2～4 次给药。

9. 喹诺酮类

(1)避免用于 18 岁以下未成年患者、妊娠期及哺乳期患者；不宜用于有癫痫或其他中枢神经系统基础疾病的患者；制酸剂和含钙、铝、镁等金属离子的药物可减少喹诺酮类药物的吸收，应避免同用。

(2)肾功能减退患者应用本类药物时，需根据肾功能减退程度减量用药，以防发生由于药物在体内蓄积而引起的抽搐等中枢神经系统严重不良反应。

(3)左氧氟沙星滴注时间不得小于 1 小时。可能引起静脉炎、消化道反应、皮肤光敏反应、关节病变、肌腱断裂等，并偶可引起心电图 QT 间期延长等，用药期间应注意观察。告知患者避免阳光下暴晒及剧烈运动。

10. 注意监测血常规、体温等，以了解抗感染治疗效果。

复习思考题

1. 名词解释：(1)肺炎；(2)感染性肺炎；(3)C-反应蛋白(CRP)；(4)降钙素原(PCT)；(5)社区获得性肺炎(CAP)；(6)医院获得性肺炎(HAP)；(7)早发性 HAP；(8)晚发性 HAP；(9)碳青霉烯类；(10)β-内酰胺类/β-内酰胺酶抑制剂复合制剂；(11)硝基咪唑类；(12)刺激性祛痰药；(13)黏液稀释剂；(14)戒酒硫样反应；(15)伪膜性肠炎(PMC)；(16)抗生素后效应(PAE)；(17)最低抑菌浓度(MIC)；(18)浓度依赖性抗菌药；(19)时间依赖性抗菌药。

2. 引起感染性肺炎的病原体是什么？肺炎根据病原体的分类有哪些？

3. 诊断肺炎的辅助检查项目有哪些？

4. 肺炎及重症肺炎的诊断要点是什么？

5. 肺炎的治疗原则是什么？

6. CAP 的治疗原则是什么？初始经验治疗如何选择抗菌药物？

7. HAP 的治疗原则是什么？如何选择抗菌药物？

8. 浓度依赖性及时间依赖性代表抗菌药物分别有哪些？

9. 四代头孢菌素的区别及各自代表药物是什么？

10. 临床常用的β-内酰胺类/β-内酰胺酶抑制剂复合制剂有哪些？

11. 祛痰药物有哪几类？

12. 青霉素类的用药注意事项是什么？

13. 头孢菌素类的用药注意事项是什么？

14. 碳青霉烯类的用药注意事项是什么？

15. 氨基糖苷类的用药注意事项是什么？

16. 阿奇霉素应如何应用?
17. 万古霉素应如何应用?
18. 克林霉素的用药注意事项是什么?
19. 左氧氟沙星的用药注意事项是什么?

（山东省立医院　邹东娜）

第四节　慢性阻塞性肺疾病

内容提要

本节介绍慢性阻塞性肺疾病的分类、临床表现、诊疗原则与治疗药物选择。要求了解慢性阻塞性肺疾病的病因与分级，熟悉慢性阻塞性肺疾病的临床表现、分期、诊断要点和辅助检查指标，掌握慢性阻塞性肺疾病的主要治疗药物；并结合案例讨论，了解患者的诊疗经过，熟悉用药选择和方法，以及药学监护与患者教育。

慢性阻塞性肺疾病(chronic obstructive pulmonary discase，COPD)是呼吸系统的常见病和多发病，患病率和病死率均居高不下。近年来的调查表明，COPD 的患病率为 3%，40 岁以上人群的患病率为 8.2%。因肺功能进行性减退，严重影响患者的劳动力和生活质量，造成巨大的社会和经济负担，根据世界银行(World Bank)及世界卫生组织(WHO)的研究，至 2020 年，COPD 将成为世界疾病经济负担的第五位。

一、病因与发病机制

COPD 确切的病因还不十分清楚，但认为与肺部对香烟烟雾等有害气体或有害颗粒的异常炎症反应有关。这些反应存在个体易感因素和环境因素的互相作用。

(一)吸烟

吸烟(smoking)为重要的发病因素，吸烟者慢性支气管炎的患病率比不吸烟者高 2～8 倍，烟龄越长，吸烟量越大，COPD 患病率越高。烟草中含焦油(tar oil)、尼古丁(nicotine)和氢氰酸(hydrocyanic acid)等化学物质，可损伤气道上皮细胞和纤毛运动，促使支气管黏液腺和杯状细胞增生肥大，黏液分泌增多，使气道净化能力下降，易继发感染，并引起支气管平滑肌收缩，气流受限。吸烟还可使氧自由基产生增多，诱导中性粒细胞释放蛋白酶，破坏肺弹力纤维，诱发肺气肿形成。

(二)职业粉尘和化学物质

职业接触粉尘及化学物质，如烟雾(smoke)、变应原(allergen)、工业废气(industrial waste gas)及室内空气污染等，浓度过高或时间过长时，均可能产生与吸烟类似的 COPD。

（三）空气污染

大气中的有害气体如二氧化硫（sulfur dioxide）、一氧化碳（carbon monoxide，CO）、氯气（chlorine）等可损伤气道黏膜上皮，使纤毛清除功能下降，黏液分泌增加，为细菌感染增加条件。

（四）感染

与慢性支气管炎类似，感染亦是 COPD 发生发展的重要因素之一。病毒（virus）、细菌、支原体（mycoplasma）感染是本病急性加重的重要因素。

（五）蛋白酶-抗蛋白酶失衡

蛋白水解酶对组织有损伤、破坏作用，抗蛋白酶对弹性蛋白酶等多种蛋白酶具有抑制功能，其中 α_1 抗胰蛋白酶（α_1-antitrypsin，α_1-AT）是活性最强的一种。蛋白酶增多或抗蛋白酶不足均可导致组织结构被破坏，产生肺气肿。吸入有害气体、有害物质可以导致蛋白酶产生增多或活性增强，而抗蛋白酶产生减少或灭活加快；同时氧化应激（oxidative stress）、吸烟等危险因素也可以降低抗蛋白酶的活性。先天性 α_1 抗胰蛋白酶缺乏，多见于北欧血统的个体，我国尚未见正式报道。

（六）其他

其他因素如自主神经功能失调（somatoform autonomic dysfunction）、营养不良（malnutrition）、气温变化等都有可能参与 COPD 的发生发展。

二、临床表现与诊断

COPD 与慢性支气管炎（chronic bronchitis）和肺气肿（emphysema）密切相关。通常，慢性支气管炎是指在除外慢性咳嗽的其他已知原因后，患者每年咳嗽、咳痰 3 个月以上，并连续 2 年以上者。肺气肿则是指肺部终末细支气管远端气腔出现异常持久的扩张，并伴有肺气泡壁和细支气管破坏而无明显的肺纤维化。当慢性支气管炎和肺气肿患者的肺功能检查出现持续气流受限时，则能诊断为 COPD；如患者仅有“慢性支气管炎”和（或）“肺气肿”，而无持续气流受限，则不能诊断为 COPD。

（一）症状和体征

COPD 是一种以气流受限不完全可逆为特征的肺部疾病，起病缓慢、病程较长，病情呈进行性发展。常见症状如下：①慢性咳嗽：常晨间咳嗽明显，夜间有阵咳或排痰。②咳痰：一般为白色黏液或浆液性泡沫性痰，偶可带血丝，清晨排痰较多。急性发作期痰量增多，可有脓性痰。③气短或呼吸困难：早期在劳力时出现，后逐渐加重，以致在日常活动甚至休息时也感到气短，是 COPD 的标志性症状。④喘息和胸闷：部分患者特别是重度患者或急性加重时出现喘息。⑤晚期患者有体重下降、食欲减退等。

早期体征可无异常，随疾病进展出现以下体征：①视诊胸廓前后径增大，肋间隙增宽，剑突下胸骨下角增宽，称为桶状胸。部分患者呼吸变浅，频率增快，严重者可有缩唇呼吸等。②触诊双侧语颤减弱。③叩诊肺部过清音，心浊音界缩小，肺下界和肝浊音界下降。④听诊两肺呼吸音减弱，呼气延长，部分患者可闻及湿性啰音和(或)干性啰音。

(二)诊断依据

1. 病史　了解患者发病前的接触史和个人史及家族史，还要注意吸烟史及职业、环境有害物质接触史等，有助于 COPD 的诊断。其特征性症状是慢性和进行性加重的呼吸困难，咳嗽和咳痰。慢性咳嗽和咳痰常先于气流受限多年而存在，然而有些患者也可以无慢性咳嗽和咳痰的症状。

2. 辅助检查

(1)肺功能检查：是判断气流受限的主要客观指标，对 COPD 诊断、严重程度评价、疾病进展、预后及治疗反应等有重要意义。①敏感指标：第一秒用力呼气容积(forced expiratory volume in one second, FEV_1)占用力肺活量(forced vital capacity, FVC)的百分比(FEV_1/FVC)是评价气流受限的一项敏感指标。FEV_1 占预计值的百分比($FEV_1\%$预计值)，是评估 COPD 严重程度的良好指标，其变异性小，易于操作。吸入支气管舒张药后 FEV_1/FVC 小于 70%及 FEV_1 小于 80%预计值者，可确定为不能完全可逆的气流受限。②参考指标：肺总量(total lung capacity, TLC)、功能残气量(functional residual capacity, FRC)和残气量(residual volume, RV)增高，肺活量(vital capacity, VC)减低，表明肺过度充气；由于 TLC 增加不及 RV 增高程度明显，故 RV/TLC 增高。一氧化碳弥散量(diffusing capacity of carbon monoxide, DLco)及 DLco 与肺泡通气量(alveolar ventilation, VA)的比值(DLco/VA)下降，也对诊断有参考价值。

(2)影像学检查：COPD 早期 X 线胸片可无变化，以后可出现肺纹理增粗、紊乱等非特异性改变，也可出现肺气肿改变。胸部计算机体层摄影(CT)检查不应作为 COPD 的常规检查。高分辨 CT 对疑问病例的鉴别诊断有一定意义。

(3)血气检查：对确定是否发生低氧血症、高碳酸血症、酸碱平衡失调以及判断呼吸衰竭的类型有重要价值。

(4)其他：COPD 合并细菌感染时，外周血白细胞增高，核左移；痰培养可能查出病原菌，常见病原菌为肺炎链球菌、流感嗜血杆菌、卡他莫拉菌、肺炎克雷伯杆菌等。

(三)诊断标准及分期分级

诊断 COPD 主要根据吸烟等高危因素史、临床症状、体征及肺功能检查等综合分析确定。不完全可逆的气流受限是 COPD 诊断的必备条件，吸入支气管舒张药后 FEV_1/FVC 小于 70%及 FEV_1 小于 80%预计值，可确定为不完全可逆性气流受限。有少数患者并无咳嗽、咳痰症状，仅在肺功能检查时 FEV_1/FVC 小于 70%，而 FEV_1 大于等于 80%预计值，在除外其他疾病后，亦可诊断为 COPD。

1. 根据 FEV_1/FVC、$FEV_1\%$预计值和症状，可对 COPD 的严重程度作出分级(见表 3-4-1)。

表 3-4-1　慢性阻塞性肺疾病的严重程度分级

分级	分级标准
0 级:高危	①有罹患 COPD 的危险因素;②肺功能在正常范围;③有慢性咳嗽、咳痰症状
Ⅰ级:轻度	①$FEV_1/FVC<70\%$;②$FEV_1\geqslant80\%$预计值;③有或无慢性咳嗽、咳痰症状
Ⅱ级:中度	①$FEV_1/FVC<70\%$;②$50\%\leqslant FEV_1<80\%$预计值;③有或无慢性咳嗽、咳痰症状
Ⅲ级:重度	①$FEV_1/FVC<70\%$;②$30\%\leqslant FEV_1<50\%$预计值;③有或无慢性咳嗽、咳痰症状
Ⅳ级:极重度	①$FEV_1/FVC<70\%$;②$FEV_1<30\%$预计值;③或 $FEV_1<50\%$预计值,伴慢性呼吸衰竭

2. 根据 COPD 病程分期

(1)急性加重期:是指患者以呼吸道症状加重为特征的临床事件,其症状变化程度超过日常变异范围,并导致药物治疗方案改变。常见的原因有气管、支气管感染,主要为病毒、细菌感染,环境、理化因素改变,稳定期治疗不规范等。

临床上主要表现为气促加重,常伴有喘息、胸闷、咳嗽加剧、痰量增加、痰液颜色和(或)黏度改变及发热等,也可出现全身不适、失眠、嗜睡、疲乏、抑郁和意识不清等症状。当患者出现运动耐力下降、发热和(或)胸部影像学异常时,也可能为 COPD 急性加重的征兆。其中,气促加重、咳嗽、痰量增多及出现脓性痰常提示有细菌感染。

(2)稳定期:患者的咳嗽、咳痰和气短等症状稳定或症状轻微,病情基本恢复到急性加重前的状态。

(四)鉴别诊断

1. 支气管哮喘(简称哮喘)　哮喘与 COPD 都是慢性气道炎症性疾病,但二者的发病机制不同,临床表现及对治疗的反应性也有明显差别。大多数哮喘患者的气流受限具有显著的可逆性,这是其不同于 COPD 的一个关键特征。但是,部分哮喘患者随着病程延长,可出现较明显的气道重塑,导致气流受限的可逆性明显减小,临床很难与 COPD 相鉴别。COPD 和哮喘可以发生于同一位患者,且由于二者都是常见病、多发病,这种概率并不低。

2. 其他　一些已知病因或具有特征性病理表现的气流受限疾病,如支气管扩张症、肺结核、弥漫性泛细支气管炎和闭塞性细支气管炎等,均不属于 COPD。

(五)并发症

COPD 主要累及肺脏,但也可引起全身(或称肺外)的不良效应。COPD 可存在多种并发症,急性加重和并发症影响患者整体疾病的严重程度。

1. 慢性呼吸衰竭　常在 COPD 急性加重时发生,其症状明显加重,发生低氧血症和(或)高碳酸血症,可具有缺氧和二氧化碳潴留的临床表现。

2. 自发性气胸　如有突然加重的呼吸困难,并伴有明显的发绀,患侧肺部叩诊为鼓音,听诊呼吸音减弱或消失,应考虑并发自发性气胸,通过 X 线检查可以确诊。

3. 慢性肺源性心脏病　由于COPD肺病变引起肺血管床减少及缺氧致肺动脉痉挛、血管重塑，导致肺动脉高压、右心室肥厚扩张，最终发生右心功能不全。

三、治疗原则及药物应用

（一）稳定期治疗

目标是：①减轻当前症状，包括缓解症状、改善运动耐量和改善健康状况；②降低未来风险，包括防止疾病进展、防止和治疗急性加重和减少病死率。

1. 支气管舒张药　是控制COPD症状的主要治疗措施，短期按需应用可缓解症状，长期规则应用可预防和减轻症状，增加运动耐力。主要有β_2受体激动剂、抗胆碱药及茶碱类，根据药物作用及患者的治疗反应选用。应用特点为：①与口服药物相比，吸入剂的不良反应小，因此多首选吸入治疗。②定期使用短效制剂价格较为低廉，但不如长效制剂使用方便。③联合应用可以增强支气管舒张作用，进一步改善肺功能，减少不良反应。

（1）β_2受体激动剂：通过兴奋气道平滑肌和肥大细胞膜表面的β_2受体，舒张气道平滑肌，减少肥大细胞和嗜碱性粒细胞脱颗粒及其介质的释放，降低微血管的通透性，增加气道上皮纤毛的摆动等，缓解哮喘症状。主要有沙丁胺醇和特布他林等，为短效定量雾化吸入剂，用于缓解症状，按需使用。用药数分钟内起效，15～30分钟达到峰值，疗效持续4～5小时，每次剂量100～200 μg（每喷100 μg），24小时内不超过8～12喷。另外，尚有沙美特罗、福莫特罗等长效β_2受体激动剂，每日仅需吸入2次。

（2）抗胆碱能药：是COPD常用药物，吸入性制剂对支气管平滑肌M受体有较高选择性，松弛作用较强，对呼吸道腺体和心血管作用较弱。短效品种有异丙托溴铵气雾剂，定量吸入，起效较沙丁胺醇慢，持续6～8小时，每次40～80 μg，每天3～4次。长效制剂为噻托溴铵（tiotropium bromide），选择性作用于M_1、M_3受体，每次吸入18 μg，每天1次。

（3）茶碱类：通过抑制磷酸二酯酶，提高胞内环磷酸腺苷（cAMP）及环磷鸟苷（cGMP）水平而松弛支气管平滑肌；还有改善心搏出量、舒张全身和肺血管、增加水盐排出、兴奋中枢神经系统、改善呼吸肌功能及某些抗炎作用。缓释型或控释型茶碱每日口服1～2次，可以达到稳定的血浆浓度，对COPD有一定效果。监测茶碱血浓度对估计疗效和不良反应有一定意义：大于5 mg/L即有治疗作用，大于15 mg/L时不良反应明显增加。

2. 祛痰药　COPD患者气道内产生大量黏液分泌物，可促使继发感染，并影响气道通畅，应用祛痰药有利于气道引流，改善通气功能，但效果并不确切，仅对少数有黏痰的患者有效。常用药物有盐酸氨溴索（ambroxol hydrochloride）、乙酰半胱氨酸等。

3. 糖皮质激素　对重度和极重度（Ⅲ级和Ⅳ级）以及反复加重的患者，长期联合吸入糖皮质激素与长效β_2受体激动剂，可增加运动耐量、减少急性加重的发作频率、提高生活质量，甚至肺功能得到改善。常用剂型有沙美特罗＋氟替卡松，福莫特罗＋布地奈德。FEV_1小于60%预计值的患者，规律吸入激素和长效β_2受体激动剂联合制剂，能改善症状和肺功能，减少急性加重频率，提高生命质量。对COPD患者，不推荐长期口服激素及单一吸入激素治疗。

4. 教育和劝导患者戒烟;因职业或环境粉尘、刺激性气体所致者,应脱离污染环境。

5. 长期家庭氧疗(long-term oxygen therapy, LTOT)可提高 COPD 呼吸衰竭者的生活质量和生存率,对血流动力学、运动能力、肺生理和精神状态均会产生有益的影响。LTOT 指征:①PaO_2小于等于 55 mmHg 或 SaO_2小于等于 88%,有或没有高碳酸血症。②PaO_2 55~60 mmHg,或 SaO_2小于 89%,并有肺动脉高压、心力衰竭水肿或红细胞增多症(血细胞比容大于 0.55)。

LTOT 的目的是使患者在海平面静息状态下,达到 PaO_2大于等于 60 mmHg 和(或)使 SaO_2升至 90%,这样才可维持重要器官的功能,保证周围组织的氧气供应。一般用鼻导管吸氧,氧流量为 1.0~2.0 L/min,吸氧时间大于 15 h/d。

(二)急性加重期治疗

治疗目标为最小化本次急性加重的影响,预防再次急性加重的发生。根据 COPD 急性加重和(或)伴随疾病的严重程度,可以院外或住院治疗,采用低流量吸氧、支气管舒张剂、糖皮质激素和抗菌药物等治疗措施。

1. 支气管舒张药　短效制剂雾化吸入较适用于 COPD 急性加重期的治疗。病情较严重者可考虑静脉滴注茶碱类,由于血药浓度个体差异较大,治疗窗较窄,监测血清茶碱浓度对评估疗效和避免发生不良反应都有一定意义。由于β_2受体激动剂、抗胆碱能及茶碱类药物的作用机制及药动学特点不同,且分别作用于不同级别的气道,所以联合用药的支气管舒张作用更强。

2. 低流量吸氧　发生低氧血症者可鼻导管吸氧,或通过文丘里(Venturi)面罩吸氧。鼻导管给氧时,吸入的氧浓度与给氧流量有关,估算公式为:吸入氧浓度(%)=21+4×氧流量(L/min)。一般吸入氧浓度为 28%~30%,应避免吸入氧浓度过高引起二氧化碳潴留。

3. 抗菌药物　当患者呼吸困难加重,咳嗽伴痰量增加、有脓性痰时,应根据所在地常见病原菌类型及药物敏感情况,积极选用抗生素治疗。

(1)无铜绿假单胞菌危险因素者,主要依据急性加重严重程度、当地耐药状况、费用和潜在的依从性选择药物。病情较轻者推荐使用青霉素、阿莫西林,加或不加用克拉维酸、大环内酯类、氟喹诺酮类、第 1 代或第 2 代头孢菌素类抗生素,一般可口服给药。病情较重者可用β-内酰胺类/β-内酰胺酶抑制剂、第 2 代头孢菌素类、氟喹诺酮类和第 3 代头孢菌素类。

(2)有铜绿假单胞菌危险因素者,可选择环丙沙星、抗铜绿假单胞菌的β-内酰胺类,不加或加用酶抑制剂,可同时加用氨基糖苷类药物。

(3)如果找到确切的病原菌,应根据药敏结果选用抗生素;并根据病情严重程度和临床状况是否稳定,选择口服或静脉用药;静脉用药 3 天以上,如病情稳定可改为口服。

4. 糖皮质激素　住院的 COPD 急性加重患者,宜在应用支气管舒张剂基础上,口服或静脉滴注糖皮质激素,所用剂量要权衡疗效及安全性。建议口服泼尼松30~40 mg/d,连续用 10~14 天后停药,对个别患者视情况逐渐减量停药;也可以静脉给予甲泼尼龙 40 mg,每日 1 次,3~5 天后改为口服。

5. 祛痰剂 溴己新 8～16 mg，每日 3 次；盐酸氨溴索 30 mg，每日 3 次酌情选用。

6. 其他　如患者有呼吸衰竭、肺源性心脏病、心力衰竭，具体治疗方法可参阅有关章节治疗内容。

四、预防措施及患者教育

COPD 的预防主要是避免发病的高危因素、急性加重的诱发因素以及增强机体免疫力。

1. 戒烟是预防 COPD 的重要措施，也是最简单易行的措施，在疾病的任何阶段戒烟都有益于防止 COPD 的发生和发展。

2. 控制职业和环境污染，减少有害气体或有害颗粒的吸入，可减轻气道和肺的异常炎症反应。

3. 积极防治婴幼儿和儿童期的呼吸系统感染，有助于减少以后 COPD 的发生。

4. 流感疫苗（influenza vaccine）、肺炎链球菌疫苗（pneumococcal conjugate vaccine）、细菌溶解物（anabacteria）、卡介菌多糖核酸（BCG polysaccharide and nucleic acid，BCG-PSN）等对防止 COPD 患者反复感染可能有益。

5. 加强体育锻炼，增强体质，提高机体免疫力，可帮助改善机体一般状况。

6. COPD 的早期发现和干预重于治疗。对于有 COPD 高危因素的人群，应定期进行肺功能监测，以尽可能早期发现 COPD 并及时予以干预。

案例讨论——慢性阻塞性肺疾病（急性加重期）

【病例介绍】

主诉：反复咳嗽、咳痰 16 年，加重并呼吸困难 3 天。

现病史：老年男性患者，81 岁，反复咳嗽、咳痰 16 年，痰多为白黏痰。一般症状较轻，使用止咳祛痰药后能缓解。近 3 年，活动后乏力、气促。肺功能示：吸入支气管扩张剂后 FEV_1/FVC 为 53%，FEV_1 为预计值的 59%。3 天前，患者受凉后出现咳嗽，咳黄脓痰，呼吸困难，并发热，体温最高达 38.5 ℃，无咯血、胸痛、头痛、头晕、恶心呕吐、腹痛腹泻等症状。于家中自服布洛芬缓释片，一次 0.3 g，一日 2 次，症状无缓解，体温未降至正常，来我院就诊。行血常规检查：WBC：18.6×10^9/L，N：86.6%，RBC：4.58×10^{12}/L，Hb：153 g/L。胸部 CT 示“双下肺炎症”，为进一步治疗收住院。饮食尚可，大小便正常，体重无明显下降。

既往史：否认高血压病、冠心病、糖尿病病史；否认肝炎、结核等传染病及密切接触史；否认重大外伤及手术史，否认输血史；否认食物药物过敏史。

家族史：否认家族传染病、肿瘤病史及遗传病史，否认家人结核病史。

个人史：生于原籍，无久居异地及疫区居住史，无疫水接触史；有吸烟史 40 年，20 支/天，已戒 7 天；工作环境无粉尘、刺激性气体等。

【体格检查】

老年男性，发育正常，营养中等，神志清，精神可，自主体位，查体合作。全身皮肤黏膜无黄染，颜面潮红，浅表淋巴结未触及肿大。头颅外观正常，双侧瞳孔等大等圆，对光及调节反射存在。外耳道及鼻腔无异常分泌物。口唇无发绀，咽部无红肿，扁桃体无肿大。颈软，气管居中，甲状腺无肿大。胸廓对称，桶状胸，双侧胸廓活动度正常，双肺叩清音，双肺呼吸音低，双下肺闻及少量湿啰音，未闻及干啰音及胸膜摩擦音。心音有力，心率95次/分，律齐，未闻及病理性杂音。腹部平坦，未见胃肠型及蠕动波，无腹壁静脉曲张，腹软，未触及异常包块，全腹无压痛及反跳痛，肝、脾肋下及剑突下未触及，莫氏征(—)，肝脾及双肾区无叩痛，移动性浊音(—)，肠鸣音正常。肛门、直肠、外生殖器未见异常。脊柱无畸形，四肢无异常，各关节活动自如。

【辅助检查】

(1)血常规：WBC：18.6×10^{9}/L，N：86.6%，RBC：4.58×10^{12}/L，Hb：153 g/L。

(2)胸部CT示：双下肺炎症。

(3)动脉血气分析示：pH 7.26，$PaCO_2$ 69 mmHg，PaO_2 50 mmHg。

【诊断】

(1)慢性阻塞性肺疾病(急性加重期)。

(2)Ⅱ型呼吸衰竭。

【诊疗经过】

结合病史、体征、胸部CT和入院后动脉血气分析，“慢性阻塞性肺疾病急性加重期”诊断成立。考虑患者病情，完善肝功生化、留取痰标本培养等必要检查后，排除治疗禁忌，具体治疗措施如下：①吸氧：3 L/min，经面罩BiPAP呼吸机无创机械通气；②左氧氟沙星注射液0.5 g，ivdrip qd；③氨溴索注射剂30 mg+5%葡萄糖注射液100 mL，ivdrip bid；④异丙托溴铵溶液500 μg+特布他林雾化液2.5 mg，whxr tid；⑤甲泼尼龙琥珀酸钠注射液40 mg+0.9%氯化钠注射液100 mL，ivdrip qd。

该治疗方案应用3天后患者体温降至正常，症状逐渐减轻，5天后未再咳黄脓痰，呼吸困难症状明显好转，遂停用静脉输液，带左氧氟沙星、氨溴索口服制剂出院继续治疗，一周后门诊复诊。

【用药分析】

1. 患者为老年男性，既往体健，因“反复咳嗽、咳痰16年，加重并呼吸困难3天”入院。查血常规：WBC 18.6×10^{9}/L，N 86.6%，RBC 4.58×10^{12}/L，Hb 153 g/L；胸部CT示：双下肺炎症。入院查体：T 38.1 ℃，心率95次/分，双下肺可闻及湿啰音。结合病史、临床表现、实验室检查及影像学检查结果，考虑患者细菌感染引起COPD急性加重期可能性大，给予左氧氟沙星抗感染治疗，以控制COPD急性加重的诱发因素。

2. 患者呼吸道症状加重，血气分析示Ⅱ型呼吸衰竭，应用无创机械通气，以减低$PaCO_2$，减轻呼吸困难，同时应用支气管扩张剂缓解呼吸困难等呼吸道症状。该病例联合应用异丙托溴铵与特布他林两种支气管扩张剂雾化治疗，二者作用机制不同，使支气管扩张作用更强，起效更为迅速，作用时间更长，且不良反应不增加。

3. 静脉使用糖皮质激素，以改善患者COPD急性加重期炎症介质参与的炎症反应，提高气道平滑肌β受体的反应性，减轻气道的高反应性及症状的严重程度。

4. 患者痰多呈黄脓色，应用祛痰药以稀释痰液，使痰容易咳出，保持气道通畅。

【用药注意事项与患者教育】

1. 用药监护

(1)左氧氟沙星注射液容量100 mL含0.5 g药物，应用过程中应注意滴速，整瓶药物滴注时间应不少于60分钟，快速滴注或静推可能导致低血压。①用药期间应注意监测血压、肝功能、血糖、血生化(尤其电解质)等指标变化。②注意有无皮疹、皮肤瘙痒等过敏反应，警惕过敏性休克发生。③注意有无腹痛、腹泻、恶心呕吐、消化不良等胃肠道不良反应，警惕伪膜性肠炎。④中枢神经系统不良反应表现为头昏、头痛、嗜睡或失眠，故一般白天滴注该药。⑤可能延长心电图的QT间期，老年患者更加敏感，用药前应检查心电图是否存在QT间期异常以及有否相关基础疾病。

(2)注意预防糖皮质激素相关消化性溃疡。

2. 患者教育

(1)左氧氟沙星滴注期间：①不宜随意调整滴速，以免引起血管刺激反应及低血压。②避免过度暴露于阳光，如发生光敏反应需停药。③可能导致结晶尿、管型尿，鼓励患者多饮水。④有可能出现肌腱炎和肌腱断裂，特别是老年和使用激素治疗的患者，一旦出现疼痛或炎症，需停止服药并休息患肢，用药期间避免剧烈运动。⑤若出现严重腹泻，警惕伪膜性肠炎，及时告知医护人员，给予处理。

(2)糖皮质激素用药期间：①可能出现食欲增加，体重增加，满月脸、水牛背等体态变化。②应用左氧氟沙星及糖皮质激素，均可能出现失眠、兴奋等症状，会影响夜间睡眠，若有类似症状应及时告知医护人员。

(3)雾化吸入：①吸入前半小时尽量不进食，避免雾化吸入过程中气雾刺激，引起呕吐。②吸入前先将痰液咳出，以免妨碍雾滴深入。③吸入时的体位以坐位为宜，必须仰卧位时需将床头抬高30°。④指导患者紧含住口含器，或将面罩罩住口鼻，进行慢而深的吸气，吸气末稍停片刻，这样会使雾滴吸入更深。⑤雾化吸入完毕后应喝水或漱口，防止口腔黏膜二重感染。

复习思考题

1. 名词解释：(1)慢性阻塞性肺疾病(COPD)；(2)α_1抗胰蛋白酶(α_1-AT)；(3)慢性支气管炎；(4)肺气肿；(5)FEV_1/FVC；(6)RV/TLC；(7)DLco/VA；(8)肺功能检查；(9)血气检查；(10)COPD急性加重期；(11)支气管舒张药；(12)长期家庭氧疗(LTOT)；(13)低流量吸氧；(14)铜绿假单胞菌；(15)伪膜性肠炎。

2. COPD的常见病因是什么？

3. COPD的症状和体征有哪些？

4. COPD的诊断依据有哪些？

5. COPD的诊断标准是什么？

6. COPD的病程分期有哪些？

7. COPD的常见并发症是什么？
8. COPD稳定期主要治疗措施有哪些？如何应用？
9. COPD急性加重期治疗措施有哪些？如何应用？
10. COPD的预防措施及患者教育内容有哪些？
11. 左氧氟沙星滴注期间的注意事项与用药教育有哪些？
12. 雾化吸入治疗时患者的注意事项是什么？

（山东省立医院　冷　冰）

第五节　肺结核

内容提要

本节介绍肺结核的病原与发病机制、临床表现、临床诊断和分类、化学治疗原则与目标、抗结核治疗药物、常用抗结核治疗方案以及其他治疗措施。要求结合案例讨论，了解肺结核的病原与发病机制、临床表现、临床诊断和分类，熟悉肺结核的化学治疗原则、目标以及其他治疗措施，掌握常用抗结核药物和抗结核治疗方案的应用。并结合案例讨论，了解肺结核患者的诊疗经过，熟悉用药选择和方法，以及药学监护与患者教育。

肺结核(tuberculosis，TB)是严重影响人民健康、全球关注的公共卫生和社会问题，也是我国重点控制的主要疾病之一。随着细菌学、影像学、免疫学等诊断技术的进展，短程化学疗法的广泛应用和老年、耐药、合并糖尿病、免疫损害等肺结核患者的增多，肺结核的诊断和治疗日趋复杂。鉴于全球结核病流行的大回升，世界卫生组织于1993年宣布结核病处于“全球紧急状态”，动员和要求各国政府遏止这次结核病危机。我国把全程督导短程化学治疗策略(directly observed treatment shortcourse，DOTS)作为结核病规划的核心内容。

一、病原与发病机制

（一）病原学

肺结核的病原菌为结核分枝杆菌(mycobacterium tuberculosis)，在分类上属于放线菌目、分枝杆菌科、分枝杆菌属，包括人型、牛型、非洲型和鼠型4类。人肺结核的致病菌90%以上为人型结核分枝杆菌，少数为牛型和非洲型分枝杆菌。

（二）发病机制

1. 原发感染　当首次吸入含菌的微滴后，是否感染取决于结核分枝杆菌的毒力和肺泡内巨噬细胞固有的吞噬杀菌能力。结核分枝杆菌的类脂质等成分能抵抗溶酶体酶类的破坏作用，如果结核分枝杆菌能够存活下来，并在肺泡巨噬细胞内外生长繁殖，这部分肺组织即出现炎性病变，称为原发病灶。原发病灶中的结核分枝杆菌沿着肺内引流淋巴管到达肺门淋巴结，引起淋巴结肿大，原发病灶和肿大的气管支气管淋巴结合称为原发综合征（primary complex）。原发病灶继续扩大，可直接或经血流播散到邻近组织器官，发生结核病。肺结核的发生发展过程如图 3-5-1 所示。

当结核分枝杆菌首次侵入人体开始繁殖时，人体通过细胞介导的免疫系统对结核分枝杆菌产生特异性免疫，使原发病灶、肺门淋巴结和播散到全身各器官的结核分枝杆菌停止繁殖并大部分被消灭，这就是原发感染最常见的良性过程。但仍然有少量结核分枝杆菌没有被消灭，长期处于休眠期，成为继发性结核的潜在来源。

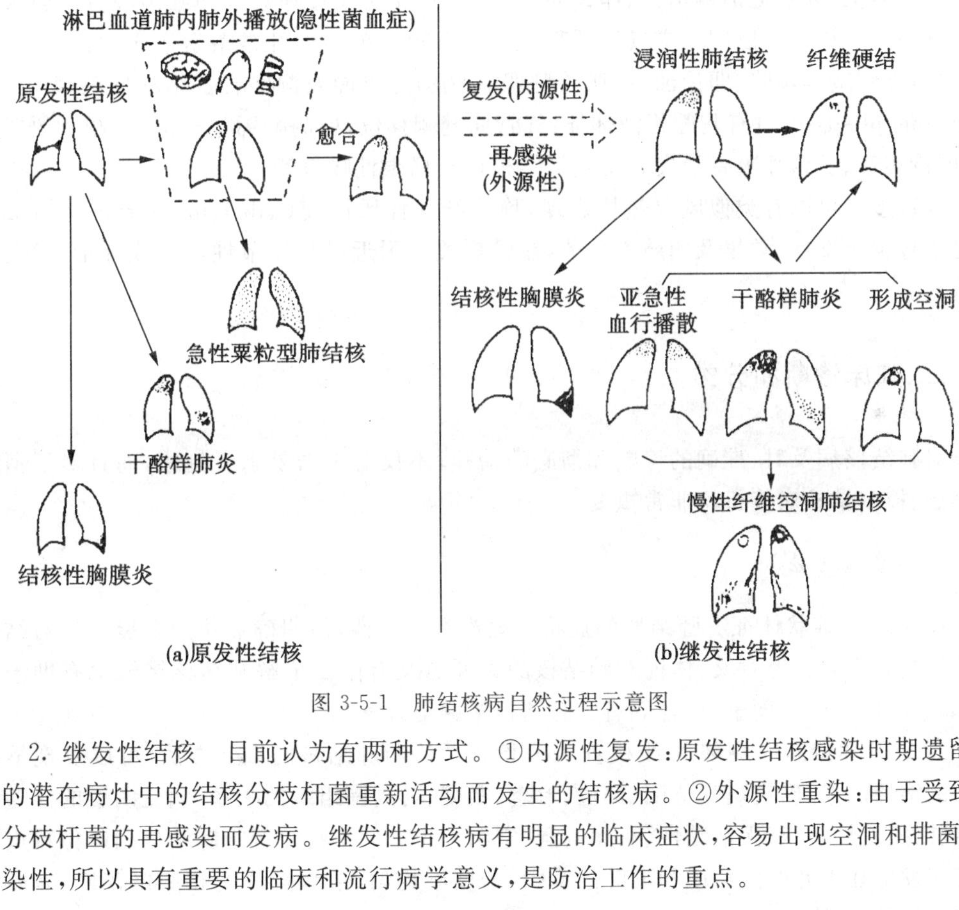

图 3-5-1　肺结核病自然过程示意图

2. 继发性结核　目前认为有两种方式。①内源性复发：原发性结核感染时期遗留下来的潜在病灶中的结核分枝杆菌重新活动而发生的结核病。②外源性重染：由于受到结核分枝杆菌的再感染而发病。继发性结核病有明显的临床症状，容易出现空洞和排菌，有传染性，所以具有重要的临床和流行病学意义，是防治工作的重点。

二、临床表现

（一）症状

1. 呼吸系统症状　①咳嗽咳痰：是肺结核最常见的症状。咳嗽较轻，干咳或有少量黏液痰，有空洞形成时痰量增多。若合并其他细菌感染，痰可呈脓性；若合并支气管结核，表现为刺激性咳嗽。②咯血：1/3～1/2 的患者有咯血，多数为少量咯血，少数为大咯血。③胸痛：结核累及胸膜时可表现胸痛，为胸膜性胸痛，随呼吸运动和咳嗽加重。④呼吸困难：多见于干酪性肺炎（caseous pneumonia）和大量胸腔积液患者。

2. 全身症状　发热为最常见症状，多为长期午后潮热，即下午或傍晚体温开始升高，翌晨降至正常。部分患者有倦怠乏力、盗汗（night sweat）、食欲减退和体重减轻等。育龄女性患者可以有月经不调。

（二）体征

病变范围较小时，可以没有任何体征；渗出性病变范围较大或干酪样坏死时，则可以有肺实变体征，如触觉语颤增强、叩诊浊音、听诊闻及支气管呼吸音和细湿啰音。较大的空洞性病变听诊也可以闻及支气管呼吸音。当有较大范围的纤维条索形成时，气管向患侧移位，患侧胸廓塌陷、叩诊浊音、听诊呼吸音减弱并可闻及湿啰音。结核性胸膜炎（tuberculous pleurisy）时有胸腔积液体征：气管向健侧移位，患侧胸廓望诊饱满、触觉语颤减弱、叩诊实音、听诊呼吸音消失。支气管结核可有局限性哮鸣音。

少数患者可以有类似风湿热样表现，称为结核性风湿症（tuberculous rheumatism）。多见于青少年女性，常累及四肢大关节，在受累关节附近可见结节性红斑或环形红斑，间歇出现。

三、临床诊断和分类

对肺结核病及时、准确的诊断和彻底的治疗，不仅对于恢复患者健康，而且对于消除传染源、控制结核病流行均非常重要。

（一）诊断方法

1. 病史和症状体征　肺结核的症状一般没有特异性，但明确症状的发展过程对结核病的诊断有重要参考意义，体征对肺结核的诊断意义有限。了解肺结核接触史有助于诊断，如家庭内、邻居、同事、宿舍等有无肺结核接触史。

2. 影像学诊断　胸部 X 线检查、CT 检查是诊断肺结核的重要方法，可以发现早期轻微的结核病变，确定病变范围、部位、形态、密度、与周围组织的关系、病变阴影的伴随影像；判断病变性质、有无活动性、有无空洞、空洞大小和洞壁特点等。肺结核病影像特点是病变多发生在上叶的尖后段和下叶的背段，密度不均匀、边缘较清楚和变化较慢，易形成空洞和播散病灶。

3. 痰结核分枝杆菌检查　这是确诊肺结核病的主要方法，也是制订化疗方案和考核治疗效果的主要依据，每一个有肺结核可疑症状或肺部有异常阴影的患者都必须查痰。其中，痰涂片检查（sputum smear testing）是简单、快速、易行和可靠的方法，但欠敏感。痰结核分枝杆菌培养提供的结果准确可靠，常作为结核病诊断的金标准，同时也为药物敏感性测定和菌种鉴定提供菌株。

4. 纤维支气管镜检查　常应用于支气管结核和淋巴结支气管瘘的诊断。支气管结核表现为黏膜充血、溃疡、糜烂、组织增生、形成瘢痕和支气管狭窄，可以在病灶部位钳取活体组织进行病理学检查、结核分枝杆菌培养。对于肺内结核病灶，可以采集分泌物或冲洗液做病原体检查，也可以经支气管肺活检获取标本送检。

5. 结核菌素试验(tubercalin test)　广泛应用于检出结核分枝杆菌感染，而非检出结核病，对儿童、青少年的结核病诊断有参考意义。由于许多国家和地区广泛推行卡介苗接种(BCG vaccination)，结核菌素试验阳性不能区分是结核分枝杆菌的自然感染还是卡介苗接种的免疫反应，因此，对检出结核分枝杆菌感染有很大限制。目前 WHO 和国际防痨和肺病联合会(The International Union Against Tuberculosis and Lung Disease, IUATLD)推荐使用的结核菌素为纯蛋白衍化物(purified protein derivative, PPD)——PPD-RT23，以便于国际间结核感染率的比较。

（二）结核病分类

1. 原发型肺结核(primary pulmonary tuberculosis)　为原发结核感染所致的临床病症，包括原发综合征及胸内淋巴结结核。

2. 血行播散型肺结核(hematogenous pulmonary tuberculosis)　包括急性血行播散型肺结核(急性粟粒型肺结核，acute miliary tuberculosis)及亚急性、慢性血行播散型肺结核。

3. 继发型肺结核(secondary tuberculosis)　是肺结核中的一个主要类型，包括浸润性、纤维空洞及干酪性肺炎等。

4. 结核性胸膜炎　指临床上已排除其他原因引起的胸膜炎，包括结核性干性胸膜炎、结核性渗出性胸膜炎、结核性脓胸。

5. 肺外结核　按部位及脏器命名，如骨关节结核(osteoarticular tuberculosis)、结核性脑膜炎(tubercular meningitis)、肾结核(renal tuberculosis)、肠结核(intestinal tuberculosis)等。

在诊断结核病时，可按上述分类名称书写诊断，并应注明范围(左侧、右侧、双侧)，痰菌和初治、复治情况。

四、化学治疗原则与方法

（一）化学治疗的原则

肺结核化学治疗的原则是早期、规律、全程、适量、联合，整个治疗方案分强化和巩固两个阶段。

1. 早期　对所有检出和确诊患者均应立即给予化学治疗。早期化学治疗有利于迅速发挥早期杀菌作用，促使病变吸收和减少传染性。

2. 规律　严格遵照医嘱要求规律用药，不漏服，不停药，以避免耐药性的产生。

3. 全程　保证完成规定的治疗期，是提高治愈率和减少复发率的重要措施。

4. 适量　严格遵照适当的药物剂量用药。药物剂量过低不能达到有效的血浓度，影响疗效并易产生耐药性，剂量过大易发生药物毒副反应。

5. 联合　系指同时采用多种抗结核药物治疗，可提高疗效，同时通过交叉杀菌作用，减少或防止耐药性的产生。

（二）化学治疗的方法

1. 杀菌和灭菌　杀菌作用是指迅速地杀死病灶中大量繁殖的结核分枝杆菌，使肺结核患者由传染性转为非传染性，减轻组织破坏，缩短治疗时间，早日恢复工作，临床上表现为痰菌迅速阴转。灭菌是指彻底杀灭结核病变中半静止或代谢缓慢的结核分枝杆菌，在完成规定疗程治疗后无复发或复发率很低，是化学治疗的最终目的。

结核分枝杆菌根据其代谢状态分为A、B、C、D四群。①A菌群：快速繁殖，占结核分枝杆菌群的绝大部分，由于细菌数量大，易产生耐药变异菌。②B菌群：处于半静止状态。③C菌群：处于半静止状态，可有突然间歇性短暂的生长繁殖，许多生物学特点尚不十分清楚。④D菌群：处于休眠状态，数量很少。

抗结核药物对不同菌群的作用各异。对A菌群作用强弱依次为异烟肼（isoniazid，INH，H）＞链霉素（streptomycin，SM，S）＞利福平（rifampicin，RFP，R）＞乙胺丁醇（ethambutol，EMB，E）；对B菌群依次为吡嗪酰胺（pyrazinamide，PZA，Z）＞利福平＞异烟肼；对C菌群依次为利福平＞异烟肼。通常大多数抗结核药物可以作用于A菌群，异烟肼和利福平可在治疗的48小时内迅速杀菌，对防止获得性耐药的产生有重要作用。由于B和C菌群处于半静止状态，抗结核药物的作用相对较差；对D菌群无作用。

2. 防止耐药菌产生　防止获得性耐药变异菌的出现是保证治疗成功的重要措施，耐药变异菌的发生不仅会造成治疗失败和复发，而且会造成耐药菌的传播。

耐药性亦称抗药性（drug resistance），是指细菌基因突变引起的药物效力降低。治疗过程中如单用一种敏感药，菌群中大量敏感菌被杀死，但少量的自然耐药变异菌仍存活，并不断繁殖，最后逐渐完全替代敏感菌而成为优势菌群。现代化学治疗多采用联合用药，通过交叉杀菌作用防止耐药性产生。联合用药后中断治疗或不规律用药仍可产生耐药性，因此，强调在联合用药条件下，也不能中断治疗，短程疗法最好应用全程督导化疗。

3. 间歇化学治疗　结核分枝杆菌接触不同的抗结核药物后产生不同时间的延缓生长期，如接触异烟肼和利福平24小时后分别可有6～9日和2～3日的延缓生长期，因此就有间歇用药的可能性，而氨硫脲没有延缓生长期，不适于间歇应用。

4. 顿服　抗结核药物血中高峰浓度的杀菌作用要优于经常性维持较低浓度的情况。每日剂量一次顿服，要比每日2次或3次分服所产生的高峰血浓度高3倍左右，因此，顿服的效果优于分次口服。

五、抗结核治疗药物

常用抗结核病药物如表3-5-1所示。

1. 异烟肼　异烟肼问世已50余年，仍然是单一抗结核药物中杀菌力特别是早期杀菌力最强者，对巨噬细胞内外的结核分枝杆菌均具有杀菌作用，最低抑菌浓度为0.025～

0.05 μg/mL。INH 口服后迅速吸收，血中药物浓度可达最低抑菌浓度的 20～100 余倍，脑脊液中药物浓度也很高。经乙酰化灭活，乙酰化的速度取决于遗传因素。偶可发生药物性肝炎，肝功能异常者慎用；发生周围神经炎可服用维生素 B_6（vitamin B_6）。

2. 利福平　利福平对巨噬细胞内外的结核分枝杆菌均有快速杀菌作用，特别是对处于半静止状态的菌群有独特的杀灭菌作用，最低抑菌浓度为 0.06～0.25 μg/mL，与 INH 联用可显著缩短疗程。RFP 口服 1～2 小时后达血高峰浓度，半衰期为 3～8 小时，有效血浓度可持续 6～12 小时，药量加大持续时间更长。药物集中在肝脏，主要经胆汁排泄，胆汁药物浓度可达 200 μg/mL。未经变化的药物可再经肠吸收，形成肠肝循环（enterohepatic circulation），能保持较长时间的高峰血浓度，故推荐早晨空腹或早饭前半小时服用。利福平及其代谢物为橘红色，服后大小便、眼泪等为橘红色。如出现一过性转氨酶上升，可继续用药，加保肝治疗观察，如出现黄疸应立即停药。流感样症状、皮肤综合征、血小板减少多在间歇疗法出现。妊娠 3 个月以内者忌用，超过 3 个月者要慎用。

其他利福霉素类药物有利福喷丁（rifapentine，RFT），与利福平之间完全交叉耐药。

3. 吡嗪酰胺　主要是杀灭巨噬细胞内酸性环境中的菌群。在 6 个月标准短程化疗中，PZA 与 INH 和 RFP 联合用药，是第三个不可或缺的重要药物。对于新发现初治涂阳患者，PZA 仅在头两个月使用，因为使用 2 个月与 4 个月和 6 个月的效果相似。常见不良反应为高尿酸血症、肝损害、食欲缺乏、关节痛和恶心。

4. 乙胺丁醇　对结核分枝杆菌的最低抑菌浓度为 0.95～7.5 μg/mL。口服易吸收，成人剂量为 0.75～1.0 g/d，每周 3 次。不良反应为视神经炎，应在治疗前测定视力与视野，治疗中密切观察，提醒患者发现视力异常应及时就医。鉴于儿童无症状判断能力，故 13 岁以下儿童不宜应用。

5. 链霉素　对巨噬细胞外碱性环境中的结核分枝杆菌有杀菌作用。不良反应主要为耳毒性、前庭功能损害和肾毒性等，应严格掌握剂量，儿童、老人、孕妇、听力障碍和肾功能不良者要慎用或不用。

表 3-5-1　　常用抗结核药物基本信息一览表

药名	推荐级别	作用靶点	每日剂量			用法	不良反应
			成人(g)		儿童(mg/kg)		
			≤50 kg	>50 kg			
异烟肼(INH,H)	一线	DNA 合成	0.3	0.3	10～15	每日 1 次顿服	周围神经炎、肝毒性
利福平(RFP,R)	一线	mRNA 合成	0.45	0.6	10～20	每日 1 次饭前2 h 顿服	肝毒性、胃肠反应、过敏反应
链霉素(SM,S)	一线	蛋白合成	0.75	0.75	15～30	每日 1 次	听力障碍、眩晕、肾功能障碍、过敏反应

续表

药名	推荐级别	作用靶点	每日剂量			用法	不良反应
			成人(g)		儿童(mg/kg)		
			≤50 kg	>50 kg			
利福喷丁(RFT,L)	二线	mRNA 合成	酌减	0.6		每日 1 次，饭前或饭后顿服，每周 2 次	同利福平
吡嗪酰胺(PZA,Z)	一线	吡哌酸抑菌	1.5	1.5	20～30	每日 1 次顿服或分 2～3 次服用	肝毒性、胃肠反应、过敏反应、高尿酸血症
乙胺丁醇(EMB,E)	一线	RNA 合成	0.75	1.0	15～25	每日 1 次顿服	视力障碍、视野缩小
丙硫异烟胺(PTH,TH)	二线	蛋白合成	0.75	1.0	10～20	每日分 3 次服用	胃肠反应、口感金属味
对氨基水杨酸钠(PAS,P)	二线	中间代谢	8.0	8.0	150～250	每日分 3 次服用	肝毒性、胃肠反应、过敏反应
阿米卡星(AMK,丁胺卡那霉素)	二线	蛋白合成	0.4	0.4	10～20	每日 1 次肌注	同链霉素
卷曲霉素(CPM)	二线	蛋白合成	0.75	0.75		每日 1 次肌注	同链霉素，电解质紊乱
氧氟沙星(OFLX,O)	二线	DNA 合成	0.4	0.6		每日 1 次或分 2～3 次服用	肝肾毒性、胃肠反应、过敏、光敏反应、中枢神经系统反应、肌腱反应
左氧氟沙星(LVFX,V)	二线	DNA 合成	0.3	0.3		每日 1 次或分 2～3 次	同氧氟沙星

六、常用抗结核治疗方案

(一)初治涂阳肺结核治疗方案

含初治涂阴有空洞形成或粟粒型肺结核。

1. 每日用药方案

(1)强化期:异烟肼、利福平、吡嗪酰胺和乙胺丁醇,顿服,2个月。

(2)巩固期:异烟肼、利福平,顿服,4个月。简写为2HRZE/4HR。

2. 间歇用药方案

(1)强化期:异烟肼、利福平、吡嗪酰胺和乙胺丁醇,隔日1次或每周3次,2个月。

(2)巩固期:异烟肼、利福平,隔日1次或每周3次,4个月。简写为$2H_3R_3Z_3E_3/4H_3R_3$。

(二)复治涂阳肺结核治疗方案

1. 每日用药方案

(1)强化期:异烟肼、利福平、吡嗪酰胺、链霉素和乙胺丁醇,每日1次,2个月。

(2)巩固期:异烟肼、利福平和乙胺丁醇,每日1次,4～6个月。巩固期治疗4个月时,痰菌未阴转,可继续延长治疗期2个月。简写为2HRZSE/4～6HRE。

2. 间歇用药方案

(1)强化期:异烟肼、利福平、吡嗪酰胺、链霉素和乙胺丁醇,隔日1次或每周3次,2个月。

(2)巩固期:异烟肼、利福平和乙胺丁醇,隔日1次或每周3次,6个月。简写为$2H_3R_3Z_3S_3E_3/6H_3R_3E_3$。

(三)初治涂阴肺结核治疗方案

1. 每日用药方案

(1)强化期:异烟肼、利福平、吡嗪酰胺,每日1次,2个月。

(2)巩固期:异烟肼、利福平,每日1次,4个月。简写为2HRZ/4HR。

2. 间歇用药方案

(1)强化期:异烟肼、利福平、吡嗪酰胺,隔日1次或每周3次,2个月。

(2)巩固期:异烟肼、利福平,隔日1次或每周3次,4个月。简写为$2H_3R_3Z_3/4H_3R_3$。

上述间歇方案为我国结核病规划所采用,但必须采用全程督导化疗管理,以保证患者不间断地规律用药。

(四)耐药肺结核治疗

耐药结核病,特别是多药耐药结核病(multidrug resistant tuberculosis, MDR-TB,至

少耐异烟肼和利福平），和当今出现的超级多药耐药结核病（extensive drug resistant or extreme drug resistant，XDR-TB，耐异烟肼、利福平及二线抗结核药物），对全球结核病控制构成严峻挑战。我国为多药耐药结核病高发国家之一。

1. 制订 MDR-TB 治疗方案应详细了解患者用药史，尽量用药敏试验结果指导治疗，治疗方案至少含 4 种可能的敏感药物，药物至少每周使用 6 天。

2. 吡嗪酰胺、乙胺丁醇、氟喹诺酮应每天用药，二线药物根据患者耐受性也可每天 1 次用药或分次服用；药物剂量依体重决定；氨基糖苷类或卷曲霉素注射剂类至少使用 6 个月。

3. 治疗期在痰涂片和培养阴转后至少治疗 18 个月，有广泛病变的应延长至 24 个月；吡嗪酰胺可考虑全程使用。

七、其他治疗

1. 对症治疗　肺结核的一般症状在合理化疗下很快减轻或消失，无需特殊处理。咯血是肺结核的常见症状，在活动性和痰涂阳患者中，咯血症状分别占 30% 和 40%。咯血处置要注意镇静，止血，患侧卧位，预防和抢救因咯血所致的窒息，并防止肺结核播散。

（1）一般少量咯血，多以安慰患者、消除紧张、卧床休息为主，可用氨基己酸（aminocaproic acid）、氨甲苯酸（止血芳酸，aminomethylbenzoic acid）、酚磺乙胺（止血敏，etamsylate）、卡络柳钠（安络血，carbazochrome）等药物止血。

（2）大咯血时可先用垂体后叶素（pituitrin），并警惕咯血窒息的发生，对支气管动脉破坏造成的大咯血，可采用支气管动脉栓塞法。

2. 糖皮质激素　主要是利用其抗炎、抗毒作用，仅用于结核毒性症状严重者。必须确保在有效抗结核药物治疗的情况下使用。

3. 外科手术治疗　主要的适应证是经合理化学治疗后无效、多药耐药的厚壁空洞、大块干酪灶、结核性脓胸、支气管胸膜瘘和大咯血保守治疗无效者。

案例讨论——右肺结核

【病例介绍】

主诉：咳嗽、盗汗、午后发热 2 周。

现病史：患者为青年男性，20 岁，2 周前无明显诱因出现咳嗽、阵发性发作，干咳少痰，伴发热，以午后为著，未测体温，夜间盗汗，不伴畏寒、寒战，无咯血、胸痛、胸闷、头痛、头晕、乏力、恶心、呕吐、腹痛、腹泻等症状。自服感冒药（具体用药不详）后病情无明显好转，于我院就诊，胸部 CT 示“右上肺炎症”，为进一步诊治收住院。患者自发病以来精神尚可，食欲缺乏，大小便正常，体重无明显下降。

既往史：否认高血压病、冠心病、糖尿病病史；否认肝炎、结核等传染病及密切接触史；否认重大外伤及手术史，否认输血史；否认食物药物过敏史。

家族史：否认家族传染病、肿瘤病史及遗传病史，否认家人结核病史。

个人史：生于原籍，无久居异地及疫区居住史，无疫水接触史，无烟酒等不良嗜好，工作环境无粉尘、刺激性气体等。

既往用药史：无。

【体格检查】

青年男性，发育正常，营养中等，神志清，精神可，自主体位，查体合作。全身皮肤黏膜无黄染，颜面潮红，浅表淋巴结未触及肿大。头颅外观正常，双侧瞳孔等大等圆，对光及调节反射存在。外耳道及鼻腔无异常分泌物。口唇无发绀，咽部无红肿，扁桃体无肿大。颈软，气管居中，甲状腺无肿大。胸廓对称，双侧胸廓活动度正常，双肺叩清音，右肺上野可闻及湿啰音，未闻及干啰音及胸膜摩擦音。心音有力，心率 110 次/分，律齐，未闻及病理性杂音。腹部平坦，未见胃肠型及蠕动波，无腹壁静脉曲张，腹软，未触及异常包块，全腹无压痛及反跳痛，肝、脾肋下及剑突下未触及，莫氏征(—)，肝脾及双肾区无叩痛，移动性浊音(—)，肠鸣音正常。肛门、直肠、外生殖器未见异常。脊柱无畸形，四肢无异常，各关节活动自如。

【辅助检查】

(1)血常规：WBC 5.3×10^9/L，NEU% 72.4%。

(2)胸部 CT 示：右上肺斑点、斑片状密度中等而不均匀的密度增高影。

(3)PPD 试验结果示(++)。

(4)痰结核分枝杆菌检查：3 次痰涂片检查 1 次查到抗酸杆菌，留取痰结核菌培养生长出分枝杆菌，经菌型鉴定为人型结核分枝杆菌，对利福平、异烟肼、吡嗪酰胺、乙胺丁醇均敏感。

【诊断】

右肺结核。

【诊疗经过】

患者为青年男性，既往体健，因“咳嗽、盗汗、午后发热 2 周”入院。查血常规：WBC 5.3×10^9/L，NEU% 72.4%；胸部 CT 示：右上肺斑点、斑片状密度中等而不均匀的密度增高影。入院查体：T 37.9 ℃，P 110 次/分，右肺上野可闻及湿啰音。PPD 试验结果示(++)，3 次痰涂片检查 1 次查到抗酸杆菌，留取痰结核菌培养生长出分枝杆菌，经菌型鉴定为人型结核分枝杆菌，对利福平、异烟肼、吡嗪酰胺、乙胺丁醇均敏感。综合患者病情，右肺结核诊断明确。考虑患者病情，排除用药禁忌，选择 2HRZE/4HR 方案，具体用法如下：①异烟肼片 0.3 g，po qd；②利福平胶囊 0.45 g，po qd；③吡嗪酰胺 0.75 g，po qd；④乙胺丁醇 0.75 g，po qd。

该治疗方案应用 3 天后患者未再发热，症状逐渐减轻。治疗 1 个月后复查胸部 CT 示病灶显著吸收，2 个月后基本吸收，2 个月末留取的痰结核菌培养转为阴性，涂片找抗酸杆菌持续阴性。遂将治疗药物减为：①异烟肼片 0.3 g，po qd；②利福平胶囊 0.45 g，po qd；应用 4 个月。治疗持续 6 个月完成疗程停药，停药后随访两年无复发，治愈。

【用药分析】

我国推荐初治涂阳的肺结核标准化疗方案可选 2HRZE/4HR(每日用药方案)或 $2H_3R_3Z_3S_3E_3/6H_3R_3E_3$(间歇用药方案)，临床选择常用方案 2HRZE/4HR，用药剂量及方法适宜。由于初治肺结核一般都为药物敏感的结核菌感染，坚持标准化疗能治愈90%以上的患者。因此该患者在坚持用药满疗程后，肺结核治愈，未再复发。

【用药注意事项与患者教育】

1. 用药监护

(1)过敏反应：抗结核药物可能引起过敏反应，应注意甄别致敏的药物，并给予及时处理。

(2)肝肾功能生化指标：利福平、异烟肼等抗结核药物对肝脏有毒性，吡嗪酰胺可能引起高尿酸血症，治疗期间应注意肝功能指标及尿酸变化。

(3)其他：抗结核治疗期间应注意抗结核药物胃肠道不适、球后视神经炎、周围神经损害等不良反应，及时给予对症处理。

2. 用药教育

(1)教育患者主动配合，坚持规律足量地完成全程(共6个月)治疗。按时服药，不可随意间断、减药、减量或加大剂量，备好足够的药物并将每日服药纳入日常生活中，必要时在家人或者医护人员的监督下服用，以免漏服。不规律用药会影响治疗效果，增加治疗难度。

(2)用药过程中定期检查肝功能。治疗开始后每个月一次，连续3个月，监测结果稳定以后可以改为每3个月一次，停药后检测肝功能一次。

(3)异烟肼、利福平需清晨空腹服用，服药2小时后方可进餐，以免影响药物疗效。

(4)用药过程中可能出现胃肠道反应、过敏以及关节不适、疼痛等不良反应；服用异烟肼应注意周围神经炎，如出现四肢麻木感、烧灼感、针刺样痛；服用利福平可能导致尿、唾液、汗液等排泄物呈现橘红色；服用乙胺丁醇应警惕视神经损害，如出现视神经炎、视力减退、视野缩小等；链霉素类可能出现听力下降等。出现不良反应时不要惊慌，及时复诊，与医生沟通，一般在停药后多能恢复。

(5)全程化疗结束后，要在专科医生指导下停药。肺结核痰菌阳性转阴的患者，停药后3个月内定时随访，如随访中发现有病情变化，及时就医。

复习思考题

1. 名词解释：(1)肺结核(TB)；(2)全程督导短程化学治疗策略(DOTS)；(3)人型结核分枝杆菌；(4)原发综合征；(5)内源性复发；(6)外源性重染；(7)胸膜性胸痛；(8)胸腔积液体征；(9)结核性风湿症；(10)痰涂片检查；(11)结核菌素试验；(12)原发型肺结核；(13)血行播散型肺结核；(14)继发型肺结核；(15)结核性胸膜炎；(16)肺外结核；(17)间歇化学治疗；(18)强化期；(19)巩固期；(20)多药耐药结核病(MDR-TB)。

2. 原发性肺结核的发病机制是什么？

3. 肺结核的临床诊断方法有哪些？结核病的分类是什么？

4. 肺结核的化学治疗原则与方法是什么？

5. 常用抗结核病药物有哪些？作用特点是什么？

6. 常用抗结核治疗方案有哪些？

7. 耐药肺结核如何治疗？
8. 肺结核的其他治疗措施还有哪些？
9. 常用抗结核病药物的主要不良反应有哪些？
10. 肺结核化疗的用药监护及患者教育内容有哪些？

（山东省立医院　冷　冰）

第四章

心血管系统疾病

第一节　高血压病

内容提要

本节主要介绍高血压的分类、临床表现、诊疗原则与治疗药物选择。要求了解高血压的分类及临床表现，熟悉高血压的治疗原则，掌握高血压治疗常用药物以及高血压治疗过程中的药学监护与患者教育。

一、病因与发病机制

高血压(hypertension)是以体循环动脉压升高为主要特点的临床综合征。动脉血压的持续升高可以引起靶器官如心脏、肾脏、脑和血管损伤，并导致全身代谢改变。高血压按照病因可以分为原发性高血压(essential hypertension)和继发性高血压(secondary hypertension)两大类。通常我们讲的高血压病，是指原发性高血压，占整个高血压的95%以上。

(一)原发性高血压

原发性高血压的发生机制有多种学说，包括交感肾上腺素能系统(sympathetic-adrenergic system)亢进、肾素-血管紧张素-醛固酮系统(renin-angiotensin-aldosterone system, RAAS)激活、心钠素(心房肽，atrial natriuretic peptide, ANP)、离子学说，此外，血管重建、内皮功能受损、胰岛素抵抗等，也与高血压的发生有关。一般认为遗传和环境因素共同影响某个环节使血压升高：①年龄大于等于55岁；②长期膳食高盐；③超重[体重指数(body mass index, BMI)24～27.9 kg/m^2]或肥胖(BMI≥28 kg/m^2)，和(或)腹型肥胖：腰围男大于等于90 cm，女大于等于85 cm；④高血压患者家族史(一、二级亲属)；⑤长期过量饮酒(每日饮酒大于等于100 mL)。

（二）继发性高血压

继发性高血压又称症状性高血压（symptomatic hypertension），是指由一定的疾病或病因引起的高血压，占所有高血压患者的5％～10％，高血压仅是这种疾病的临床表现之一。如原发性醛固酮增多症（primary aldosteronism，PA）、嗜铬细胞瘤（pheochromocytoma）、肾血管性高血压（renovascular hypertension）、肾素分泌瘤（renin-secreting tumor）等所继发的高血压，可以通过手术或其他方法得到根治或病情明显改善。继发性高血压患者病情较重，预后较差，故尽早确诊可以提高治愈率或防止病情发展。

继发性高血压的临床症状、体征、并发症等与高血压病相似，因此，当原发病的某些症状不太明显时，易误诊为高血压病。但由于症状性高血压有致病原因可查，其治疗和预后与高血压病完全不同。症状性高血压有如下特点：①发病时年龄较轻，有的在儿童时就发生高血压；②高血压进展较快；③与年龄相比，舒张压相对较高；④应用降压药物治疗，效果往往不佳，甚至无效；⑤以往有肾脏病或大动脉炎的病史。

二、临床表现及并发症

（一）临床表现

高血压病根据起病和病情进展的缓急及病程的长短可分为缓进（chronic type）和急进（accelerated type）两型高血压。

1. 缓进型高血压　多为中年后起病，有家族史者发病年龄可较小。多数起病隐匿，病情发展慢，病程长。患者早期血压常呈现波动，时高时正常，称脆性高血压阶段。在劳累、精神紧张、情绪波动时血压容易升高，休息或去除上述因素后，血压常可恢复正常。随着病情的发展，血压可逐渐升高，波动幅度变小并趋向稳定。在日常生活中，患者的主观症状和血压升高的程度可不一致，约半数患者无明显症状，只是在体格检查或因其他疾病就医时才发现有高血压，少数患者则在发生心、脑、肾等器官的并发症时才明确高血压病的诊断。

患者可出现头痛，多发在枕部，尤易发生在睡醒时，尚可有头晕、头胀、颈部扳住感、耳鸣、眼花、健忘、注意力不集中、失眠、烦闷、乏力、四肢麻木、心悸等症状，这些症状并非都是由高血压直接引起，部分是神经中枢功能失调所致，无临床特异性。此外，还可出现身体不同部位的反复出血，如眼结膜下出血、鼻出血、月经过多，少数有咯血等。患者早期由于血压波动幅度大，可有较多症状，而在血压长期升高后，即使在血压水平较高时也无明显症状，因此，不论有无症状，患者应定期监测血压。

2. 急进型高血压　在未经治疗的原发性高血压患者中，约1％可发展成急进型高血压，发病可较急骤，也可发病前有病程不一的缓进型高血压病史。男女比例约3∶1，多在青中年发病。近年来此型高血压已少见，可能和早期发现轻中度高血压患者并及时有效治疗有关。临床特点为：①表现基本上与缓进型高血压病相似，但症状（如头痛等）明显、病情严重、发展迅速，可有视网膜病变和肾功能很快衰竭等。②血压显著升高，舒张压多持续在 130～140 mmHg 或更高。③小动脉的纤维样坏死性病变进展迅速，常于数月至 1～2 年内出现严重的脑、心、肾损害，发生脑血管意外、心力衰竭和尿毒症。

（二）并发症

1. 高血压危象（hypertensive crisis） 在高血压病的进程中，如全身小动脉发生暂时性强烈痉挛，周围血管阻力明显上升，致使血压急骤上升而出现一系列临床症状时称为高血压危象，是高血压时的急重症。发作一般短暂，控制血压后，病情可迅速好转，但易复发。在有效降压药普遍应用的人群，此危象已很少发生。

2. 高血压脑病（hypertensive encephalopathy） 在急进型或严重的缓进型高血压病患者，尤其是伴有明显脑动脉硬化时，可出现脑部小动脉先持久而明显的痉挛，继之被动性或强制性扩张，急性的脑循环障碍导致脑水肿和颅内压增高，从而出现了一系列临床表现，称为高血压脑病。发作短暂者历时数分钟，长者可数小时甚至数天。妊娠高血压综合征、肾小球肾炎、肾血管性高血压和嗜铬细胞瘤的患者，也可能发生高血压脑病。

3. 脑血管病（cerebrovascular disease） 高血压引起的脑血管病包括脑出血（cerebral hemorrhage）、脑血栓形成（cerebral thrombosis）、腔隙性脑梗死（lacunar infarction）、短暂性脑缺血发作（transient ischemic attack, TIA）等表现形式，也称为脑卒中或中风（stroke）。患者多于清晨醒来时突然发现口角歪斜、言语不清、偏瘫、失语等，其原因就是由于睡眠时血压比白天低，血流缓慢，血中的胆固醇、血小板和纤维蛋白容易沉积而形成血栓；或情绪激动后突然出现剧烈头痛、头晕、恶心、呕吐、意识不清，其原因为血压突然升高，脑血管破裂出血所致。

4. 心力衰竭（heart failure） 长期的高血压可导致心肌细胞过度肥大，心肌细胞变性坏死，纤维化和代偿功能降低，最终导致心肌代偿功能失调，出现心脏扩张性的收缩、舒张功能降低，每搏量、射血分数、心输出量降低，而发生心力衰竭。

5. 肾衰竭（renal failure） 高血压引起的肾血管改变主要是指叶间动脉以上的肾动脉分支血管病变，引起肾组织慢性缺血性改变，由此引起肾间质广泛纤维化，即形成所谓的“固缩肾”。肾脏的早期损害是出现蛋白尿，部分患者最终可进入慢性肾衰。

三、诊断与危险分层

（一）诊断标准

在未使用降压药物的情况下，非同日 3 次测量血压，收缩压（systolic blood pressure, SBP）大于等于 140 mmHg 和（或）舒张压（diastolic blood pressure, DBP）大于等于 90 mmHg，即可诊断为高血压。SBP 大于等于 140 mmHg 和（或）DBP 小于等于 90 mmHg 为单纯收缩期高血压。患者既往有高血压史，目前正在使用降压药物，血压虽然低于 140/90 mmHg，也诊断为高血压。对于初次血压升高的患者（第一次发现血压达到高血压诊断标准），如重度升高[即收缩压大于等于 180 mmHg 和（或）舒张压大于等于 110 mmHg]，排除其他干扰因素，并安静休息后，复测仍重度升高，可诊断为高血压。根据血压升高水平，又进一步将高血压分为1级、2级和3级（见表4-1-1）。

表4-1-1　血压水平分类和定义

分类	收缩压（mmHg）	舒张压（mmHg）
正常血压	≤120 和	≤80
正常高值	120～139 和（或）	80～89
高血压：	≥140 和（或）	≥90
1级高血压（轻度）	140～159 和（或）	90～99
2级高血压（中度）	160～179 和（或）	100～109
3级高血压（重度）	≥180 和（或）	≥110
单纯收缩期高血压	≥140 和	≤90

注：当收缩压和舒张压分属不同级别时，以较高的分级为准。

（二）危险分层

高血压水平及血压水平是影响心血管事件发生和预后的独立危险因素，但是并非唯一决定因素。大部分高血压患者还有血压升高以外的心血管危险因素，因此，高血压患者的诊断和治疗不能只是根据血压水平，必须对患者进行心血管的评估并分层（见表4-1-2）。

表4-1-2　高血压患者心血管风险水平分层

	血压（mmHg）		
其他危险因素和病史	1级高血压 SBP 140～159 或 DBP 90～99	2级高血压 SBP 160～179 或 DBP 100～109	3级高血压 SBP≥180 或 DBP≥110
无	低危	中危	高危
1～2个其他危险因素	中危	中危	很高危
3个及以上其他危险因素，或靶器官损害、并存的临床疾患	高危	高危	很高危

根据以往我国高血压防治指南实施情况和有关的研究进展，《中国高血压基层管理指南（2014年修订版）》对影响高血压患者心血管预后的主要因素进行了修改（见表4-1-3）。

表 4-1-3　　高血压患者心血管预后的主要因素及检查评估指标

心血管危险因素	靶器官损害(TOD)	临床疾患
·高血压(1～3 级) ·肥胖:体重指数≥28 kg/m^2 ·年龄:男性>55 岁;女性>65 岁 ·吸烟 ·空腹血糖≥7.0 mmol/L ·血脂异常 TC≥5.7 mmol/L(220 mg/dL) LDL－C≥3.3 mmol/L(130 mg/dL) 或 HDL－C<1.0 mmol/L(40 mg/dL) TG≥1.7 mmol/L ·早发心血管病家族史(一级亲属): 男 55 岁,女 65 岁以内发病 ·腹型肥胖 腰围:男性≥90 cm,女性≥85 cm ·高同型半胱氨酸:>10 μmol/L	·左室肥厚 心电图; X 线胸片:左室扩大,颈动脉内脉增厚或斑块; 超声:颈动脉内膜增厚或斑块,心脏左室肥厚; 动脉僵硬度:PWV>12 m/s ·肾功能受损 血肌酐:男性≥115 μmol/L (1.3 mg/dL), 女性≥107 μmol/L (1.2 mg/dL); 尿蛋白:≥300 mg/24h; 尿微量白蛋白:30～300 mg/24h,或白蛋白/肌酐比:男性≥22 mg/g(2 mg/mmol),女性≥31 mg/g(3.5 mg/mmol)	·脑血管病 脑出血 脑卒中 短暂性脑缺血发作 ·心脏疾病 心肌梗死 心绞痛 冠状重建 心衰 ·肾脏疾病 糖尿病肾病 肾功能受损 ·外周血管疾病 ·视网膜病变 眼底视盘水肿 眼底出血 ·糖尿病 空腹血糖: ≥7.0 mmol/L (126 mg/dL)

四、治疗原则

(一)治疗目标

基本目标是血压达标,以期最大限度地降低心脑血管发病及死亡总危险。我国是脑卒中高发区,治疗高血压的主要目标是预防脑卒中。不同人群的血压目标值不同,一般高血压人群降压的目标值为小于 140/90 mmHg;合并糖尿病及肾病的患者的血压目标可以低一点;老年高血压患者(65 岁及以上)血压的目标值为 150/90 mmHg,如果患者可以耐受,可进一步降至 140/90 mmHg 以下。

高血压是一种"心血管综合征",在降压治疗的同时应综合干预患者所有并存的危险因素和临床疾患。在患者能耐受的情况下,推荐尽早血压达标,并坚持长期达标。治疗2～4周评估血压是否达标,如未达标,及时调整用药方案,对 1～2 级高血压,一般治疗后4～12周达标;若患者治疗耐受性差或高龄老年人,达标时间可适当延长。

(二)非药物治疗

非药物治疗包括提倡健康的生活方式,消除不利于心理和身体健康的行为和习惯,达到控制高血压以及减少其他心血管疾病的发病危险。如减少钠盐摄入,合理饮食,规律运动,控制体重,戒烟,限制饮酒和保持心理平衡,均可使血压下降。

(三)药物治疗原则

1. 从小剂量开始　采用较小有效剂量以获得疗效而使不良反应最小,逐渐增加剂量或联合用药。对 2 级以上的高血压患者,起始也可以用常规剂量。

2. 尽量用长效药　为了有效地防止靶器官损害,要求每天 24 小时内血压稳定于目标范围内,推荐使用 1 天给药 1 次而药效能持续 24 小时的长效药物。若使用中效或短效药,每天须用药 2～3 次。

3. 联合用药　为使降压效果增大而不增加不良反应,可以采用两种或多种不同作用机制的降压药联合治疗。实际治疗过程中,2 级以上高血压或高危患者要达到目标血压,常需要降压药联合治疗。

4. 个体化治疗　根据患者具体情况选用更适合该患者的降压药。

五、主要治疗药物与临床应用

(一)常用抗高血压药物

1. 利尿剂　分为噻嗪类、袢利尿剂和保钾利尿剂三类,主要通过排钠,减少细胞外液容量,降低外周血管阻力达到降低血压的目的。常用噻嗪类利尿剂降压作用平稳,起效较缓慢,持续时间相对较长,主要用于轻中度高血压,对盐敏感、肥胖、老年高血压及更年期女性患者有较强的降压作用。吲达帕胺(indapamide)作为非噻嗪类利尿药,除利尿作用外还有钙拮抗作用,降压温和,疗效确切,对心脏有保护作用,为一长效理想降压药。利尿剂与其他降压药物联合应用时常有相加或协同作用,常用作高血压的基础治疗,如与血管紧张素转化酶抑制剂、血管紧张素Ⅱ受体拮抗剂、钙通道拮抗剂(calcium channel blockers, CCB)联合应用,均有较好疗效。

噻嗪类利尿剂的主要不良反应是引起电解质紊乱,如低钾血症、低钠血症等,还可影响血脂、血糖、血尿酸的代谢,多发生在大剂量应用时。一般认为小剂量氢氯噻嗪,每日不超过 25 mg,对糖、脂肪、电解质代谢影响不大。痛风患者禁用。保钾利尿剂因可升高血钾,应尽量避免与 ACEI 和 ARB 合用,禁用于肾功能不全者。

2. ACEI 和 ARB　ACEI 主要通过抑制循环和组织的血管紧张素转化酶,减少血管紧张素Ⅱ生成,减慢缓激肽降解,增加前列腺素合成,促进血管内皮功能恢复,使内皮舒张因子(endothelium-derived relaxing factor, EDRF)生成增加,从而发挥较强的降压作用。①ACEI 适用于各种类型高血压,降压缓慢起效,逐渐增强,3～4 周时达最大作用,限制钠盐摄入或联合利尿剂可使起效加快和作用加强。②ACEI 可抑制 RAAS 系统及交感活性，防治心肌梗死后及心力衰竭患者的血管和心室重塑，恢复其结构和功能，尤其适用于高血压并左心室肥厚、左室功能不全或心力衰竭、心肌梗死后的患者。③因ACEI能预防或逆转肾小球基底膜的糖化，有改善胰岛素抵抗和逆转蛋白尿的作用，可有效地延缓胰岛素依赖型糖尿病，特别是伴有蛋白尿患者肾脏病变的进程，改善预后，对肥胖、糖尿病和糖尿病肾病及高血压合并肾脏靶器官损害的患者尤其适用。④ACEI的主要不良反应包括刺激性干咳、低血压、血钾升高、血管性水肿、血肌酐升高等。刺激性干咳发生率在10%～20%，与体内缓激肽增多有关，药物停用后消失。对高钾血症、妊娠和双侧肾动脉狭窄、肾衰竭（血肌酐大于265 μmol/L或3 mg/dL）患者禁用。

ARB通过直接阻断组织的血管紧张素Ⅱ受体亚型AT_1，有效地阻断血管紧张素Ⅱ引起的水钠潴留、血管收缩、心室重构而发挥作用。①临床应用与ACEI相似，适用于各种类型的轻、中、重度高血压，主要用于ACEI不能耐受的患者。②因ARB阻滞AT_1可反馈性引起血管紧张素Ⅱ增加，激活AT_2受体，进一步拮抗AT_1的生物学效应，故起效缓慢，但持久平稳，多于6～8周达到最大效应。③ARB降压作用存在剂量依赖性，但不受年龄、性别、种族等的影响，其降压峰-谷比值达65%～80%，耐受性好。④ARB不良反应同ACEI，但不引起干咳；禁忌证同ACEI。

3. CCB　CCB主要通过阻滞细胞外钙离子经电压依赖L型钙通道进入血管平滑肌细胞内，减弱兴奋-收缩偶联，降低阻力血管的收缩反应性而发挥降压作用。根据药物作用于L型钙通道不同的亚单位，钙通道拮抗剂分为二氢吡啶类（dihydropyridine, DHP）和非二氢吡啶类（non-dihydropyridine, NDHP），前者常用药物有硝苯地平（nifedipine）、非洛地平（felodipine）、氨氯地平（amlodipine），后者主要包括地尔硫草（diltiazem）、维拉帕米（verapamil）。①钙拮抗剂可用于各种程度的高血压和冠心病，其中以血管选择性最强的二氢吡啶类应用最多，取得了良好效果。②因钙拮抗剂可明显减少脑卒中的发生率，改善患者认知功能和减少老年性痴呆的发生，改善动脉内皮功能和抗动脉粥样硬化，故在单纯收缩期高血压或合并脑血管病及合并稳定型心绞痛时尤为适用。③钙通道拮抗剂可减轻血管紧张素Ⅱ和α肾上腺素能受体的缩血管效应，减少肾小管对钠的重吸收，两者合用有协同降压作用，抵消不良反应。

二氢吡啶类主要的不良反应是引起心率加快、面色潮红、头痛、下肢水肿等；非二氢吡啶类能抑制心肌收缩力及自律性和传导性，不宜在心力衰竭、心脏传导阻滞的患者中应用。最好使用长效钙拮抗剂，可以避免短效制剂因反射性交感活性增强引起的不良反应。

4. β受体阻滞剂　有选择性（β_1）、非选择性（β_1、β_2）和兼有α受体阻滞作用的β受体阻滞剂三类，通过减慢心率、减低心肌收缩力、降低心排血量、减低血浆肾素活性、抑制中枢和外周的RAAS系统等多种机制发挥降压作用。临床常用的药物为美托洛尔（metoprolol）、阿替洛尔（atenolol）、比索洛尔（bisoprolol）、卡维地洛（carvedilol）。①β受体阻滞剂降压作用较弱，起效时间较长（1～2周），主要用于轻中度高血压，尤其适用于静息时心率较快（大于80次/分）的中青年患者，或合并心绞痛、心肌梗死及心力衰竭的患者。②大规模临床试验证明它可减少冠心病事件，对心肌梗死具有二级预防作用。③与利尿剂、钙拮抗剂合用有良好的降压效果，但吸烟往往会降低其疗效。

常见不良反应有心动过缓、乏力、四肢发冷。对心肌收缩力、房室传导及窦性心律均有抑制作用，并可增加气道阻力。故严重心动过缓、心脏传导阻滞、哮喘、慢性阻塞性肺病与周围血管病患者禁用。β受体阻滞剂可增加胰岛素抵抗，掩盖和延长降糖治疗过程中的低血糖反应，胰岛素依赖性糖尿病和高脂血症患者慎用，或选择高度选择性 β_1 受体阻滞剂。

5. 其他降压药物　包括 α 受体阻滞剂特拉唑嗪(terazosin)，中枢作用药 α_2 受体激动剂可乐定(clonidine)，血管扩张剂硝普钠(sodium nitroprussiate)、硝酸甘油(nitroglycerin)。有些高血压患者需评估肾素-血管紧张素-醛固酮系统，如果患者使用包括利尿剂、血管紧张素转化酶抑制剂、血管紧张素Ⅱ受体拮抗剂、β受体阻滞剂等降压药物，在进行相关检查前应至少停用两周，在这一阶段控制血压可使用 α 受体阻滞剂，长效的钙拮抗剂也可使用。对于高血压急症患者，在密切监测血压的情况下，有条件的可使用高血压注射剂：缓慢静脉滴注硝普钠、硝酸甘油、艾司洛尔(esmolol)，或静脉注射尼卡地平(nicardipine)、乌拉地尔(urapidil)。具体用法如表 4-1-4 所示，应注意降压的速度和程度。

表 4-1-4　高血压药物常用注射剂

药　名	用法用量	起效时间	不良反应
硝普钠	0.5～10 μg/(kg·min)，vd	即刻	恶心、呕吐、颤动、出汗、硫氰酸盐中毒
可乐定	0.15 mg，iv or im，必要时 30 min 后再给 0.3 mg		嗜睡、口干
硝酸甘油	5～10 μg/min，vd	2～5 min	心动过速、潮红、头痛、呕吐
乌拉地尔	10～50 mg，iv 或初始速度 2 mg/min，维持剂量 9 mg/h，vd	15 min	体位性低血压、头晕头痛、血压过低
艾司洛尔	1 mg/kg，30 秒内 iv，继以 0.15～0.3 mg/kg，vd 维持	1～2 min	低血压
拉贝洛尔	25～50 mg，iv 或 1～4 mg/min，vd	5～10 min	头昏、胃肠道不适、疲乏、感觉异常、哮喘加重、体位性低血压
尼卡地平	0.5～6 μg/(kg·min)，vd	5～10 min	麻痹性肠梗阻、肺水肿、呼吸困难、低氧血症、心绞痛、血小板减少、肝功能异常

（二）降压药物的联合应用

1. 联合用药的适应证　2 级高血压和(或)伴有多种危险因素、靶器官损害或临床疾患的高危人群，往往初始治疗即需要应用两种小剂量降压药物，如仍不能达到目标水平，可在原药基础上加量或可能需要 3 种，甚至 4 种以上降压药物。

2. 联合用药的优势　①患者对不同降压药物的反应不同，小剂量联合 2 种或更多药物，可以通过不同作用机制，协同降压，提高疗效。②联合用药可钝化或平衡某种药物干预后触发的反向调节机制,增强降压效果。③联合小剂量药物可避免单药大剂量时产生的剂量依赖性(dose dependent)不良反应。④小剂量联合用药可增加疗效而不增加不良反应。⑤联合用药还具有单药治疗所不具备的靶器官保护作用。

3. 优化的联合治疗方案

(1)ACEI/ARB+二氢吡啶类CCB:ACEI/ARB和CCB都可使外周血管阻力减少,因而有协同降压作用。由于两者扩张血管的选择性具有差异,CCB引起的交感神经活性增加及踝部水肿可被ACEI/ARB抵消,由于CCB有抗心绞痛作用,ACEI/ARB有抑制心肌重构,减少蛋白尿作用,所以这一联合方案适用于心肌梗死后有心绞痛和糖尿病肾病有蛋白尿的患者。更重要的是,这一联合方案对血糖和脂质代谢无不良影响。

(2)ACEI(或ARB)+小剂量噻嗪类利尿药:ACEI/ARB通过抑制RAAS而使外周阻力下降,利尿剂可使血容量减少,两者的疗效互补。利尿剂还可以延长ACEI/ARB的作用时间,从而使降压效果更持久平稳。利尿剂引起的RAAS系统激活、血钾下降、胰岛素抵抗和糖耐量异常、血尿酸增高等不良反应可被ACEI/ARB减轻或抵消。

(3)二氢吡啶类CCB+小剂量噻嗪类利尿剂:二氢吡啶类CCB的主要作用是减少外周阻力,同时也有排钠作用,与利尿剂的排钠、减少血容量作用疗效互补。二氢吡啶类CCB和利尿剂都可以在一定程度上激活交感神经和RAAS,故不是最好的联合,非二氢吡啶类CCB不会引起交感神经激活,因而可能更适合与利尿剂联合应用,但目前尚缺乏相关循证医学证据。利尿剂不能减轻或消除CCB引起的踝部水肿,因为CCB引起的踝部水肿是由于其扩张毛细血管前小动脉,而对于毛细血管后小静脉影响不大,结果毛细血管静水压升高,使血管内水分进入组织间隙。利尿剂不能使水肿减轻或消失,而应用ACEI/ARB类药物扩张毛细血管后小静脉可以减轻甚至完全抵消CCB的这一不良反应。

(4)二氢吡啶类CCB+小剂量β受体阻滞剂:CCB降压作用包括扩张小动脉,减少血管阻力,同时也有排钠和减少血容量的作用。β受体阻滞剂通过负性肌力和负性频率作用减少心脏排出量,两者合用疗效互补。此外CCB可抵消β受体阻滞剂引起的外周血管阻力增加,而β受体阻滞剂则可抵消CCB引起的交感神经兴奋。β受体阻滞剂和CCB均具有抗心绞痛作用,所以对并发稳定型心绞痛的患者,是一种有效联合治疗方案,我国稳定型心绞痛治疗指南也予以推荐。

4. 固定配比复方制剂　这是常用的一组高血压联合治疗药物,通常由不同作用机制的两种小剂量降压药组成,也称单片固定复方制剂。与分别处方的降压联合治疗相比,优点是使用方便,可改善治疗的依从性,是联合治疗的新趋势。对2级或3级高血压或某些高危患者可作为初始治疗的药物选择之一。应用时注意其相应组成成分的禁忌证或可能的不良反应。

5. 以下情况不宜合用　①作用机制相同的不同种药物,联合用药后疗效增加不明显,而不良反应却可能明显增加。②不良反应可能会叠加的药物,如β受体阻滞剂和非二氢吡啶类CCB,保钾利尿剂和ACEI/ARB等。

（三）用药注意事项与患者教育

1. 用法、用量　长效降压药一般每早服用一次，中效降压药或短效降压药一般每天服用2～3次。对夜间及凌晨血压增高的患者可调整用药时间或晚间谨慎加服药物。ACEI类药物卡托普利（captopril）和培哚普利（perindopril）要求餐前服用。β受体阻滞剂不要突然停药，以免发生撤药综合征（withdrawal syndrome）。

2. 剂型选择　为了改善治疗依从性，有利于稳定控制血压，建议尽量选用长效降压药。例如，硝苯地平半衰期较短，可选用硝苯地平控释片等长效制剂。但应注意不同厂家的制剂工艺有所区别，例如硝苯地平控释片（拜新同，Adalat）采用膜控释工艺，不可掰开使用，应注意用药交代。

3. 特殊高血压人群用药

（1）对于65岁以上的老年患者：单纯性收缩期高血压应初始用小剂量利尿剂或钙拮抗剂，收缩压目标为低于150 mmHg，如能耐受，可降至140 mmHg以下。舒张压低于60 mmHg，收缩压低于150 mmHg，可观察；舒张压低于60 mmHg，收缩压大于等于150 mmHg，可谨慎用小剂量降压药（如利尿剂，CCB，ACEI或ARB）。

（2）难治性高血压：常用长效钙拮抗剂、利尿剂、ACEI或ARB等联合治疗，必要时联合螺内酯或β受体阻滞剂。

（3）冠心病、心绞痛：常用β受体阻滞剂，或长效钙拮抗剂；心肌梗死后首选β受体阻滞剂、ACEI，或醛固酮拮抗剂。

（4）心力衰竭：首选ACEI或ARB、利尿剂、β受体阻滞剂。

（5）脑血管病后：降压治疗常用利尿剂、钙拮抗剂、ACEI或ARB。

（6）周围血管病：常用钙拮抗剂。

（7）糖尿病：首选ACEI或ARB，为达到目标血压，常需加钙拮抗剂或小剂量噻嗪类利尿剂，同时要平稳控制血糖。

（8）一般慢性肾脏病（排除双侧肾动脉狭窄）：首选ACEI或ARB，必要时加袢利尿剂或长效钙拮抗剂。

复习思考题

1. 名词解释：（1）高血压；（2）原发性高血压；（3）继发性高血压；（4）肾素-血管紧张素-醛固酮系统（RAAS）；（5）缓进型高血压；（6）急进型高血压；（7）高血压危象；（8）高血压脑病；（9）血管紧张素转化酶抑制剂（ACEI）；（10）血管紧张素Ⅱ受体拮抗剂（ARB）；（11）钙通道拮抗剂（CCB）；（12）二氢吡啶类（DHP）；（13）剂量依赖性不良反应；（14）撤药综合征。

2. 高血压的诊断标准及危险分层是什么？

3. 抗高血压药物的治疗原则是什么？

4. 常用治疗高血压药物有哪几类？主要特点是什么？

5. 优化的联合治疗方案有哪些？

6. 特殊高血压人群应如何用药?

7. 案例分析:患者,女,66 岁,近半年三次测量血压在 185/90 mmHg 左右,诊断为高血压,糖尿病史 10 年,血糖控制不佳(空腹血糖 7.6 mmol/L 左右)。使用培哚普利4 mg,po qd;氢氯噻嗪 25 mg,po qd。治疗 1 个月,近来频繁干咳,患者认为是感冒,至药店购买感冒药。

(1)患者的干咳症状有可能是什么药物引起的不良反应?可以采用哪类药物进行替代?

(2)患者有哪些影响高血压心血管预后的因素,她的高血压心血管风险分层如何?

(山东省千佛山医院　韩　毅　牟　燕)

第二节　血脂异常

内容提要

本节主要介绍血脂异常的分类、临床表现、诊疗原则与治疗药物选择。要求了解血脂异常的病因与发病机制,熟悉血脂异常的治疗原则,掌握血脂异常的治疗药物,以及药物治疗过程中的药学监护与患者教育。

一、病因与分类

(一)脂质代谢与血脂异常

血脂是血浆中的胆固醇(cholesterol)、三酰甘油(triglyceride, TG)和类脂(如磷脂)等的总称,各类脂蛋白的物理特性、主要成分、来源和功能如表 4-2-1 所示。由于脂质难溶于水,在血浆中必须与蛋白质结合以脂蛋白的形式存在,因此,血脂异常(dyslipidemia)实际上表现为脂蛋白异常血症(dyslipoproteinemia)。应用超速离心方法,可将血浆脂蛋白分为:乳糜微粒(chylomicron, CM)、极低密度脂蛋白(very low density lipoprotein, VLDL)、中间密度脂蛋白(intermediate density lipoprotein, IDL)、低密度脂蛋白(low density lipoprotein, LDL)和高密度脂蛋白(high density lipoprotein, HDL)。此外,还有一种脂蛋白称为脂蛋白(a)[lipoprotein(a), Lp(a)]。

任何引起脂质来源、脂蛋白合成、代谢过程关键酶异常或降解过程受体通路障碍的原因,均可能导致血脂异常。血脂异常和脂蛋白代谢紊乱与动脉粥样硬化密切相关,增加心、脑血管病的发病率和死亡率。

表 4-2-1　　各类脂蛋白的物理特性、主要成分、来源和功能

分类	水合密度(g/mL)	颗粒大小(nm)	主要脂质	主要载脂蛋白	来源	功能
CM	<0.950	80～500	TG	ApoB48、ApoA Ⅰ、ApoA Ⅱ	小肠合成	将食物中的 TG 和胆固醇从小肠转运至其他组织
VLDL	<1.006	30～80	TG	ApoB100、ApoE	肝脏合成	转运 TG 至外周组织，经脂酶水解后释放游离脂肪酸
IDL	1.006～1.019	27～30	TG、胆固醇	ApoB100、ApoE	VLDL 中 TG 经脂酶水解后形成	属 LDL 前体，部分经肝脏摄取
LDL	1.019～1.063	20～27	胆固醇	ApoB100	VLDL 和 IDL 中 TG 经脂酶水解后形成	胆固醇的主要载体，经 LDL 受体介导摄取而被外周组织利用，与冠心病直接相关
HDL	1.063～1.210	5～17	磷脂、胆固醇	ApoA Ⅰ、ApoA Ⅱ、ApoCs	肝脏和小肠合成，CM 和 VLDL 脂解后表面物衍生	促进胆固醇从外周组织移去，转运胆固醇至肝脏或其他组织再分布，HDL-C 与冠心病负相关
Lp(a)	1.050～1.120	26	胆固醇	ApoB100、Lp(a)	肝脏合成后与 LDL 形成复合物	可能与冠心病相关

（二）血脂异常的分类

1. 病因分类　血脂异常作为脂质代谢障碍的表现，属于代谢性疾病，少数为全身性疾病所致（继发性），多数是遗传缺陷与环境因素相互作用的结果（原发性）。原发性和继发性血脂异常可同时存在。

(1)继发性高脂血症：是指由于全身系统性疾病所引起的血脂异常。可引起血脂升高的系统性疾病主要有糖尿病、肾病综合征、库欣综合征、甲状腺功能减退症，其他疾病有肾衰竭、肝脏疾病、系统性红斑狼疮、糖原累积症、骨髓瘤、脂肪萎缩症、急性卟啉病、多囊卵巢综合征等。此外，某些药物如噻嗪类利尿剂、β 受体阻滞剂、糖皮质激素等也可引起继发性血脂升高。

(2)原发性高脂血症：在排除了继发性高脂血症后，即可诊断为原发性高脂血症。已知部分原发性高脂血症是由于先天性基因缺陷所致，例如 LDL 受体基因缺陷引起家族性

高胆固醇血症等;而大部分原发性高脂血症的病因目前还不清楚,可能是多个基因与环境因素综合作用的结果。有关的环境因素包括不良的饮食习惯、体力活动不足、肥胖、年龄增加以及吸烟、酗酒等。

2. 表型分类 世界卫生组织(WHO)制定了高脂蛋白血症分型,共分为 6 型,即Ⅰ、Ⅱa、Ⅱb、Ⅲ、Ⅳ和Ⅴ型,这种分型方法对诊断和治疗高脂血症有很大帮助。

血脂异常也可进行简易的临床分型,包括高胆固醇血症、高三酰甘油血症、低高密度脂蛋白血症和混合型高脂血症 4 种类型,其中以低密度脂蛋白胆固醇增高为主要表现的高胆固醇血症是动脉粥样硬化性心血管疾病,包括冠心病、缺血性卒中以及外周动脉疾病最重要的危险因素。血脂异常的临床分型如表 4-2-2 所示。

表 4-2-2 血脂异常的临床分型

分型	TC	TG	HDL-C	相当于 WHO 表型
高胆固醇血症	增高			Ⅱa
高三酰甘油血症		增高		Ⅳ、Ⅰ
混合型高脂血症	增高	增高		Ⅱb、Ⅲ、Ⅳ、Ⅴ
低高密度脂蛋白血症			降低	

3. 基因分类 已发现有相当一部分高脂血症患者存在单一或多个遗传基因缺陷。由于基因缺陷所致的高脂血症多具有家族聚积性,有明显的遗传倾向,故称为家族性高脂血症(见表 4-2-3),包括家族性混合型高脂血症、家族性高三酰甘油血症,原因不明的称为散发性或多基因性脂蛋白异常血症。

表 4-2-3 家族性高脂血症

疾病名称	血清 TC 浓度	血清 TG 浓度
家族性高胆固醇血症	中至重度升高	正常或轻度升高
家族性 ApoB 缺陷症	中至重度升高	正常或轻度升高
家族性混合型高脂血症	中度升高	中度升高
家族性异常 β 脂蛋白血症	中至重度升高	中至重度升高
多基因家族性高胆固醇血症	轻至中度升高	正常或轻度升高
家族性脂蛋白(a)血症	正常或升高	正常或升高
家族性高三酰甘油血症	正常	中至重度升高

家族性脂蛋白异常血症是由于基因缺陷所致。如家族性高胆固醇血症(familial hypercholesterolemia),由于细胞膜表面低密度脂蛋白受体(low-density lipoprotein receptor, LDLR)基因突变,导致 LDLR 缺如或异常,体内低密度脂蛋白代谢障碍,血浆总胆固醇(total cholesterol, TC)和低密度脂蛋白-胆固醇(LDL-C)水平升高。过量的 LDL-C 沉积于吞噬细胞和其他细胞,形成黄色瘤和粥样斑块,导致身体的许多部位发生皮肤黄色瘤

和肌位黄色瘤。大多数患者在40岁以前就有严重而广泛的动脉粥样硬化，冠状动脉、颈动脉、骼动脉、股动脉等都会受累。家族性ApoB100缺陷症是由于ApoB100中3500位上的精氨酸(Arg)被谷酰胺(Gln)所置换(Arg3500→Gln)，造成含有这种缺陷ApoB100的LDL与受体结合障碍，引起血浆胆固醇水平增高。

二、临床表现和诊断

(一)临床表现

多数血脂异常患者无任何症状和异常体征，而于常规血液生化检查时被发现，或者由于发生心脑血管疾病等就医时发现。

1. 皮肤、角膜、眼底改变　因胆固醇沉淀而形成的黄色瘤(xanthomas)经常会局部性分布于手肘、膝部以及手指间关节与阿基里氏腱等位置，包括肌腱黄色瘤、掌皱纹黄色瘤、结节性黄色瘤、扁平黄色瘤等，肌腱黄色瘤是家族性高胆固醇血症的较为特征性的表现。角膜弓(corneal arcus)又称老年环，若见于40岁以下者，则多伴有高脂血症，以家族性高胆固醇血症为多见，但特异性并不很强。脂血症眼底(retinal lipemia)改变是由于富含三酰甘油的大颗粒脂蛋白沉积在眼底小动脉上引起光散射所致，常常是严重高三酰甘油血症并伴有乳糜微粒血症的特征表现。此外，严重的高胆固醇血症尤其是纯合子家族性高胆固醇血症可出现游走性多关节炎，不过这种情况较为罕见，且关节炎多为自限性。明显的高三酰甘油血症还可引起急性胰腺炎。

2. 动脉粥样硬化　脂质在血管内皮沉积引起动脉粥样硬化，引起早发性和进展迅速的心脑血管和周围血管病变。某些家族性血脂异常可于青春期前发生冠心病，甚至心肌梗死。血脂异常可作为代谢综合征的一部分，常与肥胖症、高血压、冠心病、糖耐量异常或糖尿病等疾病同时存在或先后发生，并伴有高胰岛素血症，被认为均与胰岛素抵抗有关，称为代谢综合征。血脂异常可能参与上述疾病的发病，至少是其危险因素，或与上述疾病有共同的遗传或环境发病基础。

(二)实验室检查

1. 生化检查　测定空腹状态下(禁食12～14小时)血浆或血清TC、TG、LDL-C和HDL-C是最常用的实验室检查方法。TC是所有脂蛋白中胆固醇的总和，TG是所有脂蛋白中三酰甘油的总和。LDL-C和HDL-C分别指LDL和HDL中的胆固醇含量。决定治疗前，至少有两次血脂检查的结果。

2. 超速离心技术　是脂蛋白异常血症分型的金标准，但所要求的仪器设备昂贵，技术操作复杂，一般临床实验室难以做到。

3. 脂蛋白电泳　能将脂蛋白分为位于原点不移动的乳糜微粒、前β、β和α共4条脂蛋白区带，分别相当于超速离心法中的CM、VLDL、IDL和LDL，以及HDL。该方法仅为半定量分析，结果变异较大，目前已不常应用。

（三）诊断标准

根据《中国成人血脂异常防治指南(2007 年)》，为了及时发现和检出血脂异常，建议20 岁以上的成年人至少每 5 年测量一次空腹血脂，包括 TC、LDL-C、HDL-C 和 TG 测定；40 岁以上男性和绝经期后女性均应每年进行血脂检查。对于缺血性心血管病及其高危人群，则应每 3～6 个月测定一次血脂；对于因缺血性心血管病住院治疗的患者应在入院时或 24 小时内检测血脂。血脂检查的重点对象：①已有冠心病、脑血管病或周围动脉粥样硬化病者。②有高血压、糖尿病、肥胖、吸烟者。③有冠心病或动脉粥样硬化病家族史者，尤其是直系亲属中有早发冠心病或其他动脉粥样硬化性疾病者。④有皮肤黄色瘤者。⑤有家族性高脂血症者。首次发现血脂异常时应在 2～4 周内再予复查。我国人群的血脂水平分层标准如表 4-2-4 所示。

表 4-2-4　　血脂水平分层标准

分层	TC	LDL-C	HDL-C	TG
合适范围	<5.18 mmol/L (200 mg/dL)	<3.37 mmol/L (130 mg/dL)	≥1.04 mmol/L (40 mg/dL)	<1.70 mmol/L (150 mg/dL)
边缘升高	5.18～6.19 mmol/L (200～239 mg/dL)	3.37～4.12 mmol/L (130～159 mg/dL)		1.70～2.25 mmol/L (150～199 mg/dL)
升高	≥6.22 mmol/L (240 mg/dL)	≥4.14 mmol/L (160 mg/dL)	≥1.55 mmol/L (60 mg/dL)	≥2.26 mmol/L (200 mg/dL)
降低			<1.04 mmol/L (40 mg/dL)	

三、治疗原则及目标

血脂异常治疗最主要的目的是降低缺血性心血管病（冠心病和缺血性脑卒中）的患病率和死亡率。所以应根据是否已有冠心病或冠心病等危症以及有无心血管危险因素，结合血脂水平进行全面评价，以决定治疗措施及血脂的目标水平。

（一）基础治疗

由于血脂异常与饮食和生活方式有密切关系，高血脂患者需作出治疗性生活方式改变(therapeutic life-style change, TLC)，作为血脂异常治疗的基础措施。无论是否进行药物调脂治疗都必须坚持控制饮食和改善生活方式。

1. 饮食控制　低胆固醇饮食（低于 200 mg/d），低饱和脂肪酸饮食（低于 10%的总热量），低反式脂肪酸饮食（低于 1%的总热量），增加蔬菜、水果、粗纤维食物、不饱和脂肪酸摄入，限盐，限酒。

2. 增加体力运动　每日 30～60 分钟的中等强度有氧运动，每周至少 5 天。

3. 维持理想体质量　身体质量指数（体重指数，body mass index，BMI）维持在 25 kg/m^2 以下，超重或肥胖者减重的初步目标为 BMI 较基线降低 10%。

4. 控制其他危险因素　戒烟。

（二）治疗目标

1. 心血管病主要危险因素　分析心血管病主要危险因素将有助于判断罹患冠心病的危险程度，由此决定降低 LDL-C 的目标值。心血管病主要危险因素包括：①高血压（血压大于等于 140/90 mmHg 或已接受降压药物治疗）；②吸烟；③低 HDL-C 血症[HDL-C 低于 1.04 mmol/L（40 mg/dL）]；④肥胖[体重指数（BMI）≥28 kg/m^2]；⑤早发缺血性心血管病家族史（一级男性亲属发病时小于 55 岁或一级女性亲属发病时小于 65 岁）；⑥年龄（男性大于等于 45 岁，女性大于等于 55 岁）。HDL-C 大于等于 1.55 mmol/L（60 mg/dL）为负性危险因素，它的出现可抵消一个危险因素。若 LDL-C 大于等于 4.9 mmol/L且无其他危险因素，LDL-C 降低大于等于 50%作为其目标值。

2. 血脂异常危险分层　①低危：无高血压且其他危险因素小于 3 个。②中危：高血压或其他危险因素 3 个及以上。③高危：冠心病或冠心病等危症。④极高危：冠心病合并糖尿病或急性冠脉综合征（见表 4-2-5）。

表 4-2-5　血脂异常危险分层方案

危险分层	TC：5.18～6.19 mmol/L（200～239 mg/dL）或 LDL-C：3.37～4.12 mmol/L（130～159 mg/dL）	TC≥6.22 mmol/L（240 mg/dL）或 LDL-C≥4.14 mmol/L（160 mg/dL）
无高血压且其他危险因素数<3	低危	低危
高血压或其他危险因素数≥3	低危	中危
高血压且其他危险因素数≥1	中危	高危
冠心病及其等危症	高危	高危

（1）其他危险因素：包括年龄（男 45 岁及以上，女 55 岁及以上）、吸烟、低 HDL-C、肥胖和早发缺血性心血管病家族史。

（2）冠心病：包括急性冠状动脉综合征（包括不稳定型心绞痛和急性心肌梗死）、稳定型心绞痛、陈旧性心肌梗死、有客观证据的心肌缺血、冠状动脉介入治疗及旁路移植术后患者。

（3）冠心病等危症：是指非冠心病者 10 年内发生主要冠状动脉事件的危险与已患冠心病者同等，新发和复发缺血性心血管事件的危险大于 15%，包括：①有临床表现的冠状动脉以外动脉的动脉粥样硬化，包括缺血性脑卒中、周围动脉疾病、腹主动脉瘤和症状性颈动脉病（如短暂性脑缺血）等；②糖尿病；③有多种危险因素，其发生主要冠状动脉事件的危险相当于已确立的冠心病，心肌梗死或冠心病死亡的10年危险大于20%。

3. 治疗目标值　要根据血脂异常的类型及治疗需要达到的目的，选择合适的调脂药物，并定期进行疗效和不良反应的监测。不同的危险人群，开始药物治疗的LDL-C水平以及需达到的LDL-C目标值有很大的不同(见表4-2-6)。

表4-2-6　　血脂异常患者开始调脂治疗的TC和LDL-C值及其目标值

危险等级	TLC开始	药物治疗开始	治疗目标值
低危： 10年危险性低于5%	TC≥6.22 mmol/L (240 mg/dL) LDL-C≥4.14 mmol/L (160 mg/dL)	TC≥6.99 mmol/L (270 mg/dL) LDL-C≥4.92 mmol/L (190 mg/dL)	TC<6.22 mmol/L (240 mg/dL) LDL-C<4.14 mmol/L (160 mg/dL)
中危： 10年危险性5%～10%	TC≥5.18 mmol/L (200 mg/dL) LDL-C≥3.37 mmol/L (130 mg/dL)	TC≥6.22 mmol/L (240 mg/dL) LDL-C≥4.14 mmol/L (160 mg/dL)	TC<5.18 mmol/L (200 mg/dL) LDL-C<3.37 mmol/L (130 mg/dL)
高危： CHD或CHD等危症，或10年危险性10%～15%	TC≥4.14 mmol/L (160 mg/dL) LDL-C≥2.59 mmol/L (100 mg/dL)	TC≥4.14 mmol/L (160 mg/dL) LDL-C≥2.59 mmol/L (100 mg/dL)	TC<4.14 mmol/L (160 mg/dL) LDL-C<2.59 mmol/L (100 mg/dL)
极高危： ACS或缺血性心血管病合并DM	TC≥3.11 mmol/L (120 mg/dL) LDL-C≥2.07 mmol/L (80 mg/dL)	TC≥4.14 mmol/L (160 mg/dL) LDL-C≥2.07 mmol/L (80 mg/dL)	TC<3.11 mmol/L (120 mg/dL) LDL-C<2.07 mmol/L (80 mg/dL)

注：TLC-治疗性生活方式改变，CHD-冠心病，ACS-急性冠状动脉综合征，DM-糖尿病。低危指10年内发生缺血性心血管病危险性低于5%；中危指10年内发生缺血性心血管病危险性为5%～10%；高危为冠心病或冠心病等危症，10年内发生冠心病的危险性为10%～15%；极高危指急性冠状动脉综合征，或缺血性心血管病合并糖尿病。

在进行调脂治疗时，除非TG严重升高(≥5.6 mmol/L)，否则应将降低LDL-C作为首要目标。理想的血清水平：TG为1.70 mmol/L(150 mg/dL)，HDL-C为大于等于1.04 mmol/L(40 mg/dL)。对于特殊的血脂异常类型，如轻、中度TG升高[2.26～5.63 mmol/L(200～500 mg/dL)]，LDL-C达标仍为主要目标，非HDL-C达标为次要目标，即非HDL-C=TC－HDL-C，其目标值为LDL-C目标值＋0.78 mmol/L(30 mg/dL)；而重度高三酰甘油血症[≥5.65 mmol/L(500 mg/dL)]，为防止急性胰腺炎的发生，首先应积极降低TG。

继发性血脂异常应以治疗原发病为主，如糖尿病、甲状腺功能减退症经控制后，血脂有可能恢复正常。但是原发性和继发性血脂异常可能同时存在，如原发病经过治疗正常一段时期后，血脂异常仍然存在，考虑同时有原发性血脂异常，需给予相应治疗。

四、常用调血脂药物的临床应用

1. 贝特类药物　亦称苯氧芳酸类，通过激活过氧化物酶增生体活化受体 α(peroxisome proliferator-activated receptor，PPARα)，刺激脂蛋白脂酶(lipoprotein lipase，LPL)、ApoA Ⅰ和 ApoA Ⅱ基因的表达，以及抑制 ApoC Ⅲ基因的表达，增强 LPL 的脂解活性，有利于去除血液循环中富含 TG 的脂蛋白，促进胆固醇的逆向转运，降低血清 TG 和提高 HDL-C 水平，一定程度上降低 TC 和 LDL-C，并使 LDL 亚型由小而密颗粒向大而疏松颗粒转变。平均可使 TC 降低 6%～15%，LDL-C 降低 5%～20%，TG 降低 20%～50%，HDL-C 升高 10%～20%。适应证为高三酰甘油血症或以 TG 升高为主的混合型高脂血症和低高密度脂蛋白血症。

常见不良反应为少数患者出现一过性肝转氨酶和肌酸激酶升高，如明显异常应及时停药。由于贝特类单用或与他汀类合用时可发生肌病，应用时须监测肝酶与肌酶，以策安全。贝特类能增强抗凝药物作用，合用时需调整抗凝药物剂量。绝对禁忌证为严重肾病和严重肝病。禁用于儿童、孕妇和哺乳期妇女。

2. 他汀类药物　他汀类(statins)即 3-羟基 3-甲基戊二酰辅酶 A(3-hydroxy-3-methylglutaryl-coenzyme A，HMG-CoA)还原酶抑制剂，能竞争性抑制细胞内胆固醇合成过程中限速酶的活性，从而阻断胆固醇的生成，上调细胞表面 LDL 受体，加速血浆 LDL 的分解代谢，还可抑制 VLDL 的合成，因此能显著降低 TC、LDL-C 和 ApoB，也降低 TG 水平和轻度升高 HDL-C。此外，他汀类还可能具有抗炎、保护血管内皮功能等作用，这些作用可能与冠心病事件减少有关。20 世纪后期的循证医学研究结果一致肯定了他汀类药物降脂治疗在冠心病的一级和二级预防的益处，并提示该类降脂药物长期应用的良好安全性。他汀类是当前应用最广的降脂药，是防治高胆固醇血症和动脉粥样硬化性疾病非常重要的药物。主要制剂为：洛伐他汀(lovastatin)10～80 mg，辛伐他汀(simvastatin)5～40 mg，普伐他汀(pravastatin)10～40 mg，氟伐他汀(fluvastatin)10～40 mg，阿托伐他汀(atorvastatin)10～80 mg，瑞舒伐他汀(rosuvastatin)10～20 mg。除阿托伐他汀可在任何时间服药外，其余制剂均为晚上一次口服。

他汀类不良反应较轻且短暂，大多数人对他汀类药物的耐受性良好，不良反应包括头痛、失眠、抑郁，以及消化不良、腹泻、腹痛、恶心等消化道症状。有 0.5%～2.0%的病例发生肝脏转氨酶，如丙氨酸氨基转移酶和天冬氨酸氨基转移酶升高，且呈剂量依赖性，引起并进展成肝功能衰竭的情况罕见。胆汁淤积和活动性肝病被列为此类药物的禁忌证。他汀类药物偶可引起肌病，包括肌痛、肌炎和横纹肌溶解(rhabdomyolysis)，以及血清肌酸激酶(creatine kinase，CK)升高，极少严重者横纹肌溶解而致急性肾衰竭，这是他汀类药物最危险的不良反应，严重者可以引起死亡。他汀类与其他调脂药(如贝特类、烟酸等)合用时应特别小心；不宜与环孢霉素(cyclosporin)、雷公藤(tripterygium wilfordii)、环磷酰胺、大环内酯类抗生素以及吡咯类抗真菌药(如酮康唑，ketoconazole)等合用。儿童、孕妇、哺乳期妇女和准备生育的妇女不宜服用。

3. 烟酸类　烟酸(nicotinic acid)属 B 族维生素，其用量超过作为维生素作用的剂量时，可有明显的降脂作用。作用机制尚不明确，可能与抑制脂肪组织中的脂解和减少肝脏中 VLDL 的合成和分泌有关。烟酸可使 TC 降低 5%～20%，LDL-C 降低 5%～25%，TG 降低 20%～50%，HDL-C 升高 15%～35%。适用于高三酰甘油血症、低高密度脂蛋白血症或以 TG 升高为主的混合型高脂血症。烟酸有速释剂和缓释剂两种剂型。速释剂不良反应明显，一般难以耐受，现多已不用。缓释型烟酸片不良反应明显减轻，较易耐受。烟酸缓释片常用量为 1～2 g，每天 1 次。临床上建议开始用量为 0.375～0.5 g，睡前服用；4 周后增量至 1 g/d，逐渐增至最大剂量2 g/d。主要制剂有：烟酸 0.2 g，每天 3 次口服，渐增至 1～2 g/d；阿昔莫司(氧甲吡嗪，acipimox)0.25 g，每天 1～3 次，餐后口服。

烟酸的常见不良反应有颜面潮红、高血糖、高尿酸(或痛风)、上消化道不适等。偶见肝功能损害，有可能使消化性溃疡恶化，糖尿病患者一般不宜用烟酸。阿昔莫司不良反应较少。绝对禁忌证为慢性肝病和严重痛风；相对禁忌证为溃疡病、肝毒性和高尿酸血症。

4. 胆酸螯合剂　属碱性阴离子交换树脂，在肠道内与胆酸不可逆结合，阻碍胆酸的肠肝循环，促使胆酸随粪便排出，阻断胆汁酸中胆固醇的重吸收；通过反馈机制，上调肝细胞膜表面的 LDL 受体，加速血中 LDL 清除，降低 TC 和 LDL-C。胆酸螯合剂可使 TC 降低 15%～20%，LDL-C 降低 15%～30%，HDL-C 升高 3%～5%；对 TG 无降低作用甚或稍有升高。适应证为高胆固醇血症和以胆固醇升高为主的混合型高脂血症。主要制剂为：考来烯胺(消胆胺，colestyramine)每日 4～16 g，分三次服用；考来替泊(降胆宁，colestipol)5～20 g，分三次服用。从小剂量开始，1～3 个月内达最大耐受量。

主要不良反应为胃肠不适、便秘，此类药物的绝对禁忌证为异常 β 脂蛋白血症和 TG 大于 4.52 mmol/L(400 mg/dL)；相对禁忌证为 TG 大于 2.26 mmol/L(200 mg/dL)。

5. 胆固醇吸收抑制剂　主要制剂为依折麦布(ezetimibe)。口服后被迅速吸收，且广泛地结合成依折麦布-葡萄糖苷酸，作用于小肠细胞的刷状缘，抑制胆固醇和植物固醇的吸收，减少胆固醇向肝脏的释放，促进肝脏 LDL 受体的合成，又加速 LDL 的代谢，可降低血清 LDL-C 水平。适应证为高胆固醇血症和以胆固醇升高为主的混合型高脂血症，单药或与他汀类联合治疗。常用剂量为 10 mg，每天 1 次。

依折麦布常用剂量安全性和耐受性良好，常见不良反应为头痛和恶心，极少数患者 CK 和 ALT、AST 升高。

6. 其他类

(1)普罗布考(probucol)：具有调血脂和抗脂质过氧化作用。通过渗入到脂蛋白颗粒中影响脂蛋白代谢，产生调脂作用。可使血浆 TC 降低 20%～25%，LDL-C 降低 5%～15%，而 HDL-C 也明显降低(可达 25%)。主要适应于高胆固醇血症尤其是纯合子型家族性高胆固醇血症。常用剂量为 0.5 g，每天 2 次口服。常见不良反应为恶心。偶见 QT 间期延长，为最严重的不良反应。

(2)n-3(ω-3)脂肪酸制剂：n-3 长链多不饱和脂肪酸包括二十碳五烯酸(eicosapentaenoic acid，EPA)和二十二碳六烯酸(docosahexenoic acid，DHA)等，是海鱼油的主要成分，制剂为其乙酯，高纯度的制剂用于临床。调脂机制尚不清楚，主要用于高三酰甘油血症、混合型高脂血症，可与贝特类或他汀类药物联用。n-3 脂肪酸还有降低血压，抑制抗血小板聚集和炎症的作用，能改善血管反应性。常用剂量为 0.5～1 g，每天 3 次口服。鱼油腥味所致恶心是常见的不良反应，偶见出血倾向。

五、用药注意事项与患者教育

1. 用法、用量　非诺贝特、他汀类药物、依折麦布、烟酸缓释片一般每日 1 次，苯扎贝特、阿昔莫司、胆酸螯合剂和其他类降脂药一般每日多次服用。其中贝特类药物要求与餐同服，以减少不良反应；辛伐他汀、烟酸缓释剂最好睡前服用；阿昔莫司应在餐后服用。胆酸螯合剂影响某些药物的吸收，可在服用本类药物前 1～4 小时或 4 小时后服其他药物，必要时补充维生素 A、D、K。他汀类药物不同种类、不同剂量降 LDL-C 的作用不同，按照《2014 中国胆固醇教育计划血脂异常防治专家建议》应根据患者的治疗目标选药（见表 4-2-7、表 4-2-8）。

表 4-2-7　他汀降胆固醇治疗的目标值

临床疾患和（或）危险因素	目标 LDL-C 水平
ASCVD	＜1.8 mmol/L
糖尿病＋高血压或其他危险因素*	＜1.8 mmol/L
糖尿病	＜2.6 mmol/L
高血压＋1 项其他危险因素*	＜2.6 mmol/L
高血压或 3 项其他危险因素*	＜3.4 mmol/L

*其他危险因素包括：年龄（男大于等于 45 岁，女大于等于 55 岁），吸烟，HDL-C 降低，肥胖，早发缺血性心血管病家族史。

表 4-2-8　不同种类与不同剂量他汀的降胆固醇幅度

剂量	阿托伐他汀	瑞舒伐他汀	辛伐他汀	氟伐他汀	普伐他汀	血脂康
5 mg		−45%	−26%			
10 mg	−39%	−52%	−30%		−22%	
20 mg	−43%	−55%	−38%	−22%	−32%	
40 mg	−50%		−41%	−25%	−34%	
80 mg	−60%		−47%	−35%		
0.6 g，bid						−28.5%

2. 剂型选择　微粒化的非诺贝特可提高非诺贝特的生物利用度，是一种新型制剂，但处方中含有乳糖，禁用于患有先天性半乳糖症，葡萄糖或半乳糖吸收障碍综合征，或乳糖酶缺乏症的患者。

3. 临床选择　选择调脂药物须依据患者血脂异常的分型、药物调脂作用机制以及药物的其他作用特点等。高胆固醇血症首选他汀类，如单用他汀不能使血脂达到治疗目标值可加用依折麦布，他汀类与依折麦布合用可强化降脂作用而不增加不良反应；高三酰甘油血症首选贝特类和烟酸类，也可选用 n-3 脂肪酸制剂；混合型高脂血症若以 TC 与 LDL-C 增高为主，首选他汀类，若以 TG 增高为主则选用贝特类，如果 TC、LDL-C 与 TG 均显著升高，可考虑联合用药。轻型混合型高脂血症可联合应用他汀类与 n-3 脂肪酸制剂。他汀类与贝特类或烟酸类联合使用可明显改善血脂谱，但有增加肌病和肝脏毒性的可能性，应予高度重视。

复习思考题

1. 名词解释：(1)血脂异常；(2)极低密度脂蛋白(VLDL)；(3)低密度脂蛋白(LDL)；(4)高密度脂蛋白(HDL)；(5)脂蛋白(a)[Lp(a)]；(6)继发性高脂血症；(7)原发性高脂血症；(8)家族性高脂血症；(9)黄色瘤；(10)角膜弓；(11)脂血症眼底；(12)动脉粥样硬化；(13)治疗性生活方式改变(TLC)；(14)体重指数(BMI)；(15)冠心病等危症；(16)过氧化物酶增生体活化受体 α(PPARα)；(17)HMG-CoA 还原酶抑制剂；(18)横纹肌溶解；(19)胆酸螯合剂；(20)胆固醇吸收抑制剂。
2. 血脂异常的临床分型有哪些？
3. 家族性高脂血症有哪些类型？
4. 血脂检查的重点对象有哪些？
5. 治疗性生活方式改变(TLC)包括哪些内容？
6. 心血管病主要危险因素有哪些？
7. 血脂异常危险分层是什么？
8. 常用调血脂药的作用机制及分类是什么？
9. 各类调血脂药物的主要不良反应是什么？
10. 血脂异常患者的治疗原则及目标是什么？
11. 临床应如何选择调脂药物？

（山东省千佛山医院　韩　毅　牟　燕）

第三节　冠状动脉粥样硬化性心脏病

内容提要

本节介绍冠心病的病因与发病机制、临床类型及表现、治疗目的与原则、冠心病类型与药物选择、心肌梗死的抢救与处理、治疗药物分类及临床应用、用药注意事项与患者教育。要求了解冠心病的致病因素与发病机制、临床类型及表现；熟悉冠心病的治疗目的与原则、冠心病类型与药物选择；掌握治疗药物分类及临床应用、心肌梗死的抢救与处理、用药注意事项与患者教育。并结合案例讨论，了解冠心病患者的诊疗经过，熟悉用药选择和方法、应用与评估，以及药学监护与患者教育。

冠状动脉粥样硬化性心脏病(coronary atherosclerotic heart disease, CHD)是指冠状动脉粥样硬化引起管腔狭窄或阻塞,导致心肌缺血、缺氧而引起的心脏病,它和冠状动脉功能性改变(痉挛)一起,统称冠状动脉性心脏病,简称冠心病。

一、病因与发病机制

冠心病是多病因疾病,即多种因素作用于不同环节所致,这些因素称为危险因素。据报道,冠心病危险因素有200多种,其中大家较熟悉的有高血压、血脂蛋白异常、吸烟、肥胖、糖尿病、体力活动缺乏、高龄、男性、血同型半胱氨酸增高等传统危险因素。近年来研究发现,仍有相当数量的冠心病患者并不具有这些危险因素,而与炎症、促凝因素、糖化血红蛋白(Hemoglobin A1C, HbA1C)浓度升高、高尿酸血症、低胆红素血症、低脂联素血症、基因多态性等高度相关,可称之为新的冠心病危险因素。

冠心病是冠状动脉粥样硬化所致,动脉粥样硬化大体经历三个生物学过程:①内膜平滑肌细胞、各种巨噬细胞及T淋巴细胞的局部迁移、堆积和增殖。②堆积的平滑肌细胞在各种生长调节因子作用下,合成较多的细胞外基质,包括弹力蛋白、胶原、蛋白聚糖等。③脂质在巨噬细胞和平滑肌细胞以及细胞外基质中堆积,最终内膜增厚、脂质沉积,形成动脉粥样硬化病变。动脉粥样斑块形成后,可以发生破裂或糜烂,伴有不同程度的表面血栓形成、血管痉挛、远端血管栓塞,造成一支或多支管腔狭窄和心肌血供不足,而此时侧支循环尚未充分建立,在此基础上,一旦血供急剧减少或中断,使心肌严重而持久缺血,持续达20分钟以上,即可出现心肌缺血坏死。

二、临床类型及表现

根据冠状动脉血管阻塞的部位、范围、程度,以及心肌供血不足的发展速度、范围和程度不同,冠心病可分为五种临床类型:

1. 心绞痛型　当冠状动脉供血与心肌所需发生矛盾时,引起一过性心肌供血不足性胸痛,可伴随心功能障碍,心肌无明显组织形态学改变。其发作特点为阵发性前胸压榨性疼痛,主要位于胸骨后部,可放射到心前区与左上肢,持续数分钟,常发生于劳动或情绪激动时,休息或含化硝酸酯类药物(如硝酸甘油,nitroglycerin)后症状消失。

2. 心肌梗死型　由冠状动脉闭塞致心肌急性缺血性坏死所致。表现为持续性剧烈压迫感、闷塞感,甚至刀割样疼痛,位于胸骨后,常波及整个前胸,以左侧为重;休息和含化硝酸甘油不能缓解;可伴有低热、烦躁不安、多汗和冷汗、恶心、呕吐、心悸、头晕、极度乏力、呼吸困难、濒死感,持续30分钟以上,常达数小时。

3. 猝死型　因原发性心脏停搏而致的突然死亡,多由缺血性心肌引发室性心动过速、心室颤动等恶性心律失常所致。可先表现为胸闷、胸痛等不适,随即出现突然死亡。

4. 缺血性心肌病型　可出现心肌缺血及病理上可见心肌纤维化。主要表现为心律失常和心功能不全。心功能不全表现多逐渐发生,大多先出现左心衰竭,表现为呼吸困难、憋喘等不适。心律失常以室性期前收缩、房性期前收缩、心房颤动、病态窦房结综合征

(sick sinus syndrome, SSS)等多见,偶有心动过速发生,患者通常自觉心慌,偶有胸闷。胸片、心脏超声或磁共振成像可见心脏扩大。

5. 无症状心肌缺血型　也称为隐匿性冠心病,患者无症状,但心电图上表现为负荷或动态检查有 ST 段(ST segment)压低,T 波(T wave)低平、压低或倒置,病理学检查可无明显的心肌组织形态学改变。

此外,不稳定型心绞痛(unstable angina pectoris, UA)和急性心肌梗死(acute myocardial infarction, AMI)又合称为急性冠状动脉综合征(acute coronary syndrome, ACS),因其具有相同的病理生理机制,即冠状动脉粥样硬化斑块破裂、血栓形成,导致冠状动脉不同程度的阻塞。根据心电图有无 ST 段的抬高,分为 ST 抬高型和非 ST 抬高型两大类。ST 抬高型 ACS 即 ST 段抬高型心肌梗死(ST elevated myocardial infarction, STEMI),非 ST 抬高型 ACS 又分为不稳定型心绞痛和非 ST 段抬高型心肌梗死(non-ST segment elevated myocardial infarction, NSTEMI)。

三、治疗目的与原则

对于心绞痛,治疗目的是预防心肌梗死(myocardial infarction)和猝死(sudden death),改善预后,以及减少缺血症状,提高生活质量(life quality);对于心肌梗死,治疗目的是及时实现心肌再灌注,挽救濒死心肌,减少猝死。长期治疗目的为预防心绞痛或心肌梗死再次发作,以及改善生活质量。治疗原则是根据危险分层,采取适当的药物治疗和冠脉血运重建策略。

1. 一般治疗　对于心绞痛,发作时立刻休息,一般在停止活动后症状即可消除。避免各种已知的诱发因素,如情绪激动、饱餐等。低脂饮食。

2. 药物治疗　对于冠心病,应及时给予如下治疗:

(1)抗缺血治疗:硝酸酯类药(nitrates)及钙通道拮抗剂(calcium channel blockers)、β 受体阻滞剂(beta blockers)。

(2)抗血小板聚集治疗:阿司匹林(aspirin)、ADP 受体阻滞剂(ADP receptor blockers)。

(3)抗凝治疗:肝素、低分子肝素、磺达肝癸钠(fondaparinux sodium)、比伐卢定(bivalirudin)。

(4)稳定斑块治疗:主要为控制血脂的他汀类。

(5)血管紧张素转化酶抑制剂或血管紧张素Ⅱ受体拮抗剂。

(6)对于 ST 段抬高型心肌梗死(STEMI),还可以根据患者情况采取溶栓治疗,如尿激酶(urokinase)、链激酶(streptokinase)、阿替普酶(alteplase)。

3. 冠状动脉血运重建　可采取冠状动脉支架术(coronary stenting)或冠状动脉旁路移植术(coronary artery bypass grafting)。

4. 二级预防　二级预防则采取 ABCDE 方案(见表 4-3-1)。

表 4-3-1　　冠心病二级预防

级别	描述
A	①阿司匹林(Aspirin):抗血小板聚集;②抗心绞痛(Anti-angina):硝酸甘油1~2片,舌下含服;③血管紧张素转换酶抑制剂(ACEI):改善心功能,减少心脏重塑,对心脏也有保护作用
B	①应用β受体阻滞剂(Beta blocker):目前认为只要没有禁忌证的冠心病患者均应常规使用β受体阻滞剂,因为这类药不仅能降低血压,减轻心脏负担,且可治疗劳累性心绞痛,减少心律失常,预防再次心肌梗死和改善心功能等;②控制血压(Blood pressure):高血压是冠心病的重要危险因素,因此,对冠心病患者控制血压尤为重要,最好能把血压控制在130/85 mmHg以下
C	①降低胆固醇(Cholesterol):饮食控制及调血脂药;②戒烟(Cigarettes)
D	①防治糖尿病(Diabetes);②控制饮食(Diet)
E	①锻炼(Exercise);②教育(Education)

四、冠心病类型与药物选择

1. 对于稳定型心绞痛,药物治疗首先考虑预防急性心肌梗死和死亡,其次是减少缺血,缓解症状及改善生活质量。

2. 对于不稳定型心绞痛/非ST段抬高型心肌梗死(UA/NSTEMI)的抗心肌缺血治疗用药类似稳定型心绞痛的治疗,但应注意钙通道拮抗剂应用于此类患者,不能预防急性心肌梗死的发生或降低病死率。

3. 但若确定为冠状动脉痉挛所致的变异型心绞痛(variant angina pectoris, VA),治疗可首选非二氢吡啶类钙通道拮抗剂。常规的药物治疗如表4-3-2所示。

表 4-3-2　　慢性心肌缺血综合征治疗药物

抗心绞痛和抗缺血治疗	硝酸酯类药物(硝酸甘油、硝酸异山梨酯、单硝酸异山梨酯),β受体阻滞剂(美托洛尔、比索洛尔等),钙通道拮抗剂(二氢吡啶类、维拉帕米、地尔硫䓬),代谢类药物(曲美他嗪),窦房结抑制药(伊伐布雷定)
预防心肌梗死和死亡的药物治疗	抗血小板治疗(阿司匹林、氯吡格雷、西洛他唑),调血脂药(主要为他汀类、贝特类),ACEI或ARB类药

五、治疗药物分类及临床应用

(一)抗心绞痛和抗缺血治疗

1. β受体阻滞剂　有益于各种类型的冠心病患者。药物选择方面,应首选选择性β_1

受体阻滞剂，如美托洛尔、比索洛尔。

(1)通过降低心肌收缩力、心率和血压，使心肌耗氧量减少；同时延长心脏舒张期而增加冠状动脉及其侧支的血供和灌注，从而减少和缓解日常活动或运动状态的心肌缺血发作，提高生活质量。

(2)可缩小梗死范围，减少致命性心律失常，降低包括心脏性猝死在内的急性期病死率和各种心血管事件发生率。长期应用可改善预后，提高生存率。

2. 硝酸酯类　包括硝酸甘油、硝酸异山梨酯(isosorbide dinitrate)、单硝酸异山梨酯(isosorbide mononitrate)。

(1)主要用于有胸痛或心肌缺血表现的患者，通过扩张容量血管，减少静脉回流，降低心脏前负荷和心肌耗氧量，发挥抗心绞痛作用。较大剂量给药时，可以降低外周血管阻力，并扩张冠脉血管。

(2)硝酸酯类和β受体阻滞剂联用治疗心绞痛比单用其中一种效果要好，硝酸酯类可增加交感张力，导致反射性心动过速，后者可被β受体阻滞剂拮抗，而硝酸酯类可抵消β受体阻滞剂引起心率减慢所致的左室容量增加、舒张末期压增高和室壁张力增加。

3. 钙通道拮抗剂　①二氢吡啶类CCB，如硝苯地平、非洛地平、氨氯地平；②非二氢吡啶类CCB，如维拉帕米、地尔硫䓬。

(1)可以用于缓解心绞痛症状或控制血压，但应用于急性冠脉综合征的患者，不能预防急性心肌梗死的发生或降低病死率。

(2)若确定为冠状动脉痉挛所致的变异型心绞痛，可首选非二氢吡啶类钙通道拮抗剂。应注意不选择短效CCB类药物。

4. ACEI/ARB类　不能耐受ACEI者可用ARB类。

(1)ACEI类药物不直接发挥抗心肌缺血作用，但通过阻断肾素-血管紧张素系统(renin-angiotensin system, RAS)发挥心血管保护作用。

(2)ACEI能逆转左室肥厚及血管增厚，延缓动脉粥样硬化进展，减少斑块破裂和血栓形成，有利于心肌氧供需平衡，并降低交感神经活性。

(3)长期应用可减少心肌梗死后再次梗死等并发症的发生，是冠心病患者二级预防的重要部分。

5. 尼可地尔(nicorandil)　可用于硝酸酯类不耐受的冠心病患者。兼有ATP依赖的钾通道开放作用及硝酸酯样作用，抑制肌浆网钙的释放而使细胞质中钙浓度降低，并使收缩蛋白对钙离子的敏感性降低。

(二)抗血小板治疗

抗血小板药物包括阿司匹林，P2Y12受体拮抗剂氯吡格雷(clopidogrel)、普拉格雷(prasugrel)、替格瑞洛(ticagrelor)，以及糖蛋白Ⅱb/Ⅲa受体拮抗剂替罗非班(tirofiban)、阿昔单抗(abciximab)。

1. 对于确诊的冠心病患者，如无禁忌，应终身服用阿司匹林抗血小板治疗。

2. 对于急性冠脉综合征患者，如以前未用过抗血小板药物，应给予负荷剂量的阿司匹林和P2Y12受体拮抗剂，根据患者血栓负荷决定是否采取三联抗血小板药物以及联用时间。

（三）抗凝治疗

可以选用的药物包括普通肝素、低分子肝素、磺达肝癸钠或比伐卢定。在抗血小板的基础上加用抗凝药，可抑制凝血酶生成和（或）活性，减少相关心血管事件。

（四）他汀类治疗

可选用的药物包括辛伐他汀、氟伐他汀、普伐他汀、阿托伐他汀、瑞舒伐他汀等。

1. 他汀类的调脂作用及其抗炎、稳定斑块作用，可以改善冠心病患者预后，减少终点事件的发生。

2. 对于冠心病患者，如无禁忌证，无论基线低密度脂蛋白胆固醇（low density lipoprotein cholesterol，LDL-C）水平如何，均应给予他汀类药物治疗。

六、心肌梗死的抢救与处理

（一）溶栓治疗的指征和禁忌证

1. 首选溶栓治疗　对于急性心肌梗死患者，应根据患者到达的首诊医院，采取最佳的再灌注方法，符合溶栓的适应证及无禁忌证的ST段抬高型心肌梗死（STEMI）患者，下列情况首选溶栓：

（1）不具备24小时急诊经皮冠状动脉介入治疗（percutaneous transluminal coronary intervention，PCI）治疗条件的医院。

（2）不具备24小时急诊PCI治疗条件也不具备迅速转运条件的医院。

（3）具备24小时急诊PCI治疗条件，患者就诊早（症状持续3小时及以下），而且直接PCI明显延迟。

（4）具备24小时急诊PCI治疗条件，患者就诊时症状持续大于3小时，但就诊-球囊扩张与就诊-溶栓时间相差（PCI相关的延误）超过60分钟或就诊-球囊扩张时间超过90分钟。

PCI是指采用经皮穿刺技术，送入球囊导管或其他相关器械，解除冠状动脉狭窄或梗阻，重建冠状动脉血流，从而改善心肌血流灌注的治疗方法。

2. 对于非ST段抬高型心肌梗死（NSTEMI）患者，不主张溶栓治疗。

3. 溶栓治疗的禁忌证　溶栓时，需询问患者是否存在溶栓禁忌证。其中，溶栓治疗的绝对禁忌证包括：①出血性卒中（hemorrhagic stroke）或原因不明的卒中；②6个月内的缺血性卒中；③中枢神经系统创伤或肿瘤；④近期（3周内）的严重创伤、手术、头部损伤；⑤近期（1个月内）胃肠道出血；⑥主动脉夹层；⑦出血性疾病；⑧难以压迫的穿刺（内脏活检、腔室穿刺）。

溶栓治疗的相对禁忌证包括：①6个月内的短暂性脑缺血发作（transient ischemic attack，TIA）；②口服抗凝药物；③血压控制不良，收缩压大于等于180 mmHg（1 mmHg＝0.133 kPa）或者舒张压大于等于110 mmHg；④感染性心内膜炎；⑤活动性肝肾疾病；⑥心肺复苏无效。

（二）常用溶栓药物

1. 非特异性纤溶酶原激活剂　常用的有链激酶和尿激酶。

（1）链激酶：目前临床常用的为重组链激酶，进入机体后与纤溶酶原（plasminogen）按1∶1的比例结合成链激酶-纤溶酶原复合物，然后把纤溶酶原激活为纤溶酶（plasmin），纤溶酶催化血栓的主要基质纤维蛋白水解，从而使血栓溶解，血管再通。链激酶-纤溶酶原复合物对纤维蛋白的降解无选择性，常导致全身性纤溶活性增高。此外，链激酶为异种蛋白，可引起过敏反应，此类患者应避免再次应用链激酶。

（2）尿激酶：是从人尿或肾细胞组织培养液中提取的一种双链丝氨酸蛋白酶，可以直接将循环血液中的纤溶酶原转变为活性的纤溶酶，发挥纤溶作用。尿激酶与链激酶一样对纤维蛋白无选择性，但无抗原性和过敏反应。

2. 特异性纤溶酶原激活剂

（1）阿替普酶：为临床最常用的人重组组织型纤溶酶原激活物（human recombinant tissue-type plasminogen activator，rt-PA），系通过基因工程技术制备，具有快速、简便、易操作、安全性高、无抗原性的特点，半衰期4～5分钟。可选择性激活血栓中与纤维蛋白结合的纤溶酶原，对全身性纤溶活性影响较小，因此出血风险降低。

（2）其他：目前还有基因工程改良天然溶栓药物及t-PA的衍生物，主要特点是纤维蛋白的选择性更强，血浆半衰期延长，适合弹丸式静脉推注，药物剂量和不良反应均减少，使用方便。已用于临床的t-PA突变体有瑞替普酶（reteplase，r-PA）和替奈普酶（tenecteplase，TNK）等。

七、用药注意事项与患者教育

1. 冠心病可控不可治愈，告知患者应坚持服用药物，避免擅自停药或更换药物。

2. 抗心肌缺血药物可能会发生直立性低血压（orthostatic hypotension）、心动过缓等不良反应，告知患者注意监测血压、心率。

3. 抗血小板药和抗凝药最常见的不良反应就是出血，应告知患者关注出血倾向，注意大便是否发黑，小便是否发红，或牙龈出血、皮肤瘀斑等情况。

4. 他汀类药物有极小的概率造成严重的肝损害及横纹肌溶解，应告知患者，如出现肌痛、乏力等症状，应复查肌酸激酶；若肝功检查时转氨酶（transaminase）水平升高，应与医生联系，避免肝毒性和肌毒性的产生。

案例讨论——急性非ST段抬高型心肌梗死

【病例介绍】

主诉：发作性胸闷6天，加重3天。

现病史：患者，女，57岁，体重65 kg。于6天前跑步时出现胸闷，无肩背部不适，无头疼、头晕、恶心、呕吐、大汗、憋喘等情况，持续约30分钟，休息后缓解，未去医院诊治；3天前患者于清晨时再次出现胸闷，伴呕吐、四肢无力，无胸肩背部不适，无头疼、头晕、大汗、憋喘，就诊于当地医院。心梗三项示：超敏肌钙蛋白I(TnI-Ultra)为11.83 ng/mL，肌红蛋白(myoglobin, Mb)81.42 ng/mL；心电图示：Ⅱ、Ⅲ、avF导联ST段压低0.1 mv、T波倒置，V4～6导联ST段压低0.1 mV、T波低平。给予抗血小板、抗凝等对症支持治疗后，患者未再有胸闷发作，为求进一步诊治来我院，门诊以“急性心肌梗死”收治心内科。

既往史：高血压病史20余年，最高160/100 mmHg，平日应用“利血平、硝苯地平”治疗，血压控制在140/80 mmHg左右。其他家族史及生活方式无异常。

【体格检查】

T 36.7 ℃，P 88次/分，R 19次/分，BP 166/90 mmHg。中年女性，神志清，精神可，双侧呼吸动度一致，听诊呼吸音粗，双肺未闻及湿性啰音。心前区无异常隆起，未触及震颤，心界不大，心音低钝，心率88次/分，律齐，各瓣膜听诊区未闻及病理性杂音。双下肢无水肿。双侧巴氏征(—)。

【辅助检查】

(1)肝功生化：总蛋白64.7 g/L、白蛋白39.0 g/L、总胆固醇5.09 mmol/L、低密度脂蛋白胆固醇3.35 mmol/L、三酰甘油2.60 mmol/L、肌酐66.00 μmol/L、钾4.02 mmol/L、钠140 mmol/L。

(2)冠状动脉造影：左前降支(left anterior descending branch, LAD)近段弥漫狭窄，最重达90%；左回旋支(left circumflex branch, LCX)远段局限性狭窄，最重约85%；右冠状动脉(right coronary artery, RCA)未见明显狭窄。

【诊断】

(1)冠状动脉粥样硬化性心脏病[①急性非ST段抬高型心肌梗死，②心功能Ⅰ级(Killip分级)]。

(2)高血压病(2级，很高危)。

【治疗经过】

患者入院后给予如下药物：

药品名称	给药剂量	给药途径	给药频次
阿司匹林肠溶片	0.1 g	po	qd
氢氯吡格雷片	75 mg	po	qd
依诺肝素钠注射液	0.6 mL	ih	q12h
瑞舒伐他汀钙片	10 mg	po	qn
氯沙坦钾氢氯噻嗪片	1片	po	qd
美托洛尔缓释片	47.5 mg	po	qd
0.9%氯化钠注射液	250 mL	ivdrip	qd
硝酸异山梨酯注射液	20 mg		

根据造影结果，于LCX及LAD分别置入支架1枚，术后患者病情稳定出院。出院后氢氯吡格雷片75 mg，po qd，服用一年；长期服用阿司匹林肠溶片0.1 g，po qd；瑞舒伐他汀钙片10 mg，po qn；美托洛尔缓释片47.5 mg，po qd；氯沙坦钾氢氯噻嗪片1片，po qd；单硝酸异山梨酯缓释片40 mg，po qd。

【用药分析】

患者中年女性，因“发作性胸闷6天，加重3天”入院。根据指南，结合患者病史及辅助检查，目前诊断明确。根据治疗原则，应给予抗血小板、稳定斑块、抗缺血、控制血压等药物治疗。

1. 针对非ST段抬高型心肌梗死的治疗

(1)抗血栓：应用阿司匹林联合氢氯吡格雷的双联抗血小板治疗。该患者3天前在当地医院已给予负荷量阿司匹林300 mg，故入院后给予0.1 g/d。对确诊或可能NSTE-ACS患者的初始抗血小板治疗，在没有禁忌证的情况下，均应在阿司匹林基础上联合血小板P2Y12受体抑制剂治疗12个月，故该患者给予氯吡格雷75 mg/d，用药1年。

对NSTE-ACS患者，在无明确禁忌证时，除了使用阿司匹林或氯吡格雷进行抗血小板治疗外，均接受抗凝治疗，以抑制凝血酶生成和(或)活性，减少相关心血管事件。该患者入院后给予依诺肝素0.6 mL，每12小时一次皮下注射，出院时停药合理。

(2)调脂、稳定斑块：患者总胆固醇5.18 mmol/L、低密度脂蛋白胆固醇2.76 mmol/L、三酰甘油2.23 mmol/L。虽血脂指标尚可，但为使LDL-C进一步达标，改善预后，需给予调脂药。选择口服瑞舒伐他汀钙10 mg，每晚一次。

(3)抗缺血：联合应用美托洛尔和硝酸异山梨酯用于抗缺血治疗。硝酸酯类和β受体阻滞剂联用治疗心绞痛比单用其中一种效果要好，硝酸酯类可增加交感张力，导致反射性心动过速，后者可被β受体阻滞剂拮抗；而硝酸酯类可抵消β受体阻滞剂引起心率减慢所致的左室容量增加、舒张末期压增高和室壁张力增加。

硝酸酯类静脉给药用于NSTE-ACS合并顽固性心绞痛、高血压或心力衰竭的患者。该患者高血压病史20余年，入院后选择静脉给予硝酸异山梨酯注射剂，符合指南推荐。

2. 降压治疗　应用氯沙坦-氢氯噻嗪复方制剂控制血压。根据《中国高血压防治指南(2010)》，实施降压药物治疗的目的是，通过降低血压，有效预防或延迟脑卒中、心肌梗死、心力衰竭等心脑血管并发症发生。应用ARB类药物可降低患者心血管事件危险，小剂量噻嗪类利尿药对代谢影响很小，与其他降压药(尤其ACEI、ARB)合用可显著增加后者的降压作用。

患者高血压病史20余年，入院血压166/90 mmHg。该患者降压目标为140/90 mmHg以下，入院后给予氯沙坦钾-氢氯噻嗪复方制剂，每日1片，用法用量合理，注意监测血压。

复习思考题

1. 名词解释：(1)冠心病(CHD)；(2)心绞痛；(3)急性心肌梗死(AMI)；(4)猝死；(5)隐匿性冠心病；(6)不稳定型心绞痛(UA)；(7)急性冠状动脉综合征(ACS)；(8)ST段抬高型心肌梗死(STEMI)；(9)非ST段抬高型心肌梗死(NSTEMI)；(10)变异型心绞痛；

(11)选择性 β_1 受体阻滞剂;(12)硝酸酯类;(13)钙通道拮抗剂;(14)ACEI/ARB 类;(15)抗血小板治疗;(16)他汀类;(17)溶栓治疗;(18)经皮冠状动脉介入治疗(PCI);(19)非特异性纤溶酶原激活剂;(20)特异性纤溶酶原激活剂;(21)人重组组织型纤溶酶原激活物(rt-PA);(22)直立性低血压;(23)横纹肌溶解;(24)冠状动脉造影;(25)冠状动脉旁路移植术。

2. 冠心病的危险因素有哪些?生物学过程是什么?
3. 冠心病的临床类型有哪些?主要表现是什么?
4. 心绞痛的治疗目的是什么?治疗措施有哪些?
5. 何谓冠心病二级预防的 ABCDE 方案?含义分别是什么?
6. 慢性心肌缺血综合征治疗药物有哪些?
7. 抗心绞痛和抗缺血治疗药物有哪些?作用特点是什么?
8. 抗血小板药物分为哪几类?最常见的不良反应是什么?
9. 抗凝治疗和他汀类治疗常用药物有哪些?用药目的是什么?
10. 溶栓治疗的指征和禁忌证是什么?
11. 常用溶栓药物分为哪几类?作用特点是什么?
12. 冠心病治疗的用药注意事项与患者教育有哪些?

(山东省立医院　张雅慧)

第四节　心力衰竭

内容提要

本部分主要介绍心力衰竭的病因与发病机制、临床类型及表现、治疗目的与原则、治疗药物与应用、用药注意事项与患者教育。要求了解心力衰竭的病因、诱因、发病机制及发生发展阶段;熟悉心力衰竭的分类与临床表现;掌握治疗目的与原则、治疗药物与应用、用药注意事项与患者教育。并结合案例讨论,了解心力衰竭患者的诊疗经过、诊断要点和辅助检查指标;熟悉用药选择和方法,重点掌握心力衰竭的治疗原则、相关药物选择、临床应用与评估,以及药学监护与患者教育。

心力衰竭(heart failure)简称心衰,是各种心脏疾病导致心功能不全(cardiac insufficiency)的一种综合征,绝大多数是指由于心脏的收缩功能和(或)舒张功能发生障碍,不能将静脉回心血量充分排出心脏,导致静脉系统血液瘀积,动脉系统血液灌注不足,从而引起心脏循环障碍症候群,此种障碍症候群集中表现为肺瘀血和体循环瘀血。

一、病因与发病机制

(一)病因及诱因

1. 病因　几乎所有类型的心脏、大血管病变均可引起心力衰竭。心脏舒缩功能障碍大致可分为由原发性心肌损害及心脏长期容量及(或)压力负荷过重导致的心力衰竭。

(1)原发性心肌损害:常见病因有缺血性心肌损害、心肌炎(如病毒性)和心肌病、心肌代谢障碍性疾病。

(2)心脏负荷过重:主要包括压力负荷(后负荷)过重和容量负荷(前负荷)过重,前者可见于高血压、主动脉瓣狭窄、肺动脉高压等,后者可见于心脏瓣膜关闭不全导致的血液反流或者心脏间隔缺损等。

2. 诱因　心力衰竭的诱因包括感染、心律失常、肺栓塞、劳力过度、妊娠和分娩、贫血与出血,其他医源性的诱因包括输血、输液过多或过快,电解质紊乱和酸碱平衡失调,洋地黄过量、利尿过度、心脏抑制药物和抗心律失常药及糖皮质激素类药物引起水钠潴留等。

(二)发病机制

心力衰竭时病理生理过程相当复杂。当基础心脏病损及心功能时,机体首先发生多种代偿机制,可使心功能在一定的时间内维持在相对正常水平,但这些代偿机制也有其负性效应,到后期便演变成促进心衰的发展,严重影响心脏本身的结构和功能。较为重要的有以下几个方面:

1. 慢性心室重构　目前大量的研究表明,心力衰竭发生发展的基本机制是心室重构(ventricle remodel)。心室重构是指心室由于心肌损伤或负荷增加所产生的大小、形状、室壁厚度和组织结构等一系列变化,是病变修复和心室整体代偿及继发的病理生理反应过程。其变化包括心肌细胞肥大、凋亡,基因和蛋白的再表达,心肌细胞外基质量和组成的变化。主要表现为心室结构、容量的变化。在心室重构过程中,去甲肾上腺素、血管紧张素Ⅱ(angiotensin Ⅱ)、醛固酮(aldosterone)、内皮素(endothelin, ET)、血管升压素(vasopressin, VP)和促炎性细胞因子(proinflammatory cytokine)浓度均有升高,参与了钠水潴留,收缩周围血管,直接作用于心脏,刺激心肌纤维化。

2. 神经体液机制　当心脏排血量不足,心腔压力升高时,机体全面启动神经体液机制进行代偿,肾素-血管紧张素系统和交感-肾上腺素能系统(sympathetic-adrenergic system)活性增高。其兴奋作用将加速心力衰竭低排状态时心肌细胞死亡,血管收缩增加后负荷,进一步减少心排出量,从而加剧了心肌细胞的死亡。交感-肾上腺素能系统兴奋增加心肌能量消耗,也加速衰竭心肌细胞的死亡。

3. 心肌舒张功能不全　主要为心室的主动舒张能力受损和心室顺应性降低,导致心室舒张期的充盈障碍,因而每搏量降低,左室舒张末压升高而发生心力衰竭。心肌缺血时,因为心室舒张的两个机制:心肌肌质网 Ca^{2+} 摄取能力的减弱和心肌细胞内游离 Ca^{2+} 水平的缓慢降低,均属于耗能过程,因此其 ATP 供应不足时,容易引起心肌舒张功能不全。

(三)发生发展阶段

心力衰竭的病理生理过程是不断进展的,仅治疗已有心力衰竭症状的患者是远远不够的,需要从预防着手,从源头上减少和延缓心力衰竭的发生。为了强调心力衰竭的形成和进展过程,2014 年中国的心衰防治指南中将心衰发生发展的各阶段列入指南(见表 4-4-1)。只有在 A 期对各种高危因素进行有效的治疗,在 B 期进行有效的干预,才能有效减少或延缓进入到有症状的临床心力衰竭。

表 4-4-1　心力衰竭发生发展的阶段

分级	定义	患病人群
A(前心衰阶段)	患者为心衰的高发风险人群,尚无心脏结构或功能性异常,也无心衰的症状和(或)体征	高血压、冠心病、糖尿病患者;肥胖、代谢综合征患者;有应用心脏毒性药物治疗史、酗酒史、风湿热史,或心肌病家族史者等
B(前临床心衰阶段)	患者无心衰的症状和(或)体征,但已发展成结构性心脏病	左室肥厚、无症状的瓣膜性心脏病,既往心肌梗死史者等
C(临床心衰阶段)	患者已有基础的结构性心脏疾病,以往或目前有心衰的症状和(或)体征	有结构性心脏疾病伴气短、乏力、运动耐量下降者等
D(难治性终末期心衰阶段)	患者已有进行性结构性心脏疾病,虽经积极的内科治疗,在休息时仍有症状,且需要特殊的干预	因心衰需反复住院治疗,且不能安全出院者;需长期静脉用药者;等待心脏移植者;应用心脏机械性辅助装置者

二、临床类型及表现

(一)临床类型

根据不同的标准,心力衰竭可分为以下类型:①左心衰竭(left heart failure)、右心衰竭(right heart failure)和全心衰竭(total heart failure);②急性心力衰竭(cute heart failure)和慢性心力衰竭(chronic heart failure);③收缩性心力衰竭(systolic heart failure)和舒张性心力衰竭(diastolic heart failure)。

1. 左心衰竭的特征是肺循环瘀血,主要见于左室梗死、高血压、主动脉瓣病变患者。右心衰竭以体循环瘀血为主要表现。左心衰竭继续发展可出现右心衰竭,即全心衰竭。

2. 按心力衰竭发展速度及是否有足够时间发挥其代偿机制,分为急性心力衰竭和慢性心力衰竭,以慢性心力衰竭占多数,急性心力衰竭中以急性左心衰竭较为常见。

3. 收缩性心力衰竭主要临床特点源于心排出量不足,收缩末期容量增大,射血分数降低和心脏扩大。绝大多数心力衰竭为收缩性心力衰竭。舒张性心力衰竭是起因于非扩张性纤维组织代替了正常可扩张的心肌组织，使心室顺应性下降，因而每搏量降低，左室舒张末期压增高而发生心力衰竭，而代表心脏收缩功能的射血分数正常。收缩性和舒张性心力衰竭常合并存在。

（二）临床表现

不同类型的心力衰竭，其临床表现不同。

1. 慢性左心衰竭　以肺瘀血及心排出量降低表现为主，可表现出程度不同的呼吸困难，咳嗽、咳痰、咯血，以及肾功能损害症状。

(1)劳累性呼吸困难：是左心衰竭最早出现的症状，引起呼吸困难的运动量随心力衰竭程度的加重而减少。

(2)端坐呼吸：肺瘀血达到一定的程度时，患者不能平卧，呼吸更为困难。高枕卧位、半卧位甚至端坐时方可使憋气好转。

(3)夜间阵发性呼吸困难：患者已入睡后突然因憋气而惊醒，被迫采取坐位，呼吸深快，重者可有哮鸣音，称之为“心源性哮喘”。大多于端坐休息后可自行缓解。

(4)咳嗽、咳痰、咯血：开始常于夜间发生，坐位或立位时咳嗽可减轻，粉红色泡沫状痰为其特点。

(5)肾功能损害：一些患者会出现少尿及肾功能损害症状，长期慢性的肾血流量减少可出现血尿素氮、肌酐升高并可有肾功能不全的相应症状。

2. 右心衰竭　以体静脉瘀血的表现为主，同时可伴有消化道症状，包括胃肠道及肝脏瘀血引起的腹胀、食欲减退、恶心、呕吐等，是右心衰竭最常见的症状。此外，还可伴有劳力性呼吸困难，但当左心衰竭合并了右心衰竭时，呼吸困难反而减轻。

3. 全心衰竭　同时有左侧及右侧心力衰竭的表现。

三、治疗目的与原则

心力衰竭的治疗目标不仅仅是改善症状，提高生活质量，更重要的是针对心肌重构的机制，防止和延缓心肌重构的发展，从而降低心力衰竭的病死率和住院率。慢性心力衰竭的治疗原则主要有以下几点：

1. 病因治疗　对所有可能导致心脏功能受损的常见疾病如高血压、心肌炎、冠心病、糖尿病、代谢综合征等，在尚未造成心脏器质性改变前应早期进行有效治疗，如控制血压、血糖，改善心肌供血等。消除诱因，如控制感染，治疗心律失常特别是心房颤动伴快速心室率，纠正贫血、电解质紊乱，治疗甲状腺功能亢进及贫血等。

2. 一般治疗　改善生活方式，控制体力活动，避免精神刺激，降低心脏负荷，控制钠盐的摄入。戒烟、戒酒，肥胖患者应控制体重，低盐低脂饮食，重度心力衰竭患者应限制入水量并每天称体重以早期发现液体潴留。

3. 药物治疗　如利尿药(diuretics)、肾素-血管紧张素-醛固酮系统抑制药(renin-angiotensin-aldosterone system inhibitors)、β受体阻滞剂、正性肌力药(positive inotropic drugs)等。

四、治疗药物与应用

（一）急性心衰治疗药物

1. 镇静剂　主要应用吗啡，静脉缓慢注射，亦可皮下或肌内注射。伴 CO_2 潴留者则不宜应用，可产生呼吸抑制而加重 CO_2 潴留。也不宜应用大剂量，因大剂量可促进内源性组胺释放，使外周血管扩张导致血压下降。

2. 支气管解痉剂　一般应用氨茶碱或二羟丙茶碱（diprophylline）。此类药物不宜用于冠心病如急性心肌梗死或不稳定型心绞痛所致的急性心衰患者，也不宜用于伴心动过速或心律失常的患者。

3. 利尿剂　适用于急性心衰伴肺循环和（或）体循环明显瘀血以及容量负荷过重的患者。一般选用袢利尿剂呋塞米（furosemide）、托拉塞米（torasemide）、布美他尼（bumetanide），静脉应用可以在短时间内迅速降低容量负荷，应列为首选。噻嗪类利尿剂、保钾利尿剂等仅作为袢利尿剂的辅助或替代药物，或在需要时作为联合用药。

4. 血管扩张药　可降低左、右心室充盈压和全身血管阻力，也使收缩压降低，从而减轻心脏负荷，缓解呼吸困难。一般应用于急性心衰早期阶段。用药前应评估患者的收缩压水平，收缩压低于 90 mmHg 的患者禁用。主要有硝酸酯类、硝普钠、重组人脑利钠肽（brain natriuretic peptide，BNP）、乌拉地尔、酚妥拉明（phentolamine），但钙拮抗剂（calcium antagonists）不推荐用于急性心衰的治疗。

（二）慢性心衰治疗药物

1. 改善心肌重构药　主要有血管紧张素转换酶抑制剂/血管紧张素Ⅱ受体拮抗剂、β受体阻滞剂和醛固酮受体拮抗剂（aldosterone receptor antagonists）。

（1）ACEI/ARB：ACEI 是被证实能降低心衰患者病死率的第一类药物，也是循证医学证据积累最多的药物，是公认的治疗心衰的基石和首选药物。所有左心室射血分数（left ventricular ejection fraction，LVEF）下降的心衰患者必须且终身使用，除非有禁忌证或不能耐受。对于不能耐受 ACEI 者可以考虑应用 ARB。

（2）β受体阻滞剂：心衰患者长期应用β受体阻滞剂能降低心室肌重量和容量，改善心室形状，提示心肌重构延缓或逆转。此外，β受体阻滞剂治疗心衰的独特之处就是能显著降低猝死率（41%～44%）。对于结构性心脏病，伴 LVEF 下降的无症状心衰患者，无论有无心肌梗死，均可应用。有症状或曾经有症状的 NYHA（New York Heart Association，纽约心脏学会）Ⅱ～Ⅲ级、LVEF 下降、病情稳定的慢性心衰患者必须终生应用，除非有禁忌证或不能耐受。推荐用琥珀酸美托洛尔、比索洛尔或卡维地洛。

（3）醛固酮受体拮抗剂：醛固酮对心肌重构，特别是对心肌细胞外基质促进纤维增生的不良影响独立和叠加于血管紧张素Ⅱ（angiotensin Ⅱ）的作用。衰竭心脏心室醛固酮生成及活性增加，且与心衰严重程度成正比。因此，加用醛固酮受体拮抗剂，可抑制醛固酮的有害作用，对心衰患者有益。对于 LVEF 小于等于 35%、NYHAⅡ～Ⅳ级的患者，已使用 ACEI/ARB 和 β 受体阻滞剂治疗，仍持续有症状的患者，可加用醛固酮受体拮抗剂，推荐应用依普利酮(eplerenone)或螺内酯。

2. 利尿剂　除前述急性心衰所用利尿剂外，新型利尿剂托伐普坦(tolvaptan)是血管加压素 V_2 受体拮抗剂(vasopressin V_2 receptor antagonists)，具有仅排水不利钠的作用，对伴顽固性水肿或低钠血症者疗效更显著。

3. 正性肌力药　可用地高辛和伊伐布雷定(ivabradine)。

(1)地高辛：对心衰患者总病死率的影响为中性的正性肌力药，适用于已应用 ACEI 或 ARB、β 受体阻滞剂、醛固酮受体拮抗剂和利尿剂治疗，仍持续有症状，LVEF 小于等于 45%的患者，尤其适用于心衰合并心室率快的房颤者。对于窦性心律，LVEF 小于等于 45%，不能耐受 β 受体阻滞剂的患者也可以应用。

(2)伊伐布雷定：是新型窦房结 If 电流选择特异性抑制剂，适用于窦性心律，LVEF 小于等于 35%，已使用 ACEI(或 ARB)、β 受体阻滞剂、醛固酮受体拮抗剂治疗的心衰患者，如果β 受体阻滞剂已达到指南推荐剂量或最大耐受剂量，心率仍然大于等于 70 次/分，且持续有症状，应考虑使用；如不能耐受 β 受体阻滞剂，心率大于等于 70 次/分，也可考虑使用。

五、用药注意事项与患者教育

(一)用药注意事项

1. 对于曾发生致命性不良反应如喉头水肿、严重肾衰竭和妊娠妇女，禁用 ACEI/ARB。双侧肾动脉狭窄，血肌酐大于 265 mmol/L(3 mg/dL)，血钾大于 5.5 mmoL/L，伴症状性低血压(收缩压低于 90 mmHg)，左心室流出道梗阻(如主动脉瓣狭窄、肥厚型梗阻性心肌病)等患者，慎用 ACEI/ARB。

2. 伴二度及以上房室传导阻滞、活动性哮喘和反应性呼吸道疾病患者，禁用 β 受体阻滞剂。

3. β 受体阻滞剂用于心衰时起始剂量须小，递加剂量须慢。

4. 血钾高于 5.0 mmol/L、肾功能受损者[肌酐高于 221 μmol/L(2.5 mg/dL)或评估的肾小球滤过率(estimated glomerular filtration rate, eGFR)小于 30 mL/(min · 1.73 m^2)]，不宜应用醛固酮受体拮抗剂。

(二)患者教育

1. 应用 ACEI/ARB、β 受体阻滞剂时，调整到合适剂量应终生维持使用，避免突然撤药。

2. 应用慢性心衰治疗药物后应监测血压、心率、血钾和肾功能，注意有无黄绿视。

3. 应用 β 受体阻滞剂可能发生液体潴留和心衰恶化、心动过缓和房室传导阻滞，发生时应减量甚至停药。

4. 应用 ACEI 类药物可能发生咳嗽，如不能耐受，可以更换为 ARB 类药物。

5. 螺内酯可引起男性乳房增生症，为可逆性，停药后消失。依普利酮不良反应少见。

案例讨论——扩张型心肌病(心功能Ⅳ级)

【病史介绍】

主诉:发作性心慌、憋喘1年余,加重10余天。

现病史:患者,女,59岁,体重60 kg。于1年前开始出现活动时心慌、憋喘,伴咳嗽,干咳无痰,无胸痛,伴面部及双下肢水肿,诊断为“扩张型心肌病”,给予利尿剂等药物治疗,症状好转。病情不稳定,反复发作,步行100米左右出现心慌、憋喘。近10天来,步行30~40米即出现症状,伴有恶心、呕吐,夜间不能平卧,曾于当地医院住院治疗,病情好转后出院。回家后症状又加重,为求进一步系统诊治来我院,门诊以“扩张型心肌病,心功能Ⅳ级”收住院。

既往史:既往高血压病、脑梗死病史9年,血压最高达170/110 mmHg,平素口服“阿司匹林肠溶片、利血平”等药物,血压控制在140/90 mmHg左右。

【体格检查】

T 36.5 ℃,P 98次/分,R 20次/分,BP 144/104 mmHg。面部及眼睑轻度水肿。听诊呼吸音清,双肺底可闻及湿性啰音。心前区无异常隆起,未触及震颤,心率98次/分,律齐,心前区及主动脉瓣可闻及2/6级SM吹风样杂音。双下肢轻度水肿。

【实验室检查】

(1)心脏B超:左房内径(LA)4.7 cm,左室内径(LV)5.90 cm,右房内径(RA)5.61 cm,左室射血分数(LVEF)33%。提示心肌病变,三尖瓣中重度反流,二尖瓣中重度反流,肺动脉高压,左房内隔膜。

(2)肝、肾功生化:谷草转氨酶(AST)63 U/L,谷丙转氨酶(ALT)79 U/L;肌酐(CRE)95 μmol/L,尿酸(UA)617 μmol/L,钠(Na)140 mmol/L,钾(K)4.67 mmol/L。

(3)神经末端脑钠肽前体(NT pro BNP):5355.0 pg/mL。

【诊断】

(1)扩张型心肌病[心功能Ⅳ级(NYHA分级)]。

(2)高血压病(3级,很高危)。

(3)陈旧性脑梗死。

【治疗经过】

患者入院后给予的药物如下:

药品名称	给药剂量	给药途径	给药频次
0.9%氯化钠注射液	10 mL	iv	qd
呋塞米注射液	20 mg		
螺内酯片	20 mg	po	qd
氯沙坦钾片	100 mg	po	qd
氯化钾缓释片	0.5 g	po	tid

入院第 2 天:患者神志清,精神可,饮食睡眠一般,憋喘症状较前有所缓解。查体:BP 129/81 mmHg,P 80 次/分,T 36.6 ℃,R 18 次/分,面部及眼睑水肿有所缓解。听诊呼吸音清,双肺底可闻及湿性啰音。双下肢水肿较前有所缓解。入量:1382 mL,出量 1650 mL。停用 0.9%氯化钠注射液 10 mL+呋塞米注射液 20 mg, iv qd;加用 0.9%氯化钠注射液 10 mL+呋塞米注射液 20 mg, iv bid。

入院第 4 天:患者神志清,精神可,饮食、睡眠可,夜间可平卧,胸闷症状明显缓解。查体:BP 107/64 mmHg,P 72 次/分,T 36.5 ℃,R 18 次/分,眼睑无水肿,听诊呼吸音粗,双肺底可闻及极少许湿性啰音。双下肢水肿基本消失。昨日入量:2094 mL,出量:3800 mL。医嘱无调整。

入院第 6 天:患者神志清,精神可,未诉特殊不适。查体:BP 102/58 mmHg,听诊呼吸音粗,双肺底未闻及湿性啰音。双下肢无水肿。停用 0.9%氯化钠注射液 10 mL+呋塞米注射液 20 mg, iv bid。加用呋塞米 20 mg,po qd;比索洛尔片 5 mg, po qd。

入院第 8 天:患者目前无特殊不适,饮食、睡眠可,大小便正常。查体:BP 98/54 mmHg,听诊呼吸音略粗,未闻及明显干湿性啰音。双下肢无水肿。患者病情稳定出院。

【用药分析】

患者老年女性,因“发作性心慌、憋喘 1 年余,加重 10 余天”入院,既往高血压病、脑梗死病史 9 年。入院诊断为:①扩张型心肌病[心功能Ⅳ级(NYHA 分级)];②高血压病(3 级,很高危);③陈旧性脑梗死。入院后完善各项检查,积极给予利尿、抗心衰、降压、控制心室率等药物治疗。

1. 利尿　对有液体潴留证据的所有心力衰竭患者,推荐给予利尿剂以改善临床症状。呋塞米能扩张小动脉,降低外周阻力,并通过强力的利尿作用迅速减少血容量及回心血量,从而减轻左心负担。该患者眼睑部和下肢有水肿,听诊肺部有少许湿啰音,夜间不能平卧,存在液体潴留,初始选用呋塞米从小剂量 20 mg,每天 1 次开始给予静推,入院后出量并不显著,改为 20 mg,每天 2 次静推增加总剂量,调整合理,患者水肿消失后改为口服给药。

2. 改善心肌重构、降压、抗缺血　心衰患者改善心肌重构的“金三角”为 ACEI/ARB、β 受体阻滞剂以及醛固酮受体拮抗剂。该患者入院时选择 ARB 类药物氯沙坦钾片(losartan potassium tablets),从小剂量开始使用,在降压、抗心衰、利尿方面均可发挥作用;同时患者尿酸 617 μmol/L,氯沙坦钾还具有降尿酸作用。螺内酯与 ACRI/ARB 合用,可以阻滞“醛固酮逃逸”,更有效地降低醛固酮的心脏毒性,改善心肌重构。

3. 在应用利尿剂消除体内过多滞留的液体,使患者处于“干重”状态后,ACEI/ARB 和 β 受体阻滞剂可发挥协同的有益作用,此种组合既为抗心衰治疗所必须,又可发挥良好的降压作用。患者入院时处于心衰急性发作期,暂不应用 β 受体阻滞剂,达到干体重后,加用比索洛尔,长期服用。

复习思考题

1. 名词解释：(1)心力衰竭；(2)原发性心肌损害；(3)心脏负荷过重；(4)心室重构；(5)心肌舒张功能不全；(6)左心衰竭；(7)右心衰竭；(8)全心衰竭；(9)急性心力衰竭；(10)慢性心力衰竭；(11)收缩性心力衰竭；(12)舒张性心力衰竭；(13)肺循环瘀血；(14)体循环瘀血；(15)劳累性呼吸困难；(16)端坐呼吸；(17)夜间阵发性呼吸困难；(18)血管扩张药；(19)ACEI/ARB；(20)醛固酮受体拮抗剂；(21)血管加压素 V_2受体拮抗剂；(22)正性肌力药；(23)伊伐布雷定；(24)左室射血分数(LVEF)；(25)神经末端脑钠肽前体(NT pro BNP)；(26)螺内酯；(27)依普利酮；(28)氯沙坦钾。

2. 心力衰竭的病因是什么？诱因有哪些？

3. 慢性心室重构是怎样形成的？

4. 心力衰竭发生发展的各阶段是什么？

5. 心力衰竭的临床类型有哪些？主要表现是什么？

6. 心力衰竭的治疗目的是什么？治疗措施有哪些？

7. 急性心衰的治疗药物有哪些？如何应用？

8. 慢性心衰治疗的常用药物有哪些？

9. 改善心肌重构的药物有哪些？作用特点是什么？

10. 常用正性肌力药是什么？如何应用？

11. 常见的利尿剂分为哪几类？最常见的不良反应是什么？

12. 用于治疗心衰的β受体阻滞剂有哪些？用药时应注意哪些问题？

13. ACEI 类药物的禁忌证是什么？

14. 心力衰竭治疗的用药注意事项是什么？患者教育内容有哪些？

15. 心衰患者改善心肌重构的“金三角”指什么？

（山东省立医院　张雅慧）

第五节　心律失常(房颤)

内容提要

本节介绍心房颤动的病因与发病机制、临床类型及表现、治疗目的与原则、治疗药物分类及临床应用、用药注意事项与患者教育。要求了解心房颤动的致病因素与发病机制、临床类型及表现；熟悉心房颤动的治疗目的与原则、心房颤动类型与药物选择；掌握治疗药物分类及临床应用、用药注意事项与患者教育。并结合案例讨论，了解房颤患者的发病类型与临床表现，熟悉诊疗过程，掌握用药选择和方法，应用与评估，以及药学监护与患者教育。

心律失常(arhythmia)是由于窦房结激动异常或激动产生于窦房结以外,激动的传导缓慢、阻滞或经异常通道传导,即心脏活动的起源和(或)传导障碍导致心脏搏动的频率和(或)节律异常。心律失常是心血管系统疾病中重要的一组疾病。心房颤动(atrial fibrillation, AF)简称房颤,是最常见的心律失常之一,是由心房主导折返环引起许多小折返环导致的房律紊乱,它可单独发病亦可与心血管病伴发。

一、病因与发病机制

(一)房颤的危险因素及病因

房颤的临床危险因素包括老年、肥胖、吸烟、运动、饮酒等,此外,多种疾病均可导致心房颤动的发生,主要包括以下几种:

1. 风湿性心脏瓣膜病(rheumatic heart valvular disease,RHVD) RHVD是心房颤动的最常见原因,尤其多见于二尖瓣狭窄合并关闭不全。其中二尖瓣狭窄患者当中,心房颤动为41%。

2. 冠心病(coronary heart disease) 随着冠心病发病率的增加,在很多国家和地区,冠心病已成为心房颤动的首要原因。

3. 心肌病(myocardiopathy) 各种类型的心肌病均可以发生心房颤动,发生率为10%~50%,成人多见,儿童也可发生,以原发性充血性心肌病为主,约占20%。

4. 原发性高血压 原发性高血压在心房颤动原因中的比率为9.3%~22.6%。心房颤动的发生与原发性高血压所致肥厚心肌的心电生理异常、肥厚心肌缺血及肥厚心肌纤维化有关。

5. 缩窄性心包炎(constrictive pericarditis) 一般心律失常患者心房颤动的发病率为22%~36%,高龄患者的发生率可达70%,心包积液患者也可伴发心房颤动。

6. 肺心病(pulmonary heart disease) 发生心房颤动的原因与肺内反复感染、长期缺氧、酸中毒及电解质紊乱有关。

7. 先天性心脏病(congenital heart disease,CHD) 在先天性心脏病中,心房颤动主要见于房间隔缺损患者。

8. 病态窦房结综合征(sick sinus syndrome;SSS) 当窦性心动过缓时,心房的异位兴奋性便增强,易于发生心房颤动。

9. 预激综合征(preexcitation syndrome) 主要并发症是阵发性房室折返性心动过速,其次为心房颤动。一般认为心室预激的心房颤动发生率与年龄有关,儿童很少发生,而高龄患者则心房颤动发生率较高。

10. 甲状腺功能亢进症(hyperthyroidism) 心房颤动是甲亢的主要症状之一,甲亢患者中心房颤动的发生率为15%~20%,老年人甲亢者可能存在心肌的器质性损害,易发生慢性心房颤动。

（二）房颤的发病机制

1. 电生理机制　房颤的发生包括触发机制和维持机制。触发机制是指心房及肺静脉内的异位兴奋灶发放的快速冲动导致房颤的发生，房颤的维持机制则包括多发子波折返、局灶激动、转子学说等理论假说。

2. 病理生理学机制

(1)心房重构(atrial remodeling)：房颤的自然病程是一种进行性疾病，常由阵发性向持续性转变，房颤的发生能改变心房原有的电学和组织学特性，使颤动波维持稳定或终止后很快复发，称为心房重构。

(2)肾素-血管紧张素-醛固酮系统的作用：房颤时心房肌组织 RAAS 表达增高。

(3)炎症因子(inflammatory factors)和氧化应激(oxidative stress)：研究发现，房颤时心房肌组织存在炎性细胞浸润，提示炎症与房颤之间可能存在相关性。

(4)自主神经系统(autonomic nervous system，ANS)的作用：心房的电生理特性受自主神经系统调节。迷走神经和交感神经刺激均可激发房颤。

二、临床类型及表现

（一）临床类型

1. 根据房颤发作的持续时间，可将房颤分为以下四种。①阵发性房颤(paroxysmal AF)：发作后 7 天内能够自行或干预后终止的房颤，其发作频率不固定。②持续性房颤(persistent AF)：持续时间超过 7 天的房颤。③长程持续性房颤(long-standing persistent AF)：持续时间超过 12 个月的房颤。④永久性房颤(permanent AF)：特指医生和患者共同决定放弃恢复或维持窦性心律(窦律)的一种房颤类型，主要反映了患者和医生对于房颤的一种治疗态度，而不是房颤自身的病理生理特征。可在患者和医生的治疗倾向性、治疗方法的有效性和患者症状发生变化时改变其分类。

2. 在临床诊疗实践中，还会用到以下两个分类。①首诊房颤(first diagnosed AF)：首次检测到的房颤，不论其是否首次发作、有无症状、是何种类型、持续多长时间、有无并发症等。②非瓣膜性房颤(non-valvular AF)：指无风湿性二尖瓣狭窄、机械/生物瓣膜、二尖瓣修复情况下发生的房颤。

（二）临床表现

1. 症状　心房颤动发作时，除基础心脏病引起的血流动力学改变外，由于心房颤动使心房的收缩功能丧失，心室收缩变得不规律，心室率增快，患者最常见的症状是心慌。如合并冠心病，患者可出现心绞痛、眩晕、晕厥，严重者可出现心力衰竭及休克。如合并风湿性心脏病二尖瓣狭窄者，常诱发急性肺水肿，伴有肺动脉高压者可发生咯血。

某些慢性心房颤动，患者可以无任何症状，尤其在老年人多见，常在体检或心电图检查时发现。

2. 体征　对于原有心脏病的患者，心房颤动者体征因原发心脏病的不同而不同。听诊可发现心尖部第一心音强弱不等，心律绝对不齐，脉搏短绌。此外，心房颤动患者可发生脑、肺及四肢血管栓塞征，栓塞的发生率与年龄、心房大小和基础心脏病有关。心房颤动患者脑梗死发生率比正常人群高5倍。

三、治疗目的与原则

1. 病因治疗　积极治疗原发性心脏病才容易使心房颤动转复为窦性心律，并使之转复后长期维持，即使不能治愈病因，能解除血流动力学异常也很重要。在缺血性心脏病、高血压性心脏病、心肌病等所致心房颤动者，当心肌缺血改善，心力衰竭纠正，在血压控制良好的情况下，心房颤动转复的机会增加，并能长时间维持窦性心律。风湿性心脏病二尖瓣狭窄并心房颤动患者，施行手术去除病因后许多患者能在复律后长期维持窦性心律。

2. 药物治疗　包括药物复律、控制心室率及抗凝治疗。

3. 射频消融治疗　主要应用于抗心律失常药无效，或有明显症状的阵发性心房颤动患者及心室率不易控制的持续心房颤动患者。

心脏射频消融术(catheter radiofrequency ablation)是将电极导管经静脉或动脉血管送入心腔特定部位，释放射频电流导致局部心内膜及心内膜下心肌凝固性坏死，达到阻断快速心律失常异常传导束和起源点的介入性技术。目前已经成为根治阵发性心动过速最有效的方法。

4. 外科治疗　主要包括希氏束离断术(His bundle amputation)、“走廊术(corridor)”及“迷宫术(maze procedure)”，目前临床普遍采用“迷宫术”。其主要机制是在一系列切口之间引导心房同时激动，以消除心房颤动，即通过一系列切口打断常见的折返环，建立一条特殊的传导通路使心房电活动同步。

5. 抗凝治疗　心房颤动时心房失去了有效的收缩，血液在心房内瘀滞有利于血栓的形成。血栓脱落后可随血流移动，导致全身不同部位的栓塞。因此积极予以抗凝治疗预防栓塞非常重要。

四、治疗药物分类及临床应用

(一)用于节律控制的药物

1. 转复药物　抗心律失常药物可用于房颤转复窦律，或提高电复律的成功率。大多数阵发房颤在1～2天内可自行转复，药物可加快转复速度。对于房颤发作持续时间7天内的患者，药物复律有效，超过7天很少自行转复，药物复律的有效性下降。目前用于房颤复律的主要药物是Ⅰc类抗心律失常药物如氟卡尼(flecainide)、普罗帕酮(propafenone)和Ⅲ类抗心律失常药物如胺碘酮(amiodarone)、伊布利特(ibutilide)、多非利特(dofetilide)、维纳卡兰(vernakalent)，它们分别通过减慢传导速度和延长有效不应期使折返激动终止而达到房颤复律的目的。

(1)对于无器质性心脏病患者:可静脉应用氟卡尼、普罗帕酮、伊布利特、维纳卡兰复律。这些药物耐受性较好,不良反应相对较小。上述药物无效或出现不良反应时,可静脉应用胺碘酮。口服多非利特也可用于房颤的复律治疗。

(2)伴有器质性心脏病患者:①伴有严重器质性心脏病患者选择静脉应用胺碘酮。②伴有中等程度器质性心脏病患者选择静脉应用伊布利特、维纳卡兰,上述方法无效可选用胺碘酮。③伴有预激综合征的房颤患者,由于快速的心房激动可通过旁路下传,导致快速心室率,易诱发恶性室性心律失常,而目前尚无安全有效终止这类心律失常的药物。对于血流动力学不稳定的患者应首选同步电复律,稳定血流动力学患者可静脉应用普罗帕酮、伊布利特转律或控制心室率。

2. 维持窦律的药物　常用药物有胺碘酮、多非利特、普罗帕酮、索他洛尔(sotalol)、决奈达隆(dronedarone)和β受体阻滞剂。此外,有研究显示中药参松养心胶囊和稳心颗粒对维持窦律有一定效果。

(二)控制心室率药物

大多数房颤患者的心室率在休息和活动时增快均十分显著,控制心室率是房颤治疗的基本目标之一。心室率控制的优点为安全、有效,患者易于接受,且充分的心室率控制可使 LVEF 明显增加。

1. 对于阵发性、持续性和永久性房颤的心室率控制,可选用口服β受体阻滞剂或非二氢吡啶类钙离子拮抗剂如维拉帕米、地尔硫草,在这些药物治疗无效或禁忌的情况下,可口服胺碘酮控制心室率。

2. 对于急症但不伴有预激综合征房颤患者的心室率控制,可静脉应用β受体阻滞剂艾司洛尔、美托洛尔或非二氢吡啶类钙离子拮抗剂,或胺碘酮。

(三)抗栓治疗药物

房颤是脑卒中的独立危险因素,与房颤相关的脑卒中和无房颤者相比,其病死率、病残率以及住院天数均显著升高。因此,预防房颤引起的血栓栓塞事件,是房颤治疗策略中重要的一环。

1. 应用指征

(1)对于风湿性瓣膜病和人工瓣膜置换术后、肥厚型心肌病、心腔内有血栓或有自发超声回声现象的患者,应进行抗凝治疗。

(2)对于非瓣膜性房颤的患者,可根据 CHA_2DS_2-VASc 评分进行血栓栓塞危险评估(见表 4-5-1)。一般而言,如无禁忌证,对于 CHA_2DS_2-VASc 评分 2 分及以上者需服抗凝药物;评分为 1 分者,口服抗凝药物或阿司匹林或不进行抗栓治疗均可;无危险因素,即评分 0 分者不需抗栓治疗。

表 4-5-1　CHA_2DS_2-VASc 评分

字母		危险因素	积分(分)
C	cardiac failure	慢性心力衰竭/左室功能障碍	1
H	hypertension	高血压	1
A	age	年龄 75 岁及以上	2
D	diabetes	糖尿病	1
S	stroke	卒中/短暂性脑缺血发作(TIA)/血栓栓塞病史	2
V	vascular disease	血管疾病	1
A	age	年龄 65～74 岁	1
Sc		性别(女性)	1
合计		最高积分	9

2. 抗栓药物　预防房颤患者血栓栓塞事件的药物包括抗凝和抗血小板类。

(1)口服抗血小板药物：有阿司匹林和氯吡格雷。

(2)经典抗凝药物：华法林是维生素 K 拮抗剂，在房颤患者脑卒中一级与二级预防中的作用已得到多项临床研究肯定，但该药也存在一些局限性：①不同个体的有效剂量变异幅度较大；②该药的抗凝作用易受多种食物和药物的影响，在用药过程中需频繁监测凝血功能及国际标准化比值(INR)，并根据 INR 及时调整药物剂量；③服用不当可增加出血风险。

(3)新型口服抗凝药物(new oral anticoagulants, NOAC)：可特异性阻断凝血链中某一关键环节，在保证抗凝疗效的同时显著降低出血风险，其代表药物包括直接凝血酶抑制剂达比加群酯(dabigatran)以及直接Ⅹa 因子抑制剂利伐沙班(rivaroxaban)、阿哌沙班(apixaban)与艾多沙班(edoxaban)。NOAC 也影响凝血功能，但并不作为调整药物用量的指标，应用过程中无需常规监测凝血功能，更便于患者长期治疗。

(4)普通肝素或低分子肝素：为静脉和皮下用药，一般用于华法林开始前或停用华法林期间的短期替代抗凝治疗。

五、用药注意事项与患者教育

1. 所有抗心律失常药均有致心律失常作用，患者用药期间应关注心率和心律的变化。

2. 服用胺碘酮期间需监测血压及心电图，应注意随访检查肝功能、甲状腺功能(包括 T_3、T_4 及促甲状腺激素，每 3～6 个月一次)、肺功能和胸部 X 片(每 6～12 个月一次)，以及眼科检查。

3. 应用抗凝药，应注意有无出血情况。轻微出血包括鼻出血、牙龈出血、皮肤黏膜瘀斑等，严重出血可表现为肉眼血尿、消化道出血，最严重的可发生颅内出血。

4. 服用华法林应定期监测 INR，以指导剂量调整。

5. 食物、药物以及患者的病理生理状态均能影响华法林的效果。

(1)甲状腺功能亢进、发烧及非代偿性心力衰竭会增加华法林的效果,甲状腺功能减退症会减少华法林的效果。

(2)在中度肝功能不全时,华法林的效果会增加;在肾功能不全及肾病综合征,血清游离华法林增加。其他伴随疾病也可使华法林的效果增加或减少。

(3)富含维生素 K 的绿叶蔬菜可能会使华法林的作用降低,因此在用药期间应注意饮食的平衡。

案例讨论——心房颤动

【病例介绍】

主诉:发作性心慌、胸闷、头痛 7 月余,加重 2 月。

现病史:患者,男,60 岁,身高 178 cm,体重 87 kg,体重指数 27.459 kg/m^2。于 7 年前行心电图检查发现心房颤动,无不适,未在意。7 个月前无明显诱因出现发作性心慌、胸闷、头痛,无胸痛及肩背部放射痛,无头晕、黑蒙,持续 1 小时未缓解,遂就诊于急诊,行内科保守治疗(具体不详),病情好转出院,出院后规律服用胺碘酮、美托洛尔、华法林,效果可。1 月前患者自觉上述症状发作频繁,就诊于当地医院,行内科保守治疗,出院后上述症状仍发作频繁,为求进一步治疗来院就诊,门诊以"二尖瓣置换术后,房颤"收入院。

既往史:8 年前行二尖瓣置换术。否认糖尿病、高血压、冠心病等慢性病史。

【体格检查】

T 36.5 ℃,P 70 次/分,R 17 次/分,BP 140/86 mmHg。颈软,气管居中,未闻及明显血管杂音,颈静脉无充盈,甲状腺未触及结节,无肿大及压痛。胸廓对称无畸形,胸骨正中可见长约 20 cm 手术瘢痕。双侧呼吸动度一致,听诊呼吸音粗,双肺未闻及干湿性啰音。心前区无异常隆起,未触及震颤,心界不大,心率 70 次/分,律不齐,二尖瓣听诊区可闻及机械性开瓣音。肝脾肋下未触及。双下肢无水肿。

【辅助检查】

心电图:心房颤动。

【诊断】

(1)风湿性心脏病(二尖瓣置换术后);

(2)心律失常(心房颤动)。

【治疗经过】

患者入院后给予如下药物:

药品名称	给药剂量	给药途径	给药频次
华法林片	2.5 mg	po	qd
美托洛尔缓释片	23.75 mg	po	qd
胺碘酮	0.2 g	po	qd

患者入院后查心脏彩超显示人工二尖瓣瓣环处血栓形成，凝血酶原标准化比值1.88，静息心率在80～90次/分，遂将华法林加量至3.75 mg/d，美托洛尔缓释片加量至47.5 mg/d，后复查患者凝血酶原标准化比值2.25，患者病情稳定出院。

【用药分析】

结合患者病史及辅助检查，目前诊断明确。根据治疗原则，应给予抗凝、控制心室率等药物治疗。

1. 抗凝治疗　患者8年前行二尖瓣机械瓣膜置换术，机械瓣的特点是使用时间长，耐磨损，不用担心瓣膜本身的衰败老化，但由于机械瓣对血液的破坏作用，因此有形成血栓的倾向，需要术后长期严格服用华法林抗凝，定期复查抗凝强度调整药量，以免出现抗凝过度出血或抗凝不足而导致栓塞。患者长期服用华法林，但未规律监测INR。在应用华法林治疗过程中，应定期监测INR并据此调整华法林剂量，使INR保持在2～3，可以有效预防脑卒中事件，并不明显增加脑出血的风险。患者入院后监测INR为1.88，因此对其进行华法林加量，使INR达到目标值范围。

2. 控制心室率　房颤时快而不规则的心室率是引起患者心悸、不适症状的主要原因，过快的心室率使心室充盈时间缩短、心排血量降低、血压下降、冠状动脉血液灌注量减少而诱发或加重心肌缺血。该患者入院心率70次/分左右，之前服用美托洛尔普通片，入院后给予美托洛尔缓释片23.75 mg/d和胺腆酮片0.2 g/d。胺腆酮可控制心室率，并可以作为转复心律并维持窦律的药物。患者入院后仍有不适症状，将美托洛尔缓释片加量后症状好转。

3. 转复房颤并维持窦性心律　房颤转复为窦性心律的方式有自动转复、药物转复、电转复及导管消融过程中部分房颤患者转复为窦性心律。无论药物复律还是电复律，均存在发生血栓栓塞并发症的风险，因此，复律前应采用恰当的抗凝治疗作为复律前的准备。患者院外已使用胺腆酮数月，未转复心律，可考虑停用胺碘酮，待血栓消失后，下一步考虑行电复律。

复习思考题

1. 名词解释：(1)心律失常；(2)房颤；(3)风湿性心脏瓣膜病；(4)病态窦房结综合征(SSS)；(5)预激综合征；(6)心房重构；(7)肾素-血管紧张素-醛固酮系统(RAAS)；(8)阵发性房颤；(9)持续性房颤；(10)长程持续性房颤；(11)永久性房颤；(12)首诊房颤；(13)非瓣膜性房颤；(14)心脏射频消融术；(15)转复药物；(16)非二氢吡啶类钙离子拮抗剂；(17)新型口服抗凝药物(NOAC)。

2. 房颤的危险因素有哪些？常见病因是什么？

3. 房颤的病理生理学机制有哪些？

4. 房颤如何分类？主要表现是什么？

5. 房颤的治疗目的是什么？治疗措施有哪些？

6. 用于节律控制的药物有哪些？如何应用？

7. 房颤患者控制心室率的药物有哪些？作用特点是什么？

8. 房颤患者如何选择抗栓药物？

9. 新型抗凝药物是什么？与经典抗凝药相比优势有哪些？

10. 哪些因素可以影响华法林的作用效果？

11. 长期服用胺碘酮应该注意什么？

12. 房颤治疗的用药注意事项与患者教育有哪些？

（山东省立医院　张雅慧）

第六节　周围血管病

内容提要

本节介绍周围血管病的病因与危险因素、临床类型及表现、治疗目的与原则、治疗药物与应用、用药注意事项与患者教育。要求了解周围血管病的致病因素与发病机制、临床类型及表现；熟悉周围血管病的治疗目的与原则；掌握治疗药物分类及临床应用、用药注意事项与患者教育。

周围血管病（peripheral vascular disease，PVD）是一类疾病的统称，主要是由各种原因所致的血管狭窄、闭塞、局限性扩张、破裂以及静脉瓣膜功能不全所引起的倒流。周围血管病包括动脉性疾病、静脉性疾病以及动静脉混合性疾病。

一、病因与危险因素

对于外周动脉疾病（peripheral arterial disease，PAD），其危险因素包含传统的心血管疾病因素。①年龄、糖尿病和吸烟被确认为是PAD发生的独立危险因素；②血脂异常也是一个公认的危险因素，而具体的血脂谱中的各项脂蛋白与PAD的关系则尚不明确；③性别和高血压与PAD的关系至今仍有争议；④肥胖可能反而是减少PAD发生风险的保护因素。此外，对于一些非传统心血管疾病因素，例如颈部斑块、种族差异对PAD发生的影响较为明确；纤维蛋白原也被认为与PAD的发生有较强的正相关关系。

对于外周静脉疾病（peripheral venous disease），其病因包括静脉壁损伤、静脉血流缓慢以及异常的血液高凝状态。因而高龄患者、临床长期卧床的患者、有过静脉血栓病史、恶性肿瘤、手术、创伤、原发性血液高凝状态、怀孕以及口服避孕药、人种、中心静脉插管、肠炎、系统性红斑狼疮等，均是静脉血栓形成的危险因素。

二、临床类型及表现

（一）临床类型

1. 外周动脉疾病　这是支配脑、内脏和肢体的血管结构和功能改变而引起的一系列非冠状动脉的动脉血管病变的总称。

(1)慢性缺血:常见的有血栓闭塞性脉管炎(thromboangiitis obliterans, TAO)、动脉硬化性闭塞症(arteriosclerotic obliteration, ASO)以及多发大动脉炎(takayasu arteritis, TA)等。

1)血栓闭塞性脉管炎:累及血管的炎症性、节段性和周期发作的慢性闭塞性病变,多见于下肢,严重者伴行静脉也会受累。多见于40岁以下年轻男性。

2)动脉硬化性闭塞症:一种全身性动脉病变,由于动脉粥样硬化物质的不断扩大和继发血栓形成,引起动脉管腔狭窄、闭塞,使肢体出现慢性或急性缺血症状,主要累及中大动脉,与代谢异常相关(高血压、血脂异常、高血糖),多发生于50岁以上患者。

3)多发大动脉炎:为主动脉及其主要分支的慢性进行性非特异性炎变,常引起不同部位的狭窄或闭塞。多发生于青年女性,男女比例为1∶2～1∶4,发病年龄以15～30岁为多。

(2)急性缺血:雷诺综合征(Raynaud's syndrome)是血管神经功能紊乱所引起的肢端小动脉痉挛性疾病,以阵发性四肢肢端(主要是手指)对称的间歇发白、发绀和潮红为临床特点,常为情绪激动和受寒冷所诱发。多见于20～40岁女性,寒冷季节发作较重。

2. 静脉缺血性疾病　常见的有静脉曲张(varicosis)和静脉血栓形成(venous thrombosis)。

(1)静脉曲张:是指由于血液瘀滞、静脉管壁薄弱等因素,导致静脉迂曲、扩张。身体多个部位的静脉均可发生曲张,最常发生的部位在下肢。此外,临床可见的还有食管胃底静脉曲张、精索静脉曲张及腹壁静脉曲张等。

(2)静脉血栓形成:是静脉的一种急性非化脓性炎症,并伴有继发性血管腔内血栓形成。疾病主要累及四肢浅表静脉或下肢深静脉。深静脉血栓形成(deep venous thrombosis, DVT)是血液在深静脉内不正常凝结引起的静脉回流障碍性疾病,多发生于下肢;血栓脱落可引起肺动脉栓塞(pulmonary embolism, PE),两者合称为静脉血栓栓塞症(venous thromboembolism, VTE)。DVT常导致PE和血栓后综合征(post thrombotic syndrome, PTS),严重者显著影响生活质量,甚至导致患者死亡。

(二)常见临床表现

1. 感觉异常

(1)痛觉:包括间歇性疼痛和持续性疼痛。

1)间歇性疼痛:可分为运动性疼痛、体位性疼痛和温差性疼痛,疼痛主要是由于在运动、体位、温度的改变而导致耗氧的增加,但动脉狭窄的情况下,不能增加的耗氧部分出现相对缺血缺氧,一般情况下休息可缓解,如间歇性跛行(intermittent claudication)造成的疼痛。

2)持续性疼痛:包括静息痛和胀痛,是指肢体在静止状态下产生的疼痛,疼痛持续存在,尤其以夜间为甚。动静脉疾病均可导致持续性疼痛,动脉疾病是由于血管闭塞导致缺血性神经炎,坏死毒物刺激导致疼痛;静脉则是因为回流受阻,血管肿胀导致持续性疼痛。

(2)温觉:主要是对温度感觉的丧失或减退。

(3)触觉:可表现为麻木、针刺感或蚁行感。

2. 形态和色泽改变　形态的改变包括病变部位的肿胀、萎缩、异常增长以及局部肿块。色泽的改变包括出现异常色泽、指压性色泽改变、运动性色泽改变和体位性色泽改变,如肢体抬高试验(buerger test),即观察抬高下肢及下肢下垂的皮肤颜色变化。

3. 结构异常　可见皮肤及其附件的结构异常,如静脉曲张可见下肢浅静脉的迂曲扩张。

4. 组织破坏　主要表现为溃疡或坏疽。

三、治疗目的与原则

(一)外周动脉疾病

对于PAD患者,其治疗目的在于改善血流,减缓疼痛,减轻跛行,改善行走能力和生存质量,抑制疾病进展,预防或治疗溃疡和坏疽,防止发生心血管并发症或死亡,以及预防和延迟全身动脉粥样硬化进展。

1. 预防策略　包括戒烟,日常锻炼(30 min/d),地中海饮食,维持体重(体质量指数小于等于25 kg/m^2),控制血压、胆固醇和血糖。

2. 治疗方法　包括改变生活方式、药物治疗、介入治疗、手术及新型治疗方法(例如基因治疗)。

(二)外周静脉疾病

1. 下肢静脉曲张及慢性静脉疾病　治疗目的包括减轻患者症状,防止血栓形成。治疗方法包括压力疗法、静脉活性药物疗法、开放性静脉手术、腔内热消融术、硬化剂疗法等。

2. DVT　治疗目的包括抑制血栓蔓延,促进血栓自溶和管腔再通,减轻症状,降低PE发生率和病死率。早期治疗包括抗凝、溶栓、手术取栓、下腔静脉滤器置入,长期治疗则包括抗凝、静脉应用血管活性药物、物理治疗如加压弹力袜和间歇气压治疗等。

四、治疗药物与临床应用

(一)治疗外周动脉疾病药物

首先要针对心血管危险因素进行治疗,包括调血脂、抗高血压、降糖、抗凝和抗血小板治疗。常用于外周动脉的抗血小板活性药有以下几种。

1. 西洛他唑(cilostazol)　为一种强效磷酸二酯酶Ⅲ抑制剂,具有抗血小板活性和舒张血管特性,不仅能够直接抑制血小板功能,改善内皮细胞功能,还可通过减少循环中活化或预调节的血小板数目,有效预防血栓性疾病,是目前治疗间歇性跛行的一线药物。

2. 前列腺素类　分为静脉和口服剂型,前者如前列地尔(alprostadil)等,后者如贝前列素钠(beraprost sodium)及伊洛前列素(iloprost)等。药理作用是扩张血管、保护血管内皮、抗内膜增生、抗血小板。可提高患肢的踝臂指数,改善由下肢缺血引发的间歇性跛行、静息痛以及溃疡等症状。

踝臂指数(ankle brachial index, ABI)即踝/臂血压比值,为踝与臂收缩压的比值,是评价外周动脉疾病简便而重要的指标。ABI 与主要心血管危险因素(包括吸烟、收缩压、舒张压)密切相关,是预测心血管事件和死亡的重要危险因素。

3. 沙格雷酯(sarpogrelate) 为 5-HT_2受体选择性拮抗药,抑制血小板凝集及血管收缩。用于改善慢性动脉闭塞症引起的溃疡、疼痛及冷感等缺血症状。

(二)治疗外周静脉疾病药物

抗凝是外周静脉疾病,尤其是 DVT 的基本治疗方案,常用药物包括普通肝素、低分子肝素、维生素 K 拮抗剂、直接Ⅱa 因子抑制剂、Ⅹa 因子抑制剂等。

1. 普通肝素 治疗剂量个体差异较大,使用时必须监测凝血功能,一般采用静脉持续给药。普通肝素可引起肝素诱导的血小板减少症(heparin induced thrombocytopenia, HIT),在使用的第 3~6 天应复查血小板计数。HIT 诊断一旦成立,应停用普通肝素。

2. 低分子肝素 出血性不良反应少,HIT 发生率低于普通肝素,使用时大多数患者无需监测凝血功能。

3. 维生素 K 拮抗剂 最常用的为华法林,是长期抗凝治疗的主要口服药物,效果评估需监测凝血功能的国际标准化比值(INR)。治疗剂量范围窄,个体差异大,药效易受多种食物和药物影响。首日常与低分子肝素或普通肝素联合使用,2~3 天后开始测定 INR,当 INR 稳定在 2~3 并持续 24 小时后,停用低分子肝素或普通肝素,继续华法林治疗。

4. 直接Ⅱa 因子抑制剂 代表药物为阿加曲班(argatroban),相对分子质量低,能进入血栓内部,对血栓中凝血酶的抑制能力强于普通肝素。肝素诱导的血小板减少症(HIT)及存在 HIT 风险的患者更适合使用。

5. 间接Ⅹa 因子抑制剂 代表药物为磺达肝癸钠,皮下注射给药,治疗剂量个体差异小,每日 1 次,无需监测凝血功能。对肾功能影响小于低分子肝素。

6. 直接Ⅹa 因子抑制剂 代表药物为利伐沙班,治疗剂量个体差异小,无需监测凝血功能。单药治疗急性 DVT 与其标准治疗(低分子肝素与华法林合用)疗效相当。

7. 静脉血管活性药物 ①黄酮类(flavonoids):可以促进静脉血液回流,减轻患肢肿胀和疼痛,从而改善症状。②七叶皂苷(aescine):具有抗炎,减少渗出,增加静脉血管张力,改善血液循环,保护血管壁等作用。

五、用药注意事项与患者教育

1. 既往有 HIT 病史的患者禁用肝素和低分子肝素,可用磺达肝癸钠及利伐沙班。

2. 华法林用药剂量个体差异大,必须监测凝血酶原时间或国际标准化比值调整剂量。中国人所需的平均剂量低于欧美人种,可能与 CYP2C9 和 VKORC1(维生素 K 环氧化物还原酶复合物 1 亚单位)基因变异相关。

3. 华法林与很多药物、食物、保健品都有相互作用,富含维生素 K 的绿叶蔬菜可能会使华法林的作用降低,因此在用药期间应注意饮食的平衡。疾病状态也影响药效,肝功能异常(包括心源性肝损害)凝血因子合成减少,华法林作用加强;发热、甲亢等高代谢状态时华法林作用增强;腹泻、呕吐可影响药物吸收。

4. 华法林过量出血可用维生素 K 拮抗,不同厂家生产的华法林不能相互等量替代。

5. 肝功能不全患者,低分子肝素、磺达肝癸钠无需调整剂量;肝酶增高大于正常值上限(upper limit of normality, ULN)2 倍的患者,不建议应用达比加群酯;伴有凝血异常和临床相关出血风险的肝病患者禁用利伐沙班;严重肝功能不全及肝硬化患者禁用华法林。

6. 肾功能不全患者,华法林无需调整剂量;肌酐清除率低于 30 mL/min,避免应用低分子肝素钙、达比加群酯;肌酐清除率低于 20 mL/min,避免应用磺达肝癸钠;肌酐清除率低于 15 mL/min,避免应用利伐沙班。

复习思考题

1. 名词解释:(1)周围血管病;(2)外周动脉疾病;(3)外周静脉疾病;(4)血栓闭塞性脉管炎(TAO);(5)动脉硬化性闭塞症(ASO);(6)多发大动脉炎(TA);(7)雷诺综合征;(8)静脉曲张;(9)静脉血栓形成;(10)深静脉血栓形成(DVT);(11)肺动脉栓塞(PE);(12)静脉血栓栓塞症(VTE);(13)血栓后综合征(PTS);(14)间歇性疼痛;(15)肢体抬高试验;(16)踝臂指数(ABI);(17)肝素诱导的血小板减少症(HIT)。

2. 周围血管病的危险因素有哪些? 常见病因是什么?

3. 周围血管病常见临床类型有哪些? 主要临床表现是什么?

4. 周围血管病的治疗目的是什么? 治疗措施有哪些?

5. 常用于外周动脉疾病的抗血小板活性药有哪些? 作用特点是什么?

6. 治疗外周静脉疾病的药物有哪些? 如何应用?

7. 华法林的用药注意事项有哪些?

8. 新型抗凝药物有哪些? 与经典抗凝药相比优势是什么?

9. 肝功能不全患者如何选择抗凝药物?

10. 肾功能不全患者如何选择抗凝药物?

(山东省立医院　张雅慧)

第五章
消化系统疾病

第一节 消化不良

内容提要

本节主要介绍消化不良的概念、病因与发病机制、临床表现、药物治疗以及治疗过程中的用药注意事项与患者教育。要求了解消化不良的分类及临床表现，熟悉其病因及治疗策略，掌握治疗药物及治疗过程中的药学监护与患者教育。

消化不良(dyspepsia)是一组表现为上腹部疼痛或烧灼感、餐后上腹饱胀和早饱感的症候群，可伴有食欲缺乏、嗳气、恶心或呕吐等。该症状可由胃肠疾病所引起，也可能与胰、胆、肝脏等疾病有关。我国普通人群中有消化不良症状者达20%～30%，老年人中最高发。

一、病因与分类

从病因上可分为器质性消化不良(organic dyspepsia，OD)和功能性消化不良(functional dyspepsia，FD)。

1. 器质性消化不良　消化系统的很多疾病均可引起消化不良，其中以消化性溃疡(peptic ulcer)和胃食管反流病(gastroesophageal reflux disease，GERD)最为多见，肝(肝炎、脂肪肝、肝硬化)、胆囊(慢性胆囊炎)、胰腺(慢性胰腺炎)等疾病也可引起消化不良。消化系统恶性病变引起的消化不良在我国也不少见。消化系统以外的疾病也可引起消化不良，如糖尿病、慢性肾功能不全、充血性心力衰竭、甲状腺功能减退、贫血、儿童缺锌以及硬皮病等。某些药物如非甾体类抗炎药、茶碱、口服抗生素及补钾剂等均可引起消化不良症状。

2. 功能性消化不良　患者的症状源于上腹部，生化学及内镜等检查无异常发现，其临床表现难以用器质性疾病解释。发病机制尚未完全阐明，可能的因素有：①运动功能障碍是其主要病理基础，约有40%的FD患者存在胃排空延缓。②内脏高敏感性，可解释患者餐后出现的上腹饱胀或疼痛、早饱、体重下降等消化不良症状。③空腹时上腹部不适或疼痛、进食后减轻，以及抑酸治疗有效，提示其与胃酸分泌有一定关系。④幽门螺杆菌(helicobacter pylori，Hp)感染是慢性活动性胃炎的主要病因，有消化不良症状的Hp感染者可归属FD的范畴。⑤约半数以上FD患者存在精神心理障碍，其症状严重程度与抑郁、焦虑及恐惧等情绪反应有关。

二、临床表现

FD患者至少6个月，持续或间断在上腹部(剑突至脐孔之间)出现上腹疼痛或不适，经检查可排除引起这些症状的器质性病变，排便后不缓解(肠易激综合征除外)。根据症状分为两个亚型，常有重叠，有时难以区分；这种分型对选择治疗有一定帮助。

(1)上腹痛综合征(epigastric pain syndrome，EPS)：间断性、至少中等程度的上腹部疼痛或烧灼感，疼痛常因进餐诱发或缓解，但也可发生在空腹状态。

(2)餐后不适综合征(postprandial distress syndrome，PDS)：正常量餐后上腹胀、早饱、嗳气；早饱感可能使其不能完成平常餐量的进食。

三、治疗原则

1. 一般处理　帮助患者认识、理解病情，指导其改善生活方式、调整饮食结构和习惯、去除与症状相关的因素，提高患者应对症状的能力。

2. 治疗目的在于迅速缓解症状，提高患者生活质量，去除诱因，恢复正常生理功能，预防复发。对OD的治疗主要是针对原发病。FD的治疗策略应是依据其可能存在的病理生理学异常进行整体调节，选择个体化的治疗方案。偶然、短期的消化不良可能与饱餐、食用油腻食物、饮酒、服用药物、上感、早孕反应有关，可以寻找病因，对症处理并观察。

四、常用治疗药物

1. 抗酸剂　如氢氧化铝(aluminum hydroxide)、铝碳酸镁(hydrotalcite)等可减轻症状，但疗效不及抑酸剂。铝碳酸镁除抗酸以外，还能吸附胆汁，对伴有胆汁反流的患者可选用。

2. 抑酸剂　适用于非进餐相关消化不良，以上腹痛、烧灼感为主要症状者。常用抑酸剂包括组胺H_2受体拮抗剂(H_2 receptor antagonists，H_2RA)和质子泵抑制剂(proton pump inhibitor，PPI)两类。H_2RA有西咪替丁、雷尼替丁及法莫替丁(famotidine)等。PPI有奥美拉唑、兰索拉唑、泮托拉唑、雷贝拉唑(rabeprazole)和埃索美拉唑(esomeprazole)等。

3. 促动力剂　增加胃肠平滑肌张力及蠕动，增加胃排空速率，可明显改善与进餐相关的上腹部症状，如上腹饱胀、早饱等。

(1)多巴胺受体拮抗剂：①甲氧氯普胺具有较强的中枢镇吐作用，可增强胃动力，因可导致锥体外系反应(extrapyramidal symptoms，EPS)，不宜长期、大剂量使用。②多潘立酮为选择性外周多巴胺 D_2受体拮抗剂，能增加胃窦和十二指肠动力，促进胃排空，明显改善消化不良患者上腹不适、早饱、腹胀等症状。该药不透过血-脑屏障，因此无锥体外系不良反应。个别患者长期服用可出现乳房胀痛或溢乳现象。③伊托必利(itopride)通过拮抗多巴胺 D_2受体和抑制乙酰胆碱酯酶活性起作用，增强并协调胃肠运动，改善患者的临床症状。

(2)5-HT_4受体激动剂：莫沙必利(mosapride)可显著改善 FD 患者早饱、腹胀、嗳气等症状，未见心脏严重不良反应的报道，但对心血管不良反应仍应引起重视。

(3)红霉素：具有胃动素(motilin)样作用，静脉给药可促进胃排空，主要用于胃轻瘫的治疗，不推荐作为治疗 FD 的首选药物。

4. 助消化药　消化酶和微生态制剂可作为治疗消化不良的辅助用药。复方消化酶、微生态制剂可改善与进餐相关的腹胀、食欲缺乏等症状。

5. 根除 Hp 治疗　对合并 Hp 感染的 FD 患者，如应用抑酸剂、促动力剂治疗无效，建议给予根除 Hp 治疗，可使部分患者的症状得到长期改善。

6. 精神心理治疗　对抑酸和促动力药治疗无效、且伴有明显精神心理障碍的患者，可选择三环类抗抑郁药或选择性 5-HT 再摄取抑制剂(selective serotonin reuptake inhibitor，SSRI)。另外，行为、认知治疗及心理干预等也可能有益。精神心理治疗不但可以缓解症状，还可提高患者的生活质量。

五、治疗药物选择

消化不良的经验治疗适用于 40 岁以下、无报警征象(报警征象包括消瘦、贫血、上腹包块、频繁呕吐、呕血或黑便、年龄 40 岁以上的初发者、有肿瘤家族史等)、无明显精神心理障碍的患者。经验治疗时间一般为 2～4 周，无效者，应行进一步检查，明确诊断后有针对性地进行治疗。

1. 非处方药的选择　《国家非处方药目录》收载的相关非处方药有干酵母(酵母片)、乳酶生、胰酶(或多酶片)、胃蛋白酶、复合消化酶胶囊、龙胆碳酸氢钠、地衣芽孢杆菌胶囊、复合乳酸菌胶囊、双歧三联杆菌胶囊、多潘立酮等。

(1)对食欲减退者可服用增加食欲药，如口服维生素 B_1、维生素 B_6，一次 10 mg，每日 3 次；或口服干酵母片，一次 0.5～2 g，每日 3～4 次。

(2)对胰腺分泌功能不足或由于胃肠、肝胆疾病引起的消化酶不足者可选用胰酶片，成人一次 0.3～1 g，5 岁以上儿童一次 0.3 g，每日 3 次，进餐中服用。多酶片每片含淀粉酶 0.12 g、胃蛋白酶 0.04 g、胰酶 0.12 g，用于治疗消化不良和增加食欲，口服成人一次 2～3 片，每日 3 次，儿童酌减。

(3)对偶然性消化不良或进食蛋白食物过多者可选用乳酶生、胃蛋白酶合剂。乳酶生一次 0.3～1 g，每日 3 次；胃蛋白酶一次 0.2～0.4 g，每日 3 次，餐前服用。

(4)对餐后不适综合征可首选促动力药，或合用抑酸剂、消化酶、微生态制剂。伴有恶心呕吐者可选用甲氧氯普胺(老年人慎用)，或多潘立酮片，成人一次 10 mg，儿童一次

0.3 mg/kg，每日 3 次，于餐前 0.5～1 小时服用。

2. 处方药的选择

(1)对餐后不适综合征可选用莫沙必利，一次 5 mg，每日 3 次，餐前服用。

(2)对因胆汁分泌不足或消化酶缺乏引起的症状，可服用阿嗪米特(azintamide)肠溶片(每片含阿嗪米特 75 mg、胰酶 100 mg、纤维素酶 10 mg、二甲硅油 50 mg)，一次 1～2 片，每日 3 次，餐后服用。

(3)对上腹痛综合征可口服抗酸药、抑酸药、胃黏膜保护药或合用促动力剂。H_2RA 有雷尼替丁(非处方药)和法莫替丁，一般成人一次 1 粒，每日 2 次，于清晨和睡前服用。小剂量 PPI 能有效治疗功能性消化不良，有奥美拉唑、兰索拉唑等，通常每天 1 次，每次 1 片，早餐前服用。若伴有腹部疼痛、发热、尿色深等症状可能意味着患有慢性胆囊炎、胃溃疡或肝炎，应及时就医。

六、用药注意事项与患者教育

1. 消化酶和微生态制剂性质不稳定，应根据说明书要求正确储存，送服时不宜用热水。

2. 抗菌药物可抑制或杀灭活菌制剂的活性，吸附剂可吸附药物，如必须合用应间隔 2～3 小时。

3. 干酵母和乳酶生过量时可能发生腹泻；服用胰酶偶见腹泻、便秘、恶心及皮疹，其在酸性条件下易被破坏，故须用肠溶片，口服时不可嚼碎。

4. 多潘立酮可能引起心脏相关风险，若有心脏病，服药前最好咨询医生。如果正在服用酮康唑、克拉霉素等可能影响多潘立酮代谢，或有心脏毒性的药物，应先咨询医师或药师。服药期间，如果出现心率异常或心律失常的症状或体征，如头晕、心悸、晕厥或痉挛，应立刻停用，并及时就诊。服用时排便次数可能增加。多潘立酮对乳腺癌、嗜铬细胞瘤、机械性肠梗阻、胃肠出血患者禁用；对心律失常、接受化疗、妊娠期妇女慎用。

5. 功能性消化不良患者应注意调整饮食和生活方式，避免诱因，培养良好的生活习惯。避免烟酒和刺激性食物，饮食宜规律，细嚼慢咽。避免情绪过于波动，放松身心，适量运动，劳逸结合。

6. 消化不良患者禁用或慎用的药物有：①非甾体类抗炎药：阿司匹林、对乙酰氨基酚、保泰松(phenylbutazone)、吲哚美辛(indometacin)、布洛芬(ibuprofen)等。②抗菌药物：四环素。③糖皮质激素：泼尼松、地塞米松(DXM)、可的松(cortisone)等。

病例分析——功能性消化不良

【病史摘要】

患者女，37 岁，公务员。1 年前离婚后出现食欲缺乏，时重时轻，情绪不佳时加重，伴嗳气，无反酸、烧灼感，无呕血、黑便。经常叹气、失眠、头痛，对任何事情无兴趣。发病以来体重无明显变化，查体无明显阳性体征。胃镜示：食管、胃、十二指肠黏膜未见异常。腹部B超示：肝胆胰脾未见异常。实验室检查基本正常。既往健康，无长期用药史。

【诊断】

功能性消化不良。

【处方】

1. 枸橼酸莫沙必利片 5 mg×24 片，用法：5 mg，tid，餐前 30 分钟口服。

2. 氟西汀片 20 mg×14 片，用法：20 mg，po qd。

【治疗结果】

经过 1 周多的治疗，患者食欲好转，情绪有所改善，建议到精神科门诊治疗。

【用药分析】

患者为功能性消化不良伴抑郁状态，主要是对症治疗。有嗳气，无反酸相关症状，可给予胃肠促动力药。莫沙必利是选择性 5-HT_4 受体激动剂，可以增强上消化道运动。功能性消化不良症状的严重程度与抑郁、焦虑及恐惧等有关，氟西汀是选择性 5-HT 再摄取抑制剂，具有抗抑郁和抗焦虑作用，对 FD 有一定疗效。

复习思考题

1. 名词解释：(1)消化不良；(2)器质性消化不良(OD)；(3)功能性消化不良(FD)；(4)上腹痛综合征(EPS)；(5)餐后不适综合征(PDS)；(6)抗酸剂；(7) H_2 受体拮抗剂(H_2RA)；(8)质子泵抑制剂(PPI)；(9)促动力剂；(10)微生态制剂；(11)报警征象；(12)非甾体类抗炎药(NSAID)。

2. 消化不良的病因与分类是什么？

3. 消化不良常用治疗药物有哪几类？

4. 经验性治疗功能性消化不良的适用范围及策略是什么？

5. 用于治疗消化不良的非处方药有哪些？

6. 消化不良治疗过程中的用药注意事项有哪些？

7. 如何防治多潘立酮的心脏相关风险？

（山东大学药学院　郝国祥）

第二节　呕　吐

内容提要

恶心与呕吐是多种原因引起的一种临床症状，有效治疗的关键在于首先确定引起症状的基本原因。要求了解引起恶心与呕吐的多种原因，熟悉恶心呕吐的治疗目标与治疗方案，掌握常用治疗药物的应用及治疗过程中的药学监护与患者教育。

恶心(nausea)常为呕吐的前驱感觉，但也可单独出现，主要表现为上腹部的特殊不适感，常伴有头晕、流涎、脉搏缓慢、血压降低等迷走神经兴奋症状。呕吐(vomiting)是指胃内容物或一部分小肠内容物，通过食管逆流出口腔的一种复杂的反射动作。导致恶心与呕吐的原因很多，要求为不同的患者提供个体化的药物与非药物治疗措施。

一、病因与发病机制

1. 病因　引起恶心、呕吐的病因很广泛，包括多方面因素，几乎涉及各个系统。

(1)疾病：胃肠道、心脏、神经以及内分泌系统各种各样的病变均可引起恶心与呕吐。晕动症、与妊娠相关的恶心与呕吐也很常见。

(2)药物：癌症化疗药物易导致恶心与呕吐，有些甚至因为难以耐受而无法完成化疗方案。其他常见的原因包括使用口服避孕药、激素、口服降糖药、抗痉挛药及阿片类药物。地高辛与茶碱类，引发恶心与呕吐具有量效依赖性。乙醇和其他毒素也会引起恶心与呕吐。

(3)放射治疗：尤其是治疗腹部恶性肿瘤时也能诱导恶心与呕吐。

(4)术后恶心呕吐(postoperative nausea and vomiting，PONV)：发生于30%的外科手术患者，高危患者高达70%，这可能是由于切断或干扰了迷走神经，胃动力异常所致；麻醉药与手术持续时间长也可能引起PONV。

2. 发病机制　恶心与呕吐起因于胃肠道系统、前庭系统以及脑组织不同部分之间复杂的相互作用，是一个复杂的反射动作。中枢神经系统有两个区域与呕吐反射密切相关，一是位于延髓第四脑室底面的催吐化学感受区(chemoreceptor trigger zone，CTZ)，二是位于延髓外侧网状结构背部的呕吐中枢(vomiting center)。催吐化学感受区接受各种外来的化学物质或药物与内生代谢产物的刺激，并由此发出神经冲动，传至呕吐中枢，达到一定程度(即阈值)，呕吐中枢发出冲动，通过支配咽、喉部的迷走神经，支配食管及胃的内脏神经，以及膈肌神经和支配肋间肌及腹肌的脊神经，协调肌肉的反射动作，完成呕吐的全过程。

呕吐可将食入胃内的有害物质吐出，从而起反射性保护作用。但实际上呕吐往往并非由此引起，且频繁而剧烈的呕吐可引起失水、电解质紊乱、酸碱平衡失调、营养障碍等情况。

二、临床类型与表现

根据具体病因及发病机制的不同，呕吐可以分为反射性、中枢性、前庭障碍性、神经官能性四大类。不同病因的呕吐其呕吐的时间、呕吐与进食的关系、呕吐物的特点以及伴随症状会有不同，通过这些特点可以帮助判断呕吐的原因。

1. 反射性呕吐　内脏末梢神经传来的冲动刺激呕吐中枢引起的呕吐，称为反射性呕吐。反射性呕吐常有器质性疾病；呕吐与进食无明显关系；呕吐前有恶心，吐后感轻松，呕吐量多；常伴随食欲减退、消瘦、脱水与营养不良。

(1)消化系统疾病：①咽部受到刺激：如咽检查、吸烟、剧咳、鼻咽部炎症或溢脓等。

②胃、十二指肠疾病:急(慢)性胃肠炎、消化性溃疡、功能性消化不良、急性胃扩张或幽门梗阻、十二指肠壅滞、输出袢综合征等。③肠道疾病:急性阑尾炎、肠梗阻等。④肝胆胰疾病:急性肝炎、肝硬化、肝瘀血等。⑤腹膜及肠系膜疾病:急性腹膜炎、肠系膜上动脉综合征。

(2)其他系统疾病:①呼吸系统疾病,如急性肺炎在发病初期,可有呕吐,小儿尤为多见。百日咳在痉挛性咳嗽发作之后常有反射性呕吐。②泌尿系统疾病,如肾脏炎症。③循环系统疾病,急性心肌梗死的早期,特别是疼痛剧烈时常发生恶心呕吐,可能是由于心肌病灶的刺激引起迷走神经对胃肠的反射性作用所致;充血性心力衰竭,有时发生呕吐;低血压伴晕厥或休克初期,也常有恶心呕吐等自主神经失调症状。④妇产科疾病,如异位妊娠破裂等。

2. 中枢性呕吐　由中枢催吐化学感受区的刺激引起呕吐中枢兴奋而发生的呕吐,称为中枢性呕吐。常呈顽固性喷射性呕吐;呕吐与饮食无关,多在空腹时发生;呕吐前无恶心先兆,吐后不感轻松;常伴中枢神经系统损害的临床表现。

(1)神经精神疾病:偏头痛、脑膜炎、脑出血、脑栓塞、高血压脑病、脑肿瘤、颅脑损伤、脑震荡、颅内血肿、颅内感染、癫痫持续状态,以及胃神经症、神经性厌食等。

(2)内分泌与代谢紊乱:妇女早期妊娠、尿毒症、肝性昏迷、低血糖症、糖尿病酮症、代谢性酸碱失衡、甲亢危象、肾上腺皮质功能减退、营养不良、维生素缺乏症。

(3)药物:阿扑吗啡(apomorphine)、雌激素(estrogen)与避孕药(contraceptive)、链霉素、卡那霉素(kanamycin)、新霉素(neomycin)、庆大霉素、氯霉素(chloramphenicol)、红霉素、异烟肼、苯乙双胍(phenformin)、保泰松、苯妥英钠(phenytoin sodium)、各种抗癌药物等可因兴奋呕吐中枢而致呕吐。

(4)中毒:酒精、硫酸铜、铅、砷、砒、苯、苯胺、一氧化碳、有机磷等中毒。

(5)其他:休克、缺氧、急性溶血、中暑、高热等。

3. 前庭障碍性呕吐　常有原发病史及临床表现;呕吐与头部位置的改变有关;常伴眩晕、眼球震颤、耳鸣、面色苍白、血压下降等自主神经失调症状。

(1)迷路炎:即内耳炎,为耳部感染侵入内耳骨迷路或膜迷路所致,是化脓性中耳乳突炎较常见的并发症。

(2)梅尼埃病:一种特发性内耳疾病,主要病理改变为膜迷路积水,多发生于30～50岁的中青年人,儿童少见,男女发病无明显差别。双耳患病者占10%～50%。

(3)晕动病:是汽车、轮船或飞机运动时所产生的颠簸、摇摆或旋转等任何形式的加速运动,刺激人体的前庭神经而发生的疾病。

4. 神经官能性呕吐　嗅到不愉快的气味,听到震耳的噪音或见到厌恶的食物而出现的呕吐。这种呕吐与精神因素密切相关;无恶心,进食后立即发生;呕吐不费力,呕吐量不多,吐后即进食;营养状态无明显改变。女性和神经敏感者,其呕吐中枢兴奋阈值较低,受各种刺激时易发生呕吐。确诊为神经官能性呕吐须排除一切器质性疾病。

三、治疗原则

1. 对症治疗的目的是减轻恶心与呕吐的症状，以提高患者的生活质量。有效治疗恶心与呕吐，关键在于首先确定引起症状的根本原因。处理好病因才能消除恶心与呕吐。

2. 频繁持续性的呕吐将导致脱水以及代偿失常等并发症的发生，必须保证患者经口或静脉输入足够的水分和电解质，以预防并纠正水电解质紊乱。

四、常用止吐药物

1. 多巴胺受体拮抗剂

(1)甲氧氯普胺：阻断延髓催吐化学感受区的 D_2受体，对 5-HT_3受体亦有轻度抑制作用。同时，能阻断胃肠道多巴胺受体，加强胃和食管的蠕动，促进胃排空，从而减少胆汁和胃泌素分泌，起到协同止吐的作用。

(2)多潘立酮(吗丁啉)：选择性阻断外周多巴胺受体而止吐，还能阻断多巴胺对胃肠肌层神经丛突触后胆碱能神经元的抑制作用，促进乙酰胆碱释放而加强胃肠蠕动，促进胃的排空与协调胃肠运动。

2. 5-HT_3受体拮抗剂

(1)第一代：昂丹司琼为首个上市的 5-HT_3受体拮抗剂，此外还有托烷司琼、阿扎司琼(azasetron)、雷莫司琼(ramosetron)、多拉司琼(dolasetron)等，具有高选择性，可同时阻断外周和中枢的 5-HT_3受体。格拉司琼(granisetron)较昂丹司琼强 5～11 倍，作用持久，能以单剂量有效地预防化疗相关的恶心呕吐。

(2)第二代：帕洛诺司琼(palonosetron)为第一个获准用于预防迟发性化疗相关恶心呕吐的止吐药，一次性给药作用持续时间可达 6 天，显著改善了患者的用药依从性。

3. 5-HT_4受体激动剂　代表药物西沙必利(cisapride)，为全肠道动力药，可增强食管、胃、及十二指肠的收缩及蠕动。同类药物还有莫沙必利、替加色罗(tegaserod)。

4. 神经激肽-1(neurokinin-1, NK-1)受体拮抗剂　代表药物阿瑞吡坦，仅用于预防，对已发生的呕吐无效。用于急性化疗相关恶心呕吐，与 5-HT_3受体拮抗剂作用相仿，但在预防迟发性化疗相关恶心呕吐方面优于 5-HT_3受体拮抗剂。临床研究表明，阿瑞吡坦、5-HT_3受体阻滞剂和地塞米松联合应用，使急性呕吐控制率增加 20%，延迟性呕吐控制率增加 30%～40%，且阿瑞吡坦没有出现耐药性。

5. 抗胆碱能药物　东莨菪碱(scopolamine)阻断前庭系统内的毒蕈碱样受体(muscarinic receptor, M 受体)，终止中枢神经系统的信号传导，可以预防并治疗晕动症。

6. 抗组胺药物　常用于预防及治疗晕动症、眩晕或偏头疼引起的恶心与呕吐。如苯海拉明、茶苯海明(乘晕宁，dimenhydrinate)、美克洛嗪(氯苯甲嗪，meclizine)等作为非处方药，便于患者的自我治疗。

7. 糖皮质激素　地塞米松和甲泼尼龙(methylprednisolone)可作为治疗化疗相关恶心呕吐的首选药物，也能使预防化疗相关恶心呕吐的有效率提高。

8. 苯二氮䓬类(benzodiazepines，BDZ)药物　代表药物劳拉西泮(lorazepam)，可以阻止从大脑皮质和边缘系统到脑干呕吐中枢的传导，用于预防及治疗化疗相关恶心呕吐。

9. 其他　维生素 B_6 可以促进 γ-氨基丁酸的生成，抑制小儿惊厥和呕吐。

五、用药注意事项与患者教育

1. 确定恶心与呕吐的病因，并尽可能消除，建议患者避免接触已知的诱发因素。

2. 多数妊娠妇女受恶心与呕吐影响，在药物选择上致畸性是主要的考虑因素，必须权衡利弊。首先考虑非药物治疗，如饮食、身体治疗及行为疗法。

3. 莨菪生物碱类药物对膀胱逼尿肌、输尿管都有解痉作用，老年人用药后容易发生排尿困难、便秘、口干(尤其是男性)，若在静脉滴注过程中出现排尿困难，可肌内注射新斯的明(neostigmine)0.5～1 mg 或氢溴酸加兰他敏(galanthamine hydrobromide)解除症状。该类药物还可抑制腺体分泌，而老年人汗液分泌减少，散热功能弱，夏季用药时可引起闭汗作用，使体温升高，老年人夏天尤要慎用。另外，易诱发未经诊断的青光眼。

4. 反复或大剂量使用促胃肠动力药甲氧氯普胺，可致中枢神经抑制或锥体外系反应，表现为肌震颤、发音困难、共济失调等，故无论成人或儿童，一天剂量不宜超过0.5 mg/kg。并避免与吩噻嗪类抗精神病药、三环类抗抑郁药等可引起锥体外系反应的药物合用。昂丹司琼等 5-HT_3受体拮抗剂没有锥体外系反应、神经抑制等不良反应。

5. 除莫沙必利外，促胃肠动力药如多潘立酮、甲氧氯普胺、伊托必利可刺激垂体泌乳素的过度分泌，从而引起女性泌乳、卵巢功能紊乱，甚至闭经；男性可致乳房发育、性欲减退等，停药后即恢复正常。维生素 B_6 可抑制泌乳素分泌，减轻本品的泌乳反应。

复习思考题

1. 名词解释：(1)恶心；(2)呕吐；(3)术后恶心呕吐(PONV)；(4)催吐化学感受区(CTZ)；(5)呕吐中枢；(6)反射性呕吐；(7)中枢性呕吐；(8)前庭障碍性呕吐；(9)梅尼埃病；(10)晕动病；(11)神经官能性呕吐；(12)5-HT_3受体拮抗剂；(13)5-HT_4受体激动剂；(14)神经激肽-1(NK-1)受体拮抗剂；(15)锥体外系反应(EPS)。

2. 呕吐的反射过程是什么？

3. 根据病因，呕吐分为哪几类？

4. 引起中枢性呕吐的因素有哪些？

5. 治疗呕吐的常用药物有哪几类？代表药物是什么？

6. 促胃肠动力药的用药注意事项是什么？

(山东大学药学院　郝国祥)

第三节 腹泻

内容提要

腹泻是生活中的常见症状，原因有很多种。要求了解腹泻的病因、分类与临床表现，依据不同的腹泻诊断选择合理的治疗方案，熟悉腹泻的治疗目标与原则，掌握常用治疗药物的应用及治疗过程中的药学监护与患者教育。

腹泻是一种常见症状，排便在一日内超过 3 次，或粪便中脂肪成分增多，或带有未消化的食物、黏液、脓血者称为腹泻。

一、临床分类与表现

腹泻分为急性、慢性两种类型。

1. 急性腹泻 起病急骤，病程较短。多见于肠道感染、食物中毒、出血性坏死性肠炎、急性局限性肠炎、肠型紫癜等。集体食堂就餐人员成批发病且症状相同为食物中毒、流行性腹泻或传染病的流行。

(1)粪便性状：各种腹泻表现不尽相同。粪便呈稀薄水样且量多，为分泌性腹泻；脓血便或黏液便可见于感染性腹泻、炎症性肠病等；暗红色果酱便见于阿米巴痢疾；血水或洗肉水样便见于嗜盐菌性食物中毒和急性出血坏死性肠炎；黄水样便见于沙门菌属或金葡菌性食物中毒；米泔水样便见于霍乱或副霍乱；脂肪泻和白陶土色便，见于胆道梗阻；黄绿色混有奶瓣便见于儿童消化不良。而动力性腹泻多为水便、伴有粪便的颗粒。

(2)腹痛：小肠炎性腹泻，腹泻后腹痛多不缓解；结肠炎性腹泻于腹泻后腹痛多可缓解；动力性腹泻下泻急促，同时腹部有肠鸣音，腹痛剧烈。

2. 慢性腹泻 起病缓慢，迁延不愈超过两个月者属于慢性腹泻。可见于：①消化系统疾病，如肠道感染、肠道非感染性疾病、肠道肿瘤、胃部疾病、胰腺疾病和肝胆疾病。②其他系统疾病，如内分泌及代谢性疾病，神经功能紊乱。③药物不良反应。

二、治疗原则

腹泻治疗的目标是减轻症状，给予对症和支持治疗。寻找病因，对病因进行治疗。

1. 一般治疗

(1)纠正腹泻所致的失水、电解质紊乱和酸碱平衡失调。补充体液不是减轻腹泻的治疗措施，但是可以重新恢复体液平衡。

(2)严重营养不良者，给予营养支持。谷氨酰胺是体内氨基酸池中含量最多的氨基酸，是生长迅速的肠黏膜细胞所需的氨基酸，与肠黏膜免疫功能、蛋白质合成有关。因此，对弥漫性黏膜受损者，应给予谷氨酰胺。

(3)乳糖不耐受症者食物应剔除乳糖；麦胶性乳糜泻者食物应剔除麦胶类成分。高渗性腹泻者应停食高渗食物或药物。对于胆汁酸缺乏所致的脂肪泻，中链脂肪酸不需经结合胆盐水解和微胶粒形成等过程而直接经门静脉系统吸收，可用其代替日常食用的长链脂肪酸。

2. 药物治疗　感染性腹泻需抗病原体治疗，一般禁用止泻药物。对非感染性腹泻在治疗病因的前提下，为尽快缓解腹泻症状，可应用止泻药物，防止机体过度脱水、水盐代谢失调、消化及营养障碍。

三、常用治疗药物

1. 吸附药和容积性药物　双八面体蒙脱石(dioctahedral-smectite)是具有双八面体层纹结构的微粒，具有加强、修复消化道黏膜屏障，固定、清除多种病原体和毒素的作用。绿坡缕石(attapulgite)可以吸收粪便中过量的水分且不良反应很少。聚卡波非钙(calcium polycarbophil)是一种亲水聚丙烯酸酯，也可以作为吸附剂，与大约60倍重的水分结合形成凝胶促进大便成形。药用炭(medical charcoal)能吸附肠内细菌及气体，防止毒物吸收，减轻肠内容物对肠壁的刺激，使蠕动减少，从而止泻。

2. 抗动力药　延长肠运送时间可以减少大便水分。这类药物有洛哌丁胺和地芬诺酯(diphenoxylate)，直接作用于肠壁的阿片受体，阻止乙酰胆碱和前列腺素的释放，抑制肠道纵行和环形平滑肌收缩，从而抑制肠蠕动，延长肠内容物的通过时间，并通过延长食物在小肠内的停留时间，促进水、电解质及葡萄糖的吸收。抗动力药可以缓解急性腹泻症状，适用于治疗成年人无并发症的急性腹泻，不适用于幼儿。

3. 抗分泌药　碱式水杨酸铋剂(bismuth subsalicylate)具有抑制分泌和抗菌效果，用于治疗急性腹泻。奥曲肽已用于癌症化疗、糖尿病、胃切除及胃肠肿瘤相关的严重分泌性腹泻。

4. 微生态制剂　通过增加胃肠道的正常微生物，对抗潜在病原的定植。

5. 口服补液盐Ⅲ(oral rehydration salt Ⅲ，ORS Ⅲ)　ORS Ⅲ 比 ORS Ⅱ 渗透压降低，治疗腹泻为首选。低渗ORS有助于缩短腹泻持续时间，减少静脉补液约33%，减少粪便排出量约20%，减少呕吐次数约30%，同时可预防和纠正脱水。其配方和组成如下：①配方(g/L)：氯化钠2.6，无水葡萄糖13.5，氯化钾1.5，枸橼酸钠2.9。②组成(mmol/L)：钠75，氯65，葡萄糖75，钾20，柠檬酸10，总渗透压34。

四、各种腹泻治疗药物选择

1. 感染性腹泻

(1)细菌感染的急性腹泻：可选用吡哌酸(pipemidic acid)、左氧氟沙星、环丙沙星。轻度急性腹泻首选小檗碱(黄连素)，口服成人一次0.1～0.4 g；儿童根据年龄给予相应剂量。或同时口服药用炭或鞣酸蛋白(tannalbin)：药用炭成人1～3 g，儿童0.3～0.6 g，每日3次，餐前服用；鞣酸蛋白，成人一次1～2 g，每日3次，儿童1岁以下一次0.125～

0.2 g，2～7 岁一次 0.2～0.5 g，每日 3 次，空腹服用。

(2)病毒性腹泻：此时应用抗菌药物或微生态制剂基本无效，可选用抗病毒药，如阿昔洛韦、泛昔洛韦等。

2. 非感染性急慢性腹泻　抗动力药可缓解急性腹泻症状，首选洛哌丁胺，初始剂量成人一次 2～4 mg，儿童 2 mg，以后一次腹泻 2 mg，一日总量 16 mg；慢性腹泻，初始一次 4 mg，儿童 2 mg，以后依据症状调节剂量，一日 2～12 mg。或地芬诺酯，成人一次 2.5～5 mg，每日 2～4 次；儿童 2～5 岁一次 2 mg，每日 3 次；5～8 岁一次 2 mg，每日 4 次，8～12 岁一次 2 mg，每日 5 次。

3. 胰腺功能不全所致消化不良性腹泻　应服用胰酶(pancreatin)。对摄入脂肪过多者可服用胰酶和碳酸氢钠(sodium bicarbonate)；对摄食蛋白而致消化不良者，宜服用胃蛋白酶(pepsin)；对同时伴腹胀者可选用乳酶生(lactasin)或二甲硅油(dimeticone)。

4. 化学刺激引起的腹泻　可选用双八面体蒙脱石，成人一次 1 袋，首剂加倍，每日 3 次；儿童一岁以下一日 1 袋，分两次给予；1～2 岁一次 1 袋，每日 1～2 次；2 岁以上一次 1 袋，每日 2～3 次。

5. 肠道菌群失调性腹泻　可补充微生态制剂，如复方嗜酸乳杆菌片(compound eosinophil-lactobacillus tablet)、双歧三联活菌胶囊(bifid triple viable capsule)等。

五、用药注意事项与患者教育

1. 由于腹泻是由多种不同病因所致，所以应用止泻药治疗的同时，实施对因治疗不可忽视。

2. 因胰腺功能不全引起的消化不良性腹泻，应用胰酶替代疗法。

3. 由于胃肠液中钾离子浓度较高，腹泻常可致钾离子的过量丢失，低血钾可影响到心脏功能，需特别注意补充钾盐。

4. 长期或剧烈腹泻时，体内水、盐代谢障碍，常见脱水症和钠、钾代谢紊乱，严重者危及生命。由于水分大量排出，全身血容量下降，血液黏稠度增加，血流缓慢，使脑血液循环恶化，诱发脑动脉闭塞、脑血流量不足、脑梗死。因此，在针对病因治疗的同时，还应及时补充水和电解质，以调整不平衡状态。推荐使用 ORS，每袋加 1000 mL 凉开水溶解后随时口服，4～6 小时服完。

5. 微生态制剂主要用于肠道菌群失调引起的腹泻，或由寒冷和各种刺激所致的激惹性腹泻。但对由细菌或病毒引起的感染性腹泻早期不用；在应用抗感染药和抗病毒药后期，可辅助给予，以帮助恢复菌群的平衡。微生态制剂为活菌制剂，不宜与抗菌药物、药用炭、黄连素、鞣酸蛋白同时应用。如需合用，至少应间隔 2～3 小时。

6. 药用炭可影响儿童的营养吸收，3 岁以下的儿童如患长期的腹泻或腹胀禁用；另外，也不宜与维生素、抗菌药物、生物碱、各种消化酶同时服用。

7. 洛哌丁胺不能用于有发热、便血的细菌性痢疾的治疗。对急性腹泻者，使用 48 小时后无改善，应及时停用。2 岁以下儿童不宜使用。

病例分析——肠道菌群失调

【病史摘要】

患者男，70岁，退休。15天前无明显诱因出现腹泻，为水样便，每日6～8次，无黏液脓血，不伴里急后重，无恶心、呕吐、发热、腹痛等。自述在诊所给予“头孢”静脉输液1周，无明显好转。大便仍每日数次，稀水样，带大量泡沫，无发热、腹痛等。既往体健。查体无明显异常，血常规无明显异常。大便镜检白细胞1～3/HP，大便涂片显示肠道细菌总数减少，菌群分布Ⅰ度失调。

【诊断】

肠道菌群失调。

【处方】

嘱患者进食易消化食物。枯草杆菌肠球菌二联活菌胶囊0.25 g×48粒，每次0.5 g，po tid。

【治疗结果】

服用1周后，患者症状缓解。

【用药分析】

患者无明显感染性腹泻的症状，使用抗菌药物后腹泻无缓解，大便涂片显示肠道细菌明显减少，菌群分布Ⅰ度失调。对于该患者可以尝试使用微生态制剂治疗。

复习思考题

1. 名词解释：(1)腹泻；(2)急性腹泻；(3)慢性腹泻；(4)感染性腹泻；(5)非感染性腹泻；(6)吸附药和容积性药物；(7)抑制肠蠕动药物(抗动力药)；(8)抗分泌药；(9)益生菌；(10)口服补液盐Ⅲ(ORS Ⅲ)；(11)药用炭。
2. 腹泻有哪些类型，其主要临床表现是什么？
3. 腹泻的治疗目标是什么？
4. 腹泻的常用治疗药物有哪几类？
5. 感染性腹泻应如何用药？
6. 试述口服补液盐Ⅲ(ORS Ⅲ)的配方和组成，其作用是什么？
7. 微生态制剂的用药注意事项有哪些？

（山东大学药学院　郝国祥）

第四节　便秘

内容提要

本节介绍便秘的临床表现、病因分类及防治措施。要求了解便秘的临床表现及分类，熟悉便秘的治疗原则，掌握常用治疗药物，特殊人群便秘的治疗措施，并能针对不同的便秘选择药物，做好用药监护与患者教育。

便秘(constipation)表现为排便次数减少、粪便干硬和(或)排便困难。排便次数减少指每周排便少于3次；排便困难包括排便费力、排出困难、排便不尽感、排便费时及需手法辅助排便。慢性便秘的病程至少为6个月。

一、临床表现与分类

便秘仅是一种症状，不一定是疾病，是由于粪便在肠内停留太久，水分太少，表现为大便干结，并感到排便费力、排出困难和排不干净。有些患者可同时出现下腹部膨胀感、腹痛、恶心、食欲减退、口臭、口苦、全身无力、头晕、头痛等感觉。有时在小腹可摸到包块及发生痉挛的肠管。便秘可由多种原因引起，主要分为功能性便秘和器质性便秘。另外，尚有一种慢传输型便秘(slow transit constipation, STC)，病因不明。

1. 功能性便秘　常见原因有：①不良的饮食习惯，由于进食量不足或食物过于精细，没有足够的食物纤维以致食物残渣太少；②饮水不足及肠蠕动过缓，导致从粪便中持续再吸收水分和电解质；③缺乏锻炼使体内的肠蠕动不够；④排入直肠粪便重量的压力达不到刺激神经末梢感受器兴奋的正常值(25～50 g)，形成不了排便反射；⑤结肠运动功能紊乱，常见于肠易激综合征；⑥长期滥用泻药；⑦生活不规律和不规则的排便习惯。

2. 器质性便秘　原因有：①直肠与肛门病变；②局部病变导致排便无力；③结肠完全或不完全梗阻；④腹腔或盆腔内肿瘤压迫；⑤全身性疾病导致肠肌松弛；⑥药物不良反应。

3. 慢传输型便秘　是指结肠的传输功能障碍，肠内容物传输缓慢引起的便秘。多发于育龄期妇女，而且随着时间的推移其症状逐渐加重，一部分患者最终须行结肠次全或部分切除术。可能的因素有：①不良排便习惯；②长期大量应用刺激性泻药时，可造成结肠神经丛、间质细胞甚至平滑肌破坏或消失，最终导致结肠蠕动明显减弱或消失；③饮食习惯；④精神因素；⑤脊髓高位截瘫；⑥内分泌紊乱；⑦胃肠调节肽分泌异常。

二、治疗原则

治疗的目的是缓解症状，恢复正常肠道动力和排便生理功能。因此，总的原则是个体化的综合治疗，包括推荐合理的膳食结构，建立正确的排便习惯，调整患者的精神心理状态；对有明确病因者进行病因治疗；需长期应用通便药维持治疗者，应避免滥用泻药；外科手术应严格掌握适应证，并对手术疗效作出客观预测。

1. 调整生活方式

(1)合理的膳食、多饮水、运动、建立良好的排便习惯是慢性便秘的基础治疗措施。膳食中增加纤维素和水分的摄入，推荐每日摄入膳食纤维 25～35 g，每日至少饮水 1.5～2.0 L。适度运动，尤其对久病卧床、运动少的老年患者更有益。

(2)建立良好的排便习惯。结肠活动在晨醒和餐后最为活跃，建议患者在晨起或餐后 2 小时内尝试排便，排便时集中注意力，减少外界因素的干扰，只有建立良好的排便习惯，才能真正完全解决便秘问题。

2. 药物治疗　选用通便药时应考虑循证医学证据、安全性、药物依赖性，避免长期使用刺激性泻药。

3. 精神心理治疗　给予合并精神心理障碍、睡眠障碍的患者心理指导和认知疗法等，使患者充分认识到良好的心理状态和睡眠对缓解便秘症状的重要性；合并明显心理障碍的患者可给予抗抑郁焦虑药物治疗，存在严重精神心理异常的患者应转至精神心理科接受专科治疗。但应注意个体敏感性和耐受性的差异，避免选择多靶点作用的抗抑郁焦虑药物。

三、常用治疗药物

1. 容积性泻药(膨松药)　通过滞留粪便中的水分，增加粪便含水量和粪便体积而起到通便作用，主要用于轻度便秘患者，服药时应补充足够的液体。常用药物有欧车前(psyllium)、聚卡波非钙、麦麸(wheat bran)等。

2. 渗透性泻药　可在肠内形成高渗状态，吸收水分，增加粪便体积，刺激肠道蠕动，可用于轻、中度便秘患者，药物包括聚乙二醇(polyethyleneglycol)、不被吸收的糖类(如乳果糖，lactulose)和盐类泻药(如硫酸镁)。聚乙二醇口服后不被肠道吸收、代谢，其含钠量低，不引起肠道净离子的吸收或丢失，不良反应少。乳果糖在结肠中可被分解为乳酸和乙酸，促进生理性细菌的生长。过量应用盐类泻药可引起电解质紊乱，老年人和肾功能减退者应慎用。

3. 刺激性泻药　作用于肠神经系统，增强肠道动力和刺激肠道分泌，包括比沙可啶(bisacodyl)、酚酞(phenolphthalein)、蒽醌类(anthraquinones)和蓖麻油(castor oil)等。短期按需服用比沙可啶是安全有效的。长期使用蒽醌类泻药可致结肠黑变病，但与肿瘤的关系尚存争议。因动物实验显示，长期使用刺激性泻药可能导致不可逆的肠神经损害，建议短期、间断使用。

4. 灌肠药和栓剂　通过肛内给药，润滑并刺激肠壁，软化粪便，使其易于排出。适用于粪便干结、粪便嵌塞患者的临时用药。如便秘合并痔疮者可用复方角菜酸酯(compound carraghenate)制剂。

5. 促动力药　作用于肠神经末梢，释放运动性神经递质、拮抗抑制性神经递质或直接作用于平滑肌，增加肠道动力，对 STC 有较好效果。如高选择性 5-HT_4受体激动剂普芦卡必利(prucalopride)能缩短结肠传输时间，安全性和耐受性良好。

6. 微生态制剂　可直接补充人体正常细菌，调整肠道菌群平衡。有文献报道益生菌

(probiotics)能改善慢性便秘的症状。

7. 促分泌药　刺激肠液分泌,促进排便。包括鲁比前列酮(lubiprostone)、利那洛肽(linaclotide),目前尚未在国内上市。

四、特殊人群便秘的治疗措施

1. 老年人　缺乏运动、因慢性疾病服用多种药物是老年人发生便秘的重要原因,应尽量停用导致便秘的药物,注意改变生活方式。对粪便嵌塞者,应首先清除嵌塞的粪便。通便药可首选容积性泻药和渗透性泻药,对严重便秘患者,也可短期适量应用刺激性泻药。

2. 妊娠妇女　增加膳食纤维、多饮水和适当运动是这类患者的主要治疗措施,容积性泻药、乳果糖、聚乙二醇安全性好,可选用。比沙可啶尚少见致畸的报道,但会引起肠痉挛。应避免使用蒽醌类泻药和蓖麻油。

3. 儿童　基础治疗包括家庭教育、合理饮食和排便习惯训练,对于粪便嵌塞者,可选用甘油制剂(通用名为开塞露)或温氯化钠溶液灌肠。容积性泻药、乳果糖、聚乙二醇也证明有效,且耐受性良好。

4. 糖尿病患者　便秘是糖尿病患者常见的消化道症状,虽然控制血糖可能对糖尿病患者的便秘治疗有益,但糖尿病便秘仍少有特异性的治疗措施。可尝试使用容积性泻药、渗透性泻药和刺激性泻药。

5. 终末期患者　发生便秘与运动和进食减少、使用阿片类药物等有关,预防性使用泻药极为重要。推荐刺激性泻药或联合渗透性泻药或润滑性泻药。有报道称,外周 μ-阿片受体拮抗药甲基纳曲酮(methylnaltrexone)和促分泌药鲁比前列酮对阿片类药物引起的便秘有效。

五、用药注意事项与患者教育

1. 由于便秘的原因很多,各种急慢性疾病均可以引起,应积极寻找病因进行针对性治疗;增加运动量,改变不良的饮食习惯,多食蔬菜和水果,尽量不用或少用泻药。口服泻药只是临时的措施,一旦便秘缓解,就应停用,连续使用不宜超过 7 天,若仍未缓解应及时就医。

2. 对于长期慢性便秘者,不宜长期大量使用刺激性泻药,因为药物可损伤肠壁神经丛细胞,造成进一步便秘。对结肠低张力所致的便秘,于睡前服用刺激性泻药,以达次日清晨排便的目的;或用开塞露。对结肠痉挛所致的便秘,可用膨胀性或润滑性泻药,并增加食物中纤维的数量。

3. 乳果糖适用于肝性脑病患者及长期卧床的老年患者,需长期规律应用,最好不要间断,以维持正常排便,预防粪便嵌塞。对糖尿病患者慎用,对乳酸血症患者禁用。乳果糖在开始服药时常会引起胃肠胀气和绞痛,一般为暂时性的;剂量过大,可引起水样腹泻。

4. 比沙可啶有较强刺激性,应避免吸入或与眼睛、皮肤黏膜接触,在服药时不得嚼碎,服药前后 2 小时不要喝牛奶、口服抗酸剂或刺激性药物;妊娠期妇女慎用,急腹症患者禁用。

5. 硫酸镁宜在清晨空腹服用，并大量饮水，以加速导泻和防止脱水。在排便反射减弱引起腹胀时，禁用硫酸镁，以免突然增加肠内容物而不能引起排便。老年人慎用。

6. 长期使用番泻叶（folium sennae）、芦荟（aloe）、大黄（rhubarb）等含蒽醌类泻药会发生结肠黑变病，长期服用刺激性泻药可能引起泻剂性肠病（cathartic bowel disease）。上述两种与泻剂相关的并发症在停药后均可逐渐恢复。

病例分析——功能性便秘

【病史摘要】

患者女，43 岁，工人。间断性大便干结伴恶心、呕吐 2 年。2 年来无明显诱因出现大便干结，每 4～5 天一次，伴恶心、呕吐，呕吐物为少量胃内容物，偶感腹痛，为间断性绞痛，进食多纤维食物及饮蜂蜜水后，排便改善不明显。无食纳及体重改变，查体未见异常，腹部超声、结肠镜、大便常规、腹部立位平片均未见异常。

【诊断】

功能性便秘。

【处方】

盐酸伊托必利片 50 mg×48 片，每次 50 mg，po tid。

【治疗结果】

治疗一周后，恶心、呕吐及下腹部疼痛症状消失。

【用药分析】

患者为肠道功能性便秘，给予一般治疗（改变生活方式及饮食）效果不佳，因此给予药物治疗。盐酸伊托必利通过对多巴胺 D_2 受体的拮抗作用而增加乙酰胆碱的释放，且通过拮抗胆碱酯酶抑制已释放的乙酰胆碱分解，从而增加胃、十二指肠运动，加速胃排空。此外，本药还具有中等强度的镇吐作用，可在治疗便秘的同时解决患者呕吐的问题。

复习思考题

1. 名词解释：(1)便秘；(2)功能性便秘；(3)器质性便秘；(4)慢传输型便秘；(5)容积性泻药(膨松药)；(6)渗透性泻药；(7)刺激性泻药；(8)灌肠药和栓剂；(9)促分泌药；(10)蒽醌类泻药；(11)泻剂性肠病。
2. 功能性便秘的原因是什么？
3. 慢传输型便秘(STC)可能的因素有哪些？
4. 渗透性泻药的作用机制是什么？
5. 糖尿病患者的便秘应如何用药？
6. 刺激性泻药的用药注意事项是什么？
7. 使用乳果糖和硫酸镁的注意事项有哪些？

（山东大学药学院　郝国祥）

第五节　痔疮

内容提要

本节主要介绍痔疮的概念、病因、分类和临床表现、治疗原则、常用治疗药物与治疗方案、用药注意事项与患者教育。要求了解痔疮的病因、分类和临床表现，熟悉痔疮的治疗原则，掌握痔疮的常用药物与治疗方案、用药注意事项与患者教育。

痔(俗称痔疮，hemorrhoid)是一种位于肛门部位的常见疾病，任何年龄都可发病，随着年龄增长，发病率逐渐增高。在我国，痔是最常见的肛肠疾病，素有“十男九痔”“十女十痔”的说法。在美国，痔的发病率约为5%。

一、病因与发病机制

痔是肛垫(anal pads)病理性肥大、移位及肛周皮下血管丛血流淤滞形成的团块。病因尚未完全阐明，可能与多种因素有关。

1. 肛垫下移学说　肛管血管垫是位于肛管和直肠的一种组织垫，简称“肛垫”。肛垫由三部分组成：①静脉，或称静脉窦；②结缔组织；③Treitz 肌，是指介于肛门衬垫和肛管内括约肌之间的平滑肌，具有固定肛垫的作用。正常情况下，肛垫疏松地附着在肌肉壁上，排便后借其自身的纤维收缩作用，缩回肛管。弹性回缩作用减弱后，肛垫则充血、下移形成痔。

2. 静脉曲张学说　痔是直肠下段黏膜下和肛管皮肤下的静脉丛瘀血、扩张和屈曲所形成的静脉团。门静脉系统及其分支直肠静脉都无静脉瓣，长期的坐立、便秘、妊娠、前列腺肥大、盆腔巨大肿瘤等，都可导致血液回流障碍，直肠静脉瘀血扩张。

3. 诱发因素　①长期饮酒和进食大量刺激性食物可使局部充血；②肛周感染可引起静脉周围炎，使静脉失去弹性而扩张；③营养不良可使局部组织萎缩无力。

二、分类和临床表现

(一)内痔

在肛管皮肤与直肠黏膜的连接处有一条锯齿状可见的线叫肛管齿状线(dentate line)，齿状线以上的为内痔(internal hemorrhoid)，是肛垫的支持结构、静脉丛及动静脉吻合支发生病理改变或移位，被覆直肠黏膜。由于内括约肌收缩，肛垫以 Y 形沟分为左侧、右前侧、右后侧三块，因此内痔常见于左侧、右前侧及右后侧。

内痔的主要临床表现是出血和脱出。无痛性、间歇性、便后出鲜血是内痔的常见症状，便秘、饮酒或进食刺激性食物后加重。单纯性内痔无疼痛，仅坠胀感，可出血，发展至脱垂，合并血栓形成、嵌顿、感染时才出现疼痛。

（二）外痔

在齿状线以下为外痔(external hemorrhoid)，被覆肛管黏膜，可分为结缔组织性外痔、静脉曲张性外痔、血栓性外痔。主要临床表现是肛门不适、潮湿不洁，有时瘙痒。

（三）混合痔

兼有内痔和外痔的为混合痔(mixed hemorrhoid)，是内痔通过静脉丛与相应的外痔融合，内痔发展到Ⅲ度以上时多形成混合痔。混合痔脱出肛门外，呈梅花状时，称为环状痔(circumferential hemorrhoid)；若被痉挛的括约肌嵌顿，以致水肿、瘀血甚至坏死，称为嵌顿性痔(embedding hemorrhoid)。

三、治疗原则与方法

痔的治疗应遵循如下原则：①以非手术治疗为主，无症状的痔不需治疗；有症状的痔，重在减轻或消除症状，而非根治。②若保守治疗无效，痔脱出严重，较大纤维化内痔，注射等治疗不佳，合并肛裂、肛瘘等方可考虑手术。③有症状的痔，重在减轻或消除症状，而非根治。

（一）一般治疗

一般治疗适用于绝大部分的痔，包括血栓性和嵌顿性痔的初期。①注意饮食，忌酒和辛辣刺激食物，增加纤维性食物，多摄入果蔬，多饮水，改变不良的排便习惯，保持大便通畅，防止便秘和腹泻，便后清洗肛门。②热水坐浴可改善局部血液循环。③肛管内注入油剂或栓剂，有润滑或收敛作用，可减轻局部的瘙痒不适症状。

（二）药物治疗

局部用药治疗已被广泛采用，药物包括栓剂、膏剂和洗剂，多数含有中药成分；口服药物治疗一般采用治疗静脉曲张的药物。

（三）注射疗法

注射疗法治疗Ⅰ、Ⅱ度出血性内痔效果较好。将硬化剂注射于黏膜下层静脉丛周围，产生无菌性炎症反应及纤维化，从而压闭曲张的静脉；1个月后可重复治疗。避免将硬化剂注入黏膜层造成坏死。常用的硬化剂有5%苯酚植物油(phenol vegetable oil)、5%鱼肝油酸钠(sodium morrhuate)、5%盐酸奎宁尿素水溶液(quinine hydrochloride aqueous solution of urea)、4%明矾水溶液(alum aqueous solution)等，忌用腐蚀性药物。

（四）胶圈套扎疗法

套扎痔根部，阻断其血供以使痔脱落坏死；适用于Ⅰ、Ⅱ、Ⅲ度内痔，对于巨大的内痔及纤维化内痔更适合。

(五)物理疗法

激光治疗、冷冻疗法、直流电疗法和铜离子电化学疗法、微波热凝疗法、红外线凝固治疗,较少用。

(六)手术治疗

手术适用于保守治疗无效,痔脱出严重,较大纤维化内痔,注射等治疗不佳,合并肛裂、肛瘘等的患者。通过手术使脱垂肛垫复位,尽可能保留肛垫的结构,使术后尽可能少地影响精细控便能力。

四、常用药物与治疗方案

痔疮药目前按类别可分为西药和中药两大类;按用药方法可分为内服药、外用药。无论是口服药还是外用药、国产药还是进口药,绝大多数都是以中药或植物药提取物为主要成分组成的复方制剂,而化学药很少见。内服药中地榆和槐花的使用频度在50%以上,大黄、黄芩、当归、槐角、枳壳等药材的使用频度在30%以上;外用药中冰片的使用频度最高,达到了70%,大黄和牛黄或动物胆汁类药材的使用频度达到了30%。

(一)外用药

1. 非处方药　如肛泰膏(栓)、复方片仔癀软膏、麝香痔疮栓、化痔栓等。外用,每日1~2次。

2. 处方药　如九华膏、太宁(复方角莱酸酯)膏(栓)、普济痔疮栓等。外用涂抹或肛入,每日1~2次。

3. 复方黄柏液　用于痔疮溃后、伤口感染等。外用,浸泡纱布条外敷于感染伤口内,或破溃的脓肿内。若溃疡较深,可用直径0.5~1.0 cm的无菌胶管,插入溃疡深部,以注射器抽取本品进行冲洗。用量10~20 mL,每日1次。或遵医嘱。

4. 金玄痔科熏洗散　用于各种外痔、混合痔、嵌顿性痔、肛门术后肿胀及疼痛等。每次一袋,加1000 mL沸水冲化后,趁热熏肛门,再坐浴,每次30分钟,每日2次。

(二)口服药

1. 非处方药

(1)痔康片:用于轻度内痔,属风热及湿热下注所致的少量便血、肛门肿痛、下坠感。口服,一次3片,每日3次,7天为一疗程。

(2)九味痔疮胶囊:用于湿热蕴结所致的内痔少量出血,外痔肿痛。口服,一次5~6粒,每日3次。

(3)痔炎消颗粒:用于痔疮发炎肿痛。口服,每袋装10 g,一次10~20 g,每日3次。

2. 处方药

(1)黄酮类药物:地奥司明(diosmin)主要促进淋巴回流,降低毛细血管韧性及白细胞-血管内皮细胞的相互作用过程，改善痔带来的一系列临床症状。常用剂量：地奥司明0.45 g，每日2片；当用于治疗急性痔发作时，前4天每日6片，之后3天每日4片。服用方法：将每日剂量平均分为两次，于午餐和晚餐时服用。

(2)香豆素(coumarin)：草木犀流浸液片(消脱止-M)的有效成分是香豆素类物质，具有改善动静脉血流和末梢循环，降低毛细血管壁通透性等作用。临床上用于治疗因创伤、外科手术等引起的软组织损伤肿胀及各种痔病。口服，成人每天服3次，每次1～4片。用量可根据年龄及症状而增减。

(3)迈之灵：有效成分七叶苷，临床上主要用于治疗各种原因引起的慢性静脉功能不全、静脉曲张、深静脉血栓、组织肿胀、静脉水肿及痔疮的各种症状，如肛门潮湿、瘙痒、便血、疼痛等。餐后口服，成人每日2次，早、晚各一次，每次1～2片。病情较重或治疗初期，每日2次，每次2片，或遵医嘱服用。20天为一疗程，适合长期服用。

(4)化痔灵片：为11味中药制成的糖衣复方制剂，具有凉血、收敛、消炎功效，用于内外痔疮。口服，一次4～6片，每日3次。

五、用药注意事项与患者教育

1. 加强体育锻炼，注意卫生保健　经常参加多种体育活动如广播体操、太极拳、气功等，能够增强机体的抗病能力，减少疾病发生的可能。体育锻炼有益于血液循环，可以调和人体气血，促进胃肠蠕动，改善盆腔充血，防止大便秘结，对于痔疮有一定的预防作用。另外，保持肛门周围清洁，注意下身保暖，避免久坐久立，常做提肛运动，自我按摩，及时合理用药，均有利于改善痔疮症状，促进愈合。

2. 养成定时排便习惯　健康人直肠内通常没有粪便，随早晨起床引起的直立反射，早餐引起的胃、结肠反射，结肠可产生强烈的“集团蠕动”，将粪便推入直肠，直肠内粪便蓄积到一定量，便产生便意。所以最好能养成每天早晨定时排便的习惯，对于预防痔疮的发生，有着极为重要的作用。

3. 饮食禁忌

(1)忌食辛辣：由于刺激性的辛辣食物会引起肠道充血而加重痔疮病症，因此患者要对辣椒、大蒜、大葱等辛辣食物忌口。此外，还要少吃不易消化且坚硬的食物，以免引起便秘，加重痔疮。

(2)忌饮酒：饮酒不仅会吸收体内的大量水分，还会使直肠静脉充血扩张，加重痔疮的症状。

(3)忌食火性水果：平时要多吃水果润肠、清火、通便，但要对榴莲、荔枝、龙眼、芒果等助火气的水果忌口。

(4)忌暴饮暴食：合理调配饮食，既可以增加食欲，又可改善胃肠功能，纠正便秘。饮食必须有规律，不可暴饮暴食加重胃肠负担，以免引起便秘加重痔疮病症。

4. 注意孕产期保健　妇女妊娠后可致腹压增高，特别是妊娠后期，下腔静脉受日益膨大的子宫压迫，直接影响痔静脉的回流，容易诱发痔疮。

(1)胎位不正时尤易诱发痔疮。怀孕期间应定时去医院复查，遇到胎位不正时，应及时纠正，不仅有利于孕期保健，也有益于预防痔疮及其他肛门疾病。

(2)怀孕妇女一般活动量相对减少，引起胃肠功能减弱，粪便停留于肠腔，粪便中的水分被重吸收，引起大便干燥，诱发痔疮。因此怀孕期间应适当增加活动，避免久站、久坐。

(3)注意保持大便通畅，每次大便后用温水熏洗肛门局部，改善肛门局部血液循环，对于预防痔疮十分有益。

复习思考题

1. 名词解释：(1)痔；(2)肛垫；(3)内痔；(4)外痔；(5)混合痔；(6)肛垫下移学说；(7)静脉曲张学说。
2. 内痔的分度及临床表现是什么？
3. 痔疮的治疗原则是什么？治疗方法有哪些？
4. 痔疮的外用治疗药物有哪些？如何应用？
5. 痔疮治疗的口服处方药有哪些？如何应用？
6. 痔疮患者的饮食禁忌有哪些？
7. 孕产期保健的患者教育内容是什么？

(山东省立医院　于恒彩)

第六节　胃食管反流病

内容提要

本节主要介绍胃食管反流病的概念、病因及发病机制、临床表现与诊断、治疗原则与药物治疗、用药注意事项与患者教育。要求了解胃食管反流病的病因和发病机制、临床表现及诊断，熟悉胃食管反流病的治疗原则，掌握胃食管反流病的概念、药物治疗方案，以及用药注意事项与患者教育。

胃食管反流病(gastro-esophageal reflux disease, GERD)是指胃、十二指肠内容物反流入食管，引起食管炎和咽、喉、气道等食管邻近组织的损害。该病在西方国家十分常见，发病率为7%～15%，随年龄增长而增加，40～60岁为高峰，男女发病无差异，但有反流性食管炎者，男性多于女性(2～3∶1)。与西方国家比较，我国的发病率较低，病情亦较轻。

一、病因及发病机制

胃食管反流病是由多种因素造成的消化道动力障碍性疾病，发病机制是抗反流防御机制减弱和反流物对食管黏膜的攻击作用。

（一）食管抗反流防御机制减弱

1. 抗反流屏障　抗反流屏障是指食管和胃连接处的解剖区域，包括食管下括约肌（lower esophageal sphincter，LES）、膈肌脚、膈食管韧带、食管与胃底间的锐角（His 角）等，上述各部分的结构和功能上的缺陷均可造成胃食管反流，其中最主要的是 LES 的功能状态。

（1）正常情况下吞咽时，LES 松弛，食物得以进入胃内。一过性 LES 松弛（transient LES relaxation，TLESR）指非吞咽情况下 LES 自发性松弛，其松弛时间明显长于吞咽时 LES 松弛时间，目前认为是引起胃食管反流病的主要原因。

（2）某些激素如胆囊收缩素（cholecystokinin，CCK）、胰高糖素（glucagon，GG）、血管活性肠肽等，食物如高脂肪、巧克力等，药物如钙通道拮抗剂、地西泮等，可导致 LES 压降低；腹内压增高如妊娠、腹水、呕吐、负重劳动等，胃内压增高如胃扩张、胃排空延迟等，则可引起 LES 压相对降低，从而导致胃食管反流。

2. 食管的酸清除作用　正常情况下，食管内容物一部分通过重力作用，大部分通过食管自发和继发性蠕动性收缩，将食管内容物排入胃内，即容量清除，减少了食管内酸性物质的容量，剩余的酸由唾液缓慢地中和。

（1）食管蠕动和唾液产生异常，参与胃食管反流病的致病作用；食管裂孔疝可加重反流并降低食管对酸的清除，导致胃食管反流。

（3）胃食管反流餐后发生较多，其反流频率与胃内容物的含量、成分及胃排空情况有关。胃排空延迟者可促进胃食管反流。

3. 食管黏膜屏障　此屏障包括食管上皮表面黏液、不移动水层和表面 HCO_3^-、复层鳞状上皮等构成的上皮屏障，及黏膜下丰富的血液供应构成的后上皮屏障。在胃食管反流病中，仅有 48%～79%的患者发生食管炎症，另一部分患者虽有反流症状，却没有明显的食管黏膜损害，提示食管黏膜对反流物有防御作用。

（二）反流物对食管黏膜的攻击作用

在食管抗反流防御机制下降的基础上，反流物刺激和损害食管黏膜，其受损程度与反流物的质和量有关，也与反流物与黏膜的接触时间、部位有关。胃酸与胃蛋白酶是反流物中损害食管黏膜的主要成分。近年对胃食管反流病监测证明存在胆汁反流，其中的非结合胆盐和胰酶是主要的攻击因子，参与损害食管黏膜。

二、临床表现与诊断

胃食管反流病的临床表现多样，轻重不一。仔细询问病史，如患者有典型的胃灼热和反酸症状，可作出胃食管反流病的初步诊断；内镜检查如发现有反流性食管炎并能排除其他原因引起的食管病变，诊断即可成立。

（一）临床表现

1. 胃灼热和反流　这是胃食管反流病最常见的典型症状。胃灼热是指胸骨后或剑突下烧灼感，常由胸骨下段向上伸延。反流指胃内容物在无恶心和不用力的情况下涌入咽部和口腔，反流物多呈酸性，称为反酸。反酸常伴有胃灼热。胃灼热和反流常在餐后1小时出现，卧位、弯腰或腹压增高时可加重，部分患者可在夜间入睡时发生。

2. 吞咽困难和吞咽痛　部分患者有吞咽困难，可能是由于食管痉挛或功能紊乱，症状呈间歇性，进食固体或液体食物均可发生。少部分患者吞咽困难是由食管狭窄引起，此时吞咽困难可呈持续性或进行性加重。有严重食管炎或并发食管溃疡者，可伴吞咽疼痛。

3. 胸骨后痛　疼痛发生于胸骨后或剑突下，严重时可为剧烈刺痛，可放射到后背、胸部、肩部、颈部、耳后，有时酷似心绞痛。可伴有或不伴有胃灼热和反流。

4. 其他　一些患者诉咽部不适，有异物感、棉团感或阻塞感，但无真正吞咽困难，称为癔球症，可能与GERD有关。反流物刺激咽喉部可引起咽喉炎、声嘶，反流物吸入肺可反复发生吸入性肺炎，甚至出现肺间质纤维化；有些非季节性哮喘也可能与反流有关。

（二）辅助检查

1. 内镜检查　内镜是诊断反流性食管炎最准确的方法，并能判断反流性食管炎的严重程度和有无并发症，结合活检可与其他原因引起的食管炎和其他食管病变（如食管癌等）作鉴别。约半数胃食管反流病患者内镜下见食管黏膜糜烂、溃疡等炎症病变，称反流性食管炎（reflux esophagitis，RE）；但相当部分胃食管反流病患者内镜下可无食管炎表现，这类胃食管反流病称为内镜阴性的胃食管反流病或称非糜烂性反流病（nonerosive reflux disease，NERD）。

2. 24小时食管pH监测　这是胃食管反流病的重要诊断方法。对有典型症状而内镜检查阴性者，行24小时食管pH监测，如证实有食管过度酸反流，诊断成立。对症状不典型者，常需结合内镜检查、24小时食管pH监测和试验性治疗进行综合分析来作出诊断。

3. 食管吞钡X线检查　对诊断反流性食管炎敏感性不高，对不愿接受或不能耐受内镜检查者行该检查，其目的主要是排除食管癌等其他食管疾病。严重反流性食管炎可发现阳性X线征。

4. 食管滴酸试验　在滴酸过程中，出现胸骨后疼痛或胃灼热的患者为阳性，且多在滴酸的最初15分钟内出现。

5. 食管测压　可测定LES的长度和部位、LES压、LES松弛压、食管体部压力及食管上括约肌压力等。当胃食管反流病内科治疗效果不好时可作为辅助性诊断方法。

（三）并发症

1. 上消化道出血　反流性食管炎患者，因食管黏膜糜烂及溃疡所致，可有呕血和（或）黑粪以及不同程度的缺铁性贫血。

2. 食管狭窄　食管炎反复发作致使纤维组织增生，最终导致瘢痕狭窄。

3. Barrett食管　在食管黏膜修复过程中，鳞状上皮被柱状上皮取代称为Barrett食管，可发生消化性溃疡，又称Barrett溃疡。Barrett食管是食管腺癌的癌前病变，其腺癌的发生率较正常人高30～50倍。

三、治疗目的和原则

胃食管反流病的治疗目的是控制症状，治愈食管炎，减少复发和防治并发症。治疗原则包括改变生活方式、药物治疗及抗反流手术治疗。

（一）改变生活方式

轻症和间歇发作症状患者，仅注意改变生活方式便可奏效。GERD患者改变生活方式和用药同等重要。

（1）改变饮食结构、进食习惯和控制体重：GERD患者应以高蛋白、低脂肪食物为主，避免进食使LES压降低的食物，如高脂肪、巧克力、咖啡、浓茶等，而牛奶是很好的食品；睡前2小时不宜进食，白天进餐后亦不宜立即卧床；肥胖的患者应尽量减轻体重，减少腹压，减轻反流。

（2）体位：在非睡眠时，宜多采取直立位，避免弯腰扫地和用力提重物等；睡眠时，应半卧位，可将床头抬高15～20 cm。

（3）戒烟酒：酒影响食管清除酸，并降低LES张力，反流症状严重者应力求戒除吸烟和饮酒，特别是饮烈性酒的习惯。

（4）避免服用促使反流的药物：如抗胆碱能药、茶碱、地西泮、多巴胺、黄体酮（progesterone）等，一些老年GERD患者，常同时服用治疗冠心病药物，如硝酸甘油制剂或钙通道拮抗剂，可加重反流症状，应根据具体情况决定药物的取舍。

（二）药物治疗

通过增强抗反流屏障的作用，提高食管的清除能力，改善胃排空和幽门括约肌的功能，防止十二指肠反流；抑制酸分泌，减少反流物中酸或胆汁等的含量，降低反流物的损害性；保护食管黏膜，促进修复，从而达到解除症状，治疗反流性食管炎，预防并发症和防止复发等目的。

（三）抗反流手术治疗

抗反流手术是不同术式的胃底折叠术，目的是阻止胃内容物反流入食管。抗反流手术指征为：①严格内科治疗无效；②虽经内科治疗有效但患者不能忍受长期服药；③经扩张治疗后仍反复发作的食管狭窄，特别是年轻人；④确证由反流引起的严重呼吸道疾病。

四、治疗药物及临床应用

（一）控制症状

《2014年中国胃食管反流病专家共识意见》指出，质子泵抑制剂（PPI）是GERD治疗的首选药物，单剂量PPI治疗无效可改用双倍剂量，一种PPI无效可尝试换用另一种

PPI,PPI疗程至少8周。对于初次接受治疗的患者或有食管炎的患者宜以PPI治疗,以求迅速控制症状、治愈食管炎。

1. H_2受体拮抗剂(H_2RA) 如西咪替丁、雷尼替丁、法莫替丁等。H_2RA能减少24小时胃酸分泌50%～70%,但不能有效抑制进食刺激的胃酸分泌,因此适用于轻、中症患者。可按治疗消化性溃疡常规用量,但宜分次服用,增加剂量可提高疗效,但增加不良反应,疗程8～12周。

2. 促胃肠动力药 如甲氧氯普胺、多潘立酮、莫沙必利、西沙必利、伊托必利等。这类药物的作用是增加LES压力、改善食管蠕动功能、促进胃排空,从而达到减少胃内容物食管反流及减少其在食管的暴露时间。根据临床研究结果,推荐作为本病治疗的该类药物主要是西沙必利,疗效与H_2RA相仿,同样适用于轻、中症状患者。常用量为每次5～15 mg,每天3～4次,疗程8～12周。

3. PPI 包括奥美拉唑、兰索拉唑、泮托拉唑等。这类药物抑酸作用强,对本病的疗效优于H_2RA或西沙必利,特别适用于症状重、有食管炎的患者。一般按治疗消化性溃疡的常规用量,疗程8～12周。对疗效不佳者可改用双倍剂量或与西沙必利联用,并适当延长疗程。

4. 抗酸药 如碳酸氢钠、铝碳酸镁、铝镁加(almagate),仅用于症状轻、间歇发作的患者,作为临时缓解症状用。

(二)维持治疗

胃食管反流病具有慢性复发倾向,据西方国家报道停药后半年复发率高达70%～80%。为减少症状复发、防止食管炎反复复发引起的并发症,需考虑给予维持治疗。

1. 停药后很快复发且症状持续者,往往需要长程维持治疗;有食管炎并发症如食管溃疡、食管狭窄、Barrett食管者,肯定需要长程维持治疗。对无食管炎的患者也可考虑按需维持治疗,即有症状时用药,症状消失时停药。

2. H_2RA、PPI均可用于维持治疗,其中以PPI效果最好。维持治疗的剂量因人而异,以调整至患者无症状之最低剂量为最适剂量。

五、用药注意事项与患者教育

(一)用药监护

1. 消化系统 PPI、H_2RA均有胃肠道不良反应,如恶心、呕吐、便秘、腹痛、腹泻及腹胀等。长期使用PPI可以增加难辨梭状芽孢杆菌感染的风险,如患者出现水样便未缓解、腹痛和发热,建议立即就医。

2. 内分泌系统 西咪替丁有轻度抗雄性激素作用,用药剂量较大(每日在1.6 g以上)可引起男性乳房发育、女性溢乳、性欲减退、阳痿、精子计数减少,停药后消失。雷尼替丁男性乳房女性化少见,其发病率随年龄的增加而升高。多潘立酮有时导致血清泌乳素水平升高、溢乳、男子乳房女性化等,但停药后可恢复正常。

3. 骨骼系统　长期使用PPI导致髋骨、腕骨、脊骨骨折的风险升高，应尽量低剂量、短疗程使用。

4. 低镁血症　治疗前及治疗期间定期检查血镁浓度。长期使用PPI有致低镁血症的风险，出现疲劳、手足搐搦、谵妄、惊厥、头晕及室性心律失常，建议增加镁摄入和停用PPI。

5. 药物相互作用

(1)PPI与氯吡格雷会发生相互作用，应避免合用那些已知对氯吡格雷有效性具有较强或中等抑制作用的PPI，如奥美拉唑；如果正在使用氯吡格雷的患者必须使用PPI，应考虑相互作用较弱的药物，如泮托拉唑。

(2)西咪替丁与多种药物存在相互作用，建议H_2RA尽量选用雷尼替丁和法莫替丁。

(二)患者教育

(1)改变生活方式：改变饮食结构、进食习惯和控制体重，多食高蛋白、低脂肪食物，不食高脂肪、巧克力、咖啡、浓茶，戒烟酒。睡眠时可将床头抬高15～20 cm。

(2)按时服药：PPI应餐前半小时服用，早晨餐前服用PPI抑酸作用最强；H_2RA推荐一日剂量睡前一次给药效果最佳，且能提高患者用药依从性；多潘立酮应在餐前15～30分钟服用，西沙必利、莫沙必利、伊托必利可于餐前服用。

(3)正确服药：PPI肠溶片应和液体一起整片吞服，不可咀嚼或压碎服用；西沙必利尽量避免与西柚汁一起服用。

复习思考题

1. 名词解释：(1)胃食管反流病(GERD)；(2)反流性食管炎(RE)；(3)非糜烂性反流病(NERD)；(4)质子泵抑制剂(PPI)；(5)H_2受体拮抗剂(H_2RA)；(6)促胃肠动力药；(7)抗酸药。

2. 胃食管反流病的主要致病因素是什么？

3. 胃食管反流病的临床表现有哪些？

4. 胃食管反流病的诊断依据是什么？

5. 胃食管反流病的治疗目的是什么？治疗原则有哪些？

6. 用于控制胃食管反流病症状的药物有哪些？维持治疗如何用药？

7. 胃食管反流病常用治疗药物的不良反应有哪些？药物相互作用是什么？

8. 胃食管反流病患者的教育内容是什么？

(山东省立医院　于恒彩)

第七节 消化性溃疡

内容提要

本节介绍消化性溃疡的概念、病因和发病机制、临床表现、诊断、并发症、治疗原则、药物治疗方案、用药注意事项与患者教育。要求了解消化性溃疡的病因和发病机制、临床表现、诊断、并发症，熟悉消化性溃疡的治疗原则，掌握消化性溃疡的概念、常用药物治疗方案，以及用药注意事项与患者教育。

消化性溃疡或称消化性溃疡病(peptic ulcer disease)，是指在各种致病因子的作用下，黏膜发生的炎症与坏死性病变，病变深达黏膜肌层，常发生于胃酸分泌有关的消化道黏膜，其中以胃溃疡(gastric ulcer，GU)和十二指肠溃疡(duodenal ulcer，DU)最为常见。近年来发病率虽有下降趋势，但仍然是最常见的消化系统疾病。在不同国家、不同地区，发病率有较大差异，在我国，占国内胃镜检查人群的10.3%～32.6%。本病以20～50岁居多，DU多见于青壮年，GU多见于中老年，DU的发病高峰一般比GU早10～20年。男性多于女性，DU多于GU，但在胃癌高发区则GU所占比例增加。

一、病因和发病机制

消化性溃疡病的发生是对胃十二指肠黏膜有损害作用的侵袭因素(aggressive factor)与黏膜自身防御/修复因素(defensive/repairing factor)之间失去平衡的结果，这种失平衡可能是由于侵袭因素增强，亦可能是防御/修复因素减弱，或两者兼而有之。GU主要是防御/修复因素减弱，DU则主要是侵袭因素增强。其中幽门螺杆菌(H. pylori，Hp)感染、非甾体类抗炎药(NSAID)广泛应用和胃酸分泌异常是消化性溃疡病的最常见病因。

(一)幽门螺杆菌感染

Hp感染为消化性溃疡病最重要的发病原因之一，其致病能力取决于引起组织损伤的毒力因子、宿主遗传易感性和环境因素。

1. Hp依靠毒力因子的作用，在胃黏膜上皮定植，诱发局部炎性反应和免疫反应，损害黏膜的防御/修复机制，同时也可通过侵袭因素的增强而致病。

2. 除细菌毒力外，遗传易感性也发挥一定的作用。有研究发现，一些细胞因子的遗传多态性与Hp感染引发消化性溃疡病密切相关。

3. Hp感染有“家庭群集”现象，家庭成员中分离到的Hp多为同一种菌株，提示Hp在家庭内人-人之间传播。因此消化性溃疡的家庭群集现象可能主要是由于Hp感染在家庭内传播所致。

（二）胃酸和胃蛋白酶

“无酸，无溃疡”的观点得到普遍的认同。消化性溃疡的最终形成是由于胃酸/胃蛋白酶自身消化所致，这一概念在“Hp时代”仍未改变。

1. 胃蛋白酶的生物活性取决于胃液pH，当pH低于4时胃蛋白酶才能维持活性。卓-艾综合征（Zollinger-Ellison syndrome，ZES）又称胃泌素瘤（gastrinoma），患者有大量胃酸分泌，可产生难治性消化性溃疡；无酸情况下罕有溃疡发生，抑制胃酸分泌的药物促进溃疡愈合。以上均证实胃酸是溃疡发生的决定因素。

2. 许多DU患者都存在基础酸排量（basal acid output，BAO）、夜间酸分泌、五肽胃泌素（pentagastrin）刺激的最大酸排量（maximum acid output，MAO）、十二指肠酸负荷等增高的情况。

3. GU患者往往存在胃排空障碍，胃运动障碍本身不大可能是GU的原发病因，但可加重Hp感染或NSAID摄入对胃黏膜的损伤。

（1）部分GU患者表现为胃排空延缓和十二指肠胃反流。胃排空延缓使食物在胃内潴留，胃窦部张力增高，刺激胃窦黏膜中G细胞分泌胃泌素（gastrin），进而增加胃酸分泌；十二指肠胃反流主要是由于胃窦十二指肠运动协调和幽门括约肌功能障碍所致，反流液中的胆汁、胰液和溶血卵磷脂对胃黏膜有损伤作用。

（2）部分DU患者的胃排空比正常人快，尤其是液体排空加快，使十二指肠球部的酸负荷量增大，黏膜易遭受损伤。

（三）非甾体类抗炎药

1. NSAID是消化性溃疡病的主要致病因素之一，而且在上消化道出血中起重要作用。

（1）流行病学调查显示，在服用NSAID的人群中，15%～30%可患消化性溃疡病，其中GU发生率为12%～30%，DU发生率为2%～19%。

（2）NSAID使溃疡出血、穿孔等并发症发生的危险性增加4～6倍，而老年人中，消化性溃疡病及并发症发生率和死亡率均与NSAID有关。

（3）NSAID溃疡发生的危险性除与服用的NSAID种类、剂量大小、疗程长短有关外，还与患者年龄（大于60岁）、既往溃疡病史和并发症史、Hp感染、吸烟、同时应用抗凝药或肾上腺皮质激素等因素有关。

2. NSAID损伤胃十二指肠黏膜的机制包括直接局部作用和系统作用两方面，其中系统作用是其主要的致溃疡机制。

（1）局部作用：NSAID在酸性胃液中呈非离子状态，可透过黏膜上皮细胞弥散入细胞内，细胞内较高的pH环境使药物离子化而在细胞内积聚；细胞内高浓度NSAID产生毒性作用而损伤细胞膜，增加氢离子反弥散，后者进一步损伤细胞，使更多的药物进入细胞内，从而造成恶性循环。NSAID的肠溶制剂和前药可在很大程度上克服药物的局部作用。

（2）系统作用：NSAID抑制环氧合酶（cyclooxygenase，COX），包括COX-1和

COX-2,使胃肠道黏膜中经COX-1途径产生的具有细胞保护作用的内源性前列腺素(prostaglandin, PG)合成减少,从而削弱胃十二指肠黏膜的防御作用。同时服用合成的PGE_1类似物米索前列醇(misoprostol)可预防NSAID引发溃疡是有力佐证。

(四)其他危险因素

1. 吸烟　吸烟者消化性溃疡的发生率比不吸烟者高,吸烟影响溃疡愈合、促进溃疡复发和增加溃疡并发症发生率。机制可能与吸烟增加胃酸、胃蛋白酶分泌,抑制胰腺分泌碳酸氢盐,降低幽门括约肌张力诱发十二指肠胃反流,减低胃十二指肠黏膜血流和影响前列腺素合成等因素有关。

2. 应激和心理因素　应激和心理因素可通过迷走神经机制影响胃十二指肠分泌、运动和黏膜血流的调控。急性应激可引起应激性溃疡已是共识。但在慢性溃疡患者中,情绪应激和心理因素的致病作用一直有争论。

3. 饮食与消化性溃疡的关系不十分明确　酒、浓茶、咖啡和某些饮料能刺激胃酸分泌,摄入后易产生消化不良症状,但尚无充分证据表明长期饮用会增加溃疡发生的危险性。高盐饮食被认为可增加GU发生的危险性,这与高浓度盐损伤胃黏膜有关。

4. 病毒感染　部分溃疡患者的胃窦溃疡或幽门前区溃疡边缘可检出Ⅰ型单纯疱疹病毒(Ⅰ herpes simplex virus, HSV-1),而离溃疡较远的组织中则阴性,这些患者亦无全身性HSV-1感染或免疫缺陷的证据,提示HSV-1局部感染可能与"消化性溃疡"的形成有关。在肾移植或免疫缺陷的患者中,巨细胞病毒(cytomegalovirus, CMV)感染亦可能参与。

二、临床表现与诊断

(一)症状和体征

中上腹疼痛、反酸是消化性溃疡病的典型症状,腹痛发生与餐后时间的关系认为是鉴别胃与十二指肠溃疡病的临床依据。

1. 疼痛　典型DU的疼痛常呈节律性(rhythmicity)和周期性(periodicity),可被进食或服用抗酸剂所缓解,这些特点在GU中不甚明显。

(1)疼痛部位:多位于上腹中部、偏右或偏左。但胃体上部和贲门下部溃疡的疼痛可出现在左上腹部或胸骨、剑突后。胃或十二指肠后壁的溃疡,特别是穿透性溃疡的疼痛可放射至背部。

(2)疼痛程度或性质:疼痛一般较轻而能忍受,但偶尔也有疼痛较重者。溃疡疼痛可表现为隐痛、钝痛、胀痛、灼烧样痛或饥饿样痛。

(3)疼痛节律性:GU的疼痛多在餐后1小时内出现,经1~2小时后逐渐缓解,直至下餐进食后再复现上述节律。DU的疼痛多发生在空腹时,常在两餐之间或餐前,进食或服用抗酸剂后可缓解。DU也可发生夜间疼痛,多出现在午夜或凌晨1时左右。

(4)疼痛的周期性:上腹疼痛发作可在持续数天、数周或数月后,继以较长时间的缓解，以后又复发。溃疡一年四季均可复发，但以秋末至春初较冷的季节更为常见。

2. 其他症状　消化性溃疡除上腹疼痛外，尚可有反酸、嗳气、胃灼热、上腹饱胀、恶心、呕吐、食欲减退等消化不良症状，但这些症状均缺乏特异性。由于 NSAID 有较强的镇痛作用，NSAID 溃疡临床上无症状者居多，部分以上消化道出血为首发症状，也有表现为恶心、厌食、食欲缺乏、腹胀等消化道非特异性症状。

3. 体征　消化性溃疡缺乏特异体征。在溃疡活动期，多数患者有中上腹部局限性轻压痛，压痛部位多与溃疡的位置相符，DU 压痛点常偏右。少数患者可因慢性失血或营养不良而有贫血。部分 GU 患者较瘦弱。

（二）辅助检查

1. 实验室检查

(1)幽门螺杆菌检测：对消化性溃疡病鼓励常规进行快速尿素酶试验（rapid urease test，RUT）或 $^{13}C/^{14}C$-尿素呼气试验（urea breath test，UBT），以明确是否存在幽门螺杆菌感染。

(2)胃液分析：GU 患者的胃酸分泌正常或低于正常，部分 DU 患者则增多，但与正常人均有很大重叠，故胃液分析对消化性溃疡诊断和鉴别诊断价值不大。目前胃液分析主要用于胃泌素瘤的辅助诊断。

(3)血清胃泌素测定：消化性溃疡患者的血清胃泌素较正常人稍高，但诊断意义不大，故不应列为常规。但如怀疑有胃泌素瘤，应做此项检查。

2. 影像学检查

(1)内镜检查：是诊断消化性溃疡病的主要方法，对鉴别良、恶性溃疡亦具有重要价值。内镜检查不仅可对胃十二指肠黏膜直接观察、摄影，还可在直视下取活检。检查过程中应注意溃疡的部位、形态、大小、深度、病期以及溃疡周围黏膜的情况。根据溃疡及周围黏膜表现可将溃疡分为活动期（active stage，A）、愈合期（healing stage，H）和瘢痕期（scar stage，S）三个病期。

(2)X 线钡餐检查：消化性溃疡的 X 线征象有直接和间接两种。龛影是溃疡的直接征象，是诊断本病较可靠的证据；局部痉挛、激惹现象、十二指肠球部畸形和局部压痛等为间接征象，特异性有限，只提示但不能确诊有溃疡。

（三）并发症

1. 上消化道出血　这是最常见的并发症，发生率占本病患者的 20%～25%。DU 并发出血的发生率比 GU 高，十二指肠球部后壁溃疡和球后溃疡更易发生出血。尚有 10%～20%的患者以大量出血为消化性溃疡的首发症状。根据消化性溃疡病史和出血的临床表现，诊断一般不难确立，对临床表现不典型而诊断困难者，应争取在出血后 24～48 小时内进行急诊内镜检查，其确诊率可达 90%以上，以使患者得到及时诊断和治疗。

2. 穿孔　溃疡病灶向深部发展穿透浆膜层则并发穿孔。溃疡穿孔在临床上可分为急性、亚急性和慢性三种类型。急性穿孔时，由于十二指肠或胃内容物流入腹腔，导致急性弥漫性腹膜炎，临床上突然出现剧烈腹痛，腹痛常起始于右上腹或中上腹，呈持续性，可蔓延至全腹。亚急性或慢性穿孔所致的症状不如急性穿孔剧烈，可只引起局限性腹膜炎、肠黏连或肠梗阻征象，并于短期内即可见好转。

3. 幽门梗阻　幽门梗阻80%以上由DU引起，其余为幽门前区或幽门管溃疡。由于胃潴留，临床上表现为上腹饱胀不适和呕吐，饱胀以餐后为甚，呕吐后可减轻，呕吐物量多，内含发酵宿食。上腹部空腹振水音和胃蠕动波是胃幽门梗阻的典型体征。

三、治疗原则

一般采取综合性治疗措施，包括内科基本治疗、药物治疗和外科治疗。治疗目的在于消除病因，解除症状，促进溃疡愈合，防止溃疡复发和避免并发症。

（一）一般治疗

1. 生活　消化性溃疡属于典型的心身疾病范畴，心理-社会因素对发病起着重要作用，因此要保持乐观情绪，生活要有规律，避免过度劳累和精神紧张。当溃疡活动期，症状较重时，卧床休息几天乃至1～2周。

2. 饮食　强调定时进食、细嚼慢咽；急性活动期可少吃多餐，避免咖啡、浓茶、浓肉汤和辣椒、酸醋等刺激性调味品或辛辣饮料，应戒烟酒。

3. 镇静　对少数伴有焦虑、紧张、失眠等症状的患者，可短期使用一些镇静药。

4. 避免应用致溃疡药物　如NSAID、肾上腺皮质激素、利血平等。对于风湿病或类风湿病必须用上述药物时，应尽量采用肠溶剂型或小剂量间断应用，同时应用抗酸剂和黏膜保护剂。

（二）药物治疗

治疗消化性溃疡的药物可分为抑制胃酸分泌的药物和保护胃黏膜药物两大类，主要起缓解症状和促进溃疡愈合的作用，常与根除幽门螺杆菌治疗配合使用。

（三）手术治疗

大多数消化性溃疡经过内科积极治疗后，症状缓解，溃疡愈合，如能根除Hp感染和坚持药物维持治疗，可以防止溃疡复发。外科治疗主要适用于：①大量或反复出血，内科紧急处理无效；②急性穿孔；③瘢痕性幽门梗阻；④内科治疗无效的顽固性或难治性溃疡，如幽门管溃疡、球后溃疡多属此类；⑤胃溃疡癌变或癌变不能除外者。

四、药物治疗方案

（一）Hp引起溃疡的药物治疗

1. 根除Hp　清除指药物治疗结束时Hp消失，根除指药物治疗结束后至少4周无Hp复发。临床上要求达到Hp根除，消化性溃疡的复发率可大大降低。

(1)标准三联疗法:标准剂量质子泵抑制剂(PPI)+克拉霉素(C)(500 mg/次,每天2次)+阿莫西林(A)(1000 mg/次,每天2次)或甲硝唑(M)(400 mg/次,每天2次),推荐疗程为至少7天、10天或14天,放弃7天,Hp根除率在70%~90%。

(2)四联疗法:中华医学会消化病学分会幽门螺杆菌学组2013年《第四次全国幽门螺杆菌感染处理共识报告》推荐铋剂+PPI+2种抗菌药物组成的四联疗法,推荐疗程为10天或14天,放弃7天。抗菌药物组成的方案有4种,剂量及用法如表5-7-1所示。

表5-7-1 推荐的四联方案中抗菌药物剂量和用法[a]

方案	抗菌药物(1)	抗菌药物(2)
1	阿莫西林1000 mg/次,每天2次	克拉霉素500 mg/次,每天2次
2	阿莫西林1000 mg/次,每天2次	克拉霉素500 mg/次,每天1次或每天2次
3	阿莫西林1000 mg/次,每天2次	呋喃唑酮100 mg/次,每天2次
4a	四环素750 mg/次,每天2次	甲硝唑400 mg/次,每天2次或每天3次
4b	四环素750 mg/次,每天2次	呋喃唑酮100 mg/次,每天2次

①推荐四联方案:标准剂量PPI+标准剂量铋剂(均为每天2次,餐前0.5小时服)+2种抗菌药物(餐后即服);

②标准剂量PPI:埃索美拉唑20 mg、雷贝拉唑10 mg(Maastricht共识推荐20 mg)、奥美拉唑20 mg、兰索拉唑30 mg、泮托拉唑40 mg,每天2次;标准剂量铋剂:枸橼酸铋钾220 mg,每天2次。

(3)青霉素过敏者推荐的方案为:①克拉霉素+左氧氟沙星(L);②克拉霉素+呋喃唑酮;③四环素(T)+甲硝唑或呋喃唑酮(furazolidone, F);④克拉霉素+甲硝唑。方案中抗菌药物的剂量和用法同含有阿莫西林的方案(见表5-7-1)。需注意的是,青霉素过敏者初次治疗失败后,抗菌药物选择余地小,应尽可能提高初次治疗根除率。

2. 降低胃酸　这是缓解症状、愈合溃疡的最主要措施。胃内酸度降低与溃疡愈合有直接的关系。如果使胃内pH升高大于等于3,每天维持18~20小时,则可使几乎所有DU在4周内愈合。降低胃酸的药物分为抑制胃酸分泌药和碱性抗酸药。常用的抑酸药有H_2受体拮抗剂(H_2RA)和PPI两大类。

(1)PPI:为抑制胃酸分泌的首选药物,有埃索美拉唑、雷贝拉唑钠(rabeprazole sodium)、奥美拉唑、兰索拉唑、泮托拉唑。治疗DU疗程为4周,GU为6~8周,通常内镜下溃疡愈合率均在90%以上。对于Hp阳性的消化性溃疡病,应常规行Hp根除治疗,在抗Hp治疗结束后,仍应继续应用PPI至疗程结束。具体治疗方案如表5-7-2所示。

(2)H_2RA:常用的有西咪替丁、雷尼替丁、法莫替丁、尼扎替丁(nizatidine)。通常采用标准剂量,每日2次,疗程同PPI,内镜下溃疡愈合率仅65%~85%,低于PPI。具体治疗方案如表5-7-2所示。

(3)抗酸药:有碳酸氢钠、氢氧化镁(magnesium hydroxide)、氢氧化铝、铝碳酸镁等,其治疗作用在于:结合和中和H^+,从而减少H^+向胃黏膜的反弥散,同时也可减少进入十二指肠的胃酸;提高胃液的pH,降低胃蛋白酶的活性。胃液pH 1.5~2.5时,胃蛋白酶的活性最强。碱性抗酸药对缓解溃疡疼痛有一定效果,但愈合溃疡疗效低,目前已不用或仅作为活动性溃疡的辅助治疗。具体治疗方案如表 5-7-2 所示。

3. 保护胃黏膜　胃黏膜保护作用的减弱是溃疡形成的重要因素,加强胃黏膜保护作用,促进黏膜的修复是治疗消化性溃疡的重要环节之一。胃黏膜保护剂主要有硫糖铝(sucralfate)、枸橼酸铋钾(bismuth potassium citrate)即胶体次枸橼酸铋(colloidal bismuth subcitrate, CBS)、米索前列醇。目前除枸橼酸铋钾用于根除 Hp 联合治疗外,胃黏膜保护剂已很少用于消化性溃疡治疗。具体治疗方案如表 5-7-2 所示。

表 5-7-2　消化性溃疡病药物治疗方案

药物种类		常用药物	常规治疗剂量
抑制胃酸药物	碱性抗酸剂	氢氧化铝、铝碳酸镁等及其复方制剂	
	H_2受体拮抗剂	西咪替丁	800 mg, qn 或 400 mg, bid
		雷尼替丁	300 mg, qn 或 150 mg, bid
		法莫替丁	40 mg, qn 或 20 mg, bid
		尼扎替丁	300 mg, qn 或 150 mg, bid
	质子泵抑制剂(PPI)	奥美拉唑	20 mg, qd
		兰索拉唑	30 mg, qd
		泮托拉唑	40 mg, qd
		雷贝拉唑	10 mg, qd(Maastricht 共识推荐 20 mg, qd)
		埃索美拉唑	20 mg, qd
保护胃黏膜药物	硫糖铝	硫糖铝	1 g, qid
	前列腺素类药物	米索前列醇	200 μg, qid
	胶体铋	枸橼酸铋钾	120 mg, qid

注:qn 为每晚 1 次;bid 为每日 2 次;qd 为每日 1 次;qid 为每日 4 次。

(二)NSAID 相关溃疡的治疗和预防

1. 治疗　①停用 NSAID,然后按前述降低胃酸治疗方案治疗。②如不能停服 NSAID,则应选用 PPI 进行治疗。

2. 预防　①避免不必要的 NSAID 治疗。②如需服用 NSAID,尽可能用最低剂量,或应用选择性 COX-2 抑制剂,如塞来昔布(celecoxib),但需注意其对心血管疾病的风险。③既往有消化性溃疡病史,或有严重疾病、高龄等因素对溃疡及其并发症不能承受者,或同时应用抗凝药物、肾上腺皮质激素等药物者,可预防性服用抗溃疡药物,如 PPI 或米索前列醇。

五、用药注意事项与患者教育

（一）用药监护

1. 药物不良反应

（1）变态反应：用药前必须详细询问药物过敏史，并作青霉素皮肤试验。青霉素过敏者禁用阿莫西林，可用上述推荐的替换方案。某些服用四环素患者日晒时会有光敏现象，用药期间不要直接暴露于阳光或紫外线下，一旦皮肤有红斑应立即停药。

（2）胃肠道反应：PPI、H_2RA、阿莫西林、四环素、呋喃唑酮、甲硝唑、米索前列醇均有胃肠道不良反应，如腹泻、恶心、呕吐、便秘、腹痛及腹胀。长期使用 PPI 可以增加难辨梭状芽孢杆菌感染的风险，如患者出现水样便未缓解、腹痛和发热，建议立即就医。

（3）肝肾损害：H_2RA、阿莫西林、克拉霉素、四环素、呋喃唑酮均有一定的肝脏毒性，治疗期间应监测患者的肝功能，如出现异常，应及时停药。长期应用 H_2RA 应定期监测肝肾功能及血细胞，肾功能不全者需酌情减量，肝功能不全者一般无需减量。

（4）内分泌紊乱：西咪替丁有轻度抗雄性激素作用，用药剂量较大（每日在 1.6 g 以上）可引起男性乳房发育、女性溢乳、性欲减退、阳痿、精子计数减少，停药后消失。与西咪替丁相比，雷尼替丁对性腺功能影响小，男性乳房女性化少见，其发病率随年龄增加而升高。告知患者注意观察，如有发生，及时停药。

（5）中枢神经系统：H_2RA 可能引起幻觉、定向力障碍，因此对驾车司机、高空作业者、精密仪器操作者慎用，或提示在服用后休息 6 小时再从事工作。

（6）骨骼系统：长期和较高剂量使用 PPI 可能导致髋骨、腕骨、脊椎骨折的风险升高，应尽量低剂量、短疗程使用。

（7）口腔异味：枸橼酸铋钾可能使口内带有氨味，并可使舌苔及大便呈灰黑色；克拉霉素也可引起口腔异味；甲硝唑可使口中有金属味。均属可逆性，停药后可自行恢复，及时告知患者，不要担心。

（8）低镁血症：治疗前及治疗期间定期检查血镁浓度。使用 PPI 3 个月以上会有低镁血症的风险，如患者出现疲劳、手足搐搦、谵妄、惊厥、头晕及室性心律失常，建议增加镁摄入和停用 PPI。

2. 特殊人群用药注意事项

（1）孕妇、哺乳期妇女：禁用泮托拉唑、雷贝拉唑钠、米索前列醇、克拉霉素、呋喃唑酮、甲硝唑、西咪替丁、雷尼替丁、法莫替丁，并尽可能不用奥美拉唑。孕妇禁用枸橼酸铋钾；哺乳期妇女禁用埃索美拉唑、兰索拉唑、尼扎替丁。

（2）儿童：8 岁以下儿童禁用雷尼替丁，不宜用四环素；12 岁以下儿童不建议使用尼扎替丁。

3. 药物相互作用

（1）PPI 与氯吡格雷有相互作用，应避免合用那些已知对氯吡格雷有效性具有较强或中等抑制作用的 PPI，如奥美拉唑；如果正在使用氯吡格雷的患者必须使用 PPI，应考虑不会产生强烈相互作用的药物，如泮托拉唑。

(2)西咪替丁与多种药物存在相互作用，建议 H_2RA 尽量选用雷尼替丁和法莫替丁。

(二)患者教育

1. 改变生活方式　日常饮食和生活要有规律，避免过度劳累和精神紧张，保持情绪平稳。戒烟、酒。告知患者尽可能停用 NSAID，以后避免不必要的 NSAID 治疗。

2. 按时服药

(1)PPI：应餐前半小时服用，抑酸作用最强，根除幽门螺杆菌需每日服药 2 次，分别于早餐和晚餐前半小时服用。

(2)H_2RA：推荐一日剂量睡前一次给药，效果最佳，且能提高患者的用药依从性。

(3)抗酸药：最佳服用时间是胃不适症状出现或将要出现时，如两餐之间和睡前。

(4)保护胃黏膜药物：枸橼酸铋钾应早晚餐前半小时服用；硫糖铝和米索前列醇如需每日服药 4 次，分别于三餐前和睡前服用。

(5)抗菌药物：应于早晚餐后立即服用。

3. 正确给药　PPI 肠溶片应和液体一起整片吞服，不可咀嚼或压碎服用；片型抗酸药如铝碳酸镁片应嚼碎服用。注射液注意配制溶媒和配制溶液稳定时间，配置后尽早使用。

4. 注意服药间隔

(1)牛奶和抗酸药可干扰枸橼酸铋钾的作用，不能同时服用。

(2)枸橼酸铋钾会影响四环素吸收；含钙、镁、铁等金属离子的药物，可与四环素形成不溶性络合物；抗酸药如碳酸氢钠，抑酸药西咪替丁使胃内 pH 增高，可致四环素的溶解速率下降，上述情况均可使四环素吸收减少，作用减低，建议上述药物与四环素间隔1～2小时服用。

(3)抗酸药可使胃内 pH 增高，妨碍 PPI 的溶解，降低 PPI 的生物利用度，如需合用，应至少间隔 30 分钟。

(4)米索前列醇单次剂量不超过 0.2 mg，并与食物一起服用；在米索前列醇治疗期间，应避免同时使用含镁的抗酸剂，因为可能加重米索前列醇引起的腹泻。

5. 告知患者应按时服用，坚持疗程，密切监测不良反应，如发现异常，及时停药或咨询医师或药师。

病例分析——胃溃疡

【病史摘要】

患者，男，40 岁，警察。间断上腹痛 2 周，伴反酸、胃灼热，无呕血、黑便，无恶心、呕吐。既往无特殊病史，对青霉素过敏。查体：剑突下压痛，无反跳痛及肌紧张，肝脾未及，肠鸣音可。2 个月前单位组织查体，腹部 B 超未见异常，心电图正常。胃镜提示：胃体小弯侧可见 0.4 cm×0.5 cm 大小的黏膜缺损，覆白苔，周围黏膜充血水肿，活检质软，胃镜诊断胃溃疡(A_1)；胃镜活检病理显示：胃黏膜可见坏死组织，中性粒细胞、淋巴细胞浸润符合溃疡改变，查见幽门螺杆菌。

【临床诊断】

胃溃疡(A_1)。

【治疗经过】

标准治疗方案：①奥美拉唑肠溶片 20 mg×7 片，用法：每次 20 mg，每日 2 次，早、晚餐前半小时空腹服用；14 天后改为每次 20 mg，每日 1 次，口服，维持治疗 6 周。②枸橼酸铋钾 0.3 g(以铋计 0.11 g)×12 片，用法：每次 220 mg，每日 2 次，早、晚餐前半小时空腹服用，疗程 14 天。③甲硝唑片 0.2 g×30 片，用法：每次 0.4 g，每日 2 次，早晚餐后立即服用，疗程 14 天。④克拉霉素片 500 mg×14 片，用法：每次 500 mg，每日 2 次，早晚餐后立即服用，疗程 14 天。

【用药分析】

根据 2013 年《第四次全国幽门螺杆菌感染处理共识报告》，对于幽门螺杆菌阳性的胃溃疡患者，不论是否活动和有无并发症史，均强烈推荐根除幽门螺杆菌。根除方案推荐铋剂＋PPI＋2 种抗菌药物组成的四联疗法，推荐疗程为 10 天或 14 天，放弃 7 天。

由于本例患者对青霉素过敏，因此采用的方案为：铋剂＋PPI＋克拉霉素＋甲硝唑。患者服药后上腹部疼痛、反酸症状消失，2 个月后复查胃镜显示胃溃疡愈合期(H_2期)，快速尿素酶试验阴性。

【患者用药教育】

(1)奥美拉唑肠溶片应和液体一起整片吞服，而不应当咀嚼或压碎服用。牛奶和抗酸药可干扰枸橼酸铋钾的作用，不能同时服用。

(2)四种口服药均可能出现胃肠道不适，如恶心、呕吐、便秘、腹泻，用药期间注意观察，如有发生及时处理。枸橼酸铋钾可能使口内带有氨味，并可使舌苔及大便呈灰黑色，偶见恶心、便秘；克拉霉素可致口腔异味、胃肠道反应，以及头痛；甲硝唑可致口中金属味；告知患者尽量适应，停药后口中异味可自行消失。

(3)严格按规定剂量和疗程服用。患者为青霉素过敏者，若初次治疗失败后，抗菌药物选择余地小，应尽可能提高初次治疗根除率。

复习思考题

1. 名词解释：(1)消化性溃疡；(2)胃溃疡(GU)；(3)十二指肠溃疡(DU)；(4)幽门螺杆菌(Hp)；(5)卓-艾综合征(ZES)；(6)胃泌素；(7)非甾体类抗炎药(NSAID)；(8)COX-1；(9)快速尿素酶试验(RUT)；(10)内镜检查；(11)上消化道出血；(12)溃疡穿孔；(13)幽门梗阻；(14)标准三联疗法；(15)四联疗法；(16)选择性 COX-2 抑制剂；(17)口腔异味。

2. 消化性溃疡病最常见的病因是什么？

3. NSAID 致消化性溃疡病的机制是什么？

4. 消化性溃疡病的主要临床症状是什么？

5. 诊断胃与十二指肠溃疡病的主要依据是什么？

6. 消化性溃疡病的常见并发症有哪些?
7. 消化性溃疡的治疗原则是什么?
8. 根除 *H. pylori* 的药物治疗方案是什么?
9. 降低胃酸的首选药物是什么? 如何应用?
10. NSAID 相关性溃疡如何防治?
11. 消化性溃疡治疗药物的不良反应有哪些?
12. 禁用于孕妇、哺乳期妇女的消化性溃疡治疗药物有哪些?
13. 消化性溃疡治疗药物的相互作用有哪些?
14. 对消化性溃疡患者进行用药教育的内容有哪些?

(山东省立医院　于恒彩)

第八节　炎症性肠病

内容提要

本节介绍炎症性肠病的分类、临床表现、诊疗原则、治疗药物选择与应用。要求结合案例讨论,了解炎症性肠病的临床表现、类型与诊疗经过,熟悉治疗目的与原则,掌握炎症性肠病的治疗药物选择和用药方法,以及药学监护与患者教育。

炎症性肠病(inflammatory bowel disease, IBD)是一种慢性非特异性肠道炎性疾病,包括溃疡性结肠炎(ulcerative colitis, UC)和克罗恩病(Crohn's disease, CD)。目前认为,IBD 是由多因素相互作用所致,主要包括环境、遗传、感染和免疫因素,已知肠道黏膜免疫系统异常反应所导致的炎症过程在 IBD 发病中有重要作用。IBD 是北美和欧洲的常见病,近 30 年来日本 IBD 发病率亦呈逐步增高趋势。我国虽尚无普通人群的流行病学资料,但近 10 多年来就诊人数呈明显增加趋势,已成为消化系统常见病。

一、临床表现与诊断

(一)溃疡性结肠炎

根据我国统计资料,发病高峰年龄为 20～49 岁,男女性别差异不大。

1. 临床表现　患者表现为持续或反复发作的腹泻、黏液脓血便伴腹痛、里急后重和不同程度的全身症状,病程多在 4～6 周以上。可有皮肤、黏膜、关节、眼和肝胆等的肠外表现。黏液血便是 UC 的最常见症状。超过 6 周的腹泻病程可与多数感染性肠炎鉴别。

肠外表现包括皮肤黏膜表现,如口腔溃疡、结节性红斑和坏疽性脓皮病;关节损害,如外周关节炎、脊柱关节炎等;眼部病变,如虹膜炎、巩膜炎、葡萄膜炎等;肝胆疾病,如脂肪肝、原发性硬化性胆管炎、胆石症等;血栓栓塞性疾病等。并发症包括中毒性巨结肠、肠穿孔、下消化道大出血、上皮内瘤变和癌变。

2. 结肠镜检查并活组织检查　这是UC诊断的主要依据。结肠镜下UC病变多从直肠开始，呈连续性、弥漫性分布。表现为：①黏膜血管纹理模糊、紊乱或消失，黏膜充血、水肿、质脆、自发或接触出血和脓性分泌物附着，亦常见黏膜粗糙、呈细颗粒状。②病变明显处可见弥漫性、多发性糜烂或溃疡。③可见结肠袋变浅、变钝或消失以及假息肉、桥黏膜等。

3. 临床类型　临床分为4型，各型之间可相互转化。

(1)初发型：指无既往病史而首次发作。此型在鉴别诊断中要特别注意，亦涉及缓解后如何进行维持治疗的考虑。

(2)慢性复发型：指临床缓解期再次出现症状，临床最常见。

(3)慢性持续型：指症状持续，间以症状加重的急性发作。

(4)急性暴发型：少见，急性起病，病情严重，全身毒血症状明显，可伴中毒性巨结肠、肠穿孔、败血症等并发症。

(二)克罗恩病

根据我国统计资料，发病高峰年龄为18～35岁，男性略多于女性。

1. 临床表现　包括消化道表现及全身性表现。消化道表现主要有腹泻和腹痛，可有血便；全身性表现主要有体重减轻、发热、食欲缺乏、疲劳、贫血等，青少年患者可见生长发育迟缓。腹泻、腹痛、体重减轻是CD的常见症状，如有这些症状出现，特别是年轻患者，要考虑本病的可能。

CD的肠外表现与UC相似；并发症常见的有瘘管、腹腔脓肿、肠狭窄和梗阻、肛周病变(肛周脓肿、肛周瘘管、皮赘、肛裂等)，较少见的有消化道大出血、急性穿孔，病程长者可发生癌变。肛周脓肿和肛周瘘管可为少部分CD患者的首诊表现，应予注意。

2. 结肠镜检查和活检　应将结肠镜检查和活检列为CD诊断的常规首选检查，镜检应达末段回肠。镜下一般表现为节段性、非对称性的各种黏膜炎性反应，其中具特征性的表现为非连续性病变、纵行溃疡和卵石样外观。

二、治疗目的与原则

(一)治疗目的

诱导并维持临床缓解及黏膜愈合，防治并发症，改善患者生存质量。

(二)治疗原则

1. 治疗方案的选择应建立在对病情进行全面评估的基础上。主要根据病情活动性的严重程度和病变累及的范围制订治疗方案。

2. 治疗过程中应根据对治疗的反应及对药物的耐受情况随时调整治疗方案。

3. 决定治疗方案前应向患者详细解释方案的效益与风险，在与患者充分交流并取得合作之后实施。

三、治疗药物与临床应用

炎症性肠病的治疗药物分为全身用药和局部用药。

(一)全身用药

1. 氨基水杨酸制剂　这是治疗轻度 UC 及轻度活动性 CD 的主要药物,包括传统的柳氮磺胺吡啶(salazosulfapyridine, SASP)和其他各种不同类型 5-氨基水杨酸(5-aminosalicylic acid, 5-ASA)制剂(见表 5-8-1)。SASP 疗效与其他 5-ASA 制剂相似,但不良反应远较 5-ASA 制剂多见。

表 5-8-1　常见氨基水杨酸制剂

药品名称		结构特点	制剂类型	推荐剂量
SASP		5-ASA 与磺胺吡啶的偶氮化合物	口服:片剂	3～4 g/d,分次口服
5-ASA 前体药	巴柳氮	5-ASA 与 P-氨基苯甲酰 β 丙氨酸偶氮化合物	口服:片剂、胶囊剂、颗粒剂	4～6 g/d,分次口服
	奥沙拉嗪	两分子 5-ASA 的偶氮化合物	口服:片剂、胶囊剂	2～4 g/d,分次口服
5-ASA	美沙拉嗪	5-ASA	口服:片剂、颗粒剂	2～4 g/d,分次口服或顿服

2. 糖皮质激素　足量氨基水杨酸类疗程一般为 2～4 周,症状控制不佳尤其是病变较广泛者,应及时改用糖皮质激素。泼尼松 0.75～1 mg/(kg・d),同类药物的用量按上述泼尼松剂量折算。症状缓解后逐渐减量至停药,注意快速减量会导致早期复发。对于重度 UC 及中度活动性 CD 应首选糖皮质激素治疗,甲泼尼龙 40～60 mg/d 或氢化可的松 300～400 mg/d,剂量加大不会增加疗效,但剂量不足会降低疗效。溃疡性结肠炎使用激素治疗的原则如下:

(1)轻度活动性一般不主张单用或合并应用糖皮质激素,根据直肠症状最好选择口服 5-ASA 联合局部使用 5-ASA 或糖皮质激素。

(2)中度结肠炎若病变长度超过脾区到达盲肠(广泛性结肠炎),最好选择口服5-ASA 或糖皮质激素;若经 2～4 周抗感染治疗无反应,则应口服糖皮质激素治疗。

(3)重度广泛性结肠炎,若口服糖皮质激素无效,应静脉给予糖皮质激素治疗,若 7～10 天仍无效,应考虑使用环孢素治疗。

(4)急性发作期应用激素治疗的价值是肯定的,但在慢性期是否应持续使用尚有分歧,目前并不认为长期激素维持可防止复发。由于它有一定不良反应,故多数不主张长期使用。

3. 硫嘌呤类药物　包括硫唑嘌呤(azathioprine, AZA)和 6-巯基嘌呤(6-mercaptopurine, 6-MP),适用于糖皮质激素无效或依赖患者,用药剂量及疗程要足。硫嘌呤类药物对活动性 CD 的诱导缓解与激素有协同作用，但起效慢(硫唑嘌呤需用药 12～16 周才达到最大疗效)，因此主要是在激素诱导症状缓解逐渐撤药后，继用此类药物维持治疗。临床上，也常将氨基水杨酸制剂与硫嘌呤类药物合用治疗 UC，但应注意前者会增加硫嘌呤类药物的骨髓抑制。

4. 英夫利西(infliximab, IFX)　当激素及上述免疫抑制剂治疗无效，或激素依赖或不能耐受上述药物时，可考虑 IFX 治疗。

5. 环孢素 A(cyclosporin A, CsA)　CSA 用于重度 UC，2～4 mg/(kg・d)静脉滴注。该药起效快，短期有效率可达 60%～80%，可有效减少急诊手术率。使用期间需定期监测血药浓度，严密监测不良反应。有效者，待症状缓解改为口服继续使用，一般不超过 6 个月，逐渐过渡到硫嘌呤类药物维持治疗。有研究显示，与以往服用过硫嘌呤类药物者相比，未使用过硫嘌呤类者对 CsA 的短期及长期疗效较好。使用 CsA 4～7 天治疗无效者，应及时转手术治疗。

(二)局部用药

对病变局限在直肠或直肠乙状结肠者，强调局部用药(病变局限在直肠用栓剂，局限在直肠乙状结肠用灌肠剂)，口服与局部联合用药疗效更佳。轻度远段结肠炎可视情况单独局部用药或口服与局部联合用药，中度远段结肠炎应口服与局部联合用药，病变广泛者口服与局部联合用药也可提高疗效。

1. 氨基水杨酸制剂　美沙拉嗪(mesalazine)栓剂每次 0.5～1 g，每天 1～2 次；美沙拉嗪灌肠剂每次 1～2 g，每天 1～2 次。

2. 糖皮质激素　如氢化可的松琥珀酸钠盐(禁用酒石酸制剂)每晚 100～200 mg；布地奈德泡沫剂每次 2 mg，每天 1～2 次，适用于病变局限在直肠者，全身不良反应少。

3. 中药灌肠剂　如锡类散亦有效，可试用。

四、用药注意事项与患者教育

(一)用药注意事项

1. 糖皮质激素的应用

(1)当剂量达到一定程度后，再增大剂量疗效不再提高，反会增加不良反应。

(2)症状完全缓解后开始逐步减量，每周减 5 mg，减至 20 mg/d 时每周减 2.5 mg 至停用，快速减量会导致早期复发。

(3)注意监护激素的相关不良反应，宜同时补充钙剂和维生素 D。

2. 硫嘌呤类药物的应用　不良反应常见，有些较为严重，应在严密监测下应用，根据疗效和不良反应进行剂量调整。

(1)不良反应以服药 3 个月内，尤以 1 个月内最常见。但骨髓抑制可迟发，甚至发生在用药 1 年及以上者。用药期间应全程监测并随诊。

(2)第 1 个月内每周复查一次血常规，第 2～3 个月每 2 周复查一次，之后每月复查血常规，半年后间隔时间可视情况适当延长，但不能停止。前3个月每月复查肝功能，之后视情况复查。

3. 营养支持　CD患者营养不良常见，一方面饮食上补充营养，另一方面可给予免疫调节剂，提高患者自身的抵抗力和免疫调节力，增强抗感染能力。

(1)监测体重及体重指数(BMI)，注意铁、钙等物质及维生素(特别是维生素D、维生素B_{12})的缺乏。

(2)重症患者可予肠外或肠内营养。

(二)患者教育

1. 必须要求患者戒烟。继续吸烟会明显降低药物疗效、增加手术率及术后复发率。
2. 饮食应柔软、易消化，忌食辛辣、刺激食物。
3. 尽量避免使用非甾体类抗炎药等损伤肠黏膜的药物。

案例讨论——溃疡性结肠炎

【病例介绍】

主诉：反复腹泻、排黏液脓血便3个月。

现病史：患者为青年女性，33岁，3个月前无明显诱因发生腹泻，每日排便2～4次，多为糊状，带有黏液、脓血，偶有左下腹阵痛，便后缓解，常有里急后重感，无发热，无恶心呕吐，无头晕、头痛，无心慌、胸闷，就诊于我院门诊，行结肠镜示：乙状结肠、直肠黏膜弥漫性充血、水肿，表面呈细颗粒状，质脆，多发糜烂及溃疡，黏膜活检见弥漫性炎性细胞浸润，隐窝炎、隐窝脓肿，以"溃疡性结肠炎"收入消化科。发病以来，患者饮食、睡眠可，小便正常，体重略有减轻。

既往史：否认高血压、冠心病、糖尿病病史，无用药史；否认重大外伤及手术史，无输血史；否认肝炎、结核等传染病及密切接触史；否认药物、食物过敏史，预防接种史不祥。否认家族传染病、肿瘤病史及遗传病史。生于原籍，无久居异地及疫区居住史及疫水接触史，无烟酒等不良嗜好，工作环境无粉尘、刺激性气体等。适龄结婚，配偶及儿子体健。

【体格检查】

青年女性，发育正常，营养中等，神志清，精神可，自主体位，查体合作。T 36.9 ℃，P 112次/分，R 16次/分，BP 129/77 mmHg。皮肤、五官、颈部、心肺查体无异常发现。腹部平坦，未见胃肠型及蠕动波，无腹壁静脉曲张，腹软，未触及异常包块，左下腹轻压痛，无反跳痛，肝、脾肋下未及，肝区叩击痛，移动性浊音(—)，肠鸣音正常。肛门、直肠、外生殖器未见异常。四肢、神经系统检查无异常发现。

【辅助检查】

结肠镜：乙状结肠、直肠黏膜弥漫性充血、水肿，表面呈细颗粒状，质脆，多发糜烂及溃疡，黏膜活检见弥漫性炎性细胞浸润，隐窝炎、隐窝脓肿。

【诊断】

溃疡性结肠炎。

【诊疗经过】

患者为青年女性，既往体健，因“反复腹泻、排黏液脓血便3个月”入院；行结肠镜示：乙状结肠、直肠黏膜弥漫性充血、水肿，表面呈细颗粒状，质脆，多发糜烂及溃疡，黏膜活检见弥漫性炎性细胞浸润，隐窝炎、隐窝脓肿。该患者反复发作腹泻和黏液脓血便、腹痛、里急后重，具有典型的结肠炎表现，在排除细菌性痢疾、阿米巴痢疾、血吸虫病、肠结核等感染性肠炎及克罗恩病、缺血性肠炎、放射性肠炎等非感染性肠炎的基础上，可以诊断为溃疡性结肠炎。

初始治疗方案选择：①美沙拉嗪缓释片（颇得斯安）1 g，po qid；②双歧杆菌三联活菌胶囊（培菲康，triple viable capsule of bacillus）2粒，po tid；③0.9%氯化钠注射液100 mL＋地塞米松5 mg，保留灌肠qn。治疗5天后，大便次数减少，每日2次，未见脓血，无恶心、呕吐、食欲减退等不适。查体：腹平软，无压痛及反跳痛，肝脾肋下未及，肝区叩击痛，移动性浊音（－）。停地塞米松保留灌肠，继续之前治疗。治疗8天后，患者一般情况可，大便次数已减少，粪便略成形，未见脓血，无里急后重，予以出院，院外继续口服药物治疗。

【用药分析】

1. 美沙拉嗪缓释剂所含的5-ASA是柳氮磺胺吡啶的有效成分，可以阻断炎性介质前列腺素和白三烯的合成，从而显著抑制肠黏膜的炎症反应。对有炎症的肠壁结缔组织效果更佳。5-ASA进入上消化道后被很快吸收，不能以有效浓度到达远端回肠和结肠。①美沙拉嗪缓释片为5-ASA的缓释剂型，能够保护5-ASA，避免在上消化道的吸收，确保5-ASA足量到达远端病变肠管，通过缓慢、持续释放5-ASA，达到抗炎作用。②本药是微小颗粒，能够广泛地分布于远端肠道，扩大与病变黏膜的接触，增强局部治疗效果，是治疗溃疡性结肠炎的主要药物。③该药的用法为4 g/d，分4次口服；病情缓解后改为维持量2 g/d，分次口服。

2. 糖皮质激素的作用机制为非特异性抗炎和抑制免疫反应，适用于对氨基水杨酸制剂疗效不佳的轻、中型患者，特别是重型活动期及急性暴发型患者。一般予以口服泼尼松40 mg/d，重症患者先给予较大剂量静脉滴注，如氢化可的松300 mg/d或甲泼尼龙40 mg/d，7～14天后改为口服泼尼松50～60 mg/d。病情缓解后逐渐减量至停药。病变局限在直肠、乙状结肠者，可用激素保留灌肠，每天1次，病情好转后改为每周2～3次，疗程1～3个月。该患者初始治疗选择口服5-ASA联合地塞米松局部灌肠的治疗方案，灌肠治疗对于局部作用更加直接，效果良好，是溃疡性结肠炎的常用治疗方法之一。

3. 培菲康为复方的微生态制剂，含长型双歧杆菌、嗜乳杆菌和粪肠球菌活菌，可直接补充人体正常细菌，调整肠道菌群平衡；抑制并清除肠道中致病菌，减少肠源性毒素的产生；促进机体对营养物的消化，合成机体所需的维生素；激发机体免疫力。研究表明，UC可能与肠道微生态菌群紊乱有关，给予患者口服微生态制剂，可与5-ASA一起防止溃疡性结肠炎的复发。

【用药注意事项与患者教育】

1. 用药监护

(1)胃肠道反应：美沙拉嗪可引起食欲减退、恶心、呕吐、腹部不适、腹泻等。一般发生率较低，停药后即停止，及时告知患者，不要担心。

(2)过敏反应:美沙拉嗪可出现皮疹、药物热、支气管痉挛、红斑狼疮样综合征等。

(3)血液系统损害:美沙拉嗪可引起粒细胞减少、自身免疫性溶血、再生障碍性贫血等,注意定期复查血常规。

(4)肾功能损害:注意定期检查血肌酐、尿沉渣和高铁血红蛋白。

(5)监测患者生命体征和病情变化,发生中毒性巨结肠、肠穿孔、大出血等并发症时可行手术治疗。

2. 用药教育

(1)美沙拉嗪缓释片不可嚼服。

(2)培菲康于 2~8 ℃避光保存。开袋后应尽快服用,宜用冷开水、温开水送服。

(3)强调休息、饮食和营养。活动期患者应充分休息,并给予流质饮食,待病情好转后改为富营养少渣饮食。

【药师建议】

(1)所有累及远端结肠的溃疡性结肠炎均推荐口服+局部联合用药,5-ASA 栓剂是指南推荐之选,局部应用美沙拉嗪比激素效果更佳,建议使用美沙拉嗪栓剂。

(2)腹泻型溃疡性结肠炎可用中医中药治疗,效果比较理想。

复习思考题

1. 名词解释:(1)炎症性肠病(IBD);(2)溃疡性结肠炎(UC);(3)克罗恩病(CD);(4)结肠镜检查;(5)氨基水杨酸制剂;(6)硫嘌呤类药物。
2. 溃疡性结肠炎的临床表现有哪些?主要诊断依据是什么?
3. 炎症性肠病的治疗原则是什么?
4. 溃疡性结肠炎使用激素治疗的原则是什么?
5. 环孢素 A 应如何应用?
6. 局部用药制剂有哪些?如何应用?
7. 硫嘌呤类药物应用的注意事项是什么?
8. 炎症性肠病的患者教育内容有哪些?
9. 美沙拉嗪的用药注意事项有哪些?
10. 培菲康的成分和作用是什么?应如何使用?

(山东省立医院　高田田)

第九节　肠道寄生虫病

内容提要

本节介绍肠道寄生虫病的病原与临床表现、常用治疗药物、用药注意事项与患者教育。要求了解肠道寄生虫病的常见病原与临床表现,熟悉常用治疗药物,掌握其临床应用、注意事项与患者教育。

寄生虫在人体肠道内寄生而引起的疾病统称为肠道寄生虫病(intestinal parasitic disease),高发地区在农村,感染率达50%~80%。

一、病原与传播途径

我国南北气候和居民的饮食起居不同,致使寄生虫种类较多,常见的有原虫类和蠕虫类,包括蛔虫(roundworm)、钩虫(hookworm)、蛲虫(pinworm)、绦虫(tapeworm)、鞭虫(whipworm)、阿米巴(amoeba)、贾第虫(giardia)、滴虫(trichomonas)等。

肠道寄生虫病大多是经口传染的。寄生在人体肠道的成虫经粪便排出虫卵(egg),污染水源或土壤,或施肥时污染蔬菜、瓜果、食具等;在没有自来水的农村,人们淘米、洗菜、洗便等一切生活用水都来自同一条河流,这样就大大增加了肠道寄生虫病的感染率。此外,由于不良的饮食习惯,如生吃未经消毒的瓜果、蔬菜,喝生水,饭前、便后不洗手等均可使虫卵通过食物、水源、食具而被人食入。虫卵或蚴虫(larvae)进入人体后逐渐发育为成虫(imago),然后排卵,成为传染源。

二、分类及临床表现

肠道寄生虫的种类繁多,在人体内寄生过程复杂,引起的病变并不限于肠道。感染寄生虫的种类和部位以及人体宿主的免疫状况不同,临床症状和体征各异。

(一)蛔虫病

蛔虫病(ascariasis)为人体肠道常见寄生虫病。患者可不产生任何症状,但儿童、体弱或营养不良者症状出现机会多。以反复发作的脐周痛较常见,有时伴食欲缺乏、恶心、呕吐、腹泻及便秘。严重感染者,特别是儿童,常可引起营养不良、智力和发育障碍。有时尚可出现精神不安、烦躁、磨牙、瘙痒、惊厥等。部分患者可出现过敏反应,如血管神经性水肿、顽固性荨麻疹等。除以上症状外,有时可引起严重的并发症,如胆道蛔虫病、肠梗阻、肠穿孔和腹膜炎等。

(二)钩虫病

钩虫病(ancylostomiasis)为人体常见且危害较严重的肠道寄生虫病。感染初期,感染处有奇痒和烧灼感,继而出现小出血点、丘疹或小疱疹,数日内可消失。抓痒可继发细菌感染、局部淋巴结肿大。感染后3~5天,患者常有咳嗽、喉痒、声哑等,重者有剧烈干咳和哮喘等呼吸系统症状,大多持续数日自行消失,长者可达1~2个月。患病初期尚有上腹部不适、隐痛等,后期常因贫血出现恶心、呕吐、腹痛腹泻、顽固性便秘或大便潜血等消化系统症状。有些患者喜食生米、生豆,甚至泥土、碎纸等,通常称为"异嗜症"。贫血为钩虫病的主要症状,重度贫血患者皮肤蜡黄,黏膜苍白,并可导致头昏、乏力、心悸、水肿等心功能不全症状。儿童重症患者可致发育障碍。

(三)蛲虫病

蛲虫为线头状,乳白色,是寄生在肠道内的小型线虫,可以引起蛲虫病(enterobiasis)。当人睡眠后,雌虫移行到肛门外大量排卵,排出的卵就黏附在肛周外的皮肤上,主要引起肛门和会阴部皮肤瘙痒,以及因此而引起的继发性炎症。此外,患者常有烦躁不安、失眠、食欲减退、夜惊等表现。如果雌虫在肛门外产卵后进入阴道、子宫、输卵管、尿道或腹腔、盆腔等部位,即可引起阴道炎、子宫内膜炎、输卵管炎及其他炎症。

(四)鞭虫病

鞭虫病(trichuriasis)亦为人体肠道常见寄生虫病。轻度感染多无明显症状,感染严重时,患者可有下腹阵痛和压痛、慢性腹泻、大便带鲜血或隐血。严重感染的患儿可出现脱肛、贫血、营养不良和体重减轻。

(五)猪肉绦虫病和囊虫病

猪肉绦虫病(taeniasis suis)患者一般也无明显症状,少数有腹部隐痛、消化不良、腹泻、体重减轻等。粪便中发现白色片状物(节片)是最常见的就医原因。

当人误食猪肉绦虫的虫卵,虫卵在人体内发育成幼虫(囊虫),就会患囊虫病(cysticercosis)。囊虫主要寄生在皮下、肌肉、大脑和眼睛等组织内,对人的危害比绦虫病大得多。侵入皮下或肌肉的囊虫形成结节,可出现肌肉酸痛无力、发胀;寄生于脑部可引起癫痫发作、头痛、头晕、记忆力减退、肢麻、听力障碍、精神障碍等;寄生于眼部可引起视力下降甚至失明。

(六)阿米巴痢疾

阿米巴痢疾(amebic dysentery)为人体肠道常见原虫病。受感染的人多数为无症状的病原体携带者,少数可有典型的临床症状,表现为腹绞痛、脓血黏液便,一日可达数十次。可伴有腹胀、消瘦、贫血等。阿米巴痢疾尚可并发肠出血、肠穿孔及肝、肺、脑、泌尿生殖道和邻近皮肤等的脓肿。

(七)贾第虫病

贾第虫病(giardiasis)为人体肠道常见原虫病。受感染的人多数为无症状的病原体携带者。急性期典型症状是暴发性水泻,有恶臭,多伴有腹胀、臭屁和嗳气、恶心、厌食、呕吐、疲劳及中上腹绞痛等。若不及时治疗,多发展为慢性,表现为间歇性稀便,黄色泡沫状,亦有恶臭,反复发作,病程可长达数年。儿童患者可因腹泻而导致贫血及营养不良。当虫体寄生在胆道系统时,可引起胆囊炎或胆管炎。

三、治疗药物及临床应用

驱肠虫药(anthelmintic)是可以杀灭或驱除寄生于人体肠道的虫类的药物,其中有些药物对多种肠虫感染均有效,称为广谱驱肠虫药(broad-spectrum anthelmintic drug)。应根据病原不同,选择使用相对应的驱肠虫药治疗。

1. 阿苯达唑(albendazole) 可干扰虫体摄取葡萄糖,抑制虫体生长繁殖,导致虫体内的糖原衰竭,尚可抑制延胡索酸还原酶系统,阻止三磷腺苷的生成,使虫体停止繁殖并死亡,对蛔虫、蛲虫、鞭虫、钩虫的成虫及幼虫均有较好疗效,适用于多种线虫的混合感染。成人治疗蛔虫感染,以单剂量 0.4 g 顿服,治愈率高达 100%;2～12 岁儿童用量减半,12 岁以上儿童用量同成人,2 岁以下儿童及孕妇禁用。

2. 甲苯达唑(mebendazole) 对蛔虫、蛲虫、鞭虫、钩虫(十二指肠钩虫及美洲钩虫)的成虫及幼虫均有较好疗效,除对蛔虫及鞭虫的虫卵有杀灭作用,还可抑制虫体摄取葡萄糖,抑制虫体生长或繁殖,使其死亡。成人治疗蛔虫感染,以单剂量 0.2 g 顿服;4 岁以下儿童用量减半,4 岁以上儿童用量同成人。

3. 枸橼酸哌嗪(piperazine citrate) 在虫体神经肌肉接头处发挥抗胆碱作用,阻断神经冲动的传递,使虫体肌肉麻痹,使之不能附着在人体肠壁,随肠蠕动而排出。成人一次 3～3.5 g;儿童一日 100～160 mg/kg,或 1～3 岁一次 1～1.5 g,4～6 岁 1.5～2 g,7～9 岁 2～2.5 g,9 岁以上 3 g,睡前顿服,连服 2 日。

4. 噻嘧啶(pyrantel) 可使虫体单个细胞去极化,肌肉张力增加,虫体产生痉挛性麻痹,失去自主活动,先显著收缩后麻痹不动,使虫体安全排出体外。作用快而优于哌嗪,口服驱虫时无需泻药,适用于蛔虫、蛲虫及十二指肠钩虫感染。用于蛔虫病一般成人 10 mg/kg顿服,疗程 1～2 日;儿童 10 mg/kg 睡前顿服,连续口服 2 日。

5. 左旋咪唑(levamisole) 可影响虫体的无氧代谢,使之麻痹,并阻止虫体窜动,预防胆道蛔虫的发作。成人一次 1.5～2.5 mg/kg 或 150 mg,儿童 2～3 mg/kg,空腹或睡前顿服,1 周后可重复一次。鉴于安全性原因,目前已较少用。

四、用药注意事项与患者教育

1. 空腹服用驱肠虫药可减少人体对药物的吸收,增加药物与虫体的直接接触,增强疗效。噻嘧啶与哌嗪有拮抗作用,不能合用。

2. 要坚持用药,在第一次疗程后应注意观察大便有无虫体。如未根治,则需进行第 2 个疗程的治疗。但两次疗程间应至少间隔 1～2 周时间。如漏服,应尽快补服,也不必增加剂量。但抗蠕虫药不宜长时间应用,否则对人体的糖代谢会产生影响。

3. 少数蛔虫感染较严重的病例在服用抗蠕虫药后可引起蛔虫游走,造成腹痛或口吐蛔虫,甚至引起窒息,此时应加用噻嘧啶、左旋咪唑等驱虫药,或向医师咨询。

4. 妊娠及哺乳期妇女不宜应用抗蠕虫药。大多数抗蠕虫药在肝脏分解,在肾脏排泄,但 2 岁以下的儿童肝肾脏发育不全,尤其是肝脏内缺乏有关代谢酶,容易损伤肝肾,因此 2 岁以下儿童禁用。

5. 患者教育　①不喝冷水，不吃生食和不洁瓜果；②饭前便后要洗手、勤剪指甲；③彻底煮熟食物，尤其是烧烤或进食火锅时；④教育小儿改掉吃手指、咬指甲的习惯；⑤定期清洗玩具，或用 0.05％的碘液擦洗玩具。

复习思考题

1. 名词解释：(1)肠道寄生虫病；(2)原虫类；(3)蠕虫类；(4)阿米巴痢疾；(5)驱肠虫药；(6)广谱驱肠虫药。

2. 肠道寄生虫病的传播途径是什么？

3. 常见肠道寄生虫病有哪些？临床表现是什么？

4. 囊虫病是如何发生的？主要危害有哪些？

5. 肠道寄生虫病的主要治疗药物包括哪些？

6. 哪些是广谱驱肠虫药？作用机制是什么？

7. 驱肠虫药的用药注意事项是什么？

8. 患者教育内容有哪些？

（山东省立医院　高田田）

第十节　胆道疾病

内容提要

本节主要介绍三种常见的胆道疾病，包括胆石症、胆囊炎。要求了解胆道疾病的常见病因与胆道疾病之间的相互联系，熟悉胆道疾病的临床表现、治疗原则和方法，掌握常用治疗药物的临床应用、注意事项与患者教育。

一、胆石症

胆石症(cholelithiasis)是胆道系统内结石的总称，主要见于成人，40 岁为典型发病年龄，发病率随年龄增长而增高，小于 20 岁者发病率低，女性多于男性。

(一)病因与病理类型

胆石症与多种因素有关。任何影响胆固醇与胆汁酸(bile acid)浓度比例和造成胆汁淤滞的因素都能导致结石形成。个别地区和种族的居民、女性激素、肥胖、妊娠、高脂肪饮食、长期肠外营养、糖尿病、高脂血症、胃切除或胃肠吻合手术后、回肠末段疾病和回肠切除术后、肝硬化、溶血性贫血等因素都可引起胆石症。北欧、北美国家胆石病发病率最高，南非地区黑人发病率最低。北美的印第安人 25％的妇女患有胆石病，胆石成分中以胆固醇结石为最多见，占75%～90%；而亚洲地区则以胆色素结石为多，特别是肝内胆管结石较多。在我国西北地区，胆囊结石发病率相对较高，可能与饮食习惯有关。根据结石成分的不同，通常将胆石分为胆固醇结石、胆色素结石和混合性结石（胆固醇、胆色素、钙及其他有机物、无机物混合而成）3类。

1. 胆固醇结石（cholesterol calculus） 长期进食高脂肪饮食，胆汁中胆固醇含量过多，呈过饱和状态，易析出形成胆固醇结石。结石的主要成分为胆固醇，多呈椭圆形（单发者）或多面形（多发者），表面平滑或稍呈结节状，黄色或黄白色，质轻软，剖面呈放射状线纹，X线平片上不显影。此种结石多在胆囊内，常为单个，体积较大，直径可达数厘米。此类结石在我国较欧美为少，其发生率不超过胆石症的20%。

2. 胆色素结石（bile pigment calculus） 胆汁中游离胆红素浓度增高，可与胆汁中的钙结合，形成不溶性的胆红素钙而析出。结石成分以胆红素钙为主，可含少量胆固醇，多为泥沙样，质软而脆，有的如泥团状，有的如沙粒，为棕黑或棕红色，大小不等。因含钙少，X线平片上多不显影。砂粒状者大小为1～10 mm，常为多个，多在肝内、外胆管中。

3. 混合性结石（mixed calculus） 由胆固醇、胆色素和钙盐等2种以上主要成分间隔而成，外形不一，为多面形颗粒，表面光滑，边缘钝圆，呈深绿或棕色，切面呈环层状或像树干年轮或呈放射状。因含钙质较多，在X线平片上有时显影（称为阳性结石）。多在胆囊内，亦可见于较大胆管中，大小、数目不等，常为多个，一般20～30个。以胆红素为主的混合性胆石在我国最多见，占全部胆石症病例的90%以上。

（二）临床表现与诊断

1. 临床表现 少数患者其胆道内虽有结石，但可不引起症状，仅在体检、手术和尸解时发现，称为无症状性结石。一般而言，胆石发生在胆道的不同部位时，其症状并不完全相同。胆石症的临床类型主要有胆囊结石（calculus of gallbladder）、肝外胆管结石（calculus of extrahepatic bile duct）和肝内胆管结石（calculus of intrahepatic duct）。

（1）胆囊结石：患者常在饱餐、进食油腻食物后或睡眠中体位改变时，由于胆囊收缩或结石移位，加上迷走神经兴奋，结石嵌顿在胆囊壶腹部或颈部，胆囊排空受阻，胆囊内压力升高，胆囊强力收缩而引起绞痛。疼痛位于右上腹或上腹部，呈阵发性，或者持续疼痛阵发性加剧，向右肩胛部和背部放射，可伴恶心、呕吐或有饱胀不适、嗳气、呃逆等消化不良症状。当结石嵌顿时间过长，导致胆汁排出受阻可引起胆囊炎。

（2）肝外胆管结石：是指发生在肝总管及胆总管内的结石，最多见的是胆总管结石，约有15%的胆囊结石患者可并存胆总管结石，且随年龄的增加，二者并存的比例增高。反之，约95%的胆总管结石患者并存胆囊结石。典型症状有上腹绞痛、寒战、高热及梗阻性黄疸，称之为Charcot三联征（Charcot triad）。多数患者伴有恶心呕吐。随着梗阻时间的延长和炎症加重，患者在三联征的基础上出现休克及反应迟钝，称为Reynold五联征（pentalogy of Reynold），又称为急性重性胆管炎（acute obstructive suppurative cholangitis，AOSC）。

（3）肝内胆管结石：急性发作期因阻塞肝内胆管引起肝内梗阻性急性化脓性胆管炎，出现腹痛、高热、白细胞增多、转氨酶增高，常为一侧阻塞，故多无黄疸或轻度黄疸。间歇期可无症状，也可表现为消化不良。

2. 临床诊断　根据临床典型的绞痛病史、影像学检查可确诊。

(1)首选B超检查：可见胆囊内有强回声团、随体位改变而移动、其后有声影即可确诊为胆囊结石。仅有10%～15%的胆囊结石含有钙，腹部X线能确诊，侧位照片可与右肾结石区别。计算机体层摄影、核磁共振成像也可显示胆囊结石，但不作为常规检查。

(2)内镜下逆行胰胆管造影(endoscopic retrograde cholangiopancreatography，ERCP)：是用纤维十二指肠镜经十二指肠乳头插管，注入造影剂，显示胆道系统及胰管的方法，对胆石症的诊断有极高的价值。造影后可清晰显示整个胆管系统及胆囊，可发现胆管及胆囊有无结石、胆管有无扩张或狭窄等改变。ERCP诊断胆总管结石的阳性率可达95%左右，还可行内镜下活检及细胞学检查，对梗阻性黄疸的病因判断很有帮助。

(3)经皮肝穿刺胆道造影(percutaneous transhepatic cholangiography，PTC)：适用于原因不明的梗阻性黄疸，能清楚显示肝内外整个胆道系统，可提供胆道内正确的解剖关系、病变部位、范围和性质，对本病的诊断及鉴别诊断有较大帮助。PTC诊断胆总管结石的阳性率达90%左右。由于PTC属有创性检查，因此有一定的并发症，如出血、胆漏、感染或发生胆管炎等。

(三)治疗方法

1. 非手术疗法

(1)主要适应证：①初次发作的青年患者；②经非手术治疗症状迅速缓解者；③临床症状不典型者；④发病已逾3天，无紧急手术指征，且在非手术治疗下症状有消退者。

(2)常用方法：①包括卧床休息、禁饮食或低脂饮食、输液、纠正水电解质和酸碱平衡紊乱、抗感染、解痉止痛和支持对症处理。②有休克者应加强抗休克的治疗，如吸氧、维持血容量、及时使用升压药物等。③经上述治疗，多能缓解，待度过急性期后4～6周，再行确定性胆道手术，则可使患者免受再次手术的痛苦。

2. 溶石药物治疗　口服溶石药物治疗胆石症，是以摄入的胆酸能在小肠内充分吸收且该胆酸又能增加胆固醇的溶解为基础，所以仅对胆固醇结石有效，对胆色素结石和含钙的结石基本无效。

(1)鹅去氧胆酸(chenodeoxycholic acid，CDCA)：为胆石溶解药。能选择性减少胆固醇的合成和分泌，使胆汁中的胆固醇从饱和状态恢复至不饱和状态，从而阻止胆石形成，并使已形成的胆固醇结石溶解。用于无症状或症状较轻、胆囊功能良好的胆固醇结石，也可用于手术禁忌证患者。为防止停药后结石复发，溶石后应进行连续或间歇预防治疗。口服，每次0.25～0.5 g，每日2～3次。疗程与胆石大小有关，一般为6～12个月。对肝脏有一定毒性，现已少用。

(2)熊去氧胆酸(ursodesoxycholic acid)：是从中药熊胆中分离的活性成分之一，是鹅去氧胆酸的差向立体异构体，长期服用，可增加胆汁酸分泌，同时改变胆汁酸成分，使本品在胆汁中含量增加；还可明显降低胆汁中胆固醇及胆固醇酯的量和胆固醇的饱和指数，有利于结石中胆固醇逐渐溶解；也可增加外周血血小板数量，并能松弛胆道括约肌产生利胆作用，其钠盐可促进肝糖原储存、脂肪酸水解、血糖降低。其溶石作用、疗效与鹅去氧胆酸相似，但疗程短、剂量小。主要用于不宜手术治疗的胆固醇结石，也用于胆囊炎、胆道炎、胆汁分泌不足、急慢性肝炎、肝中毒等。

口服后主要从回肠吸收，在肝脏中与甘氨酸或牛磺酸结合，随胆汁排入小肠，形成肠肝循环。仅少量药物进入大循环，血药浓度很低。治疗作用与其在胆汁中的浓度相关。半衰期为3.5～5.8天。①溶胆石：每日450～600 mg，分3次用，饭后服，连用6～12个月。②利胆：每次50 mg，每日3次。

3. 腹腔镜胆囊切除术　腹腔镜胆囊切除治疗比经典的开腹胆囊切除损伤小，疗效确切。无腹腔镜条件可作小切口胆囊切除。无症状的胆囊结石一般不需积极手术治疗，可观察和随诊。

4. 内镜下取石术　在ERCP的基础上，做乳头括约肌切开或乳头气囊扩张取石，或做鼻胆管引流溶石；还可经T形管窦道送入胆道镜取石；经口胆道镜取石；经皮经肝胆道镜取石等。目前该方法较多地运用于肝内外胆管结石的治疗中，取得较好疗效。

（四）用药注意事项与患者教育

1. 胆石溶解药应至少服用6个月，如无改善，应换药或考虑外科手术治疗。

2. 胆石溶解药的主要不良反应为腹泻，有时出现恶心、呕吐、皮肤瘙痒、过敏反应、头痛、头晕、胰腺炎和心动过缓等，多数可自行缓解。严重肝炎或肝衰竭、溃疡病、胆道阻塞、急性胆囊炎、胆管炎发作期、胆结石钙化、胆管痉挛或胆绞痛患者、孕妇及哺乳妇女禁用胆石溶解药。

3. 口服避孕药（oral contraceptives）可增加胆汁饱和度，影响熊去氧胆酸疗效，故用熊去氧胆酸治疗时应采取其他节育措施。

4. 患者教育

（1）由于结石的形成与胆汁中胆固醇浓度过饱和有关，因此，控制饮食中胆固醇的过多摄入是维持胆汁保持一定稳定性的重要手段。在日常生活中，应合理调整膳食结构，少食含胆固醇较多的脂肪类食物，多食富含高蛋白的食物、蔬菜及新鲜水果，妊娠期妇女尤其要引起足够的重视。

（2）平时要进行适当的体育锻炼，以防止脂肪在体内过度积存。

（3）每年应定期体检，包括肝胆B超检查，便于早期发现、早期治疗。

二、胆囊炎

胆囊炎是一种常见病，有急性胆囊炎（acute cholecystitis）和慢性胆囊炎（chronic cholecystitis）之分。在我国，胆囊炎发病率仅次于急性阑尾炎，位居急腹症外科疾患的第2位，较急性肠梗阻和溃疡病穿孔多见。

（一）急性胆囊炎

1. 病因和发病机制　胆囊炎发病多与胆囊结石、胆囊管阻塞，致使胆汁排出不畅有关。

(1)胆囊管梗阻:多数因结石阻塞胆囊管引起,其次为胆囊肿瘤、胆道寄生虫、胆囊扭转等。

(2)细菌感染:常见致病菌有大肠杆菌、克雷伯菌、梭状芽孢杆菌等。约 50%急性胆囊炎患者胆汁细菌培养阳性。细菌可通过上行感染、血源性播散、门静脉性播散及淋巴途径抵达胆囊,引起或加重急性胆囊炎的进程。

(3)化学刺激:胆管阻塞,胆汁滞留和浓缩,高浓度的胆盐可刺激胆囊黏膜,引起炎性病变。

2. 临床表现与诊断　腹痛是本病的主要症状。早期疼痛多局限于中上腹部,较轻,呈持续性,以后疼痛逐渐加剧,转至右上腹部,为持续性伴阵发性加重,可向右肩背部或右腰部放射。常伴恶心、呕吐和发热,体检右上腹出现压痛、肌紧张,墨菲征(Murphy sign)阳性(胆囊触痛征:患者仰卧下肢屈曲,检查者站其右侧,用左手拇指按压于胆囊点处,即右腹直肌外缘与右肋缘交点,让受检者深吸气,如压迫处疼痛而突然屏气者,即为 Murphy 征阳性,提示急性胆囊炎),偶可摸到肿大的胆囊等。

3. 辅助检查　B 超的广泛应用,为胆囊炎及胆道疾患的检出和诊断提供了一种无创性的有力工具,明显提高了检出率与准确性。

4. 治疗

(1)内科治疗:如无并发症发生(化脓性胆管炎、胆囊坏疽、积脓、穿孔等)时,可先卧床休息、禁食、止痛、补液、应用抗生素等非手术疗法。①解痉、镇痛:可使用阿托品、硝酸甘油、哌替啶等,以解除 Oddi 括约肌痉挛和疼痛。②使用抗生素:是为了预防菌血症和化脓性并发症,通常选择针对革兰阴性杆菌及厌氧菌的抗菌药物,一般为氨基糖苷类、第三代头孢菌素类(third generation cephalosporins)、喹诺酮类,或加用甲硝唑。

(2)手术治疗:胆囊切除术是急性胆囊炎的根本治疗方法。手术指征包括:①有急性胆囊炎并发症者;②急性胆囊炎反复急性发作者;③经积极内科治疗,病情继续发展并恶化者;④无手术禁忌证,且能耐受手术者。

(二)慢性胆囊炎

1. 病因和发病机制

(1)胆囊结石:约 70%的慢性胆囊炎患者胆囊内存在结石,结石可刺激和损伤胆囊壁,并引起胆汁排泌障碍,是引起慢性胆囊炎的主要病因。

(2)感染:可由细菌、病毒、寄生虫等各种病原体引起胆囊慢性感染。常可通过血源性、淋巴、邻近脏器感染播散,或肠寄生虫钻入胆道而将病原体逆行带入。

(3)急性胆囊炎的迁延:急性胆囊炎反复迁延发作,使胆囊壁纤维组织增生和增厚,囊腔萎缩变小,并丧失正常功能。

2. 临床表现与诊断　慢性胆囊炎多合并胆囊结石,可有多次胆绞痛发作史。发作间歇期可数周、数月或数年,也可表现为消化不良,出现厌油腻、上腹饱胀、呃逆、胃灼热、反酸等症状。查体多无阳性体征,少数有右上腹轻压痛,甚至扪及因胆囊管慢性梗阻所致的胆囊积液者的肿大胆囊。B 超检查有助于确诊。

3. 治疗

(1)内科治疗:低脂饮食,可口服利胆药物,如伴有胆固醇结石可使用药物溶石治疗。腹痛明显者可用抗胆碱能药物解除平滑肌痉挛。

(2)手术治疗:有症状者,特别是反复发作的慢性胆囊炎,伴有结石、胆囊积水或有胆囊壁钙化者,胆囊切除术是根本治疗方法。

(三)用药注意事项与患者教育

1. 茴三硫(胆维他,anethole trithione)具有促进胆汁、胆酸、胆色素分泌的作用,每次12.5～25 mg,口服,每日3次。偶有恶心、腹胀、腹泻等,如出现荨麻疹样红斑等过敏反应,应立即停药。长期使用可引起甲状腺功能亢进。胆道梗阻者禁用。

2. 胆绞痛发作时不宜单独选用吗啡止痛,因为吗啡可以增加胆道平滑肌张力,加重疼痛。临床上一般首选哌替啶加阿托品治疗。

3. 患者教育

(1)应选用低脂肪餐,以减少胆汁分泌,减轻胆囊负担。

(2)生活起居有节制,注意劳逸结合、寒温适宜,保持乐观情绪及大便通畅。

(3)经常保持左侧卧位,有利于胆汁排泄。

(4)注意饮食卫生,防止胆道寄生虫病的发生,并积极治疗肠蛔虫症。

复习思考题

1. 名词解释:(1)胆石症;(2)胆固醇结石;(3)胆色素结石;(4)混合性结石;(5)胆囊结石;(6)肝外胆管结石;(7)Charcot三联征;(8)Reynold五联征;(9)肝内胆管结石;(10)内镜下逆行胰胆管造影(ERCP);(11)经皮肝穿刺胆道造影(PTC);(12)胆囊炎;(13)急性胆囊炎;(14)Murphy征;(15)慢性胆囊炎;(16)茴三硫(胆维他)。

2. 胆石症的病理类型有哪些?

3. 胆石症的临床表现是什么?

4. 临床确诊胆石症的影像学检查有哪些?

5. 药物溶石治疗的适应证是什么?

6. 常用的溶石治疗药物包括哪些?

7. 胆石溶解药的用药注意事项有哪些?

8. 急性胆囊炎的临床表现是什么?

9. 急性胆囊炎的内科治疗药物有哪些?

10. 胆绞痛发作时如何用药?

11. 胆囊炎的患者教育包括哪些内容?

(山东省立医院　高田田)

第十一节　营养不良

内容提要

本节主要介绍营养不良的病因与分类、临床表现、治疗对策与方法、常用营养剂及临床应用、用药注意事项与患者教育。要求了解营养不良的病因与分型、临床表现，熟悉营养不良的治疗对策与方法，掌握常用营养剂的临床应用、用药注意事项与患者教育。

广义的营养不良应包括营养不足(inanition)以及营养过剩(overnutrition)两方面，通常指的是起因于摄入不足、吸收不良或过度损耗营养素(nutrient)所造成的营养不足，或者由于暴饮暴食或过度的摄入特定的营养素而造成的营养过剩。本节讨论营养不足，即狭义上的营养不良。

一、病因与分类

营养不良常继发于一些消化系统疾病或慢性消耗性疾病，如慢性腹泻、短肠综合征(short bowel syndrome，SBS)、吸收不良性疾病、晚期恶性肿瘤等。非医学原因导致的营养不良包括贫穷、食物短缺、缺乏营养知识、家长忽视科学喂养方法等。

1. 成人干瘦型或单纯饥饿型营养不良　主要原因是热量摄入不足，常见于慢性疾病或长期饥饿的患者，临床表现为严重的脂肪和肌肉消耗，营养评定可见皮褶厚度和上臂肌围较小，血浆白蛋白可显著降低，但患者食欲及精神尚好。

2. 低蛋白血症型或急性内脏蛋白消耗型营养不良　主要是长期处于蛋白质摄入不足、创伤或感染应激状态下。伴有明显的生化指标异常，主要为血浆白蛋白明显下降和淋巴细胞计数下降。虽然人体测量指标仍正常，但内脏蛋白质迅速下降，出现毛发易脱落、水肿及伤口愈合延迟。对此类患者如不采用有效的营养支持，可因免疫力受损，导致败血症或严重的真菌感染。

3. 混合型营养不良　这是最严重的一类营养不良，由于热量和蛋白质摄入不足所致。病情危重，死亡率高，常见于晚期肿瘤和消化道疾病等患者。

4. 儿童营养不良

(1)喂养不当：长期摄食不足，如母乳不足又未能及早添加辅食。人工喂养者，食物的质和量未能满足需要，如乳类稀释过度，或单纯用淀粉类食品喂哺；突然断奶，婴儿不能适应新的食品等。

(2)饮食习惯不良：饮食不定时、偏食、反刍习惯或神经性呕吐等。

(3)疾病因素：疾病影响食欲，妨碍食物的消化、吸收和利用，并增加机体的消耗。①易引起营养不良的常见疾病有迁延性婴儿腹泻、慢性肠炎或痢疾、各种酶缺乏所致的吸收不良综合征、肠寄生虫病、结核病、麻疹、反复呼吸道感染、慢性尿路感染等。②某些消化道先天畸形，如唇裂、腭裂、先天性肥大性幽门狭窄或贲门松弛等。③严重的先天性心脏病可致喂养困难，某些遗传性代谢障碍和免疫缺陷病也可影响食物的消化、吸收和利用。④早产和双胎易引起营养不良，宫内感染、孕母疾病或营养低下、胎盘和脐带结构与功能异常均可导致胎儿营养不足和宫内生长阻滞，为婴儿营养不良的先决条件。⑤重度营养不良大多由于多种因素所致。

二、临床表现

1. 消瘦型　由于热能严重不足引起，小儿矮小、消瘦，皮下脂肪消失，皮肤缺乏弹性，头发干燥易脱落，体弱乏力，萎靡不振。

2. 水肿型　由严重蛋白质缺乏引起，周身水肿，眼睑和身体低垂部水肿，皮肤干燥萎缩，角化脱屑，或有色素沉着，头发脆弱易断和脱落，指甲脆弱有横沟，无食欲，肝大，常有腹泻和水样便。

3. 混合型　介于两者之间，并都可伴有其他营养素缺乏的表现。

三、治疗对策与方法

对于营养不良的患者通常可以通过治疗原发病，提供适当的膳食，对家长进行教育和仔细的随访而治疗。

（一）病因治疗

治疗营养不良应首先重视治疗慢性消化系统疾病和消耗性疾病等原发病，如结核和心、肝、肾疾病等。

（二）对症治疗

1. 纠正水及电解质平衡失调　在营养不良的急救治疗中，脱水和电解质平衡失调的处理特别重要，尤其在腹泻伴营养不良的小儿中，需注意以下几点：

(1)注意液体的进入量以防发生心力衰竭。

(2)调整和维持体内电解质平衡：营养不良者常严重缺钾，在尿量排出正常时，可给钾6～8 mmol/(kg·d)，至少维持5天。同时也有钙、镁、锌和磷的缺乏，一般补充镁2～3 mmol/(kg·d)，锌1～2 mmol/(kg·d)，钙给常规量，钠补充少量以免心衰，为3～5 mmol/(kg·d)。

2. 营养支持　在液体和电解质不平衡纠正后，营养不良的治疗取决于肠道吸收功能的损害程度，如果肠道吸收功能不良，可以根据需要采用中心静脉营养或外周静脉营养，前者保留时间长，输入的营养液浓度较高，而后者不能超过5天。如果肠道吸收功能正常，应尽量使用肠内营养剂。

（三）并发症治疗

1. 低血糖　尤其在消瘦型多见，一般在入院采完血后即可静注 50％葡萄糖 10 mL 予以治疗，以后在补液中可采用 5％～10％的葡萄糖注射液。

2. 低体温　严重消瘦型伴低体温死亡率高，主要由于热能不足引起。应注意环境温度（30～33 ℃），并用热水袋或其他方法保温（注意烫伤），同时监测体温，如需要可 15 分钟一次。

3. 贫血　严重贫血如 Hb 低于 40 g/L 可输血，消瘦型一般为 10～20 mL/kg，水肿型除因贫血出现虚脱或心衰外一般不输血。轻、中度贫血可用铁剂治疗，2～3 mg/(kg・d)，持续 3 个月。

四、常用营养剂的临床应用

（一）肠内营养剂

按氮源分为氨基酸(amino acid)型、短肽(short chain polypeptide)型和整蛋白(total protein，TP)型三大类，依据功效和用途又可分为平衡型和疾病适用型。

1. 氨基酸型　适用于：①消化道通畅而不能正常饮食，合并中重度营养不足的患者；②消化道术前准备；③消化道手术后吻合口瘘，如咽部瘘、食管瘘、胃瘘、结肠瘘等；④胰腺炎的恢复期；⑤短肠综合征的患者（小肠长度短于 60 cm）；⑥炎性肠道疾病，如克罗恩病等。

(1)平衡型：一般营养型，制剂有肠内营养粉 AA(enteral nutritional powder AA，维沃)。

(2)疾病适用型：适用于苯丙氨酸代谢障碍等。每袋 80 g，内含 100％的游离氨基酸浓度约 15％，脂肪为 2.5％（脂肪 0.8 g，亚油酸 0.6 g），糖类为 82.2％（61.7 g 为麦芽糖糊精、食物淀粉），同时含有人体必需矿物质、多种维生素和微量元素等。属于无渣，粪便排出量少，因此不需消化液或极少消化液便可吸收。能源来自糊精及食物淀粉，热量与氮的比值为 128∶1；脂肪来自大豆油，其含量控制在需要量的最低限，以减少对胰腺外分泌系统和肠管分泌的刺激。

2. 短肽型　包括乳剂、混悬液、粉剂等，所含蛋白质为蛋白水解物，能补充人体日常生理功能所需的能量及营养成分。在小肠中有运输低聚肽的体系，低聚肽经小肠黏膜刷状缘的肽酶水解后进入血液，容易被机体利用。同时不含乳糖，避免了乳糖不耐受(lactose intolerance)引起的腹泻和脂代谢障碍等一系列问题。几乎完全吸收，低渣，需少量消化液吸收，排粪便量少。适用于有肠道功能或部分肠道功能的患者，如胰腺炎、肠道炎性疾病、放射性肠炎和化疗、肠瘘、短肠综合征、艾滋病等；也可作为营养不足患者的手术前后喂养及肠道准备。

3. 整蛋白型

(1)平衡型：常见的有肠内营养制剂 TP、肠内营养乳剂 TP 等。该型制剂进入胃肠道后可刺激消化腺体分泌消化液，在体内消化、吸收过程同正常食物，可提供人体必需的营养物质和能量。其中有些制剂含有中链三酰甘油，更有利于脂肪的代谢吸收；有些制剂为了节约入液量而制成高能量密度，每 1 mL 提供 5.4～6.3 kJ 的能量，如肠内营养乳剂(enteral nutritional emulsion, TP-HE)、肠内营养混悬液(enteral nutritional suspension, TPF)。还有些制剂添加了膳食纤维以改善胃肠道功能，如肠内营养乳剂 TPF-D。这一大类制剂适用于：①面或颈部创伤，或颅颈部手术后；②咀嚼和吞咽功能性或神经性损害，或咽下困难；③意识丧失的患者和(或)接受机械通气的患者；④高分解代谢状态，如癌症、烧伤和颅脑创伤患者；⑤神经性畏食等。

(2)疾病适用型：①糖尿病型肠内营养制剂，如肠内营养乳剂 TPF-D；②肿瘤适用型肠内营养乳剂，如肠内营养乳剂 TPF-T；③高蛋白、高能量肠内营养乳剂；④免疫增强型肠内营养；⑤肺病型肠内营养混悬液；⑥肾病用复方 α 酮酸类似物，如复方 α 酮酸片(compound α-ketoacid tablet, 开同)等。

(二)肠外营养剂

肠外营养即经静脉输注氨基酸、脂肪和糖等营养素，主要如下：

1. 糖类制剂　这是最简单、有效的肠外营养制剂，可提供机体代谢所需能量的50%～60%。葡萄糖(glucose)是肠外营养最常选用的能量制剂，临床上常配制成 5%、10%、50%等规格的注射液。临床常用制剂还有果糖(fructose)、麦芽糖(maltose)及糖醇类[如山梨醇(sorbitol)和木糖醇(xylitol)]。但这些制剂均不能长期大量应用，否则会引起高乳酸血症、高胆红素血症、高尿酸血症等代谢紊乱。目前已不主张单独应用葡萄糖制剂，而应与脂肪乳剂合用，以减少葡萄糖用量，避免糖代谢紊乱的发生。另外，在大量输注葡萄糖时，需补充适量胰岛素以弥补内源性胰岛素的不足，每日葡萄糖用量不宜超过400 g。

2. 脂肪乳剂　脂肪是重要的能源物质，所供能量可占总能量的 25%～50%。目前脂肪乳剂有多种，其中以大豆油或红花油经磷脂乳化并加注射用甘油制成的脂肪乳剂最为常用，该溶液中脂肪微粒的粒径大小和生物特征与天然乳糜微粒相似，理化性质稳定。脂肪乳剂根据碳链长短可分为长链三酰甘油、中链三酰甘油及短链三酰甘油。

(1)长链三酰甘油：能提供人体的必需脂肪酸和能量，氧化代谢速度较慢，主要用于肾衰竭、急性坏死性胰腺炎、创伤及其他重症患者的营养及早产儿的治疗。

(2)中链三酰甘油：特别适用于危重症患者和肝功能不良者，用于新生儿的治疗也比较安全，但其不能提供必需脂肪酸，大量输注会引起代谢性酸中毒和神经系统不良反应。

(3)物理混合制剂：临床上应用长链三酰甘油和中链三酰甘油各占一半量的物理混合制剂，可扬长避短，对某些特殊患者(如严重创伤、感染、肝功能不全等)更为安全。

3. 氨基酸制剂　氨基酸是合成蛋白质的基本物质，在能量供给充足的情况下可进入组织细胞，参与蛋白质的合成代谢，并生成酶类、激素、抗体、结构蛋白等物质，从而促进组织愈合，恢复正常生理功能。不同的氨基酸制剂，由于组成不同，临床作用也有区别。营养型复方氨基酸应用最多，主要用于手术前后、创伤、大面积烧伤、严重感染等应激状态下肌肉分解代谢亢进，消化系统障碍，营养恶化及免疫功能下降患者的营养支持治疗。

4. 维生素　维生素主要维持人体正常代谢和生理功能，是肠外营养不可缺少的组分之一，有水溶性与脂溶性之分，用于肠外营养的维生素多为复方制剂。

5. 微量元素　微量元素主要参与氧的储存和电子传递，参与遗传和自由基的调节。由于机体对微量元素需要量很少，短期禁食者不需补充，若禁食超过 1 个月则应补充，妊娠妇女对微量元素的需要量也轻度增高。

6. 电解质　电解质是维持人体水、电解质和酸碱平衡，保持内环境稳定，维护各种酶活性和神经、肌肉应激性，以及正常营养代谢的一类重要物质。临床常用的制剂有 10％氯化钠溶液、10％氯化钾溶液、10％葡萄糖酸钙溶液、氯化钙溶液、25％硫酸镁溶液、碳酸氢钠溶液等，必要时可加入谷氨酸钠、谷氨酸钾、磷制剂。磷与能量代谢及蛋白质合成密切相关，不仅参与骨质的形成，而且参与组成细胞膜，机体缺少时可能发生低磷血症。

五、用药注意事项

1. 肠内营养剂　①不能用于完全肠梗阻、严重的短肠综合征或高排泄量的瘘。②半乳糖血症患者、严重腹腔内感染者也禁用。③严格禁忌静脉内输入肠内营养剂。④使用肠内营养剂应注意定期监测生化指标，使用前摇匀，在有效期内使用。⑤应在 25 ℃以下密闭保存，开启后冰箱内(2～10 ℃)保存，并于 24 小时内用完。

2. 肠外营养剂　①营养成分和量应以维持儿童的液体需要为基础，一般 100 mL/(kg・d)，蛋白质一般 2 g/(kg・d)。②脂肪是热能的主要来源，可提供总热能的 60％。③需注意提供足量的热能和蛋白质，在计算热能和蛋白质需要时，应按相应年龄的平均体重计算，而不是小儿的实际体重。

六、患者教育

1. 向家长宣传科学喂养知识

(1)鼓励母乳喂养，母乳不足或无母乳者，应补以含优质蛋白的代乳品(牛奶、羊奶、豆浆、鱼肉等)，防止单纯以淀粉类食品、炼乳或麦乳精喂养。

(2)改变不良饮食习惯如挑食、偏食等。较大儿童应注意食物成分的正确搭配，适当供应肉、蛋、豆制品，补充足够的蔬菜。

(3)选择适合患儿消化能力和符合营养需要的食物，尽可能选择高蛋白高热能的食物，如乳制品和动物蛋白质如蛋、鱼、肉、禽和豆制品，以及新鲜蔬菜、水果。少吃豆类、花生、玉米等坚硬难以消化的食物。

2. 重视体格锻炼，纠正不良卫生及饮食习惯，饮食定时，保证充足的睡眠。

复习思考题

1. 名词解释：(1)营养不良；(2)营养不足；(3)营养过剩；(4)肠内营养剂；(5)肠外营养剂；(6)氨基酸型；(7)短肽型；(8)整蛋白(TP)型；(9)平衡型；(10)疾病适用型；(11)糖类制剂；(12)脂肪乳剂；(13)长链三酰甘油；(14)中链三酰甘油；(15)营养型复方氨基酸；

(16)微量元素;(17)电解质;(18)磷制剂。

2. 营养不良常见的类型有哪些?

3. 儿童营养不良常见原因是什么?

4. 营养不良的临床表现有哪些?

5. 营养不良的治疗对策与方法包括哪些?

6. 肠内营养剂有哪些?主要适应证是什么?

7. 肠外营养剂包括哪些营养素?如何应用?

8. 肠内、肠外营养剂的用药注意事项有哪些?

9. 儿童营养不良的患者教育内容有哪些?

(山东省立医院　高田田)

第六章
泌尿生殖系统疾病

泌尿系统由肾脏、输尿管、膀胱和尿道组成，最常见的泌尿系统疾病是肾脏疾病，包括肾小球肾炎及急慢性肾衰等，尿路感染则是常见的泌尿系统感染性疾病。

第一节　尿路感染

内容提要

本节介绍尿路感染的分类、临床表现及诊断、治疗原则、药物治疗方案。要求了解尿路感染的分类及临床表现，熟悉其治疗原则，掌握尿路感染经验治疗和病原治疗的药物选择及其给药方案，以及药学监护与患者教育。

一、病因与分类

尿路感染(urinary tract infection，UTI)是由各种病原体入侵泌尿系统引起的疾病，最常见的病原微生物是细菌，此外还有真菌、支原体、衣原体、结核杆菌等。最常见的尿路感染是膀胱炎(cystitis)和肾盂肾炎(pyelonephritis)。

(一)分类方法

1. 根据感染部位　可分为上尿路感染(肾盂肾炎、输尿管炎)和下尿路感染(膀胱炎、尿道炎)。
2. 根据有无尿路异常或并发症　尿路异常如梗阻、结石、畸形、膀胱输尿管反流等，并发症如糖尿病等，可分为复杂性尿路感染和非复杂性尿路感染(单纯性尿路感染)。
3. 根据病程　可分为急性、慢性和反复发作性尿路感染。
4. 根据有无临床症状　可分为有症状尿路感染和无症状尿路感染。
5. 根据病原体种类　可分为细菌性尿路感染、真菌性尿路感染等。

(二)病原菌

急性单纯性上、下尿路感染多见于门诊、急诊患者，病原菌80%以上为大肠埃希菌；而复杂性尿路感染的病原菌除了大肠埃希菌(30%～50%)外，也可为肠球菌属、变形杆菌属、克雷伯菌属、铜绿假单胞菌等；医院获得性尿路感染的病原菌尚有葡萄球菌属、念珠菌属等。

(三)易感因素

1. 尿路梗阻　如肾及输尿管结石、尿道狭窄、泌尿道肿瘤、前列腺肥大、妊娠子宫压迫输尿管等。

2. 泌尿系统畸形或功能异常　如肾发育不良、多囊肾、双肾盂或双输尿管畸形等。

3. 尿道插管及器械检查，导管、膀胱镜检查，泌尿道手术等。

4. 女性尿路解剖生理特点。

5. 机体抵抗力减弱。

二、临床表现及诊断

(一)膀胱炎

1. 症状　急性膀胱炎发病急骤，常在劳累、受凉、长时间憋尿、性生活后发病，常见症状包括尿频、尿急、尿痛、脓尿，甚至血尿。单纯急性膀胱炎全身症状轻微，多不发热。

2. 诊断　急性膀胱炎的诊断，除根据病史及体征外，需做中段尿液检查，尿液中有脓细胞和红细胞。对慢性膀胱炎的诊断，需详细进行全面的泌尿生殖系统检查，以明确有无慢性肾脏感染。

(二)肾盂肾炎

1. 临床表现

(1)全身症状：包括高热、寒战，体温多在 38～39 ℃，甚至高达 40 ℃，常伴头痛、全身酸痛、食欲减退，可有恶心、呕吐，或有腹痛。

(2)泌尿系统症状：包括腰痛，多为钝痛或酸痛，程度不一，少数为腹部绞痛，沿输尿管向膀胱方向放射。肾盂肾炎多由上行感染引起，故多伴有尿频、尿急、尿痛等膀胱刺激症状。

(3)查体：上输尿管点或肋腰点有压痛，肾区叩痛阳性。

(4)辅助检查：急性期血常规可见血白细胞数升高和中性粒细胞百分比增高。尿常规检查有脓尿(每高倍视野下超过 5 个白细胞)。尿细菌培养及菌落计数是最有价值的实验室检查，通常认为清洁中段尿培养菌落计数大于 10^5/mL 有临床意义。

2. 诊断　根据患者的一般症状、泌尿系统症状以及尿白细胞数增多、尿细菌检查结果阳性可诊断。

三、治疗原则

1. 给予抗菌药物前留取清洁中段尿，做病原菌培养及药敏试验。经验治疗时按常见病原菌给药;获知病原菌及药敏试验结果后,根据经验治疗效果及药敏试验结果酌情调整。

2. 急性单纯性下尿路感染初发患者,治疗宜用毒性小、口服吸收好的抗菌药物,疗程通常为3～5天。

3. 急性肾盂肾炎伴发热等明显全身症状的患者,宜注射给药,疗程一般2～4周;热退后可改为口服给药。反复发作性肾盂肾炎患者疗程需更长,常需4～6周,并应特别关注预防措施。

4. 对抗菌药物治疗无效的患者应进行全面尿路系统检查,若发现存在尿路结石、尿路解剖畸形或功能异常等复杂因素者,应予以矫正或相应处理。

5. 尿管相关尿路感染,宜尽早拔除或更换导尿管。

6. 绝经后妇女反复尿路感染,应注意是否与阴道疾病相关,酌请妇科协助治疗。

四、药物治疗方案

(一)药物选择

1. 膀胱炎和肾盂肾炎的经验治疗(见表6-1-1)。

表 6-1-1　膀胱炎和肾盂肾炎的经验治疗

疾病	可能的病原菌	宜选药物	可选药物	备注
膀胱炎(非孕妇)	大肠埃希菌 腐生葡萄球菌 肠球菌属	复方磺胺甲噁唑或呋喃妥因或磷霉素或阿莫西林/克拉维酸	头孢氨苄或头孢拉定	
膀胱炎(孕妇)	大肠埃希菌 腐生葡萄球菌 肠球菌属	呋喃妥因[1]或头孢克肟	磷霉素或阿莫西林/克拉维酸	
急性肾盂肾炎	大肠埃希菌等肠杆菌科细菌 腐生葡萄球菌 肠球菌属	氨苄西林或阿莫西林或第一、二、三代头孢菌素	哌拉西林/他唑巴坦或氨苄西林/舒巴坦或阿莫西林/克拉维酸或氟喹诺酮类[2]或碳青霉烯类	
反复发作尿路感染	大肠埃希菌等肠杆菌科细菌 腐生葡萄球菌 肠球菌属	哌拉西林/他唑巴坦或氨苄西林/舒巴坦或阿莫西林/克拉维酸	呋喃妥因或磷霉素或氟喹诺酮类[2]或碳青霉烯类	碳青霉烯类用于重症或伴血流感染者

注:[1]呋喃妥因禁用于足月孕妇(孕38周以上);[2]大肠埃希菌对氟喹诺酮类耐药率达50%以上。

2. 尿路感染的病原治疗(见表6-1-2)

表 6-1-2　　尿路感染的病原治疗

疾病	病原菌	宜选药物	可选药物	备注
特异性尿道炎（非孕妇）	淋病奈瑟菌 沙眼衣原体	头孢曲松或头孢克肟 阿奇霉素	头孢噻肟或头孢唑肟 多西环素或米诺环素	应筛查梅毒，同时检查性伴侣
特异性尿道炎（孕妇）	奈瑟淋球菌 沙眼衣原体	阿莫西林或头孢曲松 阿奇霉素	头孢噻肟或头孢克肟 红霉素	
膀胱炎	大肠埃希菌（ESBL 阴性）	呋喃妥因或磷霉素 氨丁三醇或复方磺胺甲噁唑	头孢氨苄或头孢拉定	
	大肠埃希菌（ESBL 阳性）	阿莫西林/克拉维酸 氨苄西林/舒巴坦	呋喃妥因或磷霉素 氨丁三醇	
	腐生葡萄球菌	苯唑西林或氯唑西林 或复方磺胺甲噁唑	第一、二代头孢菌素 或磷霉素、氨丁三醇	
	肠球菌属	氨苄西林或阿莫西林 阿莫西林/克拉维酸	呋喃妥因、糖肽类 或磷霉素、氨丁三醇	
肾盂肾炎	大肠埃希菌、克雷伯菌属等肠杆菌科细菌（ESBL 阴性）	第二代或第三代头孢菌素	氟喹诺酮类 * 或氨苄西林/舒巴坦 或阿莫西林/克拉维酸	
	大肠埃希菌、克雷伯菌属等肠杆菌科细菌（ESBL 阳性）	哌拉西林/他唑巴坦 或氨苄西林/舒巴坦 或阿莫西林/克拉维酸	碳青霉烯类或法罗培南	
	腐生葡萄球菌（非 MRS）	苯唑西林或氯唑西林	第一、二代头孢菌素 或氟喹诺酮类	
	腐生葡萄球菌（MRS）	糖肽类		
	肠球菌属	氨苄西林或阿莫西林 阿莫西林/克拉维酸	糖肽类	重症者可联合氨基糖苷类
	铜绿假单胞菌	头孢他啶 或头孢吡肟±氨基糖苷类	环丙沙星 或哌拉西林/他唑巴坦±氨基糖苷类 或亚胺培南或美罗培南	
	念珠菌属	氟康唑	两性霉素 B	

注：* 我国大肠埃希菌等对氟喹诺酮类耐药率达 50%以上，选用该类药物治疗应参照药敏结果。

ESBL：是 extended-spectrum beta-lactamase 的缩写形式，即超广谱 β-内酰胺酶。ESBL 阳性细菌则是指能够产生超广谱 β-内酰胺酶的细菌。超广谱 β-内酰胺酶能分解青霉素类、头孢菌素类及氨曲南等抗生素，使这类抗生素对细菌无效或使细菌对该类药物耐药。

MRS：是 methicillin-resistant staphylococci 的缩写形式，即耐甲氧西林葡萄球菌。

（二）给药剂量

按各种抗菌药物的治疗剂量范围给药。治疗上尿路感染时，尤其是严重感染，抗菌药物剂量宜较大（治疗剂量范围高限）；而治疗单纯性下尿路感染时，由于多数药物的尿药浓度远高于血药浓度，则可应用较小剂量（治疗剂量范围低限）；同时要根据患者肝肾功能情况调整剂量。

（三）给药途径

对于下尿路感染的患者，应选取口服吸收良好的抗菌药物品种，不必采用静脉或肌内注射给药。对于上尿路感染，初始治疗多采用静脉给药，病情稳定后可酌情改为口服给药。尽量避免抗菌药物的局部应用。

（四）给药次数

为保证药物在体内能杀灭感染灶病原菌，应根据药物的药代动力学/药效动力学特点、感染的严重程度及患者的肝肾功能状况决定给药次数。时间依赖性抗菌药如β-内酰胺类通常每日多次给药，浓度依赖性抗菌药通常每日1次给药。

五、药学监护与患者教育

（一）药学监护

见抗菌药物相关章节。

（二）患者教育

1. 多饮水，勤排尿，有发热等全身感染症状应卧床休息。
2. 可服用碳酸氢钠（1 g，tid）碱化尿液，减轻膀胱刺激症状。

病例分析——尿路感染

【病史摘要】

患者女，20岁，因“尿急、尿频、尿痛3天，发热1天”入院。查体：体温38.9 ℃，双肾区叩痛，输尿管压痛点处轻压痛。入院查尿常规：白细胞＋＋，尿蛋白＋＋，潜血＋＋。血常规：白细胞11.4×10^9/L，中性粒细胞84％。

【诊断】

尿路感染。

【处理】

(1)留取清洁中段尿行尿培养。

(2)给予左氧氟沙星0.5 g，ivgtt qd。

【分析问题】

(1)该患者尿路感染的类型是什么?

(2)其经验治疗选择药物是否合理?使用左氧氟沙星期间的监护点是什么?

复习思考题

1. 名词解释:(1)尿路感染(UTI);(2)上尿路感染;(3)下尿路感染;(4)复杂性尿路感染;(5)单纯性尿路感染;(6)清洁中段尿;(7)膀胱刺激症状;(8)ESBL 阳性;(9)非MRS;(10)时间依赖性抗菌药;(11)浓度依赖性抗菌药。

2. 尿路感染的分类方法有哪些?

3. 急性单纯性上、下尿路感染的病原菌是什么?

4. 尿路感染的易感因素有哪些?

5. 肾盂肾炎的诊断依据有哪些?

6. 尿路感染的治疗原则是什么?

7. 尿路感染经验治疗的药物选择是什么?

8. 尿路感染病原治疗的药物选择是什么?

9. 尿路感染的给药方法及疗程是什么?

10. 尿路感染的患者教育内容是什么?

第二节 女性压力性尿失禁

内容提要

本节介绍女性压力性尿失禁的病因与临床表现、诊疗原则、治疗药物选择、药学监护与患者教育。要求了解女性压力性尿失禁的发病机制与临床表现,熟悉其治疗原则,掌握治疗药物应用及药学监护与患者教育。

压力性尿失禁(stress urinary incontinence, SUI)是指喷嚏、咳嗽、大笑或运动等腹压增高时出现不自主的尿液自尿道口漏出。中国成年女性 SUI 患病率高达 18.9%,在50~59 岁年龄段,SUI 患病率最高,为 28.0%。

一、病因与临床表现

流行病学调查结果表明,女性尿失禁较明确的危险因素包括年龄、生育、盆腔脏器脱垂、肥胖、种族和遗传因素。病理生理机制包括:①膀胱颈及近端尿道下移;②尿道黏膜的封闭功能减退;③尿道固有括约肌功能下降;④支配控尿组织结构的神经系统功能障碍。

临床症状表现为喷嚏、咳嗽或大笑等腹压增加时不自主漏尿。体征为腹压增加时,能观测到尿液不自主地从尿道漏出。尿动力学检查表现为充盈性膀胱测压时,在腹压增加而无逼尿肌收缩的情况下出现不随意漏尿。

二、临床诊断

临床诊断主要依据主观症状和客观检查，并需除外其他类型的尿失禁及膀胱疾病。

（一）确定诊断（高度推荐）

目的是确定有无压力性尿失禁，主要依据病史和体格检查。

1. 病史

（1）一般情况：认知能力、生活习惯、活动能力等。

（2）与腹压增加有关的尿失禁症状：大笑、咳嗽、喷嚏、跳跃或行走等各种腹压增加状态下，尿液是否漏出，停止腹部加压动作后漏尿是否随即终止。

（3）泌尿系其他症状：血尿、排尿困难、尿路刺激征及夜尿等症状，下腹或腰部不适等。

（4）其他病史：既往病史、月经生育史、伴发疾病和药物服用史等。

2. 体格检查

（1）一般状态：生命体征、身体活动能力及协调能力等。

（2）全身体检：神经系统检查包括下肢肌力、会阴部感觉、肛门括约肌张力及病理征等，腹部检查注意有无尿潴留体征。

（3）专科检查：有无盆腔脏器膨出及程度，外阴部有无长期感染所引起的异味、皮疹，棉签试验了解尿道活动度，双合诊了解子宫水平、大小和盆底肌收缩力等，直肠指诊检查括约肌肌力，并观察有无直肠膨出。

（4）其他特殊检查。

（二）程度诊断（推荐）

程度诊断可为选择治疗方法提供参考，主要根据临床症状来区分。

（1）轻度：一般活动及夜间无尿失禁，腹压增加时偶发尿失禁，不需佩戴尿垫。

（2）中度：腹压增加及起立活动时，有频繁的尿失禁，需要佩戴尿垫生活。

（3）重度：起立活动或卧位体位变化时即有尿失禁，严重影响患者的生活及社交活动。

（三）分型诊断（可选）

女性压力性尿失禁分为解剖型、尿道固有括约肌缺陷型、腹压漏尿点压分型（Ⅰ、Ⅱ、Ⅲ型）。

（四）合并疾病诊断（高度推荐）

并发症包括膀胱过度活动症（即混合型尿失禁）、盆腔脏器脱垂、逼尿肌收缩力减弱及膀胱出口梗阻。

三、治疗原则

女性压力性尿失禁的治疗分为保守治疗、手术治疗和药物治疗。此外，还要高度重视可以影响压力性尿失禁治疗效果的合并疾病。

1. 保守治疗　包括控制体重（高度推荐）、盆底肌训练（高度推荐）、生物反馈（推荐）、生活方式的调节（可选）和电或磁刺激治疗（可选）。

2. 药物治疗　机制在于增加尿道闭合压，提高尿道关闭功能。常用药物有度洛西汀（duloxetine）、选择性 α_1 肾上腺素受体激动剂（selective adrenergic α_1 receptor agonist）和雌激素。

3. 手术治疗　当保守治疗或药物治疗压力性尿失禁不满意时，应考虑手术治疗。

四、药物治疗方案

1. 度洛西汀　Onuf 核是位于骶髓 S_2 至 S_3 上三分之一腹侧灰质内的运动神经核团，其轴突支配盆底肌肉中的肛门括约肌、尿道外括约肌的运动。度洛西汀为 5-羟色胺（5-hydroxytryptamine，5-HT）及去甲肾上腺素（norepinephrine，NE，noradrenaline，NA）的再摄取抑制剂，作用于骶髓的 Onuf 核团，阻断 5-HT 及 NE 的再摄取，升高二者的局部浓度，兴奋此处的神经元，进而提高尿道括约肌的收缩力，增加尿道关闭压，减少漏尿。口服，每次 40 mg，每天 2 次，需维持治疗至少 3 个月。多在 4 周内起效，可改善压力性尿失禁症状，结合盆底肌训练可获得更好的疗效。不良反应以恶心、呕吐较常见，尚有口干、便秘、乏力、头晕、失眠等。

2. 选择性 α_1 肾上腺素受体激动剂　选择性激活膀胱颈和后尿道的 α_1 肾上腺素受体，使平滑肌收缩，尿道阻力增加。常用药为米多君（midodrine），口服，每次 2.5 mg，每天 3 次。可改善压力性尿失禁症状，结合使用雌激素或盆底肌训练可获得更好的疗效。不良反应有血压升高、恶心、口干、便秘、心悸、头痛、肢端发冷，严重者可诱发脑中风。

3. 雌激素　刺激尿道上皮生长，增加尿道黏膜静脉丛血供，影响膀胱尿道旁结缔组织的功能，增加支持盆底结构肌肉的张力；增加 α 肾上腺素受体的数量和敏感性，提高 α 肾上腺素受体激动剂的治疗效果。口服雌激素不能减少尿失禁，且有诱发和加重尿失禁的风险。阴道局部使用雌激素可改善压力性尿失禁症状，配合盆底肌训练和选择性 α_1 肾上腺素受体激动剂可提高疗效。对绝经后患者应选择阴道局部使用雌激素，用药的剂量和时间仍有待进一步研究。长期应用雌激素可能会增加子宫内膜癌、卵巢癌、乳腺癌和心血管病的风险。

五、药学监护与患者教育

1. 压力性尿失禁是中老年女性的一种常见疾病，通过宣教让公众认识并了解此病可防可治，便于对该病做到早预防、早发现、早治疗。

2. 对患者注意进行心理疏导，解除其心理压力，将其对患者生活质量的影响降至最低限度。同时根据尿失禁的常见危险因素，采取相应的预防措施。

3. 药物治疗随访时间多为 3～6 个月，随访内容包括：

(1)连续 72 小时排尿日记和 1 小时尿垫试验；国际尿失禁咨询委员会尿失禁问卷表简表(international consultation on incontinence questionnaire-short form，ICI-Q-SF)，指标包括尿失禁次数和量、生活质量评分等。

(2)药物不良反应观察及记录，如 α_1 肾上腺素受体激动剂常见的血压升高、头痛、睡眠障碍、震颤和心悸、肢端发凉和立毛等不良反应；雌激素有可能增加乳腺癌、子宫内膜癌和心血管疾患的危险；度洛西汀出现恶心的不良反应等。

复习思考题

1. 名词解释：(1)压力性尿失禁(SUI)；(2)骶髓的 Onuf 核团；(3)选择性 α_1 肾上腺素受体激动剂；(4)国际尿失禁咨询委员会尿失禁问卷表简表(ICI-Q-SF)。
2. 什么是压力性尿失禁，其临床表现有哪些？
3. 女性压力性尿失禁的危险因素和病理生理机制是什么？
4. 确定有无压力性尿失禁的主要依据有哪些？
5. 女性压力性尿失禁的治疗原则是什么？
6. 女性压力性尿失禁的治疗药物有哪些？常见不良反应是什么？
7. 压力性尿失禁的药学监护与患者教育内容有哪些？

第三节　肾小球疾病

内容提要

本节介绍肾小球疾病的常见病理类型、临床分型及各型的临床特点、诊断、治疗原则和常用药物。要求了解肾小球疾病的病理类型、临床分型及临床表现，熟悉治疗原则，掌握糖皮质激素、环孢素、他克莫司的药物特点、给药方案及其药学监护和患者教育。

肾小球疾病(glomerular disease)是最常见的肾脏疾病之一，临床上具备以下特点：①肾小球性蛋白尿(以白蛋白为主)伴管型尿和(或)肾小球源性血尿；②肾外表现为高血压及水肿；③肾小球滤过功能损害先于并重于肾小管功能障碍。

一、病因与病理类型

肾小球疾病不是一个单一的疾病，而是由多种病因和发病机制引起的病理类型各异、临床表现又常有重叠的一组疾病。

1. 原发性肾小球疾病(primary glomerular disease)　原发性肾小球疾病是一种自身免疫性疾病，体液免疫和细胞免疫均参与了组织损伤过程。通过肾脏穿刺活检可明确肾脏组织的病理类型，对于明确诊断、指导治疗、评估预后具有重要的意义。

2. 其他因素引起的肾脏损害　除了原发性肾小球疾病外，很多疾病或因素可引起肾脏损害。

(1)自身免疫性疾病及结缔组织疾病引起的肾脏损害：如系统性红斑狼疮肾损害、原发性小血管炎肾损害、过敏性紫癜肾炎等。

(2)内分泌及代谢性疾病引起的肾脏损害：如糖尿病肾病、高尿酸血症肾病。

(3)血液病及恶性肿瘤相关的肾损害：如多发性骨髓瘤肾损害。

(4)感染性疾病肾损害：如乙肝肝炎病毒相关性肾炎。

(5)其他：高血压性肾损害、药物性肾损伤等。

二、临床表现与诊断

(一)急性肾小球肾炎(acute glomerulonephritis)

急性肾小球肾炎简称急性肾炎，也称为急性感染后肾小球肾炎(acute postinfectious glomerulonephritis)。

1. 临床特点

(1)起病急，病情轻重不一，大多数预后良好，一般在数月内痊愈。

(2)一般有蛋白尿、血尿(镜下及肉眼血尿)、管型尿，常有水肿、高血压或短暂的氮质血症，B型超声检查肾脏不缩小；病理变化以肾小球毛细血管内皮细胞和系膜细胞增生性变化为主。

(3)该病常发生在感染后，部分病例有急性链球菌或其他病原微生物的前驱感染史，通常在感染后1～4周发病。

2. 诊断　患者多于链球菌感染后1～3周出现血尿、蛋白尿、水肿及高血压，部分患者可出现少尿及氮质血症等表现；血清抗链球菌溶血素O(anti-streptolysin O, ASO)滴度显著增高，补体C3(complement C3)浓度降低；病情于发病8周内逐渐减轻至完全恢复正常者，即可临床诊断为急性肾炎。如果肾小球滤过率进行性下降或病情1～2个月未见好转者应及时做肾活检，以明确诊断。

(二)急进性肾小球肾炎(rapidly progressing glomerulonephritis, RPGN)

1. 临床特点

(1)起病急骤、病情重、发展迅速，多在发病数周或数月内出现较重的肾功能损害。

(2)蛋白尿、血尿、管型尿、水肿等表现均较明显，可有高血压、迅速发展的贫血及低蛋白血症。

(3)肾功能减退呈进行性加重，出现少尿或无尿；其病理表现为新月体肾炎(crescentic glomerulonephritis, CN)。

2. 诊断　RPGN 呈急性起病，有尿少、水肿、高血压、蛋白尿、血尿等急性肾炎综合征的表现，而以严重的血尿、突出的少尿及进行性肾衰竭为特征，应考虑本病。凡怀疑本病者应尽早做肾活检，如 50%以上的肾小球有新月体，诊断则可成立。

（三）慢性肾小球肾炎（chronic glomerulonephritis，CG）

CG 简称慢性肾炎，是由多种病因、多种病理类型组成，原发于肾小球的一组疾病。

1. 临床特点

（1）起病缓慢，病情迁延，临床表现可轻可重，病程在 3 个月以上，肾功能逐步减退，可出现贫血、电解质紊乱等症状。

（2）有不同程度的蛋白尿、血尿、水肿及高血压等表现。

（3）病程中可因感染等原因诱发急性发作，出现类似急性肾炎的表现。也有部分病例可有自动缓解期。

2. 诊断　本病一般为青年男性多见，起病缓慢，病情迁延，有尿检异常，常有蛋白尿，可伴有血尿、水肿和高血压，亦可有不同程度的肾功能损害。最重要的鉴别诊断有原发性高血压、晚期肾盂肾炎和系统性疾病引起继发的肾小球肾炎等。

（四）肾病综合征（nephrotic syndrome，NS）

1. 临床特点　①大量蛋白尿：成人大于 $3.5\ g/(d \cdot 1.73\ m^2)$，儿童大于 $50\ mg/(kg \cdot d)$或 $40\ mg/(h \cdot m^2)$。②低白蛋白血症：血清白蛋白小于 30 g/L，儿童小于 25 g/L。③高脂血症：血清胆固醇大于 6.5 mmol/L。④水肿。肾病综合征的四大并发症为感染、急性肾衰竭、血栓栓塞和高脂血症。

2. 诊断　大量蛋白尿及其导致的低白蛋白血症是肾病综合征诊断的必备条件，具备大量蛋白尿、低白蛋白血症、水肿及高脂血症四个特征者，即可诊断为肾病综合征。同时要鉴别原发性和继发性肾病综合征，明确其病因、病理类型及肾功能状况，对制订治疗方案和判断预后是至关重要的。

（1）原发性肾病综合征：包括多种病理类型，以微小病变肾病、系膜增生性肾炎、局灶性节段性肾小球硬化、膜性肾病、膜增生性肾小球肾炎最为常见。诊断主要依靠排除继发性肾病综合征。

（2）继发性肾病综合征：可由多种原因引起，常见者为糖尿病肾病、系统性红斑狼疮肾炎、肿瘤、药物及感染引起的肾病综合征。

（五）隐匿性肾小球疾病（occult glomerular disease）

本病一般是在体检或偶然情况下尿常规发现异常，临床特点及诊断依据为：①无明显临床症状和体征，主要表现为单纯性蛋白尿和（或）肾小球源性血尿；②以往无急（慢）性肾炎或肾病综合征病史；③肾功能基本正常；④排除肾外原因的血尿及功能性血尿。

（六）IgA 肾病（IgA nephropathy，IgAN）

IgA 肾病是一组以肾小球系膜区 IgA 沉积为特征的系膜增殖性肾小球肾炎，也称为

Berger's 病。该病是原发性肾小球肾炎的最常见表现形式，最常见的临床表现为反复发作性肉眼血尿和无症状性血尿和(或)蛋白尿，以及高血压和肾功能损害，是导致终末期肾脏病的常见的原发性肾小球疾病之一，可与其他肾小球疾病同时存在。

IgA 肾病的诊断必须要有肾活检病理，以及免疫荧光或免疫组化的结果支持。对于绝大多数病例来讲，诊断 IgA 肾病并不困难。

三、治疗原则

(一)急性肾小球肾炎

本病是自限性疾病，基本上是对症治疗，主要环节为预防和治疗水钠潴留，控制循环血容量，从而达到减轻症状(水肿、高血压)，预防致死性并发症(心力衰竭、高血压脑病、急性肾衰)，以及防止各种加重肾脏病变的因素，促进病肾组织学及功能上的修复。

一般治疗包括:①卧床休息，蛋白质入量约 1 g/(kg · d)，低盐饮食(每日 3 g 以下)，控制摄水量。②对于咽拭子溶血性链球菌培养阳性者应该使用抗生素治疗，可选择青霉素治疗，10 天为一个疗程，青霉素过敏者则改用红霉素。③对症治疗可根据患者病情给予利尿、降压、防治高钾血症，必要时给予血液透析治疗。

(二)急进性肾小球肾炎

本病较少见，但疾病过程发展快、迅速恶化，及时诊断及正确治疗至关重要。治疗方案包括免疫抑制、抗凝抗栓、血浆置换及肾脏替代治疗。

1. 免疫抑制治疗　甲泼尼龙冲击疗法，0.5～1.0 g，静脉滴注，每日或隔日 1 次，3 次为一疗程，间隔 1 周再用 1～2 个疗程，然后改用泼尼松口服，1 mg/(kg · d)。也可选用环磷酰胺口服，起始剂量为 2 mg/(kg · d)，静脉点滴为 0.6～1.0 g/月，总量 6～8 g。

2. 抗凝、抗血栓治疗　抗凝、抗血栓可抑制肾小球内纤维蛋白沉积和细胞新月体形成，或使纤维细胞新月体病变减轻。常用药物有硫酸肝素、低分子肝素、尿激酶及蝮蛇抗栓酶(ahylysantinfarctase)等。

3. 血浆置换疗法　血浆置换可清除血浆中的抗原、抗体、免疫复合物、补体及纤维蛋白原，尚可去除血浆中的炎症介质、细胞因子及生长因子。每次置换血浆 2～4 L，隔日 1 次，4～6 次为一疗程。血浆置换术必须同时应用糖皮质激素(GC)和细胞毒药物(cytotoxic drug)强化疗法，以抑制抗体及免疫复合物清除后反馈性刺激新的抗体形成。

4. 血液透析与肾移植(renal transplantation)　多数新月体纤维化(纤维新月体)及小管间质纤维化的肾衰竭患者，应尽早开始血液透析，为免疫抑制疗法创造条件;不可逆的肾衰竭可进行肾移植，但移植不宜过早进行，因移植肾复发率较高。

(三)慢性肾小球肾炎

本病的治疗应以防止或延缓肾功能进行性恶化、改善或缓解临床症状及防治严重并发症为主要目的，而不以消除尿中蛋白、红细胞为主要目标。需采取综合性防治措施:

1. 对水肿、高血压或肾功能不全者应强调休息，避免剧烈运动和限制盐类。

2. 肾功能不全患者应根据肾功能减退程度控制蛋白入量(详见慢性肾脏病章节)。

3. 积极控制高血压，必要时给予抗凝、抗血小板治疗。

4. 防治能引起肾损害的其他因素，如高脂血症、高血糖、高尿酸血症等。

5. 免疫抑制剂一般情况下不再应用。

(四)肾病综合征

本病的治疗不应仅以减少或消除尿蛋白为目的，还应重视保护肾功能，减缓肾功能恶化的程度，预防并发症的发生。

1. 一般治疗　包括卧床休息、控制入水量、限制钠盐摄入量等。

2. 对症支持治疗　包括利尿、降压(首选血管紧张素转化酶抑制剂和血管紧张素Ⅱ受体拮抗剂类降压药)、降脂，必要时抗凝治疗。

3. 主要治疗药物　糖皮质激素免疫抑制治疗，必要时联合应用其他免疫抑制剂，如环磷酰胺、环孢素 A、他克莫司(tacrolimus)、霉酚酸酯(mycophenolate)等。

(五)隐匿性肾小球疾病

1. 无症状性血尿　无有效治疗方法，但总的预后较好，止血药物一般无效，如有反复感染病灶应予以去除，有急性感染时应及时控制炎症，避免血尿加重。

2. 无症状性血尿和蛋白尿　如尿蛋白超过 1 g/d，应行肾活检，根据病理类型给予相应治疗；如以血尿表现为主，尿蛋白少于 1 g/d 者，应密切随诊。

3. 无症状性蛋白尿　在未明确诊断前无特殊治疗，尽可能避免感染，以免加重病情；如有病灶应予以去除。

(六)IgA 肾病

本病的治疗目标是有效降低蛋白尿，控制血压，减少肾组织进一步损伤，治疗方案根据临床表现结合肾脏病理情况来制订。

四、治疗药物的临床应用

(一)糖皮质激素

治疗肾小球疾病的作用机制包括强大的抗炎作用和免疫抑制作用。根据作用时间的长短，可将其分为短效(＜12 h)、中效(12～36 h)和长效(＞36 h)三类，常用糖皮质激素类药物的特点如表 6-3-1 所示。

表 6-3-1 常用糖皮质激素类药物的特点

分类	药物	对糖代谢的影响	对水盐代谢的影响	抗炎作用强度	等效剂量(mg)	对 HPA 轴抑制作用	HPA 轴抑制时间(d)	血浆半衰期(h)	生物半衰期(h)
短效	氢化可的松	1	1	1	20	1	1.25～1.50	1.3～1.9	8～12
	可的松	0.8	0.8	0.8	25	1	1.25～1.50	1.5	8～12
中效	泼尼松	4	0.8	4	5	4	1.25～1.50	1.0	18～36
	泼尼松龙	4	0.8	4	5	4	1.25～1.50	1.9～3.5	18～36
	甲泼尼龙	5	0.5	5	4	5	1.25～1.50	2.3～4	18～36
长效	倍他米松	30	0	30	0.60	50	3.25	5.0	36～54
	地塞米松	25	0	25	0.75	50	2.75	1.8～5	36～54

1. 给药方案　糖皮质激素治疗肾小球疾病的用法用量、治疗疗程应根据病理类型、患者病情、治疗反应及不良反应等进行综合判定，常用给药方案有：

(1)大剂量冲击疗法：用于新月体肾炎、重症活动性系统性红斑狼疮等疾病。常用方案为甲泼尼龙 0.5～1 g/d，静脉滴注，3 天为一个疗程，必要时可重复 1～2 个疗程。

(2)长期维持治疗：糖皮质激素用于肾小球疾病的治疗原则为“足量、足疗程、缓慢减量、长期维持”。①足量：即起始剂量要足，以泼尼松计为 1 mg/(kg・d)，每日最大量不超过 80 mg。②足疗程：是指足量糖皮质激素应用 6～8 周，对于某些病理类型，如局灶节段性肾小球硬化(focal segmental glomerular sclerosis，FSGS)，可足量应用至 12 周。③缓慢减量：是指足量激素应用足疗程后开始减量，每 1～2 周减原用量的 10%，减至 4～6 片时，减量速度要更慢些。④长期维持：是指维持缓解的最小剂量通常要应用 3～6 个月后再停药，有的病理类型可能需要长期维持治疗。

(3)联合用药：对于反复发作，激素依赖或激素抵抗的患者，在应用激素的基础上还需联合应用其他的免疫抑制剂，如环磷酰胺、环孢素、他克莫司等。

2. 不良反应　糖皮质激素的不良反应较多，可分为两大类，即长期或大剂量使用所引起的不良反应以及停药反应(withdrawal reaction)。不良反应的发生不仅与患者的生理与病理状况有关，更重要的是取决于用量与疗程的长短。一次大量或仅用药数天(一般少于 2 周)，一般不发生不良反应，但在使用超生理剂量和中程或长程治疗时可以产生不良反应。

(1)长期大量应用引起的不良反应：①医源性肾上腺皮质功能亢进：又称类肾上腺皮质功能亢进综合征或库欣综合征(Cushing's syndrome)，表现为肌无力与肌萎缩(多发于四肢的大肌群，也可在骨盆与肩胛骨肌群)、皮肤变薄、满月脸、水牛背、痤疮、多毛、水肿、骨质疏松、高血压、动脉粥样硬化、低血钾、糖尿、伤口愈合迟缓等。②诱发或加重感染。③诱发或加剧胃、十二指肠溃疡，甚至造成消化道出血或穿孔。④可导致糖皮质激素性青光眼(glucocorticoid induced glaucoma，GIG)，使眼内压升高以及引起白内障等眼部并发症。⑤其他：如欣快、激动、食欲增加、失眠，偶可致精神失常或诱发癫痫发作。

(2)停药反应：又称激素撤药综合征(hormone withdrawal syndrome，HWS)，包括：

①医源性肾上腺皮质功能不全：表现为恶心、呕吐、乏力、低血压、低血糖等，尤其是机体处于应激状态如感染、创伤、手术、出血时可发生肾上腺危象(addisonian crisis)。②反跳现象(rebound phenomenon)：即长期用药可完全控制、缓解病情，因减量太快或突然停药所致原发病复发或恶化的现象。

3. 药物相互作用

(1)糖皮质激素可增加洋地黄毒性及心律失常的发生，可降低抗凝药、降压药、降糖药的疗效。

(2)苯巴比妥、苯妥英钠、利福平、甲状腺激素(thyroid hormone)可加快激素的代谢清除；而激素可增加异烟肼的代谢和排泄，降低水杨酸(salicylic acid)盐类的血浆浓度。

(3)可加重糖皮质激素不良反应的药物：包括非甾体类抗炎药、抗胆碱药(anticholinergic drug)、两性霉素 B、碳酸酐酶抑制剂(carbonic anhydrase inhibitor)、排钾利尿剂、避孕药或雌激素制剂、三环类抗抑郁药(tricyclic antidepressant)、免疫抑制剂(immunosuppressant)、噻嗪类利尿剂(thiazine diuretic)、蛋白质同化激素(anabolic hormone)。

(二)钙调磷酸酶抑制剂(calcineurin inhibitor, CNI)

通过影响神经钙蛋白，干预各种相关细胞因子基因转录核因子，抑制白介素-2 合成，以干扰淋巴细胞活化为主，具有相对特异性。目前临床应用最广泛的为环孢素 A 和他克莫司。

1. 环孢素 A　商品名有山地明、新山地明、赛斯平、田可等，是从真菌代谢产物中提取得到的一种中性疏水环状多肽，含 11 个氨基酸，完全不溶于水，目前上市的制剂有注射剂、口服微乳制剂、口服液体制剂等。

(1)药动学：口服 CsA 吸收缓慢，生物利用度变异较大(20%～50%)，且个体差异也大(5%～90%)。口服后 40%的药物存在于血浆，50%在红细胞，10%在白细胞；血浆中与蛋白的结合率为 95%，其中大部分为脂蛋白。CsA 生物转化为约 15 种代谢产物，大部分代谢产物经胆汁从粪便排出，6%经尿液排出，其中以原形物经尿中排出的不足服用量的 0.1%。其生物半衰期约 16 小时。

(2)临床应用：CsA 是治疗肾病综合征的二线药物，主要用于难治性肾病综合征或对肾上腺皮质激素有效但不能耐受者。对儿童肾病综合征或对使用肾上腺皮质激素有顾虑者也可作为一线药物。CsA 治疗原发性肾病综合征的有效率与病理类型有关。对激素依赖者疗效比对激素抵抗者更好。减停药过快较易复发。CsA 复发病例再用 CsA 治疗仍然有效。CsA 与糖皮质激素联合应用可显著减少Ⅲ、Ⅳ、Ⅴ型狼疮性肾炎患者的蛋白尿。

环孢素 A 用于肾小球疾病的常用量为 3 mg/(kg·d)，分 2 次间隔 12 小时应用，维持浓度在 100～150 ng/mL，待有效后，逐渐减量并以低剂量维持治疗。若治疗 6 个月效果不明显，则停用。对于治疗前已有 Scr 升高者(>200 μmol/L)，和(或)肾活检有明显肾间质小管病变者应慎用。对 CsA 过敏者及小于 1 岁的儿童禁用。部分患者可出现对 CsA 的迟发耐药，部分患者对 CsA 治疗有延迟疗效。

(3)不良反应：常见的有肾功能损害、高血压、震颤、多毛、胃肠功能紊乱、齿龈增生、肝功能损害、感染、疲劳、头痛、感觉异常等，通常与剂量相关，降低剂量即可减轻。可给予降压药、保肝药等进行对症治疗。

(4)药物相互作用：

1)能升高环孢素浓度的药物(或食物)：①抗菌药：红霉素、克拉霉素、环丙沙星、盐酸小檗碱(黄连素)等。②抗真菌药：氟康唑、伊曲康唑、伏立康唑、酮康唑。③心血管用药：地尔硫䓬、维拉帕米、普罗帕酮、胺碘酮、尼卡地平。④其他：西咪替丁、甲氧氯普胺、高剂量甲泼尼龙、别嘌醇(allopurinol)、胆酸(cholic acid)及其衍生物、口服避孕药、葡萄柚汁(grapefruit juice)。

2)能降低环孢素浓度的药物(或食物)：苯妥英钠、巴比妥酸盐(barbiturate)、利福平、卡马西平、普罗布考、奥曲肽、贯叶连翘(hypericum perforatum)、绿豆制品(mung bean products)。

3)可被环孢素升高浓度的药物：①调脂药：洛伐他汀、阿托伐他汀、瑞舒伐他汀、辛伐他汀。②其他：双氯芬酸(diclofenac)、地高辛、秋水仙碱(colchicine)、泼尼松龙等。

4)增加肾毒性的药物：与阿昔洛韦、氨基糖苷类抗生素、万古霉素、两性霉素 B、环丙沙星、复方新诺明[sulfamethoxazole(SMZ)+trimethoprim(TMP), CoSMZ]、非甾体抗炎药[包括双氯芬酸、吲哚美辛、萘普生(naproxen)、舒林酸(sulindac)]、甘露醇合用，能增加肾毒性，应避免联用。

2. 他克莫司　他克莫司为链霉素的代谢产物，是一种新型的大环内酯类免疫抑制剂，与 FK506 结合蛋白(FK506 binding protein, FKBP)结合而起作用，较 CsA 活性强 100 倍。

(1)药动学：口服吸收快，生物利用度平均为 21%，个体差异较大，半衰期平均 8 小时，能维持较长时间有效血药浓度，全血与血浆浓度之比为 20∶1，变异较大。他克莫司在血浆中 99% 以上与蛋白结合，在肝内经由细胞色素 P450(cytochrome P450, CYP)3A 系统完全代谢，已知有 9 种代谢产物，主要经由胆汁排出，存在肠肝循环。不到 1%的原药经肾排出，不能被血液透析清除。可快速通过胎盘屏障和进入乳汁中，妊娠和哺乳妇女不宜应用。

(2)临床应用：可作为儿童激素敏感性肾病综合征的替代治疗以及成人微小病变、局灶节段硬化、膜性肾病的治疗，也可用于狼疮肾炎的治疗。

他克莫司治疗肾小球疾病的常用量为 0.05～0.1 mg/(kg・d)，分 2 次间隔 12 小时应用，维持浓度在 5～10 ng/mL，待有效后，逐渐减量并以低剂量维持治疗。若治疗 6 个月效果不明显，则停用。

(3)不良反应：主要有震颤、头痛、腹泻、高血压、恶心、糖耐量减低和肾功能减退，无论是口服还是静脉用药，都可能出现上述症状，一般减少剂量后，症状可相应缓解；大多数反应出现在用药后第 1 个月。也可能出现高血钾症、低镁血症和高尿酸血症。此外，肿瘤、感染的危险性增高。

(4)药物相互作用：

1)能增加他克莫司血药浓度的药物：①钙通道拮抗剂：地尔硫䓬、尼卡地平、维拉帕米。②抗真菌药：克霉唑(clotrimazole)、氟康唑、伊曲康唑、酮康唑。③抗菌药：环丙沙星、克拉霉素、红霉素。④其他：溴隐亭（bromocriptine）、西咪替丁、环孢素、甲基泼尼松龙、甲氧氯普胺等。

2）能减少他克莫司血药浓度的药物：包括抗癫痫药卡马西平、苯巴比妥、苯妥英，以及利福平等。

3）可加重他克莫司不良反应的药物：与氨基糖苷类、两性霉素 B、环孢素、布洛芬联用可增加肾毒性；与更昔洛韦合用可增加神经毒性；与阿米洛利（amiloride）、螺内酯、氨苯蝶啶（triamterene）联用可增加高血钾的发生率；因此尽量避免与上述药物联用。

4）可能影响疫苗的作用：在使用他克莫司期间，可能减少疫苗接种的效果，应避免使用疫苗，包括活疫苗；但不限制麻疹、流行性腮腺炎、风疹、黄热病和 TY21a 伤寒疫苗以及脊髓灰质炎口服丸、卡介苗的使用。

（三）环磷酰胺

环磷酰胺是一种烷化剂，为临床广泛应用的抗肿瘤药物，由于其具有免疫抑制作用，也用于自身免疫性疾病的治疗。

1. 药动学　环磷酰胺口服吸收不完全，血浆蛋白结合率约 56%，17%～30% 的药物以原形从粪便排泄，生物半衰期 4～6 小时。静脉给药作用迅速。环磷酰胺本身无活性，进入体内后主要在肝微粒体经过羟化，产生具有烷化作用的代谢产物，部分代谢产物如磷酰胺氮芥（glyciphosphoramide）和丙烯醛（acrylaldehyde）有毒性。

2. 临床应用　环磷酰胺用于难治性的肾小球疾病，如激素抵抗、激素依赖、频繁复杂的微小病变、局灶节段硬化性肾小球肾炎、膜性肾病及Ⅲ、Ⅳ、Ⅴ型狼疮肾的治疗。

（1）用于难治性微小病变肾病和局灶节段硬化性肾小球肾炎时，可采用口服或静脉注射的方法，每次 200 mg，隔日用药，达到累计剂量 6～8 g。

（2）用于膜性肾病时，可采用糖皮质激素与环磷酰胺每月为周期的交替治疗，第一个月给予静脉甲泼尼龙 0.5～1 g/d，连续 3 天，然后口服泼尼松 0.5 mg/(kg・d)共 27 天，第二个月口服环磷酰胺 2 mg/(kg・d)共 30 天，之后每月重复此方案，疗程 6 个月。

（3）用于Ⅲ、Ⅳ、Ⅴ型狼疮肾的治疗时，可采用静脉注射每次 0.5～1 g/m^2，每月一次，持续 6 个月；或采用静脉注射每次 0.5 g，每 2 周一次，共 3 个月。

（4）使用环磷酰胺后复发或希望保留生育能力的患者，可使用环孢素或他克莫司方案。

3. 不良反应

（1）骨髓抑制：对白细胞系统有明显抑制作用，对红细胞系统也有抑制作用，白细胞减少较血小板减少为常见。与剂量相关，常发生在给药后 10～14 天，多在 2～3 周后恢复。

（2）胃肠道反应：食欲减退、恶心及呕吐，尤其以大剂量静脉注射时更为常见，一般停药 1～3 天即可消失。

（3）泌尿道反应：当大剂量环磷酰胺静滴，而缺乏有效预防措施时，可致出血性膀胱炎，表现为膀胱刺激症状、少尿、血尿及蛋白尿，系其代谢产物丙烯醛刺激膀胱所致。环磷酰胺常规剂量应用时，其发生率较低。

（4）其他：包括脱发、口腔炎、中毒性肝炎、皮肤色素沉着、月经紊乱、无精子或精子减少、肝脏毒性及肺间质纤维化等。较大剂量长期服用，继发感染、恶性肿瘤的发生率增高。

4. 药物相互作用

(1)可使血清尿酸水平增高，因此，与抗痛风药如别嘌呤醇、秋水仙碱、丙磺舒(probenecid)等同用时，应调整抗痛风药物的剂量。

(2)可抑制胆碱酯酶活性，使血清中假性胆碱酯酶(pseudocholinesterase, PChE)减少，加强琥珀胆碱(succinylcholine)的神经-肌肉阻滞作用，使呼吸暂停延长；延长可卡因的作用并增加毒性。

(3)大剂量巴比妥类(barbiturates)、皮质激素类(corticosteroids)药物可影响环磷酰胺的代谢，合用时增加环磷酰胺的急性毒性。

(四)辅助用药

1. 肾病综合征患者易发生血栓栓塞，必要时需联合应用低分子肝素或华法林。

2. 伴发水肿时常用的药物包括扩容利尿剂如白蛋白、低分子右旋糖酐(low molecular dextran)，一般利尿剂如呋塞米、氢氯噻嗪、螺内酯等。

3. 为了降低尿蛋白，尤其是伴有高血压的蛋白尿患者，常联合应用血管紧张素转换酶抑制剂或血管紧张素Ⅱ受体拮抗剂，需要注意的是此类药物用于降低尿蛋白时需使用双倍剂量。

五、用药监护

(一)糖皮质激素

1. 糖皮质激素用药期间，需定期监测血压，测定血脂、血糖、电解质(尤其是血钾)、大便潜血；必要时定期进行眼科检查、骨质疏松检查；观察评估患者有无感染、情绪变化；儿童应定期监测生长和发育情况。

2. 糖皮质激素可影响药物过敏试验结果判断。

3. 长期大量应用糖皮质激素治疗肾小球疾病的患者，需要注意：①预防骨质疏松的发生：应用激素的同时常要使用钙剂和维生素 D 来预防骨质疏松，有危险因素的患者还要联合应用二膦酸盐类，如阿仑膦酸钠(alendronate sodium)、唑来膦酸钠(zoledronate sodium)；②预防糖皮质激素引起的胃溃疡和胃部不适症状：有的患者需同时应用 H_2受体拮抗剂如法莫替丁，质子泵抑制剂如奥美拉唑，等等。

(二)环孢素 A

1. 长期使用应注意监测肝、肾功能。用药期间应定期监测肝、肾功能，必要时测定环孢素血药浓度。

2. 对肾功能不全、有明显肾间质小管损伤或严重高血压的患者，应用 CsA 治疗要慎重。

3. 有尚未控制的感染或恶性肿瘤患者不宜使用 CsA。

（三）他克莫司

1. 用药期间密切监测肝肾功能、血糖、血压、电解质，定期监测血药浓度。
2. 关注有无出现震颤、头痛等神经系统的不良反应，有无腹泻等。
3. 有无合并应用了其他影响他克莫司的药物。

（四）环磷酰胺

用药期间密切监测血常规、尿常规，关注有无感染、胃肠道反应等。

六、患者教育

（一）糖皮质激素

1. 向患者介绍药物的常见不良反应及其预防方法，帮助患者掌握激素的使用原则。

2. 教育患者自我监护项目，如关注用药后的反应，包括失眠、胃内反酸、黑便等，必要时使用镇静催眠药、抑酸药等对症治疗。

（二）环孢素 A

1. 告知患者常见不良反应及其预防方法，了解药物的相互作用，提高患者的用药依从性及安全性。

2. 告知患者联合应用其他药物前应咨询医师或药师。

3. 使用环孢素时最好固定一个厂家的药物，以保证环孢素血药浓度的稳定性；更换环孢素的生产厂家时，最好于用药后 1～2 周监测血药浓度。

4. 用药期间，发生齿龈增生时应避免应用硝苯地平降压；服药期间，避免过度暴露在紫外线下。

（三）他克莫司

1. 告知患者正确的服用方法，应于餐前 1 小时或餐后 2 小时服用，两次服药时间应间隔 12 小时；固定一个厂家的药品等。

2. 告知患者常见的不良反应和药物相互作用，定期复查，监测肝肾功能、电解质、血药浓度。

（四）环磷酰胺

1. 用药期间嘱患者多饮水，保证每日尿量不少于 1500 mL。
2. 定期复查尿蛋白定量、血常规、肝肾功能等。

病例分析——肾病综合征

【病史摘要】

患者，男，19 岁，体重 72 kg，1 周前出现眼睑及双下肢水肿，体重增加 5 kg。既往体健。查体：T 36 ℃，P 75 次/分，R 22 次/分，BP 128/72 mmHg；双眼睑水肿，双下肢凹陷性水肿，其他无异常。辅助检查：①血白蛋白 21 g/L，24 小时尿蛋白定量为 7800 mg，血钙 1.87 mmol/L，低密度脂蛋白胆固醇 7.8 mmol/L；②肾穿刺病理示微小病变。

【诊断】

肾病综合征(微小病变型)。

【诊疗经过】

给予泼尼松 60 mg，qd；奥美拉唑肠溶片 10 mg，qd；碳酸钙维生素 D 600 mg/125 IU，bid；贝那普利 10 mg，bid。2 周后，化验示血白蛋白 28 g/L，24 小时尿蛋白定量为1700 mg，双下肢水肿明显减轻。治疗期间未出现反酸、胃痛，偶有失眠，出院后继续上述药物治疗。

【用药分析】

患者肾病综合征诊断明确，给予足量泼尼松抗炎和免疫抑制治疗，用药后疗效好，2 周后血白蛋白明显升高，尿蛋白定量显著下降。同时给予奥美拉唑预防糖皮质激素致胃酸分泌增加的不良反应，给予碳酸钙维生素 D 预防糖皮质激素的远期不良反应——骨质疏松，给予血管紧张素转化酶抑制剂贝那普利降低尿蛋白。用药期间患者出现失眠，考虑与糖皮质激素的不良反应有关。

【用药注意事项与患者教育】

泼尼松应于早上 8 点前顿服，不得随意减量或停用；奥美拉唑肠溶片应整片吞服，不能掰开或碾碎；碳酸钙维生素 D 片避免与饭同服。用药期间若出现头晕等血压过低的表现，应停用贝那普利。定期复诊，根据临床反应调整激素用量。服用糖皮质激素可使机体免疫力下降，因此日常生活中注意预防感染，如保持饮食卫生，注意保暖防寒，勤洗手等。

【药师建议】

若用药期间无胃肠道不适症状，应用一段时间后可停用奥美拉唑肠溶片。用药期间出现任何不适，应及时就医。

复习思考题

1. 名词解释：(1)原发性肾小球疾病；(2)急性肾小球肾炎；(3)急进性肾小球肾炎；(4)慢性肾小球肾炎；(5)肾病综合征(NS)；(6)隐匿性肾小球疾病；(7)IgA 肾病；(8)钙调磷酸酶抑制剂。

2. 肾小球疾病的临床特点是什么？

3. 肾病综合征的临床特点是什么？诊断的必备条件有哪些？

4. 急进性肾小球肾炎的治疗原则是什么？

5. 糖皮质激素治疗肾小球疾病的给药方案有哪些？
6. 糖皮质激素的两大类不良反应是什么？
7. 环孢素 A 的药物相互作用有哪几个方面？
8. 他克莫司的药物相互作用有哪些？
9. 环磷酰胺的不良反应有哪些？
10. 肾小球疾病的辅助用药有哪些？
11. 糖皮质激素的用药监护有哪些？
12. 肾小球疾病患者的用药教育有哪些？

第四节　急性肾损伤

内容提要

本节介绍急性肾损伤的定义、病因、发病机制、诊断、分期及防治措施。要求了解急性肾损伤的定义、病因、发病机制、诊断和分期，熟悉防治要点，掌握治疗原则及其并发症的处理。

急性肾衰竭(acute renal failure，ARF)是由多种原因引起的肾功能在短时间内(几小时至几周)突然下降而出现的代谢废物潴留、水电解质酸碱平衡紊乱、尿量减少等一系列临床综合征。急性肾损伤(acute kidney injury，AKI)是指不超过 3 个月的肾功能或结构方面的异常，包括血、尿、组织检测或影像学方面的肾损伤标志物的异常。

一、病因与发病机制

AKI 的病因包括肾前性(占 55%～60%)、肾性(占 35%～40%)、肾后性(仅占不足 5%)。

(一)肾前性

由于全身或局部因素导致的肾脏血流减少或肾内血流动力学改变，肾小球滤过率下降所致。

1. 全身因素　包括休克、失血、失液、心功能不全、肾病综合征、肝肾综合征、烧伤等引起的全身有效循环血量减少。

2. 局部因素　包括肾血管收缩等因素导致的肾脏局部血流量减少。

3. 药物和化合物　影响肾脏入球和出球小动脉舒缩平衡的许多药物和化合物，即使在肾脏血流正常的情况下也可以引起肾小球滤过率下降，引起 AKI，如非甾体抗炎药、血管紧张素转化酶抑制剂。

(二)肾性

肾脏组织本身病变导致的 AKI。按病变部位可分为肾小管性、肾间质性、肾小球性及肾血管性四种类型。

1. 肾小管性 AKI 即各种因素导致的肾小管细胞损伤，通常被称为急性肾小管坏死(acute tubular necrosis, ATN)，主要原因是肾缺血和肾毒性物质。肾前性因素持续存在，肾缺血时间过长可引起 ATN。引起 ATN 的药物有氨基糖苷类、造影剂(contrast agent)、阿昔洛韦、顺铂、磺胺类(sulfonamides)、甲氨蝶呤、环孢素 A、他克莫司等。

2. 肾间质性 AKI 继发于肾间质损害的 AKI 称为急性间质性肾炎(acute interstitial nephritis, AIN)。常见肾间质损害病因有：①肾间质损害药物：如青霉素类、头孢菌素类、磺胺类以及非甾体抗炎药等。②细菌和病毒感染。③过敏性反应。④全身性自身免疫性病变：如系统性红斑狼疮、冷沉球蛋白血症和原发性胆汁性肝硬化。

3. 肾小球性 AKI 包括各种原发或继发性肾小球肾炎所致的 AKI。①原发肾小球肾炎致 AKI：常见于急进性肾小球肾炎和某些重症急性肾小球肾炎。②继发肾小球肾炎致 AKI 的病因：系统性狼疮肾炎、系统性小血管炎、多发性结节性动脉炎、肺出血肾炎综合征等。

4. 肾血管性 AKI ①微血管疾病：包括血栓性血小板减少性紫癜、溶血尿毒症综合征以及 HELLP 综合征(溶血、肝酶升高及血小板减少综合征)，其导致 AKI 是肾小球毛细血管微血栓形成和微血管闭塞的结果。②妊高症、恶性高血压导致的肾小动脉剧烈收缩、恶性小动脉肾硬化也可引起 AKI。

(三)肾后性

1. 尿路梗阻 包括结石、肿瘤压迫、血凝块、前列腺增生、瘢痕形成、肿大淋巴结压迫、神经源性膀胱等任何原因导致的尿路梗阻。梗阻可发生在从肾小管到尿道的任一水平，较常见的梗阻部位及常见原因有尿道(前列腺肥大、尿道狭窄、导尿管应用不当)、尿道膀胱结合部位(手术后并发症、结石)、输尿管部(肠系膜后肿块压迫或侵润、腹膜后纤维化)、输尿管肾盂的结合部(结石、肾乳头坏死)等。

2. 肾小管梗阻 如骨髓瘤轻链，蛋白管型，一些结晶如尿酸(uric acid, UA)、草酸钙(calcium oxalate)、阿昔洛韦、甲氨蝶呤、磺胺类药物等，均可引起肾小管的梗阻。

二、诊断标准和分期

最常用的 AKI/ARF 的诊断标准有两种，即 2002 年急性透析质量指南(Acute Dialysis Outcome Quanlity Initiative, ADQI)发表的 RIFLE 分级诊断标准和 2004 年 AKIN 的 AKI 诊断标准。

(一)RIFLE 分级诊断标准

AKI 可分为 3 个严重程度级别即危险(risk)、损伤(injury)、衰竭(failure)，和 2 个预后级别即肾功能丧失(loss)、终末期肾病(end stage renal disease, ESRD)。具体分级诊断标准如表 6-4-1 所示。

表 6-4-1 AKI/ARF 的 RIFLE 分级诊断标准

分级	Scr 或 GFR 标准	尿量标准
危险(risk)	Scr 上升至或超过原来的 1.5 倍或 GFR 下降大于 25%	少于 0.5 mL/(kg·h),时间超过 6 小时
损伤(injury)	Scr 上升至或超过原来的 2 倍或 GFR 下降大于 50%	少于 0.5 mL/(kg·h),时间超过 12 小时
衰竭(failure)	Scr 上升至或超过原来的 3 倍或 GFR 下降大于 75%或 Scr 大于 4 mg/dL,急性增加大于等于 0.5 mg/dL	少于 0.3 mL/(kg·h),时间超过 24 小时或无尿超过 12 小时
肾功能丧失(loss)	持续肾衰竭大于 4 周	
终末期肾病(ESRD)	持续肾衰竭大于 3 个月	

(二)AKIN 关于 AKI 的分级诊断标准

AKI 的诊断标准为:肾功能在 48 小时内突然减退,表现为血肌酐升高,绝对值大于等于 26.4 μmol/L;或血肌酐较基础值升高大于等于 50%;或尿量减少[尿量少于 0.5 mL/(kg·h)],时间超过 6 小时。AKIN 共识仍然使用 RIFLE 分级诊断标准,但仅保留前 3 个急性病变期,且对分级标准作了调整(见表 6-4-2)。

表 6-4-2 AKIN 关于 AKI 的分级诊断标准(基于 RIFLE 分级诊断标准)

分期	Scr 标准	尿量标准
1 期	绝对升高大于等于 26.4 μmol/L 或相对升高大于等于 50%	少于 0.5 mL/(kg·h),时间超过 6 小时
2 期	相对升高大于 200%～300%	少于 0.5 mL/(kg·h),时间超过 12 小时
3 期	相对升高大于 300%,或在大于等于 353.6 μmol/L 的基础上再急性升高大于等于 44.2 μmol/L	少尿[少于 0.3 mL/(kg·h)]超过 24 小时,或无尿超过 12 小时

(三)鉴别类型

AKI 确诊后还应鉴别是肾前性、肾后性或肾性;鉴别具体类型后,还应力求明确其病因,这对指导治疗、判断预后非常重要。肾前性和肾后性 AKI 需详细询问病史,结合体格检查、实验室及辅助检查结果,基本可明确病因。肾性 AKI 尤其是肾小球血管性 AKI 往往病因不明,应尽早实施肾脏组织活检,明确原发病诊断,有利于对因治疗。

三、预防和治疗

AKI早期的防治要点是快速识别和纠正可逆因素，防止肾脏进一步损害和维持水、电解质平衡。肾实质性损害确立后的治疗原则是消除诱因、促进肾脏恢复、防治并发症、降低病死率。

（一）纠正可逆的病因

1. 肾前性AKI　早期通过积极恢复有效肾脏灌注可使肾功能迅速恢复。如针对失血、体液丢失、心衰、休克、肝肾综合征等相应治疗原发病；纠正患者的有效动脉血容量，包括扩充容量、降低后负荷改善心输出量，以及调整体循环血管阻力。

2. 肾后性AKI　在积极解除梗阻因素后肾功能可逐渐恢复。如前列腺增生可临时放置膀胱导尿；手术解除肿瘤、结石梗阻等，可使肾后性AKI得到纠正。

3. 肾性AKI　病情复杂，也可有接触肾毒性物质、感染、过敏、急进性肾小球肾炎、重症急性肾小球肾炎等因素可循。避免肾毒性物质、控制感染、治疗过敏、激素及免疫抑制治疗，对某些特定类型的肾性AKI有确切疗效。

（二）避免加重肾脏损害的因素

1. 避免接触肾毒性物质　临床上常见的造影剂、氨基糖苷类、磺胺类、某些中草药如关木通（manchurian dutchmanspipe stem）等药物，可在原有AKI的基础上进一步加重肾脏损害。

2. 维持体液平衡

（1）每日补液量：应为显性失液量加上非显性失液量减去内生水量。较为简单的估计补液量，可按前一日尿量加500 mL计算。发热患者只要体重不增加，可增加进液量。

（2）应用袢利尿药：在补足容量的基础上应用袢利尿药（loop diuretics）可能会增加尿量，从而有助于清除体内过多的液体。但当使用利尿剂后尿量并不增加时，应停止使用，以防止不良反应发生。

（3）避免应用非甾体抗炎药、血管紧张素转化酶抑制剂等收缩肾脏动脉血管的物质。

（三）饮食和营养

补充热量和营养物质可以纠正机体的营养状况、维持正常代谢，促进损伤组织细胞的修复和再生，提高存活率。

1. AKI患者每日所需能量应为每千克体重147 kJ（35 kcal），主要由糖类和脂肪供应，蛋白质的摄入量限制在0.8 g/（kg·d）；对于有高分解代谢或营养不良以及接受透析的患者，蛋白质摄入量可放宽。尽可能地减少钠、钾、氯的摄入量。

2. 不能口服的患者需静脉营养，补充氨基酸、葡萄糖、脂类、维生素和微量元素。

(四)治疗 AKI 并发症

1. 纠正水、电解质、酸碱平衡紊乱　注意监测血清生化指标,重点监测及早发现高血钾和酸中毒。

(1)血钾超过 6.5 mmol/L,应予以紧急处理。①钙剂对抗高钾的心肌毒性:10%葡萄糖酸钙 10~20 mL,稀释后缓慢(5 分钟)推注。②11.2%乳酸钠或 5%碳酸氢钠 100~200 mL 静滴,纠正酸中毒并同时促进钾离子向细胞内流动。③葡萄糖加胰岛素促进钾离子向细胞内转运,常用 50%葡萄糖溶液 50~100 mL 加普通胰岛素 6~12 U 缓慢静脉滴注。④尽量减少钾入量:口服离子交换(降钾)树脂 15~30 g,每日 3 次,促进钾的排泄。⑤肾脏替代治疗。

(2)AKI 时肾脏泌酸功能减退,最常发生代谢性酸中毒。如 HCO_3^- 低于 15 mmol/L,可选用 5%碳酸氢钠 100~250 mL 静滴。对于严重酸中毒患者,应立即开始透析。

2. 感染　是 AKI 的常见并发症,也是死亡的主要原因之一,应尽早使用抗生素。根据细菌培养和药物敏感试验,选用对肾无毒性或毒性低的药物,注意按肌酐清除率及透析情况调整用药剂量。

3. 其他并发症　如心衰、肺水肿、脑病、心包炎等,均应相应对症治疗。由于上述情况是继发于肾衰竭本身,及早开始肾脏替代治疗效果好。

(五)肾脏替代治疗

1. 血液净化治疗指征　有些 AKI 患者可能很快出现严重的并发症,必须进行替代治疗。一般来说,急性肾损伤的血液净化治疗指征为:①少尿或无尿 2 天以上;②出现尿毒症症状,且保守治疗无效;③肌酐清除率下降 50%以上,或在原肾功能不全基础上又下降超过 15%;血肌酐 442 μmol/L 以上,或血尿素氮 42.84 mmol/L 以上;④血钾大于等于 6.5 mmol/L;⑤难以纠正的代谢性酸中毒;⑥出现肺水肿、脑病等症状。

2. 肾脏替代治疗方式　包括腹膜透析(peritoneal dialysis, PD),间歇性血液透析(intermittent hemodialysis, IHD)和连续性肾脏替代治疗(continuous renal replacement therapy, CRRT)。

(1)腹膜透析:适合于有冠心病、糖尿病等血流动力学不稳定的患者,但其透析效率较低,且有发生腹膜炎的危险,在重症 AKI 患者中较少采用。

(2)IHD:与腹膜透析相比,优点是代谢废物的清除率高、治疗时间短,但对机体血流动力学有一定影响,且需要应用抗凝药,对血流动力学不稳和有出血倾向的患者存在一定风险。

(3)CRRT:适用于多器官功能衰竭和脓毒血症患者,血流动力学稳定,溶质清除效率较高,有利于水、电解质的管理,对细胞因子等炎症因子具有一定的清除作用;每日可清除水 10~14 L 或更多,能有效保证静脉内高营养,但耗时长、费用高。

3. 其他血液净化治疗　对于某些急进性肾小球肾炎、药物中毒导致的 AKI,血浆置换、血液灌流、免疫吸附等措施,可治疗原发病,控制病情。

病例分析——急性肾损伤

【病例介绍】

患者，女，44岁。主诉：恶心、呕吐、尿少2个月，加重伴乏力1月半。现病史：2个月前因"牙痛"去当地诊所治疗，给予"青霉素、阿米卡星"静脉点滴7天，此后出现食欲缺乏、恶心、呕吐，呕吐物为胃内容物，尿量减少，当时查肾功正常。1个半月前自觉明显乏力，恶心、呕吐加重，饮食极少。20天前就诊于当地医院，化验血肌酐：372.8 μmol/L，诊断为"急性肾衰"，遂住院治疗，行血液透析3次，期间尿量逐渐增多，最多时3000 mL/天，血肌酐持续上升，于11月13日出院，出院时血肌酐522.4 μmol/L。3天后入住省级三甲医院肾内科。

【查体】

T 36.7 ℃，P 80次/分，R 20次/分，BP 135/90 mmHg。贫血貌，面部水肿，其他无异常。

【辅助检查】

(1)化验：24小时尿蛋白定量499 mg，血肌酐755.0 μmol/L，尿素氮12.9 mmol/L，二氧化碳结合力15.4 mmol/L，钾3.5 mmol/L，血红蛋白92 g/L。

(2)双肾B超：肾脏体积偏大。

(3)肾穿刺：示急性肾小管坏死，急性过敏性间质性肾炎。

【诊断】

药物性急性肾损伤。

【诊疗经过】

给予颈内静脉置管，行血液透析，每周3次，并给予：①碳酸氢钠125 mL，ivdrip qd；②氯化钾缓释片0.5 g，po tid；③泼尼松40 mg/d。1个月后血肌酐降至84 μmol/L，激素逐渐减量并停药。

【用药分析】

患者血肌酐升高明显，故给予血液透析，一方面帮助肾脏功能的恢复，另一方面维持机体内环境稳定；肾穿刺示急性过敏性间质性肾炎，遂给予泼尼松抗感染治疗；针对患者的二氧化碳结合力低，提示酸中毒，所以给予碳酸氢钠进行碱化；针对血钾较低，给予口服补钾治疗。

【用药注意事项与患者教育】

泼尼松应于早上8点前服用；氯化钾缓释片应整片吞服，不要咀嚼或碾碎。

【药师建议】

泼尼松用药2～4周后根据治疗反应可逐渐减量至停药，碱化及补钾治疗需定期测定血生化指标，据此调整剂量或停药。

复习思考题

1. 名词解释：(1)急性肾衰竭(ARF)；(2)急性肾损伤(AKI)；(3)肾前性AKI；(4)肾

小管性 AKI；(5)肾间质性 AKI；(6)肾小球性 AKI；(7)肾后性 AKI；(8)血液净化治疗；(9)腹膜透析(PD)；(10)间歇性血液透析(IHD)；(11)连续性肾脏替代治疗(CRRT)。

2. 急性肾损伤的病因有哪些？

3. 急性肾损伤防治的要点和原则是什么？

4. AKI 并发症的治疗措施是什么？

5. 降低高血钾的方法有哪些？

6. 血液净化治疗的指征是什么？

7. 肾脏替代治疗的方式有哪些？

第五节　慢性肾脏病

内容提要

本节介绍慢性肾脏病的病因、临床表现、分期及处理原则，防治目标与措施，治疗药物及用药方案，以及终末期肾脏病的替代治疗；要求了解慢性肾脏病的常见病因、临床表现，熟悉慢性肾脏病的概念及分期、防治目标与措施，掌握常用治疗药物、用药方案及其监护内容。

2012 年最新调查结果显示，我国成年人群中慢性肾脏病(chronic kidney disease，CKD)的患病率为 10.8%，患者约 1.2 亿，而知晓率仅为 12.5%。多数是在出现临床症状、肾功能严重受损，或终末期肾病阶段才被发现，以至于错过了最佳治疗时机，加重了经济负担。

一、病因与临床表现

所有能够造成肾脏结构或功能损害的疾病都可以引起 CKD。在美国和欧洲，常见病因依次是糖尿病肾病(33%)、高血压性肾小球硬化(21%)、肾小球肾炎(19%)、多囊肾(6%)；在我国，原发性肾小球肾炎(50%)仍占第一位，其次是糖尿病肾病(13.5%)、高血压肾病(8.9%)和多囊肾(2.7%)，随着糖尿病发病率的升高，糖尿病肾病在 CKD 中所占的比例也逐年升高。

慢性肾脏病的病程较长，一般来说是缓慢进展的，合并危险因素则肾功能加速下降，直至终末期肾脏病。在慢性肾脏病早中期，主要为原发病(糖尿病、高血压等)的临床表现，以及乏力、食欲缺乏等非特异性症状，起病隐匿者甚至可无任何症状，发现时即已发展到 ESRD。ESRD 患者的临床症状包括：

1. 贫血、恶心、呕吐、皮肤瘙痒、心功能不全等多系统表现，严重者可有急性心衰、严重的高钾血症、消化道出血、中枢神经系统功能障碍等，若不加控制可危及生命。

2. 水、电解质代谢紊乱，其中代谢性酸中毒和水钠代谢紊乱最为常见；此外还有钾、钙、磷、镁代谢紊乱。

二、诊断标准和分期

1. 国际肾脏病学会提出的慢性肾脏病的定义

(1)肾脏损害(肾脏的结构与功能异常)伴有或不伴有肾小球滤过率(glomerular filtration rate, GFR)的下降3个月及以上。肾脏损害是指下列两种情况之一:①异常的病理改变;②出现肾脏损害的标志,包括血或尿成分的异常,以及影像学检查的异常。

(2)GFR低于60 mL/(min·1.73m^2)时间3个月及以上,伴有或不伴有肾脏的损害。

2. 肾脏病预后质量倡议(kidney-disease outcome quality initiative, K/DOQI)指南

(1)根据GFR:将CKD分为5期,具体分期及相应的临床处理措施如表6-5-1所示。

表6-5-1 慢性肾脏病的分期及临床处理措施

分期	描述	GFR [mL/(min·1.73 m^2)]	处理措施
1	肾脏损害伴有正常或者升高的GFR	≥90	基础疾病的诊断和治疗,治疗基础疾病的并发症
2	肾脏损害伴有轻度的GFR下降	60～89	减缓病情的进展,减少心血管病的危险
3	中度的GFR下降	30～59	监测病情进展
4	严重的GFR下降	15～29	评估和治疗慢性肾脏病的并发症,准备进行肾脏替代治疗
5	肾脏衰竭	<15(或透析)	替代治疗(如果出现尿毒症)

(2)GFR评估:根据血肌酐水平估算的GFR往往较实际水平偏高,且血肌酐水平还受肌肉量、饮食等其他许多因素的影响,因此根据血肌酐水平估算的GFR并不十分准确,临床上对疾病进行分期时还应结合临床情况如贫血、酸中毒等进行综合分析,以免导致医疗决策的失误。K/DOQI推荐用两种公式计算成人GFR,一是Cockcroft-Gault公式,二是肾脏病膳食改良试验(modification of diet in renal disease, MDRD)的简化公式。

三、防治目标与措施

(一)防治目标

1. 减慢肾脏损害的进展速度,预防并发症的发生,如心血管病、肾性骨病、贫血等,改善患者生存率和生活质量,提高社会复归率。

2. 在CKD的慢性进展过程中,某些因素如高血压、大量蛋白尿、低血容量、感染、应用肾损伤药物、泌尿道梗阻等会加速疾病进展,大大缩短患者进展到ESRD的时间,预防

和控制这些因素的发生对延缓肾损害进展极为重要。

（二）目前循证医学证实有效的防治措施

1. 严格控制血压　K/DOQI 高血压治疗指南中建议高血压控制目标值为：①CKD 1～4期合并蛋白尿（>1 g/d）或糖尿病肾病患者，血压目标值为低于 125/75 mmHg；②CKD 1～4 期无蛋白尿（<1 g/d）患者血压目标值为低于 135/85 mmHg；③对于 5 期的患者，由于血压的影响因素较为复杂，血压的参考目标为低于 140/90 mmHg。降压治疗措施主要包括：

（1）生活方式的调整：特别重要的是低盐饮食，以及降压药物的应用。

（2）降压药物的选择：主要根据降压效果、患者耐受性和价格，血管紧张素转化酶抑制剂和血管紧张素Ⅱ受体拮抗剂被大部分学者认为是一线用药，二氢吡啶类钙离子拮抗剂（dihydropyridine calcium antagonist）也有良好的肾脏保护作用。

ACEI 和 ARB 治疗慢性肾脏病的作用包括：①降低全身血压，减少肾小球高灌注、高压力和高滤过；②抗氧化和减轻肾小球基底膜损伤，改善滤过膜通透性，具有肾脏保护和减少蛋白尿的作用；③减轻细胞增生和细胞外基质（extracellular matrix，ECM）分泌，阻止间质纤维化，延缓 CKD 进展。

2. 严格控制血糖　对于糖尿病肾病患者，严格控制血糖是减少尿蛋白、延缓 CKD 进展的重要措施。要求控制空腹血糖低于 6.7 mmol/L，餐后血糖低于 7.9 mmol/L，糖化血红蛋白低于 6.4%。无论采取何种治疗方案，血糖控制一定要注意个体化，避免低血糖的发生。

（三）可能有效但目前证据尚不充分的防治措施

1. 低蛋白饮食　低蛋白饮食被认为是 CKD 非药物治疗最基本的措施。对 CKD 第 1、2 期推荐蛋白摄入量为 0.8 g/(kg·d)，从第 3 期起推荐蛋白摄入量 0.6 g/(kg·d)，饮食时必须保证足量的热量摄入，应达到 126 kJ/(kg·d)。为了保证患者的营养和正常蛋白代谢，可补充复方 α 酮酸（compound α-ketoacid）制剂 0.12 g/(kg·d)。

2. 降脂治疗　降脂能延缓肾功能损伤进展，并降低慢性肾脏病时心血管疾病的高发生率和高死亡率。以他汀类使用最为广泛，可以降低血胆固醇水平，预防动脉粥样硬化，稳定粥样斑块；此外，还有改善内皮细胞功能，促进纤溶，抗栓以及调节 T 细胞、B 细胞功能等作用。

3. 纠正贫血　CKD 患者早期即可出现贫血，且随着肾功能不全的进展逐渐加重。肾性贫血的发生机制主要是促红细胞生成素的减少及铁等造血原料的缺乏，因此肾性贫血的治疗主要是补充促红细胞生成素和铁剂（chalybeate）。

4. 降低体重　肥胖是高脂血症、高血压、冠心病、糖尿病及胰岛素抵抗的高危因素，能削弱 ACEI/ARB 减少蛋白尿的作用，还可以导致肾损害，并加速某些肾脏疾病特别是高滤过介导的肾脏疾病的进展。以蛋白尿为主要临床表现的慢性肾脏病患者，保持理想体重对延缓疾病进展十分重要。

5. 调节钙磷代谢紊乱　CKD 患者中普遍存在钙磷代谢紊乱，其继发的甲状旁腺功能亢进及肾性骨病可以引起血管、瓣膜钙化，增加心血管并发症的发生率和死亡率。

四、治疗药物及用药方案

（一）肾性贫血治疗药物

1. 促红细胞生成素　促红细胞生成素在体内主要由肾皮质的间质细胞产生，是一种被高度糖基化、分子量约 30kD 的活性糖蛋白。重组人促红素（recombinant human erythropoietin, rHuEPO）是利用基因重组技术人工合成的 EPO，其生物学活性、免疫学特性与天然内源性 EPO 相似，可增加红系造血祖细胞（colony-forming unit erythroid, CFU-E）的集落生成率，并对慢性肾衰竭性贫血有明显的治疗作用。目前临床上主要使用 α 和 β 两类，虽然两者糖基化不同，但临床疗效相似。

（1）给药方案：药动学研究表明，皮下注射 EPO 较同等剂量静脉用药的有效血药浓度持续时间更长，能达到相同目标血红蛋白水平，且皮下给药较静脉给药要节省 EPO 15%～50%，故推荐皮下注射为 EPO 的最佳给药方法，适用于非透析、血透、腹透 CKD 患者。另外，同等剂量的 EPO 每周分为 3 次注射较每周 1 次及每天注射好，皮下注射 EPO 时，每次的注射部位应轮换变动。

EPO 治疗的目标范围为血红蛋白（hemoglobin, Hb）110～120 g/L，红细胞比容（hematocrit, Hct）33%～36%。起始用法：①皮下注射：成人剂量为每周 80～120 U/kg，一般为每周 6000 U，分 2～3 次给药。5 岁以下的患儿通常需要更大剂量，每周 300 U/kg。②静脉用药：血透患者若开始 EPO 治疗时就采用静脉给药，其剂量应为每周 120～180 U/kg，通常是每周 9000 U，分 3 次给药。

（2）不良反应：rHuEPO 与其他生物制剂一样，在治疗过程中可出现过敏、胃肠道反应和输液反应等，输液反应通常发生在用药后 1～2 小时，约持续 12 小时，2 周后可自行消失。其他常见的不良反应还包括高血压、癫痫、血栓栓塞及高钾血症等；少见不良反应如纯红细胞再生障碍（pure red cell aplasia, PRCA）性贫血等。

2. 铁剂　铁剂有口服和静脉用两类剂型。

（1）口服铁剂：在 CKD 及腹透患者，每日铁丢失量很少时，每天口服 200 mg 元素铁即可补充丢失的铁并保证正常的造血。红细胞生成亢进，也包括 EPO 治疗时，肠道铁吸收增加。口服铁剂前 2 小时或服后 1 小时内进食可影响铁吸收，磷酸铝吸附剂也可降低铁吸收。常用的口服铁剂为亚铁盐，包括硫酸盐、富马酸盐、琥珀酸盐、葡萄糖酸盐等，其吸收程度相近，亚铁盐的吸收约为高铁盐的 3 倍，高剂量时差异更大。硫酸亚铁（ferrous sulfate）是含 7 分子水的铁盐，含铁 20%，干燥硫酸亚铁含铁 32%；富马酸亚铁（ferrous fumarate）含铁 33%，中度溶于水，稳定，几乎无味；葡萄糖酸亚铁（ferrous gluconate）含铁 12%；多糖铁复合物（polysaccharide-iron complex）是氢氧化铁和多糖合成的化合物，含铁 46%。口服铁制剂的有效剂量取决于其铁的含量，成人每日剂量为元素铁 200 mg，分 2～3 次服用；儿童用量为 2～3 mg/(kg·d)。空腹且不同时服其他药物时，口服铁剂吸收最好。

口服铁剂的常见不良反应包括胃灼热、恶心、上消化道不适、便秘及腹泻，应用时应从小剂量开始，确无不适症状，再将剂量渐渐增到所需水平。提高剂量时恶心和上腹痛更常见，便秘和腹泻可能与铁剂引起肠道菌群改变有关，增加剂量时不良反应发生率并不增加。口服不能耐受的患者可以小剂量多次服用，或睡前服用。

(2)静脉铁剂：单纯口服铁剂不能满足铁代谢需求时，需定期静脉注射铁剂。静脉补铁优于口服补铁。对大多血透患者来说，只有静脉补铁才能满足达到及保持目标 Hct 的要求。需要采用静脉铁剂维持的 CKD 患者无需口服铁剂治疗。目前国内临床使用的静脉铁剂有蔗糖铁(iron sucrose)和右旋糖酐铁(iron dextran)两种，其特点如表 6-5-2 所示。

表 6-5-2　　右旋糖酐铁和蔗糖铁的异同点

项目	右旋糖酐铁	蔗糖铁
组成	氢氧化铁右旋糖酐复合物	氢氧化铁蔗糖复合物
分子量	165 000 Da	34000～60000 Da
给药途径	肌内注射、静脉注射或静脉滴注	静脉滴注、静脉推注，不适合肌内注射
溶媒	0.9%的氯化钠溶液或 5%的葡萄糖溶液	0.9%的氯化钠溶液
液体量	肌内注射不需稀释 静脉注射：100 ～ 200 mg 加入 10～20 mL液体中稀释后缓慢静脉推注 静脉滴注：100 ～ 200 mg 加入 100 mL液体	静脉注射可不经稀释(推荐速度为 1 mL/min) 静脉滴注：100 mg/5 mL 最多稀释到 100 mL 液体中，稀释液配好后应立即使用
试验剂量	成人 25 mg 体重 10～20 kg 的儿童 15 mg 体重 10 kg 以下的儿童 10 mg	成人 20～50 mg 体重大于 14 kg 的儿童 20 mg 体重小于 14 kg 的儿童给予日剂量(1.5 mg/kg)的 1/2
试验方法	给药后 60 分钟未出现任何不良反应时再给予剩余剂量	给药后 15 分钟未出现任何不良反应时再给予剩余剂量

1)给药方案：静脉补铁可按多种方案进行。如果转铁蛋白饱和度(transferrin saturation，TSAT)低于 20%，且(或)血清铁蛋白低于 100 mg/L，推荐成年患者每次透析时静脉注射 100 mg，共 10 次；或每次 125 mg，共 8 次。如果 TSAT 仍然低于 20%，或/和血清铁蛋白仍然低于 100 mg/L，建议按上述方法再用一疗程。一旦 TSAT 大于等于 20%，且血清铁蛋白大于等于100 mg/L，静脉注射铁剂的推荐剂量为每周 25～125 mg。采用的间隔方案包括每周 3 次至每 2 周一次，以便 12 周内铁剂补充的总量达到 250～1000 mg。

2)监测：当 TSAT 达到 20%～50%、血清铁蛋白达到 100～800 mg/L 时，多数患者的 Hb 能达到 110～120 g/L，Hct 达到 33%～36%。当患者的 TSAT 大于 50%和(或)铁蛋白大于 800 mg/L，应停用静脉铁剂 3 个月，其间若再用静脉铁剂治疗，必须先复查铁代谢指标。当 TSAT 降至 50%以下且血清铁蛋白降至 800 mg/L 以下，可恢复静脉补充铁剂，每周 1 次，剂量减少 1/3～1/2。

3)不良反应：包括头痛、发热、全身淋巴结病、关节痛、荨麻疹，某些患者发生类风湿性关节炎及疾病恶化。右旋糖酐铁的急性过敏反应表现为呼吸困难、潮红、胸痛和低血压，发生率约 0.7%；有多种药物过敏史的患者较易发生。蔗糖铁过敏反应罕见。

非缺铁性贫血（如溶血性贫血）、铁超负荷或铁利用紊乱者禁用静脉铁剂。代偿失调的肝硬化、传染性肝炎、急慢性感染、哮喘、湿疹或其他特应性变态反应患者，禁止静脉应用右旋糖酐铁。

（二）高血磷治疗药物

CKD 1～4 期患者血磷应控制在正常水平，即 0.87～1.49 mmol/L；CKD 5 期或接受血液透析的患者血磷水平不能高于 1.78 mmol/L，钙磷乘积应控制在 55 mg^2/dL^2 以下。

1. 首先控制饮食中磷的摄入　高磷血症患者每日磷摄入量不宜高于 800 mg，其次可使用磷结合剂，减少食物中磷的摄入。

2. 磷结合剂　目前临床上应用的主要有含钙和不含钙的磷结合剂，为了提高降磷效果，磷结合剂需在进餐时服用，保证与食物充分混合。

(1)含钙的磷结合剂：碳酸钙(calcium carbonate)是最常用的含钙磷结合剂，当血钙水平低于 2.38 mmol/L 时可应用碳酸钙来降血磷。降磷的剂量要大于补钙的剂量，通常于餐中服用，充分咀嚼利于与食物中的磷结合。碳酸钙的常见不良反应为胃肠道不适、恶心、胃痛、便秘等。

(2)含铝的磷结合剂：当血磷水平高于 2.26 mmol/L 时，可使用氢氧化铝和碳酸铝(aluminum carbonate)来降磷。因长期应用可引起铝中毒，加重肾性骨病和老年痴呆，所以铝剂应用不能超过 4 周。

(3)不含钙的磷结合剂：当血钙水平高于 2.38 mmol/L 时可选择新型不含钙的磷结合剂，如碳酸镧(Lanthanum carbonate)、司维拉姆(sevelamer)等。

1)碳酸镧：在上消化道的酸性环境下解离，与食物中的磷酸盐结合形成不溶性的磷酸镧复合物以抑制磷酸盐的吸收，从而降低体内血清磷酸盐和磷酸钙的水平。为了更有效地结合食物中的磷酸盐，该品宜随餐或在餐后立即服用。推荐初始剂量为一日 750～1500 mg，每隔 2～3 周逐步增加剂量，直至达到血清磷酸盐的目标水平。常见不良反应有恶心、呕吐、腹泻和便秘。

2)司维拉姆：是一种阳离子聚合物，其主要成分是盐酸多聚丙烯酰胺，能结合肠道中的磷且不被吸收。常用量为 1 g，每天 3 次。常见胃肠道不良反应，如恶心、腹泻、胃肠胀气、消化不良、便秘，还会影响脂溶性维生素的吸收。该药价格昂贵。

五、终末期肾脏病的替代治疗

慢性肾脏病患者当 GFR 低于 10 mL/min 并出现明显的尿毒症症状，或者血压和水肿难以控制、营养状况开始恶化时，就应当开始肾脏替代治疗。建议在 GFR 低于6 mL/min前开始替代治疗，糖尿病肾病患者应更早一点开始透析(GFR 低于 15 mL/min)。

肾脏替代治疗的方式有血液透析、腹膜透析和肾移植。透析仅能替代肾脏的一部分排泄功能，如对小分子溶质的清除约相当于正常肾脏的15%，而不能替代内分泌和代谢功能，因此在透析的同时仍需进行药物治疗。一般来说患者应先做一段时间的透析，待病情稳定并符合相关条件后可考虑接受肾移植手术，肾移植患者若移植肾成活，可替代病肾大部分功能，患者生活质量较高。

病例分析——慢性肾损伤

【病例介绍】

患者，女，45岁。主诉：乏力、食欲缺乏、恶心、面色苍白、黑便1个月。患者约1个月前无明显诱因出现全身乏力，食欲缺乏、恶心、反酸、面色苍白，偶可见黑便，其他无异常。近日患者乏力较前明显，仍有食欲缺乏、恶心、反酸。既往史：高血压病史多年，自行服用冠心苏合丸3～4年，否认近期服用NSAID类药物，否认冠心病、糖尿病病史。否认药物、食物过敏史。

【体格检查】

T 36.7 ℃，P 80次/分，R 20次/分，BP 135/90 mmHg，体重52 kg。贫血貌，面部水肿，其他无异常。

【辅助检查】

(1)化验：①血常规：RBC 2.06×10^{12}/L，Hb 56 g/L；②血生化：BUN 27.9 mmol/L，Cr 488.7 μmol/L，CO_2-CP 13.2 mmol/L，Ca 2.21 mmol/L，P 1.34 mmol/L，ESR 69 mm/h(正常值：0～20 mm/h)，PTH 2026 pg/mL(正常值：0～200 pg/mL)。

(2)肾脏B超：左肾8.4 cm×3.9 cm，右肾8.6 cm×3.3 cm，双肾弥漫性病变，双肾血流阻力指数增加。

【诊断】

①马兜铃酸肾病；②慢性肾脏病5期。

【诊疗经过】

给予颈内静脉置管，行血液透析，每周3次。红细胞生成素3000 U，皮下注射，1周2次。蔗糖铁注射液100 mg/生理盐水100 mL，静脉滴注，隔日1次，共10次。贝那普利片10 mg，口服，每日1次。骨化三醇2 μg，口服，每周两次。碳酸氢钠片1 g，口服，每日3次。

【用药分析】

患者目前处于慢性肾脏病5期，存在重度贫血、酸中毒、甲状旁腺功能亢进等。慢性肾脏病的病因考虑与其冠心苏合丸的用药史有关。2004年前的冠心苏合丸含药材青木香，其含有马兜铃酸，长期小剂量使用可致肾脏损害。治疗方案中，针对重度贫血给予红细胞生成素补充其不足，同时静脉应用铁剂补充铁不足。针对严重酸中毒除了常规透析清除毒素、纠正电解质紊乱外，还给予碳酸氢钠片口服。针对甲状旁腺功能亢进，给予活性维生素D骨化三醇冲击治疗。此外还给予贝那普利降低血压。

【用药注意事项与患者教育】

第一次应用静脉铁剂时，应先给予一个小剂量进行测试，若给药15分钟后未出现任何不良反应，再继续给予剩余药液。蔗糖铁只能选择生理盐水作为溶媒，100 mg蔗糖铁注射液最多只能用100 mL溶媒稀释。骨化三醇最好在晚间空腹服用。

【药师建议】

定期监测血常规，监测贫血治疗效果，必要时调整红细胞生成素与铁剂用量。定期监测血钙、血磷和血PTH水平。

复习思考题

1. 名词解释：(1)慢性肾脏病(CKD)；(2)终末期肾病(ESRD)；(3)肾小球滤过率(GFR)；(4)肾脏病预后质量倡议(K/DOQI)指南；(5)Cockcroft-Gault公式；(6)肾脏病膳食改良试验(MDRD)；(7)重组人促红素(rHuEPO)；(8)红细胞比容(Hct)；(9)纯红细胞再生障碍(PRCA)性贫血；(10)多糖铁复合物；(11)磷结合剂；(12)碳酸镧；(13)司维拉姆。
2. 慢性肾脏病的病因有哪些？临床症状是什么？
3. 国际肾脏病学会提出的慢性肾脏病的定义是什么？肾脏病预后质量倡议(K/DOQI)指南中如何分期？
4. 慢性肾脏病的防治目标是什么？
5. 目前循证医学证实有效的防治措施有哪些？
6. 可能有效但目前证据尚不充分的防治措施是什么？
7. 肾性贫血的治疗药物是什么？如何应用？
8. 口服铁剂有哪些？不良反应是什么？
9. 静脉铁剂的应用注意事项有哪些？
10. 降低血磷的药物有哪些？不含钙的磷结合剂如何应用？
11. 肾脏替代治疗的方式有哪些？

第六节　良性前列腺增生

内容提要

本节介绍良性前列腺增生的流行病学、临床表现及常用治疗药物。要求了解良性前列腺增生的病因与发病机制、临床表现及诊断，熟悉治疗目的与方法，掌握治疗药物的临床应用及药学监护。

一、病因与发病机制

良性前列腺增生(benign prostatic hyperplasia, BPH)是引起中老年男性排尿障碍最为常见的一种良性疾病,主要表现为组织学上的前列腺间质和腺体成分增生、解剖学上的前列腺增大、尿动力学上的膀胱出口梗阻,和以下尿路症状为主的临床表现。

1. 组织学改变　BPH 发病率随年龄增长而升高,通常发生在 40 岁以后,到 60 岁时大于 50%,80 岁时高达 83%。与组织学改变相一致,随着年龄增长,排尿困难等症状也随之加重。大约有 50%组织学诊断 BPH 的男性有中到重度的下尿路症状。有研究表明,亚洲人较美洲人更易于产生中重度 BPH 相关症状。

2. 发病机制　具体发病机制尚不明确。BPH 发生必须具备年龄的增长及有功能的睾丸两个重要条件,可能是由于上皮和间质细胞的增殖和凋亡的平衡性破坏所引起。相关因素有雄激素及其与雌激素的相互作用、前列腺间质-腺上皮细胞的相互作用、生长因子、炎症细胞、神经递质及遗传素质等。

二、临床表现及诊断

BPH 引起的下尿路症状包括储尿期症状、排尿期症状及排尿后症状。①储尿期症状:尿频、尿急、尿失禁及夜尿增多等。②排尿期症状:排尿踌躇、排尿困难及间断排尿。③排尿后症状:排尿不禁、尿后滴沥等。

诊断 BPH 需要根据下尿路症状、体格检查尤其是直肠指诊、影像学检查、尿动力学检查及内窥镜检查等综合判断。

三、治疗目的与方法

治疗目的是改善生活质量、延缓疾病进展及预防并发症发生。药物治疗的短期目标是缓解患者的下尿路症状,长期目标是延缓疾病的临床进展,预防并发症的发生。在减少药物治疗不良反应的同时保持患者较高的生活质量是 BPH 药物治疗的总体目标。

BPH 的治疗方法主要包括观察等待、药物治疗、微创治疗及手术治疗四大类。具体治疗方法的选择应根据患者病情轻重,结合各项辅助检查、当地医疗条件及患者的依从性等综合考虑。

四、治疗药物及用药监护

(一)α 受体阻滞剂

这类药物通过阻断分布在前列腺和膀胱颈平滑肌表面的肾上腺素 α 受体,松弛平滑肌,达到缓解膀胱出口动力性梗阻的作用。

1. 类型 分为非选择性α受体阻滞剂、选择性α_1受体阻滞剂和高选择性α_1受体阻滞剂。非选择性α受体阻滞剂的代表药物是酚苄明(phenoxybenzamine),选择性α_1受体阻滞剂包括多沙唑嗪、阿呋唑嗪(alfuzosin)和特拉唑嗪,高选择性α_1受体阻滞剂有坦索罗辛(tamsulosin,$\alpha_{1A}>\alpha_{1D}$)和萘哌地尔(naftopidil,$\alpha_{1D}>\alpha_{1A}$)。

2. 临床疗效评价 Meta分析结果显示,α_1受体阻滞剂治疗后48小时即可出现症状改善,用药4~6周后采用国际前列腺症状评分(international prostate syndrome score,IPSS)进行评估,能使症状评分平均改善30%~40%,最大尿流率提高16%~25%,长期用药能够维持稳定的疗效。根据《良性前列腺增生诊断治疗指南(2011年修改版)》推荐,α_1受体阻滞剂适用于有中重度下尿路症状的BPH患者。连续使用1个月无明显症状改善则不应继续使用。α_1受体阻滞剂不影响前列腺体积和血清前列腺特异抗原(prostate specific antigen, PSA)水平,不能减少急性尿潴留的发生。

3. 不良反应 各种α受体阻滞剂的临床疗效相近,不良反应有所不同。包括头晕、头痛、无力、困倦、体位性低血压、异常射精等,体位性低血压更容易发生在老年、合并心血管疾病或同时服用血管活性药物的患者。

(二)5α还原酶抑制剂

5α还原酶抑制剂通过抑制体内睾酮向双氢睾酮(dihydrotestosterone, DHT)转变,进而降低前列腺内DHT含量,达到缩小前列腺体积、改善下尿路症状的治疗目的。

1. 分型 5α还原酶有两种同工酶。Ⅰ型主要分布在前列腺以外的组织,如皮肤和肝脏;Ⅱ型是前列腺内的类型,起主要作用。非那雄胺(finasteride)抑制Ⅱ型5α还原酶,可以降低血清DHT水平70%;而度他雄胺(dutasteride)可抑制Ⅰ型和Ⅱ型5α还原酶(双重抑制剂),可以降低血清DHT水平95%。

2. 临床疗效评价 5α还原酶抑制剂对前列腺体积较大和(或)血清PSA水平较高的患者治疗效果更好,能减少BPH患者血尿的发生率。起效时间相对较慢,使用6~12个月后获得最大疗效,连续治疗6年疗效稳定。非那雄胺与度他雄胺临床疗效相似,提高最大尿流率方面度他雄胺较高,两者均能缩小前列腺体积达20%~30%,服用6个月以上可使血清PSA水平降低50%左右,能显著减少低级别前列腺癌的发生率。指南推荐,5α还原酶抑制剂适用于治疗前列腺体积增大同时伴中重度下尿路症状的BPH患者,可防止BPH的临床进展,包括减少急性尿潴留和需要接受手术治疗的风险。

3. 不良反应 最常见的是勃起功能障碍、射精异常、性欲低下,其他如男性乳房女性化、乳腺痛等。

(三)M受体拮抗剂

通过阻断膀胱毒蕈碱(M)受体(主要是M_2和M_3亚型),缓解逼尿肌过度收缩,降低膀胱敏感性,从而改善BPH患者以及BPH手术后的储尿期症状。托特罗定(tolterodine)、索利那新(solifenacin)是目前临床常用药物,其他还有奥西布宁(oxibutynin)等。可以单独应用,治疗过程中应严密随访残余尿量的变化。不良反应包括口干、头晕、便秘、排尿困难和视物模糊等,多发生在用药2周内和年龄大于66岁的患者。残余尿量大于200 mL

时应慎重应用，逼尿肌收缩无力时不能应用，尿潴留、胃潴留、窄角性青光眼以及对 M 受体拮抗剂过敏者禁用。

（四）中药制剂

用于改善 BPH 症状的中药制剂有护前列、前列康、前列通、癃闭舒胶囊及前列回春胶囊等。

（五）联合治疗

1. α_1受体阻滞剂联合 5α 还原酶抑制剂　适用于有中重度下尿路症状并且有前列腺增生进展风险的 BPH 患者。采用联合治疗前应充分考虑患者 BPH 临床进展的危险性、患者意愿、经济状况、联合治疗带来的费用增长及不良反应等。

2. α 受体阻滞剂联合 M 受体拮抗剂　适用于以储尿期症状为主的中重度下尿路症状患者。联合治疗方案有两种：先应用 α_1 受体阻滞剂，如果储尿期症状改善不明显时再加用 M 受体拮抗剂；或者同时应用 α_1 受体阻滞剂和 M 受体拮抗剂。联合治疗前后必须监测残余尿量的变化。

病例分析——良性前列腺增生

【病例介绍】

患者，男，67 岁，因“进行性尿频、排尿困难 3 个月，加重 1 天”入院。

【体格检查】

T 36.4 ℃，P 60 次/分，R 15 次/分，BP 155/96 mmHg。发育正常，营养中等，神志清楚，自主体位。双肾区无畸形，双肾下极均未触及，双肾区无叩痛，两侧肋脊角区均未闻及血管杂音。双输尿管走行区无压痛，膀胱不隆突，膀胱区未触及包块，叩诊呈浊音。双侧睾丸附睾无触痛，大小质地未见异常。直肠指检触及增大前列腺，大小约 5 cm×5 cm，质韧，表面光滑，轻触痛，未触及结节，中央沟略浅。

【辅助检查】

B 超检查：前列腺增生，膀胱残余尿 388 mL。

【诊断】

①前列腺增生；②尿潴留。

【诊疗经过】

入院后给予非那雄胺片（商品名：保列治）5 mg，qd；盐酸坦索罗辛缓释胶囊 0.2 mg，qd。完善相关辅助检查后行经尿道前列腺电切除术，过程顺利。

【用药分析】

患者前列腺增生诊断明确，初始给予 α_1 受体阻滞剂坦索罗辛联合 5α 还原酶抑制剂非那雄胺治疗，前者通过阻断分布在前列腺和膀胱颈平滑肌表面的肾上腺素 α 受体，松弛平滑肌，达到缓解膀胱出口动力性梗阻的作用，缓解尿潴留；后者通过抑制体内睾酮向 DHT 转变，进而降低前列腺内 DHT 含量，达到缩小前列腺体积、改善下尿路症状的治疗目的。

【用药注意事项与患者教育】

患者为老年男性，应用 α_1受体阻滞剂易发生体位性低血压，因此应告知患者体位改变尤其是由卧位坐起或站起的时候动作要缓慢。与其他降压药联合应用时也易出现。

复习思考题

1. 名词解释：(1)良性前列腺增生(BPH)；(2)下尿路症状；(3)储尿期症状；(4)排尿期症状；(5)排尿后症状；(6)直肠指诊；(7)高选择性 α_1受体阻滞剂；(8)国际前列腺症状评分(IPSS)；(9)前列腺特异抗原(PSA)；(10)5α 还原酶抑制剂；(11)Ⅱ型 5α 还原酶；(12)残余尿量。

2. BPH 引起的下尿路症状包括哪些？临床表现是什么？

3. BPH 患者的治疗目标是什么？

4. 治疗 BPH 的常用药物有哪些？适应证分别是什么？

5. α_1受体阻滞剂和 5α 还原酶抑制剂的不良反应分别是什么？

6. 联合用药方式有哪些？适应证分别是什么？

（山东省千佛山医院　黄　欣）

第七章

血液系统疾病

血液系统由血液与造血器官组成，血液系统疾病指原发或主要累及血液和造血器官的疾病。本章主要介绍常见血液系统疾病的药物治疗。

第一节　缺铁性贫血

内容提要

本节主要介绍铁的代谢，缺铁性贫血的病因与发病机制、临床表现及诊断、治疗原则与治疗药物选择。要求了解铁的代谢、缺铁性贫血的临床表现，熟悉缺铁性贫血的治疗原则，掌握缺铁性贫血的常用药物以及治疗过程中的药学监护与患者教育。

在单位容积的血液中，红细胞计数、血红蛋白量或红细胞比积低于正常值者称为贫血(anemia)，是血液系统最常见的临床表现，确定存在贫血后必须仔细查找其病因。缺铁性贫血(iron deficiency anemia，IDA)是由于体内储存铁(包括骨髓、肝、脾及其他组织内)消耗殆尽，不能满足正常红细胞生成的需要而发生的贫血，为小细胞低色素性贫血。本病可发生于各年龄组，但多见于育龄期女性和婴幼儿。

一、铁的代谢

铁是人体不可缺少的元素，是构成血红蛋白、肌红蛋白及多种酶的重要成分。正常情况下铁的消耗和补充处于动态平衡，机体铁含量保持稳定。铁补充主要来源于饮食。人类饮食中的铁主要以两种形式存在，即血红素结合铁和非血红蛋白铁。血红素铁主要来源于含血红蛋白或肌红蛋白的动物食品，非血红蛋白铁或无机铁多来源于植物性食品。

1. 铁的来源和吸收　铁的吸收部位主要在十二指肠及空肠的上段。肉类食品中的肌红蛋白所含的铁可完整地直接被吸收，植物中的铁吸收率低，这是因为植物铁多为三价的胶状氢氧化铁，需要还原成二价的亚铁或与铁螯合物结合后才易被吸收，维生素 C 及其他还原剂能使高铁还原成亚铁；蛋白质分解后的氨基酸、酰胺及胺类可促使铁成为溶解状态，均可促进铁的吸收。鞣酸(茶叶富含，与铁结合形成不可溶的鞣酸铁)和多酚(含于茶叶、咖啡和某些豆科植物中)抑制铁的吸收。体内铁储存量的多少对铁的吸收亦有影响。

2. 铁的转运　运铁蛋白(transferrin)是血浆中铁的运载工具。进入血浆中的铁(Fe^{2+})经铜蓝蛋白氧化成高铁(Fe^{3+})后,与运铁蛋白结合,被运到各组织中去。正常情况下,体内仅1/3的运铁蛋白呈铁饱和状态,即运铁蛋白饱和度约为33%。运铁蛋白能够结合铁的数量称为总铁结合力(total iron-binding capacity, TIBC)。正常人血浆铁浓度平均约为18 μmol/L(1000 μg/L),而总铁结合力约为56 μmol/L(3000 μg/L)。

3. 铁的分布和储存　铁分布于机体各种组织。正常成年男性机体铁含量(50 mg/kg)高于女性(35 mg/kg),其中血红蛋白铁约占65%,肌红蛋白铁约占6%,储存铁占25%,其余的铁存在于含铁酶内。储存铁以铁蛋白(ferritin)和含铁血黄素(hemosiderin)的形式存在。血浆中含有微量铁蛋白,与铁储备密切相关,是一项反映机体铁储备较敏感的实验室指标。

4. 铁的再利用和排泄　正常人每日合成血红蛋白需要20～25 mg的铁,其中大部分来自衰老红细胞破坏后释放的铁,仅1.0～1.5 mg来自外源性吸收的铁。在红细胞生成的过程中铁被反复利用。衰老的红细胞被巨噬细胞吞噬,血红蛋白破坏后释放出铁,一部分以铁蛋白或含铁血黄素储存,大部分返回血液,与运铁蛋白结合进入再利用循环。正常情况下,铁在肝脏和肾脏两大代谢排泄途径中丢失极少,主要是伴随体细胞的脱落而微量丢失。

二、病因与发病机制

缺铁的病因可分为铁摄入不足和需求增加、慢性失血两大类。

1. 铁摄入不足和需求增加　摄入减少的原因包括饮食含量不足和吸收障碍。除长期素食者和特殊情况外,铁摄入不足多是需求增加和吸收障碍所致。铁吸收障碍见于胃酸缺乏、胃切除术后、慢性萎缩性胃炎及其他胃肠道疾病。育龄女性因月经铁丢失,妊娠及哺乳铁需求量增加。婴幼儿生长迅速而铁储备量较少,作为主食的各种乳汁均又含铁甚少,如喂养不合理也易发生IDA。

2. 慢性失血　是缺铁性贫血常见的原因,尤以消化道慢性失血或妇女月经过多常见。此外,反复发作的阵发性睡眠性血红蛋白尿亦可因血红蛋白由尿中排出而致缺铁。

三、临床表现

缺铁性贫血的临床症状由贫血、组织缺铁及发生缺铁的基础疾病所组成。

1. 贫血的表现　贫血的发生较为缓慢,早期没有症状或症状很轻,常见的症状为头晕、头痛、面色苍白、乏力、易倦、心悸、活动后气短、眼花及耳鸣等。

2. 组织缺铁的表现　儿童及青少年发育迟缓、体力下降、智商低、容易兴奋、注意力不集中、烦躁、易怒或淡漠、异食癖和吞咽困难。

3. 原发病的临床表现　如月经过多、钩虫感染、慢性消化系统疾患等。

4. 实验室检查　血象示小细胞低色素性贫血。骨髓红系增生以中、晚幼红细胞为主，细胞外铁消失，细胞内铁减少。血清铁降低，总铁结合力增加，运铁蛋白饱和度降低，血清铁蛋白降低，红细胞游离原卟啉增加。

四、治疗原则

1. 病因治疗　缺铁性贫血一旦确诊，必须着手查明其原发病因。只有去除原发病因，本病才有可能经铁剂治疗而愈。

2. 补充铁剂　补充铁剂要达到两个目的：①使血红蛋白升至正常；②使铁储存恢复。使用铁剂应掌握以下基本原则：

(1)尽量选用口服铁剂，并选择易于吸收又无胃肠道反应的制剂。

(2)如果在去除病因后铁剂治疗仍无效，应了解铁剂是否按时服用及吸收情况，有无活动性出血、慢性感染、肾和内分泌疾病或叶酸等其他造血原料缺乏。

(3)待血象恢复正常后，铁剂仍需继续服用3～6个月，以补足铁储备量。

五、治疗药物与评价

(一)常用药物分类

1. 口服铁剂　以吸收较高的亚铁剂为首选。每日剂量应含元素铁150～200 mg。原先广泛使用的硫酸亚铁及富马酸亚铁(ferrous fumarate)和枸橼酸铁(ferric citrate)等药物，由于其胃肠道不良反应较重，现已基本不用。目前临床常用的口服铁剂，既易于吸收又极少有胃肠道反应，如琥珀酸亚铁(ferrous succinate)、多糖铁复合物、硫酸亚铁控释片等。

2. 注射铁剂　由于注射铁剂有一定的不良反应，如过敏、局部疼痛及色素沉着等，应严格掌握适应证。常用的注射铁剂有右旋糖酐铁及山梨醇铁(iron sorbitex)。

3. 其他药物　维生素C为还原剂，可增加铁的吸收。稀盐酸(dilute hydrochloric acid)有利于食物中铁的解离。

(二)治疗药物的选用

1. 一般患者在去除病因的同时，给予口服铁剂即可。琥珀酸亚铁每次0.1 g，每天3次；多糖铁复合物每次150 mg，每天3次；硫酸亚铁控释片每次1片，每天1次。如诊断正确，治疗合理，口服铁剂后5天网织红细胞增加，1周后血红蛋白开始回升。在贫血纠正后，应继续口服3～6个月铁剂以补足储存铁。

2. 在下列情况下可考虑使用注射铁剂：①不能耐受口服铁剂；②原有消化道疾病，口服铁剂加重病情，如溃疡性结肠炎、胃十二指肠溃疡等；③消化道吸收障碍，如胃十二指肠切除术后等；④因治疗不能维持铁平衡，如血液透析。

用药总剂量的计算方法是：补铁总剂量(mg)＝[正常血红蛋白－患者血红蛋白

(g/L)]×体重(kg)×0.24+500 mg。首次剂量 50 mg,如无明显不良反应,第二次注射 100 mg(每日量不宜超过 100 mg),每日或隔日 1 次,直至完成总剂量。

3. 铁中毒(iron poisoning) 系铁离子破坏肠黏膜吸收铁的调控机制,使铁大量进入血液。一般反应给予对症处理,铁中毒可用铁螯合剂(iron chelator)治疗。

(三)铁剂的不良反应

1. 口服铁剂 ①消化道反应:如恶心、呕吐、腹痛、腹泻等,为铁离子侵蚀消化道黏膜所致。②口腔反应:如金属异味、牙齿染色。③便秘:由铁离子与食物中多种成分形成沉淀物所致。

2. 注射铁剂 ①局部反应:如疼痛及皮肤变色。②全身反应:以发热及关节痛为主,也有头痛、肌痛、腹痛、淋巴结肿大、荨麻疹、心动过缓等。③过敏性休克:国内注射多为肌内注射,发生率较低,但一旦发生,极为严重,须迅速有效处理。患者于注射后数分钟内感胸闷、气短、出汗、焦虑、恶心、呕吐,随即血压下降,甚至昏迷。应立即皮下注射 0.1%肾上腺素(adrenaline, epinephrine)0.5 mL,静脉注射糖皮质激素,给予升压药及维持循环和保护心脏等措施。

六、用药注意事项与患者教育

1. 注意治疗原发病 积极寻找有无慢性失血的情况,如消化道溃疡、寄生虫、恶性肿瘤等引起的出血,女性月经过多常见于子宫肌瘤,注意是否存在慢性溶血等。只有原发病得到彻底治疗,缺铁性贫血才能得到良好的治疗效果。

2. 合理饮食

(1)积极开展科普知识宣教,日常生活中注意合理饮食,食物中应含有一定比例的动物性食品。

(2)对于婴幼儿、妊娠期或哺乳期妇女,注意加强补充铁剂。

3. 药物相互作用

(1)铁剂与维生素 C 同服,有助于铁的吸收,但也容易导致胃肠道反应。

(2)口服铁剂与抗酸药如碳酸氢钠、磷酸盐类及含鞣酸的药物或饮料同用,易产生沉淀而影响吸收。

(3)西咪替丁、去铁胺(deferoxamine)、胰酶、胰脂肪酶(pancrelipase)等药品可影响铁剂的吸收;铁剂可影响四环素类、氟喹诺酮类、青霉胺及锌剂的吸收。

(4)铁剂不应与浓茶同服,浓茶含有的鞣酸可与铁形成沉淀,使铁剂的吸收减少。

4. 合理用药提示 不同铁剂成分不同,用药时除注意上述事项外,还应注意以下几点:

(1)用前认真阅读说明书:使用铁剂之前一定要认真阅读药品说明书,了解药物的名称、成分、用法、用量、注意事项、有效时限、不良反应、禁忌证等,根据说明书要求用药,如果对某种药物过敏或对药物的其他成分过敏,一定不要使用该类药物。注射铁剂不良反应较多,可发生过敏反应,严重时危及生命,对于需要静脉补铁的患者,应避免院外用药。

(2)尽量选择二价铁:口服铁剂宜选用二价铁,二价铁的溶解度大,易于被人体吸收,三价铁剂在体内的吸收仅相当于二价铁的1/3,且刺激性较大,三价铁剂只有转化为二价铁剂后才能被吸收。

(3)注意预防铁负荷过重:铁剂在胃肠道的吸收有黏膜自限现象,即铁的吸收与体内铁储存量有关,正常人的吸收量为10%,贫血者为30%。但误服或一次性摄入量过大会腐蚀胃黏膜和使血循环中游离铁过量,应及时清洗胃肠和对症治疗。铁负荷过多往往发生于长期多次输血者,临床用去铁胺治疗。

(4)选择适宜的病期、疗程和监测:妊娠期妇女补充铁剂以在妊娠中后期最为适当,此时铁摄入量减少而需要量增加。服用铁剂后,患者网织红细胞开始上升,7~10天达高峰,可用于早期疗效判断。血红蛋白多在治疗2周后开始升高,1~2个月后恢复正常。血红蛋白正常后仍应继续服用铁剂3~6个月,或待血清铁蛋白大于50 μg/L后再停药,以补足机体铁储备,防止复发。

(5)定期检查:用药期间需定期进行血红蛋白、网织红细胞计数、血清铁蛋白及血清铁测定,以观察治疗效果。

案例讨论——缺铁性贫血

【病例介绍】

主诉:间断乏力、头晕3年,加重伴面色苍白1个月。

现病史:患者,女,43岁,3年前无明显诱因出现乏力、头晕,活动后加重,无心悸、头痛、恶心、呕吐、耳鸣、视力下降,无发热,无鼻出血、牙龈出血,无呕血、黑便,无关节疼痛,未在意。于1月前无明显诱因出现乏力、头晕加重伴面色苍白、心悸,于我院门诊查血常规示:红细胞计数 $2.53\times10^{12}/L$,血红蛋白63 g/L,白细胞计数 $3.67\times10^{9}/L$,血小板计数 $380\times10^{9}/L$,网织红细胞0.5%,MCV 70.2 fL,MCH 16.50 pg,MCHC 23%。为进一步诊治收入院。患者自发病以来饮食睡眠可,大小便无明显异常,近期体重下降约2 kg。

既往史:慢性胃炎病史。个人史:无偏食素食及异食癖,平素不饮茶及咖啡。月经婚育史:15岁,4~6天/30天,月经量正常,无痛经闭经。家族史:否认家族传染病、肿瘤病史及遗传病史。

【体格检查】

中年女性,发育正常,营养一般,神志清,精神可,自主体位,查体合作。T 36.9 ℃,P 95次/分,R 18次/分,BP 109/70 mmHg。贫血貌,全身皮肤黏膜无黄染、皮疹、出血点,浅表淋巴结未触及肿大。头颅外观正常,双侧瞳孔等大等圆,对光及调节反射存在。外耳道及鼻腔无异常分泌物。口唇无发绀,咽部无红肿,扁桃体无肿大。颈软,气管居中,甲状腺无肿大。胸廓对称,双侧胸廓活动度正常,双肺叩清音,双肺底未闻及明显干湿啰音,未闻及干啰音及胸膜摩擦音。心音有力,心率95次/分,律齐,未闻及病理性杂音。腹部平坦,未见胃肠型及蠕动波,无腹壁静脉曲张,腹软,未触及异常包块,全腹无压痛及反跳痛,肝、脾肋下及剑突下未触及,莫氏征(—),肝脾及双肾区无叩痛,移动性浊音(—),肠鸣音正常。肛门、直肠、外生殖器未见异常。脊柱无畸形,四肢无异常,各关节活动自如。双侧腹壁反射、肱二头肌反射、肱三头肌反射、膝腱反射、跟腱反射正常，巴氏征、脑膜刺激征阴性。

【辅助检查】

(1)入院后检查：血清铁 7.10 μmol/L，总铁结合力(TIBC)72.4 μmol/L，不饱和铁结合力(unsaturated iron binding capacity, UIBC)65.3 μmol/L，血清铁蛋白(serum ferritin, SF)5.4 μg/L，尿常规、大便常规及隐血(—)。血清叶酸、维生素 B_{12}、促红细胞生成素、肝肾功能、甲状腺功能、风湿免疫全项、心电图、胸部 X 线片均正常。

(2)血涂片及骨髓涂片(见图 7-1-1、图 7-1-2)：增生性贫血骨髓象，红系比例 37.5%，中晚幼红为主，成熟红细胞中心淡染区扩大，大小不一。骨髓铁染色：细胞外铁(—)，细胞内铁：Ⅰ型 3%。环形铁粒幼细胞少于 15%。

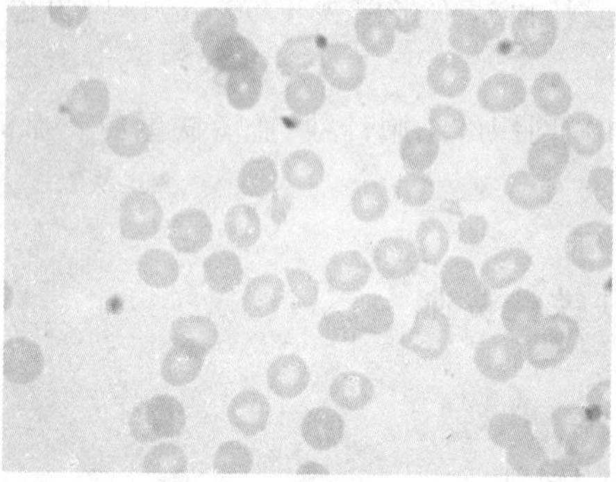

图 7-1-1 血涂片

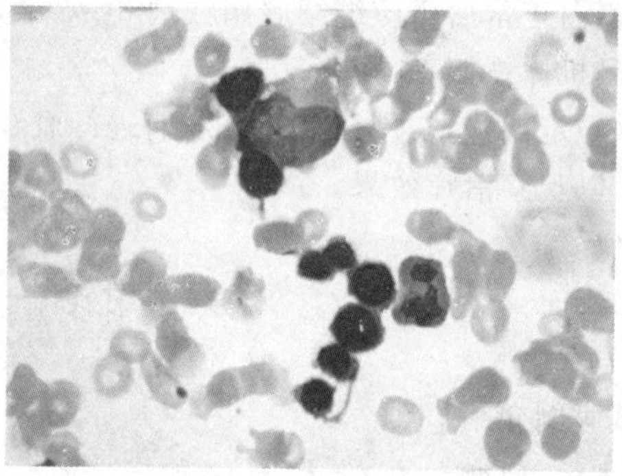

图 7-1-2 骨髓涂片

【诊断】

①缺铁性贫血；②慢性胃炎。

【诊疗经过】

患者为中年女性，既往慢性胃炎病史，拟行胃镜检查患者拒绝。给予硫酸亚铁0.3 g，po tid；维生素 C 0.1 g，po tid。口服 3 天后患者诉餐后服用仍有恶心、腹胀等不适。改用多糖铁复合物 150 mg, po qd，上述症状消失。2 周后复查血常规：红细胞计数 3.12×10^{12}/L，血红蛋白 69 g/L，白细胞计数 4.55×10^{9}/L，血小板计数 305×10^{9}/L，网织红细胞 0.88%，平均红细胞体积(mean corpuscular volume, MCV)61.7 fL，平均血红蛋白含量(mean corpuscular hemoglobin, MCH)17 pg，平均红细胞血红蛋白浓度(mean corpuscular hemoglobin concentration, MCHC)27%。血红蛋白上升不明显。劝说患者复查胃镜：慢性胃炎、十二指肠炎。改用右旋糖酐铁深部肌内注射，第 1 天 50 mg，以后隔日 100 mg。1 周后复查血常规：红细胞计数 4.56×10^{12}/L，血红蛋白 88 g/L，白细胞计数 5.39×10^{9}/L，血小板计数 338×10^{9}/L，网织红细胞 5.4%，MCV 66.9 fL，MCH 18.9 pg，MCHC 28%。2 周后复查血常规：红细胞计数 5.12×10^{12}/L，血红蛋白 103 g/L，白细胞计数 5.75×10^{9}/L，血小板计数 297×10^{9}/L，网织红细胞 2.0%，MCV 74.1 fL，MCH 24 pg，MCHC 30%，自觉症状明显好转出院。门诊继续随访治疗，并于消化科治疗胃肠疾病后，血象完全恢复正常。

【用药分析】

1. 铁剂治疗　患者为中年女性，既往慢性胃炎病史，缺铁性贫血诊断成立，但是治疗过程并不顺利，关键在于开始IDA的病因诊断并不明确。该患者平日进食正常，无偏食，非妊娠和哺乳期妇女，经量正常，大小便隐血阴性，故铁需求量增加、摄入不足或铁丢失过多均不存在。患者既往慢性胃炎病史，复查胃镜为慢性胃炎、十二指肠炎，均提示为铁吸收障碍。铁吸收部位主要在十二指肠和空肠上段，该患者由于存在基础胃肠疾病，造成口服无机铁不能耐受，而有机铁虽能耐受又不能吸收，从而造成治疗上的波折，改为肌内注射铁剂后效果明显。

(1)硫酸亚铁：口服硫酸亚铁既往曾广泛用于治疗IDA，但由于该药对上消化道刺激作用较大，致使有些患者因上消化道反应而不能坚持治疗。未吸收的硫酸亚铁到达结肠和直肠后，因该部位对铁剂不吸收，易造成便秘，现已基本不用。

(2)多糖铁复合物：简称pic，是由相对分子质量低的多糖和铁组成的复合物，铁元素含量46%，具有稳定的高水溶性，以分子形式存在，结构类似铁蛋白(铁离子与配体的复合物)，能很容易以分子形式完整地被小肠黏膜细胞吸收，其吸收率不低于硫酸亚铁。不含铁离子，无铁离子所致的胃肠黏膜腐蚀和刺激作用。通过胃肠黏膜吸收阈调节血药浓度，不易致急性中毒。可防治缺铁性贫血，也可用于预防婴幼儿、儿童、青少年、妇女(尤其是孕妇)等特殊人群的缺铁性贫血。

(3)右旋糖酐铁：是右旋糖酐和铁的络合物，为可溶性铁，可供注射，适用于不能耐受口服铁剂的缺铁性贫血患者，也用于需要快速纠正缺铁状态者。

2. 彻底治疗原发病　患者因贫血原因待查入院，在补充铁剂治疗的同时，积极寻找原发病，只有原发病得到彻底治疗，缺铁性贫血才能根治。

【用药注意事项与患者教育】

1. 用药监护

(1)过敏反应：任何右旋糖酐铁的肠道外给药都可能引起致命性的过敏反应，对药物有过敏史的患者这种可能性增加。有自身免疫性疾病或炎症的患者用药，可能会引起Ⅲ型变态反应，只能在可立即采取紧急措施的情况下给药。急性过敏反应表现为皮肤瘙痒及潮红、头痛、恶心、腹泻、呼吸困难、胸痛和低血压，一般出现在给予试验剂量时间内，发生率约为0.7%，缓慢静脉注射可降低急性严重反应。

(2)监测患者血象变化：患者入院时重度贫血，注意监测血象及网织红细胞变化，及时了解补铁的治疗效果，如果治疗7～10天后，患者网织红细胞无升高，视为治疗无效，应积极寻找原因并及时调整药物治疗方案。

(3)消化系统：口服铁剂均有胃肠道不良反应，表现为恶心、呕吐、上腹疼痛等，还可减少肠蠕动而引起便秘，并排黑便。一般发生率较低，停药后即停止，应及时告知患者，不要担心。

(4)肝功能：该药物可能会导致血浆胆红素水平的提高和血浆钙水平的降低，治疗期间应监测患者的肝功能及血生化，如出现肝功异常，应及时停药。

2. 用药教育

(1)注意饮食与药物的关系：铁剂与进餐同时或于餐后服用可减轻其不良反应，但亦减少其吸收。饮茶影响铁的吸收，故不应同时服用。

(2)注意药物的相互作用:为减轻铁剂的消化道反应,患者常应用多潘立酮、西沙必利等胃动力药,但这类药物均不利于铁剂吸收。

【药师建议】

缺铁性贫血在明确病因并积极治疗的基础上,给予铁剂才有可能治愈。首选口服铁剂治疗,应用注射铁剂必须严格掌握适应证。铁剂治疗后注意监测血常规及血清铁的水平,在贫血纠正后,应继续口服3～6个月铁剂,以补足储存铁。

复习思考题

1. 名词解释:(1)贫血;(2)缺铁性贫血(IDA);(3)运铁蛋白;(4)总铁结合力(TIBC);(5)储存铁;(6)铁中毒;(7)网织红细胞;(8)多糖铁复合物(pic)。
2. 铁的代谢及其影响因素是什么?
3. 造成缺铁的病因有哪些?
4. 缺铁性贫血的治疗原则是什么?
5. 影响铁吸收的药物相互作用有哪些?
6. 多糖铁复合物与硫酸亚铁相比较,优点是什么?
7. 使用口服铁剂的注意事项有哪些?
8. 右旋糖酐铁的用药监护内容是什么?

(山东省立医院　封丽丽)

第二节　巨幼细胞贫血

内容提要

本节主要介绍叶酸和维生素B_{12}的代谢和功能,叶酸和维生素B_{12}缺乏的病因与发病机制、临床表现、诊断及治疗药物的选择。要求了解叶酸和维生素B_{12}的代谢和功能,熟悉巨幼细胞贫血的病因与发病机制、临床表现及诊断,掌握巨幼细胞贫血治疗药物的临床应用以及治疗过程中的药学监护与患者教育。

巨幼细胞贫血(megaloblastic anemia)是血细胞DNA合成障碍所致的一种大细胞性贫血,其共同的细胞形态学特征是骨髓中红细胞和髓细胞系出现"巨幼变"。叶酸和(或)维生素B_{12}缺乏是引起巨幼细胞贫血最常见的原因。叶酸和维生素B_{12}参与细胞核DNA的合成,缺乏时造成细胞核发育障碍,包括非造血细胞,故是一种全身性疾病。

一、叶酸与维生素B_{12}的代谢和功能

1. 叶酸　叶酸属水溶性B族维生素,机体所需叶酸由食物提供,本身不能合成,每日

需要量为 200 μg。绿叶蔬菜、水果、酵母、动物肝肾等富含叶酸。叶酸主要在空肠吸收，在吸收过程中，大部分叶酸转变为甲基四氢叶酸盐，血循环中的叶酸为甲基四氢叶酸单谷氨酸盐。叶酸进入细胞后转变为多谷氨酸盐，是储存和发挥辅酶活性的必要形式。人体的叶酸储存量为 5～10 mg，主要以多谷氨酸盐形式储存于肝脏。叶酸及其代谢产物主要通过肾脏排泄，少量由胆汁排泄。胆汁排泄的叶酸可被肠道再吸收，构成叶酸的肠肝循环。

叶酸的活性辅酶形式为还原型四氢叶酸，是分子间一碳单位转移的辅酶，在脱氧尿苷酸转变为胸苷酸反应中和嘌呤合成中均需要叶酸。前者是红细胞生成过程中 DNA 合成的速率限制性因素。因此，叶酸缺乏可造成 DNA 合成障碍，细胞核发育迟缓，导致巨幼细胞贫血。

2. 维生素 B_{12}　维生素 B_{12} 又称氰钴胺（cyanocobalamin），亦属于水溶性 B 族维生素。人体所需维生素 B_{12} 主要依靠动物性食品提供，每日需要量仅为 2～5 μg。维生素 B_{12} 含量丰富者有肝肾组织、肉类、蛋类和乳类制品。维生素 B_{12} 的吸收和转运涉及一系列复杂步骤，任何环节出现异常均可导致氰钴胺代谢紊乱，造成巨幼细胞贫血。血液中的维生素 B_{12} 主要以甲钴胺（mecobalamin）的形式存在。正常成人有 3～5 mg 的维生素 B_{12} 储备量，大部分储于肝。维生素 B_{12} 排泄甚少，主要经尿排泄，每日约 30 ng，泪液、唾液及乳汁亦排出微量维生素 B_{12}，经胆汁排泄的部分可被肠道再吸收，构成维生素 B_{12} 的肠肝循环。

维生素 B_{12} 作为辅酶参与多种酶反应。在哺乳动物中，已确定有两种维生素 B_{12} 依赖性酶反应。一种反应是维生素 B_{12} 由甲基叶酸获取甲基，传递给同型半胱氨酸，使其转变为甲基同型半胱氨酸；维生素 B_{12} 缺乏时，甲基叶酸不能转变为合成胸苷酸所需的辅酶形式，从而导致 DNA 合成障碍。另一种是将甲基丙二酰辅酶 A 转变为丁二酰辅酶 A，维生素 B_{12} 缺乏造成丙二酰辅酶 A 的堆积，影响神经髓鞘形成，从而出现神经系统症状。

二、病因与发病机制

叶酸和维生素 B_{12} 均为 DNA 合成过程中的重要辅酶，缺乏时将造成细胞 DNA 合成障碍，造血细胞受累的特点是细胞核/质发育失衡，细胞核分化落后于细胞质，细胞体积大，呈现巨幼变形态。受累的红系前体细胞不能正常分化发育成熟，大部分在骨髓中原位破坏，属于无效造血。维生素 B_{12} 缺乏所致的巨幼细胞贫血可引起神经脱髓鞘病变，出现相应的神经系统表现。

1. 叶酸缺乏

（1）摄入量不足：是叶酸缺乏最主要的原因。叶酸广泛存在于多种绿色蔬菜和水果中，但多种因素可使其破坏，如食物烹调过度；乙醇影响叶酸的代谢，酗酒特别是肝硬化者易于发生叶酸缺乏；婴幼儿叶酸缺乏多是喂养不当所致。

（2）吸收不良：病因包括小肠炎症、肿瘤、肠切除术后等。

（3）需求量增加：见于生长快速的婴幼儿、妊娠、慢性炎症及感染、恶性肿瘤、慢性溶血性疾病、甲状腺功能亢进和白血病等情况。

(4)药物影响：多种药物可引起巨幼细胞贫血，如苯妥英钠、口服避孕药、甲氨蝶呤等。叶酸的机体储备有限，且主要依靠外源性摄入，故叶酸缺乏可在短时间内导致贫血。

2. 维生素 B_{12} 缺乏　体内维生素 B_{12} 的储备较多，故其缺乏多需数年时间才会导致贫血。吸收不良是导致维生素 B_{12} 缺乏的主要原因。

(1)内因子(intrinsic factor)缺乏：全胃切除后所有分泌内因子的细胞均丢失，如不加干预，患者最终将不可避免地发生维生素 B_{12} 缺乏所致的巨幼细胞贫血；恶性贫血患者出现抗壁细胞抗体和抗内因子抗体，造成维生素 B_{12} 吸收障碍。

(2)小肠疾患：小肠细菌过度增殖综合征、回肠切除或回肠旁路术后等。

(3)药物诱发：某些药物可影响钴胺代谢，引起可逆性维生素 B_{12} 缺乏。

(4)其他原因：包括先天性转钴蛋白Ⅱ缺乏症、慢性胰腺疾病、长期血液透析等。

三、临床表现及诊断

1. 血液系统表现　起病缓慢，多数表现为慢性进行性贫血。包括贫血的一般表现，如头晕、乏力、活动后心悸、气促等。部分患者出现轻度黄疸，少数患者可有脾肿大。

2. 非血液系统表现

(1)消化系统：常见症状有食欲缺乏、腹胀、腹泻或便秘。舌质红，舌乳头萎缩而致表面光滑(牛肉舌)。

(2)神经系统：见于维生素 B_{12} 缺乏，特别是恶性贫血。主要是由于周围神经、脊髓后侧束联合变性或脑神经受损，表现为手足对称性麻木、深感觉障碍、共济失调，部分腱反射消失及锥体束征阳性。

(3)其他表现：部分患者可有体重降低和低热。

3. 实验室检查

(1)血象：呈现巨幼细胞性贫血，白细胞可降低，中性粒细胞核分叶过多，一般分叶5叶以上超过3%常可提示本病。部分患者血小板可减少。

(2)骨髓象：亦呈巨幼细胞改变，红系各阶段均可见巨幼变，细胞体积大，胞核发育程度落后于胞质。粒细胞系统巨幼改变常早于红系，治疗后恢复亦较早。巨核细胞系统可见巨型巨核细胞。

(3)其他特殊检查：有血清叶酸及维生素 B_{12} 测定。

四、治疗方案

(一)病因治疗

有诱因或基础疾病者应去除病因或治疗基础病。

(二)常用药物

1. 叶酸　一般选用口服制剂，吸收障碍者可肌内注射甲酰四氢叶酸钙(calcium foli-

nate)，直至血红蛋白恢复正常。如伴有维生素 B_{12} 缺乏，单用叶酸可加重神经系统症状，应联用维生素 B_{12}。

2. 维生素 B_{12}　有口服片剂及肌内注射剂。①有神经系统受累者宜给予较大剂量，每日 500～1000 μg。②对非吸收障碍者，后期的治疗可给予等剂量口服药物。③患有出血疾病者，如血友病可采用口服制剂。④全胃切除或恶性贫血患者，因维生素 B_{12} 吸收障碍为不可逆性，需终生维持治疗。⑤维生素 B_{12} 注射剂也可用于穴位封闭。

（三）治疗药物的选用

营养性巨幼细胞贫血（nutritional megaloblastic）在去除病因的同时给予相应的药物治疗。叶酸和维生素 B_{12} 治疗开始后，患者的网织红细胞在 4～6 天内即见上升，10 天左右达高峰，骨髓细胞巨幼变亦迅速改善，伴以血红蛋白的上升。大多数患者的血象在 1～2 个月内恢复正常。如病情恢复不满意，应注意查找原因并加以纠正，如伴有缺铁，应补充铁剂。

1. 如明确为叶酸缺乏者，口服叶酸片每次 5 mg，每日 3 次，直至贫血纠正，一般无需维持治疗。若因胃肠道疾患使口服制剂难于吸收，或因某些药物如甲氨蝶呤等竞争性地抑制二氢叶酸还原酶，使叶酸不能还原并甲基化为四氢叶酸，或肝脏疾病影响肝中叶酸还原酶的生成，也使叶酸不能转变为可利用的四氢叶酸，此时应选用甲酰四氢叶酸钙，每次 6～9 mg，每天 1 次肌内注射，经 10～15 天疗效满意后可减至 3 mg/d，直至贫血纠正。

2. 如明确为维生素 B_{12} 缺乏者，可使用维生素 B_{12} 100 μg，每天 1 次肌内注射，2 周后改为隔日 1 次，逐渐延长间歇期直至贫血纠正。维生素 B_{12} 口服制剂效果较差，因口服的维生素 B_{12} 必须与胃黏膜壁细胞分泌的内因子形成复合物，才能避免被肠液消化而到达回肠末段，并与黏膜细胞上的特殊受体相结合，维生素 B_{12} 从复合物中分离出来进入血液。因此，一般不宜采用口服制剂，但如患者拒绝注射给药时可应用口服制剂，需用量较大，每天 300～400 μg 才能维持血中有效浓度。①如为胃全切除所致，则需终生维持，每月注射 100 μg。②遇内因子缺乏的恶性贫血时，需终生应用维生素 B_{12}，每次 100 μg，每天 1 次，肌内注射；2 周后改为每周 2 次，血红蛋白恢复正常后每月一次。

3. 当不能明确叶酸或维生素 B_{12} 哪种物质缺乏时，可行试验性治疗，分别给予生理剂量的叶酸 100 μg/d 或维生素 B_{12} 5 μg/d，共 10 天。视血象改变情况判断为何种物质缺乏。如仍不能区别两者，可两者同时应用。

五、用药注意事项

1. 治疗前应确定患者缺乏两者（叶酸和维生素 B_{12}）中的何种物质及其程度后再进行治疗。如因维生素 B_{12} 缺乏引起的贫血，只能用维生素 B_{12}，或维生素 B_{12} 和叶酸联合用药，不能单独用叶酸，否则会加重神经系统症状。对非叶酸缺乏的贫血或诊断不明的贫血者慎用叶酸。

2. 服用叶酸时需同时补充维生素 B_{12}。叶酸可用于各种原因引起的叶酸缺乏及由叶酸缺乏所致的巨幼细胞贫血，小剂量用于妊娠期妇女预防胎儿神经管发育缺陷（neural

tube defect, NTD)。叶酸服用后可迅速纠正巨幼细胞贫血的异常现象,改善贫血,但不能阻止因维生素 B_{12} 缺乏所致的神经损害,因此提示我们在服用叶酸的同时服用维生素 B_{12},以改善神经症状。

3. 叶酸及维生素 B_{12} 补充治疗后应注意钾盐及铁剂的补充。部分老年有心脏疾病者对血红蛋白恢复后血清钾降低不能耐受,特别是进食较差者,应注意及时补充;营养性叶酸或(和)维生素 B_{12} 缺乏的患者往往会同时有缺铁,如果补充治疗后血象开始改变显著,以后改变缓慢或无改变,要考虑有缺铁的可能,应及时予以补充。

4. 对妊娠期妇女权衡利弊用药。妊娠期妇女应避免使用维生素 B_{12},补充小剂量叶酸(日剂量小于 0.8 mg)对妊娠期妇女是安全的,也是必要的,可以有效地预防胎儿神经管畸形。但如叶酸日剂量大于 0.8 mg 时,可能给胎儿带来危害。

5. 药物相互作用

(1)不宜与维生素 C 同服:维生素 C 可能抑制叶酸在胃肠道的吸收,并可破坏维生素 B_{12},导致叶酸与维生素 B_{12} 活性降低。

(2)抗叶酸、抗癫痫药及口服避孕药等可影响叶酸的吸收和利用,如甲氨蝶呤等,与二氢叶酸还原酶有较强亲和力,是该酶的强烈抑制剂,从而使叶酸不能还原为四氢叶酸,最终影响 DNA 的合成。

六、患者教育

1. 加强营养知识的宣传教育,纠正偏食及不恰当的烹调习惯,提高群众卫生保健意识,有助于预防营养性巨幼细胞贫血。

2. 易发人群如婴幼儿和孕妇应注意合理饮食,妊娠期和哺乳期妇女应预防性补充叶酸,除预防巨幼细胞贫血外,孕期补充还可明显降低神经管畸形(neurotubule malformation)的发生。

3. 有慢性溶血疾病、慢性炎症、感染及恶性肿瘤、骨髓增殖性疾病者,应予补充叶酸。

案例讨论——巨幼细胞贫血

【病例介绍】

主诉:面色苍白、心悸乏力半年,加重伴手足麻木 1 周。

现病史:患者老年女性,78 岁,半年前无明显诱因出现面色苍白、心悸乏力,无心前区疼痛、呕血、黑便、腹胀、腹痛、腹泻,无双下肢水肿,无肉眼血尿。未行特殊治疗。1 周前无明显诱因出现上述症状加重伴手足麻木、活动自如,于外院查血常规示全血细胞减少(具体不详),给予对症支持输血治疗后收入院。患者自发病以来精神饮食欠佳,大小便无明显异常,近期体重下降约 3 kg。

既往史:胆囊切除术后 10 年。个人史:平日素食,蔬菜煮烂后食用。月经婚育史:月经规律,无痛经史,停经 20 余年。适龄结婚,育有 1 子 2 女,配偶及子女均体健。家族史:否认家族传染病、肿瘤病史及遗传病史。

【体格检查】

老年女性，发育正常，营养一般，神志清，精神可，自主体位，查体合作。T 36.3 ℃，P 97 次/分，R 24 次/分，BP 158/75 mmHg。贫血貌，全身皮肤黏膜无黄染、皮疹、出血点，浅表淋巴结未触及肿大。头颅外观正常，双侧瞳孔等大等圆，对光及调节反射存在。外耳道及鼻腔无异常分泌物。口唇无发绀，咽部无红肿，扁桃体无肿大。颈软，气管居中，甲状腺无肿大。胸廓对称，双侧胸廓活动度正常，双肺叩清音，双肺底未闻及明显干湿啰音及胸膜摩擦音。心音有力，心率 97 次/分，律齐，各瓣膜听诊区未闻及病理性杂音。腹部平坦，未见胃肠型及蠕动波，无腹壁静脉曲张，腹软，未触及异常包块，全腹无压痛及反跳痛，肝、脾肋下及剑突下未触及，莫氏征(—)，肝脾及双肾区无叩痛，移动性浊音(—)，肠鸣音正常。肛门、直肠、外生殖器未见异常。脊柱无畸形，四肢无异常，各关节活动自如。双侧腹壁反射、肱二头肌反射、肱三头肌反射、膝腱反射、跟腱反射正常，巴氏征、脑膜刺激征阴性。

【辅助检查】

(1)入院后查血常规：红细胞 1.98×10^{12}/L，血红蛋白 63 g/L，白细胞计数 1.5×10^{9}/L，血小板计数 25×10^{9}/L，网织红细胞 1%，MCV 121.6 fL，MCH 41.2 pg，MCHC 38%。血清叶酸 2.9 μg/mL(正常值：5.34～24 Mg/mL)，维生素 B_{12} 121 pg/mL(正常值：211～911 pg/mL)，EPO 3.11 ng/mL(正常值：0.77～1.57 mg/mL)。

(2)血涂片及骨髓涂片(见图 7-2-1、图 7-2-2)：骨髓增生活跃，红系比例增高达 35%，各阶段巨幼红细胞占 13.5%，可见巨大杆状核。成熟红细胞明显大小不一，中性粒细胞多分叶。骨髓铁染色正常。符合巨幼细胞贫血骨髓象。

(3)其他检查：腹部 B 超：胆囊缺如，其余正常。大小便常规及潜血、肝肾功能、女性肿瘤指标、风湿免疫、心电图、Coomb's 试验、Ham 试验、蔗糖溶血试验、CD55、CD59、PAIg 均正常。

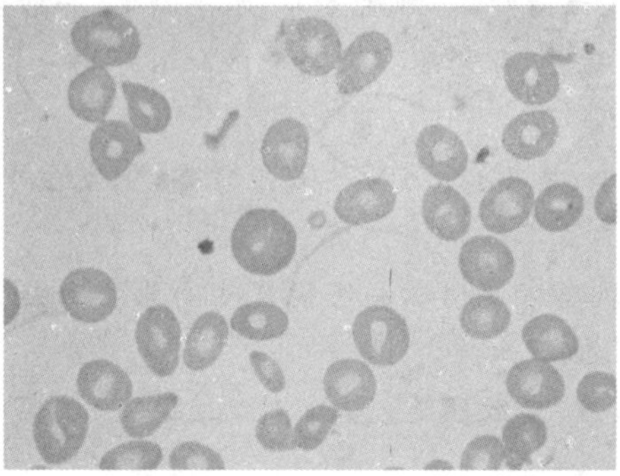

图 7-2-1　血涂片

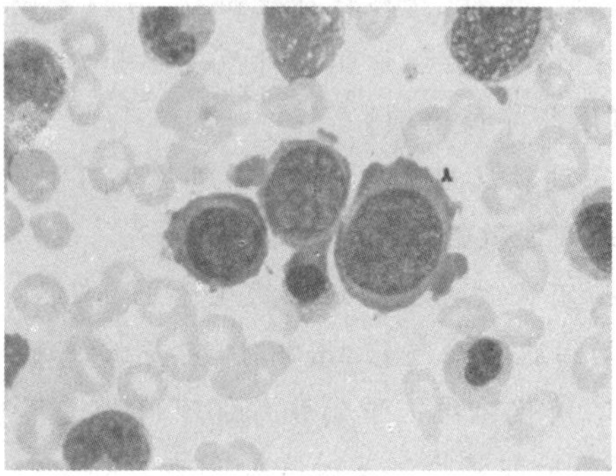

图 7-2-2　骨髓涂片

【诊断】

巨幼细胞贫血。

【诊疗经过】

给予叶酸 10 mg，tid；维生素 B_{12} 500 μg，im qd。3 周后复查血常规：红细胞 3.8×10^{12}/L，血红蛋白 108 g/L，白细胞计数 4.84×10^{9}/L，血小板计数 142×10^{9}/L，网织红细胞 3.44%，MCV 93fL，MCH 27.1 pg，MCHC 33%。患者症状体征完全好转出院。

【用药分析】

患者老年女性，既往胆囊切除术史。平日素食，因牙齿脱落，平日饭菜煮烂后方才食用。临床表现为面色苍白、手足麻木，无舌乳头萎缩，血常规示大细胞性贫血，血片红细胞大小不一，中性粒细胞多分叶。骨髓增生活跃，红系比例增加，红系巨幼变，可见巨大杆状核。同时血清叶酸、维生素 B_{12} 水平降低，根据上述表现巨幼细胞贫血诊断成立。

1. 治疗巨幼细胞性贫血　既往无长期用药史，叶酸、维生素 B_{12} 水平降低，给予叶酸、维生素 B_{12} 治疗。

(1)叶酸片 5 mg/片，口服，成人一次 5～10 mg，一日 15～30 mg，直至血象恢复正常；儿童，一次 5 mg，每天 3 次(或一日 5～15 mg，分 3 次)；预防用：一次 0.4 mg，每天 1 次。

(2)维生素 B_{12}

1)维生素 B_{12} 注射液：儿童用药：肌注 25～100 μg/次，每日或隔日 1 次。成人：肌注，1 日 0.025～0.1 mg，或隔日 0.05～0.2 mg。用于神经炎时，用量可酌增。肌注偶可引起皮疹、瘙痒、腹泻及过敏性哮喘，但发生率低，极个别有过敏性休克。痛风患者使用可能发生高尿酸血症。治疗巨幼细胞贫血，在起始 48 小时，宜查血钾，以防止低钾血症。

2)甲钴胺片：通常成人一次 0.5 mg，每天 3 次，可根据年龄、症状酌情增减。偶有皮疹，出现后应停止用药。其他不良反应包括食欲缺乏、恶心、呕吐、腹泻。如果服用一个月以上无效，则无需继续服用。从事汞及其化合物的工作人员，不宜长期大量服用本品。

3)甲钴胺针：治疗巨幼细胞贫血，成人一次 0.5 mg，每天 1 次，每周 3 次，肌内注射或静脉注射。给药约 2 个月后，作为维持治疗，每隔 1～3 个月可给一次 0.5 mg。可引起血压下降、呼吸困难等过敏反应，应立即中止用药，并采取适当措施。其他不良反应包括头痛、发烧感、出汗，肌内注射部位疼痛、硬结。如有发生，应即停药。

2. 治疗原发病　巨幼细胞贫血根据营养史或特殊用药史、贫血表现、消化道及神经系统症状、体征，结合特征性血象、骨髓象改变及血清叶酸、维生素 B_{12} 水平测定，一般不难作出诊断。但应注意积极对原发病如胃肠道疾病、自身免疫性疾病等诊断治疗。

【用药注意事项】

1. 过敏反应　维生素 B_{12} 肌注偶可引起皮疹、瘙痒、腹泻及过敏性哮喘，但发生率低，极个别有过敏性休克。

2. 有条件应监测血中维生素 B_{12} 浓度。痛风患者使用本品可能发生高尿酸血症。治疗巨幼细胞贫血起始 48 小时，宜查血钾，以防止低钾血症。

3. 消化系统　甲钴胺片偶有胃肠道不良反应：食欲缺乏、恶心、呕吐、腹泻，发生率较低，停药后即停止。及时告知患者，不要担心。

4. 维生素 B_{12} 注射液及甲钴胺针肌内注射时，对组织、神经有影响，尤其新生儿、早产儿、婴幼儿要特别小心。应注意避开神经分布密集的部位，避免同一部位反复给药；针扎入时，如有剧痛、血液逆流的情况，应立即拔出针头，更换部位注射。

【药师建议】

巨幼细胞贫血在明确病因并积极治疗的基础上给予叶酸及维生素 B_{12} 治疗。叶酸首选口服制剂，如因维生素 B_{12} 缺乏引起的贫血，只能用维生素 B_{12}，或维生素 B_{12} 和叶酸联合用药，不能单独用叶酸。对非叶酸缺乏的贫血或诊断不明的贫血者慎用叶酸。

复习思考题

1. 名词解释：(1)巨幼细胞贫血；(2)恶性贫血；(3)神经管发育缺陷(NTD)；(4)甲钴胺；(5)内因子。

2. 叶酸与维生素 B_{12}的代谢和功能有哪些？

3. 叶酸与维生素 B_{12}缺乏的原因是什么？

4. 恶性贫血的临床表现有哪些？

5. 巨幼细胞贫血实验室检查的项目有哪些？

6. 营养性巨幼细胞贫血如何选用治疗药物？

7. 补充叶酸及维生素 B_{12}时的用药注意事项是什么？

8. 维生素 B_{12}注射液及甲钴胺针肌内注射时的注意事项有哪些？

（山东省立医院　封丽丽）

第三节　白细胞减少症和粒细胞缺乏症

内容提要

本节介绍白细胞减少症和粒细胞减少症的病因与发病机制、临床表现与诊断、治疗原则、常用药物及临床应用、用药注意事项及患者教育；要求了解白细胞减少症和粒细胞减少症的常见病因、临床表现与诊断，熟悉治疗原则，掌握相关治疗药物的临床应用、注意事项及患者教育。

外周血液白细胞绝对计数低于 4×10^9/L 为白细胞减少症(leucocytopenia)，中性粒细胞绝对计数低于 1.5×10^9/L 为中性粒细胞减少症(granulocytopenia)，低于 0.5×10^9/L 为中性粒细胞缺乏症(granulocytosis)。白细胞减少症通常由中性粒细胞减少所致，粒细胞缺乏常伴有严重感染，三种情况的发病机制相同，但病情严重程度不同。

一、病因与发病机制

从中性粒细胞成熟的过程来说，在骨髓中可分为干细胞池、分裂池和储存池。成熟的中性粒细胞一般储存于骨髓，释放入血以后，一半附着于小血管壁，成为边缘池，另一半则存在于血液循环中，成为循环池。导致白细胞减少的原因不外乎：①生成减少；②分布异常；③需求或破坏增多。

（一）生成减少

骨髓损伤导致骨髓集落刺激因子(colony stimulating factor, CSF)的质量异常，影响造血功能，使得中性粒细胞生成减少。造成骨髓损伤的常见原因如下：

1. 药物　磺胺类及氯霉素等抗菌药物、抗甲状腺药(antithyroid drug，ATD)、抗结核病药(antituberculosis drug)、抗肿瘤药物中的细胞毒药物，可抑制或干扰粒细胞核酸的合成，阻碍造血细胞正常分裂，损伤程度多呈现剂量依赖性(dose-dependent)。某些药物作为半抗原进入敏感者体内后与粒细胞表面膜蛋白结合形成全抗原，刺激机体产生抗体，当再次使用相同药物时即引起粒细胞破坏，这种作用与剂量无关，可能由于过敏或免疫因素引起。造成中性粒细胞减少的常用药物如表 7-3-1 所示。

2. 叶酸和维生素 B_{12} 的缺乏或代谢障碍，会影响粒细胞 DNA 的合成，引起中性粒细胞成熟障碍，造血干细胞阻滞于干细胞池或分裂池，也可见中性粒细胞在骨髓原位或释放入血后不久便被破坏的无效造血情况。

3. 电离辐射和化学毒物　如 X 线和一些化学试剂能直接损伤造血干细胞，引起粒细胞破坏或减少。

4. 全身重症感染、结核杆菌感染及病毒感染等也可引起粒细胞减少。

表 7-3-1　可导致中性粒细胞减少的常用药物

类别	药物
细胞毒药物	烷化剂、抗代谢药、蒽环类抗生素、植物类药物、铂类等
解热镇痛药	阿司匹林、氨基比林、吲哚美辛、布洛芬等
抗菌药物	氯霉素、磺胺类、青霉素及其他 β-内酰胺类药物、甲硝唑等
抗病毒药物	更昔洛韦等
抗甲状腺药物	丙硫氧嘧啶、甲巯咪唑等
抗组胺药	苯海拉明、氯苯那敏等
降压药	利血平、卡托普利等
其他	西咪替丁、甲氧氯普胺等

（二）分布异常

成熟的中性粒细胞约有 50％随血液循环移动，剩余黏附于血管壁，当附壁粒细胞增加时，会导致循环池中性粒细胞相对减少，但总数实际并不减少，称为假性粒细胞减少症(pseudoneutropenia)。粒细胞也有可能滞留于循环池的其他部位，造成分布异常，如血液透析开始后 2～15 分钟滞留于肺血管内，脾大时滞留于脾脏。

（三）需求或破坏增多

中性粒细胞与抗粒细胞抗体或抗原抗体复合物结合而被免疫细胞或免疫器官破坏，多见于自身免疫性粒细胞减少、各种自身免疫系统疾病等。在某些感染和过敏反应的情况下，受粒细胞集落刺激因子的调节，粒细胞进入组织增多，消耗增多，会形成粒细胞减少现象。脾功能亢进时中性粒细胞在脾内滞留，破坏增多。

二、临床表现与诊断

根据中性粒细胞减少的程度，该疾病可以分为轻度（$\geq 1.0 \times 10^9/L$）、中度（$0.5 \sim 1.0 \times 10^9/L$）、重度（$< 0.5 \times 10^9/L$），重度减少即为粒细胞缺乏症。

（一）症状体征

一般轻度减少的患者无明显症状，多表现为原发病症状。部分患者感头晕乏力，少数可能并发上呼吸道或肠道感染。粒细胞减少症的临床表现多为反复感染，发生感染的危险程度、持续时间与中性粒细胞计数减少的速度和时间密切相关。

粒细胞缺乏症常见于血液系统肿瘤高强度化疗患者，表现为起病急骤，突然畏寒、高热、出汗、周身不适。患者在1～3天内几乎均发生严重感染，呼吸道、泌尿系统、口咽部、肛门和皮肤为易发部位。由于粒细胞缺乏时，感染部位不能形成有效的炎症反应，感染体征不一定明显，常无脓液，X线检查无炎症浸润阴影或不明显，但此种状态下感染极易扩散，形成脓毒血症，病死率较高。

（二）实验室检查

1. 血常规　检查粒细胞减少的程度，以及是否伴有其他各系细胞减少和异常细胞。对考虑周期性中性粒细胞减少的患者，应保证每周检查血象2～3次。

2. 骨髓象　检测骨髓增生的程度、粒系各阶段比例及形态改变，可为诊断原发疾病或寻找中性粒细胞减少的原因提供依据。

三、治疗原则

（一）一般治疗原则

1. 去除致病因素　①对继发性粒细胞减少者治疗原发性疾病。②如考虑患者服用可能引起粒细胞减少的药物时，应严密观察血象，有白细胞或中性粒细胞下降趋势者应及早减量或停药。③对密切接触放射线、毒物的作业人员应定期进行预防性体检。

2. 预防和控制感染

(1)已有感染患者尽快明确致病菌，在致病菌未明确前，可经验性使用广谱抗菌药物治疗，待病原学和药敏结果出来后再行调整。

(2)中度减少者感染率增加，应尽量避免出入公众场所，并注意保持皮肤和口腔卫生，去除存在的慢性感染病灶。

(3)对粒细胞缺乏症患者施行保护性隔离，有条件者入住层流病房。

3. 刺激和恢复造血功能　对于原因不明、症状轻、骨髓象基本正常、长期病情稳定、无明显症状的白细胞减少症患者，宜增强体质，注意休息，定期随访，不宜过多依赖药物。

（二）药物治疗原则

1. 排除急性白血病等血液系统肿瘤者，可以应用造血因子刺激骨髓造血功能，如重组人粒/单系集落刺激因子（recombinant human granulocyte/macrophage colony-stimulating factor，rhGM-CSF）、重组人粒细胞集落刺激因子（recombinant human granulocyte colony-stimulating factor，rhG-CSF）等升白细胞药物。

应注意的是，对于肿瘤化疗造成的粒细胞减少或缺乏患者，使用 rhGM-CSF 或 rhG-CSF 应在一个周期的化疗药物完全结束 24～48 小时以后。这是由于如果在化疗前或化疗过程中应用此类药物，经药物刺激后增加的中性粒细胞很快会被化疗药物破坏，不但无法减轻化疗药物的骨髓抑制作用，还会加重其对骨髓造血储备功能的损伤，增加重度骨髓抑制的发生风险。

2. 粒细胞缺乏症尤其是伴发热患者应尽早使用抗菌药物，最好能根据病原学结果有针对性用药，并做到及早、广谱和足量给药。抗菌药物须用至体温正常、感染症状完全消失后 4～5 天。粒细胞缺乏患者使用广谱抗菌药物治疗 3～5 天无效时，可考虑加用抗真菌药物治疗。病毒感染时可加用抗病毒药物。

四、治疗药物及临床应用

（一）升白细胞药物

1. 重组人粒细胞集落刺激因子　rhG-CSF 可诱导造血干细胞进入增殖周期，促进粒细胞的增生、分化、成熟，再由骨髓释放到外周血，并增强中性粒细胞的趋化、吞噬和杀菌作用，治疗粒细胞缺乏疗效明确。常用剂量为 2～5 μg/(kg・d)，皮下或静脉注射，每日 1 次。有效者一般连续给药 2～3 天后白细胞会明显上升，严重者一般在应用后 1 周左右。用量和用药时间应根据患者化疗的强度和中性粒细胞下降程度决定。

2. 口服药物　有鲨肝醇（batilol）、维生素 B_4（vitamin B_4）、利可君（leucogen）等，这类药物可参与细胞的增殖和分化，促使白细胞增生，起效较慢，2～4 周白细胞计数可上升，治疗期间应每周复查血常规。

（二）肾上腺皮质激素

由于粒细胞减少，特别是粒细胞缺乏患者存在严重感染和毒血症，糖皮质激素的抗炎、抗免疫、抗毒素和抗休克等药理作用均具有一定的治疗意义，但从发病机制上看，其抗免疫作用更为重要。糖皮质激素通过多个环节抑制免疫反应，能够抑制巨噬细胞的吞噬功能，尤其对辅助性 T 淋巴细胞作用更明显，还可降低自身免疫抗体的生成，从而减少粒细胞的破坏。常用药物有泼尼松、地塞米松、甲泼尼龙等，推荐短期使用，如地塞米松，每日 5～10 mg，用药时间一般不超过 1 周。

(三)人丙种球蛋白

人丙种球蛋白(human gamma globulin, HGG)是存在于人血液中的免疫球蛋白,主要为 IgG 和 IgA,可增强机体对多种细菌和病毒的免疫力,多在病情危重时使用。

(四)抗菌药物

近年来,血液病特别是血液系统恶性肿瘤患者院内感染的易感菌群由革兰阳性为主转变为革兰阴性或混合感染为主,同时合并真菌感染。因此,粒细胞缺乏患者在经验性选择抗菌药物时,应考虑到上述因素。详见相关章节。

五、用药注意事项及患者教育

(一)一般防护措施

患者在粒细胞缺乏期间,由于机体免疫力下降,容易发生感染,因此,应积极做好自我防护。

1. 口咽保护　戴口罩,普通口罩应每 4 小时更换。勤漱口,至少每天晨起、三餐后 3 分钟及睡前用漱口液强力漱口,每次至少 3 分钟。

2. 肛周、会阴保护　每次便后先用柔软卫生纸擦净,再用 1∶5000 高锰酸钾溶液坐浴。坐浴结束后不要骤然站起,以免发生体位性低血压晕倒而引起意外;另外女性患者在经期不宜坐浴,用上述溶液冲洗外阴或肛门即可。

3. 避免去人多的室内公共场所,不要接触患有呼吸道疾病的患者,过于频繁、人数过多的探视对于粒细胞缺乏患者有害无益。

4. 保持居住环境的通风,夏季在使用空调降温时,早晚应关闭空调系统,开窗通风 1 小时左右。

(二)用药注意事项

1. 使用 rhG-CSF 类药物常见的不良反应有肌肉酸痛、骨痛、腰痛、胸痛,有时出现发热、头痛等类流感样症状,极少数人可能出现休克、间质性肺炎、成人呼吸窘迫综合征。

2. 肿瘤化疗患者应避免在化疗开始前或化疗过程中使用 rhG-CSF 类药物,一般要求在化疗结束 24～48 小时后应用。使用过程中应每周两次监测血象,注意中性粒细胞变化情况。

3. 此类药物一般要求 2～8 ℃保存,避光,严禁冻结,储存时应予注意。

复习思考题

1. 名词解释:(1)白细胞减少症;(2)中性粒细胞减少症;(3)中性粒细胞缺乏症;(4)假性粒细胞减少症;(5)重组人粒细胞集落刺激因子(rhG-CSF);(6)人丙种球蛋白(HGG)。

2. 导致白细胞减少的原因有哪些?
3. 白细胞减少症和粒细胞缺乏症的治疗原则是什么?
4. 升白细胞药物有哪些? 如何应用?
5. 粒细胞缺乏期间的自我防护措施有哪些?
6. rhG-CSF 类药物的用药注意事项是什么?

(山东省立医院　张　文)

第四节　免疫性血小板减少症

内容提要

本节介绍免疫性血小板减少症的病因与发病机制、临床表现、诊断及治疗药物的选择。要求了解免疫性血小板减少症的病因与发病机制,熟悉免疫性血小板减少症的临床表现,掌握常用药物以及治疗过程中的药学监护与患者教育。

免疫性血小板减少症(primary immune thrombocytopenia),既往亦称特发性血小板减少性紫癜(idiopathic thrombocytopenic purpura, ITP),是一种获得性自身免疫性出血性疾病,主要由于抗自身血小板抗体与血小板结合,引起血小板破坏增加所致。ITP 是临床上最常见的血小板减少性疾病,约占出血性疾病的 1/3。

一、病因与发病机制

1. 血小板抗体　血小板表面的免疫球蛋白,称为血小板相关抗体(platelet associated immunoglobulin, PAIgG)。研究发现,PAIgG 和血小板计数之间呈负相关。在 ITP 患者,约 75%可检测出血小板相关性自身抗体,多为 IgG 或 IgA 型抗体,少数患者为 IgM 型抗体。这类抗体通过其 Fab 片段与血小板膜糖蛋白结合,结合了自身抗体的血小板通过与单核-巨噬细胞表面的 Fc 受体结合,而易被吞噬破坏。在一些难治性 ITP,抗血小板抗体对巨核细胞分化的抑制作用,可影响血小板的生成。

2. 血小板生存期缩短　ITP 患者血小板生存期明显缩短至 2～3 天甚或数分钟,并且静脉血的血小板计数与其生存期呈密切相关性。血小板生存期缩短的主要原因是脾对包裹了抗体的血小板实行了"扣押(sequestration)"。脾在其中起了两个方面的作用:产生抗血小板抗体以及巨噬细胞介导的血小板破坏。由于大部分接受脾切除的 ITP 患者,血小板计数在切脾后快速上升,因此认为血小板在髓外破坏的增加是 ITP 血小板数量减少的主要原因。

二、临床表现及诊断

1. 起病情况　急性型 ITP 多见于儿童，起病突然，大多在出血症状发作前 1～3 周有感染病史，包括病毒性上呼吸道感染或 EB 病毒(Epstein-Barr virus, EBV)感染等，也可见于接种疫苗后。慢性 ITP 起病隐袭，以中青年女性多见。

2. 出血症状　ITP 的出血常常是紫癜性，表现为皮肤黏膜瘀点、瘀斑。紫癜通常分布不均，出血多位于血液瘀滞部位或负重区域的皮肤，皮损压之不褪色。黏膜出血包括鼻出血、牙龈出血、口腔黏膜出血以及血尿，女性患者可以月经量增多为唯一表现。严重的血小板减少可导致颅内出血，但发生率低。

3. 其他表现　除非有明显的大量出血，一般不伴有贫血。ITP 的患者无脾大，脾大常常提示另一类疾病或继发性免疫性血小板减少症。

4. 诊断　至少两次实验室检查血小板计数减少，血细胞形态无异常；脾脏一般不增大；骨髓检查：巨核细胞数量增多或正常，有成熟障碍；必须排除其他继发性血小板减少症；ITP 的特殊实验室检查包括血小板抗体的检测、促血小板生成素水平检测。

三、临床治疗与药物评价

(一)治疗原则

急性型及慢性型出血严重者，应绝对卧床休息，防止各种创伤及高度警惕颅内出血的发生。慢性型出血不严重者，也应避免体力活动、剧烈咳嗽、用力大便等。平时忌用各种抗血小板药物。有出血症状时可加用止血药物如酚磺乙胺。紧急情况下，可输注血小板悬液。

(二)常用药物

1. 肾上腺皮质激素　肾上腺皮质激素为成人 ITP 治疗的一线药物。常用的口服制剂有泼尼松、地塞米松，注射剂有地塞米松、氢化可的松及甲泼尼龙等。

2. 免疫抑制剂　免疫抑制剂为慢性 ITP 的二线用药。长春新碱、环磷酰胺、硫唑嘌呤等对造血系统有毒不良反应，应用时应密切观察血象变化。环孢素 A 是由真菌 Tolypocladium inflatum 培养液中分离到的中性环多肽混合物，由 11 种氨基酸组成，可口服或静脉滴注。霉酚酸酯为麦考酚酸的半合成酯类衍生物，属嘌呤合成抑制剂。

3. 静脉注射丙种球蛋白(IVIgG)　IVIgG 是由健康人血浆经低温乙醇-柱层析法消除其抗补体活性后冻干制成的 IgG 制剂，有抗感染和调节免疫功能的双重作用。

4. 达那唑(danazol)　达那唑是一种人工合成的杂环类固醇药物，系男性化作用较低的雄激素，与肾上腺皮质激素合用对慢性 ITP 有协同治疗作用。

（三）治疗药物选用

1. 肾上腺皮质激素　泼尼松剂量从 1.0 mg/(kg·d)开始，分次或顿服，病情严重的患者用等效剂量的地塞米松、甲泼尼龙等非胃肠道方式给药，待病情好转时改为口服。稳定后剂量快速减少至最小维持量（<15 mg/d)，如不能维持应考虑二线治疗。除泼尼松外，也可使用大剂量地塞米松，建议口服给药，剂量为 40 mg/d×4d，无效患者可在半个月后重复一次。

2. 静脉注射丙种球蛋白　IVIgG 适用于以下情况：①重症 ITP：血小板计数小于 10×10^9/L，广泛皮肤黏膜出血和（或）内脏出血者。②难治性 ITP：泼尼松和切脾治疗无效者。③不宜用糖皮质激素治疗的 ITP，如孕妇、糖尿病、溃疡病、高血压、结核病等。④需迅速提升血小板的 ITP 患者，如急诊手术、分娩等。其标准方案为 0.4 g/(kg·d)，连用 5 天。

3. 成人 ITP 的二线治疗

(1)免疫抑制剂：①硫唑嘌呤：常用剂量为 100～150 mg/d，分 2～3 次口服，根据患者白细胞计数调整剂量。不良反应为骨髓抑制和肝、肾毒性。②环孢素：常用剂量为 5 mg/(kg·d)，分两次口服，根据血药浓度调整剂量。不良反应包括肝肾功能损害、齿龈增生、毛发增多、高血压、癫痫等，用药期间应监测肝肾功能。③长春碱类：长春新碱（VCR）：1.4 mg/m^2（最大剂量为 2 mg)，每周 1 次，缓慢静滴，共 3～6 次；长春地辛（vindesine，VDS）4 mg，每周 1 次，缓慢静滴，共 3～6 次。主要不良反应包括周围神经炎、脱发、便秘和白细胞减少等。④环磷酰胺：1.5～3 mg/(kg·d)口服，疗程需要数周，为保持持续缓解，需持续给药，治疗反应率为 16%～55%，不良反应包括白细胞减少、脱发、出血性膀胱炎等。

(2)达那唑：多与其他免疫抑制剂合用治疗难治性 ITP，剂量范围为 50～600 mg/d，起效慢，需持续使用 3～6 个月。与肾上腺皮质激素联合，可减少糖皮质激素的用量。主要不良反应为肝功能损害、月经量减少，偶有毛发增多，停药后可恢复。对月经过多者尤为适用。

(3)CD20 单克隆抗体（利妥昔单抗）：具有选择性的免疫抑制作用，已被用于脾切除术后复发的 ITP、脾切除有禁忌或拒绝脾切除的难治性 ITP 患者。推荐剂量为 375 mg/m^2，静脉滴注，每周 1 次，共 4 次。一般在首次应用 4～8 周内起效。

(4)血小板生成素（TPO）：主要机制是促进血小板生成而抑制血小板破坏，对于内源性 TPO 缺乏或血小板生产率降低的 ITP 有一定效果，一般用于难治性 ITP 的治疗。TPO 剂量为 1.0 μg/(kg·d)×14d，血小板大于等于 100×10^9/L 时停药。

(5)脾切除：脾切除指征：①正规糖皮质激素治疗无效、病程迁延 6 个月以上；②泼尼松治疗有效，但维持量大于 30 mg/d；③有使用糖皮质激素的禁忌证。脾切除禁忌证：①年龄小于 16 岁；②妊娠早期和晚期；③因其他疾病不能手术。对于切脾治疗无效或最初有效随后复发的患者，应进一步检查是否存在副脾。

四、用药注意事项与患者教育

(一)用药注意事项

1. 糖皮质激素　除了免疫抑制、抗炎等治疗作用外,还有很多不良反应。长期用药需要注意服用方法的正确性,密切观察可能出现的不良反应,及时处理。

(1)注意监测血压、血生化:长期大量应用会引起类肾上腺皮质功能亢进综合征,是因脂质代谢和水盐代谢紊乱所致,如满月脸、水牛背、向心性肥胖、皮质变薄、痤疮、多毛、水肿、低血钾、高血压、糖尿等,停药后可自行消退,必要时采取对症治疗,如应用降压药、降糖药、氯化钾,低盐、低糖、高蛋白饮食等。

(2)注意加强抗感染治疗:皮质激素可以抑制机体防御功能,因此会诱发或加重感染,特别是在原有疾病已使抵抗力降低如肾病综合征者更易产生。还可使原来静止的结核病灶扩散、恶化,故结核病患者必要时应并用抗结核药。

(3)消化系统并发症:使胃酸、胃蛋白酶分泌增加,抑制胃黏液分泌,降低胃肠黏膜的抵抗力,故可诱发或加剧胃十二指肠溃疡,甚至造成消化道出血或穿孔。对少数患者可诱发胰腺炎或脂肪肝。长期应用时应注意加用胃黏膜保护剂。

(4)心血管系统并发症:长期应用可引起高血压和动脉粥样硬化。

(5)骨质疏松、肌肉萎缩、伤口愈合迟缓等:与激素促进蛋白质分解、抑制其合成及增加钙、磷排泄有关。骨质疏松多见于儿童、老人和绝经妇女,严重者可有自发性骨折,也可发生股骨颈坏死。

(6)其他:精神失常。有精神病或癫痫病史者禁用或慎用。

(7)停药反应:长期应用尤其是连续给药的患者,由于皮质激素反馈性抑制脑垂体前叶的促肾上腺皮质激素(adrenocorticotrophic hormone, ACTH)分泌,可引起肾上腺皮质萎缩和功能不全,需半年甚至1～2年才能恢复。减量过快或突然停药,可致原发病复发或恶化,常需恢复用药,甚至加大剂量才能治疗,待症状缓解后再逐渐减量、停药。停药后也有少数患者遇到严重应激情况,如感染、创伤、手术时可发生肾上腺危象,出现恶心、呕吐、乏力、低血压、休克等,需及时抢救。

2. 丙种球蛋白是血制品,可引起过敏反应,注射过程可出现发热、寒战、皮疹、恶心、头疼、胸闷等,若患者需要应用,避免院外使用。

3. 成人ITP的二线治疗药物硫唑嘌呤、环孢素、达那唑等均可引起肝肾功能的损害,注意监测患者肝肾功能。环孢素服用期间注意监测血清环孢素浓度,并根据药物浓度调整环孢素用量。

4. 利妥昔单抗在临床试验中有超过50%的患者报道了输注相关反应的体征和症状,并主要在首次输注时发生,包括低血压、发热、畏寒、寒战、荨麻疹、支气管痉挛、舌或喉部肿胀感(血管性水肿)、恶心、疲乏、头痛、瘙痒、呼吸困难、鼻炎、呕吐、颜面潮红和病变部位疼痛等。应避免院外使用。另外,利妥昔单抗导致70%～80%的患者B细胞耗竭,发生细菌性感染、病毒性感染、真菌性感染的机会增加。

（二）患者教育

1. 加强对ITP患者的宣传教育，注意避免剧烈活动、外伤及避免抗血小板药物和抗凝药物的使用；某些药物亦可能诱发血小板减少症，使用时应谨慎。

2. 对于儿童ITP患者，应充分与患者家属沟通，使其了解到该疾病的良性进程且多可自限，而对多数患儿除了密切观察和定期随访外常常不需要特殊的处理。

3. 对于青年女性ITP患者，应告诫其在妊娠期可出现病情的加重，并且存在新生儿出血的风险。

4. 应教育ITP患者了解长期应用糖皮质激素可能出现的不良反应，并给予预防骨质疏松等处理。

5. 脾切除术后患者发生严重细菌感染的风险增加，因此应叮嘱患者在出现发热后宜立即就诊。

案例讨论——免疫性血小板减少症

【病例介绍】

主诉：皮肤出血点3个月，月经淋漓不尽10天。

现病史：患者青年女性，32岁，3个月前无意中发现双下肢皮肤出血点，无不适，未予重视。10天前月经量增多，为平日月经量的2～3倍，且淋漓不尽，无发热，无鼻出血、牙龈出血，无呕血、黑便，无肉眼血尿，无头晕，无乏力，无心悸，无关节痛，无面部红斑，无口干、眼干，无光过敏，无肌痛，于我院门诊行血常规检查示：白细胞 5.23×10^9/L，红细胞 4.24×10^{12}/L，血红蛋白137 g/L，血小板 2×10^9/L。门诊以“血小板减少待查”收住院。

既往史：患者既往体健，近期无服药史，无毒物接触史，无输血史，无肝病史。个人史：生于原籍，无久居异地及疫区居住史，无疫水接触史，无烟酒等不良嗜好，工作环境无粉尘、刺激性气体等。月经婚育史：月经规律，量不多，无痛经，适龄结婚，育有1子，儿子及丈夫健康。家族史：无出血性疾病家族史。

【体格检查】

青年女性，发育正常，营养一般，神志清，精神可，自主体位，查体合作。T 36.9 ℃，P 70次/分，R 21次/分，BP 129/77 mmHg。全身皮肤黏膜无黄染。双下肢皮肤可见大量的新旧出血点、瘀斑，浅表淋巴结未触及肿大。头颅外观正常，双侧瞳孔等大等圆，对光及调节反射存在。外耳道及鼻腔无异常分泌物。口唇无发绀，咽部无红肿，扁桃体无肿大。颈软，气管居中，甲状腺无肿大。胸廓对称，双侧胸廓活动度正常，双肺叩清音，双肺呼吸音清，未闻及明显干湿性啰音。心音有力，心率70次/分，律齐，各瓣膜听诊区未闻及病理性杂音。腹部平坦，未见胃肠型及蠕动波，无腹壁静脉曲张，腹软，未触及异常包块，全腹无压痛及反跳痛，肝、脾肋下及剑突下未触及，莫氏征（一），肝脾及双肾区无叩痛，移动性浊音（一），肠鸣音正常。肛门、直肠、外生殖器未见异常。脊柱无畸形，四肢无异常，各关节活动自如。双侧腹壁反射及肱二头肌反射、肱三头肌反射、膝腱反射、跟腱反射正常，巴氏征、脑膜刺激征阴性。

【辅助检查】

(1)血常规：白细胞 5.23×10^9/L，红细胞 4.24×10^{12}/L，血红蛋白137 g/L，血小板 2×10^9/L。

(2)血涂片及骨髓涂片(见图 7-4-1、图 7-4-2)：①外周血涂片：白细胞比值及细胞形态正常，红细胞及血小板形态正常，未见特殊病理细胞。②骨髓细胞学：骨髓增生活跃，全片共见巨核细胞 227 个，其中幼巨占 3%，颗粒巨占 75%，产板巨占 15%，裸核占 7%，可见产板巨产板过少现象，血小板散在可见。③意见：免疫性血小板减少症。

(3)其他检查：甲状腺功能、肝肾功能均正常，女性肿瘤指标、风湿免疫均阴性。腹部B超：肝脾不大。乙肝五项及丙肝抗体均为阴性。

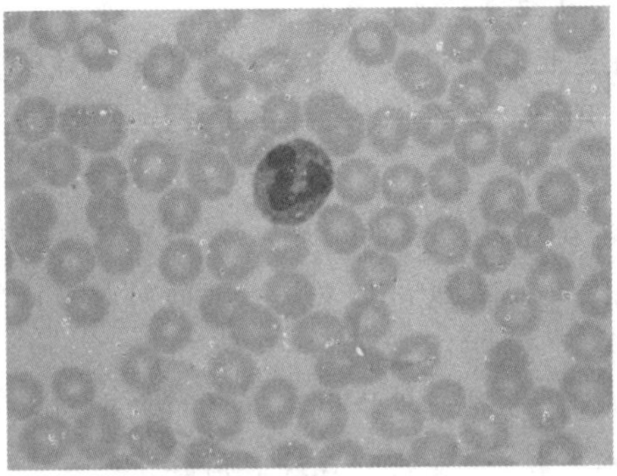

图 7-4-1　血涂片

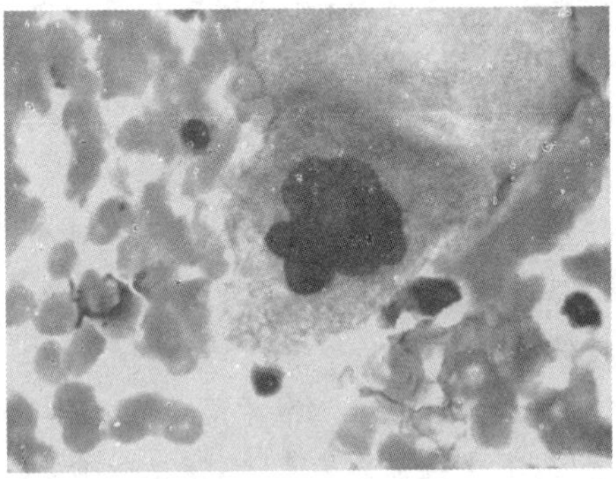

图 7-4-2　骨髓涂片

【诊断】

免疫性血小板减少症。

【诊疗经过】

入院后嘱患者卧床休息，避免剧烈运动，应用大剂量地塞米松 40 mg/d 口服，连用 4 天，同时口服达那唑 0.2 g，每天 3 次。住院第 14 天血小板升至 156×10^9/L，双下肢出血点明显吸收，月经停止，患者出院。出院后继续口服达那唑，定期复查。

【用药分析】

1. 治疗时机　ITP 为自身免疫性疾病，目前尚无根治的方法，所以目前的治疗应该用于伴有严重症状的 ITP 患者，而不是所有的 ITP 患者。治疗的目的是使患者血小板计数提高到安全水平，防止严重出血，降低病死率。

2. 初始治疗　目前肾上腺皮质激素仍是治疗成人 ITP 的首选药物，常用的药物有泼尼松和地塞米松。

(1)泼尼松：剂量从 1.0 mg/(kg·d)开始，2/3 的患者在治疗的 2～3 周缓解，然后在数周内缓慢减量。在泼尼松减量的过程中容易复发，仅约 1/3 的患者可获长期缓解。如果泼尼松治疗 4 周后患者仍无反应，应快速减量至停用泼尼松。

(2)地塞米松：最近欧美的治疗指南均将大剂量地塞米松的治疗列入 ITP 的一线治疗。剂量 40 mg/d×4 天，无效患者可在半个月至 1 个月后重复。但是否应用维持治疗以及用何种药物维持，目前尚无定论。应用大剂量地塞米松时应注意监测血压、血糖的变化，并注意预防感染，保护胃黏膜。

3. 难治性 ITP 的治疗　难治性 ITP 指一线治疗和脾切除无效，或需要较高剂量泼尼松才能维持安全的血小板水平，占 ITP 患者的 11%～35%，治疗宜个体化。在应用二线药物前应重新考虑一线治疗，因为部分患者脾切除后对一线治疗仍有效。二线药物主要有免疫抑制剂、抗 CD20 单克隆抗体及促血小板生成剂。最近抗 CD20 单克隆抗体和促血小板生成剂治疗慢性难治性 ITP，取得了令人鼓舞的结果。

【用药监护与患者教育】

(1)糖皮质激素服用应在早饭后一次服用，在早上服用激素符合人体激素正常分泌规律，可以达到最好的治疗作用。

(2)糖皮质激素一般至少要服用 2～6 周。不能擅自加量或停用，要根据医嘱从小剂量开始服用，逐渐加量；症状缓解后再逐渐减量，直至停药。

(3)可以补充钙剂或增加含钙的饮食，以避免长期服用激素可能导致的骨质疏松。

(4)至少 1～2 周测量一次血压、血糖，如果激素引起血压、血糖升高超过正常，应及时治疗。

(5)注意保护胃肠道，不要吃刺激性食物，不要吃生冷硬的食物。糖皮质激素会增加胃酸的分泌，腐蚀胃黏膜，导致溃疡病、消化性出血等，在服用糖皮质激素的同时可以服用胃黏膜保护剂。

(6)注意预防感染。激素降低了人体的免疫力，会导致感染概率增高。应少到人员密集的地区，不要接触感染患者，清洁饮食，多饮水多排尿，皮肤创口及时消毒。

(7)出现任何不明原因的症状都应和医生联系，定期到专科门诊复诊，及时调整治疗方案。

【药师建议】

对于确诊需要服用糖皮质激素治疗的 ITP 患者，应严格遵医嘱服药，注意监测血象、血糖、血压、电解质变化，定期专家门诊复诊，遵医嘱减量或停药。对于难治复发的 ITP 患者，应住院治疗，避免院外用药。

复习思考题

1. 名词解释：(1)免疫性血小板减少症(ITP)；(2)血小板相关抗体(PAIgG)；(3)血小板生成素(TPO)；(4)丙种球蛋白(IVIgG)；(5)长春碱类；(6)达那唑；(7)CD20 单克隆抗体(利妥昔单抗)；(8)难治性 ITP。

2. ITP 的发生机制是什么？

3. ITP 的常用治疗药物有哪些？

4. 成人 ITP 的二线治疗药物如何应用？

5. 应用糖皮质激素治疗的注意事项是什么？

6. 治疗成人 ITP 的首选药物泼尼松和地塞米松如何应用？

7. ITP 患者日常生活中的注意事项有哪些？

8. ITP 患者的用药监护与教育内容是什么？

（山东省立医院　封丽丽）

第五节　出血和凝血障碍性疾病

内容提要

本节主要介绍血友病A和B、血管性血友病、维生素K缺乏症、严重肝病与出血的病因与发病机制、临床表现及治疗药物的选择。要求了解血友病A和B、血管性血友病、维生素K缺乏症、严重肝病与出血的病因与发病机制，熟悉上述疾病的临床表现，掌握常用药物的应用方法以及治疗过程中的药学监护与患者教育。

血液由流体变为固体凝胶的过程称为血液凝固，简称凝血(coagulation)，由血管、血小板和一系列凝血因子参与完成。凝血功能障碍性疾病系指由先天性或获得性凝血因子缺乏、血管壁受损、血小板功能不良等一种或多种的凝血环节异常，抗凝物质的缺乏或增多，纤溶系统的过度激活等因素所导致的疾病。

一、血友病A和B

血友病(hemophilia)是一组由于凝血因子Ⅷ(血友病A，hemophilia A，HA)或Ⅸ(血友病B，hemophilia B，HB)缺乏所引起的性联隐性遗传性出血性疾病。

（一）病因与发病机制

1. 血友病A系血液中FⅧ:C减少或缺乏。缺陷的基因位于X染色体上，男性患者含有一条具有FⅧ突变的X染色体和一条正常的Y染色体，可将疾病基因遗传给女儿，患者的女儿同时又接受了来自母亲的一条正常染色体，成为携带者。因子Ⅷ(FⅧ)是一种复合物，主要由两部分组成：分子量小的部分，包括因子Ⅷ的促凝血活性部分(FⅧ:C)及因子Ⅷ促凝血活性抗原(FⅧ:CAg)，分子量大的部分称为因子Ⅷ相关蛋白或Von Willebrand因子(vWF)。

2. 血友病B是先天性因子Ⅸ(FⅨ)缺乏症，本病的发病率与血友病A相比，约为1∶5，也是X性联隐性遗传性出血性疾病。其遗传规律与血友病A相同，也是男性发病，女性携带。

（二）临床表现与诊断

1. 血友病A最显著的临床表现是自发性出血或轻微创伤后过度出血，通常从婴幼儿时期即有出血倾向。出血累及的部位有：

(1)关节出血：是最具特征性的表现，常常为自发性，出血最常累及的关节多为负重关节，依次是膝、肘、踝、肩、髋、腕。

(2)皮下或肌肉内血肿：大块瘀斑、皮下和肌肉内血肿是血友病A常见的临床表现。

(3)腰部和腹膜后血肿：该部位血肿除引起相应压迫症状外，还可出现剧烈腰痛、腹痛甚或腹膜炎的症状与体征。

(4)胃肠道和泌尿生殖道出血:表现为上消化道出血、黑便和血尿。

(5)其他部位出血:包括瘀斑、鼻出血、创伤或手术后出血不止等。

(6)实验室检查:凝血时间重型延长,中型可正常,轻型、亚临床型正常。活化部分凝血活酶时间重型明显延长,能被正常新鲜及吸附血浆纠正,轻型稍延长或正常,亚临床型正常。血小板计数、出血时间、血块收缩正常。凝血酶原时间正常。FⅧ:C 减少或极少。血管性血友病因子抗原(vWF:Ag)正常。根据 FⅧ:C 的测定结果,血友病 A 分为重型、中型、轻型及亚临床型,如表 7-5-1 所示。

表 7-5-1　血友病 A 的临床分型及出血特点

分型	FⅧ:C(%)	临床出血特点
重型	<1	关节、肌肉、深部组织出血,关节畸形
中型	1~5	可有关节、肌肉、深部组织出血,关节畸形,但较轻
轻型	6~25	关节、肌肉出血很少,无关节畸形
亚临床型	26~45	仅在严重创伤或手术后出血

2. 血友病 B 临床表现与血友病 A 相似,大多表现为轻度出血症状,严重出血较少发生。实验室检查结果凝血时间、血小板计数、出血时间、血块收缩及 PT 同血友病 A。APTT 延长,能被正常血清纠正,但不能被吸附血浆纠正,轻型可正常,亚临床型也正常。血浆 FⅨ:C 测定减少或缺乏。根据出血的严重程度和 FⅨ:C 活性,血友病 B 也可分为重型(<1%)、中型(1%~5%)、轻型(6%~25%)和亚临床型(26%~45%)。

(三)治疗原则

1. 一般治疗原则　替代治疗为血友病 A 和血友病 B 的主要治疗措施。一般在无慢性关节病变的轻型出血者,血浆 FⅧ:C 水平应提高到 15%;若有关节病变的出血,剂量往往要增加 2~4 倍;肌肉轻度出血应将 FⅧ:C 水平提高到 30%~60%;大手术前应提高到 60%以上,中小手术也应达 30%~50%。

2. 药物治疗原则

(1)血友病 A 的替代治疗可选用新鲜血浆、新鲜冰冻血浆、血浆冷沉淀物、中纯度及高纯度 FⅧ制剂。每输入 FⅧ 1 IU/kg,可使血浆 FⅧ:C 水平提高 2%。①关节积血量大、疼痛剧烈可给予短程肾上腺皮质激素治疗;②关节置功能位,局部冷敷,弹力绷带轻轻缠扎;③血尿患者应鼓励多饮水,应用利尿剂;④肾绞痛严重者可用镇痛剂;⑤开放性伤口可用纤维蛋白泡沫、吸收性明胶海绵、凝血酶(thrombin)、肾上腺素等局部压迫止血;⑥阿司匹林类药物可影响血小板功能,应终身禁用。

(2)血友病 B 患者输入含有 FⅨ的制剂,可迅速使患者血浆 FⅨ的含量提高到止血水平。

(四)常用药物及临床评价

1. 血液制品　输入血液制品是控制血友病出血最有效的措施。可供使用的有新鲜血浆或新鲜冷冻血浆(所含成分同全血,凝血因子较全血高一倍)、冷沉淀制剂(主要含FⅧ、FXⅢ、vWF及纤维蛋白原等,但FⅧ浓度较血浆提高5～10倍)、凝血酶原复合物(含因子Ⅸ、Ⅹ、Ⅱ、Ⅶ)等。替代疗法的原则是根据FⅧ或FⅨ的半衰期、稳定性以及出血严重程度、手术大小及范围,针对性地选择合适的血液制品、剂量和给药方法。

(1)FⅧ:C及FⅨ在血浆中的半衰期分别为8～12小时及18～30小时,故FⅧ补充需连续静脉滴注或每日2次,FⅨ每日1次即可。

(2)正常人每毫升新鲜血浆中所含FⅧ或FⅨ为1个国际单位(IU)。按患者体重计算,每输入1 mL/kg正常人血浆,估计可提高患者FⅧ:C或FⅨ水平2%。最低止血水平要求达到20%以上,出血严重或欲行中型以上手术者,应使FⅧ或FⅨ活性水平达40%以上。

(3)新鲜血浆无需特殊加工处理,但用量较大,心、肺功能不全者往往不能耐受大量血浆输注,应使用FⅧ的制剂(冷沉淀、高纯浓缩FⅧ等)。

2. 糖皮质激素　包括泼尼松、氢化可的松、地塞米松、甲泼尼龙等,通过改善血管通透性及减少FⅧ:C抗体产生发挥作用,特别是对曾反复接受FⅧ:C治疗而疗效渐差的患者,疗效更佳。泼尼松治疗剂量40～60 mg,连用3～7天,以后逐渐减量,疗程一般不超过2周。糖皮质激素在血友病B的使用原则与血友病A相同。

3. 抗纤溶药物　如氨基己酸、氨甲环酸(tranexamic acid)、氨甲苯酸等。在口腔外科或拔牙手术,当补充足量FⅧ制剂施行手术后,可用氨基己酸口服,也可用氨甲苯酸。通过保护已形成的纤维蛋白凝血不被溶解而发挥止血作用。抗纤溶药物在血友病B的使用原则与血友病A相同。

4. 1-去氨基-8D-精氨酸血管加压素(arginine vasopressin, DDAVP)　DDAVP为人工合成的血管加压素同系物,有抗利尿和提高血浆凝血因子水平的作用。用于治疗轻型血友病(FⅧ:C>10%),通过促使储存池FⅧ:C释放而暂时性提高血浆FⅧ:C水平,可使患者的FⅧ:C水平增加3倍左右。常规剂量为0.3 μg/kg,置于50 mL生理盐水中缓慢静脉注射(不少于30分钟)。该药对血友病B无效。

二、血管性血友病

(一)病因与临床表现

1. 病因　血管性血友病(von Willebrand disease, vWD)是由于患者体内von Willebrand因子(von Willebrand factor, vWF)基因分子缺陷,而造成血浆中vWF数量减少或质量异常的一种出血性疾病,为常染色体不完全显性遗传(典型形式)性疾病,少数呈常染色体隐性遗传方式。血浆vWF由血管内皮细胞和巨核细胞合成,生理作用有两个:①vWF为血小板黏附所必需;②在血浆中作为FⅧ:C的载体,vWF缺乏或结合异常可使

FⅧ:C在体内被快速清除。

2. 临床表现和实验室特点 自发性或创伤后皮肤、黏膜出血;出血时间延长;APTT延长;vWF相关抗原(vWFAg)浓度降低,瑞斯托霉素诱导的血小板聚集不良;血浆vWF多聚体质或量异常。

(1)出血倾向:是本病的突出表现。与血友病比较,其出血在临床上有以下特征:①出血以皮肤黏膜为主;②男女均可发病,女性青春期患者可有月经过多及分娩后大出血;③出血可随年龄增长而减轻,可能与随着年龄增长vWF活性增高有关;④自发性关节、肌肉出血相对少见。

(2)实验室检查:血小板计数和形态正常;出血时间(Ivy法)延长或阿司匹林耐量试验阳性(小儿慎用);患者常有APTT延长和FⅧ缺乏;血浆vWF:Ag定量测定可用免疫电泳、放射免疫法及ELISA法测定。

1)vWF:Ag多聚物分析:一般采用SDS-凝胶电泳分析,不同分子量的多聚物区带可以明显分开,本法在血管性血友病的分型诊断中有较大价值。

2)vWF瑞斯托霉素辅因子(vWF:Rco)的放射性免疫沉淀分析(radioactive immunoprecipitation analysis, RIPA):由于大多数血管性血友病患者的vWF:Rco活性降低,异常率可达50%以上,瑞斯托霉素1~1.2 g/L加入患者富含血小板的血浆中,血小板无聚集反应,故大部分患者瑞斯托霉素诱发的血小板聚集反应减少或缺如。

(二)治疗药物及临床评价

轻型患者不需要特殊治疗,主要是局部处理,但应禁用影响血小板功能的药物,应尽量避免手术,必须手术时要做好充分准备。药物治疗目的是纠正出血和血液凝固的异常,除新鲜冷冻血浆、冷沉淀制剂及FⅧ浓缩物等血液制品外,常用治疗药物主要有DDAVP、雌激素或口服避孕药、抗纤溶药三类。

1. 替代治疗 新鲜血浆、新鲜冷冻血浆、冷沉淀物、FⅧ浓缩制剂等,均含有vWF,适量补充可有效提高vWF水平。

(1)冷沉淀制剂能同时纠正出血时间和FⅧ:C的减少,严重出血或施行中等手术时可作为首选。重型出血患者冷沉淀制剂剂量应达10 U/kg,因子Ⅷ浓缩剂则为15~20 U/(kg·d)。若要进行大手术,剂量应酌情增加到20~40 U/(kg·d),3~8天后减到5~10 U/(kg·d)。轻型者可适当减量,小手术也可适当减量。

(2)术前输400~600 mL血浆,可使出血时间在2~4分钟内。新鲜冷冻血浆含所有的vWF多聚物,但控制出血所需的量较大,限制了它的使用。每日给予新鲜冷冻血浆10~15 mL/kg,可使血中FⅧ:C活性达75%以上,同时能纠正出血症状。

2. DDAVP DDAVP可促进vWF由血管内皮细胞释放,并提高FⅧ:C活性2~3倍,缩短出血时间,对大多数vWD治疗有效,但对不同类型的患者疗效不一。该药无严重不良反应,主要为脸面潮红、一过性头痛,伴低钠、水潴留者少见,过敏反应罕见。给药途径有静脉、皮下及鼻腔。①一般剂量为0.4 μg/kg,加入生理盐水30~50 mL,静脉滴注,20~30分钟滴完。②鼻腔给药虽然方便,但是剂量相对要大,一般鼻腔内滴注0.25 mL(每毫升含1300 μg),每天2次,也可奏效。

3. 雌激素或口服避孕药　雌激素或口服避孕药对女性患者的月经过多及黏膜出血有较好疗效，可使出血时间缩短、FⅧ:C水平提高和血小板黏附率升高。

4. 抗纤溶药　对于黏膜出血、月经过多、拔牙等小手术，可用氨基己酸、凝血酶、止血纤维(stanch fibre)等作为局部止血药。如与DDAVP合用，有利于预防DDAVP诱发的纤溶系统激活作用。

5. 肾上腺皮质激素　肾上腺皮质激素有保护血管内皮细胞和改善血管通透性的作用，还能抑制vWF:Ag抗体，可与其他治疗联合应用。

三、维生素K缺乏症

维生素K在凝血因子Ⅱ、Ⅶ、Ⅸ、Ⅹ翻译后修饰中具有重要作用，维生素K缺乏致因子Ⅱ、Ⅶ、Ⅸ、Ⅹ活性明显降低，引起出血。

(一)病因与临床表现

维生素K是一种脂溶性维生素，饮食是其主要来源，人体每天从饮食中获取的维生素K为100～200 μg。绿叶蔬菜富含维生素K_1，肠道细菌合成维生素K_2也是来源之一。维生素K的主要吸收部位为回肠，胆汁酸盐有助于维生素K吸收。体内储存的维生素K在缺乏食物补充的情况下，一周内可被耗竭。

引起维生素K缺乏的因素包括：①饮食中摄入不足而且同时使用肠道抗生素。②胆道疾病干扰了肝-肠循环，导致维生素K吸收减少。③维生素K拮抗剂：如使用香豆素类药物，误服灭鼠剂等。④出生后2～7日的新生儿，可因体内维生素K储存消耗，摄入不足及内生不能等，致维生素K缺乏而引起出血。

维生素K缺乏的临床表现除原发病的症状、体征外，主要表现为出血。包括皮肤瘀点、瘀斑以及黏膜出血；外伤、手术后渗血不止；也可有血尿、胃肠道出血者。误服灭鼠剂或香豆素类药物过量者，出血症状常较重，部位更为广泛。实验室特点主要为PT、APTT延长，凝血酶时间(thrombin time, TT)正常，因子Ⅱ、Ⅶ、Ⅸ、Ⅹ活性明显降低。

(二)治疗药物及临床评价

1. 治疗相关基础疾病。

2. 饮食治疗　多食富含维生素K的绿色果蔬，有葡萄柚、芒果、大蒜、生姜、洋葱、海藻、海带、豆奶、豆腐、菠菜、甘蓝、胡萝卜、蛋黄、猪肝、绿茶、椰菜、芽菜、包心菜、油菜籽油、合掌瓜、黄瓜皮、芥蓝叶、莴苣叶、绿芥菜、橄榄油、荷兰芹、开心果、紫薰衣草、黄豆、豆油。

3. 补充维生素K　补充量取决于临床出血表现及程度。如果出血不严重，通常给予维生素K_4口服即可。如果有严重的内出血或PT时间显著延长，可静脉给予，12小时内PT应该恢复到正常范围。维生素K_1安全性与注射方式密切相关：皮下注射较为安全，静脉注射、肌内注射可致包括死亡在内的严重不良反应，故尽可能避免采用静脉注射、肌内注射。静脉注射宜缓慢，给药速度不应超过1 mg/min。

(1)维生素K_1皮下或肌内注射用于低凝血酶原血症，可深部皮下注射或肌内注射，一次 10 mg，每天 1～2 次，24 小时内总量不超过 40 mg。

(2)预防新生儿出血症，以维生素 K_1 治疗较合适，因为其他维生素 K 制剂易引起高胆红素血症和溶血，维生素 K_4 有引起肝损害危险。可于分娩前 12～24 小时给母亲肌内注射或缓慢静脉注射维生素 K_1 2～5 mg，也可在新生儿出生后皮下注射或肌内注射 0.5～1 mg，8 小时后可重复。

(3)用于纠正口服抗凝药引起的低凝血酶原血症时，应先从最小有效量开始，通过凝血酶原时间测定调整剂量，过多的维生素 K_1 可影响以后的抗凝治疗。口服抗凝血药如双香豆素类(dicoumarols)可干扰维生素 K_1 代谢，大剂量水杨酸、硫糖铝、磺胺类、奎尼丁、考来烯胺等可影响维生素 K_1 效应。肝素引起出血倾向及凝血酶原时间延长，维生素 K_1 治疗无效。

(4)当患者因维生素 K_1 依赖因子缺乏发生严重出血时，应用维生素 K_1 后不能即刻见效，可先静脉输注凝血酶原复合物、血浆。肝功能损伤时，维生素 K_1 的疗效不明显，凝血酶原时间极少恢复正常，如盲目大量使用维生素 K_1，反而加重肝脏损害。

(5)本品可透过胎盘屏障，妊娠期妇女宜避免使用。肝脏疾病或肝功能不良、小肠吸收不良所致腹泻患者禁用。

4. 补充凝血因子　对于维生素 K 缺乏引起颅内出血者，除补充维生素 K 外，应该迅速输入冷沉淀物，亦可输入新鲜血浆、新鲜冷冻血浆(含所有维生素 K 依赖凝血因子)。

四、严重肝病与出血

(一)发病机制与临床表现

在严重肝病，由于肝对凝血、抗凝血因子的生物合成及清除功能衰减，几乎止血功能的每一方面都有可能受到损害。止血方面的异常包括血小板数目减少、血小板功能障碍、血管内凝血、纤溶亢进等(见表 7-5-2)。

表 7-5-2　肝病对止血功能的影响

凝血因子合成减少	包括凝血因子Ⅰ、Ⅱ、Ⅴ、Ⅶ、Ⅸ、Ⅹ、Ⅻ、XⅢ，前激肽释放酶、高分子量激肽原、抗纤溶酶、ATⅢ、肝素辅因子Ⅱ(HCⅡ)、蛋白 C(PC)、蛋白 S(PS)
生物合成异常	异常纤维蛋白原，因子Ⅴ、Ⅷ、Ⅱ、Ⅶ、Ⅸ、Ⅹ的异常抑制剂同系物
清除减低	纤维蛋白原单体、FDP、血小板因子 3(PF_3)，活化的因子Ⅸ、Ⅹ、Ⅺ及纤溶酶原激活物
凝血因子破坏加速	DIC、异常纤溶、局限性血管内凝血
血小板减少	脾亢、叶酸缺乏、慢性酒精中毒、DIC
血小板功能障碍	急性和慢性酒精中毒、FDP 作用、尿毒症

肝脏引起止血异常的临床表现：除肝病本身表现外，主要包括皮肤瘀点、瘀斑、鼻出

血、牙龈出血等。胃肠道出血是严重肝病最常见的出血表现，但几乎都与消化道的局部损伤有关，如食管静脉曲张、消化性溃疡、胃炎等。

凝血机制实验室检查：依肝病的严重程度和原发病而定。肝病患者几乎所有的凝血因子都降低，但FⅧ除外。尽管肝移植可提高血友病A的FⅧ:C水平，但肝病患者FⅧ浓度常常增高，说明FⅧ存在肝外合成部位。轻到中度肝病，PT延长，APTT正常；严重肝病PT和APTT均延长。血小板计数可减少，多与门脉高压所致的脾功能亢进有关。抗凝血酶(antithrombin, AT)浓度常常降低。

（二）临床治疗及评价

1. 治疗肝病。

2. 一般止血治疗　维生素K_1治疗可使30%的肝病患者凝血异常有所改善。

3. 补充凝血因子　由于肝病出血涉及血小板及多种凝血因子缺乏，以补充新鲜血浆最佳。

4. 其他治疗　有纤溶亢进者，行纤溶抑制治疗；有肝素样物质过多者，可用鱼精蛋白(protamine)静脉注射；并发弥散性血管内凝血者，应行相关治疗，但肝素抗凝治疗需慎用。

案例讨论——血友病A

【病例介绍】

主诉：确诊血友病A 16年，右足跟肿胀3年，加重1周。

现病史：患者青年男性，26岁，10岁时因左手拇指外伤后流血不止在当地医院治疗，怀疑为血友病A。之前曾有出血倾向，反复鼻出血、牙龈出血，轻微外伤后即有皮肤瘀斑。为明确诊断于我院门诊查PT、TT正常，APTT延长为135秒，FⅧ:C为0.5%，vWF抗原为1.41 U，确诊为血友病A(重型)。此后间断输注冷沉淀制剂治疗。3年前患者无明显诱因出现右足跟肿胀，无痛，间断输注冷沉淀制剂，右足跟肿胀处无明显变化，未发生破溃。1周前患者热水洗脚后右足跟肿胀加重伴疼痛，为进一步治疗入院。

既往史：既往体健，近期无服药史，无毒物接触史，无输血史，无肝病史。生于原籍，无久居异地及疫区居住史，无疫水接触史，无烟酒等不良嗜好，工作环境无粉尘、刺激性气体等。未婚未育。无出血性疾病家族史。

【体格检查】

患者青年男性，发育正常，营养一般，神志清，精神可，自主体位，查体合作。T 36.3 ℃，P 72次/分，R 21次/分，BP 109/70 mmHg。全身皮肤黏膜无黄染、皮疹，浅表淋巴结未触及肿大。头颅外观正常，双侧瞳孔等大等圆，对光及调节反射存在。外耳道及鼻腔无异常分泌物。口唇无发绀，咽部无红肿，扁桃体无肿大。颈软，气管居中，甲状腺无肿大。胸廓对称，双侧胸廓活动度正常，双肺叩清音，双肺呼吸音清，未闻及明显干湿性啰音。心音有力，心率72次/分，律齐，各瓣膜听诊区未闻及病理性杂音。腹部平坦，未见胃肠型及蠕动波，无腹壁静脉曲张，腹软，未触及异常包块，全腹无压痛及反跳痛，肝、脾肋下及剑突下未触及，莫氏征(一)，肝脾及双肾区无叩痛，移动性浊音(一)，肠鸣音正常。肛门、直肠、外生殖器未见异常。脊柱无畸形，四肢关节无畸形，各关节活动自如。右足跟肿胀，局部皮肤无充血、色素沉着及破溃，皮温不高，轻度压痛。双侧腹壁反射及肱二头肌反射、肱三头肌反射、膝腱反射、跟腱反射正常，巴氏征、脑膜刺激征阴性。

【辅助检查】

(1)血常规：白细胞 6.03×10^{9}/L，红细胞 4.28×10^{12}/L，血红蛋白 139 g/L，血小板 156×10^{9}/L。

(2)FⅧ:C：< 1%。

(3)X 线片：右跟骨部分吸收，边缘清楚。

【诊断】

血友病 A 伴假肿瘤。

【诊疗经过】

入院后连续冷沉淀输注替代治疗(共 1100 U)2 天后肿痛加重，部分皮肤颜色发暗，未破溃，考虑有自发破溃可能，给予切开引流刮匙处理，手术前给予冷沉淀 800 U 输注提高 FⅧ:C，在局部麻醉下切开右足跟假肿瘤，引出陈旧性血液及血凝块数十毫升，探查腔内不规则，可触及破坏缺损的根骨，粗糙感，以刮匙搔刮后凡士林纱布填塞伤口后包扎，定期换药，术后给予冷沉淀 1200 U/d×3 天，500 U/d×14 天。

【用药分析】

1. 血液制品

(1)正常人每毫升新鲜血浆中所含 FⅧ或 FⅨ为 1 个国际单位(IU)。FⅧ:C 在血浆中的半衰期为 8～12 小时，轻度出血时的血浆止血浓度为 20%～25%(200～250 U/L)，治疗需维持 3～7 天，维持剂量按首次剂量的 50%给予，每 12～24 小时一次。

(2)对于危及生命的大出血或手术，血浆 FⅧ的水平应达到 50%～80%，并使 FⅧ:C 的血浆水平维持在 30%～50%，且需每 8～12 小时给药一次。给药剂量的算法是按体重输入 1 U/kg 约可提高 2%(20 U/L)血浆 FⅧ水平。

(3)新鲜血浆无需特殊加工处理，但用量较大，心、肺功能不全者往往不能耐受大量血浆输注，应使用 FⅧ的制剂(冷沉淀、高纯浓缩 FⅧ等)。每袋 20 mL 冷沉淀制剂取自 200 mL新鲜血浆，含 FⅧ 200 U，冰冻干燥保存于－20 ℃以下。人 FⅧ浓缩制剂由新鲜冰冻人血浆分离、提纯，经冷冻、干燥处理制成，主要成分为 FⅧ，也含少量纤维蛋白原。浓缩制剂可将 FⅧ的浓度提高 100 倍以上。

2. 血友病假肿瘤的治疗　包括单纯替代治疗、局部放疗、手术治疗及联合治疗。本例患者经过替代及手术的联合治疗后肿胀完全消退。在每次出血后，及时的按需替代治疗对于止血、出血的吸收及防止假肿瘤的形成有重要作用。

【患者教育】

1. 血友病是一种 X 染色体连锁隐性遗传性疾病，它可以通过父母一方的基因直接遗传给子女。血友病具有“女性传递，男性发病”的特点，即当父亲有血友病而母亲无此病时，儿子不会得血友病，而女儿都将携带血友病基因。带有血友病基因的女性，可能把血友病传给其子女。她们的儿子有 50%的概率患血友病，女儿有 50%的概率携带血友病基因。只有当父亲有血友病，母亲是基因携带者时，女儿才会得血友病，这种概率很小。通过产前检查，可以阻断血友病遗传。

2. 结婚前进行婚检时，医务人员应该询问体检人员的家族病史，如果有血友病家族史，应检查是否为血友病携带者。准备生育的夫妻双方，如果有血友病基因携带者，应该坦诚告知对方，并且在产检时增加血友病的检查项目。若家族中有患血友病的男性血亲，建议女性要查清自己是否为携带者。怀孕妇女可以在妊娠第8～12孕周，通过胎儿镜羊膜穿刺或绒毛取样，用放射免疫微量法测定是否可能是血友病者，以便考虑中止妊娠。

3. 目前采用定期输注浓缩凝血因子的预防疗法，即使是重度的血友病患者，也可以过上几乎和正常人一样的生活；但是血浆源性凝血因子、凝血酶原复合物资源稀缺，价格昂贵，这给患者家庭及社会带来极大的经济负担。

4. 注意生活卫生，增强预防意识。血友病患者终身有轻微创伤后出血的倾向，会长期反复发生轻重不同的出血。如何做好预防，减少出血是至关重要的。

(1)不要暴饮暴食、酗酒、吸烟，适当注意营养，多吃富含维生素C的食物。

(2)做一些较轻的体育锻炼以增强体质，但首先应尽力避免外伤和过于剧烈的活动，如长途行走、跑步及搬运重物等。

(3)一切药物最好采用口服或静脉注射，避免针灸、按摩和理疗，以免引起出血或血肿。

(4)口服药中注意不用或慎用对胃肠道有刺激的药物，以防消化道出血，不用影响凝血功能的阿司匹林等药物。

(5)尽量避免手术，必须做的手术一定要有充分准备。

(6)因止血较慢，细菌易于入侵而发生感染，对于小的外伤亦不能轻视，受伤后应立即到医院做适当处理。

5. 及时就诊，正确处置出血问题。

(1)注意口腔卫生以防龋齿，一旦发生牙病应尽早治疗，拔牙需在输注血液浓缩制剂后进行，以免大出血。

(2)当有活动性关节出血时应适当限制活动，关节部位应完全休息，并将肢体置于舒适与功能性的位置，可用冰敷(切不可用热敷或理疗，以免加重出血)，待出血及疼痛控制后(通常在3～5天内)开始肌肉锻炼，肿胀消退后进行关节活动，关节周围软组织恢复至接近正常、关节肌力及运动正常后，才能负重。

(3)胃肠道、泌尿道等内脏器官出血时，应及早就诊，以便正确判断病情和得到正确的处理，严重者应输新鲜血浆、冷沉淀物以及FⅧ或FⅨ浓缩制剂等血制品。

(4)止血药也应在医生指导下应用，因为有些止血药对本病无效，有些药物如抗纤溶药6-氨基己酸等对泌尿道出血的患者会引起泌尿道内血块形成，造成尿路梗阻和肾功能损害。

复习思考题

1. 名词解释：(1)血液凝固；(2)血友病A；(3)血友病B；(4)X性联隐性遗传性出血性

疾病；(5)Von Willebrand 因子(vWF)；(6)血液制品；(7)抗纤溶药物；(8)1-去氨基-8D-精氨酸血管加压素(DDAVP)；(9)血管性血友病(vWD)；(10)vWF 瑞斯托霉素辅因子(vWF:Rco)；(11)冷沉淀制剂；(12)FⅧ浓缩制剂；(13)凝血酶时间(TT)；(14)血友病假肿瘤。

2. 血友病 A 的遗传机制是什么？

3. 血友病 A 的诊断依据是什么？

4. 血友病 A 的药物治疗原则有哪些？

5. 控制血友病出血的血液制品有哪些，如何应用？

6. 血管性血友病的临床表现和实验室特点是什么？

7. 血管性血友病的常用治疗药物有哪些？

8. 引起维生素 K 缺乏的因素有哪些？

9. 富含维生素 K 的食物有哪些？

10. 维生素 K_1 皮下注射或肌内注射的适应证有哪些？注意事项是什么？

11. 肝病对止血功能的影响有哪些？治疗措施是什么？

12. 血友病 A 患者教育的内容有哪些？

（山东省立医院　封丽丽）

第八章

内分泌与代谢疾病

第一节　甲状腺功能亢进症

内容提要

本节主要介绍甲状腺功能亢进症的病因及发病机制、临床表现、诊断与鉴别诊断、药物的临床应用及药学监护要点。要求了解甲状腺功能亢进症的发病机制；熟悉甲状腺功能亢进症的临床表现、诊断要点、药物治疗不同阶段的辅助检查指标；掌握甲状腺功能亢进症的药物治疗方案，重点掌握硫脲类和咪唑类抗甲状腺药物的临床应用及药学监护方案、甲状腺功能亢进症患者的药学教育。

一、病因与临床表现

甲状腺毒症(thyrotoxicosis)是指血循环中甲状腺激素过多，引起以神经、循环、消化等系统兴奋性增高和代谢亢进为主要表现的一组临床综合征。由于甲状腺腺体本身功能亢进，合成和分泌甲状腺激素增加所导致的甲状腺毒症称为甲状腺功能亢进症(简称甲亢)。引起甲亢的病因包括 Graves 病(Graves disease)、多结节性甲状腺肿伴甲亢(毒性多结节性甲状腺肿)、甲状腺自主性高功能腺瘤、碘甲亢、垂体性甲亢、人绒毛膜促性腺激素(human chorionic gonadotropin, hCG)相关性甲亢。其中以 Graves 病最为常见，占所有甲亢的 85%左右。

甲亢主要由循环中甲状腺激素过多而引起，其症状和体征的严重程度与病史长短、激素升高的程度和患者年龄等因素相关。

(一)甲状腺毒症

患者表现为易激动、烦躁失眠、心悸、乏力、怕热、多汗、消瘦、食欲亢进、大便次数增多或腹泻，女性月经稀少。可伴发周期性瘫痪(亚洲的青壮年男性多见)和近端肌肉进行性无力、萎缩，后者称为甲亢性肌病(hyperthyroid myopathy)，以肩胛带和骨盆带肌群受累为主。Graves病有1%伴发重症肌无力。少数老年患者高代谢的症状不典型，相反表现为乏力、心悸、厌食、抑郁、嗜睡、体重明显减少，称为“淡漠型甲亢”(apathetic hyperthyroidism)。

(二)甲状腺肿

Graves病大多数患者有程度不等的甲状腺肿大，为弥漫性，质地中等(病史较久或食用含碘食物较多者可坚韧)，无压痛。甲状腺上下极可触及震颤，可闻及血管杂音。也有少数病例甲状腺不肿大；结节性甲状腺肿伴甲亢可触及结节性肿大的甲状腺；甲状腺自主性高功能腺瘤可扪及孤立结节。心血管系统表现有心率增快、心脏扩大、心律失常、心房颤动、脉压增大等，少数病例下肢胫骨前皮肤可见黏液性水肿(myxedema)。

(三)眼征

1. 单纯性突眼　病因与甲状腺毒症所致的交感神经兴奋性增高有关。包括下述表现：①轻度突眼：突眼度不超过18 mm。②Stellwag征：瞬目减少，双目炯炯发亮。③上睑挛缩，睑裂增宽。④yon Graefe征：双眼向下看时，由于上眼睑不能随眼球下落，出现白色巩膜。⑤Joffroy征：眼球向上看时，前额皮肤不能皱起。⑥Mobius征：双眼看近物时，眼球辐辏不良。

2. 浸润性突眼　又称恶性突眼，也称为Graves眼病，近年来称为Graves眶病(Graves orbitopathy)，病因与眶周组织的自身免疫炎症反应有关，主要因眼外球肌和球后组织体积增加、淋巴细胞浸润和水肿所致。较少见，病情较严重，突眼度常超过18 mm，双侧多不对称。

二、诊断与鉴别诊断

(一)诊断

1. 基本程序　①测定有无甲状腺毒症，即测定血清促甲状腺激素(thyrotropin, thyroid stimulating hormone, TSH)和甲状腺激素的甲状腺素(thyroxine, T_4)、三碘甲腺原氨酸(triiodothyronine, T_3)水平；②确定甲状腺毒症是否来源于甲状腺功能的亢进；③确定引起甲状腺功能亢进的原因，如Graves病、结节性毒性甲状腺肿、甲状腺自主高功能腺瘤等。

2. 甲状腺功能亢进症的诊断　①临床高代谢的症状和体征。②甲状腺体征：甲状腺肿和(或)甲状腺结节，少数病例无甲状腺体征。③血清激素：TT_4(TBG结合型T_4)、FT_4(游离型T_4)、TT_3(TBG结合型T_3)，FT_3(游离型T_3)增高，TSH降低(<0.1 mIU/L)；T_3型甲亢时仅有TT_3、FT_3升高。

3. Graves病的诊断标准　①甲亢诊断成立；②甲状腺肿大呈弥漫性；③伴浸润性突眼；④TSH受体抗体(TSH receptor antibody, TRAb)和甲状腺刺激抗体(thyroid stimu-

lating antibody，TSAb)阳性；⑤其他甲状腺自身抗体阳性；⑥胫前黏液性水肿。具备①②项为诊断必要条件，③④⑤⑥为诊断的辅助条件。

4. 高功能腺瘤或多结节性甲状腺肿伴甲亢的诊断　除临床有甲亢表现外，触诊甲状腺有单结节或多结节。甲状腺核素静态显像有显著特征，有功能的结节呈“热”结节，周围和对侧甲状腺组织受抑制或者不显像。

（二）鉴别诊断

有甲状腺毒症的表现而^{131}I摄取率降低者，是破坏性甲状腺毒症（例如亚急性甲状腺炎、安静型甲状腺炎），以及碘甲亢和伪甲亢（外源性甲状腺激素摄入过多所致甲亢）的特征。

1. 典型亚急性甲状腺炎　患者常有发热、颈部疼痛，为自限性，早期血中TT_3、TT_4的水平升高，^{131}I摄取率明显降低（即血清甲状腺激素升高与^{131}I摄取率减低的分离现象），甲状腺毒症期过后可有一过性甲状腺功能减退症（甲减），然后甲状腺功能恢复正常。

2. 安静型甲状腺炎　是自身免疫性甲状腺炎的一个亚型，大部分患者要经历一个由甲状腺毒症至甲减的过程，然后甲状腺功能恢复正常，甲状腺肿大不伴疼痛。

3. 如果怀疑服用过多甲状腺激素引起的甲状腺毒症时，常可发现过多使用甲状腺激素的病史，并可通过测定血中甲状腺球蛋白（thyroglobulin，Tg）进一步进行鉴别，外源甲状腺激素引起的甲状腺毒症，Tg水平很低或测不出，而甲状腺炎时Tg水平明显升高。

4. 少数Graves甲亢可以和桥本甲状腺炎并存，称为桥本甲亢（Hashitoxicosis），有典型甲亢的临床表现和实验室检查结果，血清TSAb和TPOAb高滴度，甲状腺穿刺活检可见两种病变同时存在。当TSAb占优势时表现为Graves病；当TPOAb占优势时表现为桥本甲状腺炎或（和）甲减。

三、主要治疗药物与应用

目前，对Graves病尚无病因治疗措施。针对甲亢的治疗主要采用抗甲状腺药物（antithyroid drug，ATD）、^{131}I治疗和甲状腺次全切除手术三种方式。此外，还有β受体阻滞剂等对症治疗药物。

（一）抗甲状腺药物

在抗甲状腺药物中，主要治疗药物有硫脲类和咪唑类两类，硫脲类包括甲硫氧嘧啶（methylthiouracil，MTU）和丙硫氧嘧啶（propylthiouracil，PTU），咪唑类包括甲巯咪唑（thiamazole，MMI）和卡比马唑（carbimazole，CMZ）。

1. 作用机制　通过抑制过氧化酶系统，阻止甲状腺激素合成的多个过程，包括甲状腺细胞内的碘化物不能氧化成活性碘，使酪氨酸不能碘化；一碘酪氨酸和二碘酪氨酸的合成过程受阻，甲状腺激素合成减少。对已合成的甲状腺激素并无作用，也不影响已合成激素的释放。还可轻度抑制免疫球蛋白的合成，使甲状腺内淋巴细胞减少，血中TSAb降低。PTU影响脱碘酶（deiodinase，DI），抑制周围组织中T_4转变为T_3，能较快减轻甲状腺毒症，适用于重度甲亢患者。

2. 药动学　口服后吸收迅速，生物利用度约 80%，血浆蛋白结合率为 75%，在体内分布较广。主要在肝脏代谢，PTU 血浆半衰期为 60 分钟，应每 6～8 小时服药一次；MMI 的血浆半衰期 4～6 小时，但在甲状腺组织中药物浓度可维持 16～24 小时，其疗效与甲状腺内药物浓度有关，而浓度与每天给药量呈正相关，每天给药 1 次(30 mg)与 3 次均可较好地发挥疗效。CMZ 比之 MMI 在结构上多一侧链，是 MMI 的前药，故起效较慢，作用时间长，不适用于甲状腺危象。

3. Graves 甲亢的治疗方法　MMI 成人初始剂量为 30～45 mg/d，儿童初始剂量为 0.3～0.5 mg/(kg·d)，维持剂量为 0.2～0.3 mg/(kg·d)；药效维持时间长，可以每天单次服用。PTU 成人初始剂量 300～450 mg/d，分 3 次口服，儿童初始剂量为 4 mg/(kg·d)，分次口服，维持剂量酌减。当症状消失，血中甲状腺激素水平接近正常后逐渐减量。由于 T_4 的血浆半衰期为 7 天，加之甲状腺内储存的甲状腺激素释放约需要两周时间，所以此类药物发挥作用多在 4 周以后。减量时每 2～4 周减药一次，每次 MMI 减量 5～10 mg (PTU 每次减量为 50～100 mg)，减至最低有效剂量时维持治疗，PTU 成人为 50～100 mg/d，MMI 为 5～10 mg/d，总疗程一般为 1～1.5 年。

此类药物起始剂量、减量速度、维持剂量和总疗程均有个体差异，需要根据临床实际情况掌握。近年来提倡 MMI 小量服用法，即 MMI 15～30 mg/d，治疗效果与大剂量无差异。治疗中应当监测甲状腺激素的水平，初期不能用 TSH 作为治疗目标，因为 TSH 的变化滞后于甲状腺激素水平 4～6 周。甲状腺功能亢进症的药物治疗如表 8-1-1 所示。

表 8-1-1　甲状腺功能亢进症的治疗药物

治疗方法	药物/剂量	作用机制	不良反应	适应证
基本治疗				
硫脲类药物：PTU 50 mg/片；有直肠给药制剂	100～200 mg，po q6h～q8h；最大剂量 1200 mg/d，使用 6～8 周或者用到甲状腺功能正常；逐渐减量至维持量 50～150 mg，po qd	阻断甲状腺激素合成的碘的有机化过程，阻断外周 T_4 向 T_3 的转化(PTU)	皮疹，胃肠道反应，关节痛，转氨酶升高，肝炎，粒细胞缺乏	妊娠，哺乳期，甲状腺危象时首选
咪唑类药物：MMI 5，10 mg/片；栓剂可以直肠给药	30～40 mg，po qd，或分两次服（最大剂量 60 mg/d)，使用 6～8 周或用到甲状腺功能正常；逐渐减量至维持量 5～10 mg/d，po	与 PTU 相似，但没有阻断外周 T_4 向 T_3 转化的作用	与 PTU 相似；胆汁淤积性黄疸	每日只服一次，患者依从性好，为首选的咪唑类药物；妊娠期甲亢用 PTU；哺乳期和甲状腺危象时不作为首选

续表

治疗方法	药物/剂量	作用机制	不良反应	适应证
		基本治疗		
手术治疗	术前给予碘、硫脲类药物、碘泊酸或普萘洛尔	甲状腺次全切除或甲状腺全切	甲状腺功能减退，甲状旁腺功能减退，声带受损；麻醉风险；手术疤痕影响美容	压迫症状，憋气，恶性肿瘤，妊娠中期；不适合放射性碘治疗和硫脲类药物治疗者
放射性碘治疗(RAI)	放射性^{131}I；每克甲状腺组织 80～100 μCi，平均剂量 10 mCi；合并恶性突眼的患者治疗前给予糖皮质激素	破坏甲状腺组织	甲状腺功能减退，突眼加重；引起白血病，生殖功能损害，恶性肿瘤；以及其他少见的放射病	成人，老年患者手术风险大或合并心脏病；做过甲状腺手术，有硫脲类药物治疗的禁忌证
		辅助治疗		
碘化造影剂：碘泊酸，碘泛酸，丁碘苄丁酸钠，泛影酸钠	0.5～1 g，每日或隔日口服	阻断 T_4 向 T_3 的转化，释放碘阻断甲状腺素的分泌	同碘	手术、硫脲类药物、RAI 治疗甲亢时的辅助用药，快速缓解甲亢症状
碘剂：卢戈氏液 8 mg/滴，饱和碘化钾溶液 50 mg/滴	术前 10～14d，5～10 滴，po tid；最小有效剂量 6 mg/d	减少甲状腺血流，使腺体变硬，阻断甲状腺激素的释放	超敏反应，皮疹，黏膜溃疡，过敏反应，金属味道，鼻溢液，腮腺和颌下腺肿大，胎儿甲状腺肿大，胎儿死亡	术前准备；甲状腺危象，缓解症状；RAI 治疗前的妊娠者禁用
β受体阻滞剂：普萘洛尔或等效的β受体阻滞剂。避免内在拟交感活性药物(ISA)	普萘洛尔 10～40 mg，po q6h，或必要时服，心率控制在 100 次/分以下；0.5～1 mg 缓慢静脉推注	阻断甲状腺激素的外周效应，阻断外周 T_4 向 T_3 的转化	心动过缓，充血性心力衰竭，阻断低血糖时的升血糖激素的作用，支气管痉挛，中枢神经系统症状，胎儿心率过慢	硫脲类药物和 RAI 治疗起效前缓解症状；术前准备；甲状腺危象

续表

治疗方法	药物/剂量	作用机制	不良反应	适应证
辅助治疗				
钙离子拮抗剂	地尔硫䓬 120 mg,po tid~qid;或维拉帕米80~120 mg,po tid-qid,使心率<100 次/分	阻断甲状腺激素的外周效应	心动过缓,周围水肿,充血性心力衰竭,头痛,面部潮红,低血压,头晕	对于不能耐受β受体阻滞剂的患者,缓解甲亢症状
糖皮质激素	泼尼松或等量的糖皮质激素 50~140 mg/d,分次口服;甲状腺危象时静脉推注氢化可的松 50~100 mg,q6h	使 TRAb 降低,抑制炎症过程;阻断 T_4 向 T_3 的转化	激素治疗的并发症	恶性突眼,甲状腺危象(静脉用药),胫前黏液性水肿,突眼患者进行 RAI 治疗前

(二)其他治疗药物

1. β受体阻滞剂　甲状腺激素可以增加肾上腺能受体的敏感性。β受体阻滞剂的作用包括:①从受体部位阻断儿茶酚胺的作用,减轻甲状腺毒症的症状,在 ATD 发挥作用前控制甲状腺毒症的症状;②具有抑制外周组织 T_4 转换为 T_3 的作用;③可以通过独立的机制(非肾上腺能受体途径)阻断甲状腺激素对心肌的直接作用。

目前使用最广泛的β受体阻滞剂是普萘洛尔,常规用法为 20~80 mg/d,每 6~8 小时一次,可根据患者临床症状调整剂量。甲亢妊娠患者慎用;哮喘、慢性阻塞性肺疾病、心脏传导阻滞、充血性心力衰竭患者禁用;但严重心动过速导致的心力衰竭可以使用。对有支气管哮喘的患者也可选用选择性$β_1$受体阻滞剂如美托洛尔、倍他洛尔(betaxolol)、阿替洛尔、比索洛尔等。

2. 甲状腺激素制剂　ATD 治疗期间 TSH 升高,而 TSH 升高促使甲状腺抗原释放,增加 TRAb 产生;甲状腺激素可以直接抑制甲状腺抗原的产生,还可以作用于 B 淋巴细胞,使 TRAb 产生减少,因此对于甲状腺肿大或治疗中进一步增大,突眼或治疗中进一步加重,或 ATD 治疗中短时间出现甲减,可加用甲状腺激素。甲状腺激素制剂包括甲状腺素及左甲状腺素钠(levothyroxine sodium)等,一般由牛、羊的甲状腺提取或人工合成。

3. 碘剂　主要作用是抑制甲状腺激素从甲状腺释放。适应证:①甲状腺次全切除的准备;②甲状腺危象;③严重的甲状腺毒症心脏病;④甲亢患者接受急诊外科手术。碘剂通常与 ATD 同时给予。控制甲状腺毒症的碘剂量大约为 6 mg/d,相当于饱和碘化钾溶液(saturated solution of potassium iodide, SSKI)的 1/8 滴、复方碘溶液(compound iodine solution, Lugol's solution)的 0.8 滴的剂量。

4. 锂制剂　碳酸锂(lithium carbonate)可以抑制甲状腺激素的分泌。与碘剂不同的是,它不干扰甲状腺对放射碘的摄取。主要用于对 ATD 和碘剂均过敏的患者,临时控制其甲状腺毒症，剂量是 300～500 mg，每 8 小时一次。因为锂制剂的这种抑制作用随时间延长而逐渐消失，不良反应较大，故仅适用于短期治疗。

5. 糖皮质激素　对 Graves 病患者给予糖皮质激素治疗，可使 T_3、T_4 快速降低，反三碘甲腺原氨酸（reverse triiodothyronine，rT_3）升高；同时因其免疫抑制作用，明显抑制 TRAb。然而由于其不良反应较多，故只用于甲状腺危象或危象前期的患者。一般情况下，当需要快速控制甲亢时，类固醇激素是有效药物。

四、药学监护

硫脲类及咪唑类抗甲状腺药物为甲亢的主要治疗药物，患者应用疗程较长，需要从多方面加强用药监护。

（一）用药依从性监护

由于 T_4 的血浆半衰期长达 7 天，加之甲状腺内储存的甲状腺激素释放约需要两周时间，因此，甲亢患者的症状改善多在开始用药的 4 周左右。应告知患者的药物起效时间和药物治疗疗程，使患者做到以下几点：①在初始治疗时遵医嘱用药；②症状改善后不能停药，仍需遵医嘱检查相关指标，调整用药剂量；③在药物逐渐减量的过程中，不要自行停药，应定期检查有关指标，遵医嘱服药。

（二）药物疗效监护

甲巯咪唑的剂量调整方案：初治期，30～45 mg/d；当高代谢症状消失，或甲状腺激素水平接近正常后逐渐减量，每 2～4 周减药一次，每次减 5～10 mg；维持量为最低有效剂量，约 5～10 mg/d，总疗程一般为 1～1.5 年。在患者开始用药时，应严密观察患者临床症状，4 周左右复查甲状腺激素水平，药物减量期间应定期监测其甲状腺功能，准备停药时，应评估患者总体病情控制情况和 TSAb 水平，甲状腺明显缩小及 TSAb 阴性者停药后复发率低，甲状腺仍肿大或 TSAb 阳性者停药后复发率高。

（三）药物不良反应监护

抗甲状腺药物的主要不良反应是皮疹、皮肤瘙痒、白细胞减少症、粒细胞缺乏症、中毒性肝病和血管炎等。MMI 的不良反应为剂量依赖性，PTU 的不良反应则是非剂量依赖性的，即“全”或“无”。两药交叉反应发生率约 50%。

1. 白细胞减少症　发生白细胞减少（$<4.0\times10^9/L$），但中性粒细胞计数仍高于 $1.5\times10^9/L$ 时，通常不需要停药，可减少抗甲状腺药物剂量，加用一般升白细胞药物，如维生素 B_4、鲨肝醇等。注意甲亢在病情还未被控制时也可以引起白细胞减少，所以应当在用药前常规检查白细胞数目作为对照。

粒细胞缺乏症指外周血中性粒细胞绝对计数低于 $0.5\times10^9/L$，是 ATD 的严重不良反应，老年患者的危险性增加。MMI 和 PTU 均可以引起本症，发生概率相等，在 0.3% 左右；且二者有交叉反应，其中一种药物引起，不要换用另外一种药物治疗。多数发生在

ATD最初治疗的2～3个月或再次用药的1～2个月内，但也可发生在服药的任何时间。患者的主要临床表现是发热、咽痛、全身不适等，严重者出现败血症，病死率较高。故治疗中出现发热、咽痛均要立即检查白细胞，以及时发现粒细胞缺乏症。建议在治疗中定期检查白细胞，若中性粒细胞低于1.5×10^9/L时，应当立即停药。粒细胞集落刺激因子可以促进骨髓恢复，但是对骨髓造血功能损伤严重的病例效果不佳。在一些情况下，也可以使用糖皮质激素治疗粒细胞缺乏症。

2. 皮肤反应　皮疹和瘙痒的发生率为10％，用抗组织胺药物多可纠正；皮疹严重时应停药，以免发生剥脱性皮炎。出现关节疼痛者应当停药，否则会发展为"ATD关节炎综合征"，即严重的一过性游走性多关节炎。

3. 肝脏毒性　中毒性肝病的发生率为0.1％～0.2％，多在用药后3周发生，表现为变态反应性肝炎，转氨酶显著上升，肝脏穿刺可见片状肝细胞坏死，病死率高达25％～30％。需要注意的是，甲亢本身也有转氨酶增高，在用药前应检查基础肝功能，以区别是否为药物的不良反应。PTU可致20％～30％的患者转氨酶升高，升高幅度为正常值的1.1～1.6倍；还有一种罕见的MMI导致的胆汁瘀积性肝病，肝脏活体检查肝细胞结构存在，小胆管内可见胆汁瘀积，外周有轻度炎症。停药后可以完全恢复。

4. 血管炎　此不良反应罕见，PTU引起的多于MMI，血清学检查符合药物性狼疮(drug induced lupus, DIL)。抗中性粒细胞胞浆抗体(antineutrophil cytoplasmic antibodies, ANCA)阳性的血管炎主要发生在亚洲患者，与服用PTU有关，大多数患者存在抗髓过氧化物酶(antimyeloperoxidase)-ANCA，这种抗体与髓过氧化物酶结合，形成反应性中间体，促进自身免疫炎症。近年来的临床观察发现，PTU可诱发33％Graves患者产生ANCA；正常人群和未治疗的Graves病患者中，4％～5％ ANCA阳性；多数患者无血管炎的临床表现。故有条件者在使用PTU治疗前应检查ANCA，对长期使用PTU治疗者定期监测尿常规和ANCA。

ANCA阳性的血管炎多见于中年女性，临床表现为急性肾功能异常、关节炎、皮肤溃疡、血管炎性皮疹、鼻窦炎、咯血等，停药后多数病例可以恢复；少数严重病例需要大剂量糖皮质激素、环磷酰胺或血液透析治疗。

（四）生活方式监护

1. 饮食注意事项　碘过量可诱发甲状腺疾病，食用无碘盐，少食海带、紫菜、海产品等含碘丰富的食物。

2. 应尽量避免使用含碘药物　含碘药物包括胺碘酮、西地碘片(cydiodine tablets)、多维元素片(multivitamin and minerals tablet)、碘化钾(potassium iodide)、含碘造影剂(iodine contrast medium)、卵磷脂络合碘片(沃丽汀，iodized lecithin tablets)等。

3. 甲亢患者基础代谢率高，应补充足够的热量和营养，如糖类、蛋白质、B族维生素等。

案例讨论——甲状腺功能亢进症

【病例介绍】

患者青年男性，因“多食、心慌、怕热、多汗1年余，加重2月”入院。患者1年前发现多食、多汗、心慌，诊断为甲亢，服用甲巯咪唑10 mg，tid，连服10日，自觉症状好转停药。1年来多食易饥，每日可吃1千克粮食，疲乏无力，体重显著下降，1年中体重减轻9千克，多汗，大小便正常，情绪急躁易怒，时常心慌，偶感心前区疼痛，腿软、发麻10余天。2个月前，自觉心慌、多汗症状加重，入院治疗。患者既往体健，无烟酒嗜好，无药物及食物过敏史，无药物不良反应史。母亲有甲亢病史。

【体格检查】

查体：T 36.5 ℃，P 110次/分，R 22次/分，BP 115/70 mmHg。眼睑无水肿，巩膜无黄染，眼裂正常，眼球突出；Graefe征(＋)；Stellwag征(＋)；Mobius征(＋)；Joffroy征(＋)。甲状腺Ⅲ度肿大，右叶肿大较明显，质软，无压痛，可闻及血管杂音。四肢肌力、肌张力正常，双下肢无水肿。手颤(＋)。

【辅助检查】

(1)甲功：FT_3 43.11 pmol/L，FT_4 ＞100 pmol/L，TSH＜0.005 μIU/mL，TGAb 246.11 U/mL，TPOAb＞1000 U/mL。

(2)甲状腺B超：甲状腺弥漫性病变，血流呈“火海征”。

(3)血常规：白细胞计数 8.85×10^9/L，中性粒细胞 6.00×10^9/L，中性粒细胞%：0.678，淋巴细胞%：0.249，嗜碱性粒细胞%：0.001，嗜酸性粒细胞%：0.001，单核细胞%：0.071。

(4)肝功能：ALT 25.70 U/L，AST 18.30 U/L，AST/ALT 0.71。

【入院诊断】

甲状腺功能亢进症。

【诊疗经过】

入院后给予甲巯咪唑20 mg，po tid；酒石酸美托洛尔片12.5 mg，po bid。患者诉心慌症状有所缓解，入院第5日，诉夜间发热，最高体温达38.9 ℃，伴咽痛、头痛，咳嗽，肺部听诊有湿性啰音，急查血细胞计数与分类，示白细胞计数 2.15×10^9/L，中性粒细胞 0.45×10^9/L。立即停用甲巯咪唑，转入无菌病房隔离，并加用粒细胞集落刺激因子100 μg，ih；头孢哌酮/舒巴坦2 g，ivdrip q12 h。3日后，查白细胞计数为 4.15×10^9/L，中性粒细胞 1.40×10^9/L，血细胞计数有所回升，患者临床症状好转。

【用药分析】

1. 甲巯咪唑的应用　本病例为甲亢青年男性，入院后给予咪唑类抗甲亢药物治疗，甲巯咪唑的用法为20 mg，tid，初始用量偏大，建议在甲亢初治期每日用量为30～40 mg，此药在甲状腺内维持的药效较长，可每日1次给药，以增加患者的依从性。在药物治疗之前，应检测患者的甲状腺功能、白细胞计数及分类、肝功能等指标，用药4～6周后，应复查上述指标，以评价药物治疗效果，同时有助于鉴别甲亢合并白细胞减少症(或肝毒性)和药物性损害，在维持量治疗阶段，患者的甲状腺功能在正常范围，可3～6个月复查一次。

2. β受体阻滞剂的鉴别应用　甲状腺激素可增加肾上腺能受体的敏感性，甲亢患者会表现出心慌、面红等症状。在抗甲状腺药物起效之前，可给予β受体阻滞剂控制甲亢症状。此类药物的作用有：①从受体部位阻断儿茶酚胺的作用，减轻甲状腺毒症的症状；②在ATD作用完全发挥以前控制甲状腺毒的症状；③具有抑制外周组织 T_4 转换为 T_3 的作用；④通过独立的机制（非肾上腺能受体途径）阻断甲状腺激素对心肌的直接作用。目前，使用最为广泛的β受体阻滞剂是普萘洛尔，20～80 mg/d，每6～8小时一次。

$β_1$受体主要分布于心脏，其兴奋时可增加心肌收缩性、自律性和传导功能，还分布在瞳孔开大肌，起扩瞳作用；$β_2$受体主要分布于支气管平滑肌、血管平滑肌和心肌等，兴奋时可介导支气管平滑肌松弛、血管扩张等。因此，非选择性β受体阻滞剂普萘洛尔同时阻断两种受体，能够改善患者心脏症状及血管扩张而引起的面红、出汗等症状。如患者有严重的支气管哮喘病史，可选用选择性的$β_1$受体阻滞剂。

3. 中性粒细胞减少的处理　患者于入院第5日，诉发热、咽痛、头痛，应首先排除药物因素，考虑是否为甲巯咪唑引起的粒细胞缺乏的临床表现。粒细胞缺乏主要发生在抗甲状腺药物治疗的2～3个月或再次用药的1～2个月内，其他时间也可发生。甲巯咪唑致粒细胞缺乏呈剂量相关性，每日剂量大于40 mg时更易发生。血细胞计数与分类检查提示粒细胞缺乏，应立即停用甲巯咪唑，加用糖皮质激素或粒细胞集落刺激因子，密切监测患者的感染征象，该患者已出现肺部感染体征，应继续完善相关检查，给予适当的抗菌药物。

【患者用药教育】

(1)用药依从性：应严格遵医嘱用药，症状改善后不能擅自停药，仍需遵医嘱检查相关指标，调整用药剂量。

(2)疗效与安全性：用药期间，应定期监测甲状腺功能、血常规、肝功能等指标，如发生发热、咽痛、食欲不佳等症状，应立即就诊。

(3)生活方式：应进食高热量、高蛋白食品，但应避免进食含碘量高的药品或食品。保持适当运动。

复习思考题

1. 名词解释：(1)甲状腺毒症；(2)甲状腺功能亢进症（甲亢）；(3)Graves病；(4)甲亢性肌病；(5)淡漠型甲亢；(6)黏液性水肿；(7)单纯性突眼；(8)浸润性突眼；(9)促甲状腺激素（TSH）；(10)TSH受体抗体（TRAb）；(11)甲状腺刺激抗体（TSAb）；(12)桥本甲亢；(13)抗甲状腺药物（ATD）；(14)甲状腺危象；(15)粒细胞缺乏症；(16)药物性狼疮（DIL）。

2. 甲状腺毒症的临床表现有哪些？

3. Graves病的诊断标准是什么？

4. 抗甲状腺药物的作用机制是什么？应如何应用？

5. β受体阻滞剂治疗甲亢的作用包括哪些？应如何应用？

6. 碘剂的主要适应证有哪些？

7. 抗甲状腺药物最严重的不良反应是什么？应如何处理？
8. 甲亢治疗的药学监护包括哪几个方面？

（山东省千佛山医院　李　妍）

第二节　甲状腺功能减退症

内容提要

本节主要介绍甲状腺功能减退症的病因及发病机制、临床表现、诊断、药物的临床应用和药学监护要点。要求了解甲状腺功能减退症的发病机制、临床表现、诊断要点和辅助检查指标，熟悉甲状腺功能减退症的定义，掌握甲状腺激素的替代治疗方法、药学监护方案及患者用药教育。

一、病因与发病机制

甲状腺功能减退症（hypothyroidism，简称甲减）是由于甲状腺激素合成和分泌减少或组织利用不足导致的全身代谢减低综合征。患病率为1%左右，女性较男性多见，随年龄增加患病率上升。根据病变发生的部位，可分为原发性甲减（primary hypothyroidism）、中枢性甲减（central hypothyroidism）和甲状腺激素抵抗综合征（resistance to thyroid hormones）。

（一）成人原发性甲减

1. 自身免疫性损伤　最常见的原因是自身免疫性甲状腺炎，包括桥本甲状腺炎、萎缩性甲状腺炎、亚急性淋巴细胞性甲状腺炎等。
2. 甲状腺被破坏　包括手术切除甲状腺、放射性碘治疗后。
3. 碘过量　碘过量可以引起潜在性甲状腺疾病患者发生一过性甲减，也可以诱发和加重自身免疫性甲状腺炎。
4. 抗甲状腺药物的使用　如锂盐、硫脲类药物等。
5. 腺内广泛病变　多见于晚期甲状腺癌和转移性肿瘤。

（二）中枢性甲减

1. 肿瘤、创伤等导致的下丘脑/垂体组织受损。
2. TSH 生物合成、释放或功能缺陷。

（三）甲状腺激素抵抗综合征

这是由于甲状腺激素在外周组织实现生物效应障碍所致甲减。

二、临床表现

本病发病隐匿，病程较长，不少患者缺乏特异症状和体征。主要临床表现以代谢率减低和交感神经兴奋性下降为主，病情较轻的早期患者可能没有特异性症状。典型的临床表现有：

1. 低代谢症候群　最常见是畏寒、少汗、体温较低、易疲劳、行动迟缓、体重增加、便秘、女性月经过多、不孕、伤口愈合缓慢。

2. 面容　颜面水肿、面色苍白或蜡黄、眼睑松肿、鼻唇增厚、表情淡漠、舌大声嘶、吐词不清，少数患者有突眼，毛发、睫毛、眉毛稀疏，典型者称黏液性水肿面容。

3. 皮肤　苍白、粗厚干冷、粗糙脱屑，以手臂、大腿明显，手足肿胀感；由于高胡萝卜素血症，手掌、足掌皮肤呈姜黄色；头发及体毛干而脆、缺乏光泽，生长缓慢；指甲生长缓慢，厚脆。

4. 心血管系统　心动过缓，心音低弱，心界扩大。

5. 神经精神系统　智力及记忆力明显减退、头晕、嗜睡，甚至出现昏迷及癫痫样发作；颅神经受损可出现视物模糊、视野缺损，听力下降、耳鸣，三叉神经痛；也可以出现共济失调、手动作笨拙、步态失调及身体颤动等小脑症候群；外周神经系统症状可为手足发麻、刺痛、烧灼性疼痛，腱反射变化具有特征性，反射的收缩期往往敏捷，松弛期延缓，跟腱反射减退。

6. 肌肉与骨骼　肌肉无力，主要累及肩背部肌肉，偶见重症肌无力（myasthenia gravis，MG）；可有暂时性肌强直、痉挛、疼痛，咀嚼肌、胸锁乳突肌、股四头肌及手部肌肉可出现进行性肌萎缩；血清肌酸磷酸激酶（creatine phosphokinase，CPK）、乳酸脱氢酶（lactate dehydrogenase，LDH）及天门冬氨酸氨基转移酶（aspartate aminotransferase，AST）升高；关节也可见疼痛、僵硬、肿胀，偶有关节积液。

7. 消化系统　厌食、食欲缺乏、腹胀、便秘，严重者出现麻痹性肠梗阻（paralytic ileus）或黏液性水肿性结肠。

8. 内分泌系统　性腺功能障碍，男性出现阳痿，女性常有月经过多、周期不规律、闭经、生育能力减退。长期患者常见垂体增大，由于促甲状腺激素增高，可同时出现泌乳素（prolactin，PRL）增高，发生溢乳。

9. 血液系统　由于胃酸缺乏、月经过多等引起铁、叶酸、维生素 B_{12} 吸收不良，可致缺铁性贫血或恶性贫血（pernicious anemia）；血沉增快。

10. 黏液性水肿昏迷　多见于老年长期未获治疗者，在寒冷冬季时发病。早期常嗜睡，昏迷时体温低（<35 ℃）、呼吸浅慢、心动过缓、心音弱、血压下降、四肢肌肉松弛、反射减弱或消失，可伴有心、肾衰竭，严重者危及生命。

三、诊断

1. 病史　详细询问病史有助于本病的诊断。如甲状腺手术、^{131}I 治疗、Graves 病、桥本甲状腺炎病史和家族史等。

2. 临床表现　本病发病隐匿，病程较长，不少患者缺乏特异症状和体征。症状主要以代谢率减低和交感神经兴奋性下降为主，病情轻的早期患者可以没有特异症状。典型患者有畏寒、乏力、手足肿胀感、嗜睡、记忆力减退、少汗、关节疼痛、体重增加、便秘，女性月经紊乱或者月经过多、不孕。

3. 体格检查　典型患者可有表情呆滞、反应迟钝、声音嘶哑、听力障碍，面色苍白、颜面和(或)眼睑水肿、唇厚舌大、常有齿痕，皮肤干燥、粗糙、脱皮屑、皮肤温度低、水肿、手脚掌皮肤可呈姜黄色，毛发稀疏干燥，跟腱反射时间延长，脉率缓慢。少数患者出现胫前黏液性水肿。本病累及心脏可以出现心包积液和心力衰竭。重症患者可以发生黏液性水肿昏迷。

4. 实验室诊断　血清 TSH 和总 T_4(TT_4)、游离 T_4(FT_4)是诊断甲减的一线指标。原发性甲减患者血清 TSH 增高，TT_4 和 FT_4 均降低，TSH 增高，TT_4 和 FT_4 降低的水平与病情程度相关。血清总 T_3(TT_3)、游离 T_3(FT_3)早期正常，晚期减低；因为 T_3 主要来源于外周组织 T_4 的转换，所以不作为诊断原发性甲减的必备指标。亚临床甲减仅有 TSH 增高，TT_4 和 FT_4 正常。

5. 其他检查　轻、中度贫血，血清总胆固醇、心肌酶谱可见升高，部分病例血清泌乳素升高、蝶鞍增大，需要与垂体催乳素瘤(prolactinoma)相鉴别。

四、主要治疗药物与应用

1. 左甲状腺素(levothyroxine, L-T_4)　与从动物甲状腺中提出的甲状腺素片相比，L-T_4 具有更稳定、效力均一、相对廉价、无致敏性外源性蛋白成分等优势，是甲状腺替代治疗的首选药物。该药半衰期长达 7 天，可每日服药一次，周末时可停服。起始替代剂量和达到完全替代剂量所需时间根据年龄、体重和心脏状态确定。

(1)年龄小于 50 岁、既往无心脏病史患者可以尽快达到完全替代剂量。

(2)年龄大于或等于 50 岁患者在服用 L-T_4 前，要常规检查心脏状态，一般从 25～50 μg/d起始，每天 1 次口服，每 1～2 周增加 25 μg，直至达到治疗目标。

(3)患缺血性心脏病者起始剂量宜小，调整剂量宜慢，以防止诱发或加重心脏病。

(4)对儿童来说，L-T_4 替代治疗的推荐剂量随患儿年龄的增加而减少(见表 8-2-1)。

表 8-2-1　儿童应用 L-T_4 的推荐替代治疗剂量

年龄	每日剂量(μg/kg)
3～6 个月	12～17
6～12 个月	5～7
1～10 岁	3～6
＞10 岁	2～4

理想的 L-T_4 服药方法是早餐前 60 分钟服用，与其他药物的服用间隔应当在 4 小时以上，因为有些药物和食物会影响 T_4 的吸收和代谢，如肠道吸收不良及氢氧化铝、碳酸

钙、考来烯胺、硫糖铝、硫酸亚铁、食物纤维添加剂等均可影响小肠对 L-T_4的吸收；与二价阳离子（如钙、铁制剂）同服，应间隔 12 小时以上，并停用铝制剂；苯巴比妥、苯妥英钠、卡马西平、利福平、异烟肼、洛伐他汀、胺碘酮、舍曲林（sertraline）、氯喹（chloroquine）等药物可以加速 L-T_4清除，甲减患者应尽量避免同时服用这些药物，如必须同用时，需要严密监测甲状腺功能，据此调整 L-T_4用量。

2. 甲状腺素片（thyroid hormone tablets） 取自猪的甲状腺，牛和羊的也可用，主要优势是廉价。与 L-T_4相比，甲状腺素片中的 T_3和 T_4所占比例不稳定，导致药效不稳定，甚至有的产品会因为 T_3的含量过高而致甲状腺毒症的发生。因此，不推荐本品用于甲减患者的初始治疗，也并不是甲状腺替代治疗的首选药物。

五、药学监护

1. 用药依从性监护 一般情况下，甲减患者需终生应用左甲状腺素替代治疗，应告知患者长期用药的必要，并监护患者的依从性，保证患者在正确的时间以正确的方法服药。

2. 药物疗效监护 甲状腺素替代治疗开始之后，应评价患者的治疗反应和甲状腺功能，根据具体情况调整药物用量。药物治疗过程中，应嘱患者进行自我评价，包括甲减症状的变化和定期监测甲状腺功能。

甲状腺素的生物利用度受多种药物与食物的影响，如大豆蛋白可降低甲状腺素的吸收，雌激素、考来烯胺、硫酸亚铁、抗酸药、钙制剂、雷洛昔芬（raloxifene）、洛伐他汀、硫糖铝等药物也可导致甲状腺素的生物利用度降低，应针对患者的具体情况，制订服药策略，以避免可能的药物和食物之间的相互作用。

3. 安全性监护 甲状腺素最常见的不良反应是心动过速、心悸，甚至出现心律不齐或诱发心绞痛，多出现于过量服药、初始治疗或药物剂量增加过快时。其他不良反应包括头痛、肌肉无力和痉挛、皮肤潮红、发热、呕吐、月经紊乱、假脑瘤（头部受压感及眼胀）、震颤、坐立不安、失眠、多汗、体重下降和腹泻。出现上述情况应减少每日剂量或停药几天，一旦症状消失，应小心地重新以更低剂量开始，缓慢加至治疗量。

复习思考题

1. 名词解释：(1)甲状腺功能减退症（甲减）；(2)原发性甲减；(3)中枢性甲减；(4)甲亢性肌病；(5)甲状腺激素抵抗综合征；(6)黏液性水肿昏迷；(7)甲状腺素片。

2. 甲状腺功能减退症的发病类型有哪些？

3. 甲减的典型临床表现有哪些？

4. 诊断甲减的一线指标是什么？

5. 左甲状腺素的优势是什么？应如何用药？

6. 甲减治疗的药学监护有哪些？

（山东省千佛山医院 李 妍）

第三节 糖尿病

内容提要

本节介绍糖尿病的病因及分型、临床表现与并发症、诊断线索及标准、治疗目标、治疗药物及临床应用、用药注意事项与患者教育。要求了解糖尿病的病因及分型、临床表现与并发症、诊断线索及标准；熟悉糖尿病的综合控制目标及治疗药物种类；掌握常用抗糖尿病药物的临床应用、主要不良反应及禁忌证，并结合病案讨论，重点掌握口服降糖药和胰岛素的临床应用、治疗方案及药学监护要点与患者教育。

糖尿病（diabetes mellitus, DM）是具有多病因及多种表现的代谢紊乱性疾病，以胰岛素分泌缺陷或胰岛素活性障碍或者二者兼而有之，导致糖类、脂肪和蛋白质的代谢失衡和慢性高血糖。长期血糖增高，大血管、微血管受损并危及心、脑、肾、周围神经、眼睛、足等，并发症高达100多种，是目前已知并发症最多的一种疾病。糖尿病死亡者有一半以上是心脑血管病变所致，10%是肾病变所致。

2013年中华医学会糖尿病学分会公布的流行病学调查结果显示，我国30岁以上人群糖尿病患病率达11.6%，估计全国有1.39亿患者，也就是说十个中国人就有一个是糖尿病患者，称为世界第一糖尿病大国。糖尿病具有高致死率、高致残率和高医疗花费的特征，成为当前世界各国共同面对的公共健康问题。临床数据显示，糖尿病发病后10年左右，将有30%～40%的患者至少会发生一种并发症，且并发症一旦产生，药物治疗很难逆转，因此强调尽早预防糖尿病并发症。

一、病因及分型

糖尿病病因和发病机制极为复杂，至今未完全阐明。不同类型其病因不尽相同，即使在同一类型中也存在着异质性，总的来说，遗传因素及环境因素共同参与其发病。胰岛素由胰岛β细胞合成和分泌，经血循环到达体内各组织器官的靶细胞，与特异受体结合并引发细胞内物质代谢效应，该过程中任何一个环节发生异常均可导致糖尿病。随着年龄增长，胰岛内分泌细胞功能逐渐衰退，老龄化本身也是糖尿病的危险因素。

糖尿病的分型，目前国际上通用世界卫生组织糖尿病专家委员会提出的分型标准（1999年），是依据对糖尿病的临床表现、病理生理及病因的认识而建立的综合分型。

1. 1型糖尿病（type 1 diabetes mellitus, T1DM） 胰岛β细胞破坏，常导致胰岛素绝对缺乏。包括：①免疫介导性（1A）急性型及缓发型；②特发性（1B）无自身免疫证据。

2. 2型糖尿病（type 2 diabetes mellitus, T2DM） 从以胰岛素抵抗（insulin resistance, IR）为主伴胰岛素进行性分泌不足，到以胰岛素进行性分泌不足为主伴胰岛素抵抗。

3. 其他特殊类型糖尿病（other specific types of diabetes） 这是指在不同水平上（从

环境因素到遗传因素或两者间的相互作用），病因学相对明确的一些高血糖状态。

（1）胰岛β细胞功能的基因缺陷：青春晚期糖尿病（maturity onset diabetes of the young，MODY）、线粒体基因突变糖尿病（maternally inherited diabetes and deafness，MIDD）、其他。

（2）胰岛素作用的基因缺陷：包括A型胰岛素抵抗征（Insulin resistance type A syndrome）、妖精貌综合征（Donohue syndrome）、Rabson-Mendenhall 综合征（Rabson-Mendenhall syndrome）、脂肪萎缩性糖尿病（lipoatrophic diabetes）等。

（3）胰腺外分泌疾病：包括胰腺炎（pancreatitis）、创伤/胰腺切除术（pancreatic trauma/pancreatectomy）、胰腺肿瘤（pancreatic tumors）、胰腺囊性纤维化病（cystic fibrosis of the pancreas）、血色病（hemachromatosis）、纤维钙化性胰腺病（fibrocalculous pancreatic diabetes，FCPD）等。

（4）内分泌疾病：肢端肥大症（acromegaly）、库欣综合征（Cushing's syndrome）、胰高血糖素瘤（glucagonoma）、嗜铬细胞瘤、甲状腺功能亢进症（hyperthyroidism）、生长抑素瘤（somatostatinoma）、醛固酮瘤（aldosteronoma）及其他。

（5）药物或化学品所致的糖尿病：N-3 吡啶甲基 N-P 硝基苯尿素（vacor）、喷他脒（pentamidine）、烟酸、糖皮质激素、甲状腺激素、二氮嗪（diazoxide）、β肾上腺素能激动剂（β-adrenoceptor agonists）、噻嗪类利尿剂、苯妥英钠、干扰素α及其他。

（6）感染：先天性风疹（congenital rubella）、巨细胞病毒感染及其他。

（7）不常见的免疫介导性糖尿病：僵人综合征（stiff-man syndrome）、抗胰岛素受体抗体（anti-insulin receptor antibody）阳性及其他。

（8）其他与糖尿病相关的遗传综合征：Down 综合征（Down syndrome）、Klinefelter 综合征（Klinefelter syndrome）、Turner 综合征（Turner syndrome）、Wolfman 综合征（werewolf syndrome）、Friedreich 共济失调（Friedreich ataxia）、Huntington 舞蹈病（Huntington's chorea）、Laurence-Moon-Beidel 综合征（Laurence-Moon-Bielf syndrome）、强直性肌营养不良（myotonic dystrophy）、卟啉病（porphyria）、Prader-Willi 综合征（Prader-Willi syndrome）及其他。

4. 妊娠糖尿病（gestational diabetes mellitus，GDM） GDM 指妊娠期间发生的不同程度的糖代谢异常。不包括孕前已诊断或已患糖尿病的患者，后者称为糖尿病合并妊娠。

在糖尿病患者中，以 T2DM 最多见，占 90%～95%。T1DM 在亚洲较少见，但在某些国家和地区则发病率较高，估计我国 T1DM 占糖尿病的比例小于 5%。另外，临床将病情极不稳定、血糖波动范围大且难以控制的糖尿病，称为脆性糖尿病（brittle diabetes），又称不稳定型糖尿病（unstable diabetes），它不是糖尿病的一个新类型，而是根据临床特点来命名的。以往大多将脆性糖尿病归于 T1DM，而事实上，脆性糖尿病也可见于某些胰岛功能近乎衰竭的晚期 T2DM 患者，具有血糖昼夜波动大，病情极不稳定，不易控制，容易发生糖尿病酮症酸中毒（diabetic ketoacidosis，DKA）和低血糖症（hypoglycemia）两极分化现象的特点。

二、临床表现与并发症

（一）代谢紊乱症状群

1. 血糖升高后因渗透性利尿引起多尿，继而口渴多饮；外周组织对葡萄糖利用障碍，脂肪分解增多，蛋白质代谢负平衡，渐见乏力、消瘦，儿童生长发育受阻；患者常有易饥、多食。故糖尿病的临床表现常被描述为“三多一少”，即多尿、多饮、多食和体重减轻。

2. 可有皮肤瘙痒，尤其外阴瘙痒。

3. 血糖升高较快时可使眼房水、晶体渗透压改变而引起屈光改变致视力模糊。

4. 许多患者无任何症状，仅于健康检查或因各种疾病就诊化验时发现高血糖。

（二）并发症和（或）伴发病

1. 急性严重代谢紊乱　这是指糖尿病酮症酸中毒（DKA）和高渗高血糖综合征（hyperosmolai-hyperlycemic syndrome，HHS）。

（1）DKA为最常见的糖尿病急症，以高血糖（hyperglycemia）、酮症（ketosis）和酸中毒（acidosis）为主要表现，是胰岛素不足和拮抗胰岛素激素过多共同作用所致的严重代谢紊乱综合征。T1DM患者有自发DKA倾向，T2DM患者在一定诱因作用下也可发生DKA。DKA最常见的诱因是感染，其他诱因包括胰岛素治疗中断或不适当减量、各种应激、酗酒以及某些药物（如糖皮质激素、拟交感药物等），另有2%～10%原因不明。

DKA临床表现为早期“三多一少”症状加重；酸中毒失代偿后，疲乏、食欲减退、恶心、呕吐，多尿、口干、头痛、嗜睡，呼吸深快，呼气中有烂苹果味（丙酮，acetone）；后期严重失水，尿量减少、眼眶下陷、皮肤黏膜干燥，血压下降、心率加快，四肢厥冷；晚期不同程度意识障碍，昏迷。少数患者表现为腹痛，酷似急腹症，易误诊。虽然患者常有感染，但其临床表现可被DKA的表现所掩盖，且往往因外周血管扩张而体温不高，甚至偏低，是预后不良的表现。

（2）HHS是糖尿病急性代谢紊乱的另一临床类型，以严重高血糖、高血浆渗透压、脱水为特点，无明显酮症，患者可有不同程度的意识障碍或昏迷（<10%），部分患者可伴有酮症。主要见于老年T2DM患者，超过2/3的患者原来无糖尿病病史。HHS诱因为引起血糖增高和脱水的因素，包括急性感染、外伤、手术、脑血管意外等应激状态，使用糖皮质激素、利尿剂、甘露醇等药物，水摄入不足或失水，透析治疗，静脉高营养疗法等。有时在病程早期因误诊而输入大量葡萄糖液或因口渴而摄入大量含糖饮料，可诱发本病或使病情恶化。

HHS起病缓慢，最初表现为多尿、多饮，但多食不明显或反而食欲减退，以致常被忽视。渐次出现严重脱水和神经精神症状，患者反应迟钝、烦躁或淡漠、嗜睡，逐渐陷入昏迷、抽搐，晚期尿少甚至尿闭。就诊时呈严重脱水，可有神经系统损害的定位体征，往往易被误诊为中风。无酸中毒样大呼吸。与DKA相比，失水更为严重、神经精神症状更为突出。

2. 感染性疾病　糖尿病容易并发各种感染，血糖控制差者更易发生也更严重。

(1)肾盂肾炎和膀胱炎多见于女性患者，容易反复发作，严重者可发生肾及肾周脓肿、肾乳头坏死。

(2)疖、痈等皮肤化脓性感染可反复发生，有时可引起败血症或脓毒血症。

(3)皮肤真菌感染如足癣、体癣也常见。真菌性阴道炎和巴氏腺炎是女性患者常见并发症，多为白色念珠菌感染所致。

(4)糖尿病合并肺结核的发生率显著增高，病灶多呈渗出干酪性，易扩展播散，且影像学表现多不典型，易致漏诊或误诊。

3. 糖尿病慢性并发症(diabetic chronic complication)　糖尿病的并发症可累及全身各重要器官，可单独出现或以不同组合同时或先后出现。并发症可在诊断糖尿病前已存在，有些患者因并发症作为线索而发现糖尿病。在我国，糖尿病是导致成人失明、非创伤性截肢的主要原因，是终末期肾脏病的常见原因。糖尿病使心脏、脑和周围血管疾病风险增加 2～7 倍；与非糖尿病患者群相比，糖尿病患者群所有原因死亡、心血管病死亡、失明和下肢截肢风险均明显增高；其中心血管疾病是糖尿病患者致残致死的主要原因。

慢性并发症发病机制极其复杂，尚未完全阐明。目前认为与遗传易感性、胰岛素抵抗、高血糖、低度炎症状态、血管内皮细胞功能紊乱、血凝异常等多种因素有关。高血糖导致血管损伤与多元醇(polyalcohol)途径激活、晚期糖基化终末产物(advanced glycationend product, AGE)形成增加、蛋白激酶 C(protein kinase C)途径激活及已糖胺(hexosamine)通路激活等有关；高血糖时线粒体电子传递链过氧化物产生过量引起氧化应激，是以上各条途径的共同机制。

(1)糖尿病微血管病变(diabetic microangiopathy)：微血管是指微小动脉和微小静脉之间、管腔直径在 100 μm 以下的毛细血管及微血管网。微血管病变是糖尿病的特异性并发症，其典型改变是微循环障碍和微血管基底膜增厚。主要危险因素包括长糖尿病病程、血糖控制不良、高血压、血脂异常、吸烟、胰岛素抵抗等；遗传背景在发病中也起重要作用。微血管病变可累及全身各组织器官，主要表现在视网膜、肾、神经和心肌组织，其中以糖尿病肾病和视网膜病变尤为重要。

1)糖尿病肾病(diabetic nephropathy, DN)：为慢性肾脏病变的一种重要类型，是导致终末期肾衰的常见原因，T1DM 的主要死因；在 T2DM，其严重性仅次于心脑血管疾病，常见于病史超过 10 年的患者。T1DM 所致肾损害的发生发展可分Ⅰ、Ⅱ、Ⅲ、Ⅳ、Ⅴ五期，T2DM 导致的肾损害也参考该分期。

2)糖尿病性视网膜病变(diabetic retinopathy, DR)：病程超过 10 年的糖尿病患者，常合并程度不等的视网膜病变，是失明的主要原因之一。2002 年国际临床分级标准依据散瞳后检眼镜检查，将糖尿病视网膜改变分为两大类，Ⅰ、Ⅱ、Ⅲ、Ⅳ、Ⅴ、Ⅵ六期。其中Ⅰ～Ⅲ期为非增殖期糖尿病性视网膜病变(non proliferative diabetic retinopathy, NPDR)，Ⅳ～Ⅵ期为增殖期糖尿病性视网膜病变(proliferative diabetic retinopathy, PDR)，当出现 PDR 时，常伴有糖尿病肾病及神经病变。

3)其他：心脏微血管病变和心肌代谢紊乱可引起心肌广泛灶性坏死，称为糖尿病心肌病(diabetic cardiomyopathy)，可诱发心力衰竭、心律失常、心源性休克和猝死。如与其他心脏病共存，预后更差。

(2)糖尿病大血管病变(diabetic macroangiopathy)：动脉粥样硬化的易患因素如肥胖、高血压、血脂异常等，在糖尿病(主要是T2DM)人群中的发生率均明显增高，致糖尿病患者群动脉粥样硬化的患病率较高，发病更早，病情进展较快。动脉粥样硬化主要侵犯主动脉、冠状动脉、脑动脉、肾动脉和肢体动脉等，引起冠心病、缺血性或出血性脑血管病、肾动脉硬化、肢体动脉硬化等。

(3)神经系统并发症：可累及神经系统任何一部分。病因复杂，可能涉及大血管和微血管病变、代谢因素、自身免疫机制以及生长因子不足等。

1)中枢神经系统并发症：①伴随严重DKA、高渗高血糖状态或低血糖症出现的神志改变；②缺血性脑卒中；③脑老化加速及老年性痴呆等。

2)糖尿病周围神经病变(diabetic peripheral neuropathy, DPN)：①远端对称性多发性神经病变：是最常见的类型，以手足远端感觉运动神经受累最多见。通常为对称性，典型者呈手套或袜套式分布；下肢较上肢严重，先出现肢端感觉异常，可伴痛觉过敏、疼痛；后期感觉丧失，可伴运动神经受累，手足小肌群萎缩，出现感觉性共济失调及神经性关节病(Charcot关节)。腱反射早期亢进，后期减弱或消失，音叉震动感减弱或消失。电生理检查可早期发现感觉和运动神经传导速度减慢。②局灶性单神经病变：可累及任何颅神经或脊神经，但以动眼、正中及腘神经最常见，一般起病急，表现为病变神经分布区域疼痛，常是自限性。③非对称性多发局灶性神经病变：指同时累及多个单神经的神经病变。④多发神经根病变(糖尿病性肌萎缩)：最常见腰段多发神经根病变，典型表现为初起股、髋和臀部疼痛，后骨盆近端肌群软弱、萎缩。

诊断糖尿病周围神经病变时需排除其他病因引起的神经病变。

3)自主神经病变：一般认为有症状的自主神经病变预后不良。多影响胃肠、心血管、泌尿生殖系统等。临床表现为胃排空延迟(胃轻瘫)、腹泻(饭后或午夜)、便秘等；休息时心动过速、直立性低血压、寂静性心肌缺血、QT间期延长等，严重者可发生心源性猝死；残尿量增加、尿失禁、尿潴留等；其他还有阳痿、瞳孔改变(缩小且不规则、对光反射消失、调节反射存在)、排汗异常(无汗、少汗或多汗)等。

(4)糖尿病足(diabetic foot)：指与下肢远端神经异常和不同程度周围血管病变相关的足部溃疡、感染和(或)深层组织破坏，为糖尿病最严重和治疗费用最多的慢性并发症之一，是糖尿病非外伤性截肢的最主要原因。轻者表现为足部畸形、皮肤干燥和发凉、胼胝(高危足)，重者可出现足部溃疡、坏疽。

(5)其他：糖尿病还可引起视网膜黄斑病、白内障、青光眼、屈光改变、虹膜睫状体病变等。牙周病是最常见的糖尿病口腔并发症。皮肤病变也很常见，有些为糖尿病特异性，大多数为非特异性。糖尿病患者的某些癌症如乳腺癌、胰腺癌、膀胱癌等的患病率升高。此外，抑郁、焦虑和认知功能损害等也较常见。

三、诊断线索及标准

(一)诊断线索

1. 糖尿病症状(diabetic symptoms) 指多尿、烦渴多饮、多食和难于解释的体重减轻,即"三多一少"症状。

2. 以糖尿病各种急、慢性并发症或伴发病首诊的患者。

3. 高危人群 ①有糖调节受损(impaired glucose regulation, IGR)史;②年龄45岁及以上;③超重或肥胖;④T2DM的一级亲属;⑤有巨大儿生产史或GDM史;⑥多囊卵巢综合征(polycystic ovarian syndrome, PCOS);⑦长期接受抗抑郁症药物治疗等。

4. 30～40岁以上健康体检或因各种疾病、手术住院时应常规排除糖尿病。

(二)诊断标准

我国目前采用国际上通用的WHO糖尿病专家委员会(1999年)提出的诊断和分类标准(见表8-3-1和表8-3-2),要点如下:

1. 糖尿病诊断是基于空腹血糖(fasting plasma glucose, FPG)、任意时间血糖(随机血糖,random plasma glucose, RPG)或口服葡萄糖耐量试验(oral glucose tolerance test, OGTT)中2小时血糖(2 h plasma glucose, 2hPG)。

(1)空腹指至少8小时内无任何热量摄入;任意时间指一日内任何时间,无论上一次进餐时间及食物摄入量。FPG 3.9～6.0 mmol/L(70～108 mg/dL)为正常血糖调节(normal glucose regulation, NGR);6.1～6.9 mmol/L(110～125 mg/dL)为空腹血糖受损(impaired fasting glucose, IFG);大于等于7.0 mmol/L(126 mg/dL)应考虑糖尿病。

(2)OGTT 2hPG低于7.7 mmol/L(139 mg/dL)为正常糖耐量(normal glucose tolerance, NGT);7.8～11.0 mmol/L(140～199 mg/dL)为糖耐量减低(impaired glucose tolerance, IGT);11.1 mmol/L(200 mg/dL)及以上应考虑糖尿病。

表8-3-1 糖尿病诊断标准(WHO糖尿病专家委员会报告,1999年)

诊断标准	静脉血浆葡萄糖水平(mmol/L)
(1)糖尿病症状加随机血糖	≥11.1
或(2)空腹血糖(FPG)	≥7.0
或(3)OGTT 2小时血糖	≥11.1

注:需再测一次予以证实,诊断才能成立。随机血糖指不考虑上次用餐时间,是一天中任意时间的血糖,不能用来诊断IFG或IGT。

表 8-3-2　　糖代谢状态分类(WHO 糖尿病专家委员会报告,1999 年)

糖代谢分类	静脉血浆葡萄糖水平(mmol/L)	
	空腹血糖(FPG)	糖负荷后 2 小时血糖(2hPG)
正常血糖调节(NGR)	<6.1	<7.8
空腹血糖受损(IFG)	6.1～7.0	<7.8
糖耐量减低(IGT)	<7.0	7.8～11.1
糖尿病(DM)	≥7.0	≥11.1

注:2003 年 11 月国际糖尿病专家委员会建议将 IFG 的界限值修订为 5.6～6.9 mmol/L。

2. 糖尿病的临床诊断推荐采用葡萄糖氧化酶法(glucose oxidase method)测定静脉血浆葡萄糖。

3. 对于无糖尿病症状、仅一次血糖值达到糖尿病诊断标准者,必须在另一天复查核实而确定诊断;如复查结果未达到糖尿病诊断标准,应定期复查。IFG 或 IGT 的诊断应根据 3 个月内的两次 OGTT 结果,用其平均值来判断。严重疾病或应激情况下,可发生应激性高血糖,但这种代谢紊乱常为暂时性和自限性,因此在应激时,不能据此时血糖诊断糖尿病,必须在应激消除后复查才能明确其糖代谢状况。

4. 儿童糖尿病诊断标准与成人相同。

5. 妊娠糖尿病　强调对具有高危因素的孕妇(GDM 个人史、肥胖、尿糖阳性或有糖尿病家族史者),孕期首次产前检查时,使用普通糖尿病诊断标准筛查孕前未诊断的 T2DM,如达到糖尿病诊断标准即可判断孕前就患有糖尿病。如初次检查结果正常,则在孕 24～28 周行 75 g OGTT,筛查有无 GDM。GDM 的诊断定义为达到或超过下列至少一项指标:FPG 大于等于 5.1 mmol/L,1hPG 大于等于 10.0 mmol/L 和(或)2hPG 大于等于 8.5 mmol/L。

四、治疗目标

因糖尿病病因和发病机制尚未完全阐明,目前仍缺乏病因治疗。其治疗近期目标是通过控制高血糖和相关代谢紊乱,以消除糖尿病症状和防止出现急性严重代谢紊乱;远期目标是通过良好的代谢控制达到预防及(或)延缓糖尿病慢性并发症的发生和发展,维持良好健康和学习、劳动能力,保障儿童生长发育,提高患者的生活质量、降低病死率和延长寿命。

糖尿病管理须遵循早期和长期、积极而理性、综合治疗和全面达标、治疗措施个体化等原则(见表 8-3-3)。国际糖尿病联盟(International Diabetes Federation, IDF)提出糖尿病综合管理五个要点(有“五驾马车”之称)为:糖尿病教育、医学营养治疗、运动治疗、血糖监测和药物治疗。

表 8-3-3　糖尿病综合控制目标(2010 年中国 2 型糖尿病防治指南)

检测指标	目标值
血糖(mmol/L)(空腹)	3.9～7.2
血糖(mmol/L)(非空腹)	≤10.0
血糖(mmol/L)[HbA1c(%)]	<7.0
血压(mmHg)	<130/80
HDL-C(mmol/L)(男性)	>1.0
HDL-C(mmol/L)(女性)	>1.3
TG(mmol/L)	<1.7
LDL-C(mmol/L)(未合并冠心病)	<2.6
LDL-C(mmol/L)(合并冠心病)	<2.07
LDL(mmol/L)[体重指数(kg/m^2)]	<24
尿白蛋白/肌酐比值(mg/mmol)(男性)	<2.5(22 mg/g)
尿白蛋白/肌酐比值(mg/mmol)(女性)	<3.5(31 mg/g)
或:尿白蛋白排泄率	<20 μg/min(30 mg/24 h)
主动有氧活动(分钟/周)	≥150

五、治疗药物及临床应用

在饮食和运动不能使血糖控制达标时,应及时应用降糖药物治疗。口服降糖药物(oral hypoglycemic drugs)主要有胰岛素促泌剂(insulin secretagogues)、双胍类(biguanides)、噻唑烷二酮类(thiazolidinediones, TZD)、α 葡萄糖苷酶抑制剂(α-glucosidase inhibitors, AGI)和二肽基肽酶-4 抑制剂(dipeptidyl peptidase-4 inhibitors, DPP-4I);胰岛素促泌剂包括磺酰脲类(sulfonylureas, SU)和格列奈类(glinides);注射制剂有胰岛素及胰岛素类似物和胰高血糖素样肽-1 受体激动剂(glucagon like peptide-1 receptor agonist, GLP-1RA)。

(一)口服降糖药物

T2DM 是进展性疾病,为血糖控制达标,在临床上多数患者需药物治疗,且常常需要口服多种降糖药物联合治疗。

1. 磺酰脲类　SU 属于促胰岛素分泌剂。

(1)药理作用:SU 作用于胰岛 β 细胞膜上的 ATP 敏感性钾通道(ATP-sensitive potassium channel, KATP),促进钙离子内流及细胞内钙浓度增高,刺激含有胰岛素的颗粒外移和胰岛素释放,使血糖下降。其促胰岛素分泌作用不依赖于血糖浓度。SU 降血糖作用的前提是机体尚保存相当数量(30%以上)有功能的 β 细胞,可以使糖化血红蛋白

A1C 降低 1%～2%。常用磺酰脲类药物的主要特点如表 8-3-4 所示。

表 8-3-4　　目前常用的磺酰脲类药物主要特点及应用

名称	剂量（mg）	剂量范围（mg/d）	服药次数（每天）	作用时间（h）	肾脏排泄（%）
格列本脲	2.5	2.5～15.0	1～2	16～24	50
格列吡嗪	5	2.5～30.0	1～2	8～12	89
格列吡嗪控释片	5	5～20	1	6～12	
格列齐特	80	80～320	1～2	10～20	80
格列齐特缓释片	30	30～120	1	12～20	
格列喹酮	30	30～180	1～2	8	5
格列美脲	1,2	1～8	1	24	60

（2）临床应用：SU 作为单药治疗主要适用于新诊断的 T2DM 非肥胖患者，以及经饮食和运动治疗血糖控制不理想时。随疾病进展，SU 需与其他不同作用机制的口服降糖药或胰岛素联合应用。当 T2DM 晚期 β 细胞功能衰竭时，SU 及其他胰岛素促分泌剂均不再有效，而需采用外源性胰岛素替代治疗。

各种 SU 虽存在作用强度的差别[格列美脲（glimepiride）最强]，但相同片数的各种 SU 临床效能大致相似，最大剂量时降糖作用也大致一样。建议从小剂量开始，早餐前半小时一次服用，根据血糖逐渐增加剂量，剂量较大时改为早、晚餐前两次服药，直到血糖达到良好控制。格列吡嗪（glipizide）和格列齐特（gliclazide）的控释药片，也可每天服药一次。一般来说，格列本脲（glibenclamide，优降糖）作用强、价廉，目前应用仍较广泛，但容易引起低血糖，老年人及肝、肾、心、脑功能不好者慎用；格列吡嗪、格列齐特和格列喹酮（gliquidone）作用温和，较适用于老年人；轻度肾功能减退时几种药物均仍可使用，中度肾功能减退时宜使用格列喹酮，重度肾功能减退时格列喹酮也不宜使用。应强调不宜同时使用两种 SU，也不宜与其他胰岛素促分泌剂（如格列奈类）合用。

（3）不良反应：①低血糖反应：最常见而重要，常发生于老年患者（60 岁以上）、肝肾功能不全或营养不良者，药物剂量过大、体力活动过度、进食不规则或减少、饮含酒精饮料等为常见诱因。②体重增加。③皮肤过敏反应：皮疹、皮肤瘙痒等。④消化系统：上腹不适、食欲减退等，偶见肝功能损害、胆汁瘀滞性黄疸。⑤心血管系统：某些 SU 可减弱心肌缺血的预处理能力，可能会对心血管系统带来不利影响，但目前尚无资料证实会增加 T2DM 患者心血管疾病的发病率和病死率。

（4）禁忌证：T1DM，有严重并发症或 β 细胞功能很差的 T2DM，儿童糖尿病，孕妇、哺乳期妇女，大手术围手术期，全胰腺切除术后，对 SU 过敏或有严重不良反应者等。

2. 格列奈类　格列奈类为非磺酰脲类促胰岛素分泌剂。

（1）药理作用：格列奈类也作用在胰岛 β 细胞膜上的 KATP，但结合位点与 SU 不同，是一类快速作用的胰岛素促分泌剂，主要通过刺激胰岛素的早时相分泌而降低餐后血糖，具有吸收快、起效快和作用时间短的特点，主要用于控制餐后高血糖，也有一定降低空腹血糖的作用。于餐前或进餐时口服，可降低 HbA1c 0.3%~1.5%。

(2)临床应用：适应证同 SU，较适合于 T2DM 早期餐后高血糖阶段或以餐后高血糖为主的老年患者。可单独或与二甲双胍、噻唑烷二酮类等联合使用(SU 除外)。①瑞格列奈(repaglinide)：为苯甲酸衍生物，常用剂量为每次 0.5~4 mg，每天 3 次。②那格列奈(nateglinide)：为 D-苯丙氨酸衍生物，常用剂量为每次 60~120 mg，每天 3 次。③米格列奈(mitiglinide)，常用剂量为每次 10~20 mg，每天 3 次。

(3)不良反应与禁忌证：常见不良反应是低血糖和体重增加，但低血糖的风险和程度较 SU 轻。禁忌证也与 SU 相同。

3. 双胍类　目前广泛应用的是二甲双胍(metformin)。

(1)药理作用：通过激活一磷酸腺苷活化的蛋白激酶(5-AMP activated protein kinase，AMPK)信号系统而发挥多方面代谢调节作用，抑制肝葡萄糖输出，改善外周组织对胰岛素的敏感性，增加对葡萄糖的摄取和利用而降低血糖。可以使 HbA1c 下降 1%~2%，不增加体重，并可改善血脂谱，增加纤溶系统活性，降低血小板聚集性，使动脉壁平滑肌细胞和成纤维细胞生长受抑制等，被认为可能有助于延缓或改善糖尿病血管并发症。我国及许多国家和国际学术组织的糖尿病指南中，均推荐二甲双胍作为 T2DM 患者控制高血糖的一线用药，以及作为联合用药中的基础用药。

(2)临床应用：作为 T2DM 治疗一线用药，可单用或联合其他药物；对于 T1DM，与胰岛素联合应用，可能减少胰岛素用量和血糖波动。年老患者慎用，药量酌减，并监测肾功能。行静脉注射碘造影剂检查的术前、术后暂停服用至少 48 小时。现有两种制剂：①二甲双胍：500~1500 mg/d，分 2~3 次口服，最大剂量一般不超过 2 g/d。②苯乙双胍(phenformin)：50~150 mg/d，分 2~3 次服用，此药现已少用，有些国家禁用。

(3)不良反应：①消化道反应：为主要不良反应，进餐时服药、从小剂量开始、逐渐增加剂量，可减少消化道不良反应。②皮肤过敏反应。③乳酸性酸中毒：为最严重的不良反应，但罕见，须注意严格按照推荐用药。④单独用药极少引起低血糖，但与胰岛素或促胰岛素分泌剂联合使用时，可增加低血糖发生的危险。

(4)禁忌证：①肾功能不全(血肌酐水平男性高于 1.5 mg/dL，女性高于 1.4 mg/dL 或肾小球滤过率低于 60 mL/min)、肝功能不全、缺氧及高热患者禁忌，慢性胃肠病、慢性营养不良不宜使用。②T1DM 不宜单独使用。③T2DM 合并急性严重代谢紊乱、感染、缺氧、外伤、大手术、孕妇和哺乳期妇女等。④对药物过敏或有严重不良反应者。⑤酗酒者。

4. 噻唑烷二酮类　TZD 也称格列酮类(glitazones)。

(1)药理作用：通过激活过氧化物酶体增殖物激活受体 γ(peroxisome proliferators-activated receptor γ，PPARγ)，增加靶组织对胰岛素作用的敏感性而降低血糖，可以使 HbA1c 下降 1.0%~1.5%。还有改善血脂谱，提高纤溶系统活性，改善血管内皮细胞功能，使 C-反应蛋白下降等作用，对心血管系统有保护作用。促进脂肪重新分布，从内脏组织转移至皮下组织，可能与其提高胰岛素敏感性作用有关。TZD 还可改善 β 细胞功能。

(2)临床应用：可单独或与其他降糖药物合用治疗 T2DM，尤其是肥胖、胰岛素抵抗明显者。①罗格列酮(rosiglitazone):4～8 mg/d,每日 1～2 次口服。②吡格列酮(pioglitazone):15～30 mg/d,每日 1 次口服。

(3)不良反应:单独使用时不导致低血糖,但与胰岛素或促胰岛素分泌剂联合使用时,可增加低血糖发生的风险。体重增加和水肿也是常见不良反应,与胰岛素合用时更加明显。TZD 还与骨折和心力衰竭风险增加相关。近年因发现罗格列酮可增加糖尿病患者心血管事件,其使用在我国受到较严格限制,应权衡用药利弊后再决定是否选用。

(4)禁忌证:不宜用于 T1DM、孕妇、哺乳期妇女和儿童。有心力衰竭(NYHA 心功能分级Ⅱ级以上),活动性肝病或转氨酶升高超过正常上限 2.5 倍,以及严重骨质疏松和骨折病史的患者应禁用。现有或既往有膀胱癌病史,或存在不明原因肉眼血尿者,禁用吡格列酮。

5. α 葡萄糖苷酶抑制剂

(1)药理作用:食物中淀粉(amylum)、糊精(dextrine)和双糖(disaccharide;如蔗糖,sucrose)的吸收需要小肠黏膜刷状缘的 α 葡萄糖苷酶,AGI 抑制这一类酶从而延迟吸收,降低餐后高血糖,可使 HbA1c 降低 0.5%～0.8%,不增加体重。

(2)临床应用:适用于以糖类为主要食物成分,或空腹血糖正常(或不太高)而餐后血糖明显升高者。应在进食第一口食物后立即服用。可单独用药或与其他降糖药物合用。T1DM 患者在胰岛素治疗基础上,加用 AGI 有助于降低餐后高血糖。①阿卡波糖(acarbose):主要抑制 α 淀粉酶,每次 50～100 mg,每日 3 次。②伏格列波糖(voglibose):主要抑制麦芽糖酶和蔗糖酶,每次 0.2 mg,每日 3 次。③米格列醇(miglitol):每次 50～100 mg,每日 3 次。

(3)不良反应:常见胃肠道反应,如腹胀、排气增多或腹泻,从小剂量开始,逐渐加量是减少不良反应的有效方法。单用本药不引起低血糖,但如与 SU 或胰岛素合用,仍可发生低血糖,且一旦发生,应直接给予葡萄糖口服或静脉注射,进食双糖或淀粉类食物无效。

(4)禁忌证:肠道吸收甚微,通常无全身毒性反应,但肝肾功能不全者仍应慎用。不宜用于有胃肠功能紊乱者、孕妇、哺乳期妇女和儿童。T1DM 不宜单独使用。

(二)胰岛素

1. 临床应用　胰岛素是控制高血糖的重要和有效手段,适应证包括:①T1DM。②各种严重的糖尿病急性或慢性并发症。③手术、妊娠和分娩。④新发病且与 T1DM 鉴别困难的消瘦糖尿病患者。⑤新诊断的 T2DM 伴有明显高血糖;或在糖尿病病程中无明显诱因出现体重显著下降者。⑥T2DM β 细胞功能明显减退者。⑦某些特殊类型糖尿病。

2. 胰岛素分类　①根据来源和化学结构的不同,可分为动物胰岛素、人胰岛素和胰岛素类似物(insulin analogue)。②按作用起效快慢和维持时间,胰岛素(包括人和动物)又可分为短效、中效、长效和预混胰岛素。③胰岛素类似物分为速效、长效和预混胰岛素类似物。

(1)作用特点:①短效胰岛素:皮下注射后发生作用快,但持续时间短,可经静脉注射用于抢救 DKA;短效胰岛素和速效胰岛素类似物皮下注射主要控制一餐饭后高血糖。

②中效胰岛素：主要有低精蛋白胰岛素(neutral protamine hagedorn，NPH，中性精蛋白胰岛素)，主要用于提供基础胰岛素，可控制两餐饭后高血糖。③长效胰岛素：有精蛋白锌胰岛素(protamine zinc insulin，PZI，鱼精蛋白锌胰岛素)注射液和长效胰岛素类似物，长效制剂无明显作用高峰，主要提供基础胰岛素(见表 8-3-5)。

表 8-3-5　已在国内上市的胰岛素和胰岛素类似物制剂的特点(皮下注射)

胰岛素制剂		起效时间	峰值时间	作用持续时间
胰岛素	短效胰岛素(RI)	15～60 min	2～4 h	5～8 h
	中效胰岛素(NPH)	2.5～3 h	5～7 h	13～16 h
	长效胰岛素(PZI)	3～4 h	8～10 h	长达 20 h
	预混胰岛素(HI 30R，HI 70/30)	0.5 h	2～12 h	14～24 h
	预混胰岛素(50R)	0.5 h	2～3 h	10～24 h
胰岛素类似物	速效胰岛素类似物(门冬胰岛素)	10～15 min	1～2 h	4～6 h
	速效胰岛素类似物(赖脯胰岛素)	10～15 min	1～1.5 h	4～5 h
	长效胰岛素类似物(甘精胰岛素)	2～3 h	无峰	长达 30 h
	长效胰岛素类似物(地特胰岛素)	3～4 h	3～14 h	长达 24 h
	预混胰岛素类似物(预混门冬胰岛素 30)	10～20 min	1～4 h	14～24 h
	预混胰岛素类似物(预混赖脯胰岛素 25)	15 min	30～70 min	16～24 h
	预混胰岛素类似物(预混赖脯胰岛素 50)	15 min	30～70 min	16～24 h

注：因受胰岛素剂量、吸收、降解等多种因素影响，且个体差异大，作用时间仅供参考。

(2)胰岛素类似物：是通过应用 DNA 重组技术合成并对其氨基酸序列进行修饰后所得化合物，也能与胰岛素受体结合，控制血糖的功能及作用与人胰岛素相似，但在模拟生理性胰岛素分泌和减少低血糖发生风险方面优于人胰岛素。目前已有多种不同氨基酸序列及作用特性的胰岛素类似物，可提供符合临床需要的速效、长效和预混制剂，可先为患者制订试用方案，再逐渐调整，直至达到良好血糖控制。

1)速效胰岛素类似物：可于进餐前注射。①赖脯胰岛素(insulin lispro)：将胰岛素 B 链 28 位的脯氨酸(proline，Pro)与 29 位的赖氨酸(lysine，Lys)次序互换。②门冬胰岛素(insulin aspart)：胰岛素 B 链 28 位的脯氨酸被门冬氨酸(aspartate，Asp)取代。上述改变使胰岛素分子自我聚合能力减弱，能保持单体或二聚体状态，皮下注射后吸收加快，通常 15 分钟起效，30～60 分钟达峰，持续 2～5 个小时，更符合进餐时的生理需求。

2)长效胰岛素类似物：甘精胰岛素(insulin glargine)是将胰岛素 A 链 21 位的门冬氨酸换成甘氨酸(glycine，Gly)，并在 B 链 C 末端加两分子精氨酸(arginine，Arg)，使等电点偏向酸性，在生理 pH 体液中溶解度降低，用于皮下注射加基础的多次皮下注射胰岛素，每日 3 次预混胰岛素类似物，或持续皮下胰岛素输注法(continuous subcutaneous insulin infusion，CSII)等胰岛素替代治疗方案。

3. 用药方案及疗效分析

(1)采用替代胰岛素治疗方案后,有时早晨空腹血糖仍然较高,可能的原因为:①夜间胰岛素应用不足。②"黎明现象(dawn phenomenon)":即夜间血糖控制良好,也无低血糖发生,仅于黎明短时间内出现高血糖,可能由于清晨皮质醇(氢化可的松,cortisol)、生长激素(growth hormone, GH)等分泌增多所致。③索马吉效应(Somogyi effect):即在夜间曾有低血糖,在睡眠中未被察觉,但导致体内胰岛素拮抗激素分泌增加,继而发生低血糖后的反跳性高血糖(rebound hyperglycemia)。夜间多次(于0、2、4、6、8时)测定血糖,有助于鉴别早晨高血糖的原因。

(2)采用强化胰岛素治疗时,低血糖症发生率增加,应注意避免,及早识别和处理。2岁以下幼儿、老年患者、已有严重并发症者均不宜采用强化胰岛素治疗。

(3)糖尿病患者在急性应激时,容易促使代谢紊乱迅速恶化。此时不论哪一种类型糖尿病,也不论原用哪一类药物,均应使用胰岛素治疗以度过急性期,待应激消除后再调整糖尿病治疗方案。急性期血糖控制良好与预后有密切关系,但应注意避免发生低血糖,对老年、合并急性心肌梗死或脑卒中的患者尤其要小心,目前建议危重患者的血糖维持在7.8～10.0 mmol/L较合适。糖尿病患者如需施行择期大手术,应至少在手术前3天即开始使用或改用胰岛素治疗,宜选用短效胰岛素或联合应用短效和中效制剂,术后恢复期再调整糖尿病治疗方案。上述情况下,如需静脉滴注葡萄糖液,可每2～4 g葡萄糖加入1 U短效胰岛素。

4. 胰岛素抗药性(insulin resistance)　各种胰岛素制剂因本身来源、结构、成分特点及含有一定量的杂质,故有抗原性和致敏性,胰岛素类似物的抗原性与人胰岛素类似。胰岛素抗药性指在无DKA也无拮抗胰岛素因素存在时,每日胰岛素需要量超过100 U或200 U,机制不明,极少发生。可试用静脉注射20 U并观察0.5～1小时,如仍无效,应给予静脉滴注,有时每日剂量可达1000 U以上,必要时联合应用糖皮质激素及口服降糖药治疗。由于胰岛素可从已形成的复合物中分离而使循环中游离胰岛素骤增,引起严重低血糖,故应严密监护,及早发现和处理。胰岛素抗药性经适当治疗后可消失。

5. 不良反应及处理

(1)低血糖:是胰岛素的主要不良反应,与剂量过大和(或)饮食失调有关。

(2)胰岛素治疗初期可因钠潴留而发生轻度水肿,可自行缓解。

(3)部分患者出现视力模糊,为晶状体屈光改变,常于数周内自然恢复。

(4)过敏反应:通常表现为注射部位瘙痒或荨麻疹样皮疹,罕见严重过敏反应。处理措施包括更换胰岛素制剂,使用抗组胺药和糖皮质激素以及脱敏疗法等,严重者需停止或暂时中断胰岛素治疗。

(5)脂肪营养不良:为注射部位皮下脂肪萎缩或增生,停止在该部位注射后可缓慢自然恢复,应经常更换注射部位以防止其发生。

(三)基于肠促胰素的降糖药

现已开发出两类基于肠促胰素(secretin)的降糖药物应用于临床,即胰高血糖素样肽-1受体激动剂和二肽基肽酶-4抑制剂。

1. GLP-1RA　GLP-1RA通过激动GLP-1受体而发挥降糖作用,目前国内上市的制剂有艾塞那肽(exenatide)和利拉鲁肽(liraglutide),均需皮下注射。艾塞那肽约可降低HbA1c 1%,利拉鲁肽可使 HbA1c 降低 1.0%～1.5%,且有显著的降低体重作用。

(1)临床应用:可单独或与其他降糖药物合用治疗 T2DM,尤其是肥胖、胰岛素抵抗明显者。①艾塞那肽:起始剂量为 5 μg,每日 2 次,于早餐和晚餐前 60 分钟内给药。治疗1个月后,可根据临床反应将剂量增加至 10 μg,每日 2 次。②利拉鲁肽:起始剂量为每天0.6 mg。至少1周后,剂量应增加至每天 1.2 mg,部分患者可能需要增加至每天1.8 mg。每日可在任意时间注射一次,推荐每天同一时间使用,无需根据进餐时间给药。

(2)不良反应:常见胃肠道不良反应(如恶心、呕吐等),多为轻到中度,主要见于初始治疗时,多随治疗时间延长逐渐减轻。此类药物的长期安全性有待进一步观察。

(3)禁忌证:有胰腺炎病史者禁用。不用于 T1DM 或 DKA 的治疗。艾塞那肽禁用于GFR 低于 30 mL/min 的患者;利拉鲁肽不用于既往有甲状腺髓样癌史或家族史患者。

2. DPP-4I　DPP-4I 通过抑制 DPP-4 活性而减少 GLP-1 的失活,提高内源性 GLP-1水平,可降低 HbA1c 0.5%～1.0%。单独使用不增加低血糖发生的风险,也不增加体重。

(1)临床应用:单药使用,或与二甲双胍联合应用治疗 T2DM。目前国内上市的有:①西格列汀(sitagliptin)100 mg,每日 1 次;②沙格列汀(saxagliptin)5 mg,每日 1 次;③维格列汀(vildagliptin)50 mg,每日 1～2 次。肾功能不全患者使用时,应按照药物说明书减少剂量。

(2)不良反应:可能出现头痛、超敏反应、转肝酶升高、上呼吸道感染、胰腺炎等不良反应,多可耐受。长期安全性未知。

(3)禁忌证:禁用于孕妇、儿童和对 DPP-4 抑制剂有超敏反应的患者。不推荐用于重度肝肾功能不全、T1DM 或 DKA 患者的治疗。

六、用药注意事项与患者教育

(一)用药注意事项

1. 根据患者整体情况,制订个体化的治疗方案。需注意各药的禁忌证和不良反应,尤其是降糖药可诱发低血糖和休克,严重者甚至致死,应提示患者注意,一旦出现低血糖,立即口服葡萄糖水和糖块、巧克力、甜点或静脉滴注葡萄糖注射液。

2. 根据不同药物吸收、生物利用度和药效特点,告知患者适宜的服用时间。

3. 应用磺酰脲类宜注意监测血糖,警惕低血糖发作。

4. 注射胰岛素时宜注意

(1)注射时宜变换注射部位,两次注射点要间隔 2 cm,以确保胰岛素稳定吸收,同时防止发生皮下脂肪营养不良。

(2)未开启的胰岛素应冷藏保存,冷冻后的胰岛素不可再应用。

(3)使用中的胰岛素笔芯不宜冷藏,可与胰岛素笔一起使用或随身携带,但在室温下最长可保存 4 周。

(二)患者教育

1. 建议中老年人每1～2年筛查血糖。

2. 糖尿病治疗的“五驾马车” 糖尿病现代治疗的5个方面，即饮食疗法、运动疗法、药物疗法、血糖监测及糖尿病教育。

3. 自我血糖监测(self-monitoring of blood glucose，SMBG)，避免低血糖。血糖仪的使用注意事项如下：

(1)血糖试纸必须和其适配的血糖仪一起使用，患者购买时一定要购买和自己的血糖仪相适应的试纸。

(2)在首次使用血糖仪前，须放入一个新的测试卡带。

(3)血糖试纸有使用期限，患者购买和使用时一定要注意标签上的有效期，并按规定温度保存。

(4)使用前应仔细阅读使用说明书，在专业人员指导下使用。切勿用同一滴血进行多次检测。采集血样时，每次采血时要使用一枚新的采血针，这样会降低感染风险，且采血不会很痛。使用采血笔时，务必套上笔帽，没有笔帽采血针会穿刺太深且非常疼痛。采集的血滴必须足够大且形状完好。水肿或感染的部位不宜采血。

(5)注意内源性和外源性药物的干扰，如对乙酰氨基酚、维生素C、水杨酸、尿酸、胆红素、三酰甘油、麦芽糖、木糖(xylose)等均为常见干扰物。当血液中存在大量干扰物时，血糖值会有一定偏差。

(6)pH、温度、湿度和海拔高度，都可能对血糖仪的检测结果造成影响。

(7)定期对仪器进行校正，检查血糖仪的准确性。在执行该质控检查时，将血糖仪用质控液代替血样，添加到试纸检测区上。在检测结束时，血糖仪自动检查使用血糖仪用质控液获得的质控检查结果是否正确，并显示质控检测结果。视障人士在检测血糖时，原则上必须由视力正常人员帮助进行质控检查。

4. 定期评估糖尿病相关并发症。

案例讨论——2型糖尿病

【病例介绍】

患者青年男性，因“多尿、烦渴、多饮7天”入院。患者7天前开始出现多尿、烦渴、多饮，无头晕、头痛，无心慌、出汗，无发热，自测血糖24.2 mmol/L，未予治疗。自发病以来，精神可，饮食、睡眠可，大小便正常，近2周来体重下降约5 kg。患者既往体健，否认肝炎、结核等传染病史及密切接触史；否认重大外伤及手术史，否认输血史；饮酒史10年余，每天饮酒约80 g，吸烟7年余，平均每天约40支，无药物依赖。否认食物、药物过敏史，无药物不良反应史。预防接种史随当地。其父患有糖尿病5年余；否认其他家族性遗传性疾病史。

【体格检查】

T 36.2 ℃，P 99次/分，R 18次/分，BP 146/97 mmHg。体重124 kg，身高178 cm，

BMI 39.14 kg/m^2。其余未见异常。

【辅助检查】

(1)血脂、血糖、糖化血红蛋白:胆固醇 9.55 mmol/L,三酰甘油 28.36 mmol/L,高密度脂蛋白胆固醇(high density lipid-cholesterol, HDL-C)2.05 mmol/L,低密度脂蛋白胆固醇 2.36 mmol/L,葡萄糖 15.94 mmol/L,餐后 2 小时血糖(2hPG)19.25 mmol/L,糖化血红蛋白 A1c(HbA1c)10.3%。

(2)尿常规:尿糖(GLU)++++,酮体(ketone body, KET)++++,尿蛋白(PRO)+。尿微量白蛋白(microalbuminuria, mAlb)192 mg/L。

(3)胰岛素:空腹 8.58 μIU/mL,馒头餐 2 小时 9.45 μIU/mL。C 肽:空腹 1.4 ng/mL,馒头餐 2 小时 1.26 ng/mL。

【入院诊断】

(1)2 型糖尿病,糖尿病酮症,糖尿病肾病(Ⅲ期)。

(2)高脂血症。

(3)肥胖症。

【诊疗经过】

患者肥胖,饮食不规律,对其进行饮食教育;吸烟、饮酒史多年,叮嘱戒烟忌酒。患者在院外未进行任何治疗,根据症状及检查结果,优先处理其急性并发症糖尿病酮症(diabetic ketosis, DK),同时进行降糖、降脂、改善微循环治疗。①给予补液,小剂量胰岛素 6 U,适当补充氯化钾 10 mL 来改善酮症,同时叮嘱患者多饮水,并密切监测血糖变化。②给予短效门冬胰岛素 8 U、6 U、6 U 三餐前皮下注射,长效甘精胰岛素 12 U,睡前皮下注射,以控制患者三餐后及空腹血糖,随时监测血糖以及时调整胰岛素用量。③同时给予非诺贝特(fenofibrate)200 mg,口服,每日 1 次进行降脂治疗。④给予注射用泮托拉唑 40 mg,静滴,每日 1 次,保护胃黏膜治疗。⑤给予前列地尔 2 mL,静滴,每日 1 次;疏血通注射液(shuxuetong injection)6 mL,静滴,每日 1 次,改善微循环治疗。

患者入院第 6 天,血糖水平仍较高,在初始治疗方案中胰岛素用量已达 50 U,血糖控制仍不理想,为进一步改善血糖水平及控制体重,对降糖方案进行调整。给予精蛋白生物合成人胰岛素注射液(isophane protamine biosynthetic human insulin injection, 预混 50R;诺和灵 50R, novolin 50R),22 U、16 U、16 U 三餐前 30 分钟皮下注射;艾塞那肽 0.04 mL早晚餐前 1 小时皮下注射。同时给予口服降糖药物二甲双胍和阿卡波糖,用于控制患者餐后血糖。经降糖、调脂、改善微循环治疗后,空腹血糖维持在 7 mmol/L 左右,餐后血糖维持在 10 mmol/L 左右,血糖已控制平稳,酮症阴性,其他症状改善,准予出院继续治疗。

【用药分析】

1. 糖尿病教育、饮食控制、规律运动、自我监测、药物治疗是糖尿病治疗的“五驾马车”,不可偏废。

治疗过程中应首先对患者进行糖尿病教育,告知糖尿病防治知识,要求合理控制饮食,适当保持运动,自我监测血糖,再配合药物治疗降糖效果才能达到更好。该患者既往饮食不控制,缺乏运动,自测血糖 24.2 mmol/L 时也未予治疗,对疾病防治缺乏认知,初始治疗期间饮食仍未重视，依从性较差。治疗 5 日后血糖控制不理想，应首先强化糖尿病教育，告知患者理想体重和减肥方法，应食用低脂肪、低胆固醇、高纤维素、少加工的食品，食物应以谷物类、蔬菜为主，适量地每天吃一些蛋白质食品，如肉类、鱼类、蛋类、豆类，尽量不食用动物脂肪、奶油、植物油、甜食等，控制总体热量摄入。同时要适当运动，戒烟忌酒。

2. 该患者应用艾塞那肽是否适宜　患者青年男性，出现多尿、烦渴、多饮 7 天，自测血糖 24.2 mmol/L，未予治疗。查糖化血红蛋白 10.3%，尿微量白蛋白 192 mg/L，TC 6.7 mmol/L，近 2 周来体重下降约5 kg，酮体阳性，诊断为 2 型糖尿病并发糖尿病酮症、糖尿病肾病(Ⅲ期)，高脂血症，肥胖症。给予短效门冬胰岛素联合长效甘精胰岛素，以控制患者三餐后血糖及空腹血糖。治疗 5 日后，血糖控制不理想，即调整应用 GLP-1 受体激动剂艾塞那肽联合预混胰岛素、口服降糖药治疗。

患者在此次入院治疗前，从未进行过降糖药物治疗，在应用胰岛素改善急性并发症治疗后，急性症状消失，实行“三短一长”强化降糖方案时，降糖效果不理想，尤其是餐后血糖仍偏高，具备应用口服降糖药的指征。根据 2014 版中国 2 型糖尿病防治指南，二甲双胍可用于肥胖糖尿病患者，建议可先给予患者胰岛素联合一线降糖药二甲双胍治疗，必要时可增加阿卡波糖，根据血糖监测情况，随时调整。将治疗方案调整为 GLP-1 受体激动剂艾塞那肽联合预混胰岛素诺和灵 50R 及口服降糖药二甲双胍、阿卡波糖，即在上述联合用药的基础上又增加了艾塞那肽。2013 年美国临床内分泌医师学会的药物推荐中，肠促胰素为仅次于二甲双胍的一线药物，GLP-1 受体激动剂、DPP-4 抑制剂也可作为双药及三药联合的选择。在 2014 版中国 2 型糖尿病防治指南中，艾塞纳肽作为三线用药，适用于肥胖的 2 型糖尿病患者，二甲双胍或磺脲类降糖药治疗后血糖控制不佳者，β 细胞功能尚存，须采取积极措施保护 β 细胞功能。

该药禁用于对本品或本品其他成分过敏者，不推荐用于终末期肾脏疾病或严重肾功能不全，严重胃肠道疾病，胰腺炎患者。对 18 岁以下患者的安全性和有效性尚未确立。哺乳期妇女、胆结石或胆囊结石、酗酒、三酰甘油水平高的患者慎用。该患者为重度肥胖，总胆固醇高，三酰甘油水平正常，有应用该药的适应证，无禁忌证。但该患者在应用胰岛素血糖控制不理想的情况下，未进行单独或联合应用一线、二线口服降糖药物的治疗尝试，直接调整应用三线降糖药物艾塞那肽联合预混胰岛素诺和灵 50R 及一线口服降糖药二甲双胍、阿卡波糖治疗，不符合 2 型糖尿病高血糖治疗路径。该患者住院期间应用艾塞那肽治疗有效，血糖控制平稳，体重下降，不良反应轻微。但艾塞那肽价格较贵，且属自费药品，基于治疗路径和用药经济性，应视具体情况而定，该患者选用该药并非首选。

3. 艾塞那肽应用过程中应注意的问题　该患者应用艾塞那肽联合预混胰岛素诺和灵 50R 及一线口服降糖药二甲双胍、阿卡波糖治疗后，血糖控制可。为安全有效起见，应注意该治疗方案中艾塞那肽用药过程中的几个问题。

(1)用法用量和胃肠道反应处理：有研究表明，艾塞那肽治疗 6 个月显著降低餐后血糖和 HbA1c，体重持续下降，持续至 12 个月时效果更为显著。该药能显著改善胰岛素抵抗，应用 30 周，可恢复餐后胰岛素分泌时相。考虑该患者为重度肥胖，BMI 39.14 kg/m^2，给予起始剂量 10 μg，至出院时体重下降 5 kg。治疗第 10 天，早餐前注射后曾出现轻微头晕、恶心症状，无呕吐，食欲较差，可能为该药引起的不良反应。

胃肠道相关不良事件是GLP-1受体激动剂最常见的不良反应。艾塞那肽的推荐起始剂量为每次5 μg，每日2次，早餐和晚餐前60分钟内皮下注射。患者出现上述不适症状可能与用药剂量过大有关，建议通过适当调整用量、注射时间予以缓解。嘱患者出院后注射剂量调整为5 μg，每日2次，注射该药的时间调整至饭前十五分钟，逐渐加量，1个月后可增至10 μg，不可为追求减肥效果擅自加大剂量。同时告知患者应少量进食，减慢进食速度，食物需清淡，吃饱后不再吃东西，饭后不要平躺。

(2)低血糖风险防范：与胰岛素相比，艾塞那肽造成低血糖的现象明显减少。噻唑烷二酮类、格列奈类、胰岛素联合二甲双胍治疗，低血糖的风险显著增加，而艾塞那肽联合二甲双胍不会增加低血糖风险。注射应分别在每天两顿主餐前60分钟内的任何时间，不需要根据进食量决定剂量，无论吃多吃少，用药剂量不变。

为了避免使用艾塞纳肽发生低血糖，药师建议：①应严格规律饮食，避免因饮食不规律导致的低血糖发生；②若艾塞纳肽和磺酰脲类或胰岛素联用，发生低血糖的风险会增加，需密切监测患者血糖水平；③严格按照推荐起始剂量应用，可逐渐加量，并逐渐将注射艾塞纳肽的时间调整到饭前15分钟左右。

(3)药物相互作用与注意事项：应用艾塞纳肽时应注意询问同时正在使用的其他药物，避免不良相互作用发生。①是否同时服用其他降糖药物，尤其是易引发低血糖的磺酰脲类和胰岛素；②艾塞那肽会降低体内避孕药的效果，应与之间隔至少1个小时；③应用艾塞那肽前至少间隔一个小时应用抗菌药物；③与华法林合用时国际标准化比值升高，有报告伴有出血，联用需谨慎。

【患者用药教育】

1. 生活方式　糖尿病作为生活方式病，要想从根本上控制，必须首先纠正患者的思维误区，改变错误的生活方式。必须在保证必需营养的情况下，控制饮食，减少热量摄入，适当有氧运动，降低至理想体重。

2. 疗效与安全性　用药期间，患者应进行自我血糖监测(SMBG)，定期检测肝肾功能等指标，如发生不适症状，应立即咨询医师和药师，必要时就诊。

3. 用药依从性　应严格遵医嘱用药，症状改善后不能擅自停药，需遵医嘱检查相关指标，调整用药剂量。

复习思考题

1. 名词解释：(1)糖尿病(DM)；(2)1型糖尿病(T1DM)；(3)2型糖尿病(T2DM)；(4)胰岛素抵抗(IR)；(5)青春晚期糖尿病(MODY)；(6)妊娠糖尿病(GDM)；(7)脆性糖尿病；(8)不稳定型糖尿病；(9)糖尿病酮症酸中毒(DKA)；(10)低血糖症；(11)高渗高血糖综合征(HHS)；(12)糖尿病慢性并发症；(13)糖尿病微血管病变；(14)糖尿病肾病(DN)；(15)糖尿病性视网膜病变(DR)；(16)非增殖期糖尿病性视网膜病变(NPDR)；(17)增殖期糖尿病性视网膜病变(PDR)；(18)糖尿病心肌病；(19)糖尿病大血管病变；(20)糖尿病周围神经病变(DPN)；(21)糖尿病足；(22)糖调节受损(IGR)；(23)空腹血糖

(FPG);(24)任意时间血糖(RPG);(25)随机血糖(RPG);(26)口服葡萄糖耐量试验(OGTT);(27)2 小时血糖(2hPG);(28)空腹血糖受损(IFG);(29)正常糖耐量(NGT);(30)糖耐量减低(IGT);(31)胰岛素促泌剂;(32)α 葡萄糖苷酶抑制剂(AGI);(33)黎明现象;(34)索马吉效应;(35)自我血糖监测(SMBG)。

2. 糖尿病的类型有哪些?

3. 糖尿病的主要临床表现是什么?

4. 糖尿病的诊断标准是什么?

5. 常用口服降糖药物有哪几类?各自的适应证是什么?

6. 磺酰脲类如何应用?不良反应和注意事项是什么?

7. 格列奈类如何应用?不良反应和注意事项是什么?

8. 双胍类如何应用?不良反应和注意事项是什么?

9. 噻唑烷二酮类(TZD)如何应用?不良反应和注意事项是什么?

10. α 葡萄糖苷酶抑制剂(AGI)有哪些?不良反应和注意事项是什么?

11. 胰岛素的适应证是什么?给药途径有哪些?

12. 胰岛素的分类有哪些?如何应用?

13. 胰岛素的抗药性是什么?

14. 胰岛素的不良反应有哪些?

15. 基于肠促胰素的降糖药有哪些?如何应用?

16. 糖尿病患者用药注意事项有哪些?

17. 注射胰岛素时宜注意什么?

18. 糖尿病患者教育要点是什么?

19. 血糖仪使用注意事项有哪些?

20. 糖尿病治疗“五驾马车”的含义是什么?

(山东大学齐鲁医院　马亚兵)

第四节　骨质疏松症

内容提要

本节介绍骨质疏松症的病因与分类、临床表现与诊断、治疗药物及临床应用,以及患者教育。要求了解骨质疏松症的发病机制与分类,临床表现与诊断;熟悉有关治疗药物及患者教育内容;掌握钙剂、维生素 D、双膦酸盐、雌激素类、甲状旁腺激素、锶盐、降钙素类和维生素 K_2 的临床应用、治疗方案及药学监护。

一、病因与分类

骨质疏松症(osteoporosis, OP)是一种由于低骨量、骨微细结构遭到破坏,导致骨脆性和骨折风险增加的一种疾病。OP可发生于不同的性别和年龄，但多见于绝经后妇女和老年男性。分为原发性骨质疏松症（primary osteoporosis）和继发性骨质疏松症（secondary osteoporosis）两类。

（一）原发性骨质疏松症

原发性OP是以骨量减少、骨的微观结构退化为特征，致使骨的脆性增加以及易于发生骨折的一种全身性骨骼疾病，又分为绝经后骨质疏松症（postmenopausal osteoporosis，PMO）、老年性骨质疏松症（senile osteoporosis）和特发性骨质疏松症（idiopathic osteoporosis）。

1. 绝经后骨质疏松症　又称为Ⅰ型骨质疏松症，发病年龄多在绝经后至70岁，多见于女性，女：男为6：1，主要发病因素为雌激素缺乏。骨质疏松以松质骨（cancellous bone）为主，最常见的骨折部位是椎体和远端桡骨。

2. 老年性骨质疏松症　又称为Ⅱ型骨质疏松症，发病年龄多在70岁以上，女性略多于男性，女：男为2：1，主要发病因素为年龄老化。松质骨与皮质骨（cortical bone）同样疏松，骨折部位多见于股骨、椎骨及尺桡骨。

3. 特发性骨质疏松症　多见于8～14岁的青少年或成人，多半有遗传家族史，女性多于男性。妇女妊娠及哺乳期所发生的骨质疏松也可列入特发性骨质疏松。

（二）继发性骨质疏松症

继发性OP指由任何影响骨代谢的疾病或药物导致的骨质疏松，主要病因有内分泌疾病、骨髓疾病、肾脏疾病、风湿性疾病、胃肠道疾病、肝脏疾病、先天性结缔组织病、药物因素、营养因素、废用因素等。

二、临床表现与诊断

（一）临床表现

本病早期往往无明显症状，骨折发生后经X线或骨密度（bone mineral density，BMD）检测时才发现已有骨质疏松。典型症状有疼痛、脊柱变形，以及发生脆性骨折。

1. 疼痛　患者可有腰背疼痛或周身骨骼疼痛，负荷增加时疼痛加重或活动受限。

2. 脊柱变形　严重者可身高缩短和驼背，脊柱畸形和伸展受限。胸椎压缩性骨折可导致胸廓畸形，影响心肺功能；腰椎骨折可改变腰部解剖结构，导致便秘、腹痛等。

3. 骨折　脆性骨折指低能量或非暴力骨折，常见部位有胸椎、腰椎、髋部及桡、尺骨远端和肱骨近端，其他部位亦可发生骨折。

（二）诊断方法

1. 标准差诊断法　使用标准差（standard deviation，SD）来表述患者评分的不同，通常1SD等于10%～15%的BMD值（g/cm^2）。有WHO标准差诊断法、OCCGS(Osteopo-

rosis Committee of China Gerontological Society，中国老年学学会骨质疏松委员会）标准差诊断法、及 OCCGS 百分率（%）诊断法（见表 8-4-1）。

表 8-4-1　国内外用骨密度诊断骨质疏松的标准及分级

诊断标准分级	WHO 标准差诊断法	OCCGS 标准差诊断法	OCCGS 百分率（%）诊断法
正常	±1SD 之内	±1SD 之内	±12%之内（含 12%）
骨量减少	−1～−2.5SD	−1～−2SD	−13%～−24%（含 24%）
骨质疏松	≤−2.5SD	≤−2SD	≥25%
严重骨质疏松	≤−2.5SD 并发生一处或多处骨折，骨量丢失 30%以上	≤−2SD 并发生一处或多处骨折，骨量丢失小于−3SD	≥25%并发生一处或多处骨折，骨量丢失 37%以上

2. X 线照相法　骨质疏松患者由于骨量减少、骨密度下降，X 线片的透光密度增加，骨小梁减少、稀疏或消失。一般骨丢失超过 30%以上 X 线片才能被发现。

3. X 线吸收法　常用的有单能 X 线骨密度仪（single energy X-ray absorptiometry，SXA）、双能 X 线骨密度仪（dual energy X-ray absorptiometry，DEXA）、中枢型（DXA）双能 X 线骨密度仪周围型（pDXA）、定量 CT（quantitative computed tomography，QCT）和周围骨定量 CT（peripheral quantitative computed tomography，pQCT），以及放射吸收法（radiographic absorptiometry，RA）。由于 DXA 和 pDXA 精确度高，准确度好，速度快，所以应用广。WHO 推荐使用双能 X 线骨密度仪测量髋部和腰椎。

4. 生化鉴别诊断法　用生化标志物看骨吸收和骨形成的态势。

（1）骨形成主要标志物：碱性磷酸酶、骨碱性磷酸酶（bone alkaline phosphates，BALP）、骨钙素（osteocalcin）、Ⅰ型原胶原（type Ⅰ procollagen）氨基端（N-端）延长肽等。

（2）骨吸收主要标志物：抗酒石酸酸性磷酸酶（tartrate resistant acid phosphatase，TRACP）、Ⅰ型原胶原交联羧基端（C-端）肽、胶原吡啶交联（吡啶啉，pyridinoline）、羟脯氨酸（hydroxyproline，HP）等。

5. 生理年龄预诊法　（见表 8-4-2）

表 8-4-2　生理年龄预诊法

分度	临床表现	年龄		骨量丢失（%）	相应标准差
		男性	女性		
骨峰值		30～39	30～39	0	
正常		64±8	49±7	1～12	
骨量减少	有症状（轻）	72±8	59±7	13～24	−1SD−2SD
骨质疏松	疼痛，驼背，可伴有骨折	80±8	69±7	25～36	−2SD−3SD
严重骨质疏松	疼痛，驼背，一处以上骨折	88±8	79±7	37 以上	>−3SD

女性骨量减少诊断的年龄域一般在52～66岁，骨质疏松诊断的年龄域一般为62～76岁，严重骨质疏松诊断的年龄域多在72～86岁，变化幅度±7岁，男性参照此表也可理解。

6. 综合诊断评分法　根据骨骼生长发育的生理规律及中医“肾主骨”理论，并结合临床症状和医学客观指标制定（见表8-4-3）。

表8-4-3　原发性骨质疏松症综合诊断评分法

诊断指数		评分
骨量减少	<1SD	2
	<2SD	3
骨折	脊椎	2
	股骨上部	3
	桡骨远端	2
年龄	女>56岁	1
	女>70岁	2
	男>72岁	1
	男>88岁	2
腰背及全身骨痛		1
血清Ca、P、ALP值	正常	1
	一项异常	0
	两项异常	−1

注：用骨密度仪测定非优势侧桡骨、尺骨中远1/3、1/6及1/10交界处骨矿含量，骨量减少是指骨量与同性别正常人群峰值骨量的比较，数量以标准差计算，但须排除引发继发性骨质疏松症的各种致病因素。

诊断指数综合评分总计4分以下者为正常健康人，5分者为可疑，6分为骨量减少，7分为骨质疏松症，8分（含8分）以上为严重骨质疏松症。

三、治疗药物及临床应用

药物治疗目的在于抑制快速骨丢失，改善骨质量，提高骨强度，减轻疼痛症状，减少骨折的发生率。抗骨质疏松的药物主要包括钙剂（calcium supplement）、维生素D、双膦酸盐类（bisphosphonates）、降钙素（calcitonin，CT）、雌激素类（estrogens）、甲状旁腺激素（parathyroid hormone，PTH）、锶盐类（strontium salts）。

（一）钙剂

1. 药理作用

（1）钙对骨的作用：钙摄入可维持骨密度，减缓或阻止骨丢失，能有效预防骨质疏松性骨折，特别是钙和维生素D联合干预，可降低年老体弱者的骨折风险。

(2)对心血管的作用：①钙能降低胆固醇，尤其是低密度脂蛋白的含量。②补钙能使收缩期和舒张期血压下降，尤其对低钙摄入者血压的改善最为明显。③补钙还能抑制甲状旁腺素分泌，使多余的钙进入骨骼，血液和血管等部位的钙减少，从而降低动脉壁的钙沉积，抑制动脉粥样硬化的发生发展。④近年来一些研究报道，钙剂可加速冠状动脉钙化速度，诱导高凝状态，增加扩张功能受损的动脉的僵硬度。服用钙剂时加服或不加服维生素D，均增加心血管事件风险，特别是心肌梗死。

2. 用法用量　对于正常人，营养协会建议的摄入标准量为每天800～1000 mg。由于长期缺钙造成体内钙代谢失衡，而引发各种疾病，要在保证钙营养量的基础上增加剂量，具体加量还要根据患者的病种和病情而定。绝经后的女性每日元素钙应该达到1200～1500 mg；绝经前的女性以及男性骨质疏松症患者，每日元素钙应该达到1000 mg。为防止相关的高钙血症，应于餐后服用钙剂，大剂量的钙剂最好分次服用，每次约500 mg。

3. 钙剂的选择　选择钙剂应考虑钙的含量、性价比、钙源安全性和可靠性，要有充分的临床研究证据，且服用方便。

(1)碳酸钙：含钙量高，不良反应小，价格便宜，吸收率高，可以达到40%，与牛奶相似，使人易于接受。

(2)乳酸钙(calcium lactate)和葡萄糖酸钙(calcium gluconate)：容易溶解，钙含量低。乳酸钙含钙13%，葡萄糖酸钙含钙9%，制成片剂后含量更低，要达到成人每日补充钙1000 mg，需服用太多药片，使人难于接受。

(3)磷酸氢钙(calcium hydrogen phosphate)：含钙23.3%，相对较高，我国生产的每片含钙量70 mg，含钙量与药品价格属中等，但药片崩解和吸收较难，含磷高，对肾功能障碍者有害，因此应用较少。

(4)枸橼酸钙(calcium citrate)：含钙量为21.1%，水溶性好，生物利用度也较磷酸钙高，吸收不依赖胃酸。有泡腾片，更适合老年人服用。

(5)活性钙(active calcium)：是生物钙(贝壳类)高温煅烧而形成的钙混合物，钙含量高，水溶液是强碱性，对胃肠刺激性大，不适合老年胃酸缺乏者。与食物同食可减少胃肠刺激。

(6)有机钙(organic calcium)：氨基酸钙与蛋白合成钙。

4. 不良反应　胃部不适、腹胀、便秘，以碳酸钙明显。随着用药时间延长或分次用药，其反应逐渐减轻。血钙高于正常水平与冠心病、卒中及主动脉钙化等直接相关。

5. 注意事项

(1)补钙的同时要注意维生素D的补充，因其含量多少可影响钙的吸收。

(2)草酸、鞣酸等与钙结合形成不溶性钙，也容易影响钙的吸收。

(3)碳酸饮料中含有极高的镁，会消耗人体的钙，如钙与镁并用时要注意钙镁的比率变化，因此常喝饮料者应注意补充钙剂。

(4)在治疗中加大钙用量时，对含钙剂量小、赋形剂和复合剂量大的钙剂，要慎重使用。

(5)目前推荐的常规补钙量(700 mg左右的钙)，不会增加肾结石的危险。但对于易发生肾结石的患者，在补钙同时服用维生素D前，应适当监测血钙和尿钙水平。

6. 药物相互作用

(1)钙通道拮抗剂仅作用于细胞 Ca^{2+} 通道，并不干预骨矿化过程，所以两药合用并不会影响各自的治疗作用。

(2)钙与维生素 D 有协同作用，减少骨折发生的风险。

(3)钙摄入过多会影响铁剂和甲状腺素的吸收，因此钙剂应当和这些药物错时服用。

(二)维生素 D

1. 药理作用　①促进小肠黏膜刷状缘对钙的吸收，其代谢活性物可促进肾小管重吸收磷和钙，维持及调节人体血浆钙和磷的浓度；②促进钙沉着于新骨形成部位，使枸橼酸钙盐在骨中沉积，促进骨钙化及成骨细胞功能和骨样组织成熟；③协同甲状旁腺素、降钙素促进旧骨释放磷酸钙。

2. 适应证

(1)用于维生素 D 缺乏症的预防与治疗。如绝对素食者、肠外营养患者、胰腺功能不全伴吸收不良综合征、肝胆疾病(肝功能损害、肝硬化、阻塞性黄疸)、小肠疾病(脂性腹泻、局限性肠炎、长期腹泻)、胃切除等。

(2)用于慢性低钙血症、低磷血症、佝偻病及伴有慢性肾功能不全的骨软化症、家族性低磷血症及甲状旁腺功能低下(术后、特发性或假性甲状旁腺功能低下)的治疗。

(3)用于治疗急性、慢性及潜在手术后手足搐搦症及特发性手足搐搦症。

3. 用法用量　目前，在中国和美国有维生素 D_3 和维生素 D_2 不同制剂应用于临床。生化指标显示，维生素 D_2 似乎比维生素 D_3 更快在组织中清除，并且生物利用度较低，特别是在间歇大剂量给药情况下。因此推荐维生素 D_3 作为首选制剂用于治疗维生素 D 缺乏。

(1)给药方法：

1)肌内注射可以使维生素 D 全部附于体内，但其生物利用度不可预知，较慢达到饱和状况，以及较口服制剂麻烦，所以胃肠外应用不作为首选的治疗指导。推荐口服维生素 D，和食物一起服用，可以帮助吸收。

2)滴定治疗法在减少毒性和改善饱和状态方面，具有潜在益处，能更精确达到饱和状况；但增加费用，并使医生治疗和患者依从性变得更为复杂。推荐治疗方法为固定负荷剂量和维持治疗的方法：①当需要快速矫正维生素 D 缺乏，如患者有疾病症状，或准备开始高效抗吸收药物治疗时，推荐在固定负荷剂量的基础上，规则维持治疗。②维生素 D 缺乏的矫正非紧迫时，或当补充维生素 D 同时口服抗骨吸收药物，或许可以进行维持治疗方案，而无需使用负荷剂量。

(2)用药剂量和治疗方案：对于骨质疏松症的患者，中国营养学会推荐摄入维生素 D 800 IU/d。绝经后的女性饮食加上药物补充，每日维生素 D 应该达到 800 IU；对于绝经前的女性以及男性骨质疏松症患者，每日维生素 D 应该达到 400～800 IU。

1)维生素 D 缺乏症治疗负荷量：达到总量约 300000 IU，可以每周或每日分开给予。负荷量方案中的维生素 D 不应来源于钙/维生素 D 的组合，这可导致钙剂量过高。具体方案根据当地维生素 D 制剂的可应用情况，举例如下：①50000 IU 胶囊，每周 1 次，连续共6周(300000 IU)。②20000 IU胶囊,每周2次,连续共7周(280000 IU)。③800 IU胶囊,每日5次,连续共10周(280000 IU)。

2)维持方案:可以在负荷量补足后1个月开始给予。维持剂量为每日800~2000 IU(偶尔可达每日4000 IU);可以每日给予,或间隔给予较高剂量,但总维持量相同。

4. 不良反应及中毒症状　不良反应包括便秘、腹泻、持续性头痛、食欲减退、口内有金属味、恶心呕吐、口渴、疲乏、无力,以及骨痛、尿混浊、惊厥、高血压、眼对光刺激敏感度增加、心律失常,偶有精神异常、皮肤瘙痒、肌痛、严重腹痛(有时误诊为胰腺炎)、夜间多尿、体重下降。高钙血症、维生素D增多症、高磷血症伴肾性佝偻病患者禁用。

补充维生素D低于10000 IU/d,一般不会中毒。不适当大剂量应用或意外过量可导致维生素D中毒。当维生素D持续到达血清25-羟维生素D(25-OHD)大于150 nmol/L(>60 ng/mL)时,可有潜在不良反应;若持续血清25-OHD大于500 nmol/L(>200 ng/mL),则出现维生素D中毒症状:食欲缺乏、体重减轻、多尿、心律失常等,以及血管和组织钙化,高钙尿症和肾结石一般不严重。

5. 注意事项

(1)治疗低钙血症前,应先控制血清磷的浓度,定期复查血钙等有关指标;除非遵医嘱,避免同时应用钙、磷和维生素D制剂。

(2)由于个体差异,维生素D_3用量应依据临床反应作调整。用药期间,应注意检查血清尿素氮、肌酐和肌酐清除率、血清碱性磷酸酶、血磷、24小时尿钙、尿钙与肌酐的比值、血钙(用治疗量维生素D_3时应定期作监测,维持血钙浓度2.00~2.50 mmol/L),以及骨X线检查等。

(3)下面给药方法已证明无效,或无效和中毒的风险增加,因此不推荐:①应用单次超剂量(300000 IU或更高)使患者快速达到负荷量的方法;②采用肌内注射或口服维生素D的年储备给药方法;③使用活性维生素D制剂,有骨化三醇(calcitriol)和阿法骨化醇(alfacalcidol)。

(4)维生素D_3可促使血清磷酸酶浓度降低,血清钙、胆固醇、磷酸盐和镁的浓度可能升高,尿液内钙和磷酸盐的浓度亦增高,对一些疾病的诊断产生干扰。

(5)下列情况应慎用:动脉硬化、心功能不全、高胆固醇血症、高磷血症;对维生素D高度敏感及肾功能不全;非肾脏病用维生素D_3治疗时,如患者对维生素D_3异常敏感,也可产生肾脏毒性。

6. 药物相互作用

(1)含镁的制酸药与维生素D_3同用,特别在慢性肾衰竭患者,可引起高镁血症;大量钙剂或利尿药与常用量维生素D_3并用,有发生高钙血症的危险;大量的含磷药与维生素D_3同用,可诱发高磷血症。

(2)巴比妥(barbitone)、苯妥英钠、抗惊厥药(anticonvulsants)、扑米酮(primidone)等可降低维生素D_3的效应,因此长期服用抗惊厥药时应补给维生素D_3,以防止骨软化症。

(3)降钙素与维生素D_3同用可抵消前者对高钙血症的疗效。

(4)洋地黄(digitalis)与维生素D_3同用时应谨慎,如维生素D引起高钙血症,容易诱发心律失常。

（三）双膦酸盐类

1. 药理作用与临床应用　能够提高骨密度，降低骨折危险；改善骨转换，改善骨结构。机制包括：①抑制破骨细胞合成及活性，促其凋亡，减少前列腺素等炎性介质的释放，缓解骨痛；②抑制破骨细胞对成骨细胞的刺激；③与羟基磷灰石结晶强力结合，对抗酶的消化。

口服双膦酸盐是治疗绝经后骨质疏松症的一线用药，但缺点是难以吸收（吸收率小于1%），必须空腹服用，服药后保持直立或坐位至少 30 分钟，以免引起食道糜烂、狭窄以及胃肠道症状等不良反应。目前国内批准上市的制剂有阿仑膦酸钠、福善美、依替膦酸钠（etidronate disodium，邦特林）、利塞膦酸钠（risedronate sodium）、依班膦酸钠（ibandronate sodium）和唑来膦酸钠（密固达），前三者为口服制剂，伊班膦酸钠有口服和静脉两种剂型，唑来膦酸钠为静脉铁剂。

唑来膦酸是目前最有力的双膦酸盐，其给药间期较长和 100%的高生物利用度，弥补了口服双膦酸盐类的相关不足。每年一次静脉滴注 5 mg，输注过程中应避免发生渗漏，滴注时间不少于 20 分钟；不能与其他药物混合静脉使用，尤其是含钙离子的药物；溶液如出现质地或颜色改变时禁用。

2. 不良反应及注意事项　唑来膦酸钠的急性期反应包括发热、头痛、肌肉关节疼痛、胃肠道反应（恶心、呕吐等）、肾脏相关反应（肌酸升高、尿蛋白阳性等），主要由于循环系统中 T 细胞释放炎性细胞因子所致，常发生在输液后 3 天内，往后可自行缓解。禁忌证包括低动力性骨病，孕妇及哺乳期妇女。唑来膦酸的药学监护内容如下：

（1）唑来膦酸 39%不经过体内代谢，以原型经肾脏排出，因此肌酐清除率大于 30 mL/min是用药安全的首要条件。

（2）使用前加用 500 mL 生理盐水水化，用药后加用 250 mL 生理盐水冲管，同时巩固水化作用。并在用药前后嘱患者多饮水。

（3）出现发热（体温高于 37.5 ℃）时，嘱患者多饮水，并采用湿毛巾敷额头或冰枕物理降温、温水擦浴；当体温高于 38.5 ℃时，遵医嘱给予非甾体类抗炎药降温治疗，并监测体温变化（每 2 小时复测），同时要观察患者的面色、脉搏、呼吸等生命体征。

（4）用药后可能出现肌肉关节疼痛，此类疼痛多为一过性反应，可在卧床休息后自行缓解，无需产生心理负担。必要时可在平卧位进行非负重屈伸关节运动，从而增加肌力，维护关节功能。

（5）使用后可能出现一过性的恶心、呕吐等症状，在此期间可选择高能量、高蛋白、清淡易消化的流质或半流质饮食。

（6）注意日常饮食中多摄入富含钙和维生素 D 的食物，如鱼、虾米、黑芝麻、豆制品等。忌烟酒、浓茶、咖啡等不良饮食习惯。

（四）雌激素类

激素补充治疗又称激素替代治疗（hormone replacement therapy，HRT），是指对存在雌激素缺乏的绝经后妇女，补充雌激素及孕激素。

1. 药理作用与临床应用　①增加 1,25 双羟维生素 D_3（1,25-hydroxyvitamin D_3）的生成与活性，增加小肠对钙的吸收。②降低骨对甲状旁腺激素的敏感性，使骨吸收减少。③增加降钙素水平，降低了破骨细胞的活性，骨吸收减少。④可直接促进成骨活性，使骨基质形成。⑤降低肾排钙量。⑥通过细胞因子影响骨代谢，如抑制白介素-1（interleukin-1）、白介素-6、肿瘤坏死因子（tumor necrosis factor，TNF）等合成和分泌，抑制骨吸收；促进转化生长因子 β 受体（transforming growth factor-β receptor）及胰岛素样生长因子Ⅰ型受体（human insulin-like growth factor Ⅰ receptor）增多，促进骨形成。

HRT 适用于低骨量及骨质疏松症（A 级证据）人群，即骨折风险高、相对较年轻的绝经后妇女，特别是伴有潮热、盗汗等绝经症状的患者及绝经后骨质疏松症的患者。

2. 应用原则

(1)药物剂量：HRT 应个体化用药，在综合考虑绝经期具体症状、治疗目的和危险性的前提下，选择能达到治疗目的的最低有效剂量；可考虑应用较现有标准用法更低的剂量；对于卵巢早衰（premature ovarian failure，POF）妇女，HRT 所用药物的剂量应大于正常年龄绝经的妇女。

卵巢早衰也称原发性卵巢功能不全（primary ovarian insufficiency，primary ovarian dysfunction），是指 40 岁前因卵巢机能障碍而导致的闭经，包括初潮正常，40 岁以内的闭经，高促性腺激素、低雌激素，卵巢活检无卵泡存在。

(2)用药时间：在卵巢功能开始减退并出现相关绝经症状后即开始给予 HRT，可达到最大的治疗益处。HRT 期间应至少每年进行一次个体化受益/危险评估，根据评估情况决定疗程长短，并决定是否继续应用。现有的循证医学证据表明，没有必要对 HRT 持续时间进行限制，只要受益大于危险，即可继续给予 HRT。对于提前绝经者，推荐 HRT 应至少用至正常绝经年龄，之后按照正常年龄绝经妇女对待。

(3)添加孕激素的原则：对于有子宫的妇女，单用雌激素会增加子宫内膜癌发生的危险性，应在 HRT 时加用孕激素。对于已切除子宫的妇女，不必加用孕激素。在雌激素持续用药的情况下，孕激素应持续或周期性添加，周期性添加者每月给予孕激素不短于10～14 天。

3. 用法用量　治疗方案应充分个体化，应用最低有效剂量，并坚持定期随访和安全检测。HRT 一般不超过 5 年。

(1)雌激素和孕激素单方制剂：

1)口服给药途径：是 HRT 常规应用，也是最符合大部分人用药习惯的途径。临床推荐应用天然雌激素，包括戊酸雌二醇（estradiol valerate）、结合雌激素（conjugated estrogen，CE）、17β 雌二醇（17β-estradiol），合成雌激素有尼尔雌醇（nilestriol）。天然孕激素包括微粒化黄体酮胶丸（micronized progesterone soft capsules）和黄体酮胶囊（progesterone capsules），合成孕激素包括孕酮衍生物、17 羟孕酮衍生物和 19 去甲睾酮衍生物等，其中最接近天然孕激素的是地屈孕酮（dydrogesterone），较接近的是醋酸甲羟孕酮（medroxyprogesterone acetate）。

2)经皮给药途径：与口服雌激素相比，可避免肝脏首过效应，剂量一般较低，减少肝脏代谢负荷，其静脉血栓与心血管事件、乳腺癌、胆囊疾病的发病风险较低。常用药物有半水合雌二醇贴剂（estradiol hemihydrate patches），每日释放 17β 雌二醇 50 g，每周更换一次；雌二醇凝胶(estradiol gel)，每日经皮涂抹1.25 g，含17β雌二醇0.75 mg。

3)经阴道给药途径：属于局部用药，因避免了肝脏首过效应，剂量一般较口服要低。常用药物有雌三醇乳膏(estriol cream)，每克乳膏含雌三醇1 mg；结合雌激素软膏(conjugated estrogen cream)，每克软膏含结合雌激素0.625 mg；普罗雌烯阴道胶囊(promestriene vagimal capusule)或乳膏，每粒或每克含普罗雌烯10 mg；氯喹那多-普罗雌烯阴道片(chlorquinaldol/promestriene vaginal tablets)，每片含普罗雌烯10 mg和氯喹那多200 mg。

(2)雌激素、孕激素的复方制剂：服用方便，虽不利于个体化调整，但已可满足大部分患者要求。

1)雌激素、孕激素序贯制剂：为戊酸雌二醇片/雌二醇环丙孕酮片复合包装，由11片戊酸雌二醇(2 mg/片)和10片戊酸雌二醇(2 mg/片)＋醋酸环丙孕酮(1 mg/片)组成；雌二醇/雌二地屈孕酮片：有1/10和2/10两种剂量配伍，均由14片17β雌二醇和14片17β雌二醇＋地屈孕酮(10 mg/片)组成，而17β雌二醇的剂量在1/10剂量的配伍中为1 mg/片，在2/10剂量的配伍中则为2 mg/片。

2)雌激素、孕激素连续联合制剂：有雌二醇屈螺酮片(estradiol and drospirenone tablets)。

(3)选择性雌激素受体调节剂(selective estrogen receptor modulators，SERM)：不增加乳腺癌和子宫内膜癌的风险，且能降低血清胆固醇，对心血管也有保护作用，故有较好的应用前景。他莫昔芬、雷洛昔芬、托瑞米芬、艾多昔芬(idoxifene)及左美洛昔芬(levormeloxifene)等都属于这类化合物(见表8-4-4)。

表8-4-4　常用选择性雌激素受体调节剂

药品名	类型	药理及疗效	用法用量	缺点
他莫昔芬	第一代	在骨、心血管、中枢神经系统起部分雌激素激动作用；在子宫、肝、阴道中主要起雌激素激动作用；在乳腺中主要起雌激素拮抗剂作用		可引起子宫内膜癌和血栓
雷洛昔芬	第二代	可以提高骨矿物质密度，降低血清胆固醇，对子宫和乳腺无刺激，长期服用还能降低乳腺癌的发生率。减少骨折的作用与双膦酸盐相近，但在降低骨转换指标、提高骨密度方面稍弱于双膦酸盐	每日1次，每次60 mg，口服，可允许剂量为30～60 mg/d	轻度增加静脉血栓形成，禁用于有静脉栓塞病史、有血栓倾向及长期卧床的患者，少数患者服药期间会出现潮热和下肢痉挛，症状严重时暂停药物

续表

药品名	类型	药理及疗效	用法用量	缺点
阿佐昔芬	第三代	在乳腺和子宫内膜中表现为雌激素拮抗作用,在骨骼和脂代谢中表现为雌激素激动作用。本品在预防骨质疏松和降低血液中胆固醇含量方面更优于雷洛昔芬		
阿考比芬	第四代	没有亲子宫活性,预防因雌激素缺乏而导致的骨质疏松和降低血液中胆固醇含量。对心血管系统的保护作用,比雷诺昔芬和他莫昔芬更有效		

4. 禁忌证

(1)属于禁用的情况:①已知或可疑妊娠;②原因不明的阴道出血;③已知或可疑乳腺癌;④已知或可疑性激素依赖性恶性肿瘤;⑤活动性静脉或动脉血栓栓塞性疾病(最近6个月内);⑥严重肝、肾功能障碍;⑦血卟啉症、耳硬化症;⑧脑膜瘤(禁用孕激素)。

(2)属于慎用情况:子宫肌瘤、子宫内膜异位症、子宫内膜增生史,尚未控制的糖尿病及严重的高血压,有血栓形成倾向,胆囊疾病,癫痫,偏头痛,哮喘,高催乳素血症,系统性红斑狼疮,乳腺良性疾病,乳腺癌家族史。

(五)甲状旁腺激素类

1. 药理作用　甲状旁腺激素作用于靶细胞膜,活化腺苷酸环化酶系统,增加胞质内cAMP及焦磷酸盐(pyrophosphate)浓度,从而导致血 Ca^{2+} 升高。当血 Ca^{2+} 浓度降低时,可加快 Ca^{2+} 在肠道的吸收,在肾的重吸收,促进破骨细胞和骨细胞调节的骨 Ca^{2+} 释放,从而使 Ca^{2+} 水平恢复正常,对骨代谢平衡产生影响,会出现骨形成和骨吸收双重作用。

(1)小剂量甲状旁腺激素可刺激骨细胞分泌胰岛素样生长因子(insulin-like growth factor)和转化生长因子(transforming growth factor),促进成骨祖细胞增生分化。因而甲状旁腺激素促骨形成作用的基础是小剂量和间歇使用,间歇使用主要是使小梁骨增加。

(2)大剂量甲状旁腺激素使成骨细胞功能受抑制,促进前破骨细胞和间质细胞转化为破骨细胞,增加破骨细胞数量和活性,从而多种水解酶和胶原酶分泌增加,大量乳酸(lactate)和柠檬酸(citric acid)等酸性物质产生,促进骨基质和骨盐的溶解。

2. 用法用量　目前临床应用的药物有2种,包括重组人甲状旁腺激素1-84(recombinant human PTH1-84, rhPTH1-84)及重组人甲状旁腺激素1-34(recombinant human PTH1-34, rhPTH1-34),每日皮下注射。治疗时间在美国限定在24个月内,欧洲规定为

18个月。单次给药的药动学结果表明，rhPTH1-84 在体内代谢符合非房室模型，在1～4 μg/kg的范围内，rhPTH1-84 的代谢为线性特征，在肝、肾功能正常的情况下，可以在一定范围内通过增加药物剂量，相应提高 AUC，从而提高药物疗效，并且不因为药物分布和消除的变化导致毒性反应的发生。

PTH 可单用，也可与雌激素、降钙素、二膦酸盐或活性维生素 D 等联合应用。①PTH联用雌激素时，疗效强于二者单独使用；②联用阿仑膦酸盐时，疗效不强于单独应用，并且阿仑膦酸盐能减弱重组人甲状旁腺激素的药理作用，因此不建议同时服用，可先后使用。

3. 不良反应　常见血钙过多，恶心呕吐，头昏头痛，肌阵挛等。另外，与骨肉瘤的发生有关。对非椎体骨折的作用有限，反复使用会发生快速耐受反应，药效逐渐减小；随时间延长，骨吸收代谢作用被激活，骨形成作用下降。

（六）锶盐类

1. 药理作用与临床应用　锶盐具有抑制骨吸收和增加骨形成的作用，可使骨吸收降低大约 30%。雷尼酸锶（雷奈酸锶，strontium ranelate，SR）通过降低前破骨细胞的分化能力和破骨细胞的骨吸收能力，抑制骨吸收；促进前成骨细胞的增殖，增加成骨细胞的活性和骨基质的合成。适用于老年绝经后女性骨质疏松患者。

（1）雷尼酸锶 0.1～1 mmol/L，能够使两项破骨细胞分化的主要指标碳酸酐酶（carbonic anhydrase，CA）的表达下降 30%～46%，玻连蛋白受体（vitronectin receptor，VNR）的表达下降 30.7%～40.6%（$p<0.05$），并有剂量依赖性。

CA 是最重要的含锌金属蛋白酶，在骨形成和代谢过程中起着重要作用。VNR 属血小板糖蛋白组成员，配体是玻连蛋白、纤连蛋白等多种细胞外基质，参与介导细胞与细胞外基质黏附。

（2）锶盐可以使碱性磷酸酶（ALP）的活性增加，使成骨细胞胶原、非胶原蛋白的合成增加，提高成骨细胞的活性而促进骨的形成。

2. 用法用量

（1）低剂量锶对骨骼有益：每天给予低剂量的雷诺锶盐，持续 9～26 周，能够促进骨形成并抑制骨吸收。170 mg/(kg・d)的锶比 680 mg/(kg・d)的锶更能有效地减少骨折的风险。

（2）口服 SR：预防绝经后妇女发生骨丢失的最小药物剂量是 1 g/d，治疗绝经后妇女骨质疏松的最小药物剂量是 2 g/d。

3. 不良反应　锶是一种微量元素，必须考虑到锶治疗的安全性。

（1）高剂量的锶（大于日常饮食的 1.5%）能引起类似佝偻病（rickets）的矿化作用缺陷，并且抑制 1,25-二羟维生素 D 的合成。

（2）SR 最常见的不良反应有恶心、腹泻、皮炎和湿疹等，一般为轻度、暂时性的，大约 3 个月可自行消失。出现严重皮肤反应的患者应立即停药。本品有静脉血栓的危险，不推荐用于严重肾损害患者（肌酐清除率低于 30 mL/min）。

4. 药物相互作用

(1)食物、牛奶及制品、钙制剂可降低 SR 的生物利用度,为 60%~70%,应至少间隔 2 小时服用。

(2)抗酸剂(如铝、镁)与 SR 同时或在 2 小时内服用,可减少后者的曲线下面积 20%~25%。

(3)二价离子锶与喹诺酮类或四环素类可形成络合物,影响 SR 吸收,故不宜同服。

(七)降钙素类

1. 药理作用与临床应用　降钙素(CT)能够保持或增加骨密度,并降低骨质疏松症的骨折风险。同时还有直接的镇痛效果,对于骨骼相关的疼痛如肿瘤骨转移、骨质疏松性骨折(osteoporotic fracture, OPF)等有明显的抑制作用。因此,降钙素适用于骨质疏松以及骨质疏松引起的疼痛。其作用机制包括:

(1)短时间内迅速抑制破骨细胞的活性,长期作用可减少破骨细胞的数量,阻止骨中钙离子向血中释放,在一定程度上改善钙磷代谢。

(2)可直接或间接改善甲状旁腺分泌甲状旁腺素原,从而维持血浆全段甲状旁腺激素(intact parathyroid hormone, iPTH)的平衡。

(3)能抑制 3 型胶原 mRNA 表达,防止过度炎性反应。

2. 用法用量

(1)鲑鱼降钙素(salmon calcitonin):皮下或肌内注射 50 U/d,根据病情每周 2~5 次,鼻喷剂 200 U/d。治疗方案举例:50 U 肌内注射,每日 1 次,连用 2 周后改为隔日 1 次,连续使用 3 个月;同时联合口服钙剂:钙尔奇 D 600 mg,每日 1 次,连用 3 个月后停 1~2 周,再重新启动下一个疗程的治疗。

(2)依降钙素(elcatonin):骨质疏松症患者 1 周肌内注射 1 次,每次 20 U;骨质疏松引起的疼痛,肌内注射每次 10 U,每周 2 次。临床效应时间为 12~18 个月,12 个月后 40%~70%的患者可出现受体下调现象。

3. 不良反应及对策　药物不良反应与剂量、给药途径有关。①过敏症、过敏性休克:应密切观察,若出现皮疹、荨麻疹等时,应停药;偶见休克,若有血压降低、全身发红、呼吸困难、咽喉水肿等休克症状出现,应立即停药并及时治疗。②循环系统:偶见颜面潮红、热感、胸部压迫感、心悸。③消化系统:恶心、呕吐、食欲缺乏,偶见腹痛、腹泻、口渴、胃灼热等。④神经系统:偶见眩晕、步态不稳、头痛、耳鸣、低血钙性手足抽搐。⑤肝脏:偶见谷草转氨酶(glutamic oxaloacetic transaminase, GOT)、谷丙转氨酶(glutamic pyruvic transaminase, GPT)上升。⑥电解质代谢:偶见低钠血症。⑦注射部位:偶见疼痛。⑧其他:瘙痒,偶见哮喘、出汗、指端麻木、尿频、水肿、视力模糊、咽喉部有含薄荷类物质后感觉、发热、寒战、无力感、全身乏力等。

用药后不良反应症状比较轻的患者可以先进行观察,不需要立即停药,若经过一段时间的观察后症状不消失,再采取对症处置;出现晕厥者,应立即使其平卧休息;出现呕吐、恶心等消化道不适症状时应暂时禁食。出现过敏性休克时需要即刻停药,并进行抗过敏抢救、静脉输液、注射肾上腺素直至恢复。

4. 注意事项

(1)应详细了解患者病史及既往用药情况，尤其是有无药物过敏史，是否有过敏体质、支气管哮喘等。鲑鱼降钙素使用前进行皮试。

(2)选择肌内或皮下注射，强调用药剂量个体化，根据患者症状及各种生理指标对症给药。对于长期卧床治疗的患者，每月需检查血液生化指标和肾功能。

(3)用药过程中出现不良反应应及时对症处理，一旦出现耳鸣、眩晕、哮喘立即停药。用药后经观察无不良反应才可以离开，出现头晕者要等待症状消失后才可离院。

(4)肌内注射时注意避开神经走向部位及血管，若有剧痛或抽出血液，应速拔针换位注射。反复注射时应左右交替，变换注射部位。

(5)鲑鱼降钙素必须和钙剂联合使用，若单独使用会引发低血钙痉挛症状。

5. 药物相互作用　本类药品与二膦酸盐类骨吸收抑制剂(如帕米膦酸二钠等)皆有降低血钙作用，故二者合用有急速降低血清钙的可能，若出现严重低钙血症，应停药并给予注射用钙剂等进行适当处置。

(八)维生素 K_2

维生素 K_2(甲萘醌，menaquinone)侧链上不饱和的异戊二烯链的数目不等，通常简称为 MK_n，n 代表异戊二烯链的数目。MK_7、MK_4、MK_9 生物活性均大幅高于 MK_1。在人体正常代谢(肠胃功能正常状态)时，肠道正常菌群参与将 MK_1 和(或)MK_3、MK_4 转化为 MK_2 活性体，然后才被肠道吸收利用。

1. 药理作用

(1)促进骨形成及骨矿化：MK_2 是骨特异基因转录调节剂，通过类固醇及异质物受体诱导成骨细胞标记物的表达，增强胶原蛋白的蓄积作用，显著扩充骨形成过程的基质容量及几何空间，为钙盐沉积提供更大比表面积的结构场所。同时，MK_2 是谷氨酸 γ-羧化酶的辅酶，能促进钙盐沉积，提高骨矿化速率，因此，充足的 MK_2 是确保血液中 Ca 在骨骼上有效沉积与矿化的根本。

(2)抑制骨吸收：MK_2 可特异性诱导破骨细胞凋亡，但对骨基质细胞无影响。同时，MK_2 通过抑制溶酶体酶如组织蛋白酶 K(cathepsin K)的 mRNA 表达，防止溶酶体酶降解骨基质。

组织蛋白酶 K 是一种溶酶体半胱氨酸蛋白酶，被认为在骨再吸收过程中由破骨细胞特异性表达，且能有效降解骨细胞外基质。骨质疏松症的特征是破骨细胞活动增强，组织蛋白酶 K 特异性抑制剂，不仅能作用于破骨细胞的骨再吸收，还能作用于介导免疫应答。

2. 用法用量　①营养剂量：成人每日应摄入 120 μg MK，青少年可按照 2 μg/(kg·d)应用。维持骨健康需要更高的 MK 浓度。②防治骨质疏松药物的常用剂量为 45 mg/d。③MK 的需要量每日分餐摄取比较合适。

3. 不良反应　MK 为人体内源性物质，具有很宽的安全用量范围，几乎没有不良反应。

4. 药物相互作用

(1)MK_2 与骨质疏松常用制剂有协同增效作用。①MK_2 与活性维生素 D_3 合用，在阻止绝经早期骨丢失和改善骨的机械性能方面具有协同作用，效果优于单一用药。其中

MK_2靶向的调钙机制，将人体中的钙带到正确的组织与器官，从而能一体化解决困扰中老年人的骨质疏松与动脉钙化难题。②MK_2与双膦酸盐类、雌激素类、镁盐在骨形成中均具有显著的协同增效作用。

(2)抗凝药苄丙酮香豆素(华法林)与 MK 的凝结效应存在拮抗作用，大约只需 1 mg 的 MK 即可抵消其作用，从而降低华法林的疗效，因此使用华法林抗凝治疗期间应禁用 MK。而肝素及新型抗凝药如利伐沙班等，与 MK_4之间无配伍禁忌。

四、患者教育

骨质疏松症作为一种生活方式病，患者教育更为重要。

(一)三级预防原则

一级预防：应从年轻开始做起。注意合理膳食营养，多食用含钙高的食物，如牛奶、鸡蛋、鱼、虾皮、豆制品、杂粮、坚果、蔬菜等；坚持科学良好的生活方式，如坚持体育锻炼、多接受日光浴、戒烟戒酒、少喝咖啡等。

二级预防：积极治疗引起骨质疏松的疾病，如甲状腺功能亢进、库欣综合征、甲状旁腺功能亢进、性功能减退、严重肝病、淋巴瘤、类风湿关节炎等；禁用或慎用引起骨质疏松的药物，如糖皮质激素、肝素、抗惊厥药、免疫抑制药等。

三级预防：对老年人退行性骨质疏松症患者积极进行药物治疗抑制骨吸收，使用雌激素、钙等促进骨形成，加强防跌措施，对骨折患者积极治疗，增强身体的整体素质和免疫能力。

(二)健康教育

1. 指导患者保持健康良好的生活方式和饮食习惯。

(1)坚持适当的运动，多从事户外活动，适当的日光照射，获取足量的维生素 D，同时对骨骼肌保持足够的机械性刺激。保持正确的姿势，不经常采取跪坐的姿势。

(2)养成良好的生活习惯。戒除烟酒、少饮咖啡，避免过食较咸的食物，饮食中应多补充含钙的食物如奶制品、鱼类、肉类、豆制品、骨头汤等，均可防止骨质疏松加重。避免菠菜与豆腐、牛奶同食，以免影响钙的吸收。

(3)预防各种意外。尽量避免外伤和各种安全隐患的发生，尤其是退休后女性在进行锻炼时要循序渐进，不要做过强过大的运动。年青、身体状况较好的可以做些负荷运动，如体操、排球、拉力器、哑铃、握力棒等；年龄较大、身体状况较差或已患有骨质疏松症者，可选择太极拳、散步、跳舞等活动。

2. 早期预防骨质疏松　正常人随着年龄的增加，到 40 岁以后都有不同程度的骨量丢失，绝经后的妇女更是明显。可采取预防性措施，如保证充足的钙摄入，及早补充雌激素等。

（三）患者教育要点

1. 饮食

（1）多吃水果蔬菜：骨骼像一个碱性盐水库，要保持机体适当的酸碱平衡，多吃水果、蔬菜类食物，可降低潜在的内源性酸负荷和内源性酸的净生成而提升碱性环境，降低骨骼盐的需求。植物雌二醇有微弱的雌激素特性，包括大豆异黄酮，如染料木黄酮、大豆苷原，以及来自于谷物、水果和蔬菜的木质素。

（2）戒除不良嗜好：戒烟酒，过量饮酒不利于骨骼的新陈代谢。少喝浓茶，避免咖啡因摄入过多，喝浓咖啡能增加尿钙排泄，影响身体对钙的吸收。

（3）注意食物烹调方法：一些蔬菜如菠菜、苋菜等，含有较多的草酸，影响钙的吸收。如果将这些菜在沸水中焯一下，滤去水再烹调，可减少部分草酸。谷类中含植酸酶，可分解植酸盐释放出游离钙和磷，增加利用率。植酸酶在 55 ℃温度下活性最高，为了增加植酸酶的活性，可以先将大米加适量的水浸泡后再洗。在面粉、玉米粉、豆粉中加发酵剂发酵并延长发酵时间，均可使植酸盐水解，使游离钙增加。

2. 运动

（1）运动的作用：①骨性效应，即维护和提高骨矿密度，能增强肌肉力量，提高平衡能力，减少跌倒的危险性，从而降低骨折发生率。②适当减轻骨质疏松患者的疼痛感，调节患者的心情，有利于提高患者身体和心理素质。运动的作用机制包括如下几个方面：

1）提高性激素分泌：性激素在骨生成和维持骨量方面起着重要的作用，它可间接合成蛋白，促使骨内胶原形成。随着年龄增长，女性 45 岁，男性 50 岁，性激素分泌减少，影响骨的形成，加快骨的吸收，因而骨量下降。

2）调节钙吸收：钙调节激素及甲状旁腺素的分泌失调致使骨代谢紊乱。随年龄增长，钙素分泌减少，甲状旁腺素增多，引起骨形成减少，骨吸收增加。

3）促进消化：老年人消化功能降低，胃纳差、进食少，致使蛋白质、钙、磷、维生素及微量元素摄入不足和营养不良，特别是维生素 D 缺乏。此外，钙、磷及蛋白质的摄入不足使钙、磷比例失调，都使骨的形成减少。

4）防止基因变异：分子生物学研究表明，骨质疏松与维生素 D 受体基因变异有密切联系，老年人通过户外运动可防止维生素 D 受体基因变异，阻止骨质疏松。

5）运动负荷刺激骨盐沉积：肌肉收缩及舒张运动的机械负荷会促使生长期骨钙盐量的增加。运动还通过肌肉的活动对骨产生应力，骨骼应力增加使骨产生负压电位，使之易结合阳性钙离子，促进骨细胞增生分化。

（2）运动作用的特点：运动对骨密度的提高在男性较女性更为显著，即运动对骨生成的影响存在性别差异。运动的效应具有部位特异性，即只有在运动中负荷最大的骨才会产生最强的反应。运动必须达到一定运动量且持之以恒才能使骨密度得到更好地提高。

（3）运动方法指导：①运动前应进行全面身体检查，确定自己的运动承受能力和禁忌。②注意天气，过冷易引起突发性心脑血管疾病或因路滑易引起跌倒，过热则易消耗体力，引起脱水和中暑。③多进行户外运动，既可享受阳光照射，也可活化维生素 D，促进钙的吸收。④行走、慢跑等有氧运动刺激强度的持续作用时间较长，对骨的密度变化影响较大。⑤在机体承受的范围内，运动强度越大，每次运动时间越长，运动频率越高，对老年人BMD的保持和提高越有利。⑥每次运动时间过长并不利于骨健康，锻炼频率根据个体的主观感觉而定，以次日不感疲劳为度。⑦应根据病情、疼痛的部位及程度的不同，坚持局部与整体相结合，突出重点，进行微超量恢复性训练治疗。

3. 心理干预　骨质疏松患者长期受疼痛的折磨，并且大多数伴有慢性病，心理承受能力低下，易产生焦虑、烦躁，恐惧心理。因此需要了解患者的心理需求和心理特点，制订相应的心理护理方案。

（1）心理干预的作用：①解决心理问题，降低患者焦虑、抑郁发生率。②通过大脑多种功能，调节自主神经、内分泌系统和免疫系统，从而影响机体钙磷代谢系统及炎症因子的代谢，使骨质疏松患者疼痛减轻。

（2）心理干预的方法：①对骨质疏松出现的各种症状给予及时处理及解释，积极与患者沟通；②介绍骨质疏松及其并发症的防治知识，让患者对其有客观的认识，形成正确的认知态度；③认真倾听老年患者的诉说，鼓励其表达心中疑惑及不良情绪；对患者进行鼓励和安慰，增强其与疾病抗争的信心和勇气；④做好家属的心理工作，与医护共同支持、照顾患者，使患者以积极乐观的心态对待病情，积极配合各种治疗和护理及康复训练。

复习思考题

1. 名词解释：(1)骨质疏松症(OP)；(2)原发性骨质疏松症；(3)绝经后骨质疏松症；(4)老年性骨质疏松症；(5)特发性骨质疏松症；(6)继发性骨质疏松症；(7)脆性骨折；(8)X线照相法；(9)X线吸收法；(10)骨形成主要标志物；(11)骨吸收主要标志物；(12)综合诊断评分法；(13)活性钙；(14)有机钙；(15)维生素 D_3；(16)滴定治疗法；(17)活性维生素D制剂；(18)激素补充治疗(HRT)；(19)卵巢早衰(POF)；(20)选择性雌激素受体调节剂(SERM)；(21)玻连蛋白受体(VNR)；(22)组织蛋白酶K。

2. 骨质疏松症的类型有哪些？

3. 骨质疏松症的主要临床表现是什么？

4. 骨质疏松症的诊断方法有哪些？

5. 钙剂的常用药物有哪些？作用特点是什么？

6. 维生素 D_3 如何应用？注意事项是什么？

7. 唑来膦酸的不良反应有哪些？注意事项是什么？

8. 激素补充治疗(HRT)的应用原则是什么？给药途径有哪些？

9. 目前临床应用的甲状旁腺激素类药物是什么？怎么用？

10. 雷尼酸锶如何应用？药物相互作用有哪些？

11. 降钙素(CT)类药物如何应用？注意事项是什么？

12. 维生素K对骨的作用是什么？用法用量有哪些？

13. 骨质疏松症的三级预防原则是什么？

14. 骨质疏松症患者的健康教育包括哪些内容？

15. 骨质疏松症患者的饮食教育内容是什么？
16. 运动的作用是什么？骨质疏松症患者应如何进行户外运动？
17. 心理干预的作用是什么？心理干预的方法有哪些？

（山东大学齐鲁医院　马亚兵）

第五节　高尿酸血症和痛风

内容提要

本节主要介绍痛风和高尿酸血症的病因及发病机制、临床表现、诊断和分期、药物及临床应用和药学监护要点。要求了解痛风和高尿酸血症的发病机制、临床表现、诊断要点和分期方法、辅助检查指标，熟悉痛风和高尿酸血症的定义及两者之间的区别，掌握痛风急性发作期的药物治疗、降尿酸治疗、药学监护方案及患者的药学教育。

20 世纪 80 年代以来，随着我国人民生活水平不断提高，高尿酸血症（hyperuricemia，HUA）的患病率呈逐年上升趋势，特别是在经济发达城市和沿海地区，HUA 患病率达 5%～23.5%，接近西方发达国家水平。痛风（gout）与 HUA 密切相关，是嘌呤（purine）代谢紊乱及（或）尿酸排泄减少所引起的一种晶体性关节炎。

一、病因与发病机制

（一）高尿酸血症

尿酸是嘌呤代谢的最终产物，在正常生理情况下，嘌呤合成与分解处于相对平衡状态，尿酸的生成和排泄也较恒定。正常人血浆中尿酸的含量男性高于女性。高尿酸血症是指正常嘌呤饮食状况下，非同日两次空腹尿酸水平升高，男性高于 420 μmol/L，女性高于 360 μmol/L。任何原因引起的尿酸生成增多和（或）排泄减少都会引起尿酸水平升高。

1. 尿酸生成过多　高嘌呤饮食、饮酒、药物、溶血、骨髓增生性疾病（白血病、多发性骨髓瘤）、横纹肌溶解（药物、创伤）等均可引起血尿酸生成增加。

2. 尿酸排出减少　遗传素质、肥胖、某些药物（噻嗪类利尿剂、胰岛素、烟酸、青霉素、环孢素、阿司匹林等）、肾功能不全及酸中毒可引起尿酸排出减少。

3. 混合性因素　尿酸生成过多和排出减少的情况同时存在。

高尿酸血症是痛风发生最重要的生化基础和直接病因。随着血清尿酸（serum uric acid，SUA）水平增高，痛风患病率也升高，但是大多数 HUA 并不发展为痛风，只有尿酸盐结晶在机体组织中沉积造成损害才出现痛风；少部分急性期患者，SUA 水平也可在正常范围；因此，HUA 不能等同于痛风。此外，HUA 与代谢综合征（metabolic syndrome，MS）、2 型糖尿病、高血压、高脂血症（hyperlipemia）、心血管疾病（cardiovascular disease)、脑卒中、慢性肾病(chronic kidney disease)等密切相关,是这些疾病发生发展的独立危险因素。

(二)痛风

痛风是由于血尿酸水平持续升高,导致过饱和的单钠尿酸盐(monosodium urate, MSU)微小结晶在关节和其他组织中沉积所致。5%~12%的高尿酸患者最终发展为痛风,其诱因有多种,包括关节损伤、暴饮暴食、过度疲劳、受湿冷、药物、感染、创伤及手术等。痛风可分为两种:①原发性痛风:由于家族遗传型的先天代谢缺陷,使得体内嘌呤合成,产生过多尿酸,或者尿酸排出过少导致。②继发性痛风:无家族史,多继发于肿瘤、白血病或某些肾功能减退而造成的尿酸排泄减少。

二、临床表现

仅依据 SUA 水平既不能确定,也不能排除痛风,应结合临床症状和体征进行诊断。痛风临床表现为高尿酸血症和尿酸盐结晶沉积所致的特征性急性关节炎、痛风石形成、痛风石性慢性关节炎,并可发生尿酸盐肾病、尿酸性尿路结石等,严重者可出现关节致残、肾功能不全。临床上有如下类型。

1. 无症状性高尿酸血症　表现为血清尿酸水平升高,但没有发生痛风(疼痛、关节炎或尿酸性肾结石)。大多数高尿酸血症患者可终生无症状,但向急性痛风性关节炎转变的趋势随尿酸水平升高而增加。

2. 急性痛风性关节炎　由某些药物或饮酒饮食而导致的痛风。起病急、病情重、变化快,多以单关节非对称性关节炎为主,夜间发作。关节出现红、肿、热、痛和功能障碍,疼痛剧烈,6 小时内可达高峰。可伴全身炎症反应,如白细胞计数升高、红细胞沉降率增快等。最常见的受累部位是第一跖指关节,其次为踝关节、足跟、膝关节、腕关节、指关节等。未经治疗者病程差异很大,轻者数小时内或 1~2 天内缓解,重者持续数天或数周,反复发作。

3. 间歇期痛风　急性期治疗之后,痛风症状可明显缓解,以后进入无症状的间歇期。多数患者在 1~2 年内再次发作,多见于未治疗或治疗不彻底者。且未经治疗患者的痛风发作频率、持续时间及严重程度会随着时间的推移而增加,但仍有可能完全缓解。受累关节从下肢到上肢,从远端小关节到大关节发展。少数患者无间歇期。

4. 慢性痛风性关节炎　部分患者最终进入多关节性痛风期。尿酸盐沉积在关节的软骨、滑膜、肌腱处而形成痛风石(tophus),引起手指、膝、足的不规则非对称性肿大;也可沿前臂尺侧沉积,形成鹰嘴滑囊的囊性肿胀。皮下痛风石常见于耳轮及关节周围,外观为皮下隆起的大小不一的黄白色赘生物,皮肤表面张力大、透明,可发生破溃并排出白色糊状物。痛风石可直接累及关节及其周围的肌腱而限制其运动,如不进行治疗,将会失去行动能力。通常伴有血尿酸水平增高,关节滑囊液检查可见尿酸结晶,并发生典型的放射学改变。X 光检查可发现在关节软骨及邻近的骨质有圆形或不整齐的穿凿样透光缺损。

5. 痛风性肾病(gouty nephropathy)　尿酸结晶可形成肾结石,使患者出现肾绞痛或血尿，在肾间质沉积及阻塞肾集合管而形成痛风肾。可出现蛋白尿、肌酐升高、血压升高等临床表现。①慢性尿酸性肾病早期表现为蛋白尿和镜下血尿，夜尿增多等，如不及时干预治疗，病情可持续发展，最终导致肌酐升高，严重者可发展为尿毒症。②急性尿酸性肾病短期内出现血尿，浓度迅速增高，尿中有结晶、白细胞和血尿，最终少尿、无尿，急性肾衰竭死亡。③尿酸性肾结石 20%～25%并发尿酸性尿路结石，患者可有肾绞痛、血尿及尿路感染等表现。

三、诊断与分型

国际上将高尿酸血症的诊断定义为：正常嘌呤饮食状态下非同日 2 次空腹血尿酸水平，男性高于 420 μmol/L，女性高于 360 μmol/L。

分型诊断：HUA 患者低嘌呤饮食 5 天后，留取 24 小时尿检测尿酸水平。根据血尿酸水平和尿尿酸排泄情况分为以下三型：①尿酸排泄不良型：尿酸排泄低于 0.48 mg·kg/(kg·h)，尿酸清除率（uric acid clearance rate，Cua）低于 6.2 mL/min；90%的原发性高尿酸血症属于尿酸排泄不良型。②尿酸生成过多型：尿酸排泄低于 0.51 mg/(kg·h)，尿酸清除率高于 6.2 mL/min。③混合型：尿酸排泄高于 0.51 mg/(kg·h)，尿酸清除率低于 6.2 mL/min。

Cua＝尿尿酸×每分钟尿量/SUA。考虑到肾功能对尿酸排泄的影响，以肌酐清除率（creatinine clearance，Ccr）校正，根据 Cua/Ccr 比值对高尿酸血症分型如下：高于 10%为尿酸生成过多型，低于 5%为尿酸排泄不良型，5%～10%为混合型。

四、治疗原则与路径

（一）治疗原则

1. HUA 的控制目标　SUA 低于 360 μmol/L，对于有痛风发作的患者，SUA 应控制在 300 μmol/L 以下。就降尿酸和预防痛风发作而言，溶解尿酸盐结晶必须降低 SUA 水平。干预治疗的切点为：男性 SUA 高于 420 μmol/L，女性 SUA 高于 360 μmol/L。

2. 痛风的治疗目标　①尽快控制急性发作；②预防急性痛风性关节炎复发；③预防或逆转因尿酸盐沉积造成的关节破坏及肾脏损害，纠正高尿酸血症；④预防或逆转加重病因的因素，如肥胖、高三酰甘油血症和高血压症。

（二）痛风的治疗路径

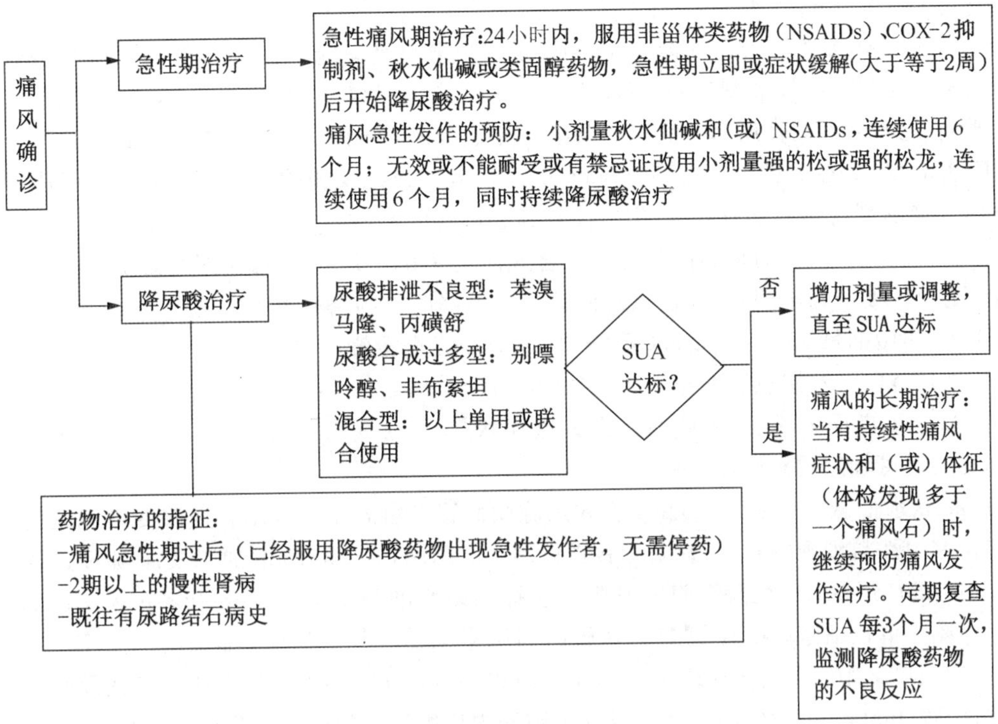

图 8-5-1 痛风的治疗路径

五、主要治疗药物与应用

（一）适当碱化尿液

尿 pH 6.2～6.9 时，有利于尿酸盐结晶溶解和从尿液中排出，但尿 pH 高于 7.0 时，易形成草酸钙及其他类结石。因此，当尿 pH 6.0 以下时，需碱化尿液。碱化尿液过程中应检测尿 pH。

1. 碳酸氢钠　口服，每次 1 g，每日 3 次。由于本品在胃中产生二氧化碳，可增加胃内压，并可引起嗳气和继发性胃酸分泌增加，长期大量服用可致碱血症，并因钠负荷增加而诱发充血性心力衰竭和水肿。晨尿酸性时，晚上加服乙酰唑胺 250 mg，以增加尿酸的溶解度，避免结石形成。

2. 枸橼酸钾钠合剂（potassium sodium citrate mixture）　枸橼酸钾 140 g，枸橼酸钠 98 g，加蒸馏水至 1000 mL。每次 10～30 mL，每日 3 次。使用时应监测血钾浓度，避免发生高钾血症。

3. 枸橼酸氢钾钠颗粒（potassium sodium hydrogen citrate granules）　不能用于急性或慢性肾衰竭患者，或当绝对禁用氯化钠时不能使用，也禁用于严重的酸碱平衡失调（碱代谢)或慢性泌尿道尿素分解菌感染。

(二)痛风急性发作期

1. 非甾体抗炎药(NSAID) NSAID是痛风急性期首选的止痛药物,其作用机制是抑制炎症反应中的环氧酶(cyclooxygenase, COX),阻断花生四烯酸代谢,使前列腺素合成明显减少,从而减轻局部炎症反应及组织充血肿胀,产生镇痛抗炎作用。此类药物中,吲哚美辛、双氯芬酸钠(diclofenac sodium)、布洛芬或尼美舒利(nimesulide)均可选用。COX-2抑制剂胃肠道反应较少,但应注意其心血管风险。

(1)吲哚美辛:不但抑制前列腺素的合成而镇痛和抗炎,且能抑制尿酸盐结晶的吞噬,可作为急性期的基本用药,或在秋水仙碱疗效不好时作为替代药物。通常在用药4小时后生效,初始剂量25~50 mg,每天2~3次,直至完全缓解。

(2)布洛芬:控制急性发作效果不如吲哚美辛,多在72小时内起效,0.2~0.4 g,每天2~3次。不良反应较小,常见的是胃肠道症状,也可加重肾功能不全,影响血小板功能等,必要时可加用胃黏膜保护剂。

2. 秋水仙碱 机制为:①和中性粒细胞微血管蛋白的亚单位结合而改变细胞膜的功能,抑制中性粒细胞的趋化、黏附和吞噬作用。②阻断白介素-1β的加工及抑制E-选择素(E-selectin)介导的中性粒细胞的黏附。③抑制磷脂酸酶A_2(phospholipase A_2, PLA_2)活化,减少单核细胞和中性粒细胞释放前列腺素和白三烯,抑制局部细胞产生IL-6等。④抑制内皮细胞间黏附分子1(intercellular adhesion molecule-1, ICAM-1)表达及肥大细胞组织胺(histamine)释放,并下调巨噬细胞和内皮细胞上的肿瘤坏死因子α(tumor necrosis factor-α, TNF-α)受体。

用药方法:①首剂0.5~1 mg顿服,以后每2小时0.5 mg直至疼痛缓解或出现呕吐或腹泻,24小时内最大剂量为6 mg,症状缓解后0.5 mg,每天2~3次,维持数天后停药。②1 mg,每天3次,1周后剂量减半,疗程2~3周,适合老年患者,多数患者在24~48小时内急性症状缓解。③预防痛风发作,0.5~1 mg/d。

3. 糖皮质激素 糖皮质激素具有在短时间内快速消炎止痛的作用,但停药后易复发。通常用于不能耐受NSAID或秋水仙碱或肾功能不全者。单关节或小关节的急性发作,可行关节腔抽液和注射长效糖皮质激素,以减少药物的全身反应,但应除外合并感染。对于多关节或严重急性发作的痛风,可口服、肌内注射、静脉使用中小剂量的糖皮质激素。用法:泼尼松10 mg,每天3~4次,3~7天后减量至停药,疗程不超过2周。

(三)非痛风急性期

1. 促尿酸排泄药 抑制尿酸盐在肾小管的主动重吸收,增加尿酸盐的排泄,从而降低血中尿酸盐的浓度,可缓解或防止尿酸盐结晶的生成,减少关节的损伤,亦可促进已形成的尿酸盐结晶的溶解。由于90%以上的HUA为肾脏尿酸排泄减少所致,促尿酸排泄药适用人群更为广泛。代表药物为苯溴马隆(benzbromarone)和丙磺舒。

(1)苯溴马隆:抑制肾小管对尿酸的重吸收,从而降低血中尿酸盐的浓度和组织中尿酸结晶的沉积,亦可促进尿酸结晶的重新溶解。不仅可缓解疼痛,减轻红肿,而且使痛风结节消散。适应证包括原发性和继发性高尿酸血症、痛风性关节炎间歇期及痛风结节肿等。长期使用对肾脏没有显著影响，可用于 Ccr 高于 20 mL/min 的肾功能不全患者。

常规用法用量：成人起始剂量为每次口服 50 mg，每日 1 次，早餐后服用。用药 1～3 周后，检查血尿酸浓度，在后续治疗中，成人及 14 岁以上患者每日 50～100 mg。对于 Ccr 高于 60 mL/min 的成人无须减量。通常情况下用药 6～8 天血尿酸可见明显下降，降血尿酸强度及达标率强于别嘌呤醇(allopurinol)，坚持服用可维持体内血尿酸水平达到目标值。长期治疗 1 年以上(平均 13.5 个月)可以有效溶解痛风石。该药与降压、降糖和调脂药物联合使用，未发现明显的药物相互作用。

(2)丙磺舒：作用机制与苯溴马隆类似，适用于频繁发作的痛风性关节炎伴高尿酸血症患者，但必须满足肾小球滤过率大于 50～60 mL/min，且无肾结石病史。用法及用量：成人一次 0.25 g，每日 2 次，1 周后可增至每次 0.5 g，每日 2 次。根据临床表现及血和尿尿酸水平调整药物用量，原则上以最小有效量维持。

2. 抑制尿酸合成药　黄嘌呤氧化酶催化次黄嘌呤转为黄嘌呤，再使黄嘌呤转变成尿酸。黄嘌呤氧化酶抑制剂(xanthine oxidase inhibitors, XOI)从源头上抑制尿酸的生物合成，包括别嘌呤醇及非布司他(febuxostat)。

(1)别嘌呤醇：别嘌呤醇及其代谢产物氧嘌呤醇通过抑制黄嘌呤氧化酶的活性，使尿酸生成减少。适应证：①用于慢性原发性或继发性痛风的治疗，控制急性痛风发作时，须同时应用秋水仙碱或其他消炎药，尤其是在治疗开始的几个月内；②用于治疗伴有或不伴有痛风症状的尿酸性肾病；③用于反复发作性尿酸结石患者；④用于预防白血病、淋巴瘤或其他肿瘤在化疗或放疗后继发的组织内尿酸盐沉积、肾结石等。

用法及用量：①初始剂量每次 50 mg，每日 2～3 次。以小剂量起始，逐渐加量，可以减少早期治疗时的烧灼感，也可以规避严重别嘌呤醇相关的超敏反应。2～3 周后增至 200～400 mg/d，分 2～3 次服用；严重痛风者每日可用至 600 mg。成人维持量每次100～200 mg，每日 2～3 次。②肾功能下降时，如 Ccr 低于 60 mL/min，别嘌呤醇应减量，推荐剂量为 50～100 mg/d，Ccr 低于 15 mL/min 者禁用。③治疗儿童继发性高尿酸血症常用量：6 岁以内每次 50 mg，每日 1～3 次；6～10 岁，每次 100 mg，每日 1～3 次。剂量可酌情调整。④用药期间需要多饮水，碱化尿液。

(2)非布司他：为非嘌呤类黄嘌呤氧化酶选择性抑制剂，通过抑制尿酸合成降低血清尿酸浓度。适用于痛风患者高尿酸血症的长期治疗，不推荐用于无临床症状的高尿酸血症。

用法及用量：①口服推荐剂量为 40 mg 或 80 mg，每日 1 次。如果在用药 2 周后，血尿酸水平仍不低于 6 mg/dL(约 360 μmol/L)，建议剂量增至 80 mg，每日 1 次。②给药时，无须考虑食物和抗酸剂的影响。③轻、中度肾功能不全(Ccr 30～89 mL/min)的患者无须调整剂量。

六、用药注意事项及患者教育

(一)用药监护

1. 尿酸水平　用药前及用药期间应定期检查血尿酸及24小时尿酸水平,以此作为调整药物剂量的依据。并定期检查血常规及肝肾功能。

2. 过敏反应　在使用别嘌呤醇期间,应密切监测皮疹或者其他过敏症状,一旦出现,应立即停药。服丙磺舒和非布司他时,也可能发生过敏反应。别嘌呤醇的超敏反应主要发生在最初使用的几个月内,最常见的是剥脱性皮炎。已有研究证明,该反应与白细胞抗原HLA-B*5801密切相关,而亚裔人群HLA-B*5801等位基因频率比白人高,发生超敏反应的风险更大。因此,建议有条件时,在使用别嘌呤醇前应进行HLA-B*5801快速PCR检测,结果阳性者禁止使用。

3. 肝毒性　别嘌醇和非布司他都有一定的肝毒性,可能会使血清碱性磷酸酶或者血清转氨酶升高,应随时监护患者肝功能,若出现异常情况,应及时停药。

4. 血液系统不良反应　秋水仙碱可能导致骨髓抑制,患者可出现中性粒细胞减少或缺乏症、再生障碍性贫血、血小板减少。因此用此药期间,应严密监测血象,若出现异常情况,应及时进行评估,必要时减量或停药。

5. 药物相互作用　服用别嘌呤醇和非布司他时,应尽量避免与6-巯基嘌呤或硫唑嘌呤等药物同时应用,如必须联合用药时,应考虑减量使用。丙磺舒不宜与阿司匹林、保泰松、吲哚美辛、氢氯噻嗪、依他尼酸(edecrin)及口服降糖药同服。氢氯噻嗪可增加近曲小管对尿酸的重吸收,减少肾小管对尿酸的分泌,其他利尿剂呋塞米、托拉塞米、依他尼酸也有此作用。

(二)患者教育

1. 生活方式指导　改变生活方式包括健康饮食、限制烟酒、坚持运动和控制体重等,同时也有利于对伴发症(例如冠心病、肥胖、代谢综合征、糖尿病、高脂血症及高血压)的管理。循证医学研究显示,饮食治疗可以降低10%～18%的SUA或使SUA降低70～90 μmol/L。

(1)健康饮食:已有痛风、HUA、有代谢性和心血管危险因素及中老年人群,饮食应以低嘌呤食物为主,具体如表8-5-1所示。

表8-5-1　高尿酸血症的饮食建议

避免	限制	鼓励
内脏等高嘌呤食物(动物肝、肾等)	牛、羊、猪肉,富含嘌呤的海鲜	低脂或无脂食品
含高果糖谷物糖浆的饮料(汽水、果汁等)或食物	天然水果汁、糖、甜点、盐(酱油、调味汁)	蔬菜
酒精滥用(发作期或进展期者严格禁酒)	酒精(如啤酒、白酒)	

(2)多饮水,戒烟限酒:保证尿量在每天 1500 mL 以上,最好在每天 2000 mL 以上。同时提倡戒烟,禁啤酒和白酒,红酒适量。

(3)坚持运动,控制体重:每日中等强度运动 30 分钟以上。肥胖者应减体重,使体重控制在正常范围。

2. 用药注意事项　积极开展医学教育,增强患者防病治病意识,提高治疗依从性。

(1)患者服用秋水仙碱和别嘌呤醇时,不应随意更改或调整剂量。并应告知患者注意服用量不要超过秋水仙碱的最高应用剂量。药物应放在儿童不能触及之处。

(2)患者在使用苯溴马隆期间应大量饮水,每日尿量在 2000 mL 以上,并同时加服碳酸氢钠,促进尿酸盐的排出,防止尿结石产生。

(3)患者应注意药物与食物的相互作用,及时向药师或医师上报饮食和药物使用情况(特别是抗生素),并且注意服用秋水仙碱期间不要吃葡萄柚或喝葡萄柚汁。

(4)告知患者开始非布司他治疗后,可见痛风发作增加。这是由于血清尿酸水平减少,导致沉积的尿酸盐活动而引起。为预防给药时发生痛风发作,推荐同时给予非甾体抗炎药或秋水仙碱。

案例讨论——痛风急性发作

【病例介绍】

患者,老年男性,因“发作性关节肿痛 10 余年,右足跟部肿胀疼痛 3 天”入院。患者 10 余年前无明显诱因出现右足踝关节持续性酸痛,阵发性加重,并伴有局部肿胀、活动障碍,查血尿酸升高,服用秋水仙碱后疼痛迅速减轻,诊断为“痛风”。平时间断服用别嘌醇、苯溴马隆等药物控制血尿酸水平;发作时,应用秋水仙碱每日多次口服,吲哚美辛 25 mg, tid,可有效控制疼痛和炎症发展。近 1 年来,上述症状反复发作 10 余次,发作时应用上述药物可缓解,但诉胃部不良反应较重。3 天前因右足跟部结节红肿,伴疼痛加重,无破溃,以“痛风”收入院。既往冠心病史 1 年,应用单硝酸异山梨酯缓释片、盐酸曲美他嗪片治疗,半年前停药,未出现不适。否认其他慢性病及传染病史,否认家族性遗传病史,否认药物及食物过敏史。

【体格检查】

T 36.2 ℃,P 68 次/分,R 22 次/分,BP 176/90 mmHg。右足跟上部可见一 4 cm×4 cm大小类圆形结节,红肿、破溃,无渗出,压痛明显。双下肢轻度凹陷性水肿,双侧足背动脉搏动减弱。

【辅助检查】

血尿酸:498 μmol/L,血沉:73 mm/h。血常规、肝肾功、血糖、电解质均未见异常。

【入院诊断】

①痛风;②冠心病。

【诊疗经过】

患者因入院前使用秋水仙碱治疗痛风发作性疼痛时,胃部不良反应明显,此次入院拒绝再次使用。患者入院后,给予苯溴马隆片 100 mg, po qd,碳酸氢钠片 1 g, po tid,阿司匹林肠溶片 0.1 g, po qd。应用上述方案治疗 2 日后，疼痛未见明显缓解，较入院时反而加重，疼痛部位皮肤颜色暗紫。停用苯溴马隆，改用非甾体类抗炎药塞来昔布 0.2 g，每日 1 次口服，餐后服用。患者用药 1 日后，疼痛症状明显好转，诉有轻度恶心、厌食症状，可耐受。患者住院治疗 7 日后，病情好转出院。

患者出院后，继续应用塞来昔布 7 日后，换用苯溴马隆片 50 mg，每日 1 次口服，1 个月后复查血尿酸水平为 362 μmol/L。患者坚持低嘌呤饮食，大量饮水，半年内未再次发作急性关节炎。

【用药分析】

患者如一直服用降尿酸药物治疗，在痛风急性发作期，须同时应用秋水仙碱或非甾类抗炎药，降尿酸药物可不必停用；如果平时未规律接受降尿酸治疗，在痛风发作期不应加用降尿酸药物，降尿酸药无法控制关节炎的急性症状，在降低血尿酸水平的同时，使关节内痛风石溶解形成晶体，会加重关节的炎症或引起转移性痛风。

此次入院的首要目标是迅速控制疼痛症状。患者入院前多次发作急性痛风性关节炎，发作时，应用秋水仙碱每日多次口服，吲哚美辛 25 mg，tid，可有效控制疼痛和炎症发展。此次入院时，因疼痛已超过 72 小时，应用秋水仙碱可能不会达到理想疗效，同时患者也因其不良反应而拒绝再次服用，故推荐使用非甾体类抗炎药以缓解症状，为减轻对胃肠道的刺激，可选用选择性 COX-2 抑制剂如塞来昔布、美洛昔康等，可有效降低对胃肠道的刺激。因患者为老年人，应用上述方案时，应密切监测肝肾功能、血常规等指标。

【患者用药教育】

1. 低嘌呤饮食　痛风发病的主要原因是人体内血清尿酸过多或代谢异常，而尿酸是嘌呤代谢的产物。因此，适当调整生活方式和饮食结构是痛风长期治疗的基础。患者应禁食嘌呤含量过高的食物，限制选用每 100 g 食品嘌呤含量低于 75 mg 的食物，自由选用嘌呤含量少的食物。严格戒饮各种酒类，尤其是啤酒。避免禁食，因血糖过低时，脂肪分解会产生乳酸，减少尿酸排泄。禁止吸烟。每日饮水应在 2000 mL 以上，以保持足够尿量。不严格限制茶叶水和咖啡，但不宜饮浓茶。平衡膳食、增加运动量，以保持理想体质。

2. 长期用药的依从性　患者服用降尿酸药物时，不应随意更改或调整剂量。同时加服碳酸氢钠，以促进尿酸盐的排出，防止尿结石产生。

3. 监测指标　服药期间，应定期评估患者的血尿酸及尿尿酸水平，并定期监测肝、肾功能、血常规、电解质等指标。

复习思考题

1. 名词解释：(1)高尿酸血症(HUA)；(2)痛风；(3)原发性痛风；(4)继发性痛风；(5)无症状性高尿酸血症；(6)急性痛风性关节炎；(7)间歇期痛风；(8)痛风石；(9)痛风性肾病；(10)枸橼酸钾钠合剂；(11)促尿酸排泄药；(12)抑制尿酸合成药；(13)别嘌呤醇超敏反应。

2. 导致高尿酸血症的因素有哪些？

3. 根据临床表现，痛风有哪些类型？

4. 高尿酸血症的诊断分型有哪些？
5. 痛风的治疗原则是什么？
6. 为什么要碱化尿液？如何用药？
7. 痛风急性发作期使用什么药物？如何使用？
8. 非痛风急性期如何用药？
9. 痛风用药监护有哪些？
10. 痛风患者教育包括哪些内容？

（山东省千佛山医院　李　妍）

第九章

免疫系统与结缔组织病

第一节　过敏性疾病

内容提要

本节介绍过敏性疾病的病因与发病机制、临床表现及诊断、防治药物分类、处理措施及药物应用、用药注意事项及患者教育。要求了解过敏性疾病的发病机制、临床表现及诊断，熟悉防治药物的分类及代表药物，掌握过敏性疾病的处理措施及药物应用、用药注意事项及患者教育。

过敏性疾病(anaphylactic disease)是指由变态反应(allergy)机制引起的疾病。变态反应又称超敏反应(hypersensitivity)，是免疫机体再次接触相同变应原时发生的过度反应，从而引起生理功能紊乱和(或)组织损伤的病理性免疫反应。从新生儿到老年人的各个年龄阶段都可能发生，具有明显的遗传倾向。

一、病因与发病机制

1963年，Gell和Coombe根据超敏反应发生的机制和临床特点，将其分为四类：①Ⅰ型变态(IgE介导的超敏)反应；②Ⅱ型变态(细胞毒型变态)反应；③Ⅲ型变态(免疫复合物型变态)反应；④Ⅳ型变态(迟发型超敏)反应。过敏性疾病的发生，必须具备三个条件：第一要有过敏原存在，第二要有致敏机体，第三要有上述两者密切接触，三者缺一不可。

(一)病因

在过敏反应(anaphylaxis)的发生过程中，过敏介质起着直接的作用，过敏原是过敏病症发生的必要条件，能引起过敏症的物质包括花粉、食物、饮料、药物等。

（二）发病机制

过敏体质者首先接触过敏原（抗原）如药物、粉尘等后，体内产生大量的 IgE 抗体（反应素），这种亲细胞性抗体与体内的肥大细胞、嗜碱性粒细胞和嗜酸性粒细胞相结合，使机体致敏。当再次接触过敏原时，过敏原与细胞上的 IgE 抗体相结合，并损伤该类细胞，使其释放大量的血管活性物质，如组胺、血清素（serotonin，5-HT）、缓激肽（bradykinin，BK）及慢反应物质（slow reactive substance，SRS）等，引起小血管扩张和通透性增加，平滑肌痉挛及腺体分泌增多。

二、临床表现及诊断

过敏性疾病是临床常见多发病，有 20%～30%的人群曾患过敏性疾病，涉及临床各科。①内科：支气管哮喘、变异性咳嗽、过敏性休克、血清病、结缔组织病、肾小球肾炎、偏头痛。②外科：移植排异反应。③妇产科：新生儿溶血症、某些习惯性流产。④眼科：过敏性结膜炎、交感性眼炎。⑤耳鼻喉科：过敏性鼻炎、过敏性哮喘、分泌性中耳炎、梅尼埃病。⑥口腔科：复发性口疮。⑦皮肤科：50%以上的疾病为过敏性疾病。⑧其他：输血反应、药物过敏、过敏性休克等也是经常遇到的问题。

（一）变态反应

1. 临床特点　①一年四季接触某些特定物质，出现流涕、打喷嚏、气喘、结膜炎、皮疹或血管性水肿等症状。②表现为用嘴呼吸（由于鼻黏膜充血肿胀）、过敏性黑眼圈（由于鼻黏膜水肿，压迫眼部静脉的回流），皮肤有皮疹、风团，多伴瘙痒，可合并血管性水肿。③鼻黏膜苍白、喉头可有水肿。④肺部听诊除呼气相延长，严重者可闻及哮鸣音。

2. 诱发或加重因素　①宠物、吸烟、香味、气温的变化和某个季节。②曾经工作或生活的环境中，接触过某些物质或豢养过宠物。③家族中成员是否患有过敏性疾病（包括哮喘）；父母其中一个有过敏性疾病，孩子发生变态反应的概率为 40%（包括哮喘），父母都有过敏性疾病，孩子发生变态反应的概率为 60%～80%。④精神因素可以影响治疗效果。

（二）过敏反应

1. 临床特点与诊断　①常见症状和体征：荨麻疹、血管性水肿、呼吸困难、低血压、恶心、呕吐或腹泻、痉挛性腹痛、颜面潮红和喉头水肿，偶见头痛、鼻炎、胸骨下疼痛和瘙痒，甚至惊厥。②最近接触了过敏的药物。上述两条标准至少符合一条，即可作出诊断。按照过敏反应严重程度进行的分级如表 9-1-1 所示。

2. 鉴别诊断　应注意与下列疾病相鉴别：血管迷走神经性晕厥（vasovagal syncope）、换气过度综合征（hyperventilation syndrome）、遗传性血管性水肿（hereditary angioedema）、系统性肥大细胞增多症（systemic mastocytosis）和假变态反应（pseudoallergy）。

表 9-1-1　按照过敏反应的严重程度进行的分级

分级	皮肤	呼吸系统	消化系统	心血管系统
1	瘙痒、荨麻疹和皮疹等	无	无	无
2	瘙痒、荨麻疹和皮疹等	呼吸困难、低血压	恶心	心动过速
3	瘙痒、荨麻疹和皮疹等	支气管痉挛、皮肤黏膜发绀	呕吐、腹泻	休克
4	瘙痒	呼吸衰竭	呕吐	心脏衰竭

（三）过敏性鼻炎

1. 临床特点　过敏性鼻炎（allergic rhinitis）有喷嚏、清水样涕、鼻塞、鼻痒等症状，出现两项以上，每天持续或累计在 1 小时以上；可伴有眼痒、结膜充血等症状；体征可见鼻黏膜苍白、水肿，鼻腔水样分泌物。

2. 诊断　根据上述临床表现和体征，结合皮肤点刺试验（skin prick test，SPT）或血清特异性 IgE 检查，结果相符则可确诊。

（四）血管性水肿

1. 临床特点　①常受累的部位是手掌和脚掌，脸以及喉头、嘴唇、舌和眶周。②即使是轻微的创伤也可以导致血管性水肿（angioedema），甚至可以泛发全身，其最严重的后果是喉头水肿，阻塞气道。③皮肤深层的水肿通常表现为疼痛而不是瘙痒。

2. 类型　①变态反应性血管性水肿（allergic angioedema）：由 IgE 介导的超敏反应，与药物、接触的环境、昆虫叮咬以及致敏物质有关。引起该类血管性水肿的药物包括血管紧张素转化酶抑制剂，非甾体类抗炎药、纤维蛋白溶解药、某些抗菌药等。②非变态反应性血管性水肿（nonallergic angioedema）：由于缓激肽水平增加所致，该类血管性水肿又可以进一步分为遗传性、获得性、药源性和其他等。

（五）药物过敏反应

1. 临床特点　①与用药存在时间相关性；②反应类型是免疫性的；③对过敏反应的严重程度进行判断，过敏反应比皮疹严重得多；④有药物过敏反应家族史；⑤确定是药物引起，而非疾病所致的相似症状。

2. 诊断　①皮肤试验是最重要的诊断药物过敏的方法。②青霉素和一代头孢菌素的皮肤试验操作简单，且青霉素皮肤试验预测过敏的准确性较高。③放射变应原吸附试验（radioallergosorbent test，RAST）或酶联免疫吸附测定（enzyme-linked immunosorbent assay，ELISA）等体外方法，用于皮肤试验上存在缺陷，因这些体外试验方法依赖于对实际过敏原的认识和了解，也不能作为急性过敏反应的预测诊断。④在严重药物反应发生后开始几周内，皮肤试验结果不准确。

（六）食物过敏

食物过敏（food allergies）可分为 IgE 介导、细胞介导、IgE 和细胞联合介导和非免疫介导四种类型。

1. IgE 介导的食物过敏　①过敏反应与摄入的可疑食物具有明确的时间关系。②多数过敏反应发生在进食后 15～30 分钟。③进食数小时后发生的反应很少是过敏反应。④涉及过敏反应的食物得到确认。⑤引起成人发生过敏的食物有花生、坚果、带贝壳的海产品，引起儿童过敏的食物常为牛奶、大豆、燕麦和鸡蛋。

2. 非 IgE 介导的食物过敏　①有些食物过敏涉及非 IgE 的免疫机制。②嗜酸细胞性胃肠炎(eosinophilic gastroenteritis, EG)，患者常表现为吸收障碍和过敏性疾病。

三、防治药物分类

常用防治药物有肾上腺素类药、抗组胺药、白三烯受体拮抗剂、肥大细胞膜稳定剂、糖皮质激素和钙剂六大类(见表 9-1-2)。

表 9-1-2　常用防治药物及临床应用

药物	分类	适应证	常用剂量
氯苯那敏	一代抗组胺药	过敏性鼻炎，荨麻疹，过敏反应	口服，4 mg，q8h
苯海拉明	一代抗组胺药	过敏性鼻炎，荨麻疹，过敏反应	肌内注射，20 mg，每天 1～2 次
西替利嗪	二代抗组胺药	过敏性鼻炎，荨麻疹，过敏反应	口服，10 mg，qd
左西替利嗪	二代抗组胺药	过敏性鼻炎，荨麻疹，过敏反应	口服，5 mg，qd
非索非那定	二代抗组胺药	过敏性鼻炎，荨麻疹，过敏反应	口服，60 mg，bid；180 mg，qd
氯雷他定	二代抗组胺药	过敏性鼻炎，荨麻疹，过敏反应	口服，10 mg，qd
氮卓斯汀	二代抗组胺药	过敏性鼻炎，荨麻疹，过敏反应	鼻喷，每次 2 喷，bid
布地奈德	吸入性糖皮质激素	哮喘	200 μg/揿，每次 2 揿，qd
	糖皮质激素鼻喷剂	过敏性鼻炎	32 μg/揿，每次 2 揿，qd
氟替卡松	吸入性糖皮质激素	哮喘	44～200 μg/揿，每次 2 揿，qd
	糖皮质激素鼻喷剂	过敏性鼻炎	50 μg/揿，每次 2 揿，qd

续表

药物	分类	适应证	常用剂量
氟替卡松/沙美特罗，干粉吸入剂	吸入性糖皮质激素/长效支气管扩张剂	哮喘	氟替卡松每揿 100 μg，250 μg，500 μg；沙美特罗每揿 50 μg，每天 1～2 揿
沙丁胺醇	短效支气管扩张剂	哮喘	100 μg/揿，必要时 2 揿，q6h
沙美特罗，干粉吸入剂	长效支气管扩张剂	哮喘	50 μg/揿，每次 1 揿，bid
沙美特罗，气雾剂	长效支气管扩张剂	哮喘	21 μg/揿，每次 2 揿，bid
扎鲁斯特	白三烯受体拮抗剂	哮喘，过敏性鼻炎	6 个月以上儿童的持续性鼻炎和 2 岁以上儿童的过敏性鼻炎的治疗。成人和 14 岁以上儿童使用 10 mg/d；6～14 岁儿童使用咀嚼片 5 mg/d；6 个月～5 岁的剂量为咀嚼片 4 mg/d
孟鲁斯特	白三烯受体拮抗剂	哮喘，过敏性鼻炎	口服，10 mg，每日一次，睡前服用；2～5 岁，一次 4 mg(咀嚼片)，每晚一次；6～14 岁，一次 5 mg(咀嚼片)，每晚一次；15 岁及以上，一次10 mg，每晚一次
异丙托溴胺	抗胆碱药鼻喷剂	非过敏性鼻炎	每揿 21 μg 或 42 μg；必要时 2 揿，q8h
	吸入性抗胆碱药	哮喘	每揿 20 μg，每日 3～4 次；必要时 2 揿，每两小时可重复一次

1. 肾上腺素类药　肾上腺素类药包括肾上腺素和特布他林、多巴胺、多巴酚丁胺和去甲肾上腺素等其他拟交感神经药物。

2. 抗组胺药　目前使用的 H_1 受体阻断药可按照镇静和抗胆碱作用强弱分为第一代和第二代。

(1)第一代：因对中枢活性强，受体选择性差，故有明显的镇静和抗胆碱作用。包括苯海拉明、氯苯那敏(chlorpheniramine)、异丙嗪和多塞平(doxepin)等。

(2)第二代：特点是作用时间更长，不宜透过血-脑屏障，无中枢抑制(嗜睡)作用，对喷嚏、清涕和鼻痒效果好，而对鼻塞效果差。药物有西替利嗪和消旋异构体左西替利嗪(levocetirizine)、阿斯咪唑(astemizole)、咪唑斯汀(mizolastine)、非索非那定(fexofenadine)、氯雷他定和其代谢产物地氯雷他定(desloratadine)等。

3. 白三烯受体拮抗剂　此类药治疗过敏性鼻炎的疗效与抗组胺药物相似或略差，不如糖皮质激素，属于三线药物，既可以单用也可以与其他药物联合使用。代表药物有扎鲁司特、孟鲁司特(montelukast)等。

孟鲁司特钠可以用于 6 个月以上儿童的持续性鼻炎和 2 岁以上儿童过敏性鼻炎的治疗。成人和 14 岁以上儿童使用 10 mg/d；6～14 岁儿童使用咀嚼片 5 mg/d；6 个月～5 岁的剂量为咀嚼片 4 mg/d。

4. 肥大细胞膜稳定剂　肥大细胞膜稳定剂代表药物有色甘酸钠(cromolyn sodium)、酮替芬(ketotifen)、曲尼司特(tranilast)。

(1)色甘酸钠滴眼液：适用于预防春季过敏性结膜炎，一次 1～2 滴，每日 4 次；重症者可增加至每日 6 次。在好发季节提前 2～3 周使用。

(2)酮替芬：有口服制剂和鼻吸入气雾剂，适用于过敏性鼻炎，一次 1～2 揿，每日 2～3 次。

5. 糖皮质激素　糖皮质激素广泛用于治疗各种变态反应性疾病，如过敏性皮炎、顽固性荨麻疹、过敏性休克、严重输血反应、血小板减少性紫癜、接触性皮炎、血管神经性水肿、重症支气管哮喘等，目前仍是重要的抢救用药。代表药物有甲泼尼龙、泼尼松龙、氯米松(beclomethasone)、倍他米松(betamethasone)，给药途径包括肌内注射、缓慢静脉注射、吸入给药。

6. 钙剂　钙剂的代表药物有葡萄糖酸钙、氯化钙、乳酸钙(calcium lactate)、门冬氨酸钙(calcium aspartate)。

四、处理措施及药物应用

(一)变态反应

1. 治疗前第一步是防止或限制易发生过敏者与过敏原的接触，如与宠物(尤其是有皮毛的宠物)或尘螨的接触。

2. 常用治疗药物有抗组胺药物和糖皮质激素，用法用量如表 9-1-2 所示。长效无镇静作用的抗组胺药可以作为变态反应的预防。

3. 抗原特异性免疫治疗主要用于过敏性哮喘、过敏性鼻炎以及昆虫叮咬后的毒液过敏反应。

4. 奥马珠单抗(omalizumab)为单克隆抗体，可用于中重度过敏性哮喘和过敏性鼻炎的治疗。

(二)过敏反应

1. 肾上腺素　肾上腺素是治疗过敏反应最重要的药物，一旦发现患者出现喉头水肿、喘憋症状、发绀和过敏性休克等严重过敏反应时，应及时肌内注射肾上腺素，成人：0.2～0.5 mg，如有必要，间隔 5 分钟重复给药。儿童用量为 0.01 mg/kg，最大 0.3 mg，如有必要每 5～15 分钟给药一次。

若肌内注射肾上腺素后血容量没有恢复，可静脉给药。成人用 1 mg 肾上腺素加入

5%葡萄糖注射液 250 mL 中,滴速为 1~4 μg/min,输液至出现疗效或不良反应止;儿童用 1∶10000(0.1 mg/mL)的浓度按照 0.01 mg/kg(至多 0.3 mg)给药液数分钟。

2. 生理盐水 成人 1~2 L,开始 5 分钟的滴速为 5~10 mL/kg,随后减慢滴速。儿童按照 20 mL/kg,快速静脉注射(团注,bolus)。若为升高血压,可多次静脉推注,最大输液量为 60 mL/kg。

3. 辅助治疗药物

(1)抗组胺药物用于出现荨麻疹或全身皮肤瘙痒的患者。注射苯海拉明:成人 25~50 mg,静脉注射或肌内注射;儿童 1~1.25 mg/kg(最大剂量 300 mg/d)。

(2)静脉注射雷尼替丁:将雷尼替丁加入 5%葡萄糖溶液 20 mL 中,成人:雷尼替丁 50 mg,静脉注射,给药时间不少于 5 分钟。儿童:按 1 mg/kg(最大剂量 50 mg)给药,静脉注射,给药时间不少于 5 分钟。

(3)使用肾上腺素后支气管痉挛仍未缓解,可以用 2~5 mg 沙丁胺醇(salbutamol)等选择性 β_2 受体激动剂,溶于 3 mL 生理盐水中做雾化吸入。

(4)若肾上腺素和生理盐水溶液扩容后血压仍未恢复,可考虑使用多巴胺升压,给药量为 2~20 μg/(kg · min),至收缩压超过 90 mmHg。

(5)对于严重或过敏反应时间较长的患者,可用氢化可的松。成人:250 mg,静脉注射;儿童:2.5~10 mg/(kg · d)。

(三)血管性水肿

1. 避免使用引起血管性水肿的药物,尤其是 ACEI 和 ARB。恶性肿瘤可引起血管性水肿,应注意对基础疾病的治疗。

2. 慢性遗传性血管性水肿可使用雄激素治疗,如司坦唑醇(康立龙,stanozolol),可以增加体内 C1 抑制物(C1-inhibitor)水平,有效防止血管性水肿的发生。应注意避免雄激素用于女性患者。

C1 抑制物是血清中高度糖基化的一种蛋白质,又称为 C1 酯酶抑制剂(C1 esterase inhibitor, C1INH),属于丝氨酸蛋白酶抑制物家族,能够调节补体系统、激肽释放系统、纤溶系统和凝血系统。C1INH 的编码基因定位于第 11 号染色体的短臂 11.2~长臂 13 亚区,C1INH 先天性缺陷时,可导致遗传性血管神经性水肿(hereditary angioneurotic edema, HAE)。近年报道应用 C1INH 浓缩剂防治 HAE 效果良好,但尚未广泛用于临床。

3. 急性血管性水肿可以使用肾上腺素治疗,但是单独使用肾上腺素对多数遗传性血管性水肿的疗效不佳,需要给予含有 C1INH 的新鲜冻干血浆(fresh frozen plasma, FFP),但冻干血浆反而会加重有些患者的水肿。这些患者在术前给予含有 C1INH 的新鲜冻干血浆或 C1INH,可以防止术前或术后发生血管性水肿。

4. 对于气道阻塞或喉头水肿者,应该注意保持气道通畅,严重者可以插管或行气管切开术。

（四）食物过敏

1. 避免接触引起过敏的食物。

2. 一旦发生过敏反应，应及时肌内注射肾上腺素。据研究认为，食物过敏（尤其是儿童）导致死亡，主要是没有及时使用肾上腺素（从发病到使用肾上腺素治疗的时间大于30分钟）。

3. 抗IgE抗体奥马珠单抗是非特异性抗原，可以改变或中断过敏反应。

4. 可采用特异抗原的免疫治疗（allergen-specific immunotherapeutic）。

（五）药物过敏

1. 首先去除病因，停用一切可疑的导致过敏的药物，同时避免再次使用。

2. 物理支持治疗，包括卧床休息、合理膳食、适宜环境、预防继发感染等，避免不利因素，以期顺利地度过其自限性的病程。

3. 加强排泄，酌情采用泻剂、利尿剂，以期促进体内药物的排出。

4. 药物治疗

(1)轻症病例：①抗组胺药物1～2种口服。②维生素C静注。③10%葡萄糖酸钙或10%硫代硫酸钠（sodium hyposulfite）静注。④局部外搽含有樟脑或薄荷的炉甘石洗剂（calamine lotion），一日多次，可止痒、散热、消炎，一般1周左右可痊愈。

(2)病情稍重的病例：①卧床休息。②涂搽上述药物。③泼尼松口服，一般2周左右可完全恢复。

(3)严重病例

1)皮质类固醇：氢化可的松、维生素C、10%氯化钾加入5%～10%葡萄糖液缓慢滴注，保持24小时连续滴注。待体温恢复正常，皮疹大部分消退及血象正常时，可逐渐递减激素用量，直至改用相当量的泼尼松或地塞米松口服。如皮疹消退，全身情况进一步好转，再逐步减少激素口服量，原则是每次减量为当日用量的1/6～1/10，每减一次，需观察3～5日，随时注意减量中的反跳现象。

2)抗组胺药物：选用两种同时口服。

3)输新鲜血液和血浆。

4)抗生素：选用适当抗生素以预防感染，但必须慎重，因严重药疹患者，常处于高度过敏状态，不但容易发生药物的交叉过敏，而且可能出现多源性敏感，即对与原来致敏药物在结构上完全无关的药物产生过敏，引起新的药疹。

5)局部治疗：重症药疹患者，对于皮肤及黏膜损害的局部治疗和护理非常重要，往往成为治疗成败的关键。早期急性阶段，皮损可用大量扑粉（talcum powder）或炉甘石洗剂，以保护皮肤和消炎、消肿。如有渗液，可用生理盐水或3%硼酸溶液湿敷，每日更换4～6次，待干燥后改用0.5%新霉素软膏和3%糖馏油糊剂（sugar oil paste），每日1～2次。

眼结膜及角膜常受累，必须及时处理。可用生理盐水冲洗，清除分泌物，滴醋酸去炎松（triamcinolone）或氢化可的松眼液，每3～4小时一次，每晚擦硼酸或氢化可的松眼膏，以防角膜剥脱导致失明及结膜粘连。口腔及唇部黏膜损害常妨碍进食，可用复方硼砂液含漱,外搽黏膜溃疡膏或珠黄散、锡类散等。对无法进食者可用鼻饲。

6)如伴发心、肺、肝、肾及脑等脏器损害,以及造血机能障碍等,需及时做出相应处理。

7)密切注意水与电解质的平衡,并酌情给予三磷酸腺苷(adenosine triphosphate, ATP)、辅酶 A(coenzyme A, CoA)、肌苷(inosine)及维生素 B_6 等药物。

五、用药注意事项

(一)肾上腺素

心律失常、急性冠脉综合征、高血压、使用三环抗抑郁药(tricyclic antidepressant, TCA)或单胺氧化酶抑制剂(monoamine oxidase inhibitor, MAOI)患者慎用肾上腺素。

(二)抗组胺药

1. 第一代抗组胺药　主要不良反应为嗜睡、口渴、多尿、咽喉痛、困倦、虚弱感、心悸、皮肤瘀斑、出血倾向,新生儿、早产儿不宜使用,孕妇及哺乳期妇女慎用,膀胱颈梗阻、幽门十二指肠梗阻、甲状腺功能亢进、青光眼、消化性溃疡、高血压和前列腺肥大者慎用。

药物相互作用:①不应与含抗组胺药(如马来酸氯苯那敏、苯海拉明等)的复方抗感冒药同服。②不应与含抗胆碱药[如颠茄制剂(belladonna preparation)、阿托品等]的药品同服。③与解热镇痛药物配伍,可增强其镇痛和缓解感冒症状的作用。④与中枢镇静药、催眠药、安定药(tranquillizer)或乙醇并用,可增加对中枢神经的抑制作用。⑤可增强抗抑郁药的作用,不宜同用。

2. 第二代抗组胺药　由于具有外周选择性作用,镇静作用和抗胆碱作用相对较弱或无,因此很少引起嗜睡。常见不良反应有头痛、头晕、乏力、恶心、胃炎、皮疹及严重心律失常。严重肝肾功能不全者、妊娠及哺乳期妇女慎用。

(三)糖皮质激素

1. 长时间大剂量吸入糖皮质激素的不良反应　①轻度增加青光眼的危险,也有白内障与吸入性糖皮质激素相关的报道。②声嘶和口咽部念珠菌感染。③少见的有矛盾性支气管痉挛、焦虑症、抑郁症、睡眠紊乱以及行为方面改变。④罕见的有过敏反应。

2. 长期口服糖皮质激素的不良反应　可引起骨质疏松、肌肉萎缩、伤口愈合迟缓,糖尿病、高血压以及肾上腺皮质功能不全。

3. 长期使用糖皮质激素应逐渐减量,不要突然停药,以免发生反跳症状,导致原有疾病复发或恶化。在处理重症药疹中,往往存在激素的用量或用法不当,如开始剂量太小或以后减量太快。

4. 糖皮质激素可防止变态反应的迟发相反应(late-phase response),对于速发相反应(immediate-phase response)没有作用,因此不会影响皮肤试验结果。

(四)白三烯受体拮抗剂

1. 此类药物常见不良反应是腹痛和头痛,也可引起嗜酸性粒细胞增多、血管炎性皮疹、心肺系统异常或末梢神经异常。不应用于治疗急性哮喘发作;妊娠妇女除非明确需要服药,否则应避免服用;哺乳期妇女应慎用。

2. 此类药物对阿司匹林敏感性哮喘有效,但不用于急性哮喘发作;与糖皮质激素合用,可以减少吸入性糖皮质激素用量。

(五)肥大细胞膜稳定剂

1. 色甘酸钠　色甘酸钠主要用于哮喘和过敏性鼻炎的预防,用于急性发作时治疗效果差;由于吸收不好,因此不用于食物过敏的治疗。

(1)吸入色甘酸钠干粉可引起支气管痉挛,应提前数分钟吸入选择性 β_2 受体激动剂,如沙丁胺醇。

(2)色甘酸钠滴眼液使用过程中偶有刺痛感和过敏反应。

(3)对本品过敏者、妊娠 3 个月以内的妇女禁用;严重肝肾功能不全患者慎用;用前需洗净双手。

2. 酮替芬　其鼻吸入气雾剂常见不良反应有嗜睡、怠倦、口干、恶心,一般不影响继续用药;偶见头痛、头晕、反应迟钝及体重增加;孕妇及哺乳期妇女应在医师指导下使用。

六、患者用药教育

(一)一般事项

用药期间应禁忌辛辣或腥膻食物,避免搔抓皮肤或热水洗烫,并暂停用肥皂。

(二)抗组胺药

1. 第一代抗组胺药　①老年患者使用一代抗组胺药应慎重,用前应咨询医生或药师。②服药期间不得驾驶机、车、船以及从事高空作业、机械作业及操作精密仪器。③同时饮酒或服用其他中枢神经系统抑制剂(如镇静催眠药、抗抑郁药),可使困倦感加重。

2. 过敏症状以清晨为重者,可选用长效抗组胺药物,于睡前服用,既可解除症状,又可避免产生其他不良反应。

3. 阿司咪唑与食物同服可降低其生物利用度,为保证吸收,宜于餐前 1～2 小时服用。

4. 使用左卡巴斯汀(levocabastine)鼻喷雾剂前先清洗鼻道,如擤鼻涕等,喷药时将药物吸入;第一次喷药前使气雾泵源充满,直至能很好地喷出气雾,然后再开始使用。偶有使用本品后,出现暂时而轻微的局部刺激(鼻刺痛和烧灼感)。妊娠妇女应权衡利弊后谨慎使用。

5. 抗组胺药可抑制皮肤对组胺的反应,对拟进行皮试变应原(如青霉素、链霉素、血清制品等)者,应在停药 48 小时后进行。具体间隔时间是:氯苯那敏和苯海拉明是 72 小时;西替利嗪和氯雷他定 7～10 天;阿斯咪唑是 7 天;非索菲那丁为 5～7 天。注射过敏原的患者,不可预防性应用抗组胺药,以免掩盖轻微症状,而致更严重过敏反应;其中以阿斯咪唑尤甚,可长达 6 周,故需停药 6 周之久。

6. 对于慢性过敏性疾病，因需治疗时间相对较长，则应选用一些无嗜睡作用、其他不良反应也相对较小的药物，如氯雷他定、咪唑斯汀或地氯雷他定等。而对于慢性、顽固性或病情较重的急性过敏性疾病，同时使用两种或几种抗组胺药可以增加治疗效果。

7. 选药时应注意所属类别。白天宜使用无镇静作用的药物，晚饭后或睡前应用具有镇静安眠作用的药物。需要长期联合用药者，在病情稳定、症状控制后不应立即停用所有药物，而应先从一种药物撤起，逐渐停用药物，这样可以减少疾病的复发。

（三）肥大细胞膜稳定剂

1. 使用色甘酸钠，不要中途停药，以免引起哮喘。

2. 口服酮替芬治疗期间，不得驾驶机、车、船以及从事高空、机械作业及操作精密仪器。孕妇及哺乳期妇女应在医师指导下使用。

（四）糖皮质激素

少数患者长期吸入糖皮质激素后出现口腔或咽喉部念珠菌感染，应在使用后漱口，可以防止此类不良反应发生。

病例分析——过敏性皮疹

【病史摘要】

患者，男，36 岁，一天前吃虾，引起皮疹而就诊。既往及家族中无过敏史。查体：腿部有红色斑点，其他正常（略）。

【临床诊断】

过敏性皮疹。

【治疗经过】

西替利嗪片，10 mg/片，口服，一次 1 片，于晚餐时少量液体送服，若对不良反应敏感，可每日早晚各一次，一次半片。

【用药分析】

西替利嗪为选择性组胺 H_1 受体拮抗剂，动物实验表明无明显抗胆碱和抗 5-羟色胺作用，不易通过血-脑屏障，中枢抑制作用较轻。可有轻微和短暂不良反应，如头痛、头晕、嗜睡、激动不安、口干、腹部不适；应谨慎与镇静剂或茶碱同服。

【患者用药教育】

①服用本品应慎饮酒或禁止饮酒；②服药期间，不得驾驶机、车、船以及从事高空作业、机械作业及操作精密仪器；③请将本品放在儿童不能接触的地方；④使用本品前如正在使用其他药品，请咨询医师或药师。

复习思考题

1. 名词解释：（1）过敏性疾病；（2）变态反应；（3）变应原；（4）过敏反应；（5）过敏原；

(6)IgE抗体(反应素);(7)血管活性物质;(8)过敏性鼻炎;(9)皮肤点刺试验(SPT);(10)变态反应性血管性水肿;(11)非变态反应性血管性水肿;(12)IgE 介导的食物过敏;(13)非 IgE 介导的食物过敏;(14)第一代抗组胺药;(15)第二代抗组胺药;(16)白三烯受体拮抗剂;(17)肥大细胞膜稳定剂;(18)奥马珠单抗;(19)C1 酯酶抑制剂(C1INH);(20)迟发相反应。

2. 过敏性疾病的发生必须具备的条件是什么?
3. 变态反应的临床特点有哪些? 诱发或加重因素是什么?
4. 血管性水肿的临床特点是什么? 类型有哪些?
5. 药物过敏反应的临床特点有哪些? 如何诊断?
6. IgE 介导的食物过敏反应的临床特点是什么?
7. 过敏性疾病的防治药物有哪几类? 代表药物是什么?
8. 治疗过敏反应最重要的药物是什么? 如何应用?
9. 引起血管性水肿的药物有哪些?
10. 食物过敏的处理措施有哪些?
11. 药物过敏的处理措施包括哪些?
12. 第一代抗组胺药的用药注意事项是什么?
13. 糖皮质激素的用药注意事项有哪些?
14. 色甘酸钠的用药注意事项和患者教育是什么?
15. 抗组胺药的患者用药教育内容有哪些?

(北京普仁医院　王睿韬)

第二节　系统性红斑狼疮

内容提要

本节介绍系统性红斑狼疮的病因及发病机制、临床表现与诊断、治疗药物分类及应用注意、治疗原则与用药选择,以及患者教育与药学监护。要求了解系统性红斑狼疮的病因和发病机制、临床表现及诊断,熟悉系统性红斑狼疮的治疗药物分类及应用注意,掌握治疗原则与用药选择,以及患者教育与药学监护。

系统性红斑狼疮(systemic lupus erythematosus, SLE)是一种累及身体多系统多器官,临床症状复杂,病程迁延反复,由自身免疫介导,以免疫性炎症为突出表现的弥漫性结缔组织病,或称自身免疫性疾病。女性患者明显多于男性,在更年期前阶段为 9∶1,儿童及老人为 3∶1。

一、病因及发病机制

红斑狼疮(lupus erythematosus, LE)可分为系统性红斑狼疮(SLE)和盘状红斑狼疮

(discoid lupus erythematosus, DLE)两大类,亚急性皮肤型红斑狼疮(subacute cutaneous lupus erythematosus, SCLE)则是一种介于盘状红斑狼疮和系统性红斑狼疮之间的皮肤病变。

(一)病因

1. 遗传因素　流行病学及家系调查资料表明,SLE 患者第 1 代亲属中患 SLE 者 8 倍于无 SLE 患者家庭,单卵双胞胎患 SLE 者 5～10 倍于异卵双胞胎的 SLE 发病率。然而,大部分病例不显示有遗传性。

遗传学研究证明 SLE 是:①多基因病。②多个基因在某种条件(环境)下相互作用,改变了正常免疫耐受性而致病。③基因与临床亚型及自身抗体有一定相关性。④在动物实验中见到有保护性基因。

2. 后天因素　①阳光:紫外线使皮肤上皮细胞出现凋亡,新抗原暴露而成为自身抗原。②药物:氯丙嗪、肼屈嗪、异烟肼、甲基多巴、米诺环素、普鲁卡因胺、奎尼丁等。③微生物病原体。④雌激素:女性患病率明显高于男性。

(二)发病机制

1. SLE 的免疫反应异常,最为突出的是 T 和 B 淋巴细胞的高度活化和功能异常,产生多种自身抗体,自身抗体与相应抗原形成免疫复合物,并沉积于不同组织器官,是 SLE 发生发展的主要机制。

2. 细胞因子网络失衡,细胞凋亡异常,免疫复合物清除能力下降等,促使免疫应答异常。

二、临床表现与诊断

SLE 患者的临床表现复杂多样,且多数起病时症状隐匿,有的患者为面部蝶形红斑等特异性临床表现,而部分患者却表现为发热、关节痛等非特异性的临床症状;有些患者仅有一种临床表现,也可以多种临床表现同时存在。但在临床早期常表现为轻度的关节炎、皮疹、隐匿性肾炎等,一般仅累及 1～2 个系统。

受累的器官及临床表现包括:①皮肤与黏膜:鼻梁和双颧颊部呈蝶形分布的红斑是 SLE 特征性的改变。②关节和肌肉:常伴有关节疼痛、肿胀,出现肌痛和肌无力。③肾脏损害:又称狼疮肾炎(lupus nephritis, LN),表现为蛋白尿、血尿、管型尿,甚至肾衰竭,是 SLE 病情严重程度的指标之一。④神经系统损害:又称神经精神狼疮(neuropsychiatric lupus),轻者仅有偏头痛、性格改变、记忆力减退或轻度认知障碍,重者可表现为脑血管意外、昏迷、癫痫持续状态等。⑤血液系统:表现为慢性贫血或肾性贫血,可出现白细胞减少。⑥呼吸系统:常表现为胸膜炎。⑦心脏:表现为心包积液、发热、心动过速等。⑧消化系统:恶心、呕吐、腹痛或便秘,以腹泻最为常见。⑨眼部:包括结膜炎、葡萄膜炎、眼底改变、视神经病变等。

SLE 的免疫异常主要体现在抗核抗体(antinuclear antibody, ANA)谱方面。ANA

又称抗核酸抗原抗体，是一组将自身真核细胞的各种成分作为靶抗原的自身抗体的总称，能与所有动物的细胞核发生反应，主要存在于血清中，也可存在于胸水、关节滑膜液和尿液中。免疫荧光抗核抗体（immunofluorescent antinuclear antibody，IFANA）检测是目前最常用的筛查指标，在多种自身免疫性疾病中均呈不同程度的阳性率，SLE 的阳性率可达 95%～100%。

三、治疗药物分类及应用注意

（一）非甾体类抗炎药

非甾体类抗炎药（NSAID）能够抑制环氧化酶的合成从而减少前列腺素的生成，起到解热、镇痛、抗炎的作用。常用药物包括布洛芬、洛索洛芬（loxoprofen）、萘普生、双氯芬酸、美洛昔康（meloxicam）、尼美舒利和塞来昔布等，服用时应注意消化性溃疡、出血、肝肾功能等方面的不良反应。NSAID 具有潜在的心血管不良事件风险，长期使用、伴有心脏病史、应用选择性 COX-2 抑制剂者，发生的概率更大。

（二）抗疟药

抗疟药能抑制蛋白质和细胞 DNA 的合成，干扰抗原-抗体反应，从而抑制淋巴细胞转化，抑制中性粒细胞趋化和吞噬作用，同时有阻断血小板聚集与黏附作用，可控制皮疹和减轻光敏感。常用氯喹 0.25 g，每天 1 次；或羟氯喹（hydroxychloroquine）0.4 mg/d，分两次服。主要不良反应是眼底病变，用药超过 6 个月者，可停药 1 个月；有视力明显下降者，应检查眼底，明确原因。另外有心脏病史者，特别是心动过缓或有传导阻滞者禁用抗疟药。

（三）糖皮质激素

糖皮质激素对免疫细胞的许多功能及免疫反应的多个环节均有抑制作用，尤以对细胞免疫的抑制作用突出，在大剂量时还能够明显抑制体液免疫，使抗体生成减少，超大剂量则可有直接的淋巴细胞溶解作用。糖皮质激素是目前治疗 SLE 的基础药物，适用于：①急性或暴发性病例；②心、脑、肺、肾、浆膜等主要脏器受累及的情况下；③发生自身免疫性溶血或血小板减少出血倾向时。常用药物有泼尼松、甲泼尼龙等。

（四）免疫抑制剂

1. 环磷酰胺　环磷酰胺通过影响 DNA 合成发挥细胞毒作用，属于主要作用于 S 期的细胞周期特异性烷化剂。环磷酰胺对体液免疫的抑制作用较强，能抑制 B 细胞增殖和抗体生成，且抑制作用较持久，是治疗重症 SLE 的有效药物之一。尤其是在狼疮性肾炎和血管炎的患者中，环磷酰胺与糖皮质激素联合，能有效地诱导缓解，阻止和逆转病变发展，改善远期预后，并可减少激素的需求量。一般应用 1.5～2.5 mg/(kg・d)，静脉注射或口服，或 200 mg 隔日使用。最主要的不良反应是骨髓抑制和化学性膀胱炎，在长期口服者常见，而间歇冲击治疗罕见。

2.硫唑嘌呤 硫唑嘌呤为嘌呤类似物，通过抑制DNA合成而发挥淋巴细胞的细胞毒作用。其疗效不及环磷酰胺冲击疗法，尤其在控制肾脏和神经系统病变方面效果较差，而对浆膜炎、血液系统、皮疹等较好。不良反应包括骨髓抑制、胃肠道反应、肝功能损害等。

3.甲氨蝶呤 甲氨蝶呤为二氢叶酸还原酶拮抗剂，通过抑制核酸的合成发挥细胞毒作用。主要用于关节炎、肌炎、浆膜炎和皮肤损害为主的SLE，疗效不及环磷酰胺冲击疗法，但长期用药耐受性较佳。剂量多采用1～10 mg，每周1次。主要不良反应有胃肠道反应、口腔黏膜糜烂、肝功能损害、骨髓抑制，偶见导致肺炎和肺纤维化。

4.环孢素 环孢素可特异性抑制T淋巴产生白细胞介素-2，环孢素是一种非细胞毒免疫抑制剂。环孢素对狼疮肾炎(LN)有效，总体疗效虽不如环磷酰胺冲击疗法，但对累及血液系统的治疗有优势。剂量每天3～5 mg/kg，分两次口服，有条件者应测血药浓度，调整剂量。用药期间注意肝肾功能及高血压、高尿酸血症、高血钾等，血肌酐较用药前升高30%，需要减量或停药。

5.雷公藤多苷(tripterygium glycosides) 雷公藤多苷具有较强的抗炎及免疫抑制作用，可以作为治疗SLE的药物，但是在SLE活动期不能单独使用，需要在足量使用糖皮质激素或免疫抑制剂的情况下，才可以见效。不良反应包括生殖系统(女性月经减少、停经，男性精子活力降低)、消化系统(恶心、呕吐、腹泻、腹痛)、皮肤反应和骨髓抑制等。

(五)生物制剂(biological agents)

1. 贝利单抗(belimumab) 贝利单抗是抗B淋巴细胞刺激因子的人源化单克隆抗体，已被美国食品药品管理局批准用于SLE的治疗。

2. 利妥昔单抗 利妥昔单抗也称抗CD20抗体，单独使用疗效不佳，常与糖皮质激素或环孢素合用，治疗难治性SLE。不良反应包括可引起进行性多灶性白质脑病(progressive multifocal leukoencephalopathy, PML)。

四、治疗原则与用药选择

SLE的药物治疗主要是根据患者病情的严重程度进行评估，权衡药物的疗效与风险，选用适当的药物。治疗时注意剂量个体化及联合用药，减轻药物的毒副反应，做到合理用药。对于轻型SLE治疗，主要选择非甾体类抗炎药、抗疟药、局部用糖皮质激素、小剂量糖皮质激素，必要时使用免疫抑制药。重型SLE的治疗药物，包括糖皮质激素和免疫抑制药。

1. 早期诊断和早期治疗，避免或延缓不可逆的脏器病理损害。糖皮质激素和免疫抑制药是治疗SLE的主要药物，选择时需权衡治疗的风险与效益之比，制订具体的治疗方案。

2. 轻型的SLE，虽有狼疮活动，而无明显内脏损害者，治疗药物包括NSAID和抗疟药。抗疟药在减少病情活动和激素不良反应方面有肯定的效果，可根据病情加用糖皮质激素，临床多选用泼尼松进行治疗；必要时考虑使用硫唑嘌呤、甲氨蝶呤等免疫抑制剂。

3. 重型 SLE 的治疗分为诱导缓解和巩固治疗两个阶段。①诱导缓解目的在于迅速控制病情，阻止或逆转内脏损害，力求疾病迅速缓解。根据病情选用每日大于等于 1 mg/kg剂量的甲泼尼松龙进行冲击治疗，以及并用环磷酰胺等免疫抑制剂，病情好转后再调整药物。②维持治疗的目的是保持疾病的稳定，防止复燃。维持期糖皮质激素量减为每日小于等于 10 mg，免疫抑制剂也可调整剂量和类别。

4. 难治性狼疮可以选用 B 细胞清除生物制剂，如利妥昔单抗（抗 CD20 抗体）进行治疗。

五、患者教育与药学监护

1. 帮助患者建立良好的生活方式和心态，正确认识疾病，遵从医嘱。①避免阳光直接照射皮肤。②不食用或少食用具有增强光敏感作用的食物，如无花果、芹菜、菌类（蘑菇、香菇等）食物和食用色素。③吸烟有诱发 SLE 的潜在作用，应尽量避免。

2. 注意膳食结构和营养。①有肾脏损害的 SLE 患者常有大量蛋白质从尿中丢失，会引起低蛋白血症，应注意补充蛋白质，可多摄入牛奶、豆制品、鸡蛋、瘦肉、鱼类等富含蛋白质的食物。②SLE 患者活动少，消化功能差，宜吃清淡易消化的食物，不宜食用含脂肪较多的油腻食物。③因 SLE 患者长期服用糖皮质激素，易引起类固醇性糖尿病及库欣综合征，故要适当控制热量，少吃含糖量高的食物。

3. 有血液系统病变患者应慎用 NSAID。

4. 糖皮质激素是治疗 SLE 的基础药物，因能抑制炎症和免疫反应，降低机体防御功能，有可能使潜在的感染灶活动或扩散，应指导患者做好个人防护，识别病情加重的症状，正确判断病情，及时就诊。长期使用糖皮质激素治疗，如果停药过快，会造成一系列急性肾上腺皮质功能不全的表现，应告知患者一定要按时服药，不能私自减量或停药，尤其减到小剂量时更要小心，必须在医生的指导下逐渐减量，待病情完全缓解后方可停药。

5. 对于儿童 SLE 患者，现阶段主要使用糖皮质激素治疗，考虑到对生长有抑制作用，应限制糖皮质激素的剂量和疗程，将风险降到最低程度。

6. SLE 患者妊娠后出现病情活动时，可以根据病情需要加大激素剂量。①泼尼松龙经过胎盘时被灭活，可以选用；但是地塞米松和倍他米松可以通过胎盘屏障，影响胎儿，故不宜选用；在妊娠后期促胎肺成熟时，可选用地塞米松。②妊娠期应用环磷酰胺、甲氨蝶呤等免疫抑制剂，可影响胎儿生长发育，导致畸胎。

案例讨论——系统性红斑狼疮

【病史摘要】

患者，女，14 岁，学生。1 年前洗澡时发现膝前皮肤数个针尖样出血点，既往无特殊病史，无食物药物过敏史。查血白细胞、红细胞正常，血小板 60×10^9 个/L。诊断为特发性血小板减少性紫癜，给予泼尼松每次 5 mg，每天 2 次，维持治疗。1 周前患者脱发明显，易疲倦，右手第 4、5 近端指间关节疼痛，无红肿，小便色黄，无泡沫，无口腔溃疡、皮疹及光过敏。查体：面色萎黄，双下肢可见少许网状青斑。查自免6项及抗ENA抗体谱，C3、C4降低，总补体降低，ANA阳性，抗ds-DNA阳性，抗Sm抗体阳性，抗rRNP抗体阳性，抗组蛋白抗体阳性，其余抗体均阴性。

【临床诊断】

系统性红斑狼疮。

【治疗经过】

治疗方案：泼尼松20 mg，每天1次（晨起顿服）；硫酸羟氯喹0.1 g，每天2次；埃索美拉唑镁肠溶片（esomeprazole magnesium enteric-coated tablet）每次20 mg，每天1次；骨化三醇胶丸（calcitriol soft capsules）每次0.25 μg，每天1次；碳酸钙D_3（calcium carbonate and vitamin D_3）每次600 mg，每天1次。

【用药分析】

目前系统性红斑狼疮还没有根治办法，但恰当的治疗可以使大多数患者达到病情缓解。本病例虽有疾病活动，但症状轻微，无明显内脏损害。轻型SLE的药物治疗包括：①非甾体抗炎药（NSAID）可用于控制关节炎。②抗疟药可控制皮疹和减轻光敏感，常用氯喹0.25 g，每日1次，或羟氯喹0.2～0.4 g/d。③小剂量激素（泼尼松小于等于10 mg/d）有助于控制病情。④沙利度胺（thalidomide）对抗疟药不敏感的顽固性皮损可供选择。⑤可短期局部应用激素治疗皮疹。⑥权衡利弊，必要时可用硫唑嘌呤、甲氨蝶呤等免疫抑制剂。

由于本例患者疾病属于活动期，增加泼尼松用量至每次20 mg，每天1次，晨起顿服；同时给予硫酸羟氯喹控制病情；碳酸钙D_3片及骨化三醇胶丸补钙；埃索美拉唑镁肠溶片制酸，预防激素造成的不良反应。

【用药监护】

1. 硫酸羟氯喹的主要不良反应是眼底病变。用药超过6个月者，应每半年检查眼底。有心动过缓或有传导阻滞者禁用抗疟药。

2. 激素的不良反应除感染外，还包括高血压、高血糖、高血脂、低钾血症、骨质疏松、无菌性骨坏死、白内障、体重增加、水钠潴留等。提醒患者积极补充钙剂和维生素D制剂，监测血压、血糖、电解质，警惕感染发生。

3. 激素可刺激胃酸分泌，抑制胃黏液分泌，降低胃黏膜抵抗力，从而诱发或加重消化性溃疡，甚至掩盖溃疡的初期症状，以致出现突发出血和穿孔等严重并发症。质子泵抑制剂及H_2受体拮抗剂可抑制胃酸分泌，促进溃疡愈合，对抗激素所引起的消化道不良反应。告知患者食欲减退为激素可预知的常见不良反应，应规律服用对症治疗的胃黏膜保护药，以防诱发溃疡。同时注意观察大便颜色，并监测便隐血，以防消化道出血。

【患者教育】

1. SLE患者多为年轻女性，长期用糖皮质激素可出现多毛、满月脸、肥胖以及月经紊乱等，因此部分患者出院后不愿意继续服药，应特别交代用药注意事项，嘱患者必须遵医嘱按时按量用药，增减剂量必须在医生指导下进行。不能突然停药，否则会出现戒断综合征而加重病情。

2. 在用糖皮质激素期间，积极预防感染，尤其是口腔黏膜、呼吸道、泌尿道感染，保持口腔卫生，早晚刷牙，餐后漱口，女患者每晚清洗会阴部。

3. 埃索美拉唑镁肠溶片应和液体一起整片吞服，不应当咀嚼或压碎服用。

4. 定期复查血、尿常规，血糖及肾功能，以便调整药物剂量、服药时间等。

复习思考题

1. 名词解释：(1)系统性红斑狼疮(SLE)；(2)盘状红斑狼疮(DLE)；(3)亚急性皮肤型红斑狼疮(SCLE)；(4)狼疮肾炎(LN)；(5)神经精神狼疮；(6)抗核抗体(ANA)；(7)免疫荧光抗核抗体(IFANA)；(8)选择性 COX-2 抑制剂；(9)雷公藤多苷；(10)贝利单抗；(11)利妥昔单抗(抗 CD20 抗体)；(12)进行性多灶性白质脑病(PML)；(13)库欣综合征；(14)诱导缓解。

2. 系统性红斑狼疮的病因及发病机制是什么？

3. 系统性红斑狼疮的主要临床表现是什么？

4. 何谓抗核抗体(ANA)？免疫荧光抗核抗体(IFANA)检测的意义是什么？

5. 治疗 SLE 的药物有哪些类型？代表药物是什么？

6. 糖皮质激素治疗 SLE 的适应证有哪些？

7. SLE 的药物治疗原则是什么？如何选药？

8. 重型 SLE 的治疗分为几个阶段？如何用药？

9. 系统性红斑狼疮患者的饮食注意事项和患者教育内容有哪些？

10. 糖皮质激素治疗 SLE 的注意事项和患者教育内容是什么？

（北京市普仁医院　王睿韬）

第三节　类风湿性关节炎

内容提要

本节介绍类风湿性关节炎的临床表现、诊疗原则与治疗药物选择。要求了解类风湿性关节炎的常见病因与分类，熟悉类风湿性关节炎的临床表现、诊断要点和辅助检查指标，掌握经验性治疗和针对性治疗的基本概念，重点掌握类风湿性关节炎的治疗原则，药物选择、应用与评估；并结合案例讨论，了解典型类风湿性关节炎的诊疗经过，熟悉用药选择和方法，以及药学监护与患者教育。

类风湿关节炎(rheumatoid arthritis, RA)是一种累及周围关节为主的慢性多系统炎症性自身免疫病，60%～70%的患者在活动期血清中出现类风湿因子。RA 是造成劳动力丧失和致残的主要病种之一，我国的患病率为 0.32%～0.36%，低于欧美白人的 1%，可以发生在任何年龄，多见于 30 岁以后，女性高发年龄为 45～54 岁，女性与男性比例为 3∶1。

一、病因与发病机制

1. 遗传因素　家系调查发现，RA有家族聚集趋向。同卵双生子皆患病率为21%～32%，高于异卵双生子(9%)，提示RA的发病与遗传因素密切相关。RA患者中人类白细胞抗原(human leukocyte antigen, HLA)基因DR4(HLA-DR4)阳性率为40%～71%，而正常人群为10%～40%；我国汉族人群中，RA患者HLA-DR4阳性率为43%～54%，正常人为14%～25%。HLA-DR4阳性者中患RA的相对危险性是阴性者的5～7倍。目前认为，与RA相关的HLA-DR4不仅与RA发病有关，而且还与RA的病情严重程度有关。

2. 性激素　RA患病率有性别差异，绝经期前妇女的发病率显著高于同龄期男性；75%的患者妊娠期间病情缓解，90%的患者分娩后数周或数月后出现血清RF升高和疾病复发；口服避孕药可缓解病情；这些均说明性激素在RA发病中起有作用。

3. 感染因素　近年来的研究认为，某些微生物作为超抗原通过直接激活免疫淋巴细胞等方式，参与RA的发病。①逆转录病毒直接结合到细胞表面或整合到核酸中，从而改变细胞表面抗原成分；②EB病毒可激活B淋巴细胞；③某些微生物包含与机体相同的基因序列。

4. 其他　目前尚有多种假说来解释该病的起始，如分子模拟学说、IgG乳糖化缺陷和MHCⅡ类分子表达过度等。

二、临床表现与诊断

(一)临床表现

60%～70%的RA患者以隐匿型的方式起病，在数周或数月内逐渐出现指关节、腕关节等四肢小关节肿痛、僵硬，8%～15%的患者可以在某些外界因素如感染、劳累过度、手术、分娩等刺激下，在几天内发作，呈急性起病方式。发病时常伴乏力、食欲减退、体重减轻等全身不适，有些患者可伴有低热。除关节表现外，还可见肺、心、神经系统、骨髓等内脏受累的表现。

1. 关节表现　典型表现为对称性的多关节炎，周围小关节和大关节均可受到侵犯，以指间关节、掌指关节、腕关节及足关节最常见。病初可以是单一关节或呈游走性多关节肿痛，受累关节因炎症所致充血水肿和渗液，常使关节肿胀、僵硬、疼痛，不能握拳或持重，以晨起或关节休息后更为明显，故称此现象为晨僵(stiffness morning)。休息时疼痛明显，呈持续性酸胀痛。

2. 关节外表现　皮下结节(类风湿结节)，肺、心脏和神经系统等也受累。

(二)诊断

美国风湿病学会(American college of rheumatology, ACR)修订的RA分类标准

(1987年)提出，下列7项中符合4项则可诊断为RA：①晨僵至少1小时(6周及以上)；②3个及以上关节肿(6周及以上)；③腕、掌指关节或近端指间关节肿(6周及以上)；④对称性关节肿(6周及以上)；⑤类风湿皮下结节；⑥手X线片改变(至少有骨质疏松和关节间隙的狭窄)；⑦RF阳性(滴度大于1∶32)。

(三)鉴别诊断

RA尚无特异性的临床和实验室指标，RF和X线征象虽有重要诊断意义，但并非RA特有，临床上需要与其他疾病相鉴别。①结缔组织病：包括系统性红斑狼疮、硬皮病(scleroderma)、混合性结缔组织病(mixed connective tissue disease, MCTD)等；②强直性脊柱炎(ankylosing spondylitis, AS)；③骨性关节炎(osteoarthritis)；④风湿性关节炎(rheumatic arthritis)；⑤痛风性关节炎(gouty arthritis)。

三、治疗药物及临床应用

(一)非甾体抗炎药

非甾体抗炎药通过抑制前列腺素合成所需的环氧化酶，减少前列腺素合成而起到抗炎、止痛、退热及减轻关节肿胀的作用，是临床最常用的RA治疗药物，对缓解患者的关节肿痛，改善全身症状有重要作用。该类药物起效快，是治疗RA的首选药物。主要药物有：

1. 丙酸类　布洛芬，每次0.4～0.8 g，每天3次，或布洛芬缓释制剂(ibuprofen sustaineds release capsule)，每次0.3 g，每天2次；萘普生，每次0.25～0.5 g，每天2次；洛索洛芬，每次60m g，每天3次。

2. 苯乙酸类　双氯芬酸钠，每次25～50 mg，每天3次；或双氯芬酸钠缓释制剂(diclofenac sodium sustained release tablet)，每次50 mg，每天2次；吲哚美辛(消炎痛)，每次25～50 mg/次，每天2～3次；舒林酸，每次0.2 g，每天2次。

3. 非酸性类　萘丁美酮(nabumetone)，每次1 g，每天1次。

4. 昔康类　吡罗昔康(piroxicam)，每次20 mg，每晚1次；美洛昔康，每次7.5～15 mg，每天1次。

5. 磺酰苯胺类　尼美舒利，每次0.1～0.2 g，每天2次，餐后服。

6. 昔布类　塞来昔布，每次0.1～0.2 g，每天2次。

NSAID常见的不良反应有恶心、呕吐、上腹疼痛、胃黏膜糜烂出血，消化性溃疡出血、穿孔，肾功能损害，血小板功能异常，皮疹，转氨酶升高，哮喘，头晕、头痛等反应。选择性COX-2抑制剂具有较强抗炎作用的同时，减少了胃肠道等不良反应，适合于老年和既往有消化道溃疡史的患者服用。

(二)改善病情抗风湿药物

改善病情抗风湿药(disease-modifying antirheumatic drug, DMARD)是RA的病因

治疗药物,因起效比较慢,一般需要1～6个月,故又称慢作用抗风湿药(slow-acting anti-rheumatic drug, SAARD)。这些药物不具备明显的止痛和抗炎作用,但可延缓或控制病情的进展。目前认为,RA患者及早应用DMARD可有效改善症状和血沉,延缓或阻止骨关节的破坏,降低残疾发生率;但此类药物常有各种不良反应,应密切观察,定期进行实验室检查。

应用DMARD是一个长期的过程。在一项随机安慰剂对照试验中,服用有明显疗效并持续数年后,撤药患者有38%复发,而继续用药者仅22%复发。在一些病情控制良好的患者,DMARD可在使用1.5～2年后停用,而其他患者可能需要用药多年。

1. 甲氨蝶呤　MTX为二氢叶酸还原酶抑制剂,使细胞内叶酸缺乏,核蛋白合成减少,从而抑制细胞增殖。MTX治疗RA的疗效肯定,而且小剂量治疗毒副反应较轻。常用剂量7.5～20 mg,每周1次,口服、静脉注射或肌内注射。

常见不良反应包括恶心、食欲缺乏、口炎、脱发、骨髓抑制,严重不良反应是肝脏损害和偶见肺间质病变。因此,肝病患者应慎用,用药总剂量超过1.5～2.0 g,应注意监测肝功能,必要时可进行肝穿刺。肺部病变发生率很低,与使用剂量无关,一旦发生立即停药。服药期间应适当补充叶酸,定期查血常规和肝功能。

2. 柳氮磺吡啶(sulfasalazine, SASP)　SASP能抑制白细胞移动,降低蛋白溶血酶活性;抑制多种细胞因子如白介素-6(interleukin-6, IL-6)、IL-1α、IL-1β、肿瘤坏死因子等;可单用于病程较短及轻症RA,或与其他DMARD联合治疗病程较长和中度及重症患者。从小剂量逐渐加量有助于减少不良反应,开始剂量每次250～500 mg,每天3次,之后渐增至每次750 mg,每天3次,如疗效不明显可增至每日3 g。一般服用4～8周后起效。剂量加大不良反应会随之增多。

常见不良反应是胃肠道症状(恶心、呕吐、腹泻)和神经系统(头痛、眩晕),其他还有皮疹、肺炎、男性不育和骨髓抑制等。对磺胺过敏者慎用;服药期间应定期查血常规和肝、肾功能。

3. 来氟米特(leflunomide, LEF)　LEF系噁唑类衍生物,为新型免疫抑制剂,通过抑制嘧啶的生物合成,使淋巴细胞增殖减少而减轻炎症反应。主要用于病程较长、病情重及有预后不良因素的RA患者。口服常用剂量为每次10～20 mg,每天1次。口服吸收迅速,在胃肠黏膜与肝中迅速转变为活性代谢产物A771726(M1),口服后6～12小时内A771726的血药浓度达峰值,生物利用度(F)约80%,吸收不受高脂肪饮食影响。单次口服50 mg或100 mg后24小时,血浆A771726浓度分别为4 μg/mL或8.5μg/mL。A771726血浆浓度较低,血浆蛋白结合率大于99%,稳态分布容积为0.13 L/kg,主要分布于肝、肾和皮肤组织,而脑组织分布较少。A771726在体内进一步代谢,并从肾脏与胆汁排泄,其半衰期约10天。

LEF的主要不良反应有腹泻、瘙痒、高血压、肝酶升高、脱发和白细胞减少等;因有致畸作用,故孕妇禁服。服药期间应定期查血常规和肝功能。

4. 抗疟药(antimalarials)　抗疟药包括羟氯喹和氯喹。该类药可以减少炎症渗出,减轻关节症状,防止关节挛缩,对早期和轻度患者疗效较好,可单用于病程较短、病情较轻的患者,对于重症或有预后不良因素者应与其他DMARD合用。该类药起效缓慢,服用后 2～3 个月见效。用法为羟氯喹每次 200 mg，每天 2 次；氯喹每次 250 mg，每天 1 次。

羟氯喹不良反应偶有皮疹、腹泻。氯喹不良反应多，有恶心、呕吐，皮疹、脱发和色素沉着，头痛、眩晕和失眠等；严重不良反应有视网膜损害，视力减退甚至失明，氯喹较羟氯喹更常见，用药前和治疗期间应定期做眼底检查，一旦出现视野缩小、绿视、视网膜病变，应立即停药。氯喹偶有心肌损害的不良反应（如传导阻滞），禁用于窦房结功能不全、传导阻滞的患者。

5. 青霉胺　青霉胺可使 RF 所含的二硫键解聚，抑制胶原纤维的交联，从而发挥免疫抑制和阻止关节破坏作用；一般用于病情较轻的患者，或与其他 DMARD 联合应用于重症 RA。用法为 250～750 mg/d，分 3～4 次服用，宜从小剂量开始治疗，缓慢加量。

不良反应有恶心、呕吐、口腔溃疡、味觉异常、白细胞及血小板减少、蛋白尿、血尿、肌无力等。治疗期间应定期查血、尿常规及肝、肾功能。

6. 金诺芬(auranofin)　金诺芬为口服金制剂，疗效肯定，可用于不同程度的 RA，对于重症患者应与其他 DMARD 联合使用。用法为初始剂量 3 mg/d，2 周后增至 6 mg/d，分 2 次服，维持治疗。

常见不良反应有腹泻、瘙痒、口腔炎、肝肾损伤、白细胞减少，偶见外周神经炎和脑病。应定期查血、尿常规及肝、肾功能。

7. 硫唑嘌呤(AZA)　AZA 为 6-巯基嘌呤衍生物，在体内干扰嘌呤核苷酸和 DNA 合成。主要用于病情较重的 RA 患者。口服常用剂量 50～150 mg/d，或按 1～2 mg · kg/(kg · d)计算。

不良反应较多，常见的有胃肠不适、骨髓抑制、肌无力、肝毒性、流感样症状，由于通过肝脏代谢为 6-巯基嘌呤而发挥作用，故肝功能不良者慎用。有报道称，用于脏器移植患者可诱发淋巴瘤和皮肤癌。服药期间应定期查血常规和肝功能。

8. 环孢素 A(CsA)　CsA 作用于 $CD4^+$ 早期活化过程，抑制白介素-2 和其他细胞因子的分泌，阻止细胞免疫在类风湿关节炎的致病作用；还可抑制细胞因子诱发的 B 细胞活化。与其他免疫抑制剂相比，CsA 的主要优点为很少有骨髓抑制，可用于病情较重或病程长及有预后不良的 RA 患者。常用剂量为 1～3 mg/(kg · d)，分 2 次口服。

主要不良反应有高血压、肝肾毒性、胃肠道反应、齿龈增生及多毛等。不良反应的严重程度、持续时间与剂量和血药浓度有关。该药肾毒性突出，常致血清肌酐升高和近端肾小管分泌功能障碍。服药期间应检查血常规、肾功能和血压等。

9. 环磷酰胺(CTX)　该药较少用于 RA，对于重症患者，在多种药物治疗难以缓解时可酌情试用。常用剂量口服 1～2 mg · kg/(kg · d)，静脉注射 200～400 mg，每 2～4 周一次。不良反应大，常见的有胃肠道症状、脱发、骨髓抑制、肝功能损害、出血性膀胱炎、不育等。

（三）糖皮质激素

糖皮质激素（简称激素）能迅速改善关节肿痛和全身症状。在重症 RA 伴有心、肺或神经系统等受累的患者，可给予短效激素，其剂量依病情严重程度而定。针对关节病变，如需使用，通常为小剂量激素维持，常用药物为泼尼松，剂量小于等于 7.5 mg/d，且仅适用于少数 RA 患者。

激素可用于以下几种情况:①伴有严重的关节外表现的重症 RA,如严重血管炎、心包炎、胸膜炎、神经系统病变等。②不能耐受 NSAID 的 RA 患者作为“桥梁”治疗。③其他治疗方法效果不佳的 RA 患者;急性发作期伴有发热,多关节严重肿痛应用 NSAID 无效者。④伴局部激素治疗指征的患者,全身症状已控制,仅留 1～2 个关节症状较重,可进行关节腔内注射治疗;常用制剂如醋酸曲安奈德(triamcinolone acetonide acetate)每次 2.5～10 mg,或乙酸倍他米松(betamethasone acetate)每次 1.5～6.0 mg;关节腔注射激素有利于减轻关节炎症状,但过频的关节腔穿刺可能增加感染风险,并可发生类固醇晶体性关节炎,故关节腔内用药 1 年内一般不超过 3～5 次。

激素治疗 RA 的原则是小剂量、短疗程;使用激素必须同时应用 DMARD;全身激素治疗过程中建议服钙剂 1.5 g/d,维生素 D 400～800 IU,以预防骨质疏松。

(四)植物药

1. 雷公藤　雷公藤为卫矛科雷公藤属双子叶植物,具有消炎解毒、祛风湿功能;对病情轻、中度患者缓解关节肿痛有效;一般给予雷公藤多苷 30～60 mg/d,分 3 次饭后服用。主要不良反应是性腺抑制,男性患者精子数目减少和活性降低,导致男性不育,女性出现月经紊乱、闭经,男女生育期患者慎用;其他不良反应包括皮疹、色素沉着、脱发、头痛、口炎、血细胞减低、腹泻、肝酶升高和血肌酐升高等。

2. 白芍总苷(total glucosides of paeony)　常用剂量为每次 600 mg,每天 2～3 次。对减轻关节肿痛有效,可单独或联合其他二线药物应用。不良反应较少,主要有腹痛、腹泻、纳差等。

3. 青藤碱(sinomenine)　常用剂量为每次 20～60 mg,每天 3 次,饭前口服,可减轻关节肿痛。主要不良反应有皮肤瘙痒、皮疹和白细胞减少等。本药能促进组胺释放,有哮喘和过敏性体质者忌用。

(五)生物制剂

可治疗 RA 的生物制剂包括肿瘤坏死因子拮抗剂、白介素-1 和白介素-6 拮抗剂、抗 CD20 单抗以及 T 细胞共刺激信号抑制剂等。

1. 肿瘤坏死因子拮抗剂　此类药主要有依那西普(etanercept)、英夫利西单抗(infliximab)和阿达木单抗(adalimumab)。能与细胞表面的 TNF 受体结合,抑制滑膜细胞增生,减少软骨细胞、纤维细胞、内皮细胞、巨噬细胞释放前列腺素,阻止炎症细胞的移动和聚集,减少 IL-6 和 IL-8 释放,从而缓解炎症关节症状和防止关节破坏。与传统 DMARD 相比,TNF-α 拮抗剂的主要特点是起效快,抑制骨破坏的作用明显,患者总体耐受性好。这类药物可有注射部位反应或输液反应,可能增加感染和肿瘤的风险,偶有药物诱导的狼疮样综合征以及脱髓鞘病变等。目前上市的药物有以下几种:

(1)依那西普:一种人 TNF 可溶性重组融合蛋白,与 TNF-α 结合而阻断其活性。TNF-α 是 RA 中的一个关键致病因子,当对其他 DMARD 反应不佳时,可以加用此药。用法用量:每次 25 mg,每周 2 次;或每次 50 mg,每周 1 次,皮下注射。

(2)英夫利昔单抗:为一种人鼠嵌合的抗 TNF-α 的单克隆抗体,与 TNF 结合阻断其活性,用于对其他 DMARD 反应不佳的 RA。用法用量:3 mg/(kg·次),第 0、2、6 周各一次,之后每 4～8 周一次,静脉输注。

2. IL-1 受体拮抗剂(IL-1Ra)　阿那白滞素(anakinra)是目前唯一被批准用于治疗 RA 的 IL-1 受体拮抗剂。推荐剂量为 100 mg/d,皮下注射。其主要不良反应是与剂量相关的注射部位反应及可能增加感染风险,其他还有胃肠道反应、皮疹和头痛等。

3. IL-6 受体拮抗剂　托珠单抗(tocilizumab, 雅美罗)为 IL-6 受体单克隆抗体注射剂,用于中重度 RA,对 TNF-α 拮抗剂反应欠佳的患者可能有效。推荐的用法是 4～10 mg/kg,静脉输注,每 4 周给药一次。常见的不良反应是感染、胃肠道症状、皮疹和头痛等。

4. 抗 CD20 单抗　利妥昔单抗是针对 CD20 的人鼠嵌合单克隆抗体,选择性清除有 CD20 表面标记的 B 淋巴细胞。目前,国外已将其作为二线的 RA 生物治疗药物,主要用于 TNF-α 拮抗剂疗效欠佳或有禁忌证的活动性 RA。用法用量:第一疗程可先予静脉输注 500～1000 mg,2 周后重复一次,根据病情可在 6～12 个月后接受第 2 个疗程。常见的不良反应是输液反应,每次注射之前的半小时内先静脉给予适量甲泼尼龙,可降低发生率和严重程度。其他不良反应包括高血压、皮疹、瘙痒、发热、恶心、关节痛等,可能增加感染风险。

四、用药注意事项与患者教育

1. DMARD 类药物不能立即起效,其缓解关节疼痛、僵硬和肿胀以及降低炎症指标如 C-反应蛋白和血沉的作用,至少需要 1 个月时间起效,因而在 DMARD 未产生效果时,不可擅自减少 NSAID 剂量或停用。

2. RA 的治疗复杂且受地域影响,制订用药方案时应注意以下几点:

(1)甲氨蝶呤的地位突出,应用较多;抗疟药(如羟氯喹)的疗效低于 MTX、柳氮磺砒啶(SASP)和青霉胺;青霉胺由于不良反应多,现已较少应用;硫唑嘌呤、环磷酰胺仅用于严重的 RA 患者。

(2)单用 MTX、SASP 或抗疟药(如羟氯喹)疗效不佳者,应联合用药。

(3)来氟米特和肿瘤坏死因子拮抗剂,一般用于其他 DMARD 疗效不佳的患者。

(4)对于部分病情严重的患者,可以短期(1～2 周)使用中等剂量激素,以便迅速缓解炎症。对于使用其他药物症状缓解不佳者,可以使用小剂量激素(泼尼松小于等于 7.5 mg/d)。

(5)抗风湿治疗药物均对肝、肾功能有影响,需要定期监测肝、肾功能。

3. NSAID 使用中的注意事项　①注重 NSAID 的种类、剂量和剂型的个体化。②尽可能用最低有效量、短疗程。③一般先选用一种 NSAID,应用数日至 1 周无明显疗效时可加到足量,如仍然无效则再换用另一种药物,避免同时服用 2 种或 2 种以上 NSAID。④对有消化性溃疡病史者,宜用选择性 COX-2 抑制剂或其他 NSAID 加质子泵抑制剂。⑤老年人可选用半衰期短或较小剂量的 NSAID。⑥心血管高危人群应谨慎选用 NSAID,如确需使用,建议选用对乙酰氨基酚或萘普生。⑦肾功能不全者应慎用 NSAID。

⑧注意定期监测血常规和肝肾功能。

4. NSAID的外用制剂，如双氯芬酸二乙胺乳胶剂、辣椒碱膏、酮洛芬凝胶、吡罗昔康贴剂以及植物药膏剂等对缓解关节肿痛有一定作用，且不良反应较少。

5. TNF-α拮抗剂用药前应进行结核筛查，除外活动性感染；还应除外肿瘤。

6. 临床上对于RA患者，应强调早期应用DMARD。病情较重、有多关节受累、伴有关节外表现或早期出现关节破坏等预后不良因素者，应考虑2种或2种以上DMARD联合应用。应根据患者的病情及个体情况选择不同的联合用药方案，包括MTX、来氟米特(LEF)、硫酸羟氯喹(HCQ)及SASP中任意2种或3种联合，亦可考虑环孢素A、青霉胺等与上述药物联合使用。

案例讨论——类风湿性关节炎

【病例介绍】

主诉：反复多处关节疼痛3年，加重1个月。

现病史：患者女性，55岁。于三年前起无明显诱因反复出现多处关节疼痛，活动关节时疼痛加剧，主要位于双侧肩关节、腕关节及掌指关节及膝关节，关节肿痛明显，伴有间断发热，体温37.2～38℃。自觉全身不适，乏力，症状反复，且逐渐加重，掌指关节出现屈曲畸形，多次在当地医院就诊，给予抗炎止痛处理(具体不详)，症状无明显缓解。1个月前，再次出现上述症状，关节疼痛不能耐受(夜间尤甚)，遂来我院就诊，门诊以“类风湿性关节炎”收入院。精神尚好，食欲及睡眠欠安，大小便正常，体力下降，体重稍减轻。

既往史：否认肝炎、结核、高血压、糖尿病、消化性溃疡及消化道出血病史，无药物过敏史。母亲患有“类风湿性关节炎”。

【体格检查】

中年女性，发育正常，营养良好，神志清楚，表情痛苦。体重65 kg，身高165 cm，BP 140/90 mmHg，心率90次/分。专科体检：全身浅表淋巴结未触及明显肿大，腮腺无肿大。双侧肩关节前屈、后伸、内收、外展、背伸及内旋等活动均轻度受限，双侧腕关节肿胀，皮温稍高，关节压痛明显，双侧近端指间关节屈曲畸形，关节肿胀，有压痛。双侧膝关节肿胀，压痛，关节屈曲及背伸受限。全身无皮疹、红斑，双侧桡动脉、足背动脉搏动正常，双下肢无水肿。

【辅助检查】

类风湿因子(RF)：300 IU/mL；抗角蛋白抗体(anti-keratin antibody，AKA)：阳性；抗核周因子(anti-perinuclear factor，APF)：阳性；抗环瓜氨酸肽(cyclic citrullinated peptide，CCP)抗体：80 AU/mL；红细胞沉降率(erythrocyte sedimentation rate，ESR)：9 mm/h。

双腕及双膝X线片：骨关节面破坏，关节间隙狭窄。

【诊断】

类风湿性关节炎。

【治疗经过】

1. 患者入院后完善相关检查：血常规，无明显异常；生化、肝肾功能，无明显异常；尿便常规，正常；心电图，正常；同时排除感染。

2. 目前类风湿关节炎诊断明确，嘱患者注意保暖、避免感冒，并进一步予以药物治疗。

3. 患者入院时关节疼痛加重，尤其夜间疼痛不能耐受，因此首先要缓解症状，立即给予抗炎止痛治疗：双氯芬酸钠缓释胶囊 50 mg，口服，每日 2 次。

4. 控制病情，给予改变病情抗风湿药(DMARD)治疗。患者入院时病情处于急性加重期，症状较重，拟采用多药联合治疗方案：甲氨蝶呤片 7.5 mg，口服，每周一次；来氟米特片 10 mg，口服，每日 1 次；泼尼松片 15 mg，口服，每日 1 次，持续用药 1 个月后减量。

5. 入院治疗 3 周后，患者一般情况可，病情明显好转，予以出院。院外继续口服药物治疗，定期随诊。

【用药分析】

1. RA 治疗的目的在于控制病情，改善关节功能和预后。患者目前病情处于急性加重期，症状较重，故采用多药联合治疗方案。

2. 双氯芬酸钠为非甾体抗炎药(NSAID)，具有镇痛、抗炎作用，可缓解 RA 急性发作期或持续性的关节肿痛，改善全身症状，但无病因治疗及控制病程的作用。双氯芬酸钠缓释胶囊口服后约 4 小时血药浓度达峰值，大约 50%在肝脏代谢，40%～65%从肾排出，35%从胆汁、粪便排出，长期应用无蓄积作用。

3. 甲氨蝶呤在 DMARD 类药物中具有重要地位，初始治疗的患者单用甲氨蝶呤具有更好的疗效/风险比。首次口服常用剂量为 5～7.5 mg，每周 1 次，如疗效好且可耐受，可每 2～4 周增加 2.5 mg，最大剂量 15～20 mg，每周 1 次。如疗效较差或不能耐受，也可考虑静脉用药。

(1)当甲氨蝶呤单一治疗难以控制病情时，可与其他病情改善药物联合治疗。使用甲氨蝶呤治疗期间无不良反应出现，则可长期使用。使用甲氨蝶呤还有助于减少激素剂量。

(2)甲氨蝶呤应与叶酸联合使用。叶酸口服给药，剂量至少每周 5 mg，在甲氨蝶呤用后第 3 天开始服用。既能减少甲氨蝶呤不良反应，又能保持甲氨蝶呤疗效。

(3)需手术治疗的类风湿关节炎患者，手术前可不停用甲氨蝶呤。

4. 来氟米特适用于成人类风湿关节炎，有改善病情作用。其体内活性主要通过代谢产物 A771726(M1)而产生。口服给药，由于半衰期较长，每次服药应间隔 24 小时。为了快速达到稳态血药浓度，建议开始治疗的最初三天给予负荷剂量每日 50 mg，之后根据病情给予维持剂量每日 10 mg 或 20 mg。使用本药治疗期间，可继续使用非甾体抗炎药或低剂量糖皮质激素。

【用药监护】

1. 双氯芬酸钠、甲氨蝶呤、来氟米特都对肝肾功能有损害，故服药初期，应每月检测一次血清丙氨酸转氨酶(alanine aminotransferase, ALT)，治疗期间密切监测肝肾功能。

2. 用甲氨蝶呤前应做如下准备：①评估甲氨蝶呤不良反应的危险因素(如饮酒等)；②检测血常规、肝肾功能、白蛋白、艾滋病抗体、乙肝标志物、丙肝抗体、血糖、血脂及妊娠试验；③胸片（用药前和用药后数年内）。

（1）每次就诊时需了解有无甲氨蝶呤的不良反应，并评估有无不良反应的危险因素。妊娠前3个月，男女双方均需停用甲氨蝶呤；妊娠期和哺乳期禁用甲氨蝶呤。

（2）甲氨蝶呤开始服用时或其剂量增加时，需每1个月到1个半月检测一次肝肾功能和血象。用药剂量稳定及各项指标稳定后，可延长检测间隔到每1～3个月一次。

当转氨酶水平增高到正常上限的3倍以上，需立即停药，待转氨酶水平恢复正常后，重新开始使用小剂量甲氨蝶呤治疗。但如果转氨酶水平持续高于正常上限的3倍以上，需调整甲氨蝶呤用量。如果停用甲氨蝶呤后，转氨酶水平仍持续高于正常上限的3倍以上，需寻找其他原因。

3. 非甾体抗炎药最常见的不良反应是胃肠道反应。双氯芬酸钠的胃肠道反应包括上腹疼痛、恶心、呕吐、腹泻、腹部痉挛、消化不良、胀气和厌食。对胃肠功能紊乱、有胃或十二指肠溃疡病史、溃疡性结肠炎、克隆氏病以及肝功能不全的患者应慎用，用药时应进行严密监测。

4. 来氟米特使用过程中，如出现骨髓抑制、斯约综合征(Stevens-Johnson syndrome)、毒性表皮坏死等罕见不良反应，应立即停用，同时服用考来烯胺或药用炭，加快药物消除。具体方法：口服考来烯胺每次8克，每天3次，连续服用11天。第1天M1血浆浓度降低约40%，第2天降低49%～65%，第11天降低约0.02 μg/mL。或者通过胃管或口服给予药用炭（混悬液），每6小时50克，第1天M1血浆浓度降低约37%，第2天降低约48%。

（1）下列情况不宜使用来氟米特：严重免疫缺陷、骨髓发育不良、乙型或丙型肝炎、严重或无法控制的感染以及使用活疫苗免疫的患者。

（2）来氟米特对儿童应用的疗效和安全性没有研究，故年龄小于18岁的患者，建议不使用。

【患者教育】

1. 应反复向患者强调类风湿关节炎早期诊断、早期治疗、联合用药的重要性，所谓的“疗效”不只是止疼，而且要减少骨骼的破坏，改善关节功能，使手脚不变成畸形，降低致残率。

2. 双氯芬酸钠缓释胶囊须整粒吞服，勿嚼碎。与食物同服可降低吸收率，建议饭后30～60分钟服用。

3. 使用甲氨蝶呤期间，严禁饮酒。

4. 向患者灌输整体和规范治疗的理念，适当的休息、理疗、体疗、外用药、正确的关节活动和肌肉锻炼等对于缓解症状、改善关节功能具有重要作用。

【药师建议】

1. 风湿病属于良性病变，要尽可能使用对身体损害小的药物，并且实施个性化治疗。医患双方良好互动，患者应积极参与整个病程的治疗，及时向医生反馈自身反映的信息。

2. 甲氨蝶呤治疗类风湿关节炎，成本低，效果好，在基层应该推广。

3. 不要相信能包治好的“神药”，有时候觉得某种药物似乎有效，但要警惕添加了激素，只能暂时缓解症状，没有实际疗效，病情仍在发展。

复习思考题

1. 名词解释：(1)类风湿关节炎(RA)；(2)类风湿因子(RF)；(3)人类白细胞抗原(HLA)；(4)晨僵；(5)类风湿结节；(6)慢作用抗风湿药(SAARDs)；(7)血沉(ESR)；(8)金制剂；(9)二氢叶酸还原酶抑制剂；(10)周期特异性烷化剂；(11)肿瘤坏死因子拮抗剂；(12)白介素-1受体拮抗剂(IL-1Ra)。

2. 类风湿关节炎的病因及发病机制是什么？

3. 类风湿关节炎的临床表现有哪些？诊断标准是什么？

4. 类风湿关节炎的首选治疗药物是什么？

5. 用于抗风湿治疗的非甾体类抗炎药有哪些？如何应用？

6. 哪些情况下需要应用糖皮质激素，如何应用？

7. 改善病情抗风湿药(DMARD)包括哪些？如何应用？

8. 属于肿瘤坏死因子拮抗剂的抗风湿药有哪些？如何应用？

9. RA治疗药物的用药注意事项与患者教育是什么？

10. 制订RA治疗方案时应注意的事项有哪些？

（首都医科大学附属北京安贞医院　魏国义，李海涛）

第四节　骨关节炎

内容提要

本节介绍骨关节炎的病因与发病机制、临床表现与诊断、治疗药物分类及临床应用，以及用药注意事项与患者教育。要求了解骨关节炎的病因与发病机制、临床表现与诊断，熟悉治疗药物的分类和应用原则，并结合病例分析，掌握骨关节炎的药物选择、应用与评估，以及药学监护与患者教育。

骨关节炎(osteoarthritis, OA)是一种以关节软骨变性、破坏及骨质增生为特征的慢性关节病，又称骨关节病、退行性关节炎、老年性关节炎、肥大性关节炎等，在女性较男性更为突出，多累及手指关节、膝、脊柱、髋等，是影响老年人活动的最常见原因。

一、病因与发病机制

(一)原发性骨关节炎

本病的病因尚不清楚，可能与高龄、女性、肥胖、职业性过度使用以及遗传等因素有关。病理机制是关节软骨病变，软骨破坏所释放的碎片刺激骨膜引起滑膜炎，炎性变的滑膜释放炎症介质进一步降解软骨，形成恶性循环。此外，软骨破坏释放的碎片刺激滑膜吞噬细胞的细胞膜，形成大量的氧自由基（$\cdot O_2^-$），引起进一步组织损伤。受累部位骨内压增高引起的动脉血灌注减少也参与 OA 的发病。

（二）继发性骨关节炎

1. 机械性或解剖学异常　髋关节发育异常、股骨头骨骺滑脱、股骨颈异常、多发性骨骺发育不良、陈旧性骨折、半月板切除术后、关节置换术后、急(慢)性损伤。

2. 炎症性关节疾患　化脓性关节炎、骨髓炎、结核性关节炎、类风湿关节炎、血清阴性脊柱关节病、白塞病、Paget 病。

3. 代谢异常　痛风、假性痛风、血色病、Gaucher's 病、糖尿病、进行性肝豆状核变性、软骨钙质沉着症、羟磷灰石结晶。

4. 内分泌异常　肢端肥大症、骨质疏松症、性激素异常、甲状旁腺功能亢进、甲状腺功能低下伴黏液性水肿、肾上腺皮质功能亢进。

5. 神经性缺陷　周围神经炎、脊髓空洞症、Charcot 关节病。

二、临床表现与诊断

（一）症状和体征

OA 多累及负重关节或活动频繁的关节，气候变化常促使炎症发生或加重，数个关节可同时受累，但不同于类风湿关节炎时全身性对称性多关节炎。

主要症状为关节疼痛，常发生于晨间，活动后疼痛反而减轻，但如活动过多，疼痛又可加重。另一症状是关节僵硬，常出现在早晨起床时或白天关节长时间保持一定体位后。关节僵硬持续时间较短，一般不超过 15～30 分钟，且仅局限于受累关节。

检查受累关节可见关节肿胀、压痛，活动时有摩擦感或"咔嗒"声，病情严重者可有肌肉萎缩及关节畸形。

（二）诊断

根据上述症状和体征，结合下述辅助检查，可对 OA 作出初步诊断。

1. 血尿常规、血沉、C-反应蛋白、类风湿因子等均在正常范围。滑膜液检查色泽、透明度及黏蛋白凝块试验正常，镜检无细胞或结晶，但可见到软骨碎片和纤维，从碎片的数目可粗略估计软骨退化程度。

2. OA 早期，X 线检查可正常，随着关节软骨逐渐破坏、消失，X 线平片一般有典型表现，主要为关节间隙变窄，伴发滑膜积液时，偶见关节间隙变宽；软骨下骨质硬化，边缘唇样变化及骨赘形成，关节周围骨内囊状改变等。

软骨的退行性变可能自 20 岁以后就已开始，在 50 岁以上人群中，X 线大多都显示骨关节炎表现，但不是所有 X 线证实的 OA 均有症状。临床上称有症状的 OA 为症状性 OA，否则为 X 线 OA。

3. CT、MRI 可清晰显示关节病变及椎间盘突出，MRI 还可以发现软骨破坏、韧带病变、滑膜炎、滑膜病变等，大大提高了 OA 的早期诊断率。

4. 近年来，也有采用关节超声对 OA 进行诊断和随访。

（三）鉴别诊断

1. 类风湿性关节炎　类风湿性关节炎多发于年轻女性，常伴全身症状；而 OA 结节少有炎症反应，腕关节及掌指关节极少受累，血沉正常、类风湿因子阴性、滑液检查正常；根据以上要点，一般不难鉴别。

2. 强直性脊柱炎（ankylosing spondylitis）　强直性脊柱炎主要症状为下背部酸痛，脊柱僵硬感，活动受限，髋关节异常受累，与 OA 相似；但强直性脊柱炎多发于年轻男性，主要病变在肌腱、韧带附着端，逐渐骨化以致强直。

三、治疗药物分类及临床应用

第一类：快作用缓解症状药，可迅速止痛，该类药物包括镇痛药、非甾体类抗炎药以及局部使用的激素。

第二类：慢作用缓解症状药，起效较慢，停药后尚有一定的治疗作用，对关节软骨有一定保护作用，如氨基葡萄糖（glucosamine）、硫酸软骨素（chondroitin sulfate）、透明质酸钠（sodium hyaluronate）等。

第三类：软骨保护剂，可减缓、稳定以至逆转关节软骨的降解，该类药物尚停留在研究阶段。

（一）非甾体类抗炎药

NSAID 既有止痛又有抗炎作用，是最常用的一类控制 OA 症状的药物。主要通过抑制环氧化酶活性，减少前列腺素合成，发挥减轻关节炎症所致的疼痛及肿胀、改善关节活动的作用。其主要不良反应有胃肠道症状、肾或肝功能损害、影响血小板功能，可增加心血管不良事件发生的风险。

1. NSAID 具有镇痛和抗炎作用，用药后可以快速镇痛并缓解关节炎症。常用药物有双氯芬酸钠：口服每次 25 mg，每天 3 次；舒林酸：口服每次 0.2 g，每天 2 次。

2. NSAID 应使用最低有效剂量，短疗程，以减轻胃肠道反应；对有胃肠道危险因素患者应选用选择性环氧化酶（COX-2）抑制剂；若选用非选择性 COX 抑制剂，可合用米索前列醇或质子泵抑制剂，以减轻胃肠道不良反应。

3. 选择性 COX-2 抑制剂，如塞来昔布，其胃肠道不良反应明显较传统 NASID 少，服用方法每次 400 mg，每日 2 次。不可用于已知对阿司匹林或其他 NSAID 及磺胺类过敏的患者。

4. 对于有发生心血管不良事件危险的患者应慎用 NSAID。

（二）镇痛治疗药物

1. 对乙酰氨基酚　OA属退行性变，炎症反应并不是主要的病理改变，因此轻症常采用对乙酰氨基酚短期治疗，为骨关节炎镇痛的首选药物。用法：每天2～4 g，分4次服。主要不良反应为胃肠道症状和肝脏毒性。

2. 局部用药　通常在对乙酰氨基酚治疗一个疗程后，关节症状仍无改善，可考虑局部用药或增加局部用药。常用的外用制剂有：

(1)辣椒碱软膏(10 g∶2.5 mg)：辣椒碱(capsaicin)是红辣椒或类似植物中提取的香草生物碱，通过消耗局部神经末梢的P物质而有效减轻疼痛，适用于短期缓解由风湿等引起的肌肉和关节的疼痛，以及背部疼痛和扭伤、拉伤引起的疼痛。本品可单独使用：均匀涂抹于疼痛部位，每次1～2个黄豆粒大小用量，每日3～4次。也可与对乙酰氨基酚联用，增强治疗效果。

(2)双氯芬酸凝胶剂或擦剂，按照疼痛面积大小，取适量，轻揉患处，让药物渗透皮肤，每天3～4次。

3. 阿片类镇痛药　本类药用于对NSAID有禁忌证或较严重疼痛的患者，但可能出现依赖性，应严格掌握用药指征。如曲马多，是合成的阿片类药物，常见不良反应有恶心、便秘和困倦。

（三）氨基葡萄糖

氨基葡萄糖是一种氨基单糖，可以刺激软骨细胞产生有正常多聚体结构的蛋白多糖，抑制损伤软骨的酶如胶原酶(collagenase)和磷脂酶A_2(phospholipase A_2，PLA_2)，并可防止损伤细胞的超氧化自由基(superoxide radical，$\cdot O_2^-$)的产生，从而可延缓骨性关节炎的病理过程和疾病进展，改善关节活动，缓解疼痛。

用于治疗和预防全身各种关节的骨性关节炎，包括膝关节、肩关节、髋关节、手腕关节、颈及脊椎关节和踝关节等，可缓解和消除骨性关节炎的疼痛、肿胀等症状，改善关节活动功能。氨基葡萄糖药物主要有硫酸氨基葡萄糖(glucosamine sulfate)和盐酸氨基葡萄糖(glucosamine hydrochloride)两种制剂，两者氨基葡萄糖含量有差异。盐酸氨基葡萄糖：口服，每次0.75 g，每天2次，饭时或饭后服用，4～12周为一个疗程，或根据需要延长，疗程间要停药3个月，每年重复治疗2～3次。不良反应主要是胃肠道不适，如恶心、便秘、腹胀和腹泻。

（四）局部应用糖皮质激素

OA患者无全身使用糖皮质激素的必要，对关节周围滑膜炎、肌腱炎等局部病变可采用局部注射，也可使用长效糖皮质激素关节腔内注射，如地塞米松棕榈酸酯(dexamethasone palmitate)又名利美达松(limethason)，或曲安西龙(triamcinolone)＋利多卡因。反复关节腔内注射易产生关节内结晶状沉淀，对软骨有损害作用，因此同一部位两次注射间隔不应短于4～6个月。

（五）透明质酸

透明质酸（hyaluronic acid，HA）又称为玻璃酸钠（sodium hyaluronate），关节腔内注射，有助于恢复滑液及软骨基质黏弹性，缓解炎症及减轻软骨破坏，已在膝 OA 治疗中取得良好疗效。主要作用机制是：

(1)补充关节内 HA，增加关节液的黏稠性和润滑性。

(2)外源性 HA 能减少白介素-1（IL-1）、前列腺素 E_2（prostaglandin E_2，PGE_2）等炎症介质的合成与释放，减轻滑膜炎症。

(3)抑制肽类止疼物质生成，并能覆盖和保护痛觉感受器，抑制滑膜及滑膜下痛觉感受器及痛觉纤维的兴奋性，缓解关节疼痛。

(4)可抑制炎性关节中蛋白酶类、自由基、炎性介质等，对软骨有保护作用，并加速软骨合成，有利于关节软骨的稳定和修复。

玻璃酸钠注射液 2 mL 关节腔内注射，每周 1 次，3～5 次为一个疗程，间隔 6～12 个月可重复。不良反应有关节疼痛加重、关节肿胀、局部发热、关节积液等。

四、用药注意事项与患者教育

1. 阿片类镇痛药如曲马多可用于严重疼痛的患者，但可能出现依赖性，应严格掌握用药指征。

2. 塞来昔布等选择性 COX-2 抑制剂，其胃肠道不良反应虽明显较传统 NASID 非选择性 COX 抑制剂轻，但近 10 年的临床研究显示，长期服用可导致严重心脑血管不良事件的发生，如心肌梗死、脑卒中及猝死，应高度关注塞来昔布的禁忌证及应用注意事项。2005 年 4 月，美国食品药品管理局要求在塞来昔布说明书中增加黑框警告，提示该药存在增加心脑血管事件等的风险。

3. 反复关节腔内注射糖皮质激素类药物易产生关节内结晶状沉淀，对软骨有损害作用，因此同一部位两次注射间隔至少 3 个月以上。

4. 注意同时防治骨质疏松。OA 常与 OP 同时存在，合并 OP 的患者，软骨下骨板质量下降，可能加速软骨的破坏，进而引起代偿性骨质增生。因此对 OP 的防治除可缓解 OP 本身症状外，对 OA 的治疗也是一个补充。

病例分析——膝骨性关节炎

【病史摘要】

患者，女，65 岁，近 1 个月出现右膝关节疼痛来医院就诊。主诉走路时疼痛，休息后好转，伸直关节疼痛不加重。晨起关节僵硬不到半个小时，久坐久站使关节僵硬，走动后及肌肉放松后关节僵硬感消失，且走路时右侧膝关节有“咔嗒”声。观察其膝关节，无红、肿、热等急性炎症表现。患者膝关节疼痛出现前无外伤史，无受寒病史和不良走路习惯，每周爬山一次。既往曾有胃溃疡病史，现已愈。无高血压和冠心病史。

【诊断经过】

患者无红、肿、热等炎症反应，考虑是慢性关节炎。每周爬山说明关节过度活动，走路时感疼痛，休息后好转，说明膝关节垫劳损，可能诱发关节炎、充血、肥厚、与髌韧带发生粘连，从而关节痛。根据患者主诉，关节晨僵等现象，初步考虑为膝骨关节炎。进一步检查类风湿因子呈阴性。右膝关节X线检查发现，关节间隙变窄、软骨硬化，关节右边呈唇样增生，髁间嵴增生，符合骨关节炎表现。

【临床诊断】

膝骨性关节炎。

【治疗经过】

1. 关节软骨营养治疗　服用盐酸氨基葡萄糖胶囊每次0.75 g，每天2次。服药2周后，疼痛症状有所缓解，继续服药6周，完成一个疗程。症状明显减轻，停药3个月，再开始下一疗程治疗，一年坚持3个疗程。

2. 镇痛治疗　在患者疼痛加剧时，间断服用对乙酰氨基酚片，每次0.5 g，每4～6小时一次，每日不得超过4次，疼痛减轻即停用。

【用药分析】

1. 该患者骨性关节炎诊断明确，为发病早期，药物治疗从两方面入手，一方面是关节软骨营养治疗，服用盐酸氨基葡萄糖，另一方面是镇痛治疗，服用对乙酰氨基酚。

2. 骨性关节炎是关节软骨蛋白多糖生物合成异常而呈现退行性变的结果。氨基葡萄糖是一种天然的氨基单糖，可以刺激软骨细胞产生有正常多聚体结构的蛋白多糖，抑制损伤软骨的酶如胶原酶和磷脂酶A_2，并可防止损伤细胞的超氧化自由基的产生，延缓骨性关节炎的病理过程和疾病进展，缓解疼痛。

3. 对乙酰氨基酚应使用最低有效剂量，短疗程，间断服用，长期大量用药会导致肝肾功能异常。由于该药抗炎作用较弱，若炎性症状较重，应选用其他NSAID药物，如双氯芬酸、塞来昔布等。

4. 若需关节腔内注射玻璃酸钠注射液，每次5 mg(0.5 mL)，每周1次，连续5次。本例患者未采用。

【用药注意事项与患者教育】

1. 对乙酰氨基酚不宜大量或长期服用，以免引起造血系统及肝肾损害，应控制日用量不宜超过2 g，一个疗程不宜超过10日。该药可引起恶心、呕吐，会偶发皮疹、粒细胞缺乏、血小板减少、贫血。肝、肾功能不全者慎用，严重肝、肾功能不全者禁用。孕妇及哺乳期妇女慎用。服用本品期间不得饮酒或含有酒精的饮料。

2. 盐酸氨基葡萄糖宜在餐时或餐后服用，可减少胃肠道不适，特别是有胃溃疡的患者。严重肝、肾功能不全者慎用。妊娠期妇女和哺乳期妇女慎用。

复习思考题

1. 名词解释：(1)骨性关节炎(OA)；(2)原发性骨关节炎；(3)继发性骨关节炎；(4)症

状性骨关节炎;(5)X线骨关节炎;(6)快作用缓解症状药;(7)慢作用缓解症状药;(8)软骨保护剂;(9)强直性脊柱炎。

2. 骨性关节炎的病因及发病机制是什么?
3. 骨关节炎的临床表现有哪些?
4. 骨性关节炎的X线检查有哪些阳性表现?
5. 骨关节炎应与哪些疾病相鉴别?
6. 骨性关节炎的治疗药物分为哪几类?
7. 骨关节炎的镇痛治疗药物包括哪些?如何应用?
8. 对骨性关节炎非甾体类抗炎药如何应用?
9. 玻璃酸钠的主要作用机制是什么?如何应用?
10. 氨基葡萄糖的治疗作用是什么?如何应用?
11. 选择性COX-2抑制剂应高度关注的用药风险是什么?

(首都医科大学附属北京安贞医院　魏国义,李海涛)

第十章
神经系统疾病

第一节 疼痛

内容提要

本节介绍疼痛的分类与评估、治疗目标与原则、常用药物及临床应用，以及偏头痛与癌痛的药物治疗。要求了解疼痛的定义、分类特点、评估步骤和方法，熟悉疼痛的治疗目标与原则、偏头痛及癌痛的治疗药物，掌握各种常用药物的镇痛作用及临床应用；并结合案例讨论，了解癌痛患者的诊疗经过，熟悉三阶梯治疗原则，掌握用药选择和方法、常见不良反应，以及如何进行药学监护与患者教育。

一、疼痛的分类与评估

疼痛是一种不愉快的感觉和情感体验，国际疼痛研究协会将其定义为“与实际或潜在的组织损伤或类似损伤相关联的感觉和情绪体验”。该定义适用于急性疼痛、癌痛及慢性非癌性痛。这一定义表明了疼痛体验的复杂性，在临床治疗实践中被理解为患者的主观个体化体验。因此，当患者说“疼痛”时，疼痛就发生了；当患者诉说“有多痛”，一般就认定其“有多痛”，并结合临床证据开始评估并选择适宜的治疗方式。

（一）疼痛的分类

临床对于疼痛的分类方法有多种：①根据其性质不同分为锐痛和钝痛；②依据持续时间分为急性疼痛（小于等于 2 个月）和慢性疼痛（持续 3 个月以上）；③依据其病理生理学机制特点分为伤害感受性疼痛和神经病理性疼痛。临床实践中疼痛多为混合性，需要掌握疼痛病理生理学特点的差异（见表 10-1-1），通过对患者的检查和评估才能确定。在一定程度上，疼痛的治疗策略取决于它的发生机制，例如伤害感受性疼痛对镇痛药的敏感性比神经病理性要高得多，对于后者，一般需要加用特殊的辅助治疗药物。

表 10-1-1　疼痛的分类和特点

说明＼类型	伤害感受性疼痛（躯体痛）	伤害感受性疼痛（内脏痛）	神经病理性疼痛
刺激原	皮肤浅表组织、骨、关节、肌肉、浅表淋巴结、脏器被膜和间皮膜	实体或空腔脏器，深部肿块或淋巴结	伤害性神经通路损伤
疼痛部位	骨转移，肝被膜的牵拉或炎症	胸腔或腹腔脏器	肿瘤相关的臂丛、腰骶丛或胸壁侵犯、脊髓压迫
疼痛性质	刀割样、搏动样、压迫样钝痛或酸痛	酸痛、痉挛性疼痛，以钝痛为主	灼痛、刀割样痛或电击样痛，常伴有感觉异常
定位	可以明确	较为弥散	沿神经或皮区分布
运动相关性	加剧疼痛	可能产生疼痛	神经牵拉时产生疼痛
查体触痛	有	可能有	没有
自主神经效应	无	恶心、呕吐、出汗、血压和心率变化	不确定

（二）疼痛的评估

在疼痛治疗前，必须进行全面正规的疼痛评估，以判断疼痛的病因和病理生理机制（伤害感受性或神经病理性）以及其他影响疼痛的因素。因为除了疾病本身外，患者情绪、生活方式以及社会心理、社会文化等因素都与疼痛的治疗有不同程度的关联。因此要在相信患者主诉的前提下，对疼痛作出正确的评估并进行严重度分级，能为疼痛强度提供一个客观的衡量指标，对于最终设定适合的目标，制订个体化的疼痛治疗方案，以及监测患者对治疗的反应很有帮助。

1. 评估步骤

（1）筛查：疼痛通常是疾病进展的结果，因此所有可能发生疼痛的患者，都应该在初始治疗、定期随访和任何新治疗开始的时候接受筛查，判断是否存在疼痛。

（2）初始评估：如果在筛查中发现疼痛，首先要对疼痛强度进行量化；还要包括疼痛的类型和性质、疼痛史、疼痛定位、疼痛加重或缓解的因素、既往的镇痛治疗、重要的社会心理因素和其他与疼痛相关的问题等。除此之外，还应该与患者讨论对疼痛治疗的目标和期望值，包括舒适度和功能需求。

（3）继续评估：必须每隔一定时间进行疼痛再评估，以确定所选用治疗方案是否达到预期效果。评估内容除包括初始评估涉及的内容外，不必像初始评估一样面面俱到，应集中体现患者对目前治疗的反应，例如严重程度和对舒适度、功能需求的变化。

2. 评估方法

疼痛量化评估是指使用疼痛程度评估量表等量化标准来评估患者疼痛主观感受程

度，需要患者密切配合。量化评估疼痛时，应当重点评估最近 24 小时内患者最严重和最轻的疼痛程度，以及通常情况的疼痛程度。目前临床常用的量化方法有数字分级法、面部表情疼痛评分量表法（脸谱法）和主诉疼痛程度分级法等。

（1）数字分级法：使用《疼痛程度数字评估量表》（见图 10-1-1）对患者疼痛程度进行评估。将疼痛程度用 0～10 个数字依次表示，0 表示无疼痛，10 表示最剧烈的疼痛。交由患者自己选择一个最能代表自身疼痛程度的数字，或由医护人员询问患者："你的疼痛有多严重？"由医护人员根据患者对疼痛的描述选择相应的数字。按照疼痛对应的数字将疼痛程度分为：轻度疼痛（1～3），中度疼痛（4～6），重度疼痛（7～10）。

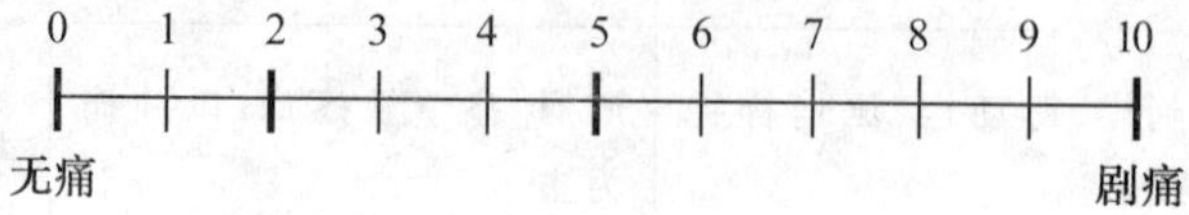

图 10-1-1　疼痛程度数字评估量表

（2）面部表情疼痛评分量表法：由医护人员根据患者疼痛时的面部表情状态，对照《面部表情疼痛评分量表》（见图 10-1-2）进行疼痛评估，适用于表达困难的患者，如儿童、老年人，以及存在语言或文化差异或其他交流障碍的患者。

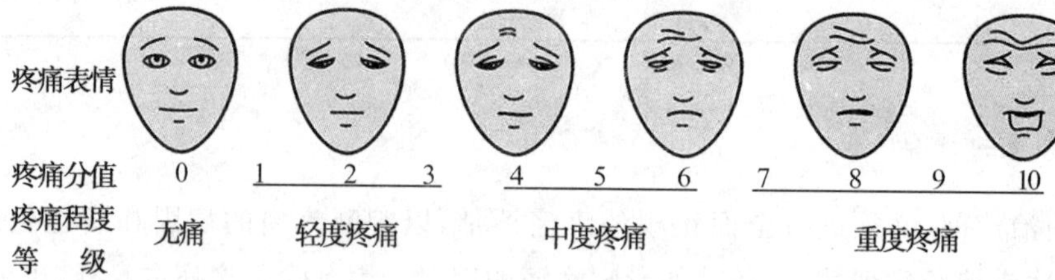

图 10-1-2　面部表情疼痛评分量表

（3）主诉疼痛程度分级法：根据患者对疼痛的主诉，将疼痛程度分为轻度、中度、重度三类。①轻度疼痛：有疼痛但可忍受，生活正常，睡眠无干扰。②中度疼痛：疼痛明显，不能忍受，要求服用镇痛药物，睡眠受干扰。③重度疼痛：疼痛剧烈，不能忍受，需用镇痛药物；睡眠受严重干扰，可伴自主神经紊乱或被动体位。

（4）其他方法：对于有语言障碍或认知障碍的患者，应采取其他方法来进行疼痛的评估。例如直接观察患者的行为，听取家属或护理人员的描述等。此外，体格检查和相应的实验室、影像学检查，也是疼痛评估的重要手段。

二、治疗目标与原则

疼痛的治疗是综合性的，它以常规疼痛评估为基础，结合了药物和非药物治疗措施。非药物治疗措施主要包括介入治疗、物理治疗以及心理支持治疗。

（一）治疗目标

1. 急性疼痛　急性疼痛尤其是术后疼痛，应有效缓解患者痛苦，使术后循环、呼吸和消化道器官因伤害性刺激造成的病理性改变得到抑制，有利于减轻术后的分解激素升高、高代谢反应和免疫异常等。

2. 慢性疼痛　慢性疼痛特别是老年慢痛的治疗，应考虑到老年人对疼痛的感觉可能不敏感，主诉较少，肝肾代谢功能和清除功能下降，因此长时间、大剂量或药物联用可能导致药物蓄积或发生药物相互作用，因此应特别关注其用药安全性。

（二）治疗原则

疼痛是患者的主观感受，所以在治疗中必须遵循以下原则：①相信患者，尽可能帮助其树立控制疼痛的信心；②正确诊断引起疼痛的病因，并根据其制订疼痛治疗计划；③尽可能在疼痛发生前予以预防，随着病情的发展，患者对治疗需求发生变化，故需要定期评估。

1. 术后镇痛　术后镇痛的目的是为减轻或消除患者的疼痛和不适，使其躯体功能、舒适度和满意度尽可能提高，同时降低不良反应和住院费用。

2. 神经病理性疼痛　神经病理性疼痛是神经系统损伤引起的一种慢性状态，发生机制复杂，可持续存在，且严重影响生活质量，包括确切存在的神经损伤（如神经缺血）和难以判定损伤状态的疼痛（如部分三叉神经痛）。在治疗过程中应首先明确病因，除应用药物手段以外，还更多地借助多模式镇痛，如三叉神经痛可以进行发病神经的传导麻醉或射频治疗，颈肩部疼痛可以采用理疗、按摩、针灸、牵引或者手术治疗。

在药物治疗方面，非甾体类抗炎药、抗惊厥药、糖皮质激素、镇静药、抗抑郁药、肌松药可以有针对性地单独或联合用于不同部位疼痛的患者，阿片类药物对于神经病理性疼痛的治疗效果还存在争议。

3. 癌症疼痛　由于超过50%的晚期肿瘤患者会伴有疼痛，世界卫生组织确立了《癌症疼痛三阶梯止痛治疗指导原则》，对镇痛药物进行了阶梯式分类，建议癌痛患者以非甾体类抗炎药物作为止痛的起点治疗（第一阶梯）；如疗效不足，应逐步升级为以可待因、曲马多为例的弱阿片类药物或复方制剂（第二阶梯）；之后可使用吗啡类强阿片类药物（第三阶梯）。

癌痛“三阶梯止痛（three-step analgesic ladder）”原则要求：①无创给药（包括口服给药、透皮贴剂给药）；②按时给药；③按阶梯给药；④个体化给药；⑤注意具体细节。在“三阶梯治疗”方案中，要求从无阿片类药物到弱阿片类药物再到阿片类药物，阿片类药物的剂量由低至高，在所有阶段都可以加入辅助治疗药物。但在实际工作中，癌痛的处理要更为复杂，因此要基于疼痛的性质和类型，按照癌症疼痛治疗用药个体化的规定，并结合患者病情需要、治疗反应及耐受情况，由医师来选择药物和决定剂量。

三、常用药物及临床应用

（一）阿片类镇痛药

阿片类（opioids）药物又称麻醉性镇痛药，镇痛机制与内源性镇痛系统密切相关，它通过与中枢神经组织内一种或多种阿片受体（opioid receptor）结合而发挥作用，可减轻痛觉，并缓解与之相关的情绪和神经精神活动的变化。阿片受体激动后产生的不同效应如表 10-1-2 所示。

表 10-1-2　阿片受体分型及其激动药和效应

受体分型	激动药	效应
μ_1	吗啡、哌替啶、芬太尼等	镇痛(脊髓以上)、欣快感、依赖性
μ_2	吗啡、哌替啶、芬太尼等	呼吸抑制、心动过缓、胃肠道运动抑制、恶心呕吐
κ	吗啡、哌替啶、纳布啡	镇痛(脊髓水平)、镇静
δ	喷他佐辛、丁丙诺非	轻度呼吸抑制
σ	喷他佐辛、烯丙吗啡	镇痛、血压下降、欣快、缩瞳，调控 μ 受体活性

注：纳洛酮(naloxone)为阿片受体的完全拮抗剂，能阻断外源性阿片样物质与阿片受体结合，对中枢神经系统三种阿片受体亚型均有作用。

1. 分类

(1)根据其来源可分为三类(见表 10-1-3)：阿片类镇痛药泛指天然、合成、半合成，及具有吗啡样性能的内源性肽，并包括受体拮抗药。

表 10-1-3　根据阿片类药物来源分类

来源	代表药物	其他药物
阿片生物碱	吗啡	可待因、罂粟碱
半合成的吗啡样镇痛药	双氢可待因	纳布啡、丁丙诺非、氢吗啡酮
合成的阿片类镇痛药	哌替啶、芬太尼	地佐辛、喷他佐辛
合成的阿片受体拮抗剂	纳洛酮	纳曲酮

(2)根据阿片类药物的镇痛强度，又可以将之分为强阿片药和弱阿片药。①强阿片药：包括吗啡、哌替啶、芬太尼等，用于全身麻醉的诱导和维持，术后镇痛及中到重度癌痛、慢性疼痛的治疗。②弱阿片药：包括可待因、双氢可待因(dihydrocodeine)等，主要用于轻至中度疼痛和癌痛的治疗。

2. 不良反应　阿片类药物的不良反应可分为短期(1～2 周)可以耐受、中期(数月以上)耐受和长期不耐受三种情况。①头晕、嗜睡、恶心呕吐、呼吸抑制、尿潴留为短期耐受，在不明显增大剂量时可以自行减轻或消失；②瞳孔缩小为中期耐受；③便秘一旦发生就不会耐受。

长期使用阿片类药物时可致精神依赖性(psychological dependence)或生理依赖性(physiological dependence)，突然停药会出现戒断症状(abstinence syndrome)，可能被患有隐性或显性成瘾性的人寻求和滥用。由于此特性，该类药物大多作为麻醉药品实行特殊管理，应遵守国家对麻醉药品的管理条例。

3. 临床常用药物

(1)吗啡：透过血-脑屏障发挥中枢镇痛作用，主要用于各种原因导致的中重度急性疼痛和慢性疼痛，可以有效缓解或消除严重创伤、烧伤、手术、心肌梗死等引起的剧痛；不主张单独用于缓解胆道平滑肌痉挛绞痛，应与阿托品合用；长期使用仅限于癌痛患者。

口服易吸收，生物利用度为30%～40%，进入血浆后约30%与血浆蛋白结合，主要在肝脏代谢，生成吗啡-3-葡萄糖醛酸(morphine-3-glucuronide, M3G)和吗啡-6-葡萄糖醛酸(morphine-6-glucuronide, M6G)。代谢产物和一些游离吗啡主要经过肾脏排出，肾功能不全者可能导致M6G的蓄积，使作用时间延长，因此应慎用。

(2)哌替啶：作用强度为吗啡的1/10，达峰时间快，半衰期短，常作为术中辅助用药，特别是区域麻醉的辅助用药；由于其平滑肌痉挛的不良反应轻于吗啡，所以尚可用于内脏痉挛止痛。

哌替啶为中度脂溶性，蛋白结合率40%～70%，主要在肝脏经N-甲基化形成去甲哌替啶(normeperidine)，水解形成哌替啶酸(pethidine acid)，两种代谢产物经肾排泄。去甲哌替啶因具有药理活性，因此在反复、长时间给药，尤其是肾功能不全时容易发生蓄积。

(3)芬太尼：芬太尼及其衍生物是目前临床麻醉中应用最广泛的镇痛药，作用强度为吗啡的50～100倍，可产生剂量依赖性的镇痛、镇静及呼吸抑制作用，高浓度时可导致意识丧失。

芬太尼分子量小，脂溶性高，血浆蛋白结合率高，组织分布容积大，容易透过生物膜被高血流灌注组织如脑、心和肺吸收。主要经肝代谢清除，代谢产物为活性极低的去甲芬太尼(norfentanyl)。

(4)羟考酮(oxycodone)：为μ、κ受体激动剂，现作为吗啡的替代物用于中重度疼痛治疗，等效镇痛作用为吗啡的2倍。

口服吸收利用度为60%～87%，代谢产物镇痛作用很弱，主要经肾脏排泄。羟考酮控释剂——奥施康定采用控释技术，使38%的羟考酮从控释片中快速释放，随后62%的羟考酮持续缓慢的释放，使得镇痛作用不仅起效快，而且持续时间长。

(二)解热镇痛抗炎药

解热镇痛抗炎药又名非甾体类抗炎药(NSAID)。与阿片类药物的中枢镇痛作用不同，NSAID主要通过抑制炎症细胞的花生四烯酸(arachidonic acid, AA)代谢酶——环氧化酶，减少炎症介质——各种前列腺素和血栓素(thromboxane, TXA)的合成，从而具有镇痛抗炎作用，改善临床肿痛症状。除了对乙酰氨基酚抗炎作用极微弱以外，其他均具有解热、镇痛、抗炎作用，但不能控制或改变原疾病的病情，适用于炎症导致的疼痛以及轻、中度癌痛。

1. 分类　依据化学结构，NSAID大多属酸性衍生物。①水杨酸类：乙酰水杨酸(acetylsalicylic acid，阿司匹林)。②丙酸类：布洛芬。③乙酸类：吲哚美辛。④昔康类：美洛昔康。⑤昔布类：塞来昔布等。

COX以同工酶形式存在，在人体组织如胃壁、肾、血小板中为构成酶COX-1，它调节细胞正常的生理活性，其功能与保护胃黏膜、调节血小板聚集、调节外周血管阻力和调节肾血流量有关。COX-2为诱导型，各种化学、物理性损伤和生物因子造成的炎症诱导其水平急剧升高，从而引起炎症组织中前列腺素含量增加，产生红肿、痛觉过敏、发热等反应。按照NSAID对环氧化酶作用的选择性不同，可以进行如下分类(见表10-1-4)。

表10-1-4　根据NSAID对环氧化酶选择性的分类

分类	药物名称
COX-1特异性抑制剂	小剂量乙酰水杨酸(阿司匹林)
COX-2倾向性抑制剂	美洛昔康、尼美舒利
COX-2高选择性抑制剂	依托考昔、塞来昔布、帕瑞昔布
COX非特异性抑制剂	吲哚美辛、双氯芬酸

2. 不良反应　NSAID作用机制相同，疗效大致相同，但不良反应严重性相差较大，主要是消化道和心血管的严重不良事件。

(1)消化道不良反应：严重者表现为症状性胃溃疡、胃出血、胃穿孔等。在达到一定剂量以后，治疗效果不再增加，而不良反应发生率增高，即存在"天花板效应"(ceiling effect)。新型NSAID在治疗剂量时不抑制COX-1，显著减轻了消化道不良反应。

(2)心血管事件：近年来多个药物临床试验观察到，不管是传统NSAID还是COX-2抑制剂，在较长时间服用后出现心血管事件增加的问题。为保证NSAID用药安全，医患选择和应用此类药物时，应高度关注消化道和心血管的严重不良事件。

(3)对于含有阿司匹林或对乙酰氨基酚的复方镇痛药物，必须监测其安全剂量限制，因为实际使用中可能只关注了复合制剂中阿片类药物所占的剂量。

3. 临床常用药物

(1)对乙酰氨基酚：镇痛和退热作用通过抑制下丘脑的前列腺素合成酶(环氧化酶)完成，对外周组织的前列腺素抑制作用不显著，其抗炎和抗风湿作用微弱，因此严格说来不属于NSAID药物。临床主要用于轻度疼痛，特别是肌肉骨骼和软组织源性的疼痛，以及退热治疗。

口服易吸收，与血浆蛋白结合不明显(25%)，易于通过血-脑屏障发挥作用，在肝脏内代谢，过量时代谢产物可导致严重的肝毒性，代谢产物经肾脏排泄。

(2)吲哚美辛：用于骨关节炎、类风湿关节炎、强直性脊柱炎、痛风的对症治疗，但不能控制疾病进展。

口服吸收迅速完全，直肠给药比口服更易吸收，血浆蛋白结合率高，肝脏代谢，大部分经肾排泄，少部分从胆汁排泄。

(3)双氯芬酸：镇痛作用较吲哚美辛强2～2.5倍，且在关节滑液中药物浓度高于血浆水平，并维持时间较长，约12小时，因此能较好地解除关节疼痛，消肿，改善其活动。

口服吸收快而完全，血浆蛋白结合率99%，大约50%在肝脏代谢，35%从胆汁排出，40%～65%从肾脏排出。

(4)塞来昔布：可以选择性抑制环氧化酶-2(COX-2)，在抑制炎性前列腺素物质的同时，对前列腺素正常生理作用的影响减至最低限度。主要用于急性期或慢性期骨关节炎、类风湿性关节炎及软组织病所致疼痛。

口服吸收良好，受食物影响。血药浓度高，在组织中广泛分布，代谢主要通过

CYP2C9，清除也主要在肝脏进行，50%～60%经胆汁排泄，30%以上从尿中排出。

（三）抗癫痫药

对于神经病理性疼痛，NSAID和阿片类药物的反应程度要低，抗癫痫药的协同作用常能收到较好效果。

1. 病理生理学和生物化学机制　癫痫和神经病理性疼痛有非常相似之处：①神经受损后产生的"卷扬(wind-up)现象(机体受到剧烈伤害之后，可反复地由C类纤维传入冲动，引起脊髓处于一种强化状态)"和癫痫患者"点燃(kindling)现象(反复短暂给予刺激，使惊厥阈值下降，终致全身性癫痫发作)"的病理生理过程相似，产生这两种情况的部分原因与N-甲基-D-天冬氨酸(N-methyl-D-aspartic acid, NMDA)受体被激活有关。②在神经病理性疼痛模型中，初级传入神经元和传导神经元对钠通道阻断剂的易感性也与癫痫模型相似。③钙离子通道、GABA受体、P物质都能部分地解释抗癫痫药物用于神经病理性疼痛的机制。临床用于神经病理性疼痛治疗的抗癫痫药物，按照其目前可能的作用机制进行的分类如表10-1-5所示。

表10-1-5　根据抗癫痫药物可能机制分类

机制	药物名称
增强GABA作用	加巴喷丁、普瑞巴林、托吡酯、丙戊酸钠
阻滞 Na^+ 通道	卡马西平、奥卡西平、苯妥英、拉莫三嗪
阻滞 Ca^{2+} 通道	加巴喷丁、奥卡西平
降低氨基酸的兴奋性	苯妥英、托吡酯、拉莫三嗪
抗炎作用	加巴喷丁、拉莫三嗪

2. 此类药物相似的不良反应　不良反应有嗜睡、头晕、恶心呕吐和共济失调，个别药物可能发生严重的皮肤反应，如皮疹，严重者可发生Steven-Johnson综合征，但相当少见。通常需要在初始剂量基础上逐渐增量，对于老年人、身体虚弱或者肾功能不全的患者，增量更要缓慢。

3. 临床常用药物

(1)卡马西平：对神经病理性疼痛作用的主要机制是阻断电压依赖性钠通道，尚可抑制神经细胞的过度兴奋状态。口服后生物利用度为75%～85%，血浆蛋白结合率较高，但随着血浆α1酸性糖蛋白(α1-acid glycoprotein, AAG)的浓度而变化。通过CYP3A4代谢，多次重复给药会诱导自身代谢，增加清除率，缩短半衰期并降低血药浓度。主要以无活性代谢产物形式经尿和粪便排出。

(2)加巴喷丁：①与脊髓背角突触前神经元电压门控钙离子通道的N及PQ上的 $\alpha_2\delta$ 亚基相结合，抑制钙离子的兴奋偶联。②增加中枢神经系统中γ-氨基丁酸(gamma aminobutyric acid, GABA)的含量，并通过抑制α-氨基-3-羟基-5-甲基-4-异噁唑丙酸(α-amino-3-hydroxy-5-methyl-4-isoxazole-propionate, AMPA)受体而间接地抑制NMDA受体。适应证为带状疱疹后神经痛和癫痫的治疗。其生物利用度为60%，血浆蛋白结合率小于3%，易通过血-脑屏障，主要以原型经肾排泄。

(四)其他辅助镇痛药

(1)糖皮质激素：对于占位性病变在有限的空间内造成炎症或水肿所引发的疼痛，以及神经或骨骼受侵犯时疼痛危象的急症处理，可以试用糖皮质激素，长期应用应关注不良反应。

(2)抗抑郁药：通常作为协同镇痛药和阿片类药物等联用。镇痛作用不依赖其抗抑郁活性，所需剂量一般低于治疗抑郁剂量，且镇痛作用出现更早。使用时一般从小剂量开始递增。

(3)骨骼肌松弛剂：常用苯二氮䓬类，利用其缓解焦虑症状和镇静催眠的作用，缓解疼痛症状。

(4)平滑肌松弛剂：如抗胆碱能药物阿托品等，具有解痉止痛作用，常与阿片类药物联合，用于胆绞痛或肾绞痛的治疗。

(5)局部麻醉药：局部使用含局麻药的外用贴剂。

四、偏头痛的药物治疗

(一)发病机制

偏头痛(migraine)是一种因神经-血管功能障碍引起的持续性头痛，病因不明，可能与内分泌、遗传等多种因素有关。有研究证明，5-羟色胺水平降低在偏头痛的发生中具有重要意义。5-HT是体内一个重要的神经递质和自身调节物质，对平滑肌、神经节和腺体有多种作用，含量降低时可导致失眠、痛阈降低，对偏头痛发作过程中的血管舒缩功能发挥关键调节作用。5-HT受体包含多种类型，其中5-HT_{1D}和5-HT_2受体与偏头痛有密切关系。

(二)临床表现

偏头痛为临床常见病。①普通偏头痛：又称无先兆偏头痛，其特点是反复发作，通常是单侧、搏动性头痛，没有先兆，不伴有神经系统紊乱，但常伴有恶心、呕吐和(或)畏光。②典型偏头痛：也称有先兆偏头痛，症状与普通偏头痛相似，但有预兆，常有视觉影响，并伴有神经系统和情绪的紊乱。

(三)治疗药物

偏头痛治疗药物包括NSAID、糖皮质激素、曲坦类、麦角衍生物、抗精神病药氟哌啶醇(haloperidol)和氯丙嗪(chloropromazine)等。治疗中至重度偏头痛的药物为曲坦类，麦角衍生物虽然对急性偏头痛有治疗作用，但由于不良反应显著，临床已基本不用。

曲坦类药物是近几年来研发的一种5-$HT_{1B/D}$受体激动剂，主要通过以下三种途径对偏头痛产生治疗作用：①兴奋血管5-HT_{1B}受体，使血管收缩；②激动三叉神经的突触前

$5\text{-}HT_{1D}$受体，抑制硬膜的神经源性炎症反应和血浆外渗；③激活脑干的$5\text{-}HT_{1B}$或$5\text{-}HT_{1D}$受体，抑制三叉神经核的兴奋。

舒马曲坦(sumatriptan)是选择性$5\text{-}HT_{1B/D}$受体激动剂，可收缩脑部大血管，使血流加速；抑制三叉神经系统中降钙素基因相关肽(calcitonin gene related peptide，CGRP)的释放，并阻断神经性蛋白外渗。对于有或无先兆性偏头痛均有治疗作用。该药口服吸收不完全，具有首过效应，生物利用度低，达峰时间快，主要通过肝脏代谢为无活性产物，大部分经尿液排泄。耐受性良好，常见不良反应为恶心、呕吐和疲劳感。

五、癌痛的药物治疗

(一)三阶梯治疗原则的新内涵

三阶梯原则的普及应用，为阿片类药物用于癌症镇痛起到了重要的指导作用，但是随着新药物、新剂型和临床研究的进展，三阶梯原则也有了新的内涵和变化：

1. 选择药物时更加倾向于达到最大的镇痛效应、最轻微的不良反应和最高的生活质量，不再完全地强调按阶梯给药。

2. 对于一些经皮、经黏膜的无创给药制剂，作用确凿、镇痛满意也可作为首选，不再强调完全首选口服。

3. 用强阿片类药物止痛时，需分两个阶段。开始止痛治疗时，应先选择使用即释型阿片类药物，按时给药，争取在较短时间内控制疼痛，该阶段被称为阿片类药物的短效滴定阶段；一旦疼痛控制满意，每日所需止痛剂量相对稳定时，应及早换用控、缓释剂型，该阶段也称长效维持阶段。

(二)用药监护和患者教育

在癌症疼痛治疗过程中，患者及家属的理解和配合至关重要，应当有针对性地开展止痛知识宣传教育。

1. 鼓励患者主动向医护人员描述疼痛的程度。止痛治疗是肿瘤综合治疗的重要部分，忍痛对患者有害无益。

2. 多数疼痛可通过药物治疗有效控制，患者应当在医师指导下进行止痛治疗，规律服药，不宜自行调整止痛药剂量和止痛方案。

3. 吗啡及其同类药物是癌痛治疗的常用药物，在癌痛治疗时应用吗啡类药物引起成瘾的现象极为罕见；应当确保药物安全管理。

4. 止痛治疗时要密切观察疗效和药物的不良反应，随时与医务人员沟通，调整治疗目标及治疗措施。

5. 应当定期复诊或随访。

案例讨论——肺癌术后疼痛

【病例介绍】

主诉：左肺鳞癌术后7年余复发，放化疗后7月余，出院后左侧胸背部疼痛，加重1周。

现病史：患者于2000年12月6日行左肺上叶切除术，术后病理示高分化鳞状细胞癌，呈早期浸润(在固有膜内)，切缘及送检淋巴结均为阴性。2001年2月复查CT示可疑纵隔淋巴结转移，行放疗。2008年1月CT示符合左肺术后放化疗后复发并左锁骨下、纵隔、腹膜后淋巴结转移。2008年1月～2月行2周期多西他赛(120 mg d1)＋卡铂(400 mg d1)方案化疗；2008年8月行不完整GP方案化疗；2008年9月～11月行2周期长春瑞宾(40 mg d1～d8)＋顺铂(40 mg d1～d3)方案化疗。2008年8月骨显像未见明显异常；2008年9月颅脑MR示未见明显异常；2008年11月胸腹强化CT示淋巴结及胸腔积液均较前增加。出院后自觉双侧胸背部疼痛，呈阵发性，疼痛较剧烈，伴恶心，偶有呕吐。近一周，疼痛加重，药物控制不理想(羟考酮控释片20 mg，q12h)。食欲减退，睡眠因疼痛受影响，为进一步治疗入院。

既往史：既往体健。母亲死于食管癌，父亲正常死亡，哥哥死于肝癌。个人吸烟史40余年，40支/天，戒烟8年；饮酒30年，无规律。对"青霉素、吉西他滨"过敏。

【体格检查】

一般状况：男性，67岁，身高175 cm，体重60 kg，体表面积1.67 m^2，KPS评分1分，发育正常，神志清，精神可，查体合作。

生命体征：T 36.3 ℃，P 100次/分，R 26次/分，BP 125/87 mmHg。

皮肤：全身皮肤黏膜无黄染，无皮下出血、皮疹，无肝掌及蜘蛛痣。左锁骨上可扪及一质硬肿大淋巴结，2 cm×1 cm大小，固定。右锁骨上、颈部及腋窝淋巴结未及肿大。

五官：头颅无畸形，巩膜无黄染，双侧瞳孔等大等圆，直径约3 mm，对光反应存在，无自发性眼震。耳鼻检查无异常。口唇无发绀，咽无充血，扁桃体无肿大。

颈部：颈软，气管居中，甲状腺无肿大，无颈静脉怒张，未触及肿大淋巴结。

胸部：胸廓对称，无皮下气肿，胸骨无压痛，左侧胸背部可见一长约20 cm斜行手术瘢痕，左肺呼吸音低，未闻及干湿性啰音，余未见异常。

心脏：心前区无隆起，心率100次/分，心律齐，心音有力，各瓣膜区未闻及病理性杂音。

腹部：腹平软，无腹壁静脉曲张。腹肌不紧，无压痛、反跳痛。肝脾肋下未及。无异常包块。移动性浊音阴性。肠鸣音正常。

四肢：脊柱、四肢无畸形，肌张力正常。双下肢无水肿。

神经系统：生理反射存在，双巴氏征阴性，脑膜刺激征阴性。

【辅助检查】

(1)血常规及生化：血常规正常。Na 132.4 mmol/L，Cl 94.6 mmol/L，渗透压263 Osm/L。

(2)尿常规：酮体＋。

(3)心电图：正常心电图。

(4)胸部 CT：左肺癌术后；左侧锁骨上、纵隔、腹腔及腹膜后淋巴结转移，均较前片增大；左侧胸腔积液，较前片增多；心包积液；右肺下叶点状高密度灶较前片无变化。

(5)肿瘤标志物：CA125 132.4 U/mL，CEA 6.11 ng/mL，CYFRA211 17.99 ng/mL，NSE 346.7 ng/mL。

【入院诊断】

①肺鳞癌术后放化疗后复发并左锁骨下、纵隔、腹膜后淋巴结转移；②肺癌术后疼痛。

【诊疗经过】

患者双侧胸背部疼痛，呈阵发性，疼痛较剧烈，伴恶心，偶有呕吐。近一周，疼痛加重，药物控制不理想(羟考酮控释片 20 mg，q12h)。食欲减退，睡眠因疼痛受影响。为进一步治疗入院。入院后给予完善相关辅助检查，考虑给予重组人血管内皮抑制素抗血管生成治疗，同时使用盐酸羟考酮＋加巴喷丁镇痛治疗。

初始医嘱(2008.12.17)：复方氨基酸 250 mL，ivdrip qd；参芪扶正注射液 250 mL，ivdrip qd。

镇痛药物调整经过：盐酸羟考酮 30 mg，q12h；阿普唑仑 0.4 mg，qn；加巴喷丁 100 mg，tid。疼痛评分 7～8，疼痛无减轻。

↓

盐酸羟考酮 30 mg，q12h；阿普唑仑 0.8 mg，qn；加巴喷丁 200 mg，tid。疼痛评分 3 分，疼痛控制不理想，且便秘严重。

↓

芬太尼透皮贴剂 8.4 mg，外用，q72h；阿普唑仑 0.8 mg，qn；加巴喷丁 200 mg，tid。疼痛评分 7～8，疼痛控制不理想。

↓

将芬太尼透皮贴加至 12.6 mg，情绪低落，且每日爆发痛可达两次。

↓

芬太尼透皮贴剂 16.8 mg，外用，q72h；阿普唑仑 0.8 mg，qn；加巴喷丁 200 mg，tid；氟西汀分散片 20 mg，qn。疼痛评分 7～8。

↓

芬太尼透皮贴剂 25.2 mg，外用，q72h；阿普唑仑 0.8 mg，qn；氟西汀分散片(百优解) 20 mg，qn；加巴喷丁 200 mg，tid。疼痛评分为 1～2 分，未再出现爆发痛。

经过对患者的疼痛评估与不断用药调整，最终达到既缓解疼痛又未出现不可耐受不良反应的目标。此过程中，患者出现的便秘、高血压、水肿等均给予积极的对症治疗。患者一般情况可，未再出现爆发性疼痛，未有胸闷憋喘，听诊双肺呼吸音粗，未闻及干湿性啰音，病情好转，至 2008 年 12 月 25 日出院。

【用药分析】

患者入院疼痛评分为重度，在疼痛的药物选择和剂量滴定的过程中，症状反复。联合使用了阿片类、抗癫痫类、抗抑郁类、镇静类药物，最终疼痛得到明显改善。

1. 癌痛分类　应区分肿瘤相关性疼痛、治疗相关性疼痛及二者均无关的疼痛。在决定治疗方案时应考虑急性和慢性疼痛的差异。

该患者为肺癌术后复发广泛转移，疼痛部位集中在胸背部两侧(十)，右侧刀口附近为重，为持续性胀痛。根据疼痛部位考虑，有可能为术后神经损伤造成的神经病理性疼痛，在加巴喷丁首次加量后收到较好疗效；但是神经病理性疼痛为灼痛、刀割样痛或电击样痛，患者自诉为胀痛，特点与之不符，且加巴喷丁继续加量后获益不明显。根据疾病发展、肿瘤转移情况，以及患者所描述的疼痛类型，似乎更接近于伤害感受性疼痛，也不能排除伤害感受性和神经病理性的混合疼痛。根据美国国家综合癌症网(National Comprehensive Cancer Network，NCCN)成人癌痛指南，神经病理性疼痛对阿片类药物的反应程度要低于由其他病理生理原因造成的疼痛。因此在药物选择时，除阿片类药物外，应给予抗抑郁药及抗癫痫药协同治疗。

2. 疼痛评估　全面评估对确定恰当的疼痛治疗方案至关重要。对疼痛强度必须量化，患者的主诉是疼痛强度评估的标准方法，全面疼痛评估的最终目的是判断疼痛的病因和病理生理机制，以及根据目标制订个体化的疼痛治疗计划。患者入院期间疼痛评分最高达 8 分，依据患者用药后主诉，临床医师对药物治疗效果加以判断，并据此进行剂量滴定，最终达到较为满意的 1～2 分。

3. 药物的选择　患者最初使用羟考酮为第三阶梯镇痛药，为阿片受体完全激动剂。在剂量滴定过程中因出现较为严重的便秘，换算后更换为等效的芬太尼贴剂。NCCN 成人癌痛指南要求，在使用贴剂前需先用短效阿片类药物控制疼痛到较好的状态，但鉴于患者已出现难以耐受的不良反应，故先予以更换。由于芬太尼属于外用剂型，因此胃肠道不良反应较口服阿片类药物为少。此患者更换镇痛药物合理。但是患者在芬太尼的剂量调整过程中出现胸闷症状，考虑到肺部原发肿瘤，应当警惕芬太尼贴剂可能引起的呼吸抑制的不良反应。芬太尼透皮贴剂可能引起胆道括约肌收缩，患者有慢性胆囊炎并多发胆囊结石，注意观察患者消化道反应。值得注意的是在首次使用本品至镇痛作用开始起效期间，应逐渐停止之前使用的镇痛药，这是因为在使用该贴剂最初 24 小时内血清芬太尼的浓度逐渐提高，通常在 12～24 小时内达到稳态。患者使用芬太尼贴剂最终剂量滴定至 25.2 mg，q72h，镇痛效果好，不良反应可耐受。

考虑到患者的疼痛为伤害感受性和神经病理性的混合疼痛，故在应用羟考酮疼痛控制不佳后，加用加巴喷丁对抗神经病理性疼痛。加巴喷丁为抗癫痫药，是一个结构类似 γ 氨基丁酸的 32 烷基化合物，有研究证实可抑制外周损伤神经的异常放电活动，其镇痛作用通过中枢、脊髓和外周多种途径介导，不受阿片拮抗的影响，反复给药不会出现耐受，与吗啡合用时，加巴喷丁可以使吗啡血清浓度更高。因此理论上可使用加巴喷丁联合吗啡用于癌痛治疗，但应警惕加巴喷丁可增强吗啡的中枢神经系统不良反应，剂量调整及停用时需要注意。

鉴于该患者疼痛症状的反复顽固，治疗中使用了协同镇痛药，除抗癫痫药加巴喷丁外，合用了抗抑郁药氟西汀(百优解)及镇静药阿普唑仑。抗抑郁药和抗癫痫药是治疗癌症相关神经病理性疼痛的一线协同镇痛药，抗抑郁药的镇痛效果和抗抑郁作用无关，镇痛剂量常低于治疗抑郁所需要的剂量，镇痛作用通常更早出现。此处医师选用氟西汀，临床实验证实，三环类抗抑郁药更适宜作为协同镇痛剂使用。

4. 药物不良反应

(1)患者最初使用羟考酮控释片时出现严重便秘,属于阿片类药物的不良反应,其机制在于:①阿片类药物与肠道阿片受体结合,使肠蠕动缓慢,肠液分泌减少,吸收增多;②降低肠肌层丛中兴奋性和抑制性神经元的活性;③增加肠壁平滑肌的肌张力并抑制协调性蠕动,从而使非蠕动性收缩增加。

(2)使用加巴喷丁、阿普唑仑及氟西汀对抗患者的混合疼痛时,患者出现嗜睡、左上肢水肿、高血压等症状,排除患者疾病因素(如患者白蛋白水平低)等之外,考虑可能是药物不良反应所致。

1)芬太尼:对中枢神经系统有抑制作用,还可抑制呼吸中枢及咳嗽反射,释放组胺,收缩支气管;还可扩张脑血管,升高颅内压。

2)加巴喷丁:心血管不良反应包括面部、肢端或全身水肿,血管扩张,高血压。与产生依赖性的中枢作用药物合用,可升高加巴喷丁的血药浓度,增强其中枢神经系统不良反应。加巴喷丁的停药或治疗方案调整需逐步进行,时间不宜短于1周。

3)芬太尼:与中枢抑制药(阿普唑仑)有协同作用,合用时可产生相加的抑制作用,应慎重并适当调整剂量。患者在芬太尼加量后明显出现嗜睡,应考虑将阿普唑仑减量或停用。

4)氟西汀:与中枢抑制药合用可增强中枢抑制作用,如合用时可延长地西泮的半衰期,只能通过减量或停药来分析药物与症状之间的关联情况。

【用药注意事项及患者教育】

1. 用药监护

(1)消化道反应:阿片类药物可导致恶心、呕吐等消化道反应;加巴喷丁口服后也可引起腹痛、恶心、反复呕吐等症状,并可能引起急性胰腺炎;该患者腹部B超示胆囊多发结石并慢性胆囊炎,胆道疾病也是急性胰腺炎的诱因之一。另外,芬太尼透皮贴剂也可能引起胆道括约肌收缩,应注意观察患者消化道反应。

(2)中枢系统相关症状:如精神情况、呼吸情况等。①芬太尼与中枢抑制药(阿普唑仑)有协同作用,合用时可产生相加的抑制作用,应慎重并适当调整剂量。患者在芬太尼加量后明显嗜睡,应考虑将阿普唑仑减量或停用。②氟西汀与中枢抑制药合用可增强中枢抑制作用,如与地西泮合用时可延长后者半衰期。该患者联用中枢系统药物较多,应注意监护相关不良反应。

2. 患者用药教育

(1)吗啡缓释片或羟考酮缓释片为使用特殊技术制成的缓释制剂,服用时必须整片吞服,不可掰开、研磨粉碎或溶解,否则可能造成药物的快速释放和潜在致死量的吸收。此外,对于给药时间,应注意是间隔12小时,而不是传统的早晚各一次,以便保持相对平稳的血药浓度。

(2)芬太尼透皮贴剂(多瑞吉)应在躯干或上臂未受刺激及未受辐射的平整皮肤表面上贴用,最好选择无毛发部位,如有毛发,应在使用前剪除(勿用剃须刀剃除)。使用前可用清水清洗贴用部位,不能使用肥皂、油剂、洗剂或其他有机溶剂,因其可能会刺激皮肤或改变皮肤的性质。使用本贴剂前皮肤应完全干燥。打开密封袋后立即使用,使用时需用手掌用力按压 2 分钟，以确保贴剂与皮肤完全接触，尤其应注意其边缘部分，可以持续贴用 72 小时。更换时，应变动粘贴部位，几天后才可在相同的部位重复贴用。

患者在使用芬太尼透皮贴剂过程中，又自行服用羟考酮，自述两药合用效果好，单用贴剂效果差。但三阶梯镇痛原则中不建议同时使用两种阿片类药物，已嘱其使用芬太尼贴剂期间不能再使用羟考酮。

(3)加巴喷丁首次给药应在睡前服用，能减轻药物引起的嗜睡、头晕等不良反应；两次给药间隔不宜超过 12 小时；停药或治疗方案的调整需逐步进行，时间不宜短于 1 周。出院后需随访。

(4)应向患者及家属进行用药教育：疼痛的治疗是不断摸索的过程，疼痛的缓解非常重要，忍受疼痛没有任何益处；阿片类药物虽然属于特殊管理药品，但用于治疗癌痛时，成瘾极为少见；而且在出现症状加重时，可随之加大剂量，不存在天花板效应；即使一种药物无效，还有很多其他选择。

复习思考题

1. 名词解释：(1)疼痛；(2)急性疼痛；(3)慢性疼痛；(4)伤害感受性疼痛；(5)神经病理性疼痛；(6)疼痛量化评估；(7)数字分级法(NRS)；(8)面部表情疼痛评分量表法(脸谱法)；(9)主诉疼痛程度分级法(VRS)；(10)强阿片药；(11)弱阿片药；(12)环氧化酶(COX)；(13)构成酶 COX-1；(14)诱导型 COX-2；(15)普通偏头痛；(16)典型偏头痛；(17)曲坦类药物；(18)芬太尼透皮贴(多瑞吉)；(19)天花板效应；(20)三阶梯镇痛治疗。

2. 疼痛的分类和特点是什么？

3. 疼痛的评估步骤是什么？评估方法有哪些？

4. 疼痛的治疗目标和原则是什么？

5. WHO 癌痛治疗三阶梯用药应执行哪些原则？

6. WHO 癌痛治疗三阶梯原则中包含的药物是如何分级的？每一阶梯的代表药物是什么？

7. 阿片类代表药物有哪些？典型不良反应是什么？

8. 用于镇痛的非甾体类抗炎药(NSAID)有哪些？典型不良反应是什么？

9. 抗癫痫药用于镇痛的代表药物有哪些？典型不良反应是什么？

10. 偏头痛的治疗药物有哪些？临床常用药物是哪一个？

11. 癌痛三阶梯治疗原则的新内涵是什么？

12. 癌痛治疗的用药监护和患者教育内容是什么？

13. 加巴喷丁的用药注意事项有哪些？

14. 芬太尼透皮贴剂的患者用药教育是什么？

（山东省立医院　张文）

第二节 缺血性脑血管病

缺血性脑血管病(ischemic cerebrovascular disease, ICVD)是指由于脑供应血管的血管壁病变或血流动力学障碍,发生脑部血液供应不足,相应供血区脑组织缺血、缺氧,导致脑组织坏死或软化,并引起短暂或持久的局部或弥漫性炎症损害,造成一系列神经功能缺损的症候群。缺血性脑血管病占脑血管病的80%,是导致人类死亡的三大主要疾病之一,仅次于心脏病及癌症,具有高发病率、高致残率、高死亡率的特点。ICVD包括短暂性脑缺血发作、缺血性卒中(ischemic stroke)。主要危险因素有高血压、心脏病、糖尿病、吸烟、酗酒、血脂异常、颈动脉狭窄、种族及遗传等。

一、短暂性脑缺血发作

内容提要

本部分主要介绍短暂性脑缺血发作(TIA)的机制与临床表现、治疗药物与用药监护。要求了解TIA的发病及临床表现,熟悉治疗药物与用药方案,掌握常用抗血小板药物、抗凝药物的临床应用与药学监护。

(一)发病机制与临床表现

TIA的发病与动脉粥样硬化、动脉狭窄、心脏病、血流动力学变化及血液成分改变等多种病因有关。其发病机制主要有颈内动脉系统或椎-基底动脉系统狭窄、微栓塞等,造成局部脑或视网膜缺血,引起短暂性神经功能缺损,临床症状一般不超过1小时,且无责任病灶的证据。神经影像学检查有神经功能缺损对应的明确病灶者,不宜称为TIA。

1. 一般特点 好发于中老年人,多伴有高血压、糖尿病、动脉粥样硬化或高脂血症等脑血管病危险因素。起病突然,有局灶性脑或视网膜功能障碍的症状,持续时间最长不超过24小时,不遗留后遗症。TIA常反复发作,每次发作表现相似。

2. 临床表现 取决于受累血管的分布,症状多样。

(1)颈内动脉TIA:多表现为大脑半球或单眼症状。大脑半球症状多为一侧面部或肢体无力或麻木、失语、认知改变;视觉症状表现为一过性黑蒙、视野中有黑点等。

(2)椎-基底动脉TIA:多表现为眩晕、跌倒和共济失调、构音障碍等。

3. 辅助检查 电子计算机断层扫描(computed tomography, CT)或磁共振成像(MRI)检查大多正常。经颅多普勒(transcranial Doppler, TCD)检查可探及颅内动脉狭窄,并可进行血流状况评估。CT血管成像(computed tomographic angiography, CTA)、磁共振血管成像(magnetic resonance angiography, MRA)及数字化减影血管造影术(digital subtraction angiography, DSA)检查有时可见血管狭窄、动脉粥样硬化改变。

(二)治疗药物与用药方案

1. 抗血小板药物　非心源性栓塞性 TIA 推荐抗血小板治疗。发病 24 小时内,可启动阿司匹林和氯吡格雷双联抗血小板治疗,持续用药 60 天。其后,单独应用阿司匹林抗血小板治疗,阿司匹林过敏者,可服用氯吡格雷用于二级预防。

(1)阿司匹林肠溶片:小剂量阿司匹林能一定程度上降低卒中再发,建议服用剂量为 75～150 mg/d。

(2)氯吡格雷片:常用剂量为 75 mg/d,急性期可增加剂量,最大不超过 300 mg/d。

(3)双嘧达莫(dipyridamole):可与小剂量阿司匹林(25 mg/d)一起服用,常用量为每次 200 mg,每天 2 次。

2. 抗凝药物　心源性栓塞性 TIA 可采用抗凝治疗。主要包括肝素、低分子肝素和华法林。一般短期使用肝素或低分子肝素后改为华法林口服抗凝治疗,华法林治疗目标为国际标准化比值达到 2～3,用量根据结果调整。

低分子肝素与肝素相比有以下优势:①皮下注射生物利用度高,量效关系明确,抗凝效应易于预测;②血浆半衰期较长,具有快速而持续的抗血栓形成作用;引起血小板减少症较肝素少;③低分子肝素常规推荐剂量皮下注射无须实验室监测活化部分凝血激酶时间(activated partial thromboplastin time, APTT),效果肯定,安全性有保证;④用于深部静脉血栓或手术后血栓形成等。不同低分子肝素的比较如表 10-2-1 所示。

表 10-2-1　　不同低分子肝素的特性比较

名称	达肝素钠	低分子肝素钠	低分子肝素钙
平均分子量	5000	3500～5500	3600～5500
达峰时间	3 h	3～4 h	3 h
$t_{1/2}$	2～4 h	4～7 h	3.5 h
生物利用度	90%	100%	100%
代谢/消除	通过肾脏排泄	经肝脏代谢,通过肾脏及胆汁途径清除	通过肾脏以少量代谢的形式或原形清除
抗Ⅹa/Ⅱa 比值	2	3.6	3.2
用法用量	100 IU/kg, qd(预防); q12h(治疗)	100 IU/kg, qd(预防); q12h(治疗)	85 IU/kg, qd(预防); q12h(治疗)

3. 扩容药物　存在低灌注情况(如血压低、入量不足、呕吐、出汗多等)的患者,可以给予扩容治疗。常用药物有晶体液(如生理盐水和等张的复方氯化钠注射液)和胶体液[如白蛋白、羟乙基淀粉(hydroxyethyl starch)、右旋糖酐(dextran)和血浆等]。由于 5% 葡萄糖溶液很快分布到细胞内间隙,因此不推荐用于扩容治疗。

4. 其他　对有高纤维蛋白原血症的 TIA 患者,可选用降纤酶(defibrase)或巴曲酶(batroxobin)治疗。活血化瘀中药制剂对 TIA 患者也有一定的治疗作用。

二、缺血性卒中

内容提要

本部分主要介绍缺血性卒中的病理类型、发病机制、临床表现、治疗药物，以及用药注意事项与患者教育。要求了解缺血性卒中的病理类型、发病机制及临床表现，熟悉治疗药物种类与用药方案，掌握常用药物的临床应用、注意事项与患者教育。

缺血性卒中又称脑梗死(cerebral infarction)，是指各种原因所致脑部血液供应障碍，导致局部脑组织缺血、缺氧性坏死，出现相应神经功能缺损的一类综合征。脑梗死是卒中最常见的类型，占70%～80%。

(一)病理类型与发病机制

依据局部脑组织发生缺血坏死的机制，可将脑梗死分为三种主要病理生理学类型：脑血栓形成、脑栓塞(cerebral embolism)和血流动力学障碍所致的脑梗死。脑血栓形成和脑栓塞均是由于脑供血动脉急性闭塞或严重狭窄所致，占全部急性脑梗死的80%～90%。

1. 脑血栓形成　脑动脉急性闭塞是因为局部血管本身存在病变而继发血栓形成所致，动脉粥样硬化是根本病因，其他少见原因有动脉炎、血液系统疾病、烟雾病等。

2. 脑栓塞　急性闭塞的脑动脉本身有或没有明显病变，是由于栓子阻塞动脉所致。心源性栓塞占60%～75%，栓子在心内膜和瓣膜产生，脱落入脑后致病，主要见于心房颤动、心脏瓣膜病等。非心源性如动脉粥样硬化斑块脱落、脂肪、空气、癌细胞栓塞等。

(二)临床表现

1. 起病情况　脑血栓形成常在安静或睡眠中发病，部分病例有TIA前驱症状如无力、肢体麻木等，局灶性体征多在发病后10余小时或1～2日达到高峰。脑栓塞多在活动中急骤发病，无前驱症状，局灶性神经体征在数秒至数分钟达到高峰，多表现为完全性卒中。

2. 临床表现　取决于梗死灶的大小和部位。表现为局灶性神经功能缺损的症状和体征，如偏身感觉障碍、偏瘫、失语、共济失调等，部分患者可有头痛、呕吐、昏迷等表现。

3. 检查　影像学检查可以直观显示脑梗死的范围、部位、血管分布、有无出血、病灶的新旧等。发病后应尽快行CT检查，对排除脑出血至关重要。多数病例发病24小时后逐渐显示低密度梗死灶。MRI梗死灶T1呈低信号、T2呈高信号。MRI弥散加权成像(DWI)可早期显示缺血病变(发病2小时内)。血管造影DSA、CTA和MRA可以发现血管狭窄、闭塞及其他血管病变。

(三)治疗药物与用药方案

1. 溶栓药物

(1)对缺血性脑卒中发病4.5小时的患者，尽快静脉给予注射用重组人组织纤维蛋白溶酶原激活剂(recombinant human tissue plasminogen activator, rtPA)溶栓治疗。使用方法:rtPA 0.9 mg/kg(最大剂量为 90 mg)静滴,其中 10%在最初 1 分钟内静脉推注,其余持续滴注 1 小时,用药期间及用药 24 小时内应严密监护患者。

(2)发病 6 小时内的缺血性脑卒中患者,如不能使用 rtPA,可考虑静脉给予尿激酶。使用方法:尿激酶 100 万~150 万 IU,溶于生理盐水 100~200 mL,持续静脉滴注 30 分钟,用药期间严密监护患者。

2. 抗血小板药物

(1)不符合溶栓适应证且无禁忌证的缺血性脑卒中患者,应在发病后尽早给予口服阿司匹林 150~300 mg/d,急性期后可改为预防量(50~150 mg/d)。

(2)对溶栓治疗者,阿司匹林等抗血小板药物应在溶栓 24 小时后开始使用。

(3)不能耐受阿司匹林者,可考虑选用氯吡格雷等抗血小板治疗。

3. 抗凝药物

(1)对大多数急性缺血性脑卒中患者,不推荐无选择地早期进行抗凝治疗。

(2)少数特殊患者,如合并高凝状态有可能形成深静脉血栓或肺栓塞的高危患者,可在发病 24 小时后预防性使用肝素、低分子肝素和华法林等抗凝药物。

4. 脱水药物　脑水肿常于发病后 3~5 天达高峰,可以给予甘露醇、甘油果糖(glycerol fructose)或呋塞米,脱水降颅压。三种常用降颅压药物的用法用量等如表 10-2-2 所示。

(1)甘油果糖氯化钠注射液:通过高渗透性脱水,能使脑水分含量减少,降低颅内压。用药后进入全身组织,2~3 小时内分布达到平衡,进入脑脊液及脑组织较慢,清除也较慢,大部分代谢为 CO_2 及水排出。成人一般一次 250~500 mL,每日 1~2 次,每500 mL 需滴注 2~3 小时,250 mL 需滴注 1~1.5 小时。甘油果糖脱水较甘露醇缓慢,脱水效果持续时间长,不易造成电解质紊乱。

(2)甘露醇:为单糖类渗透性利尿脱水药。在体内不被代谢,提高血浆渗透压,导致组织内(包括眼、脑、脑脊液等)水分进入血管内,从而减轻组织水肿,降低眼内压、颅内压和脑脊液容量及其压力。降低颅内压作用于静注后 15 分钟内出现,达峰时间为 30~60 分钟,维持 3~8 小时。$t_{1/2}$ 为 100 分钟,当存在急性肾衰竭时可延长至 6 小时。使用方法:按体重 0.25~2 g/kg,相当于 20%甘露醇 1.25~10 mL/kg,30~60 分钟内静脉滴注。颅内活动性出血者禁用。

(3)呋塞米:通常与渗透性利尿剂合并使用或肾功能障碍时选用。作用于肾髓袢升支髓质部腔面的细胞膜,抑制钠离子和氯离子重吸收,利尿作用迅速而强大。静脉应用时,开始作用时间为 5 分钟,达峰时间为 0.3 小时。作用持续时间为 2 小时,$t_{1/2}$ 存在较大的个体差异,正常人为 30~60 分钟,无尿患者延长至 75~155 分钟,肝肾功能同时严重受损者延长至 11~20 小时。88%以原形经肾脏排泄。呋塞米为钠盐注射液,碱性较高,故静脉注射时宜用氯化钠注射液,而不宜用葡萄糖注射液稀释。最常见不良反应是水电解质失衡,可引起血糖升高。应随访检查血电解质、血压、肾功能、肝功能、血糖、血尿酸、酸碱平衡情况和听力变化。

表 10-2-2　三种常用降颅压药物的临床应用

药物	用量	溶媒	途径	频率
甘油果糖氯化钠注射液	250～500 mL		静滴（250 mL 滴 1～1.5 小时）	qd 或 q12h
甘露醇注射液	0.25～2 g/kg 或 1.25～10 mL/kg		静滴（30～60 分钟）	q4h～q8h
呋塞米注射液	20～40 mg	0.9%氯化钠注射液	静滴或静推	q6h～q12h

5. 降纤药物　对不适合溶栓并经过严格筛选的脑梗死患者，特别是高纤维蛋白血症者，可选用降纤治疗。常用药物有巴曲酶、降纤酶、蚓激酶(lumbrukinase)等。

6. 神经保护剂　针对急性缺血或再灌注后细胞损伤的药物可以保护脑细胞，提高对缺血缺氧的耐受性。常用的有依达拉奉(edaravone)、胞磷胆碱(citicoline)、丁基苯酞(butylphthalide)、钙通道阻滞剂桂哌齐特(cinepazide)等。

(1)依达拉奉：可清除自由基，抑制脂质过氧化，从而抑制脑细胞、血管内皮细胞、神经细胞的氧化损伤，能改善急性脑梗死的功能结局并安全。每次 30 mg，每天 2 次，加入适量生理盐水稀释后静脉滴注，30 分钟内滴完，一个疗程为 14 天以内。尽可能在发病后 24 小时内开始给药。

(2)胞磷胆碱：是一种细胞膜稳定剂。每天 3 次，每次 0.1～0.2 g。Meta 分析提示，脑卒中后 24 小时口服该类药物者，3 个月全面功能恢复的可能性显著高于安慰剂组。

(3)丁基苯酞：作用于脑缺血的多个病理环节，可提高脑血管内皮 NO 和 PGI_2 的水平，降低细胞内钙离子浓度，抑制谷氨酸释放，减少花生四烯酸生成，清除氧自由基，提高抗氧化酶活性等。空腹口服，每次 0.2 g，每天 3 次，20 天为一疗程。临床试验显示，治疗组神经功能缺损和生活能力评分均较安慰剂组显著改善，安全性好。

(4)桂哌齐特：通过阻止 Ca^{2+} 跨膜进入血管平滑肌细胞内，使血管平滑肌松弛，脑血管、冠状血管和外周血管扩张，从而缓解血管痉挛，降低血管阻力，增加血流量，改善脑的代谢。一次 320 mg，稀释于 10%葡萄糖注射液或生理盐水 500 mL 中，静脉滴注速度为 100 mL/h(约每 2 秒 1 滴)，每日 1 次。

(四)注意事项与患者教育

1. 用药注意事项

(1)阿司匹林肠溶片饭前整片吞服，不可嚼碎。氯吡格雷片饭前饭后均可。丁基苯酞、双嘧达莫饭前服用。

(2)低分子肝素注射之前无须排出注射器内的气泡；于左右腹壁的前外侧或后外侧皮下组织内交替给药；注射过程中，用拇指和食指将皮肤捏起，针头垂直全部扎入皮肤皱褶内，缓慢推注药液，推完停留 5 秒，拔出针后，以棉签按压针眼 3～5 分钟。

(3)华法林尽量在每天下午同一时间服用，饭前饭后均可；定期监测 INR；不能随便停用抗凝药物或更换厂家；若漏服，应尽快在同一日内补用，请勿一次使用双倍剂量，第二日继续正常服用，不能因为忘记服药而在第 2 天加倍用药。

(4)应用抗血小板或抗凝药物期间注意有无牙龈、鼻出血,大小便颜色变红或变黑,咯血、皮肤瘀斑等出血情况。定期监测血常规及肝、肾功能。

2. 患者教育

(1)服用抗血小板药物期间,注意有无牙龈出血、大便发黑等症状,如出现以上症状,及时就诊。

(2)严格控制饮食,饮食清淡,多食用蔬菜,注意控制体重、血糖。多饮水,以免出现血压低、血容量不足情况。使用华法林期间,应避免异常增加或减少食用富含维生素 K 的食物(动物肝脏、绿叶蔬菜、豆奶、大豆油、鱼肝油、绿茶),保持稳定的维生素 K 饮食摄入量。避免吃大蒜、银杏、木瓜、芒果、枸杞等食物。

(3)生活习惯方面,戒烟限酒非常重要。保持心情愉快,不要过于劳累。

(4)洗澡时注意水温不要过热,时间不宜过长,家中洗浴时最好不要把浴室门锁上,以便发生危险时及时抢救。

案例讨论——短暂性脑缺血发作(TIA)

【病例介绍】

主诉:18 小时内一过性右侧肢体无力 5 次,言语不利 3 次。

现病史:患者,男,40 岁。于昨日下午 17 时无明显诱因突发右侧肢体无力,无言语不利,无口角歪斜,约 5 分钟后症状自行缓解。于 19 时,又出现右侧肢体无力,无言语不利,无口角歪斜,约 5 分钟后自行缓解。后至医院就诊,头颅 CT 未见明显异常,予醒脑静、长春西汀静滴。于 23 时又出现右侧肢体无力,言语不利,无口角歪斜,约 15 分钟后自行缓解。今晨 8:40 又分别出现两次右侧肢体无力,言语不利,无口角歪斜,均约 20 分钟后自行缓解,为进一步诊治收入院。

既往史:高脂血症病史三年,具体治疗不详。否认高血压、糖尿病、冠心病史。患者父亲曾患有脑出血。生活规律,有吸烟和饮酒史。

【体格检查】

入院查体:T 36 ℃,P 74 次/分,R 18 次/分,BP 130/80 mmHg。体重指数 31。神志清,言语流利,双眼活动自如,无眼震及复视,双侧瞳孔等大等圆,直径 3 mm,对光反射灵敏,双侧额纹对称,双侧鼻唇沟对称,示齿口角不偏,伸舌居中,双侧咽反射存在。双侧肢体肌力Ⅴ级,双侧肌张力正常,双侧指鼻试验、跟膝胫试验稳准,双侧针刺觉正常,双侧腱反射(++),双侧 Babinski 征(-)。心肺腹查体未见异常。ABCD2 评分 3 分,饮水试验 1 级。

辅助检查:①血生化:ALT 75 IU/L,AST 33 IU/L,白蛋白 45.15 g/L,前白蛋白 344 mg/L,肌酐 53μmol/L,尿素 3.23 mmol/L,LDL-C 3.08 mmol/L,HDL-C 1.4 mmol/L,TG 2.37 mmol/L,TCH 4.98 mmol/L,葡萄糖 7.54 mmol/L,钾 4.31 mmol/L,钠 140.6 mmol/L。②头颅 CT:未见明显异常。

【诊断】

①短暂性脑缺血发作;②高脂血症。

【治疗经过】

患者一过性右侧肢体活动不利，言语不利。既往高脂血症病史。查体无明显神经系统阳性体征，头颅 CT 未见明显责任病灶，诊断为 TIA。入院后即给予阿司匹林肠溶片 100 mg，qd 和硫酸氢氯吡格雷片 75 mg，qd 双联抗血小板治疗；阿托伐他汀 20 mg，po qn 降脂治疗；羟乙基淀粉注射液 500 mL，qd 和 0.9%氯化钠注射液 500 mL，qd 静滴扩容治疗；丁苯酞软胶囊 0.2 g，po tid 神经保护治疗。

入院期间主要辅助检查如下：①颈动脉超声：双侧颈动脉内膜不均增厚伴斑块(单发)。②TCCD：左侧大脑中动脉狭窄(重度)。③同型半胱氨酸：10 μmol/L。④维生素 B_{12}：391 pg/mL。⑤叶酸：8.03 ng/mL。⑥血小板聚集试验：38.8%。⑦MRI 平扫+DWI、头颈部 CTA 血管造影：未见明确病变。⑧糖化血红蛋白：6.4%。

时间	空腹	餐后 0.5 小时	餐后 1 小时	餐后 2 小时	餐后 3 小时
血糖值(mmol/L)	5.57	9.03	15.82	13.36	9.37

住院 11 天好转出院。出院后继续服用阿司匹林肠溶片 0.1 g，qd；阿托伐他汀 20 mg，qn；氯吡格雷 75 mg，qd；丁苯酞胶囊 0.2 g，tid。三周后停用氯吡格雷。

【用药分析】

1. 抗血小板治疗　TIA 患者发病 24 小时内，可启动阿司匹林和氯吡格雷双联抗血小板治疗，持续用药 90 天(Ⅱb 类，B 级证据)。该患者入院后即给予阿司匹林肠溶片 100 mg，qd 和硫酸氢氯吡格雷片 75 mg，qd 治疗。住院期间，TIA 发作逐渐减少，至出院时无发作。住院期间无牙龈出血、大便潜血等不良反应。

阿司匹林预防大脑一过性的血流减少，每天剂量为 30～300 mg，建议每天用量为 100 mg。本品为肠溶片，饭前整片吞服。该患者为 TIA 发作，给予 100 mg 口服，每天 1 次。氯吡格雷的推荐剂量为 75 mg，每天 1 次。该患者口服 75 mg，qd 是适宜的。阿司匹林和氯吡格雷对严重肝脏损害、活动性病理性出血患者禁用。该患者尿便检查无潜血，无出血证据，可以使用两药抗血小板治疗。出院时嘱患者 3 周后停用氯吡格雷，双抗治疗共 1 个月，较指南推荐疗程短。

2. 危险因素控制　TIA 危险因素有高血压、血脂异常、糖代谢紊乱、肥胖、代谢综合征、缺乏体力活动、营养不均、睡眠呼吸暂停、吸烟、饮酒等。该患者具有的危险因素控制如下：

(1)血脂异常：在动脉粥样硬化源性 TIA 患者中，若 LDL-C 大于等于 2.58 mmol/L，有或无其他临床 ASCVD 证据，推荐接受高强度他汀治疗，以减少卒中和心血管事件(Ⅰ类，B 级证据)。该患者为 TIA 发作，LDL-C 为 3.08 mmol/L，给予阿托伐他汀 20 mg，qn，为中等强度他汀治疗。

(2)糖代谢紊乱：TIA 发作后，应进行糖尿病筛查。该患者经筛查诊断为糖耐量减低，嘱其控制饮食来控制血糖。

(3)吸烟、饮酒：TIA 患者，有吸烟史，强烈建议其戒烟。饮酒者，应当停止或减少酒精摄入(男性不超过 2 杯啤酒/天)(Ⅰ类，C 级证据)。建议该患者戒烟、限酒。

3. 其他治疗

(1)改善循环,脑保护:给予丁苯酞软胶囊 0.2 g,tid。可以保护脑细胞,提高对缺血缺氧的耐受性。

(2)扩容治疗:可以选择晶体液(如生理盐水和等张的平衡盐溶液)和胶体液(如白蛋白和人工胶体液)。由于5%葡萄糖溶液很快分布到细胞内间隙,因此不推荐用于扩容治疗。该患者肾功能正常,血压 130/80 mmHg 左右,不排除低灌注可能,同时予以胶体液羟乙基淀粉 500 mL,qd 及晶体液 0.9%氯化钠注射液 500 mL,qd 进行扩容治疗。

1)晶体液:常用为生理盐水或乳酸林格液。晶体液输注后,约 25%存留在血管内,而其余 75%则分布于血管外间隙。因此,若以大量晶体液进行复苏,可以引起血浆蛋白的稀释以及胶体渗透压下降,同时出现组织水肿。生理盐水是等渗的且含氯高,大量输注可引起高氯性代谢性酸中毒;乳酸林格液的电解质组成接近生理,含有少量的乳酸,一般情况下,其所含的乳酸可在肝脏迅速代谢,大量输注应考虑对血乳酸水平的影响。

2)胶体液:可供选择的胶体液很多,包括白蛋白、羟乙基淀粉、右旋糖酐和血浆,液体复苏常用的有羟乙基淀粉和白蛋白。

①羟乙基淀粉:由于天然淀粉会被内源性的淀粉酶快速水解,而羟乙基化可减缓这一过程,使其扩容效应能维持较长时间。羟乙基淀粉是人工合成的胶体溶液,快速输注,其容量扩充效应为输注量的 100%,并维持 3～4 小时,血液容量、血流动力学及组织氧供给将得到改善,同时,由于红细胞聚集减少、血细胞压积和血液黏稠度下降,血液流变学指标也得以改善。随后,血容量持续下降。本品在体内主要经肾清除,在使用安全性方面应关注对肾功能、凝血的影响以及可能的过敏反应。对于严重充血性心衰、肾功能失代偿期和肾衰竭(血清肌酐高于 177 μmol/L)、脑出血、严重凝血障碍、液体负荷过重(水分过多)或液体严重缺失(脱水)者禁用。

静脉滴注时,开始的 10～20 mL 应缓慢输入,同时密切观察患者是否有过敏样反应。每日用量和滴注速度取决于失血量、血液浓缩程度及其血液稀释效应。心、肺功能正常的患者使用时,血球压积应不低于 30%。最大滴注速度按体重每小时 20 mL/kg 计,注意避免因滴注过快和用量过大导致的循环超负荷。

②白蛋白:一种天然的胶体成分,在正常人体构成了血浆胶体渗透压的 75%～80%,常选择用于液体复苏。但价格昂贵,并有传播血源性疾病的潜在风险。

【用药监护】

1. 服用阿司匹林和氯吡格雷双联抗血小板治疗,注意有无牙龈出血、尿色变红等出血现象。

2. 羟乙基淀粉开始滴注时宜缓慢,密切观察患者有无过敏、肾功能损害等不良反应。

【患者教育】

1. 出院后继续服用的药物

(1)抗血小板聚集,预防血栓:阿司匹林肠溶片每天 1 次,每次 1 片,饭前整片吞服。氯吡格雷每天 1 次,每次 1 片,3 周后停用氯吡格雷。

(2)降脂治疗:阿托伐他汀片,每晚 1 次,每次 1 片。

(3)丁苯酞胶囊,每天 3 次,每次两粒,空腹口服。

2. 用药期间注意事项

(1)注意观察自己有无牙龈出血、大便发黑等症状，如出现以上症状，及时到医院就诊。

(2)出院后每1到3个月应定期检查粪便潜血及血常规。

3. 平时生活中注意事项

(1)严格控制饮食，清淡饮食，注意控制体重、血糖，多食用蔬菜。多饮水，以免出现血压低、血容量不足情况。

(2)戒烟限酒是非常必要和重要的，一定要做到。保持心情愉快，不要过于劳累。

(3)洗澡时注意水温不要过热，时间不宜过长。家中洗浴时最好不要把浴室门锁上，以便发生危险时及时抢救。

复习思考题

1. 名词解释：(1)缺血性脑血管病(ICVD)；(2)短暂性脑缺血发作(TIA)；(3)缺血性卒中。
2. 抗血小板药物主要有哪些？
3. 常用的脱水降颅压药物是什么？
4. 服用阿司匹林注意事项有哪些？
5. 低分子肝素使用注意事项有哪些？
6. 服用华法林需要注意什么？

(山东省千佛山医院　崔学艳)

第三节　出血性脑血管病

内容提要

本节主要介绍出血性脑血管病，包括脑出血(ICH)和蛛网膜下腔出血(SAH)。要求了解两者的病因与临床表现，熟悉治疗药物种类与用药方案，掌握常用药物的临床应用、注意事项与患者教育。

出血性脑血管病包括脑出血(intracerebral hemorrhage，ICH)和蛛网膜下腔出血(subarachnoid hemorrhage，SAH)。ICH是指原发性非外伤性脑实质内出血，年发病率为60～80/10万，占我国全部脑卒中的20%～30%。虽然脑出血发病率低于脑梗死，但急性期致死率为30%～40%，是急性脑血管病中最高的。SAH指颅内血管破裂，血液流入蛛网膜下腔，年发病率为5～20/10万。

一、病因与临床表现

（一）脑出血

脑出血常见于50岁以上人群，男性稍多于女性，寒冷季节发病率较高。最常见病因是高血压合并细小动脉硬化，其他病因有动-静脉血管畸形、动脉瘤、血液病、抗凝或溶栓治疗等。诱因可有情绪激动、剧烈运动、用力排便、饮酒等。患者多在活动中或情绪激动中突然发病，病情常于数分钟至数小时内达到高峰，表现为突发性局灶性神经功能缺损症状，常有头痛、呕吐，可伴有血压增高、意识障碍和脑膜刺激征。临床表现的轻重取决于出血量和出血部位。

（二）蛛网膜下腔出血

蛛网膜下腔出血以中青年居多。最常见病因是颅内动脉瘤（占50%～80%），其次是血管畸形（约占10%），其他有烟雾病、颅内肿瘤、血液系统疾病等。危险因素有高血压、吸烟、过量饮酒等。患者起病突然（数秒或数分钟内发生），多数有明显的诱因（如剧烈运动、情绪激动、过度疲劳、用力排便等）。临床表现差异较大，轻者可没有明显临床症状和体征，重者可突然昏迷甚至死亡，主要取决于出血量、出血部位、脑脊液循环受损程度。一般症状有头痛、脑膜刺激征、精神症状等。

（三）辅助检查

头颅CT为出血性脑血管病首选方法，出血早期敏感性高，可检出90%以上的出血，病灶为均匀高密度区。

二、药物治疗

（一）内科治疗

1. 一般处理　应卧床休息2～4周，保持安静，避免情绪激动、血压升高，注意水电解质平衡，预防吸入性肺炎等并发症。

2. 脱水降颅压　脑水肿可使颅内压增高，并可致脑疝形成，是影响脑出血死亡率及功能恢复的主要因素。积极控制脑水肿、降低颅内压是脑出血急性期治疗的重要环节。首选高渗脱水药，如甘露醇，必要时也可用甘油果糖、呋塞米或大剂量白蛋白。不建议用激素治疗脑水肿。

3. 控制血压　急性脑出血时血压多升高，这与急性高颅压有关，属反射性高血压。应根据血压增高的程度，进行不同处理。

(1)收缩压大于等于200 mmHg或舒张压大于等于110 mmHg者，在脱水治疗的同时应平稳降低血压，使血压降至略高于发病前的水平或在180/105 mmHg左右为宜。

(2)收缩压在 170～200 mmHg 或舒张压 100～110 mmHg 时，不急于降血压，可以通过脱水降低颅内压使血压降低，并严密观察血压变化。如血压继续升高，则按前者处理。

(3)收缩压低于 165 mmHg 或舒张压低于 95 mmHg 时，不需降压治疗，仅通过降低颅内压即可达到降血压效果。脑出血进入恢复期后，应积极治疗原有高血压，使降至正常范围。

4. 止血药物　一般不用。有凝血功能障碍者，可针对性给予止血药物治疗，例如使用肝素并发的脑出血可用鱼精蛋白中和，华法林治疗并发的脑出血可用维生素 K_1 拮抗。

5. 防治脑血管痉挛　蛛网膜下腔出血宜早期使用钙通道阻滞剂，常用尼莫地平(nimodipine)。开始的 2 小时按照每小时 0.5 mg 给予尼莫地平注射液(50 mL：10 mg)，若耐受良好而血压无明显下降，剂量可增至每小时 1 mg，疗程一般为 14 天。静脉治疗结束后，建议继续口服尼莫地平片剂 7 天，每次 40～60 mg，每天 4～6 次。

(二)外科治疗

脑出血危及生命时，外科治疗则有可能挽救生命，手术宜在发病后 6～24 小时内进行，主要手术方法有脑室穿刺引流术、去骨瓣减压术等。

三、用药注意事项与患者教育

(一)用药注意事项

尼莫地平进食前后服用均可，收缩压低于 100 mmHg 须停药。

(二)患者教育

1. 低盐、低脂饮食。适度规律运动，注意休息，劳逸结合，避免过重体力活动。
2. 脑出血恢复期要治疗原有高血压，尽量将血压控制在 140/90 mmHg。

案例讨论——脑出血

【病例介绍】

主诉：突发意识不清伴右侧肢体无力 7 小时。

现病史：患者，男，50 岁。于 7 小时前突感恶心、呕吐，呕吐物为胃内容物，伴腹痛腹泻，无肢体抽搐、双眼凝视等。后感全身乏力，以右侧肢体无力为主，拖步行走，右上肢仍能持物。家人感患者睁眼困难，患者能用言语与家人交流。立即打 120，送我院途中，患者需在家人搀扶下行走，烦躁，自言自语，吐词不清。5 小时前到达我院急诊科，查体患者浅昏迷，检查不合作，双侧瞳孔等大等圆，对光反射迟钝，双侧病理征未引出。急诊行头颅 CT 检查后提示“脑出血破入脑室”，请神经外科会诊后，建议行侧脑室穿刺引流术。为进一步诊治以“脑出血破入脑室”收住我科。病程中无发热，无咳嗽、咳痰。未进饮食。无二便失禁。体重无变化。

既往史：患者明确诊断"高血压"1年余，最高达160/90 mmHg，规律口服缬沙坦胶囊80 mg，qd，血压控制可。其父亲患有2型糖尿病；母亲有高血压史，曾有脑出血病史。

【体格检查】

入院查体：T 36.5 ℃，P 98次/分，R 18次/分，BP 160/90 mmHg。GCS评分：E2V4M4（睁眼动作2分，语言反应4分，运动反应4分，总分为10分），昏睡，构音障碍，认知功能检查不理想，记忆力、定性力、理解判断力基本正常。双侧瞳孔等大等圆，直径3 mm，对光反射灵敏。右侧鼻唇沟变浅，余颅神经检查无异常。四肢肌张力正常，右上肢肌力Ⅵ级，右下肢肌力远端Ⅲ级、近端Ⅳ级，左上下肢肌力Ⅴ级。感觉及共济运动检查不合作。右侧病理征阳性，左侧病理征阴性。颈抵抗，颏胸距四横指。克氏征及布氏征阴性。双肺呼吸音粗，未闻及干湿性啰音。心界不大，心率98次/分，窦性心律。

辅助检查：①血常规：WBC 9.49×10^9/L，N% 93.2%，L% 4.8%；RBC 4.51×10^{12}/L，Hb 135 g/L；PLT 122×10^9/L。②生化：ALT 17 IU/L，AST 25 IU/L，白蛋白40.63 g/L，前白蛋白265 mg/L；肌酐76 μmol/L，尿素5.81 mmol/L；葡萄糖6.11 mmol/L，钾4.22 mmol/L，钠134 mmol/L。③头颅CT：左侧尾状核出血破入双侧脑室、第三及第四脑室。

【诊断】

①脑出血破入脑室；②高血压病2级，极高危。

【治疗经过】

患者确诊为脑出血，入院后给予脑室穿刺引流术；甘露醇注射液125 mL，q6h脱水降颅压；醒脑静注射液20 mL溶于0.9%氯化钠注射液250 mL静滴，醒脑开窍；奥拉西坦注射液4 g溶于0.9%氯化钠注射液250 mL静滴，营养脑细胞；肠内营养乳剂（TPF）（瑞先）500 mL鼻饲，肠内营养。入院第2天，患者出现烦躁不安，临时给予氟哌啶醇注射液5 mg，肌注，随后给予奥氮平片1.25 mg，qd，鼻饲镇静。肠内营养乳剂（TPF）（瑞先）增加为1000 mL，鼻饲。入院第17天，患者病情好转出院。

【用药分析】

1. 降低颅压　颅内压升高的治疗是一个平衡和逐步的过程，从简单的措施开始，如抬高床头、镇痛和镇静。应用镇痛镇静药物的目的，除提高患者舒适度，减轻应激反应、利于医疗护理操作外，更为重要的是脑保护作用。该患者夜间出现烦躁，需要予以镇静；使用甘露醇脱水治疗，必要时也可用甘油果糖或呋塞米或大剂量白蛋白；对伴有意识水平下降的脑积水患者，可行脑室引流术。

(1)镇静：患者入院第一天夜间烦躁，时有坐起，给予"氟哌啶醇注射液5 mg，肌注"后好转，给予长嘱"奥氮平2.5 mg，po qn"。氟哌啶醇属丁酰苯类抗精神病药，有很好的抗幻觉妄想和抗兴奋躁动作用。成人剂量一次5～10 mg，肌注。为防止烦躁再次发作，继以抗精神病药物奥氮平1.25 mg，鼻饲，每晚1次。临床可根据个体状况，调整剂量，日剂量一般不超过20 mg。入院第10天，患者病情平稳，意识清楚，未再出现烦躁，停用奥氮平。

镇静药物通常选择苯二氮䓬类，如地西泮注射液10 mg，肌注，20分钟内起效。若效果不佳，可考虑改用其他药物。氟哌啶醇属"强安定剂"，肌内注射可迅速控制兴奋躁动、敌对情绪和攻击行为。奥氮平是一种新型抗精神病药，口服吸收良好，不受食物影响，作用于中枢神经系统多种受体，是一类广谱强效的神经安定剂。

(2)甘露醇具有渗透利尿及组织脱水作用。该患者入院后给予甘露醇注射液125 mL，缓慢静滴，每6小时一次。入院第13天，病情平稳，将甘露醇注射液每6小时一次减为每8小时一次。注意颅内活动性出血者禁用，且容易造成水电解质平衡紊乱。

(3)脑室引流术：该患者有意识障碍，有脑室引流的指征。入院第1天，进行脑室引流，降低颅内压。入院第7天，患者复查头颅CT示脑室内出血明显减少，左侧尾状核头有渗血，水肿明显，给予拔除侧脑室引流管。

2. 控制血压　脑出血时根据血压增高的程度，进行不同处理。该患者入院后，收缩压波动低于160 mmHg，舒张压低于100 mmHg，未予降压治疗。

3. 营养脑细胞　奥拉西坦为吡拉西坦的类似物，可促进磷酰胆碱和磷酰乙醇胺合成，提高大脑中ATP/ADP的比值，使大脑中蛋白质和核酸的合成增加。该患者奥拉西坦注射液4 g+0.9%氯化钠注射液250 mL，静脉滴注，每天1次，对神经功能缺失的疗程通常为2周。

4. 醒脑开窍　醒脑静注射液为中药注射剂，具有清热解毒、凉血活血、开窍醒脑之作用，可用于气血逆乱、脑脉瘀阻所致的中风昏迷、偏瘫患者。该患者脑出血急性期，醒脑静注射液20 mL溶于0.9%氯化钠注射液250 mL，静脉滴注给药，每天1次。

【用药监护】

1. 监测患者血压、颅内压、脑脊液引流、出入量。
2. 甘露醇可致肾功能损伤、电解质紊乱，需要监测患者肾功能、电解质，尤其是钠、钾两项。
3. 奥氮平可致肝脏转氨酶升高、血常规异常，需要监测患者肝功能、血常规。
4. 监测患者使用肠内营养期间是否有胃残留、腹泻。

【患者教育】

1. 脑出血一般应卧床休息2～4周，出院后继续以卧床休息为主，保持安静，避免情绪激动。
2. 监测血压，若血压超过140/90 mmHg，可以口服降压药物。
3. 低盐低脂饮食，增加蛋白质、蔬菜摄入量，保持大便通畅，避免用力大便。

复习思考题

1. 名词解释：(1)脑出血(ICH)；(2)蛛网膜下腔出血(SAH)。
2. 脑出血常见病因有哪些？
3. 蛛网膜下腔出血常见病因是什么？
4. 脑出血一般治疗措施有哪些？
5. 常用脱水降颅压药物有哪些？
6. 尼莫地平治疗蛛网膜下腔出血怎么应用？

（山东省千佛山医院　崔学艳）

第四节 癫痫

内容提要

本节主要介绍癫痫的发病机制与病因学分类、发作类型及临床表现、治疗原则与药物选择、主要治疗药物与临床应用，以及用药注意事项与患者教育。要求了解癫痫的病因与临床表现，熟悉癫痫的发作类型、治疗原则与药物选择，掌握常用药物的临床应用、注意事项与患者教育。

癫痫(epilepsy)是一种以持久的致痫倾向，导致相应的神经生物、认知、社会心理等严重后果的脑部疾病。在任何年龄、地区和种族的人群中都有发病，但以儿童和青少年发病率较高。近年来随着我国人口老龄化，脑血管病、痴呆和神经系统退行性疾病的发病率增加，老年人群中癫痫发病率已呈现上升的趋势。

一、病因学分类

癫痫的发病机制尚不完全明确，其重要环节包括痫性放电的起始、传播和终止。引起癫痫的病因非常复杂，根据病因学不同，可分为症状性、特发性和隐源性癫痫。

1. 症状性癫痫(symptomatic epilepsy) 可找到明确的中枢神经系统功能异常或结构损伤，如脑血管病、脑外伤、中枢神经系统感染等。

2. 特发性癫痫(idiopathic epilepsy) 可能与遗传因素有关，脑部无引起癫痫发作的结构性损伤或功能异常，如家族性颞叶癫痫等。

3. 隐源性癫痫(cryptogenic epilepsy) 表现提示为症状性癫痫，但不能发现明确的病因，占全部癫痫的60%～70%。

二、发作类型及临床表现

癫痫发作的临床表现多样，但具有共同特征：发作性、短暂性、重复性、刻板性。临床上分为部分性发作(simple partial seizures)和全面性发作(generalized seizures)两大类。

(一)全面性发作

发作开始时即有双侧大脑半球受累，往往伴有意识障碍，运动症状是双侧的，发作前脑电图(electroencephalogram, EEG)为双侧大脑半球广泛性放电。

1. 全面强直-阵挛发作(generalized tonic-clonic seizure) 意识丧失、双侧强直后出现阵挛是此型发作的主要特点。可以由部分性发作演变而来，亦可一起病即表现为全面强直-阵挛发作。

2. 强直性发作(tonic seizure) 多见于弥漫性脑损害的儿童，睡眠中发作较多。表现为全身骨骼肌强直性收缩。典型发作期EEG为暴发性棘波。

3. 阵挛发作(clonic seizure) 几乎都见于婴幼儿，特征是重复阵挛性抽动伴意识丧失，之前无强直期。

4. 肌阵挛发作(myoclonic seizure) 表现为快速、短暂、触电样肌肉收缩，可遍及全身，也可局限于某个肌肉群或某个肢体，常成簇发生，声、光等刺激可诱发。

5. 失神发作(absence seizure) 突然动作终止，凝视，呼之不应，不伴或伴有轻微的运动症状。

6. 失张力发作(atonic seizure) 姿势性张力丧失所致，持续数秒至1分钟，时间短者意识障碍可不明显，发作后立即清醒和站起。

(二)部分性发作

部分性发作是指源于大脑半球局部神经元的异常放电，包括单纯部分性、复杂部分性、部分性继发全面性发作三类，前者为局限性发放，无意识障碍，后两者放电从局部扩展到双侧脑部，出现意识障碍。

1. 单纯部分性发作(simple partial seizures) 发作时程短，一般不超过1分钟，发作起始与结束均较突然，无意识障碍。

2. 复杂部分性发作(complex partial seizures) 占成人癫痫发作的50%以上，病灶多在颞叶，故又称为颞叶癫痫，也可见于额叶、嗅皮质等部位。主要有以下几种表现形式：

(1)仅表现为意识障碍：一般表现为意识模糊，意识丧失比较少见。

(2)表现为意识障碍和自动症：经典的复杂部分性发作可从先兆开始，先兆是痫性发作出现意识丧失前的部分，患者此时保留意识，以上腹部异常感觉最常见，也可出现情感(恐惧)、认知(似曾相识)和感觉性(嗅幻觉)症状，随后出现意识障碍、呆视和动作停止。发作通常持续1～3分钟。

自动症是指在癫痫发作过程中或发作后意识模糊状态下出现的具有一定协调性和适应性的无意识活动。可表现为反复咂嘴、噘嘴、咀嚼、舔舌、咬牙或吞咽(口、消化道自动症)，或反复搓手、拂面，不断地穿衣、脱衣、解衣扣、摸索衣服(手足自动症)，也可表现为游走、奔跑，无目的地开门、关门、乘车、上船，可以出现自言自语、叫喊、唱歌(语言自动症)或机械重复原来的动作。

(3)表现为意识障碍与运动症状：开始即出现意识障碍和各种运动症状，特别在睡眠中发作。

3. 部分性发作继发全面性发作 单纯或复杂部分性发作均可泛化为全面性强直-阵挛发作。

三、治疗目的与原则

(一)治疗目的

癫痫治疗以药物治疗为主，应达到三个目的：①控制发作或最大限度地减少发作次数;②长期治疗无明显不良反应;③使患者恢复其原有的生理、心理和社会功能状态。

（二）治疗原则

1. 尽可能单药治疗　70%～80%的癫痫患者可通过单药治疗控制发作。单药治疗应从小剂量开始，缓慢加量至最低有效剂量，以最大限度地控制癫痫发作而不良反应最低。

2. 合理的联合治疗　20%的患者两次单药治疗仍不能控制发作，应考虑合理的多药联合治疗。选择不同作用机制的药物，避免有相同不良反应、相互作用和肝酶诱导的药物合用。

3. 增减药物、停药及换药原则

(1)控制发作后，须坚持长期服药，除非出现严重的不良反应，不宜随意减量或停药，以免诱发癫痫持续状态。

(2)增减药一定要慢，必须逐一增减，以评估疗效和不良反应。

(3)如果一种药物已达最大耐受剂量，仍不能控制发作，可加用另一种药物，发作控制或达最大可耐受剂量后逐渐减掉原来的药物，转换为单药治疗，换药过渡期一般为5～7天。

(4)停药遵循缓慢逐渐减量的原则，一般2～5年以上完全无发作，脑电图无异常情况下，方可考虑停药。

四、治疗药物与临床应用

（一）抗癫痫药物

1. 传统抗癫痫药物　20世纪80年代之前，共有7种主要的抗癫痫药物用于临床，习惯上被称为传统抗癫痫药物，包括丙戊酸(valproate)、卡马西平、苯巴比妥、苯妥英(phenytoin)、氯硝西泮(clonazepam)、乙琥胺(ethosuximide)、扑米酮。

2. 新型抗癫痫药物：上世纪80年代之后开发上市了多种新型抗癫痫药物，如拉莫三嗪(lamotrigine)、奥卡西平(oxcarbazepine)、左乙拉西坦(levetiracetam)、托吡酯(topiramate)、加巴喷丁、唑尼沙胺(zonisamide)、氨己烯酸(vigabatrin)、普瑞巴林(pregabalin)、氯巴占(clobazam)。

（二）首选药物

初始治疗的药物选择非常关键，因为70%～80%新诊断的癫痫患者可以用一种药物控制发作。根据发作类型选药是癫痫治疗的基本原则，同时还要考虑禁忌证、可能的不良反应、服药次数、恰当的剂型、达到治疗剂量的时间、特殊人群(如育龄期妇女、儿童等)、药物制剂相互作用及经济等因素。根据发作类型选药原则如表10-4-1所示。

表 10-4-1　根据发作类型选药原则

发作类型	一线药物	二线药物	可以考虑的药物	可能加重发作的药物
部分性发作	卡马西平、丙戊酸钠、奥卡西平、拉莫三嗪	左乙拉西坦、加巴喷丁、托吡酯、唑尼沙胺	苯妥英钠、苯巴比妥	
强直-阵挛发作	丙戊酸钠	左乙拉西坦、托吡酯	苯妥英钠、苯巴比妥	
强直发作	丙戊酸钠	左乙拉西坦、氯硝西泮、拉莫三嗪、托吡酯	苯巴比妥、苯妥英钠	卡马西平、奥卡西平
肌阵挛发作	丙戊酸钠	左乙拉西坦、托吡酯	氯巴占、氯硝西泮、吡拉西坦、唑尼沙胺	卡马西平、加巴喷丁、奥卡西平、苯妥英、普瑞巴林
失神发作	丙戊酸钠、拉莫三嗪	托吡酯		卡马西平、奥卡西平、苯巴比妥、加巴喷丁
失张力发作	丙戊酸钠、拉莫三嗪	左乙拉西坦、托吡酯、氯硝西泮	苯巴比妥	卡马西平、奥卡西平

其中丙戊酸钠、左乙拉西坦、拉莫三嗪、托吡酯是广谱的抗癫痫药物，对部分性发作和全面性发作均有效。

（三）药代动力学特征

药代动力学特征决定血液中和脑组织中药物浓度，是了解药物疗效、不良反应及药物之间相互作用的基础。常用抗癫痫药物的药代动力学特征如表 10-4-2 所示。

表 10-4-2　常用抗癫痫药物药代动力学特征

抗癫痫药物	生物利用度(%)	血浆浓度达峰时间(h)	半衰期(h)	达稳态时间	对肝脏代谢酶的作用
传统抗癫痫药物					
丙戊酸	接近 100	1～4	6～20	3～4 d	抑制
卡马西平	75～85	4～8	8～12	1～2 w	诱导，自身诱导
苯巴比妥	80～90	2～18	37～99	3 w	诱导
苯妥英	85～90	4～12	6～36，与浓度有关	7～10 d	诱导
氯硝西泮	>80	1～2	26～49		
扑痫酮	80～100	2～4	10～12	1 w	间接诱导

续表

抗癫痫药物	生物利用度(%)	血浆浓度达峰时间(h)	半衰期(h)	达稳态时间	对肝脏代谢酶的作用
新型抗癫痫药物					
奥卡西平	良好	4.5～8	8～25	2～3 d	弱诱导
拉莫三嗪	98	2.5	14～50		无
左乙拉西坦	接近 100	1.3	6～8	2 d	无
加巴喷丁	<60	2～3	5～8	1～2 d	无
托吡酯	>80	2～4	20～30	4～8 d	抑制
唑尼沙胺	>50	2～6	50～70		无
非尔氨酯	>80	1～4	20～23		抑制
替加宾	90～95	0.5～2	5～8		无
氨己烯酸	60～80	1～2	5～7		无

传统抗癫痫药物几乎对肝酶均有抑制或诱导作用，而新型抗癫痫药物除奥卡西平对肝酶有弱诱导，托吡酯和非尔氨酯对肝酶有抑制外，其余均对肝酶无影响。目前国内常用的新型抗癫痫药物左乙拉西坦半衰期短，服药 2 天后即可达稳态血药浓度。

（四）常规使用方法

抗癫痫药物应该从小剂量开始，缓慢地增加剂量直至发作控制或最大可耐受剂量。这样可以减少治疗初始阶段的中枢神经系统不良反应，提高患者的依从性。抗癫痫药物使用方法如表 10-4-3 所示。

表 10-4-3　常用抗癫痫药物使用方法

药物	起始剂量	增加剂量	维持剂量	最大剂量	服药次数
传统抗癫痫药物					
丙戊酸	200 mg，bid	逐渐增加	600～1200 mg/d	1800 mg/d	2～3
卡马西平	100 mg，bid	逐渐增加	400～1200 mg/d	1600 mg/d	2～3
苯巴比妥	30 mg，qn	逐渐增加	90～300 mg/d	250 mg/次，500 mg/d	1～3
苯妥英	100 mg，bid	逐渐增加	250～300 mg/d	300 mg/次，500 mg/d	2～3
氯硝西泮	0.5 mg，bid	每 3 天 0.5～1 mg	4～8 mg/d	20 mg/d	2～3
扑痫酮	50 mg，qn	逐渐增加	750 mg/d	1500 mg/d	3

续表

药物	起始剂量	增加剂量	维持剂量	最大剂量	服药次数
新型抗癫痫药物					
奥卡西平	300 mg,bid	每周 300 mg	600～1200 mg/d	2400 mg/d	2
拉莫三嗪	25 mg,qd	每 2 周 25 mg	100～200 mg/d	500 mg/d	2
左乙拉西坦	500 mg,bid	每 2 周 500～1000 mg	1000～4000 mg/d		2
加巴喷丁	300 mg,qd	每天 300 mg	900～1800 mg/d	2400 mg/d	3
托吡酯	25 mg,qd	每周 25 mg	200～400 mg/d		2
唑尼沙胺	100 mg,qd	每 2 周 100 mg	200～400 mg/d		2

从表中可以看出,所有抗癫痫药物均从小剂量开始,逐渐增加剂量。新型抗癫痫药物增加剂量均有推荐,且除加巴喷丁外,每日服用 2 次即可。

(五)常见不良反应、注意事项与禁忌证

所有抗癫痫药物都有不良反应,是导致治疗失败的主要原因。大部分不良反应轻微,但也有少数会危及生命。常用抗癫痫药物的常见不良反应如表 10-4-4 所示。

表 10-4-4　　常用抗癫痫药物的常见不良反应

药物	常见不良反应	注意事项	禁忌证	FDA 妊娠安全分级
传统抗癫痫药物				
丙戊酸	血氨升高、体重增加、月经失调、多囊卵巢、肝功异常、血小板减少	勿与双丙戊酸、丙戊酰胺合用,谨慎驾驶或机械操作	急、慢性肝炎,有严重肝炎病史	D 级
卡马西平	头晕、白细胞和中性粒细胞减少、皮疹、低钠	与三环类抗抑郁药有交叉过敏反应,糖尿病患者可能引起尿糖增加,谨慎驾驶或机械操作	房室传导阻滞,有骨髓抑制史、严重肝功能不全等病史者	D 级
苯巴比妥、扑痫酮	疲劳、嗜睡、记忆力下降、易激惹、攻击行为	长期用药可产生精神或躯体的药物依赖性,谨慎驾驶或机械操作	严重肺功能不全、肝硬化、贫血、哮喘史、未控制的糖尿病、过敏等	D 级

续表

药物	常见不良反应	注意事项	禁忌证	FDA妊娠安全分级
苯妥英	牙龈增生、共济失调、小脑萎缩、维生素K和叶酸缺乏	有酶诱导作用,可对某些诊断产生干扰,如谷丙转氨酶、血糖浓度升高	对乙内酰脲类药有过敏史或阿斯综合征、Ⅱ～Ⅲ度房室阻滞、窦房结阻滞、窦性心动过缓等心功能损害者	D级
氯硝西泮	镇静、依赖性、成瘾性、呼吸抑制	避免长期大量使用而成瘾,肝肾功能损害者能延长本药清除半衰期	妊娠期妇女、新生儿	D级
新型抗癫痫药物				
奥卡西平	头晕、皮疹、低钠血症、白细胞减少	长期使用可出现骨质疏松或骨折,谨慎驾驶或机械操作	房室传导阻滞者	C级
拉莫三嗪	皮疹、攻击行为、易激惹、共济失调、头痛、头晕	可致无菌性脑膜炎		C级
左乙拉西坦	头痛、易激惹、困倦	可导致肌无力和惊恐发作		C级
加巴喷丁	头晕、疲劳、健忘、感觉异常	可致血糖波动,谨慎驾驶或机械操作	急性胰腺炎	C级
托吡酯	汗腺分泌减少、发热、找词困难、肾结石、体重下降	服药期间保持足够的饮水量,可致视野缺损,谨慎驾驶或机械操作		C级

根据美国食品药品管理局的妊娠分级,新型抗癫痫药物均为C级,妊娠期妇女用药应谨慎。

(1)拉莫三嗪:是目前研究最广泛的新型抗癫痫药物,用于妊娠期妇女的大量临床数据并未表明会增加主要先天畸形的风险。妊娠期间其清除率增加,许多孕妇需要更高的剂量来维持治疗水平,应根据临床症状调整药物用量。拉莫三嗪为二氢叶酸还原酶抑制药,孕前需要补充足够的叶酸。

(2)左乙拉西坦:妊娠期间的耐受性良好,孕妇的清除率增大,在不调整剂量的情况下,后3个月的药物浓度只有基线的40%～50%。对计划怀孕的妇女,应补充足够的叶酸。

(3)奥卡西平:尚无妊娠期使用该药的大量病例报道或严格对照试验。对计划怀孕的妇女,应补充足够的叶酸,且建议在妊娠的最后4周服用维生素K(10 mg,每日1次)。

(4)托吡酯:初步的研究数据表明,托吡酯可致先天性畸形,尤其是唇腭裂增加,颅面和四肢畸形的患病率也呈剂量依赖性增加;甚至在部分最大推荐人体剂量时,也可引起胎儿宫内发育迟缓。

(5)加巴喷丁:有限的研究表明,加巴喷丁能在胎儿内积聚。

(六)药物相互作用

抗癫痫治疗是长期的,患者在用药期间可能会患上其他疾病,此时需要考虑药物之间的相互作用。常见药物相互作用方式有肝脏代谢酶的诱导或抑制、蛋白结合置换、药效学相互作用。大部分药物进入体内后经过肝脏代谢酶代谢,肝脏代谢酶诱导剂或抑制剂会对药物代谢产生影响,从而发生代谢性药物相互作用。抗癫痫药物如苯妥英、苯巴比妥、卡马西平、奥卡西平为肝脏代谢酶诱导剂,会增加经过肝脏代谢的药物的清除率,如华法林、茶碱、口服避孕药等。而肝脏代谢酶抑制药物如氟康唑,会抑制抗癫痫药物的代谢,升高药物浓度,从而增加其毒性。抗癫痫药物与其他常用药物的相互作用如表 10-4-5 所示。

表 10-4-5　　抗癫痫药物与其他药物的相互作用

药物	抗癫痫药物	相互作用	潜在的临床后果
华法林	肝脏代谢酶诱导剂(苯妥英、苯巴比妥、卡马西平、奥卡西平)	增加华法林的代谢	抗凝作用下降,若撤掉抗癫痫药物,会增加华法林作用,导致出血
地高辛	苯妥英	降低地高辛的血浆浓度	降低地高辛疗效
茶碱类	肝脏代谢酶诱导剂(苯妥英、苯巴比妥、卡马西平、奥卡西平)	增加茶碱的代谢	降低茶碱的抗哮喘作用
口服避孕药	肝脏代谢酶诱导剂(苯妥英、苯巴比妥、卡马西平、奥卡西平)	加快口服避孕药的代谢	意外怀孕
三环类抗抑郁药	苯妥英、苯巴比妥、卡马西平	三环类药物浓度降低和抗癫痫药浓度升高	三环类药物疗效下降,抗癫痫药毒性增加
舍曲林	拉莫三嗪	抑制拉莫三嗪代谢,升高其浓度	增加拉莫三嗪的毒性反应
氟西汀	苯妥英、卡马西平	抑制抗癫痫药物代谢,升高其浓度	增加抗癫痫药物的毒性反应
抑酸药	苯妥英、苯巴比妥、卡马西平	降低抗癫痫药的吸收	抗癫痫药疗效下降,发作增加
氟康唑	苯妥英	抑制苯妥英代谢,升高其浓度	苯妥英中毒
环孢素 A	苯妥英、苯巴比妥、卡马西平	抗癫痫药物加快环孢素代谢,降低其血药浓度	降低其免疫抑制作用,可能需要增加剂量

五、用药注意事项与患者教育

(一)用药注意事项

1. 抗癫痫药物是控制症状的,需要规律等间隔服用,不要擅自增加、减少或停药。

2. 苯妥英长期服用可产生齿龈增生、共济失调、小脑萎缩等不良反应,服用时要注意观察,若出现这些不良反应,考虑换药并给予对症处理。

3. 卡马西平和奥卡西平可致低钠血症、白细胞减少,用药期间要定期监测血常规及血钠水平。

4. 丙戊酸和吡拉西坦均可使体重增加,应注意控制体重。丙戊酸可致血氨升高,导致丙戊酸脑病,因此服用丙戊酸期间,需要定期监测血氨水平。

5. 女性使用丙戊酸的不良反应有多囊卵巢综合征、月经失调或闭经、体重增加、脱发等,因此育龄期女性一般不选丙戊酸。

6. 拉莫三嗪、卡马西平容易出现皮疹,加量时一定要缓慢。

7. 托吡酯可致汗腺分泌减少、发热,因此,服用托吡酯的患者若出现体温高,需要鉴别是否为药物所致。

(二)患者教育

1. 禁止熬夜,保证睡眠充足。

2. 禁止饮酒及喝可乐等含咖啡的饮料。避免吃烤肉、熏肉等熏制食品。避免吃过于辛辣的食物,避免暴饮暴食。

3. 若出现感冒,禁止使用含有"西林(青霉素类)"或"沙星(氟喹诺酮类)"的抗菌消炎药,可以使用头孢类、阿奇类抗菌药。避免使用含有咖啡因、麻黄碱成分的抗感冒药物。

案例讨论——癫痫

【病例介绍】

主诉:发作性意识丧失,肢体抽搐19天。

现病史:患者,女,19岁,19天前无诱因出现发作性意识丧失、肢体抽搐,开始表现为自感头部嗡一声响,恶心,喉部咕噜声,随后迅速意识不清、双上肢外展僵硬、口唇发绀、流口水,持续约1～2秒缓解,清醒后对发作过程不能回忆,发作时无大小便失禁。12天前,就诊于当地医院,行2小时视频脑电图示睡眠期右侧较多中高幅棘尖波单个发放,疑诊癫痫,给予拉莫三嗪25 mg,每天1次口服治疗,用药后仍有发作。发病以来上述症状共反复发作8次,每次发作均在白天清醒休息时出现,活动时及夜间无发作。自发病以来,神志清,饮食良好,睡眠良好,二便正常,体重无明显增减。

【体格检查】

入院查体:T36.5 ℃,P84次/分,R18次/分,BP 106/64 mmHg。神志清,言语清晰,

记忆力、计算力、判断力、定向力等高级智能活动正常，双侧鼻唇沟对称，伸舌居中。四肢肌力、肌张力正常，四肢腱反射对称，双侧病理征未引出，感觉、共济运动检查无异常，脑膜刺激征阴性。

辅助检查：①MRI：右内侧颞叶异常信号。②视频脑电图：发作间期可见痫性放电。

【诊断】

癫痫（复杂部分性继发全面性发作）。

【治疗经过】

入院后患者未再出现发作性意识丧失。头颅 MRI 回报：右内颞叶可见异常信号；视频脑电回报：发作间期可见痫性放电。腰穿压力正常，脑脊液常规、生化无明显异常，脑脊液查新型隐球菌、抗酸染色、革兰氏染色均正常。入院后给予拉莫三嗪片 25 mg，po q12h 治疗。住院 7 天，出院后继续口服拉莫三嗪片 25 mg，q12h，1 周后早 50 mg、晚 25 mg，2 周后早 50 mg、晚 50 mg 维持治疗。定期复查肝功能、血常规。

【用药分析】

部分性发作（伴有或不伴有继发全身强直-阵挛发作）的一线治疗药物有卡马西平、丙戊酸钠、奥卡西平、拉莫三嗪，二线药物有左乙拉西坦、加巴喷丁、托吡酯、唑尼沙胺。本院无唑尼沙胺。根据 FDA 妊娠分级，卡马西平、丙戊酸钠属于 D 级，有明确研究证实药物对人类胎儿有危害性。奥卡西平、拉莫三嗪、左乙拉西坦、加巴喷丁、托吡酯为 C 级，动物研究证明对胎儿有危害性，或尚无设对照的妊娠妇女研究，或尚未对妊娠妇女及动物进行研究。迄今为止，拉莫三嗪是研究最广泛的新型抗癫痫药物，用于妊娠期妇女证据较足，妊娠期间其清除率增加，许多孕妇需要更高的剂量来维持治疗水平。该患者 19 岁，为育龄期女性，选择拉莫三嗪是比较好的选择。拉莫三嗪起始剂量为 25 mg，每天 1 次。每 2 周增加 25 mg，通常达到最佳疗效的维持剂量为 100～200 mg/d，每天 1 次或分 2 次给药。

【用药监护】

1. 监督患者等间隔服用拉莫三嗪，避免漏服或依从性差。

2. 拉莫三嗪容易导致过敏，在加量时注意观察患者有无皮疹出现。

3. 拉莫三嗪可致血常规异常，监测患者血常规情况。

4. 拉莫三嗪可致攻击行为、易激惹、共济失调、头痛、头晕等不良反应，服药期间，注意监测患者是否有不良反应出现。

【患者教育】

1. 坚持服用拉莫三嗪，每天 2 次，每次半片。1 周后早晨服一片，晚上半片。再过 2 周，早、晚各服 1 片。要等间隔服药，根据作息习惯，可以早晨 7 点和晚上 7 点服药，或早晨 8 点和晚上 8 点服药。

2. 拉莫三嗪可致血象异常、共济失调等，应每 3 个月检查血常规，若有身体不协调，及时就医。

3. 生活注意事项

(1)禁酒，避免喝可乐、咖啡及含咖啡因、酒精的饮料。避免吃烤肉、熏肉等熏制食品。

(2)若出现感冒，禁止使用含有“西林（青霉素类）”或“沙星（氟喹诺酮类）”的抗菌药，可以使用头孢类、阿奇类抗菌药。避免使用含有咖啡因、麻黄碱成分的抗感冒药物。发热时避免使用对乙酰氨基酚或阿司匹林。

(3)尽量避免在容易缺氧的环境久待，可以1小时休息一会。避免熬夜、过度劳累，保证睡眠充足。

复习思考题

1. 名词解释：(1)症状性癫痫；(2)特发性癫痫；(3)隐源性癫痫；(4)全面强直-阵挛发作；(5)肌阵挛发作；(6)失神发作；(7)失张力发作；(8)单纯部分性发作；(9)复杂部分性发作；(10)传统抗癫痫药物；(11)新型抗癫痫药物。

2. 癫痫发作的共同特征有哪些？

3. 癫痫发作的分类？

4. 癫痫治疗原则包括哪些？

5. 根据发作类型的选药原则是什么？

6. 抗癫痫药物剂量怎么调整？

7. 丙戊酸、卡马西平、奥卡西平、苯妥英常见不良反应包括哪些？

8. 妊娠期抗癫痫选用哪个药物比较好？孕前注意事项包括哪些？

（山东省千佛山医院　崔学艳）

第五节　帕金森病

内容提要

本节介绍帕金森病的病因与临床表现、主要治疗药物的临床应用，以及用药注意事项与患者教育。要求了解帕金森病的病因与临床表现，熟悉主要治疗药物的种类，掌握抗帕金森病药物的选用原则、用药方法、常见不良反应、注意事项与禁忌证、药物相互作用，以及用药注意事项与患者教育。

帕金森病(Parkinson’disease, PD)又称震颤麻痹，是一种常见的中老年神经系统退行性疾病，临床主要特征为静止性震颤、运动迟缓、姿势平衡障碍和肌强直。一般在50～65岁开始发病，发病率随年龄增长而增加，男性稍高于女性。我国目前有170多万人患有此病，全球有超过400万患者。

一、病因与临床表现

帕金森病的病因还不是很清楚，目前比较公认的学说是黑质-纹状体通路中多巴胺能神经元变性，即黑质部位的神经细胞数量逐渐减少、功能逐步丧失，致使一种叫多巴胺的物质减少，从而引起上述症状。另据动物实验和流行病学的研究结果，认为帕金森病与遗传有一定的关系。帕金森病隐匿起病，缓慢发展，临床表现为运动症状和非运动症状。

1. 运动症状　通常从一侧上肢开始，逐渐累及同侧下肢，再累及对侧上下肢。

(1)静止性震颤：常为首发症状，静止时出现或变得明显，典型表现为拇指与示指呈"搓丸样"动作。

(2)肌强直：被动运动时阻力增高，类似弯曲软铅管的感觉，故称"铅管样强直"。颈部、四肢、躯干强直可使患者出现特殊的屈曲体姿。

(3)姿势障碍：早期，走路时患侧上肢摆臂幅度减小或消失，下肢拖曳。随着病情进展，步伐逐渐变慢变小，启动、转弯时步态障碍尤为明显，自坐位、卧位起立时困难。可出现前冲步态或慌张步态。

(4)运动迟缓：随意运动减少，动作缓慢、笨拙。面容呆板、双眼凝视、瞬目减少，酷似"面具脸"。

2. 非运动症状　有的可先于运动症状发生。

(1)自主神经功能障碍：临床常见，如便秘、多汗、排尿障碍或体位性低血压。

(2)感觉障碍：嗅觉减退，睡眠障碍，肢体麻木、疼痛或不安腿综合征。

(3)精神障碍：近一半患者伴有抑郁，并常有焦虑。

二、主要治疗药物

(一)药物种类

1. 多巴胺受体(dopamine receptor, DR)激动剂　该类药物通过兴奋纹状体的多巴胺受体来减轻患者的运动障碍。目前大多推崇非麦角类 DR 激动剂为首选药物，尤其适用于早发型 PD 患者的病程初期。这类长半衰期制剂包括吡贝地尔(piribedil)缓释剂和普拉克索(pramipexole)，能避免对纹状体突触后膜的 DR 产生"脉冲"样刺激，从而预防或减少运动并发症的发生。其中普拉克索既可以改善运动症状，同时也可改善抑郁症状。DR 激动剂的不良反应与复方左旋多巴相似，不同之处是它的症状波动和异动症发生率低，而体位性低血压、脚踝水肿和精神异常(幻觉、食欲亢进、性欲亢进等)的发生率较高。临床用药应从小剂量开始，逐渐增加剂量至获得满意疗效而较少出现不良反应为止。

2. 复方左旋多巴　目前常用的有苄丝肼左旋多巴(levodopa and benserazide)、卡比多巴左旋多巴(carbidopa and levodopa)。多巴胺本身不能通过血-脑屏障，左旋多巴是多巴胺生物合成的中间产物，可以通过血-脑屏障，在脑内芳香族 L-氨基酸脱羧酶的作用下生成多巴胺，因此左旋多巴被用作前药来增加多巴胺水平。给药后，左旋多巴在脑外组织中发生快速脱羧反应生成多巴胺，使得大多数左旋多巴不能到达基底神经节，而外周产生的多巴胺常会引起诸多不良反应。外周脱羧酶抑制剂苄丝肼或卡比多巴不易通过血-脑屏障，可以抑制左旋多巴在脑外组织中的脱羧反应，使左旋多巴在外周生成多巴胺减少，而透过血-脑屏障进入脑内生成多巴胺增多，既能提高左旋多巴的疗效，又能减轻其外周不良反应，因此是十分合理与必要的联合用药。

3. 单胺氧化酶 B 型(monoamine oxidase type B, MAO-B)抑制剂　抑制多巴胺的重

摄取及突触前受体，促进脑内多巴胺的功能。主要有司来吉兰(selegiline)和雷沙吉兰(rasagiline)。

4. 儿茶酚-氧位-甲基转移酶(catechol-O-methyltransferase, COMT)抑制剂　主要有恩他卡朋(entacapone)和托卡朋(tolcapone)，是一类可逆、特异性、主要作用于外周的COMT抑制剂，与左旋多巴合用，可以减少左旋多巴代谢为3-氧位-甲基多巴(3-OMD)，使左旋多巴生物利用度以及脑内可利用的左旋多巴总量增加。恩他卡朋双多巴片为恩他卡朋/左旋多巴/卡比多巴复合制剂，按左旋多巴剂量不同可分成4种剂型。在PD早期首选左旋多巴＋COMT抑制剂，不仅可以改善症状，而且有可能预防或延迟运动并发症的发生；在疾病中晚期，如果应用复方左旋多巴疗效减退时，可以添加恩他卡朋或托卡朋治疗而达到进一步改善症状的目的。

5. 金刚烷胺　该药可促进纹状体多巴胺的合成与释放，减少神经细胞对多巴胺的再摄取，并有抗乙酰胆碱作用，对PD患者的少动、强直、震颤及异动症均有改善作用。

（二）选药原则

1. 早发型(65岁以下)患者，在不伴有智能减退的情况下，可有如下选择：①非麦角类DR激动剂普拉克索、吡贝地尔等；②MAO-B抑制剂司来吉兰；③金刚烷胺；④复方左旋多巴苄丝肼左旋多巴、卡比多巴左旋多巴；⑤复方左旋多巴＋COMT抑制剂恩他卡朋。

首选药物需根据不同患者的具体情况而选择不同方案。美国、欧洲治疗指南的首选方案是①、②或⑤；若患者由于经济原因不能承受高价格的药物，则可首选方案③；若因特殊工作之需，力求显著改善运动症状，或出现认知功能减退，则可首选方案④或⑤；也可在小剂量应用方案①、②或③时，同时小剂量联合应用方案④。对于震颤明显而其他抗帕金森病药物疗效欠佳的情况下，可选用抗胆碱能药，如苯海索(trihexylphenidyl)。

2. 晚发型(65岁以上)或伴有智能减退的患者，一般首选复方左旋多巴治疗。如症状加重、疗效减退时可添加DR激动剂、MAO-B抑制剂或COMT抑制剂。尽量不用抗胆碱药物，尤其针对老年男性患者，因其具有较多的不良反应。

3. 症状波动和异动症是晚期患者药物治疗中最棘手的不良反应，处理措施包括调整药物剂量、用法和手术治疗(主要是脑深部电刺激术)。

(1)症状波动：主要有“开-关”现象和剂末现象两种形式。

1)剂末现象：指每次用药的作用时间缩短，症状随血药浓度发生规律性波动。处理方法包括：

①以仍能有效改善运动症状为前提，不增加复方左旋多巴的每日总剂量，适当增加每日服药次数，减少每次服药剂量；或在原有剂量不大的情况下，适当增加每日总剂量，每次服药剂量不变，而增加服药次数。

②由常释剂换用控释剂以延长左旋多巴的作用时间，更适宜在早期出现剂末恶化者，尤其发生在夜间时为较佳选择，剂量需增加20%～30%。

③加用长半衰期的DR激动剂，其中普拉克索、罗匹尼罗较之卡麦角林、阿扑吗啡循证医学证据充足；溴隐亭不能缩短“关”期，若已用DR激动剂而疗效减退可尝试换用另一种DR激动剂。

④加用对纹状体产生持续性多巴胺能刺激的 COMT 抑制剂，其中恩他卡朋较托卡朋证据充足。

⑤加用 MAO-B 抑制剂，其中雷沙吉兰较司来吉兰证据充足。

⑥避免饮食(含蛋白质)对左旋多巴吸收及通过血-脑屏障的影响，宜在餐前 1 小时或餐后 1.5 小时服药，调整蛋白饮食可能有效。

⑦手术治疗主要为丘脑底核(subthalamic nucleus, STN)行深部脑刺激(deep brain stimulation, DBS)可获裨益。

2)"开-关"现象：指症状在突然缓解("开期")与加重("关期")之间波动，处理较为困难，可选择长效 DR 激动剂或持续皮下输注左旋多巴甲酯或乙酯。

(2)异动症：又称为运动障碍，包括剂峰异动症、双相异动症和肌张力障碍。

1)对剂峰异动症的处理方法为：①减少每次复方左旋多巴的剂量；②若患者是单用复方左旋多巴，可适当减少剂量，同时加用 DR 激动剂，或加用 COMT 抑制剂；③加用金刚烷胺；④加用非典型抗精神病药如氯氮平；⑤若使用复方左旋多巴控释剂，则应换用常释剂，避免控释剂的累积效应。

2)对双相异动症(包括剂初异动症和剂末异动症)的处理方法为：①若在使用复方左旋多巴控释剂，应换用常释剂，最好换用水溶剂，可以有效缓解剂初异动症；②加用长半衰期的 DR 激动剂或延长左旋多巴血浆清除半衰期的 COMT 抑制剂，可以缓解剂末异动症，也可能有助于改善剂初异动症。

3)对晨起肌张力障碍的处理方法为：睡前加用复方左旋多巴控释片或长效 DR 激动剂，或在起床前服用复方左旋多巴常释剂或水溶剂；对"开"期肌张力障碍的处理方法同剂峰异动症。

4)微泵持续输注 DR 激动剂或左旋多巴甲酯或乙酯，可以同时改善异动症和症状波动。

(三)用药方法

根据"剂量滴定""以最小剂量达到满意效果"原则，抗帕金森药物应从小剂量缓慢加量，停用药物时应逐步减量或停用。常用抗帕金森药物使用方法如表 10-5-1 所示。

表 10-5-1　常用抗帕金森药物使用方法

类别	药物	规格	剂型	初始剂量	增加剂量	最大剂量	服药次数
复方左旋多巴	苄丝肼-左旋多巴	50 mg/200 mg 25 mg/100 mg	片剂、胶囊	25 mg/100 mg, tid	每周 25 mg/100 mg	250 mg/1000 mg	3～4
	卡比多巴-左旋多巴	50 mg/200 mg	控释片	半片，bid	间隔时间不少于 3 天	12 片	3～4
非麦角类 DR 激动剂	普拉克索片	0.25 mg, 1 mg	片剂	0.125 mg, tid	第 1 周 0.375 mg，每周 0.75 mg	4.5 mg	3
	吡贝地尔缓释片	50 mg	缓释片	50 mg, qd	每 3 天 50 mg	250 mg	3～5

续表

类别	药物	规格	剂型	初始剂量	增加剂量	最大剂量	服药次数
MAO-B 抑制剂	司来吉兰	5 mg	片剂、胶囊	2.5～5 mg,qd		10 mg	1～2/早、中午
	雷沙吉兰	0.5 mg,1 mg	片剂	0.5～1 mg,qd		1 mg	1
COMT 抑制剂	恩他卡朋	0.2 g	片剂	0.2 g		2 g	1～10
	托卡朋	0.1 g	片剂	0.1 g,tid		0.3 g	3
抗胆碱能药	苯海索	2 mg	片剂	1～2 mg,qd	第 3～5 天 2 mg	20 mg	3～4
金刚烷胺		0.1 g	片剂	0.1 g,1～2 次		0.4 g	1～2

(四)常见不良反应、注意事项与禁忌证

左旋多巴制剂不良反应有中枢性和周围性,中枢性有症状波动、精神症状、异动症等,周围性有恶心、呕吐、低血压、心律失常等。托卡朋可致严重致命性的急性肝细胞损害,必须严密监测肝功能,尤其在用药的前 3 个月。左旋多巴制剂、恩他卡朋、托卡朋均可致尿液颜色改变。常用药物的不良反应、注意事项与禁忌证如表 10-5-2 所示。

表 10-5-2　常用药物的不良反应、注意事项与禁忌证

类别	药物	常见不良反应	注意事项	禁忌证
复方左旋多巴	苄丝肼-左旋多巴	恶心、呕吐、直立性低血压、一过性白细胞减少和血小板减少	非选择性单胺氧化酶抑制剂停用 2 周后才可服用左旋多巴;尿液可为淡红色	心脏病、精神病、闭角型青光眼、25 岁以下
	卡比多巴-左旋多巴			
非麦角类 DR 激动剂	普拉克索片	嗜睡、低血压、便秘、幻觉、恶心、头晕、失眠、头痛	可致嗜睡,谨慎驾驶;肾功能不全者慎用;可致直立性低血压	对本品活性成分或任何辅料过敏者
	吡贝地尔缓释片	嗜睡、低血压、恶心	可致嗜睡,谨慎驾驶;含蔗糖、胭脂红	心血管性虚脱、心肌梗死急性期

续表

类别	药物	常见不良反应	注意事项	禁忌证
MAO-B 抑制剂	司来吉兰	口干、短暂血清转氨酶值上升及睡眠障碍	不稳定高血压、心律失常、严重心绞痛，严重肝或肾衰竭慎用	严重的精神病、痴呆、迟发性异动症，有消化性溃疡以及病史者
	雷沙吉兰	血压不稳、嗜睡、头晕、失眠、头痛、恶心	用药时不可进行需全身麻醉的手术；可致嗜睡，谨慎驾驶	嗜铬细胞瘤
COMT 抑制剂	恩他卡朋	运动障碍，恶心、失眠、幻觉、神经错乱、噩梦	可使尿液变成红棕色；禁忌与本品同时使用非选择性 MAO（MAO-A 和 MAO-B）抑制剂；可致嗜睡，谨慎驾驶	肝功能不全者、嗜铬细胞瘤、横纹肌溶解症病史
	托卡朋	肝细胞损伤，恶心、眩晕、头痛、低血压、晕厥	严重致命性肝细胞损害；尿色加深；可致嗜睡，谨慎驾驶	肝脏疾病、严重肾功能损害、横纹肌溶解症病史
抗胆碱能药	苯海索	口干、视物模糊、嗜睡、抑郁、记忆力下降、幻觉	老年人长期应用容易促发青光眼；伴有动脉硬化者，易出现精神错乱	青光眼、尿潴留、前列腺肥大患者
金刚烷胺		眩晕、失眠、神经质、胃肠道症状	不应突然停药；用药期间不宜驾驶车辆；每日最后一次服药时间应在下午 4 时前，以避免失眠	对该药过敏者

（五）药物相互作用

帕金森病好发于老年人，目前主要靠药物对症治疗，补充或替代体内多巴胺能缺失。而老年人因同时伴有其他疾病，一般每天要服用超过四种不同的药物，易引起潜在药物相互作用。常用药物之间的相互作用如表 10-5-3 所示。

表 10-5-3　　抗帕金森病药物与其他药物之间的相互作用

药物	其他药物	相互作用
苄丝肼左旋多巴	苯海索	降低左旋多巴的吸收速率，但不会影响其吸收程度
	硫酸亚铁	使左旋多巴的最大血浆浓度和 AUC 下降达 30%～50%
	甲氧氯普胺	提高左旋多巴的吸收速率
	神经安定类、阿片类及含利血平的抗高血压药	抑制左旋多巴的作用
	拟交感神经类药物（肾上腺素、去甲肾上腺素）	左旋多巴能使这些药物的作用增强
普拉克索	西咪替丁	使普拉克索的肾脏清除率降低约 34%
	左旋多巴	增加普拉克索的剂量时，建议减少左旋多巴的剂量
	抗精神病药物	拮抗作用
吡贝地尔	精神安定药（不包括氯氮平）	存在着拮抗作用
	止吐类精神安定药	存在着拮抗作用
司来吉兰	非选择性单胺氧化酶抑制剂	严重低血压
	拟交感神经药	高血压
	哌替啶、氟西汀、维拉法辛、舍曲林及帕罗西汀	产生严重反应
	混合型口服避孕药（孕酮/炔雌醇或左旋 18-甲基炔诺酮/炔雌醇）	可能会增加司来吉兰的生物利用度
	三环类抗抑郁药	严重中枢神经症状
雷沙吉兰	环丙沙星、其他细胞色素 P450 (CYP) 1A2 抑制药	使本药血药浓度升高，从而增强不良反应
	哌替啶、曲马多、美沙酮、丙氧芬、单胺氧化酶抑制药	可导致 5-HT 综合征，同时可增加其他非选择性 MAOI 引发高血压危象的风险
	拟交感神经药	可导致严重高血压，甚至高血压危象
	抗抑郁药	可导致 5-HT 综合征
	多巴胺拮抗药	可减弱本药的疗效

续表

药物	其他药物	相互作用
恩他卡朋	铁制剂	在胃肠道能与铁形成螯合物，和铁制剂的服药间隔至少2～3小时
	华法林	INR值增加
托卡朋	左旋多巴、卡比多巴和地昔帕明	不良反应的发生频率稍有增加
苯海索	乙醇或其他中枢抑制药	使中枢抑制作用加强
	金刚烷胺、抗胆碱药、单胺氧化酶抑制药帕吉林及丙卡巴肼	加强抗胆碱作用，并可发生麻痹性肠梗阻
	单胺氧化酶抑制剂	导致高血压
	制酸药或吸附性止泻剂	减弱苯海索的效应
	氯丙嗪	氯丙嗪代谢加快，血药浓度降低
	强心苷类	可使强心苷类在胃肠道停留时间延长，吸收增加，易于中毒
金刚烷胺	乙醇	中枢抑制作用加强
	其他抗帕金森病药、抗胆碱药、抗组胺药、吩噻嗪类或三环类抗抑郁药	抗胆碱反应加强
	中枢兴奋药	可加强中枢神经的兴奋，严重者可引起惊厥或心律失常

三、用药注意事项与患者教育

(一)用药注意事项

1. 左旋多巴应从小量起始，逐步加量，维持量应尽量小。含左旋多巴制剂需餐前1小时或餐后1.5小时服药。复方左旋多巴常释剂起效快，而控释剂维持时间相对长，但起效慢、生物利用度低，在使用时，尤其是2种不同剂型转换时需加以注意。卡比多巴左旋多巴控释片可以从刻痕处掰开，但不能咀嚼或研碎服用。因饮食中的蛋白质可减少左旋多巴吸收，降低疗效，应注意低蛋白饮食。

2. 非选择性单胺氧化酶抑制剂(MAOI)不能与左旋多巴同时服用，在使用左旋多巴制剂前至少两周，必须停止使用MAOI。

3. 吡贝地尔缓释片应于进餐结束时用半杯水吞服，不要咀嚼或研碎服用。

4. 司来吉兰(常释剂)的用法为每天2次，在早晨、中午服用，勿在傍晚或晚上应用，以免引起失眠。由于氟西汀及其代谢产物的半衰期较长，停药最少五周后才可服用司来吉兰；而司来吉兰及其代谢产物的半衰期短，停药两周后即可服用氟西汀。雷沙吉兰每天1次，早晨服用。金刚烷胺末次应在下午4时前服用。

5. 普拉克索停止使用时，应以每天减少0.75 mg的速度逐渐停止应用，直到日剂量降至0.75 mg，此后应每天减少0.375 mg。

6. 恩他卡朋服用次数与复方左旋多巴相同，若每日服用复方左旋多巴次数较多，也可少于复方左旋多巴次数，需与复方左旋多巴同服，单用无效。托卡朋每天3次，第一剂与复方左旋多巴同服，此后间隔6小时可以单用。

(二)患者教育

1. 多食富含纤维素和易消化的食物，多吃新鲜蔬菜、水果，多饮水，多食含酪氨酸的食物如瓜子、杏仁、芝麻等，可促进脑内多巴胺的合成。

2. 适当控制脂肪摄入，蛋白质饮食不可过量。高蛋白饮食可降低左旋多巴的疗效。

3. 进行相应的康复或运动训练，如健身操、太极拳、慢跑等运动，进行语言障碍训练、步态训练、姿势平衡训练等。若能每日坚持，则有助于提高患者的生活自理能力，改善运动、平衡和协调功能，并能延长药物的有效期。可以主动调整身体重心、踏步走、大步走，听口令、听音乐或拍拍子行走或跨越物体等可能有益。此外，保持乐观心情也是延缓帕金森病进展的重要途径，过分担忧不利于帕金森病治疗。

案例讨论——帕金森病

【病例介绍】

主诉：左下肢抖动2年，加重伴右下肢及左上肢抖动1年。

现病史：患者，女，55岁。2年前发现站立时左下肢不自主抖动，坐下后抖动可缓解，行走后多出现左下肢力弱，随后左下肢抖动减轻，自觉运动迟缓，左半身僵硬，休息后可完全缓解。病程缓慢加重，而后出现右下肢及左上肢无力、抖动、僵直等同前。有明显晨轻暮重。无言语障碍，无头晕、头痛，无意识障碍，无大小便失禁。门诊以“帕金森”收入院。自发病来，神志清，饮食良好，睡眠良好，二便正常，体重无明显增减。

【体格检查】

入院查体：T 36.8 ℃，P 78次/分，R 20次/分，BP 115/70 mmHg。神志清，精神可，言语流利，高级皮层功能正常，查体合作。双侧瞳孔等大等圆，对光反射灵敏，眼球活动可，双侧额纹对称，双侧鼻唇沟对称，伸舌居中。左上肢肌力5－级，余肢体肌力5级，左侧肢体肌张力略增加，余肢体肌张力适中，双上肢腱反射(＋)，双下肢腱反射(＋＋＋)，病理征无，深浅感觉未见明显异常，脑膜刺激征(－)。

【诊断】

帕金森病。

【治疗经过】

入院后完善相关检查，头颅 MRI 未见异常。给予多巴丝肼片 0.125 g，po bid 试验性治疗，患者自觉行走后肢体力弱较前缓解。入院第 4 天，停用多巴丝肼，给予盐酸普拉克索片 0.125 mg，po tid。住院 1 周，出院时患者一般情况可，肢体抖动及肢体无力症状较前好转。嘱患者出院 3 天后，普拉克索片由 0.125 mg，tid 加量为 0.25 mg，tid，10 天后门诊复诊。

【用药分析】

该患者 55 岁，为早发型患者，不伴有智能减退，选择普拉克索抗帕金森治疗。普拉克索有常释剂和缓释剂 2 种剂型，常释剂的用法：初始剂量为 0.125 mg，每天 3 次（个别易产生不良反应者则为 1～2 次），每周增加 0.125 mg，一般有效剂量为 0.5～0.75 mg，每天 3 次，最大剂量不超过 4.5 mg/d。缓释剂的用法：每日剂量与常释剂相同，但为每天 1 次服用。该患者初始给予普拉克索 0.125 mg，tid，1 周后加量为 0.25 mg，tid，治疗是适宜的。

【用药监护】

1. 监测患者服用普拉克索后肢体震颤情况。

2. 监测患者服用普拉克索后是否有体位性低血压、便秘、幻觉、恶心、头晕、失眠、头痛等不良反应。

【患者教育】

1. 盐酸普拉克索片半片，每天 3 次，口服，用水吞服，伴随或不伴随进食均可。1 周后加量为 1 片，每天 3 次。

2. 饮食方面　多食富含纤维素和易消化的食物，多吃新鲜蔬菜、水果，多饮水，多食含酪氨酸的食物如瓜子、杏仁、芝麻等，可促进脑内多巴胺的合成。适当控制脂肪摄入，蛋白质饮食不可过量。盲目地给予过高蛋白饮食可降低左旋多巴的疗效。

3. 进行相应的康复或运动训练，如健身操、太极拳、慢跑等运动，进行语言障碍训练、步态训练、姿势平衡训练等。若能每日坚持，则有助于提高患者的生活自理能力，改善运动功能，并能延长药物的有效期。可以主动调整身体重心、踏步走、大步走，听口令、听音乐或拍拍子行走或跨越物体等可能有益。

4. 保持乐观心情也是延缓帕金森病进展的重要途径，因此不要过分担忧，担忧反而不利于帕金森病治疗。

复习思考题

1. 名词解释：(1) 静止性震颤；(2) 运动迟缓；(3) 姿势平衡障碍；(4) 肌强直；(5)“开-关”现象；(6) 剂末现象；(7) 异动症；(8) 非运动症状。

2. 帕金森病的主要临床特征有哪些？

3. 帕金森病早发型患者首选药物有哪些？

4. 帕金森病晚发型患者首选药物是什么？

5. 左旋多巴制剂是否可与餐同服?

6. 司来吉兰、雷沙吉兰、金刚烷胺服用方法是什么?

7. 恩他卡朋与复方左旋多巴同服时方法是什么?

(山东省千佛山医院　崔学艳)

第六节　老年痴呆症

内容提要

本节介绍老年痴呆症的病因与临床表现、主要治疗药物、用药注意事项与患者教育。要求了解老年痴呆症的病因与临床表现,熟悉主要治疗药物的种类,掌握常用药物的药动学特点、用药方法、常见不良反应,以及用药注意事项与患者教育。

老年痴呆症又名阿尔茨海默症(alzheimer disease, AD),是一种进行性发展的中枢神经退行性疾病,通常发生于60岁以上的老人。60岁人群的患病率为1%,而85岁人群的患病率为30%。

一、病因与临床表现

AD的病因及发病机制尚未阐明,特征性病理改变为β淀粉样蛋白沉积形成的细胞外老年斑和tau蛋白过度磷酸化形成的神经细胞内神经原纤维缠结,以及神经元丢失伴胶质细胞增生等。

AD一般在老年前期和老年期起病,起病隐袭,早期不易被发现,病情逐渐进展。主要临床表现为认知和记忆功能下降,日常生活能力进行性减退,并有各种神经精神症状和行为障碍。

二、主要治疗药物

(一)胆碱酯酶抑制剂

胆碱酯酶抑制剂是现今治疗轻、中度AD的一线药物,通过增加突触间隙乙酰胆碱含量,改善认知功能。现有的药物包括多奈哌齐(donepezil)、卡巴拉汀(rivastigmine)、加兰他敏(galanthamine)和石杉碱甲(huperzine A)。此类药物增强乙酰胆碱功能,对于心绞痛及心动过缓、严重哮喘或肺功能障碍、重度肝肾损害、机械性肠梗阻、尿路阻塞或膀胱术后恢复期患者禁用。

1. 多奈哌齐　多奈哌齐为选择性乙酰胆碱酯酶抑制剂。口服3～4小时后达到最高血浆浓度,血浆浓度和药时曲线下面积与剂量成正比,消除半衰期约70小时。饮食对吸收无影响。每日多次单剂量给药后 3 周内达稳态血浆浓度。生物转化和尿排泄为消除的主要途径。

用法用量为：起始剂量 5 mg，每天 1 次，服用 4 周后可增至 10 mg，每天 1 次，晚上睡前服用。如患者有睡眠障碍，也可改为早餐前服用。肾功能不全患者，多奈哌齐清除不受影响，故服用方法与正常人相似。对于轻至中度肝功能不全患者，由于其稳态浓度有增高现象，建议根据个体耐受度适当调整剂量，对于严重肝功能不全患者目前尚无资料。

最常见的不良反应有腹泻、肌肉痉挛、乏力、恶心、呕吐和失眠。

2. 卡巴拉汀　卡巴拉汀为乙酰胆碱酯酶和丁酰胆碱酯酶双重抑制剂。口服吸收迅速而完全，约 1 小时达到血浆峰浓度。容易通过血-脑屏障。由于药物与其靶酶相互作用并饱和代谢的原因，此药物的动力学是非线性的。其代谢产物主要通过肾脏排泄。肝肾功能不全患者的药代动力学变化对不良反应的发生率或严重程度均无影响，故不需要调整剂量。

卡巴拉汀需要与食物同服。剂量调整依赖于对调整前用量的良好耐受性，并且只有在当前剂量水平治疗至少 2 周后，才可以考虑加量。用法用量为：起始剂量为 1.5 mg，每天 2 次；如患者服用至少 4 周以后对此剂量耐受良好，可将剂量增至 3 mg，每天 2 次；服用至少 4 周以后对此剂量耐受良好，可逐渐增加剂量至 4.5 mg，以至 6 mg，每天 2 次，最大推荐剂量为每天 12 mg。不能耐受每天 2 次用法的患者，在每天服药总量相同的情况下，可考虑分 3 次服用。如果出现不良反应(如恶心、呕吐、腹痛或食欲减退)或体重下降，可能是机体对漏服一次或多次药物所产生的反应，如果这些症状持续存在，应该将日剂量降回到以前耐受良好的剂量水平。如果治疗中断超过 3 天，应该以最低日剂量重新开始。

常见胃肠道不良反应，包括恶心和呕吐，特别是在加量期。临床试验发现，女性患者更易于出现胃肠道反应和体重下降。

3. 加兰他敏　加兰他敏为一种选择性、竞争性及可逆性乙酰胆碱酯酶抑制剂，并可使烟碱受体发生变构。口服吸收快，1 小时左右达峰浓度，终末半衰期为 8.22 ± 1.62 小时，与食物同服时吸收速度减慢，但总吸收量不受影响。本品可透过血-脑屏障，脑内药物浓度为血浆浓度的 3 倍，主要由肾脏排出体外。

起始剂量为 5 mg，每天 2 次，1 周后可改为一次 10 mg，每天 2 次，餐后服用。治疗过程中保证足够液体摄入。

常见疲劳、头晕眼花、头痛、发抖、失眠、梦幻等神经系统不良反应；腹胀、反胃、呕吐、腹痛、腹泻、厌食及体重减轻、消化不良等胃肠道反应也较常见；另有心动过缓、心律不齐等。

4. 石杉碱甲　石杉碱甲对乙酰胆碱酯酶具有选择性抑制作用，具有促进记忆再现和增强记忆保持的作用。口服后吸收迅速，口服的生物利用度为 96.9%，易通过血-脑屏障。每次 0.1～0.2 mg，每天 2 次，一日量最多不超过 0.45 mg，疗程 1～2 个月。

一般无严重不良反应，少数患者可有头晕、恶心、呕吐、出汗、便秘、失眠等，一般不需处理或减少服用剂量即可消失。

(二)N-甲基天冬氨酸(NMDA)受体拮抗剂

越来越多的证据显示,谷氨酸能神经功能障碍会表现出神经退行性痴呆的临床症状和疾病进展。美金刚(memantine)是一种电压依赖性、中等强度亲和力的非竞争性 NMDA 拮抗剂,可以阻断谷氨酸浓度病理性升高导致的神经元损伤。该药可空腹服用,也可随食物同服。为减少不良反应的发生,在治疗的前 3 周应按每周递增 5 mg 的方法逐渐达到维持剂量。用法用量为:第 1 周为每天 5 mg(半片,晨服),第 2 周每天 10 mg(每次半片,每天 2 次),第 3 周每天 15 mg(早上服 1 片,下午服半片),第 4 周以后服用推荐的维持剂量每天 20 mg(每次 1 片,每天 2 次)。

(三)吡咯烷酮类脑代谢激活剂

此类药物为 γ 氨基丁酸的环化衍生物,可促进磷酰胆碱和磷酰乙醇胺合成,提高 ATP/ADP 比值,使大脑中蛋白质和核酸的合成增加。临床用于脑血管病导致智力障碍的治疗,常用的有吡拉西坦(piracetam)、奥拉西坦(oxiracetam)和茴拉西坦(aniracetam)。

1. 吡拉西坦　吡拉西坦口服易吸收,30～45 分钟血药浓度达峰值。在体内分布较广,易透过血-脑脊液屏障和胎盘屏障,在脑和脑脊液中的浓度较高。在体内不被代谢,94%～98%的药物以原形由肾清除,1%～2%经粪便排出。消除半衰期为 5～6 小时。用法用量:口服,每次 0.8～1.6 g,每天 3 次,4～8 周为一疗程。

2. 茴拉西坦　茴拉西坦口服后迅速吸收,分布于肝、肾,并能透过血-脑脊液屏障。主要在肝脏代谢,N-茴香酰-GABA 约占代谢产物的 70%,具有促智活性。服药后 24 小时,77%～85%以代谢产物形式从尿中排出,4%经粪便排出,极少以原形排出。用法用量:口服,每次 0.2 g,每天 3 次。

3. 奥拉西坦　奥拉西坦在肝、肾分布浓度较高,主要通过肾脏代谢,48 小时内 90%以上的药物以原型从尿中排出,老年人与健康成年人的肾脏消除速度无显著性差异。用法用量:口服给药,每次 800 mg,每天 2～3 次;静脉滴注,每次 4 g,每天 1 次,加入 5%葡萄糖注射液 100～250 mL 或 0.9%氯化钠注射液 100～250 mL 中,疗程为 3 周。

(四)其他

1. 吡硫醇(pyritinol)　吡硫醇为维生素 B_6 的衍生物,由两分子维生素 B_6 以双硫键相连而成,能激活脑内胆碱能系统,使脑皮质层内突触后胆碱能神经元活性增强,第二信使 cGMP 增加,γ 氨基丁酸减少;同时激活脑内多巴胺,增强大脑对缺氧的耐受性;还能促进脑内葡萄糖及氨基酸代谢,改善全身同化作用;也可增加颈动脉血流量,改善脑血流量和脑生物电活动。用法用量:口服,每次 100～200 mg,每天 3 次。

2. 艾地苯醌(idebenone)　艾地苯醌为脑代谢改善药,可激活脑线粒体呼吸活性,改善脑缺血的脑能量代谢,改善脑内葡萄糖利用率,使脑内 ATP 产生增加,抑制脑线粒体膜脂质过氧化作用所致的膜功能障碍。用法用量:口服,成人每次 30 mg(1 片),每天 3 次,饭后服用。

三、用药注意事项与患者教育

（一）用药注意事项

1. 由于乙酰胆碱酯酶抑制剂可使胆碱能神经作用增强，胃肠蠕动增加、胃酸分泌增多，可出现恶心、胃部不适。这些反应多发生在治疗初期或加量期，故用药应从小剂量开始，并观察胃肠道反应，良好耐受后加量比较安全。

2. 应注意乙酰胆碱酯酶抑制剂可能与其他药物发生药效学的相互作用。如抗胆碱作用的阿米替林等可使乙酰胆碱酯酶抑制剂的疗效降低，并使认知、行为等功能恶化。一些抗精神病药具有潜在的抗胆碱作用，与乙酰胆碱酯酶抑制剂合用可引发锥体外系反应。反之，使用胆碱受体激动剂等拟胆碱药物可与乙酰胆碱酯酶抑制剂产生协同作用，加重恶心、呕吐等不良反应。乙酰胆碱酯酶抑制剂可延长琥珀酰胆碱（succinylcholine）的肌松作用，应用时需注意。

3. 美金刚部分通过肾小管分泌，尿液碱化剂（碳酸肝酶抑制剂、碳酸氢钠）可降低美金刚的清除率而使药物血浆浓度升高。

4. 吡拉西坦与华法林等抗凝药联用，可延长凝血酶原时间，抑制血小板聚集。

（二）患者教育

1. 多奈哌齐晚上睡前服用，卡巴拉汀需要与食物同服，艾地苯醌、加兰他敏饭后服用。服药时必须有人在旁陪伴，帮助患者将药全部服下，以免遗忘或错服。

2. 若出现一次漏服，请尽快补上，但若接近下次服药时间，则无须补服。

3. 老年痴呆患者常常不承认自己有病，或者幻觉、多疑，认为给的是毒药，常常拒绝服药，需要耐心解释。

4. 痴呆老人服药后往往不能述说不适，护理人员要细心观察患者有何不良反应。对伴有抑郁症、幻觉和自杀倾向的患者，要管理好药品，放到患者拿不到的地方。

5. 通过锻炼、平衡膳食、规律生活、减少应激来促进脑健康。为减少患者走失或迷路，可给患者佩戴有联系人电话的牌子。

复习思考题

1. 名词解释：(1)老年痴呆症；(2)乙酰胆碱酯酶抑制剂；(3)N-甲基天冬氨酸（NMDA）受体拮抗剂；(4)吡咯烷酮类脑代谢激活剂。

2. 胆碱酯酶抑制剂有哪些？

3. 多奈哌齐的用法用量是什么？

4. 卡巴拉汀的服用方法是什么？

5. 美金刚的服用方法是什么？

6. 抗 AD 药物的用药注意事项有哪些？

（山东省千佛山医院　崔学艳）

第十一章
精神科疾病

第一节　焦虑症

内容提要

本节介绍焦虑症的病因与发病机制、临床表现与诊断、常用药物及应用评价、治疗药物选用、用药注意事项与患者教育。要求了解焦虑症的病因与发病机制、临床表现与诊断，熟悉常用药物的种类、作用特点及应用评价，掌握抗焦虑药物的合理选用、用药注意事项以及患者教育。

焦虑症(anxiety disorder)是一种难以控制、持续、极度担忧自身安全和其他不良后果，伴有严重自主神经症状和运动性不安，或睡眠障碍和注意力不集中等症状的精神疾病。主要表现为发作性或持续性的焦虑、紧张、惊恐不安等焦虑情绪。

一、病因与发病机制

现有证据表明，焦虑症是由包括易感个体(如遗传因素和幼儿时期的不幸经历)和压力(如工作压力或痛苦的经历)等在内的多种因素相互作用所致的精神性疾病。而易感个体又与遗传因素和中枢神经系统功能异常有关。

(一)病因

焦虑症与身体残疾或影响生活质量低下的慢性疾病之间有独立的强相关性，焦虑可以是许多疾病最初的临床症状之一，因此很难将焦虑症与身体的某种疾病区分开来。焦虑症的病因可分为疾病和药物两个方面。

1. 常见疾病

(1)心血管疾病：冠心病、心律失常、心肌病、充血性心力衰竭、高血压等。

(2)内分泌和代谢疾病：库欣综合征、糖尿病、甲状旁腺功能亢进、甲状腺功能亢进、甲状腺功能低下、低血糖、低钠血症、高钾血症、嗜铬细胞瘤以及维生素 B_{12} 和叶酸缺乏等。

(3)呼吸系统疾病:哮喘、慢性阻塞性肺病、肺栓塞和肺炎等。

(4)神经系统疾病:偏头痛、癫痫、脑卒中、脑肿瘤和疼痛控制不佳等。

(5)精神疾病:多见于患有心境障碍、精神分裂症、痴呆和使用精神活性物质(psychoactive substance)所致的精神障碍患者,且常常会有两种或两种以上的精神障碍共存,因此对于焦虑症的诊断和治疗要充分考虑合并其他精神障碍的可能。

(6)其他:贫血、癌症、系统性红斑狼疮和前庭功能障碍等疾病,也会引发焦虑症状。

2. 常见药物　药物引起的焦虑一般都是在治疗开始后很快出现的。使用对中枢神经系统有兴奋作用,并具有剂量依赖性的药物时,即使很小有效量,也会发生焦虑,甚至导致惊恐发作。使用中枢神经系统抑制药物时,突然停药也可以出现焦虑症状,特别是儿童和老年人。

(1)作用于中枢神经系统的药物:①精神活性物质:安非他明(amphetamine)、哌醋甲酯(methylphenidate)、烟碱(nicotine)、咖啡因、可卡因、大麻(cannabis)。②拟交感神经药:伪麻黄碱(pseudephedrine)、苯肾上腺素(phenylephrine)。③抗抑郁药:选择性 5-HT 再摄取抑制剂、5-HT 及去甲肾上腺素再摄取抑制剂(serotonin and norepinephrine reuptake inhibitor, SNRI)、安非他酮(bupropion)。④拟多巴胺类药:金刚烷胺、左旋多巴(levodopa)。⑤抗癫痫药物:卡马西平、苯妥英钠。

(2)其他具有中枢作用的药物:①糖皮质激素:泼尼松。②甲状腺激素:左甲状腺素。③支气管扩张剂:沙丁胺醇、茶碱。④非甾体类抗炎药:布洛芬、吲哚美辛。⑤抗菌药:喹诺酮类、异烟肼。⑥强心苷类:地高辛。⑦抗胆碱药。⑧抗组胺药。⑨抗高血压药。⑩中草药:麻黄(ephedra)、人参(ginseng)等。

(二)发病机制

1. 遗传因素　与焦虑症具有明显相关性。家系研究发现,焦虑症患者一级亲属中的患病率远高于其他亲属,血缘关系越近,发病率越高,并且具有早期遗传现象;双生子同病率的研究结果显示,单卵双生子的同病率显著高于双卵双生子,说明遗传因素占有重要地位。患有心境障碍的寄养子,其亲生父母的患病率高于寄养父母的患病率,提示遗传因素远大于环境因素。

2. 神经化学递质　生物化学和影像学研究显示,无论是普通的焦虑还是焦虑状态,都会涉及大脑多个区域以及各种神经化学递质的功能异常。已知的神经递质包括:去甲肾上腺素(NE)、γ 氨基丁酸(GABA)、5-羟色胺(5-HT)、促肾上腺皮质释放因子(corticotropin-releasing factor, CRF)和胆囊收缩素(CCK)。

(1)神经解剖实验模型揭示,杏仁核、蓝斑和背侧迷走复合体是 NE 和 5-HT 能神经元密集的区域,后者受多种神经递质的调节。$5\text{-}HT_{1A}$ 受体是该受体家族中最重要的介导焦虑的受体。

(2)中枢神经系统 $GABA_A$ 亚型受体与焦虑有关。

(3)CCK 分布于大脑皮层、海马、杏仁核等脑区,焦虑时胆囊收缩素分泌增加。

(4)CRF 存在于与焦虑或恐惧反应相关的大脑区域,可能是焦虑和抑郁的共同通路。

二、临床表现与诊断

按照《中国精神障碍分类及诊断标准(第3版)》(简称CCMD-3)的分类方法,将焦虑症分为惊恐障碍(panic disorder, PD)和广泛性焦虑障碍(generalized anxiety disorder, GAD)两种,主要症状为焦虑的情绪体验、自主神经功能失调及运动性不安。

1. 惊恐障碍　以反复的惊恐发作为主要原发症状。惊恐发作也可继发于多种精神障碍,如恐惧性神经症、抑郁症等,并应与某些躯体疾病相鉴别,如癫痫、心脏病发作、内分泌失调等。原发惊恐障碍的诊断要点如下:

(1)发作一般无明显诱因,可不局限于任何特定的情境,具有不可预测性。

(2)在发作间歇期,害怕或担心再发作。

(3)发作时表现强烈的恐惧、焦虑及明显的自主神经症状,并常有人格解体、现实解体、濒死恐惧,或失控感等痛苦体验。

(4)发作时意识清晰,事后能回忆;发作突然,迅速达到高峰。

(5)1个月内至少有3次惊恐发作,或首次发作后继发害怕再发的焦虑持续1个月。

(6)常规体检和实验室检查基本正常,或仅有心动过速、偶发早搏等,难以解释患者的症状。

2. 广泛性焦虑障碍　广泛性焦虑障碍是一种缺乏明确对象和具体内容的提心吊胆,及紧张不安为主的焦虑症。GAD是常见的焦虑障碍,常为慢性病程,终生患病率为4.1%～6.6%。多数GAD合并有抑郁障碍、惊恐障碍、强迫障碍等,称为共病现象。诊断要点如下:

(1)不能控制、无明确对象的过度焦虑和忧虑,以及紧张不安、注意力不易集中或头脑空白,病程至少6个月。

(2)显著的自主神经症状,肌肉紧张及运动性不安。

(3)患者难以忍受,感到痛苦,社会功能受损。

三、常用药物及应用评价

(一)抗焦虑药

1. 苯二氮䓬类(BDZ)　此类药物主要是加强γ氨基丁酸(GABA)能神经元的中枢抑制效应,小剂量时即有抗焦虑作用,可以迅速缓解急性焦虑症状。因不良反应小、临床疗效好,而广泛用于抗焦虑。受脂溶性的影响,该类药物的吸收速率差别较大,并最终影响药物的起效时间;脂溶性较高的药物还可以增加向外周,尤其是脂肪组织的再分布,缩短了药物作用持续时间。大多数的BDZ类药物要经过肝脏氧化和葡萄糖醛酸化两步代谢后经肾脏排泄,老年、肝功能障碍以及使用抑制氧化代谢药物的患者,由于氧化代谢减弱,可以增加血中前体药物或代谢活性产物的水平。

(1)阿普唑仑和地西泮的脂溶性很强,可以迅速吸收并很快在中枢神经系统分布,因此可以在焦虑发作30～60分钟内起效,迅速缓解焦虑症状。由于地西泮肌内注射给药吸收不稳定,变化很大,应避免在临床使用。

(2)劳拉西泮的脂溶性较差,因此该药物无论吸收还是起效时间都比地西泮滞后。由于劳拉西泮肌内注射给药吸收迅速且完全,更多在临床使用。

2. 丁螺环酮　丁螺环酮属于阿扎哌隆(azaperone)类药物,为5-HT_{1A}受体部分激动剂,抗焦虑作用可能与激活5-HT能神经元的5-HT_{1A}受体,抑制5-HT神经递质转换,降低5-HT神经功能有关。此外,对中枢DA受体和α_2受体的阻断作用,也可能参与了抗焦虑作用。同类的药物还有坦度螺酮(tandospirone),改善焦虑症状疗效肯定。我国原国家食品药品监督管理局(state food and drug administration, SFDA)批准的丁螺环酮适应证是各种焦虑症,坦度螺酮的适应证为各种神经症所致的焦虑状态,如广泛性焦虑障碍(GAD)。

(1)作用特点:与BDZ比较,优点是镇静作用弱、运动障碍轻、对记忆影响小、无成瘾性,但其起效慢,需2～4周甚至更长时间起效,不适用于急性短暂焦虑症治疗,对广泛性焦虑的疗效与标准的BDZ类药物相当,如地西泮、劳拉西泮、阿普唑仑等。临床上30%～46%的焦虑症患者合并抑郁症状,丁螺环酮对伴有焦虑的抑郁症疗效优于丙咪嗪(米帕明,imipramine)。此外,该药还用于改善迟发性运动障碍和小脑共济失调的症状。不良反应较轻,有头晕、头痛、恶心、呕吐及胃肠功能紊乱等。

(2)药动学:口服吸收迅速而完全,0.5～1小时达血药浓度高峰,有肝脏首过效应,平均$t_{1/2}$约为2.5小时。因此每天需多次给药,影响患者的用药依从性。吸收后约90%与血浆蛋白结合。大部分在肝内代谢,其代谢产物仍有一定生物活性。口服后,约60%由肾脏排泄,40%由粪便排出。肝硬化时,由于首过效应降低,可使血药浓度增高,药物清除率明显降低,肾功能障碍时清除率轻度减低。

(二)具有抗焦虑作用的抗抑郁药

1. 选择性5-HT再摄取抑制剂(SSRI)　临床常用的有氟西汀(fluoxetine)、帕罗西汀(paroxetine)、舍曲林、氟伏沙明(fluvoxamine)、西酞普兰(citalopram)、艾司西酞普兰(escitalopram)。优点是不良反应少,耐受性(tolerance)好,可用于焦虑患者共病性抑郁的治疗;缺点是起效慢,通常需要4～12周时间,用药初期症状可能会加重。

2. 选择性5-HT及去甲肾上腺素(NE)再摄取抑制剂(SNRI)　代表药物有文拉法辛(venlafaxine)和度洛西汀。

3. 去甲肾上腺素及特异性5-HT能抗抑郁药(norepinephrine and specific serotonin antidepressant, NaSSA)　代表药物为米氮平(mirtazapine),特点是镇静作用明显,能改善食欲,抗胆碱能作用轻。

4. 5-HT受体拮抗和再摄取抑制剂(serotonin antagonist/reuptake inhibitor, SARI)　代表药物为曲唑酮(trazodone),与镇静药或乙醇联用可加强中枢抑制作用,易引起血压降低,与降压药联用应谨慎。

5. 三(四)环类抗抑郁药(tri/tetra cyclic antidepressant, TCA)　此类药物有氯米帕明、阿米替林、多塞平(doxepin)等,可用于焦虑患者共病性抑郁治疗。

6. 单胺氧化酶抑制剂(MAOI) 新一代可逆性单胺氧化酶A抑制剂(reversible monoamine oxidase A inhibitor, RIMA),如吗氯贝胺(moclobemide),较少受酪胺(tyramine)食物影响,但作用较不可逆MAOI差。

(三)其他用于焦虑治疗的药物

1. β受体阻滞剂 如普萘洛尔减轻焦虑的某些躯体症状:震颤、出汗、颜面潮红和心动过速等,这些躯体症状是由于交感神经系统激活所致,因此可有效减轻伴有急性应激障碍、适应障碍、广泛性焦虑、惊恐障碍和恐惧症的躯体症状性焦虑。

2. 抗癫痫药 普瑞巴林可以有效减少焦虑症状,在欧洲被批准用于广泛性焦虑的治疗,主要是用于对SSRI或SNRI不耐受以及用药后症状不能缓解的焦虑患者,起效时间和疗效与苯二氮䓬类相似。同类药物还有加巴喷丁。这类药物起效迅速,但尚缺乏随机对照试验有效证据的支持,且有镇静作用,也存在发生耐受性或依赖性(dependence)的风险。

3. 抗精神病药物 美国食品药品管理局批准第一代抗精神病药用于焦虑治疗已有多年,其中三氟拉嗪(trifluoperazine)可用于精神病性焦虑的短期治疗,通常使用小剂量(与治疗精神病相似的剂量)治疗,用药的1～2周内即可见效。有证据显示,第二代(非典型)抗精神病药物既可以单独使用,也可与其他药物合用,可有效减轻焦虑症状。常用药物有阿立哌唑(aripiprazole)、奥氮平(olanzapine)、喹硫平(quetiapine)和利培酮(risperidone),尤其是与其他药物合用有增效作用。主要不良反应是体重增加,血糖、血脂异常和锥体外系症状(extrapyramidal symptoms, EPS)。

4. 抗组胺药 临床研究显示,羟嗪(hydroxyzine)的抗焦虑作用与丁螺环酮比较略占优势,但两者之间没有显著差异。主要用于其他抗焦虑药不耐受或无效,或是需要镇静药物的患者。

四、治疗药物选用

(一)根据症状的药物选择

1. 治疗惊恐障碍(PD) 首选SSRI,NaSSA和SNRI也选择较多,我国SFDA批准治疗惊恐障碍的药物有帕罗西汀、艾司西酞普兰、氯米帕明;同时伴有广场恐惧症的患者,采取认知行为治疗(cognitive behavioral therapy, CBT)较单用丙咪嗪更少复发。CBT适用于不能或不愿服药的患者。

2. 治疗广泛性焦虑障碍(GAD) 主要药物有苯二氮䓬类、5-HT_{1A}受体部分激动剂、具有抗焦虑作用的抗抑郁药及其他药物。与TCA相比,SSRI、SNRI类药物的反应较轻,常被推荐为治疗GAD的一线药物。临床实践中,医生会根据患者的临床表现选择一些未在中国批准该适应证的抗抑郁药物,具体选择可以参考《西澳大利亚焦虑症药物治疗指南》(2008年)中一、二线药物的治疗推荐(见表11-1-1)。

表 11-1-1　　常用抗焦虑药物的临床应用

焦虑症类别	一线治疗药物		二线治疗药物	
	分类	名称	分类	名称
惊恐障碍	SSRI	西酞普兰、艾司西酞普兰、氟西汀、氟伏沙明、帕罗西汀、舍曲林	TCA	氯米帕明、丙咪嗪
			SNRI	文拉法辛
			NRI	瑞波西汀
			MAOI 和 RIMA	苯乙肼、吗氯贝胺
			NaSSA	米氮平
			BZD	阿普唑仑、氯硝西泮、劳拉西泮
			AC	丙戊酸
广泛性焦虑	SSRI	帕罗西汀、艾司西酞普兰、舍曲林	AC	普瑞巴林
			SNRI	度洛西丁
			TCA	丙咪嗪
	SNRI	文拉法辛缓释剂	NaSSA	米氮平
			其他抗焦虑药	丁螺环酮
			BZD	阿普唑仑、地西泮、劳拉西泮、溴西泮

3. 苯二氮䓬类药物的选用　BZD 是治疗急性焦虑最有效、处方最多的药物，单药治疗有 65%～75%的 GAD 患者显效或有效，且在治疗头两周就可见效，对 GAD 的躯体和自主神经症状治疗效果最好。治疗持续性焦虑和躯体症状，则以血浆半衰期较长的药物为宜，如地西泮、氯氮䓬(chlordiazepoxide)、阿普唑仑；如焦虑呈波动形式，应选择短半衰期的药物，如奥沙西泮(oxazepam)、劳拉西泮等。

4. 药物联合治疗　抗抑郁药联合的有效性证据不多，但对于难治性或其他药物无效的焦虑症，在得到患者知情同意后，可由精神科医生尝试抗抑郁药的联合治疗。①通常推荐的联合是 SSRI 与瑞波西汀或米氮平，或 SNRI 联合米氮平。②两个 SSRI 类药物的联合缺乏证据的支持。③SSRI 或 TCA 尽量避免与 MAOI 联用，只有在临床监护情况下，方能使用。④小剂量 TCA(除外氯米帕明)可与 SSRI 联合改善睡眠。抗抑郁药联合肯定会增加不良反应，特别是增加发生 5-HT 综合征(5-HT syndrome)的风险。

(二)特殊人群用药

1. 老年人　治疗前应明确焦虑症的病因、目前所用药物以及是否患有阿尔茨海默症等，上述因素都会影响抗焦虑药物的疗效。

(1)老年焦虑症患者建议使用 SSRI(氟西汀除外)和吗氯贝胺，文拉法辛、西酞普兰、度洛西丁和普瑞巴林对老年广泛性焦虑患者具有很好的疗效。而帕罗西汀由于抗胆碱作用较其他 SSRI 更大，因此也很少用于老年患者。TCA、文拉法辛和米氮平可以引起低血压，增加跌跤的风险。由于TCA的抗胆碱作用，因此不用于老年患者。

(2)老年人和肝脏功能障碍者，对药物的代谢能力减退，改变药物的分布容积，容易发生药物蓄积，增加不良反应和中毒的风险。因此，建议老年患者选用短、中效，不产生活性代谢产物的BZD类药物。由于老年患者对BZD的CNS不良反应更为敏感，用药后更容易跌倒，造成髋骨骨折，因此使用BZD应格外谨慎，给药剂量要个体化。文拉法辛、氟伏沙明、吗氯贝胺和舍曲林的药动学参数随年龄改变不明显，用于老年患者不必减量，而其他抗抑郁药物用于老年人时应该剂量减半。度洛西丁应避免用于肝功能障碍患者。

2. 儿童和青少年焦虑症患者　首选心理干预，而非药物治疗。心理治疗对于儿童或青少年各种焦虑症具有很好的疗效，可以采取多种方法共同干预，不能单凭药物治疗。

(1)除了氟伏沙明、舍曲林用于治疗儿童强迫症(obsessive-compulsive disorder，OCD)，以及氟伏沙明用于其他一些焦虑治疗外，其他药物对儿童或青少年焦虑的治疗缺乏证据。

(2)SSRI用于青春期前焦虑患者可能有效，但会引起或增加自杀意念，因此，需要告知患者或看护人员，并注意后续的随访工作。文拉法辛具有较高的自杀意向，因此不建议作为儿童群体的常规治疗药物。

(3)TCA可引起心血管毒性反应，严重的可以导致猝死，用于儿童或青少年须格外小心。

(4)BZD药物可以引起意识模糊，影响孩子的学习。抗精神病药物即使使用小剂量，也有可能引发锥体外系反应。

3. 妊娠期和哺乳期用药　妊娠期和哺乳期患者若有明确指征可以用药，但用药前须与患者及家属讨论用药的利与弊，并得到患者认可后方可用药。

(1)妊娠期用药：去甲替林引起的低血压发生率较低，可以作为妊娠期焦虑的治疗药物。但应尽量避免使用MAOI、帕罗西汀、大剂量BZD和抗癫痫药，以免对胎儿、新生儿生长发育产生不良影响。

1)妊娠头3个月使用帕罗西汀可以导致罕见的严重婴儿心脏室间隔缺损，使用BZD发生胎儿唇腭裂的风险很大。抗癫痫药物丙戊酸钠(sodium valproate)、卡马西平都属于D级，妊娠期使用也可以导致胎儿畸形。

2)按照FDA妊娠安全分级，TCA、氟西汀、西酞普兰、艾司西酞普兰属于C级，舍曲林为B级，虽然致畸可能性不大，但可以发生可逆的不良反应，如母体使用TCA、SSRI后，新生儿可能出现撤药综合征或5-HT综合征。

3)妊娠妇女使用SSRI可增加新生儿肺动脉高压的风险，特别是怀孕20周以后，使用该药应慎重。

4)虽然怀孕期间使用TCA或SSRI没有显示对出生后婴儿远期的神经发育产生不良影响，但鉴于研究资料有限，临床应用这些药物仍需持谨慎态度。

(2)哺乳期妇女用药：对乳儿的影响应从两方面考虑，一是新生儿对药物的消除能力差，二是母乳中药量的多少，通常母乳中的药量不足母体摄入药量的10%被认为是安全的。

1)SSRI药物艾司/西酞普兰、氟伏沙明、帕罗西汀和舍曲林在母乳中的含量较低，对乳儿不良反应报道较少；瑞波西丁进入母乳的药量较小，未见对哺乳儿有不良影响；吗氯贝胺和其他TCA药物进入母乳中的量也很小，很少对哺乳儿产生作用。文拉法辛属于

SNRI 药物，进入母乳中的药量较大，但是对乳儿的不良影响较小。

2）哺乳期间应避免使用氟西汀、多塞平和 BZD。氟西汀及其代谢产物去甲氟西汀在母乳中的含量相对较大，并有乳儿中、短期不良反应的报告。多塞平应避免用于哺乳妇女，因该药可以对哺乳儿产生镇静和呼吸抑制作用。

五、用药注意事项与患者教育

（一）用药注意事项

治疗焦虑症的药物使用时间长，不良反应多，因此监护患者不良反应的发生并进行有效干预，是增加患者依从性和完成治疗的重要工作，具体实施方法如表 11-1-2 所示。

表 11-1-2　治疗焦虑症药物的不良反应和监护

药物	不良反应	监测项目	说明
SSRI	神经过敏综合征	与患者交谈	
	自杀	与患者交谈	年龄在 25 岁以下或伴抑郁的焦虑患者在治疗的前几周要每周监测
	恶心、腹泻	与患者交谈	典型的一过性反应
	头痛	与患者交谈	典型的一过性反应
	体重增加	体重、BMI、腰围	帕罗西汀导致体重增加的可能性更大
	性功能障碍	与患者交谈	也是患者不依从的主要原因
	低钠血症	生化或电解质检查	药物治疗前应检查患者的血钠基础值，治疗开始后应定期检查，对于高危患者，尤其是 65 岁以上老年患者，更应该缩短检查周期
	血小板减少症	全血细胞计数	使用西酞普兰时应该检测
	致畸	妊娠基础检查	在妊娠期间避免使用帕罗西汀，该药 FDA 妊娠安全性分级为 D 级
	QT 间期延长	ECG	患心脏疾病者，使用西酞普兰前应做 ECG 检查，掌握 QT 间期的时间
	停药症状	与患者交谈	避免骤然停药

续表

药物	不良反应	监测项目	说明
SNRI	神经过敏综合征	与患者交谈	
	自杀	与患者交谈	年龄在25岁以下或伴抑郁的焦虑患者在治疗的前几周要每周监测
	恶心、腹泻	与患者交谈	典型的一过性反应
	头痛	与患者交谈	典型的一过性反应
	血压升高	血压	治疗开始时就应测量血压，治疗期间应定期监测血压
	性功能障碍	与患者交谈	也是患者不依从的主要原因
	停药症状	与患者交谈	避免骤然停药
TCA	神经过敏综合征	与患者交谈	
	自杀	与患者交谈	年龄在25岁以下或伴抑郁的焦虑患者在治疗的前几周要每周监测
	抗胆碱作用		禁用于闭角型青光眼、前列腺肥大和尿潴留的患者
	体重增加	体重、BMI、腰围	
	性功能障碍	与患者交谈	也是患者不依从的主要原因
	镇静	与患者交谈	尽可能在睡前给药
	心律失常	ECG	对于儿童和40岁以上患者，用药前须做ECG检查，随后定期检查
	体位性低血压	改变体位的血压	
	胆碱能神经反跳症状	与患者交谈	应逐渐减量，避免突然停药
BDZ	嗜睡、疲劳	与患者交谈	避免操作大型机械，随着用药时间延长，患者会逐渐适应
	顺应性遗忘和记忆力减退	与患者交谈	同时饮酒会加重发生顺应性遗忘的风险
	依赖性	与患者交谈，监测患者取药频率	监测初期的取药次数或使用剂量是否增加
	撤药综合征	体检，与患者交谈	停药时应逐渐减量
	呼吸抑制	呼吸频率	避免与其他抑制CNS药物（阿片类、乙醇等）合用
	精神运动障碍	体检	跌跤的危险增加
	缺乏自制的矛盾反应	体检，家庭成员的报告	在老年人或儿童中可发生焦虑、激越、易怒等

续表

药物	不良反应	监测项目	说明
丁螺环酮	嗜睡、眩晕	与患者交谈	典型的一过性反应
	恶心、腹痛	与患者交谈	典型的一过性反应
苯乙肼	神经过敏综合征	与患者交谈	
	自杀	与患者交谈	年龄在 25 岁以下或伴抑郁的焦虑患者在治疗的前几周要每周监测
	高血压危象	血压	避免药物相互作用,避免食用含有酪胺的食物
	体位性低血压	改变体位的血压	
普瑞巴林	眩晕、嗜睡		
	外周水肿		
	体重增加	体重	
	血小板减少症	全血细胞计数	
喹硫平	镇静		
	代谢综合征	体重、BMI、腰围	治疗前检查空腹血脂、血糖水平,以后定期检查;禁食含脂和糖的食物
	静坐不能	与患者交谈	
	迟发运动障碍	不自主运动量表	
	体位性低血压	改变体位的血压	

1. BZD 的不良反应有嗜睡、乏力、运动失调、轻度头昏、头痛、健忘等,长期应用可出现耐受性、依赖性及成瘾性,停药后可出现戒断症状(失眠、激动、焦虑、噩梦,甚至惊厥、精神失常),但与巴比妥类相比为轻。故 BZD 应短期或间断性用药,不宜长期服用。突然停药可发生撤药综合征,表现为:①症状出现反跳,又回到初始状态,甚至焦虑症状较以前更加严重。②出现复发,回到治疗前初始状态,强度相同。③出现新的症状或以前症状加重。防治措施包括:

(1)半衰期较短的 BZD 停用后撤药综合征通常会在 24~48 小时出现,而半衰期较长的 BZD 发生撤药综合征则需要 3~8 天。在 BZD 减量过程中使用卡马西平或普瑞巴林,可有助于减少撤药综合征的发生。

(2)停用 BZD 的原则:每周减量 25%,减到一半剂量后,再每 4~7 天减 1/8;如果疗程超过 8 周,减量时间建议为 2~3 周;如果治疗时间超过 6 个月,推荐减量时间为 4~8 周为宜;若疗程更长,减量用时则需要 2~4 个月。

(3)BZD 的急性过量中毒可出现运动失调、肌无力、昏迷、呼吸抑制等,除采用洗胃、对症治疗外,还可采用特效阻断药氟马西尼(flumazenil)治疗。

2. 5-HT 综合征 当使用一个大剂量的 5-HT 能神经药物,或增加一个 5-HT 能神经药物,或更换抗抑郁药物,或两个作用机制不同,但都可增加 5-HT 水平的药物(如 SS-

RI与MAOI)合用时,可发生5-HT综合征。症状包括腹痛、腹泻、出汗、寒冷或发热、心动过速、血压升高、震颤、共济失调、肌阵挛、精神错乱(谵妄)、轻度躁狂、激惹、敌对和情绪改变,严重者可导致高热、休克,甚至死亡。需要注意的是,5-HT综合征的早期症状类似于焦虑症。

3. 药物相互作用

(1)BZD:与CNS抑制剂(如阿片类、抗精神病药、抗组胺药)或乙醇合用,可以增加镇静作用的不良反应,严重的甚至可危及生命。地西泮、阿普唑仑等经肝药酶CYP3A4代谢,使用CYP3A4抑制剂氟康唑、红霉素、利托那韦(ritonavir),可以使前者的血药浓度增加;反之,如果使用CYP3A4诱导剂卡马西平、圣·约翰草(St. John's wort),可以降低前者的血药浓度。

(2)丁螺环酮:①与抑制肝脏CYP3A4代谢酶的药物,如维拉帕米、伊曲康唑等合用,丁螺环酮的血药浓度升高;而与肝脏CYP3A4代谢酶诱导剂利福平合用,可以引起丁螺环酮药物浓度降低10倍。②使用MAOI的患者,服用丁螺环酮可使血压升高。

(二)患者教育

1. 药物治疗与心理治疗的综合应用,是获得最佳治疗效果的方法。让患者明白疾病的性质,可更好地配合治疗;对焦虑体验有正确的认知,避免进一步加重。舒缓的音乐可以缓解焦虑症状。鼓励患者进行适当体育锻炼。

2. 治疗期间应避免饮用咖啡、吸烟、饮酒或使用减充血药,同时应该告知患者,OTC止痛药物、高热量饮食中可能含有咖啡因。酒精不能用来缓解焦虑症状,反而可以导致恶性循环。

3. BZD类药物

(1)BZD用于急性焦虑治疗,用药时间不宜超过4周;若症状仍未缓解,应选用抗抑郁药物。劳拉西泮和奥沙西泮脂溶性低,起效缓慢,作用时间长,因此不推荐用于焦虑症状的快速缓解。

(2)地西泮或氯氮䓬肌内注射吸收不稳定;而劳拉西泮肌内注射吸收迅速而完全。

(3)老年患者以及肝功能障碍患者的长期使用,应选择小剂量短半衰期的BZD,该类药物需要1～3天达稳态血浆浓度。

(4)有药物滥用史的患者不应使用BZD类药物。

4. 丁螺环酮　起效较慢,需要2周后见效,适于短期使用,用药过程中可能出现的不良反应有眩晕、头痛、紧张、眼花、恶心和兴奋,为一过性,多发生于药物治疗初期。该药很少引起镇静作用,但是驾车患者使用仍需谨慎。

5. 抗抑郁药物

(1)应告知患者,抗抑郁药用来治疗焦虑症,可能出现意识模糊的不良反应。使用帕罗西汀治疗惊恐障碍的初期,症状可能加重,是治疗过程的正常反应,应坚持治疗不要停药。

(2)治疗期间不要擅自停药,通常的疗程为6～12个月,甚至更长。需要长期接受药物治疗者,可以选择氟西汀每周给药1次,作为维持治疗药物。

6. β受体阻滞剂　多为“按需”给药，对症治疗。如果定期使用，突然停药会导致反跳现象，焦虑症状加重，因此患者会继续使用，可能造成对这类药物的精神依赖。

复习思考题

1. 名词解释：(1)焦虑症；(2)剂量依赖性；(3)促肾上腺皮质释放因子(CRF)；(4)惊恐障碍(PD)；(5)广泛性焦虑障碍(GAD)；(6)共病现象；(7)苯二氮䓬类(BDZ)；(8)单胺氧化酶抑制剂(MAOI)；(9)认知行为治疗(CBT)；(10)5-HT综合征；(11)儿童强迫症(OCD)；(12)撤药综合征。

2. 引起焦虑症的常见疾病是什么？常见致焦虑药物有哪些？

3. 与焦虑症发生有关的神经化学递质有哪些？

4. 原发惊恐障碍的诊断要点是什么？

5. 丁螺环酮的作用和药动学特点是什么？

6. 具有抗焦虑作用的抗抑郁药有哪些？

7. 治疗广泛性焦虑障碍(GAD)的药物有哪些？

8. 老年焦虑症患者应如何用药？

9. 儿童和青少年焦虑症患者如何用药？

10. 妊娠期和哺乳期焦虑症患者应避免使用哪些药物？

11. BZD的撤药综合征有哪些表现？应如何减轻或避免？

12. 丁螺环酮的药物相互作用有哪些？

13. BZD类的用药教育内容有哪些？

第二节　失眠症

内容提要

本节介绍失眠症的病因与发病机制、临床类型及表现、诊断与鉴别诊断、治疗目的与原则、治疗药物及应用评价、催眠药物的合理选用、用药注意事项以及患者用药教育。要求了解失眠症的病因、临床表现与诊断，熟悉治疗目的与原则、主要药物的临床应用及评价，掌握催眠药物的合理选用、用药注意事项以及患者教育。

失眠(sleeplessness)通常指对睡眠时间和(或)质量不满足，可以引起焦虑、抑郁或恐怖心理，导致精神活动效率下降，并影响日间社会功能的一种主观体验；失眠症(insomnia)则属于睡眠障碍(sleep disorder)的一种，也是临床最为常见的类型。

一、病因与发病机制

目前广泛认可的引起失眠的高危因素包括老年、女性、离异或单身、无业、存在其他疾病或精神疾病。而环境因素、心理社会应激则会诱发失眠和使得失眠迁延。

1. 环境因素　工作和生活的压力，生活中发生了重大事件，人际关系紧张，或出差的时差反应以及经常值夜班等。

2. 疾病因素　包括心血管疾病（心绞痛、心律失常和心力衰竭），呼吸系统疾病（哮喘、睡眠呼吸暂停），慢性疼痛（关节炎、头痛、癌症疼痛），内分泌系统疾病（糖尿病、甲状腺功能亢进），胃肠道系统疾病（胃食管反流病、消化性溃疡），神经系统疾病（谵妄、癫痫和帕金森病）和妊娠。

3. 精神疾病因素　情感障碍（抑郁、躁狂），焦虑症（广泛性焦虑、强迫症），精神活性物质的滥用（酒精以及镇静催眠药等撤药引起的反跳性失眠）等。

4. 药物因素　抗癫痫药，β受体激动剂，β受体阻滞剂，抗抑郁药（选择性5-HT再摄取抑制剂、5-HT去甲肾上腺素再摄取抑制剂），糖皮质激素，减充血药（伪麻黄碱），他汀类药，中枢神经系统兴奋药和多巴胺受体激动剂。

还有些药物可间接导致失眠，如利尿剂和血管紧张素转化酶抑制剂等药物，使用不当或不良反应会影响睡眠；精神物质如尼古丁和酒精的戒断或滥用也会引起失眠。

二、临床类型及表现

（一）失眠的类型

1. 根据病程分类

（1）短暂性失眠：通常时间小于1周，是自限性的，不必治疗。多由环境突然改变比如噪音和睡眠环境变化、心理应激、值夜班或时差影响所致。

（2）短期失眠：通常时间为1～4周。常与生活出现变故，比如丢失财物，生活或工作有了压力，身体出现了其他疾病或精神疾病有关。如果短期失眠得不到很好的治疗，可以进一步发展为长期失眠，进而增加患者的焦虑和抑郁。对于短期失眠发展为长期失眠，目前还没有一种预测的方法。

（3）长期失眠：通常时间大于4周。这种情况多由疾病（睡眠呼吸暂停、不安腿综合征、原发性失眠等）、精神障碍、精神药物的滥用导致，因此需要作进一步的临床评估，以排除这些因素。据统计有多达40%的长期失眠者与精神障碍，尤其是抑郁有关。

2. 按照病因分类

（1）原发性失眠：原发性失眠通常缺少明确病因，或在排除可能引起失眠的病因后仍遗留失眠症状，主要包括心理生理性失眠、特发性失眠和主观性失眠3种类型。

（2）继发性失眠：继发性失眠包括由于躯体疾病、精神障碍、药物滥用等引起的失眠，以及与睡眠呼吸紊乱、睡眠运动障碍等相关的失眠。

（3）其他：失眠常与其他疾病同时发生，有时很难确定这些疾病与失眠之间的因果关系，故近年来提出共病性失眠（comorbid insomnia）的概念，就是指那些同时伴随其他疾病的失眠。

（二）临床表现

1. 睡眠表现

（1）入睡困难：指睡眠潜伏期明显延长，入睡时间一般超过 30 分钟。

（2）睡眠维持障碍：即睡眠浅、易觉醒、频繁觉醒或长时间觉醒。整夜觉醒次数大于等于 2 次。

（3）早醒：即比平时醒得早，且醒后多不能再入睡。

（4）总睡眠时间减少：通常少于 6 小时，醒后不能使人精神振作或恢复精力，同时伴有日间功能障碍。

2. 主观性失眠表现　有些患者失眠仅表现为主观诉述，有时旁人见其打鼾，醒后仍称未睡，极度关注睡眠时间的长短或质量。可伴有焦虑、抑郁情绪。

3. 酒精或药物滥用（drug abuse）可能是失眠症的一个原因或结果，患者对失眠的恐惧和对失眠所致后果的过分担心可加重失眠。

三、诊断与鉴别诊断

（一）失眠的诊断必须符合下述条件

1. 存在以下至少 1 个症状。入睡困难、睡眠维持障碍、早醒、睡眠质量下降，或日常睡眠晨醒后感觉无恢复体力的睡眠（non-restorative sleep）。

2. 在有条件睡眠且环境适合睡眠的情况下仍然出现上述症状。

3. 患者主诉至少下述一种与睡眠相关的日间功能损害。①疲劳或全身不适；②注意力、注意维持能力或记忆力减退；③学习、工作和（或）社交能力下降；④情绪波动或易激惹；⑤日间思睡；⑥兴趣、精力减退；⑦工作或驾驶过程中错误倾向增加；⑧紧张、头痛、头晕，或与睡眠缺失有关的其他躯体症状；⑨对睡眠过度关注。

（二）鉴别诊断

需要排除其他躯体疾病（如周围神经炎、脊髓病、风湿性关节炎或恶性肿瘤）和精神障碍（如广泛性焦虑障碍导致的入睡困难、抑郁症引起的早醒）或药物导致的继发性失眠。

四、治疗目的与原则

失眠的治疗主要包括药物和非药物治疗，药物治疗依然是主要治疗手段。治疗的目标不是简单地延长睡眠时间，而是提高患者对睡眠质与量的主观满意度和生命质量。尽可能明确病因，达到以下目的：

（1）改善睡眠质量和（或）增加有效睡眠时间。

（2）恢复社会功能，提高患者的生活质量。

（3）减少或消除与失眠相关的躯体疾病或与躯体疾病共病的风险。

（4）避免药物干预带来的负面效应。

五、治疗药物及应用评价

（一）苯二氮䓬类受体激动剂

苯二氮䓬类受体激动剂（benzodiazepine receptor agonist，BZDRA）又可分为传统苯二氮䓬类（traditional benzodiazepine）和新型非苯二氮䓬类 γ 氨基丁酸 A 受体激动剂（newer nonbenzodiazepine $GABA_A$ receptor agonist）。BZDRA 具有临床疗效充分、治疗指数宽、安全性好以及滥用情况较少等特点，已经成为失眠症的一线治疗药物。常用 BZDRA 的药代动力学参数特征和对慢性原发性失眠参数的影响如表 11-2-1 和表11-2-2 所示。

表 11-2-1　苯二氮䓬类和非苯二氮䓬类催眠药的药动学特征

催眠药物	$t_{1/2}$(h)	t_{max}(h)	起效时间(min)	活性代谢产物
短效催眠药				
咪达唑仑	1.2～2.5	0.3	15～30	无
三唑仑	2.1～6.0	1.0	15～30	无
佐匹克隆	3.5～6.0	0.5～2.0	15～30	N-氧化衍生物
艾司佐匹克隆	5.0～7.0	1.0	15～30	N-氧化衍生物
唑吡坦	2.0～2.5	1.0～1.5	30	无
扎来普隆	1.0	0.5～1.0	15～30	无
中效催眠药				
替马西泮	10.0～20.0	1.0～1.5	45～60	7-氨基衍生物
氟硝西泮	9.0 - 31.0	1.0	20 - 30	N-去甲基衍生物
长效催眠药				
氟西泮	40.0 - 150.0	1.0	30 - 60	去羟氟西泮

1. 传统苯二氮䓬类药物　即苯二氮䓬类（BZD）药物，非选择性激动 γ 氨基丁酸 A 受体上不同的 α 亚基，除具有镇静催眠作用外，还具有抗焦虑、肌松和抗惊厥作用。这类药物可以缩短失眠者的睡眠潜伏期，增加总睡眠时间。其中三唑仑具有较高的亲脂特性，因此可以迅速在组织中分布，作用时间最短，红霉素、奈法唑酮（nefazodone）、氟伏沙明和唑类抗真菌药物可使其血药浓度升高；而氟西泮（flurazepam）和夸西泮（quazepam）因代谢产物具有活性而具有较长的作用时间。临床上可以依据药动学参数选择传统苯二氮䓬类药，优点是一般不产生精神依赖性，但在多次给药后，作用时间会更多地受消除半衰期、活性代谢产物以及药物蓄积作用的影响，如老年人、肝功能障碍者以及药物相互作用可影响药物代谢，延长药物的作用时间。

表 11-2-2　　苯二氮䓬类和非苯二氮䓬类对慢性原发性失眠参数的影响

失眠参数	苯二氮䓬类	佐匹克隆	艾司佐匹克隆	唑吡坦	扎来普隆
睡眠诱导					
2 相睡眠潜伏期	↓	↓	↓	↓	↓
睡眠维持					
觉醒次数	↓	↓	↓	↓	无变化
睡眠启动后觉醒时间	↓	↓	↓	↓	无变化
总睡眠时间	↑	↑	↑	↑	无变化
睡眠自评					
睡眠质量	改善	改善	改善	改善	无变化
睡眠结构					
2 相睡眠	↑	↑	↑	↑	无变化
慢波睡眠	↓	↓或无变化	无变化	无变化	无变化
快眼动(REM)睡眠	↓	无变化	无变化	无变化	无变化

2. 新型非苯二氮䓬类 γ 氨基丁酸 A 受体激动剂　简称非苯二氮䓬类(non-BZD)药物，对 $GABA_A$上的 α_1 亚基更具选择性，具有与 BZD 类似的催眠疗效。此类药物有唑吡坦(zolpidem)、佐匹克隆(zopiclone)、艾司佐匹克隆(eszopiclone)和扎来普隆(zaleplon)等。

(1)作用特点：non-BZD 由于半衰期短，没有活性代谢产物，次日残余效应被最大限度地降低，一般不产生日间困倦和耐受性，停药后产生失眠反跳的风险较传统 BZD 低，治疗失眠安全、有效。唑吡坦应空腹给药，具有微弱的抗焦虑作用，催眠作用时间短。扎来普隆起效快，半衰期短，不减少夜醒次数，也不增加总睡眠时间。佐匹克隆与艾司佐匹克隆起效迅速，作用维持时间可达 6 小时。

(2)常见不良反应：有眩晕、头痛和嗜睡等。用药后对第二天的心理运动能力影响有限，但有可能在突然停药后发生一过性的失眠反弹。

(二)抗抑郁药物

部分抗抑郁药具有催眠镇静作用，在失眠伴随抑郁、焦虑心境时应用较为有效。这些镇静性抗抑郁药物包括阿米替林、米氮平、曲唑酮、多塞平和文拉法辛等。

(三)其他药物

1. 褪黑素受体激动剂　此类药物包括褪黑素(melatonin，MT)、雷美尔通(ramelteon)和阿戈美拉汀(agomelatine)等。鉴于褪黑素治疗失眠存在争论，目前不建议作为催眠药使用。雷美尔通是目前临床应用的褪黑素 MT_1 和 MT_2 受体激动剂，对于合并睡眠呼吸障碍的失眠患者安全有效。阿戈美拉汀既是褪黑素受体激动剂，也是 5-羟色胺(5-

HT)受体拮抗剂,具有抗抑郁和催眠双重作用,能改善抑郁障碍相关的失眠,缩短睡眠潜伏期,增加睡眠连续性。由于褪黑素受体激动剂没有药物依赖性,也不会产生戒断症状,可以作为不能耐受前述催眠药物或者已经发生药物依赖性患者的替代治疗。

2. 巴比妥类　巴比妥类为传统的镇静催眠药。增强中枢神经性递质 GABA 的功能,属 CNS 非选择性抑制剂,随着剂量由小到大,可表现为镇静、催眠、抗惊厥和麻醉作用,剂量过大可严重抑制呼吸和心血管功能而致死。巴比妥类引起的睡眠时相与生理睡眠改变较多,耐受性与依赖性均较 BZDRA 严重;另外,作为肝药酶诱导剂,易与许多药物产生相互作用,安全性差,目前已经被 BZDRA 取代。

3. 抗组胺药　代表药是苯海拉明,属于非处方药。用于失眠,缩短失眠者的入睡时间,增加总睡眠时间;但在使用过程中产生的抗胆碱样不良反应以及后遗效应的"宿醉"现象,限制了该药的使用。与 BZDRA 和三(四)环类抗抑郁药一样,用于老年患者时,更要慎重。

4. 缬草提取物(valerian extract)　缬草是一种具有镇静催眠作用的中草药,其作用机制可能与增加脑内 GABA 水平有关,但是现有临床证据有限,不作为失眠治疗的常规用药。

六、催眠药物的合理选用

(一)原发性失眠

首选非苯二氮䓬类药物,如唑吡坦、佐匹克隆、右佐匹克隆(dexzopiclone, eszopiclone)和扎来普隆。

(二)继发性失眠

继发性失眠多与精神障碍,如焦虑或抑郁有关,应由精神科医师按专科原则治疗和控制原发病,同时治疗失眠症状。

1. 抑郁症　抑郁症常与失眠共病,不应单用催眠药,应结合抗抑郁治疗,长期单独使用催眠药会加重抑郁症状。该类患者适合使用具有镇静作用的 TCA,如阿米替林、度硫平(dosulepin)和马普替林(maprotiline),米安色林(mianserin)或曲唑酮。推荐的组合治疗方法包括:

(1)认知行为治疗(cognitive behavioral therapy, CBT):同时应用具有催眠作用的抗抑郁剂,如多塞平、曲唑酮、阿米替林、米氮平或帕罗西汀(paroxetine)等。

(2)抗抑郁剂(单药或组合)+镇静催眠药物(如 non-BZD 药物或褪黑素受体激动剂)。需要注意抗抑郁药物和催眠药物可使睡眠呼吸暂停综合征(sleep apnea syndrome, SAS)和睡眠周期性腿动(periodic leg movement in sleep, PLMS)加重。

2. 焦虑患者存在失眠时,以抗焦虑药物为主,必要时在睡前加用镇静催眠药物。

3. 精神分裂症患者存在失眠时,应选择抗精神病药物治疗为主,必要情况下可辅以镇静催眠药物治疗失眠。

（三）一过性失眠

应首选起效快、作用时间短的 BZDRA，如唑吡坦、佐匹克隆、右佐匹克隆和扎来普隆，建议使用 1～2 剂。①短期失眠者，建议使用消除半衰期短的催眠药，用药时间最好在 2～4 周；②长期失眠者使用催眠药物效果欠佳，可以选择 BZDRA。由于长期失眠多是由焦虑、抑郁等精神障碍以及药物或酒精滥用所致，所以单用催眠药物治疗往往效果欠佳，应在专科医生指导下用药。

（四）合并其他疾病的失眠

1. 镇静催眠药可以抑制呼吸，加重缺氧，慢性阻塞性肺疾病患者尽可能避免使用。

2. 苯二氮䓬类可以引发痴呆或使痴呆恶化，痴呆患者尽量避免使用，若使用，应选择作用时间短的药物并使用小剂量。第一代抗组胺药物具有抗胆碱样作用，可以弱化乙酰胆碱酯酶抑制剂治疗痴呆的作用。唑吡坦可以使服药患者的记忆减退，使用其他非苯二氮䓬类药物时也应该慎重。

3. 抗组胺药及其他辅助睡眠的非处方药不宜用于慢性失眠的治疗，尤其是前列腺肥大和尿潴留患者，应该慎用具有镇静作用的抗组胺药。

4. BZD 具有肌肉松弛作用，用于肌无力患者时应慎重。

5. 许多催眠药有后遗效应，服药后第二天产生“宿醉”现象，会增加跌倒的危险，骨质疏松的老年患者更容易发生骨折。

6. 一些抗组胺药和苯二氮䓬类药可以促发卟啉症，卟啉症患者应避免使用。

7. 睡眠呼吸暂停者应避免使用 BZD 以及扎来普隆、唑吡坦、佐匹克隆。

七、用药注意事项

（一）不良反应

1. BZD 的不良反应包括日间困倦、头昏、肌张力减退、跌倒、认知功能减退等。老年患者应用时尤须注意药物的肌松作用和引起跌倒的风险。新型非苯二氮䓬类药物（non-BZD）与 BZD 比较，CNS 抑制作用弱，产生后遗效应小；除引起眩晕、头痛和困倦外，还可以诱发或加重老年患者的尿失禁。另外，唑吡坦可致腹泻，佐匹克隆可引起口腔金属异味。

2. 许多中、短效 BZDRA 使用后可出现顺应性遗忘（anterograde amnesia）与反跳性失眠（rebound insomnia），前者表现为用药后识记困难，后者是突然停药后的 1～2 晚，出现比治疗前更严重的失眠或增加觉醒的次数。该现象在使用三唑仑时最为显著，甚至间断使用也不可避免。使用最小有效量，可以减少上述不良反应。

3. BZD 类有不同程度的后遗效应（after effect），也称为残留作用（residual effect），是指患者于服药后第二天仍然感觉迟缓和嗜睡（宿醉），进而导致白天的生活和工作受到影响，长效苯二氮䓬类药物尤为明显。迅速从体内消除，可以减轻白天残留的镇静作用。

4. 多数患者使用 BZDRA 限于 2 周内，即使应用数月或几年，也很少发生耐受性，依赖性更为罕见。BZD的戒断症状(撤药综合征)不像巴比妥类那样严重,但是对于易感素质者,如既往药物依赖者或有家族史者,在服用治疗剂量3个月后,如突然停药,可能出现严重的戒断症状。对于有物质滥用史的失眠患者,需要考虑到BZD潜在的药物滥用风险。高效价和半衰期短的BZD更可能出现依赖性和戒断症状,这类药物有劳拉西泮、替马西泮(temazepam)和氯甲西泮(lormetazepam)。与其他苯二氮䓬类比较,三唑仑产生耐受的速度最快(连续使用2周),而其他同类药物则需要使用1个月才会产生耐受。

5. 过量救治　氟马西尼作为BZD的特效逆转剂,可以特异性阻断其CNS作用,用于BZD类过量中毒的解救。

6. BZDRA禁用于新生儿、呼吸抑制者、严重神经呼吸肌无力(包括不稳定的重症肌无力)、急性肺动脉瓣关闭不全、严重肝损害、睡眠呼吸暂停综合征者,以及高碳酸血症明显的COPD急性加重期、限制性通气功能障碍失代偿期的患者。

(二)特殊人群用药

1. 老年失眠患者首选非药物治疗,当针对原发疾病的治疗不能缓解失眠症状,或者无法依从非药物治疗时,可以考虑药物治疗,宜使用non-BZD或褪黑素受体激动剂。使用BZD时需谨慎,若发生共济失调、意识模糊、反常运动、幻觉、呼吸抑制时,需立即停药并妥善处理;还应注意,服用半衰期较长的BZD(如地西泮)易引起肌张力降低、跌倒和髋关节骨折等。用药剂量应从最小有效量开始,短期应用(2～4周)或采用间歇疗法,用药过程中密切观察药品不良反应。

2. 催眠药通常不用于儿童,只用于夜惊和睡行症(梦游症)的治疗。对于儿童夜惊的干预也可以采取在夜惊常出现前的15分钟给予唤醒,然后再让其回去睡觉的方法,最重要的是按时就寝。

3. 妊娠期妇女使用镇静催眠药物的安全性缺乏资料,由于唑吡坦在动物实验中没有致畸作用,必要时可以短期服用。哺乳期应用镇静催眠药物以及抗抑郁剂需谨慎,最好采用非药物干预手段治疗失眠。BZD、褪黑素禁用于妊娠或哺乳期的妇女。

4. 对于围绝经期和绝经期的失眠妇女,应首先鉴别和处理此年龄组中影响睡眠的常见疾病,如抑郁、焦虑和睡眠呼吸暂停综合征等,依据症状和激素水平给予必要的激素替代治疗,此部分患者的失眠症状处理与普通成人相同。

5. 严重的肝功能障碍者应避免使用上述催眠药物,对于轻、中度肝肾功能障碍者应减量使用。

(三)药物相互作用

1. BZDRA与具有镇静催眠作用的药物如抗组胺药物、阿片类药、抗抑郁药合用时作用增加,用药期间也应避免饮酒。

2. 与西咪替丁等肝药酶抑制剂合用,BZD血药浓度升高;与利福平等肝药酶诱导剂合用,则BZD血药浓度降低。

八、患者用药教育

1. BZD 宜空腹服用，有利于药效的发挥；服用催眠药后应即刻上床就寝。

2. 催眠药可以引起第二天早上的困倦，患者服用后不宜驾驶车辆或操作机械设备。老年人更应该注意防止跌倒和骨折。

3. 催眠药与酒精和(或)CNS 抑制剂合用，会增加 CNS 的不良反应，应避免合用。

4. 如果患者失眠 7～10 天后仍未见好转，应该就医，排除其他疾病(如身体或精神疾病)所致失眠的可能。

5. 催眠药可引起如幻觉(hallucination)、激惹(agitation)等异常行为，以及严重、异常的睡眠行为，如梦驾症(dream drive)、梦游嗜食症(Kleine-Levine syndrome，KLS)、梦行症(noctambulism)和睡眠性爱症(sexsomnia)。鉴于此，患者用药前应该询问药师，得到药师的用药指导，了解可能发生的上述不良反应；若发生上述不良反应，患者应及时告知医生。

6. 催眠药可以使抑郁、自杀意念、失忆、意识模糊及焦虑症状加重。

7. 患者用药期间出现过敏症状，如舌肿胀、呼吸困难、恶心和呕吐等，应及时去医院就诊。

8. 不要将酒精作为催眠药物使用，对于一个不常饮酒的人来说，初期饮酒可能会对失眠有一定改善，但随后很快会出现耐受，需要加大饮酒量方有催眠效果。此外，大剂量饮酒反而会影响夜间后半程的睡眠。许多长期酗酒者的睡眠质量不佳，夜间常觉醒数次，且总睡眠时间减少。

9. 长期使用 BZD 后不能突然停药，以防出现反跳性失眠和撤药综合征，使症状加重。药物减量具体方法是：患者先转换为地西泮的等效剂量，然后每 2 周减少 1/8 的日剂量(或 2～2.5 mg)，如果出现撤药症状，恢复用药后再次减量的时间须更长些。对于一个长期使用 BZD 类药物的患者来说，完成撤药的过程可能需要 4 周到 1 年或更久时间。

10. 失眠者应该谨记，只有在严重失眠，影响工作生活情况下短期使用催眠药，连续使用 3～14 天会出现耐受。长期使用者应该尽早停药，同时告知患者，在正常睡眠节律恢复前，可能会出现伴有梦魇(nightmare)的睡眠障碍，可以持续数周时间。

11. 药物干预的同时应当重视非药物治疗，主要是心理治疗，即失眠的认知行为治疗(cognitive behavioral therapy for insomnia，CBT-I)，包括放松治疗、睡眠限制、刺激控制等，目标是帮助患者矫正对睡眠的不良认知，建立健康的睡眠习惯。

病例分析——失眠症

【病例介绍】

患者，女，35 岁，因近来几天失眠，到医院就诊，医生的处方是唑吡坦 5 mg×14 片，每天 5 mg，睡前服。使用 2 周后，对医生主诉自己睡眠得到改善，入睡好转，但是半夜会觉醒，1～2 个小时后才会再次入睡。患者进入药店向值班药师寻求帮助，询问是否需要服用其他催眠药？长期服药是否会产生依赖？作为在场药师，应该如何接待和处理？给她哪些建议和忠告？

【药师问诊】

了解患者的睡眠行为有助于对其失眠作出评估，通过咨询确定并消除影响睡眠的因素。

(1)入睡困难多久了？经常出现吗？失眠对你白天的生活或工作有无影响？

(2)入睡困难是否与其他因素有关，比如疼痛或其他疾病？

(3)对于失眠，自己采取了哪些处理措施(包括药物的和非药物的)？

(4)以前是否服用过唑吡坦？处方医生的用药交代是什么？

通过上述问题的问询，药师可以了解患者的基本情况，有助于药师为患者推荐改善失眠的OTC药，或建议患者去医院就诊。

【用药分析】

1. 对于一位较年轻、偶尔失眠的患者，可以推荐使用OTC类催眠药，最好按需服药，以减少耐受性的发生。如果是时间长达数周的持续性失眠，或多数晚上出现、影响白天活动的失眠，药师应该建议患者去医院做进一步的身体检查。避免用无效或危险的方法自我治疗失眠，比如饮酒，或过度使用OTC药物。

2. 目前使用的催眠药物，几乎都会有后遗效应，表现为早上有宿醉感。许多催眠药的用法是睡前给一剂，有些患者是在午夜觉醒后服用，或在午夜醒后再加服第二剂。最近的一项调查显示，约11%的患者会在午夜醒后用药，有9%的患者是入睡前给药一次，午夜觉醒后会加服第二剂。患者必须考虑到后遗效应给第二天工作、生活带来的影响，若是午夜使用第二剂催眠药，产生的反应会更严重，应该慎重。

【患者教育】

1. 服药后不要再做家务或从事其他活动，应该立即上床就寝。使用催眠药的最初几天，早上会有宿醉现象，对于驾驶车辆者在此期间需谨慎。

2. 服药期间患者不宜饮酒，如果饮酒，应与药物间隔开充分的时间。用药期间如果发生异常睡眠行为，如梦行症、梦游嗜食症和梦驾症等，应该及时就诊。

3. 如果患者认为唑吡坦对自己无效，应及时向医生说明情况，听从医生的治疗安排，不得擅自更改给药方案。

复习思考题

1. 名词解释：(1)失眠症；(2)短暂性失眠；(3)长期失眠；(4)原发性失眠；(5)继发性失眠；(6)共病性失眠；(7)入睡困难；(8)主观性失眠；(9)药物滥用；(10)苯二氮䓬类受体激动剂(BZDRA)；(11)传统苯二氮䓬类(BZD)；(12)非苯二氮䓬类(non-BZD)；(13)褪黑素受体激动剂；(14)耐受性；(15)依赖性；(16)“宿醉”现象；(17)顺应性遗忘；(18)反跳性失眠；(19)睡眠呼吸暂停综合征(SAS)；(20)梦行症；(21)梦游嗜食症(KLS)；(22)失眠的认知行为治疗(CBT-I)。

2. 导致失眠的因素有哪些？哪些药物可引起失眠？

3. 按照病因分类，失眠有哪些类型？

4. 失眠的临床表现有哪些？

5. 失眠的诊断条件是什么？

6. 失眠的治疗目标是什么?
7. 非苯二氮䓬类(non-BZD)药物的特点是什么?
8. 褪黑素受体激动剂适用于哪些类型的失眠?
9. 抑郁症伴有的失眠应如何用药?
10. 苯二氮䓬类受体激动剂(BZDRA)的主要不良反应是什么?
11. 老年失眠患者的用药注意事项有哪些?
12. 长期使用 BZD 应如何减量和停药?
13. 服用催眠药物患者的用药教育有哪些?

第三节　抑郁症

内容提要

本节介绍抑郁症的病因与发病机制、临床类型及表现、多种类型的抗抑郁药物及临床评价、治疗药物的临床选用、抗抑郁药的应用方法、用药监护及患者合理用药教育。要求了解抑郁症的病因与发病机制、临床类型及表现,熟悉常用抗抑郁药的作用特点与临床评价,掌握抗抑郁药的合理选择、应用方法、用药监护及患者用药教育。

抑郁症(depressive disorder)是一种常见的精神障碍,以持续的心境恶劣与情绪低落、兴趣缺失、精力不足等为主要临床特征,常伴随认知或精神运动障碍或躯体症状等,表现为单次发作或反复发作,病程迁延,约四分之一的患者有终生复发的风险,发作间歇期有不同程度的残留症状。发病率女性高于男性,男∶女为1∶2。

一、病因与发病机制

目前认为,抑郁症是遗传、神经生化和心理社会等多种因素共同作用的结果。

(一)遗传因素

流行病学调查发现,抑郁症的发生与遗传因素密切相关,有 40%～70%的患者有遗传倾向。家系研究提示,亲属同病率远高于一般人群,血缘关系越近发病一致率越高,特别是一级亲属发生抑郁症的危险性明显高于一般人群。关于遗传方式,多数认为是多基因遗传。

(二)神经生化因素

临床研究资料显示,患者的抑郁症状与脑内去甲肾上腺素、5-羟色胺和多巴胺等中枢神经递质有关。

1. 5-HT 假说　5-HT 功能活动降低可能与抑郁发作有关,而功能增高可能与躁狂发作有关。阻滞 5-HT 回收的药物(如选择性 5-HT 再摄取抑制剂)、抑制 5-HT 降解的药物(如单胺氧化酶抑制剂)、5-HT 的前体色氨酸(tryptophan, Trp)和 5-羟色氨酸(5-hydroxytryptophan, 5-HTP)均具有抗抑郁作用,而选择性或非选择性 5-HT 耗竭剂(如利血平，reserpine）可导致抑郁。

2. NE假说　抑郁发作可能与NE功能活动降低有关，而躁狂发作可能与NE功能活动增高有关。阻滞NE回收的药物（如选择性NE再摄取抑制剂等）具有抗抑郁作用；酪氨酸羟化酶（NE生物合成的限速酶）抑制剂α甲基酪氨酸（α-methyltyrosine）可以控制躁狂发作，并导致轻度抑郁或抑郁症状恶化；利血平可以耗竭突触间隙的NE而导致抑郁。抑郁发作患者中枢NE浓度降低，NE代谢产物3-甲氧基-4-羟基-苯乙二醇（3-methoxy-4-hydroxyphenylglycol，MHPG）浓度增加，尿中MHPG明显降低；而转为躁狂发作时则尿中MHPG升高。

3. DA假说　DA功能活动降低可能与抑郁发作有关，而功能活动增高可能与躁狂发作有关。阻滞DA回收的药物（安非他酮）、多巴胺受体激动剂（溴隐亭）、多巴胺前体（左旋多巴，L-dopa）具有抗抑郁作用；能阻断DA受体的抗精神病药可以治疗躁狂发作。

4. 乙酰胆碱（acetylcholine，Ach）假说　Ach与肾上腺素能神经元之间的张力平衡可能与心境障碍有关，脑内Ach能神经元过度活动，可能导致抑郁。

5. γ氨基丁酸（GABA）假说　抗癫痫药如卡马西平、丙戊酸钠具有抗抑郁和抗躁狂作用，其药理作用与脑内GABA含量的调控有关。

6. 神经内分泌失调假说　下丘脑-垂体-肾上腺轴（HPAA）、下丘脑-垂体-甲状腺轴（hypothalamic-pituitary-thyroid axis）和下丘脑-垂体-生长素轴（hypothalamic-pituitary-auxin axis）功能失调，可能也是一个原因。

（三）心理社会环境因素

不利的社会环境对于抑郁障碍的发生有重要影响，比如婚姻状况的不满意（离异、分居或丧偶）、经济状况或重大的生活事件如亲人死亡或失恋等情况，可以作为导致抑郁障碍的直接因素。而人格特征中具有较为明显的焦虑（anxiety）、强迫、冲动等个体特质者，易发生抑郁障碍；儿童期的不良经历，肿瘤、代谢性疾病、心脑血管疾病等，也是不能忽视的原因。

此外，还要关注某些药物在治疗过程中和滥用精神活性物质引起的抑郁障碍，其中包括：①抗高血压药物：利血平、可乐定、肼屈嗪（hydralazine）、胍乙啶（guanethidine）、甲基多巴（methyldopa）、利尿剂（diuretics）、普萘洛尔（心得安）。②激素类：口服避孕药、皮质激素、促肾上腺皮质激素（ACTH）。③异维A酸（isotretinoin）、干扰素β_{1a}（interferon β_{1a}）。④精神活性物质：酗酒、大麻的滥用和依赖、尼古丁的依赖、海洛因（heroin）等阿片类物质的滥用和依赖、可卡因等兴奋药的滥用和依赖。

二、临床类型及表现

根据抑郁发作的严重程度分为轻度、中度及重度。抑郁发作（depressive episode）概括为情绪低落、思维迟缓、意志活动减退的“三低”症状，是重度抑郁发作的典型症状，但不一定出现在所有抑郁症患者。目前认为，抑郁发作的表现可分为主要症状、心理症状群和躯体症状群，发作应至少持续2周，并且不同程度地损害社会功能，给本人造成痛苦或不良后果。

1. 主要症状

（1）心境低落：主要表现为显著而持久的心境低落、抑郁悲观、无愉快感。自我评价低，常产生无用感、无望感、无助感和无价值感。部分病例的抑郁心境具有晨重夕轻的节律特点。

(2)思维缓慢：思维联想速度缓慢，反应迟钝，主动言语减少，语速明显减慢，声音低沉，思考问题困难，工作和学习能力下降。

(3)意志活动减退：表现为行动缓慢，生活被动、疏懒，不想做事，不愿和周围人接触交往，整日独坐或卧床，不愿参加平常喜欢的活动，常闭门独居、疏远亲友、回避社交。严重时可出现抑郁性木僵。

(4)严重抑郁症患者常伴有消极悲观的思想，自责、自罪，可萌发绝望的念头，会促进计划自杀发展成自杀行为。

2. 心理症状群

(1)焦虑或激越(agitation)：较常见。主要表现为紧张、恐惧、害怕、烦躁不安、易激惹。严重时表现为坐立不安、手指抓握、搓手顿足或踱来踱去等。

(2)精神病性症状：主要是幻觉和妄想。内容常为与抑郁心境相协调的罪恶妄想、无价值妄想，或谴责性幻听等；少数患者有与抑郁心境不和谐的被害妄想、没有情感色彩的幻听，但内容不荒谬。

3. 躯体症状群　躯体不适可涉及各脏器，自主神经功能失调症状也较常见。主要有睡眠障碍、食欲减退、体重下降、便秘、性欲减退、阳痿、闭经、身体各部位的疼痛、乏力等。睡眠障碍主要表现为早醒，一般比平时早醒2～3小时，醒后不能再入睡，对抑郁症诊断具有特征性意义。有的表现为入睡困难，睡眠不深；少数患者表现为睡眠过多、食欲增强、体重增加。

三、常用抗抑郁药物及临床评价

根据化学结构及作用机制不同，抗抑郁药分为多种类型，对抑郁症均有较好的疗效。常用抗抑郁药物的剂量、药理作用和不良反应如表11-3-1所示，药动学参数、代谢产物如表11-3-2所示。

表11-3-1　常用抗抑郁药物的剂量、药理作用和不良反应

药物	初始剂量(mg/d)	常用剂量(mg/d)	单胺递质	激越	癫痫	镇静	体位性低血压	抗胆碱作用	胃肠道反应	体重增加	性功能影响	心脏影响
TCA												
阿米替林	25	100～300	NE，5-HT	0	2+	3+	3+	3+	0/+	2+	2+	3+
氯米帕明	25	100～250	NE，5-HT	0	3+	2+	2+	3+	+	2+	3+	3+
多塞平	25	100～200	NE，5-HT	0	2+	3+	2+	2+	0/+	2+	2+	3+
丙咪嗪	25	100～200	NE，5-HT	0/+	2+	2+	2+	2+	0/+	2+	2+	3+

续表

药物	初始剂量(mg/d)	常用剂量(mg/d)	单胺递质	激越	癫痫	镇静	体位性低血压	抗胆碱作用	胃肠道反应	体重增加	性功能影响	心脏影响
SSRI												
西酞普兰	20	20～60	5-HT	0/+	0	0/+	0	0	3+	0	3+	0
艾司西酞普兰	10	10～20	5-HT	0/+	0	0/+	0	0	3+	0	3+	0
氟西汀	20	20～60	5-HT	+	0/+	0/+	0	0	3+	0/+	3+	0/+
氟伏沙明	50	50～300	5-HT	0	0	0/+	0	0	3+	0	3+	0
帕罗西汀	20	20～60	5-HT	+	0	0/+	0	0/+	3+	0	3+	0
舍曲林	50	50～200	5-HT	+	0	0/+	0	0	3+	0	3+	0
SNRI												
文拉法辛	37.5～75	75～225	5-HT,NE	0/+	0	0	0	0	3+	0	3+	0/+
地文拉法辛	50	50	5-HT,NE	0/+	0	0	+	+	3+	0/+	2+	0
度洛西汀	30	30～90	NE,5-HT	+	0	0/+	0/+	0	0/+	0/+	0/+	0/+
SARI												
曲唑酮	100	200～600	5-HT	0	0	3+	0	0	2+	0/+	0/+	0/+
奈法唑酮	50	150～300	5-HT	0	0	3+	0	0	2+	+	+	0/+
NaSSA												
米氮平	15	15～45	NE,5-HT	0	0	4+	0/+	0	0/+	0/+	0	0
MAOI												
吗氯贝胺胶囊	100	150～600	NE,5-HT,DA	0～2+	0	0/+	0/+	0/+	0/+	0/+	+	0
NRI												
瑞波西汀	2	8～10	NE	0/+	0/+	0	2+	2+	0/+	0	3+	0/+

表 11-3-2　　主要抗抑郁药物的药代动力学参数及代谢产物

药品名称	$t_{1/2}$(h)	达峰时间(h)	蛋白结合率(%)	生物利用度(%)	主要代谢产物	肾功能障碍	肝功能障碍
TCA							
阿米替林	9～46	1～5	90～97	30～60	去甲替林	不能透析	慎用
氯米帕明	20～24	2～6	97	36～62	去甲氯丙咪嗪	慎用	无
多塞平	8～36	1～4	68～82	13～45	去甲多塞平	慎用	需减量
丙咪嗪	6～34	1.5～3	63～96	22～77	去甲丙咪嗪	慎用	无
SSRI							
西酞普兰	33	2～4	80	≥80	无	Ccr大于等于20时无须调整剂量;Ccr低于20时慎用	最大剂量20 mg/d,最多增加到40 mg/d
艾司西酞普兰	27～32	5	56	80	无	Ccr大于等于20无须调整剂量;Ccr低于20时慎用	10 mg/d
氟西汀	4～6天	4～8	94	95	诺氟西汀	无	减量或减少给药次数
氟伏沙明	15～26	2～8	77	53	无	无	减量
帕罗西汀	24～31	5～7	95	36	无	Ccr低于30时剂量为10 mg/d,每周增加一次剂量到40 mg/d	严重障碍时10 mg/d,每周增加一次剂量到40 mg/d
舍曲林	27	6～8	99		无	无	减量
SNRI							
文拉法辛	5	2	27～30	45	O-去甲基文拉法辛	剂量减少25%～50%	剂量减少50%
地文拉法辛	11	7.5	30	80	无	Ccr 30～50时最大剂量50 mg/d,Ccr低于30时两天给药一次,每次50 mg	50 mg/d,最大量为100 mg/d
度洛西汀	12	6	90	50	无	减量使用,当Ccr低于30时不推荐使用	不推荐使用
SARI							
曲唑酮	6～11	1～2	92	无资料	m-氯苯哌嗪	慎用	慎用
奈法唑酮	2～4	1	99	20	m-氯苯哌嗪	慎用	当ALT/AST高于正常值上限3倍时停药
NaSSA							
米氮平	20～40	2	85	50	无	Ccr低于40时清除率降低30%,Ccr低于10时清除率降低50%	清除率降低30%

1. 单胺氧化酶抑制剂(MAOI) 单胺氧化酶(monoamine oxidase, MAO)有A型和B型两类,A型主要代谢NE、5-HT及酪胺,而B型主要代谢DA。抑制MAO,尤其是A型MAO,可提高脑内NE和5-HT水平,起到抗抑郁作用。非选择性MAOI不良反应较严重,可以引起中枢兴奋、惊厥发作,诱发精神疾病。食物中的酪胺可以被MAO代谢,应用MAOI后食入的酪胺会在人体内蓄积,有引发高血压危象的危险。另外,该类药物还具有肝毒性,急性中毒可昏迷致死。

吗氯贝胺是新一代MAOI,可逆性、选择性抑制单胺氧化酶A,减少单胺类递质的灭活,增加突触部位单胺类递质的含量,从而产生抗抑郁作用。用于抑郁症、非典型抑郁症、伴有焦虑或疼痛等症状的抑郁症的治疗。该药与一般MAOI比较,更少受酪胺食物的影响,作用出现较快,服药后5天左右即能见效,但有首过消除,对MAO的抑制作用仅为1小时,疗效不如其他MAOI。主要由尿液排泄。

2. 三(四)环类抗抑郁药 此类药物有阿米替林、丙咪嗪(米帕明)、氯米帕明、多塞平等,主要作用为突触前摄取抑制,使突触间隙NE和5-HT含量升高,从而达到治疗目的。传统的TCA大多数具有突触后α、H、M受体等多位点阻断作用,其抗胆碱作用可导致口干、便秘、排尿困难,以及镇静、低血压和心脏毒性等多种不良反应,并容易发生过量中毒,目前不建议首选。

3. 选择性5-HT再摄取抑制剂 此类药物选择性抑制5-HT能神经突触前膜对5-HT的再摄取,使突触间隙5-HT含量升高而发挥抗抑郁作用。由于对NE、H、M受体作用轻微,故相应不良反应较少。常用药物有氟西汀、帕罗西汀、舍曲林、氟伏沙明、西酞普兰和西酞普兰的活性异构体艾司西酞普兰。

4. 5-HT及NE再摄取抑制剂 此类药物对5-HT和NE能神经突触前膜5-HT和NE的再摄取具有双重抑制作用,从而使5-HT和NE水平增加。对M、H、α受体作用轻微,因此相应不良反应亦少。主要有文拉法辛、度洛西汀等。与TCA类丙咪嗪比较,文拉法辛疗效相当或更优,起效时间也较快,主要用于抑郁症、伴焦虑症状的抑郁障碍及广泛性焦虑症的治疗,对难治性抑郁症也有较好疗效。文拉法辛有快速释放剂型及缓释剂型两种。

5. NE及DA再摄取抑制剂(norepinephrine and dopamine reuptake inhibitor, NDRI) 此类药物是一种中度NE和相对弱的DA再摄取抑制剂,不作用于5-HT。代表药物安非他酮,化学结构与精神兴奋药苯丙胺(amphetamine)类似,为单环胺酮结构,口服吸收快,2小时血药浓度达高峰,可治疗各种抑郁障碍。据报道,该药转躁狂风险小,尤其适用于双相抑郁患者。

6. NE能和特异性5-HT能抗抑郁药(NaSSA) 代表药物米氮平,是近年开发的具有NE和5-HT双重作用的新型抗抑郁药,主要机制为增强NE、5-HT能的传递及特异性阻滞$5\text{-}HT_2$、$5\text{-}HT_3$受体,拮抗中枢NE能神经元突触α_2自身受体及异质受体,可用于各种抑郁障碍,尤其适用于重度抑郁和明显焦虑、激越及失眠的抑郁患者。该药的耐受性好,不良反应较少,无明显抗胆碱能作用和胃肠道症状,对性功能几乎没有影响,常见不良反应为镇静、倦睡、头晕、疲乏、食欲和体重增加。由于对H_1受体有一定亲和力,对外周NE能神经元突触α_1受体有中等抑制作用,可能引起体位性低血压。米氮平禁与MAOI

和其他 5-HT 激活药联用，避免出现中枢 5-HT 综合征。

7. 5-HT 受体拮抗和再摄取抑制剂　代表药物曲唑酮，通过拮抗 $5\text{-}HT_{2A}$ 受体，从而兴奋其他受体，特别是 $5\text{-}HT_{1A}$ 受体对 5-HT 的反应，也抑制突触前 5-HT 的再摄取，适用于伴焦虑、失眠的轻、中度抑郁，对重度抑郁效果稍差。由于同时具有抗组胺和拮抗 α_1 受体的作用，故具有较强的镇静作用，并能引起体位性低血压。奈法唑酮(nefazodone)的化学结构与曲唑酮相似，也可作为抗抑郁症的一线治疗药物，但由于具有较严重的肝脏不良反应，临床使用受到限制。

8. NE 再摄取抑制剂(norepinephrine reuptake inhibitor, NRI)　NRI 以瑞波西汀(reboxetine)为代表，通过对 NE 再摄取的选择性阻断，提高脑内 NE 的活性，从而具有抗抑郁作用。该药不影响 DA 以及 5-HT 的再摄取，与 α_2、M、H、DA 以及 5-HT 受体的亲和力较低。主要治疗抑郁症，长期治疗能有效预防抑郁症的复发。

9. 四环类抗抑郁药　此类药物有米安舍林(mianserin)，为 α_2 受体和 $5\text{-}HT_1$、$5\text{-}HT_2$ 受体拮抗药，用于各种抑郁障碍，特别适用于有焦虑、失眠的抑郁症患者。

10. 天然药物

(1)贯叶连翘植物提取物(neurostan, SWE)：是从草药贯叶连翘(圣・约翰草)中提取的一种天然产物，主要活性成分为 Hyperforin 和 Hypericum Perforatum，具有相似的效价，对 5-HT、NE、DA 再摄取均有明显抑制作用，疗效与马普替林、阿米替林相当，适用于轻、中度的抑郁症，同时能改善失眠及焦虑。作为天然药物，安全性更好，耐受性优于阿米替林，在欧洲及美国作为非处方药使用。不良反应有胃肠道症状、头晕、疲劳和镇静，相对严重的是皮肤光敏反应。同时它还是肝酶 CYP3A4 的诱导剂，合并用药时可以降低经该酶代谢药物的疗效。

(2)S-腺苷蛋氨酸(S-adenosyl methionine)：主要存在于肝脏和大脑，为一种内源性甲基供体，参与磷脂、NE、DA 和 5-HT 等生物活性物质的合成。既可以口服，也可以注射给药。

(3)ω-3 脂肪酸(omega-3 fatty acid)：已用于情感障碍的治疗，尤其是伴有肥胖、血脂异常的患者获益更大。

11. 复方制剂

(1)氟哌噻吨/美利曲辛(flupentixol/melitracen)：其中氟哌噻吨是一种抗精神病药，小剂量具有抗焦虑和抗抑郁作用；美利曲辛是一种抗抑郁剂，低剂量应用时，具有兴奋性。该复方制剂具有抗抑郁、抗焦虑和兴奋特性，适用于轻、中度的抑郁症，尤其是心因性抑郁、躯体疾病伴发抑郁、围绝经期抑郁、酒精依赖及药瘾伴发的抑郁。不良反应少见，可能会有短暂的不安和失眠，长期使用可能出现锥体外系症状。不适用于过度兴奋或活动过多的患者，因药物的兴奋作用可能加重这些症状。大剂量长期使用突然停药会引起撤药症状。禁与 MAOI 合用，宜在 MAOI 停用 2 周后，方可换用本药。

(2)叶酸：叶酸水平低下的严重抑郁症，使用氟西汀治疗见效慢，疗效差，补充叶酸可以增加疗效，尤其对于女性患者，效果更加显著。

四、治疗药物的临床选用

(一)选药原则

抗抑郁药的选用，要综合考虑下列因素：①既往用药史：如有效仍可用原药，有禁忌证者除外。②药物遗传学：近亲中使用某种抗抑郁药有效，该患者也可能有效。③药理学特征：如镇静作用较强的药物，对明显焦虑、激越的患者可能较好。④可能的药物间相互作用：有无药效学或药代学配伍禁忌。⑤患者合并精神疾病、躯体疾病状况和耐受性。⑥药物的可获得性及药物的价格和成本问题。

1. 对于多数患者，SSRI、SNRI和米氮平是首选治疗药物，MAOI仅用于其他药物治疗无效者。如果药物治疗期间出现不良反应，应及时减量或改换其他抗抑郁药物，如果上述措施无效，可以采取针对性治疗(见表11-3-3)。

表11-3-3　抗抑郁药物主要不良反应和处理措施

不良反应	相关的抗抑郁药	处理措施
心血管系统		
心律失常	TAC	避免用于有心肌缺血或心律失常的患者；与抗心律失常药物有相互作用
高血压	SNRI、苯丙胺	监测血压；尽可能使用最小治疗剂量；同时使用降压药物
高血压危象	MAOI	紧急救治；如果严重高血压，可静脉给降压药(拉贝洛尔、硝普钠)
高脂血症	米氮平	使用他汀类药物
体位性低血压	TAC、曲唑酮、奈法唑酮、MAOI	使用氟氢可的松；高钠饮食
抗胆碱作用		
便秘	TAC	建议多饮水，使用容积性泻药
谵妄	TAC	评价其他可能导致谵妄的原因
口干	TAC、SNRI、苯丙胺	使用糖果或口香糖
排尿困难	TAC	使用胆碱药物
视物模糊	TAC	使用匹罗卡品
神经系统		
头痛	SSRI、SNRI、苯丙胺	评估是否有其他原因引起(咖啡因中毒、磨牙症、偏头痛、紧张性头痛)
肌阵挛	TAC、MAOI	使用氯硝西泮
癫痫	苯丙胺、TAC、阿莫沙平	评估是否有其他原因引起；如果有用药指征，使用抗癫痫药物治疗

续表

不良反应	相关的抗抑郁药	处理措施
	性功能	
性兴奋、勃起功能障碍	TAC、SSRI、SNRI	使用西地那非、他达拉非或丁螺环酮或苯丙胺
性高潮障碍	TAC、SSRI、文拉法辛、地文拉法辛、MAOI	同上
阴茎持续勃起	曲唑酮	请泌尿科医生诊治
	其他	
兴奋	SSRI、SNRI、苯丙胺	早上给药
静坐不能	SSRI、SNRI	使用β受体阻滞剂或苯二氮䓬类药物
磨牙症	SSRI	寻求口腔科医生帮助
多汗	TAC、某些 SSRI、SNRI	使用 α_1 受体拮抗剂(如特拉唑嗪)、中枢 α_2 受体激动剂(可乐定)或抗胆碱药
跌跤的风险	TAC、SSRI	监测血压,防止低血压或体位性低血压的发生;评估患者可能出现的镇静、视物模糊和精神错乱
胃肠道出血	SSRI	确定是否使用了其他导致胃肠道出血的药物
肝毒性	奈法唑酮	注意监测肝功能障碍的临床证据;肝功能障碍的教育
失眠	SSRI、SNRI、苯丙胺	早上用药;睡前使用镇静催眠药,或使用美洛托宁;认知行为治疗或教育患者建立良好的睡眠习惯
恶心、呕吐	SSRI、SNRI、苯丙胺	分剂量于餐后给药

2. 激越是女性围绝经期抑郁症的特征,伴有明显激越和焦虑的抑郁症患者往往病情较严重,药物治疗起效较慢,且疗效较差,较容易发生自杀。治疗中可考虑选用有镇静作用的抗抑郁剂,如 SSRI 中的氟伏沙明、帕罗西汀,NaSSA 中的米氮平,SARI 中的曲唑酮,以及 TCA 中的阿米替林、氯米帕明等,也可选用 SNRI 中的文拉法辛。在治疗的早期,可考虑抗抑郁药合并苯二氮䓬类的劳拉西泮(1~4 mg/d)或氯硝西泮(2~4 mg/d),当激越、焦虑症状缓解后,逐渐停用苯二氮䓬类,继续用抗抑郁药治疗。

3. 抑郁症患者可伴有强迫症状,强迫症的患者也可伴有抑郁,两者相互影响。伴有强迫症状的抑郁症患者预后较差,药物治疗常使用 TCA 中的氯米帕明,以及 SSRI,使用的剂量较大,如氟伏沙明可用至 200~300 mg/d,舍曲林 150~250 mg/d,氯米帕明 150~300 mg/d。

4. 伴有精神病症状的抑郁症,在使用抗抑郁药治疗的同时,可合并第二代或第一代抗精神病药物,如利培酮、奥氮平、喹硫平及舒必利(sulpiride)等,剂量可根据精神病症状的严重程度进行适当调整,当精神病性症状消失后,继续治疗 1~2 个月,若症状未再出现,可考虑减药,直至停药,减药速度不宜过快,避免出现撤药综合征。

5. 抑郁障碍常常会加重躯体疾病，如冠心病、脑卒中、肾病综合征、糖尿病、高血压等，躯体疾病也会引起抑郁症状的加重。此时抑郁障碍的治疗可选用不良反应少、安全性高的 SSRI 或 SNRI 药物，如有肝肾功能障碍者，抗抑郁药的剂量不宜过大。若是躯体疾病伴发抑郁障碍，经治疗抑郁症状得到缓解，可考虑逐渐停用抗抑郁药；若是躯体疾病诱发的抑郁障碍，抑郁症状缓解后仍需继续治疗。

6. 难治性抑郁症的药物治疗

(1)增加抗抑郁药的剂量：增加原用抗抑郁药剂量至最大治疗剂量的上限。在加药过程中应注意药物的不良反应，有条件的应监测血药浓度。但对 TCA 的加量，应持慎重态度，严密观察心血管的不良反应，避免过量中毒。

(2)抗抑郁药物合并增效剂：①抗抑郁药合并心境稳定剂，如锂盐(lithium)；②抗抑郁药与第二代抗精神病药物联用，如阿立哌唑、利培酮和奥氮平等；③抗抑郁药与甲状腺素联用，如三碘甲状腺素(lithyronine，T_3)，不良反应小，但可能有心动过速、血压升高、焦虑、面红。

(3)两种不同类型或不同机制的抗抑郁药联用：①SSRI 与 SARI 联用：白天用SSRI氟西汀，晚上服用 SARI 曲唑酮；②SSRI 和 SNRI 联用；③SNRI 和 NaSSA 联用。两药联用剂量应比常用剂量小，加量速度也应较慢，同时严密观察药物的不良反应。

(二)特殊人群抑郁障碍的处理原则

1. 儿童青少年抑郁障碍　应以抗抑郁药物与心理治疗、认知疗法等非药物治疗并重为原则，目前还没有对儿童和青少年绝对安全的抗抑郁药。如果单独用药效果不明显，可合并使用增效剂，常用的有锂盐和丁螺环酮。由于儿童青少年个体差异很大，用药必须注意因人而异，规避不良反应的发生。

(1)SSRI 不良反应较轻，舍曲林和氟伏沙明目前在国内可用于治疗儿童抑郁症，适用年龄分别为 6 岁和 8 岁以上的儿童。氟西汀、西酞普兰及艾司西酞普兰也可用于治疗儿童青少年抑郁症，有效率为 56%～78%。

(2)也可以单独使用 SNRI 药物。

(3)TCA 疗效肯定，但不良反应较大，对青少年患者也可试用。

2. 女性抑郁障碍　非典型抑郁症表现为多眠，体重增加，食欲和性欲亢进，对药物反应不典型，以女性多见。抗抑郁药对女性抑郁障碍同样有效，但对于特定人群而言，应注意药物的选择。

(1)原则上不给孕妇服用抗抑郁药，有人甚至提出应在停药半年之后再怀孕，以避免药物对精子和卵子发育带来不利影响；怀孕的头 3 个月更不应该用药，因为胎儿早期的发育易受到环境中不利因素的干扰；如果必须用药，要选用对胎儿不良反应最小的药物，如 TCA(氯米帕明除外)或 SSRI 类药物。

(2)坚持以孕、产妇的安全为前提，如果在孕期抑郁症状明显恶化(可能由于停药或妊娠反应所致)，并明显危害患者的身心健康，甚至出现自杀的危险，那么无论处于孕期哪个阶段，都应及时恢复系统的治疗。

(3)药物的选择和用量要兼顾胎儿或婴儿的安全，一般药物多经肝脏代谢后排出体外，而胎儿或婴儿的肝脏发育还不完全，所以不仅对肝脏有毒的药物不能使用，而且主要需经肝脏代谢的药物也应慎用或不用。

(4)哺乳期服药者可改用人工喂养法养育婴儿，让母亲放心服药。

3. 老年期抑郁障碍　老年患者常伴有多脏器的疾病，对抗抑郁剂较敏感，且耐受性差，应从小剂量开始，缓慢增加药物剂量。此外，老年人的肾清除率下降，剂量应低于成人剂量，为成人剂量的 1/3～1/2 为宜。

(1)TCA：对老年抑郁障碍的疗效与普通成人患者相同，但由于明显的抗胆碱能作用及对心脏的毒性，故应谨慎使用，避免产生严重的不良反应。

(2)新一代抗抑郁剂 SSRI、SNRI：现已广泛用于老年抑郁症患者。SSRI 对老年抑郁障碍的疗效与 TCA 相仿，但其抗胆碱能及心血管系统不良反应轻微，老年患者易耐受，可长期维持治疗。

(三)合并躯体疾病的药物选用

许多内科疾病伴有抑郁障碍，而抑郁障碍也可以加重躯体疾病，使用药物治疗时，需要考虑抗抑郁药对躯体疾病的影响以及与治疗躯体疾病药物之间的相互作用。

(1)所有的抗抑郁药物都有增加交感神经和 5-HT 能神经的作用，如文拉法辛可以引起剂量相关性的血压升高，心血管疾病患者使用这类药物时要慎重，用药时应首选 SSRI。

(2)有心肌梗死病史的患者禁用 TCA，建议使用 SSRI，尤其是舍曲林具有较好的安全性。

(3)TCA 禁用于心律失常患者。文拉法辛和抗精神病药物可以引起 Q-T 间期延长，非典型抗精神病药物虽然不引起该反应，但是若与延长 Q-T 间期药物合用，也应该谨慎。建议使用除氟西汀以外的 SSRI，因为氟西汀和曲唑酮都可以引发房颤。

(4)阿莫沙平(amoxapine)是具有多巴胺受体阻断作用的药物，应该禁用于帕金森病患者。

五、抗抑郁药的应用方法

(一)用量和用法

1. 抗抑郁药的治疗剂量从小剂量开始，剂量逐步递增，尽可能采用最小有效剂量，使不良反应减至最少，以提高服药依从性。这一过程需要数周时间。

2. 小剂量疗效不佳时，根据不良反应和耐受情况，增至足量(药物有效剂量的上限)和足够长的疗程(大于 4～6 周)。

3. 如部分有效或仍无效，可考虑换药，改用同类其他药物或作用机制不同的另一类药物。应注意氟西汀需停药 5 周才能换用 MAOI，其他 SSRI 需停药 2 周。MAOI 停用 2 周后才能换用 SSRI，防止发生 5-HT 综合征。

4. 尽可能单一用药，应足量、足疗程治疗。当换药治疗无效时，可考虑两种作用机制不同的抗抑郁药联合使用。一般不主张两种以上抗抑郁药联用。

(二)病期与疗程

抑郁症为高复发性疾病,目前倡导全程治疗,分为急性期治疗、恢复期(巩固期)治疗和维持期治疗三期。单次发作的抑郁症,50%～85%会有第二次发作,因此常需维持治疗以防止复发。

1. 急性期治疗　推荐疗程6～8周,控制症状,尽量达到临床痊愈。抗抑郁药一般2～4周开始起效,如果用药4～6周无效,可改用同类其他药物或作用机制不同的药物,可能有效。

2. 恢复期(巩固期)　至少治疗4～6个月,在此期间患者病情不稳,复发风险较大,原则上应继续使用急性期治疗有效的药物,并剂量不变。

3. 维持期治疗　一般至少治疗2～3年,多次复发者主张长期维持治疗。维持治疗结束后,病情稳定,可缓慢减药直至终止治疗,但应密切监测复发的早期征象,一旦发现,迅速恢复原治疗。有资料表明,以急性期治疗剂量作为维持治疗的剂量,能更有效防止复发。

(三)个体化治疗

目前基因检测技术已经用于临床,如获得美国食品药品管理局批准的基因芯片产品AmpliChip用于检测CYP2D6和CYP2C9基因多态性,可据此调整用药剂量,实现个体化治疗,以提高疗效,减少不良反应发生。但是,目前还没有抗抑郁药物相关基因检测的指南和标准,医生更多是依据药动学参数选择治疗药物,比如SSRI中氟西汀具有较长半衰期,临床常用于依从性差的患者。

六、用药监护

(一)不良反应及处理

抗抑郁药不良反应较多,有些严重的不良反应不但影响治疗的依从性,甚至有致命危险,因此患者用药期间应密切监测不良反应的发生和严重性。常用抗抑郁药物主要不良反应和处理措施如表11-3-3所示。

(二)关注药物相互作用

1. TCA　TCA主要被肝脏细胞色素P450酶系统代谢,因此凡是影响肝药酶活性或肝血流的药物都可能与TCA产生相互作用。同时TCA具有较强的蛋白结合能力,也可通过取代蛋白结合力差的药物而发生药物相互作用。由于TCA常与SSRI合用,因此他们之间常存在药物相互作用。

(1)TCA、曲唑酮、米氮平与苯二氮䓬类药、乙醇或抗组胺药合用,镇静作用增强。

(2)TCA、曲唑酮与哌唑嗪(prazosin)或抗精神病药合用,降压作用增强。

(3)TCA与吩噻嗪类(phenothiazines)、苄托品(benztropine)合用,抗胆碱作用增加。

(4)TCA 与硫利哒嗪(thioridazine)、奎尼丁合用,增加心脏毒性。

(5)TCA 与胍乙啶、可乐定、甲基多巴合用,降低后者的降压作用。

2. MAOI

(1)与富含酪胺的食物合用,发生高血压危象的风险增加,这是一种非常严重的不良反应,虽少见,却可以危及生命,应严加防范。10 mg 的酪胺可引起明显血管收缩,25 mg 即可导致严重的高血压危象发生,可以使用降压药卡托普利治疗。

(2)MAOI、TCA、SSRI、SNRI、SARI 与 5-HT 能抗抑郁药、哌替啶、曲马多、右美沙芬等药物合用,可以发生 5-HT 综合征。

3. SSRI

(1)氟伏沙明可抑制 CYP1A2 酶活性,与 TCA、氯氮平(clozapine)、茶碱合用,增加后者的血药浓度。

(2)氟西汀、氟伏沙明、舍曲林是 CYP2C9/19 的抑制剂,与 TCA、苯妥英钠、华法林、非甾体类抗炎药(NSAID)、西酞普兰、奥美拉唑合用,可以增加后者的血药浓度。

(3)氟西汀、帕罗西汀、度洛西汀、舍曲林抑制 CYP2D6 酶活性,与 TCA、利培酮、氟哌啶醇、可待因、普萘洛尔和普罗帕酮等合用,使后者药物浓度升高。

(4)奈法唑酮、氟西汀(代谢产物诺氟西汀)和氟伏沙明抑制 CYP3A4 酶活性,与阿普唑仑、维拉帕米、卡马西平或辛伐他汀等药物合用,可以增加后者的血中药物水平。

(三)药物过量中毒及处理

抑郁患者常有消极悲观厌世观念,有意或误服过量的抗抑郁药,以致中毒时有发生,以 TCA 过量中毒危害最大,一次吞服 2.5 g 即可致死,尤其老人和儿童,其他抗抑郁药危险相对较小。TCA 过量中毒的临床表现主要为神经、心血管和外周抗胆碱能症状(类似于阿托品中毒症状),可有兴奋、谵妄、躁动、高热、昏迷、肠麻痹、瞳孔扩大、肌阵挛和强直、反射亢进、低血压、呼吸抑制、心律失常、心搏骤停而死亡。处理的关键在于预防,TCA 一次门诊处方量不宜超过 2 周,并嘱家人妥为保管;治疗中应提高警惕,及早发现和积极治疗;处理措施包括支持疗法和对症疗法。

(四)药师注意事项

1. 具有镇静作用的抗组胺药,如苯海拉明、异丙嗪,用于失眠治疗时不应超过 2 周,如果患者反复多次购药,提示可能患有抑郁症。

2. 鼻黏膜减充血剂,如麻黄碱和伪麻黄碱,其作用可能被 TCA 阻断;直接作用于拟交感神经的鼻黏膜减充血剂,如去氧肾上腺素,应避免与 MAOI 合用,两药都有升高血压作用,合用可加剧高血压的风险,如需使用去氧肾上腺素,须停用 MAOI 2 周后再用。

3. 含有右美沙芬的止咳药物,禁与帕罗西汀合用,二者合用有发生 5-HT 综合征的危险。

4. 西咪替丁可以抑制阿米替林、多塞平、丙咪嗪、吗氯贝胺、去甲替林、舍曲林的代谢,为避免上述药物相互作用,可以用雷尼替丁代替西咪替丁。

七、患者合理用药教育

（一）常见的一般问题

1. 改变不良生活方式，减少酒精或咖啡因的摄入，有益于抑郁症的治疗。

2. 治疗前向患者及家人阐明药物性质、作用和可能发生的不良反应及对策，争取他们的主动配合，能遵医嘱按时按量服药。告知患者应该有心理准备，药物治疗的起效时间有可能要2～4周以后，接受治疗的第一周症状有可能加重。治疗过程中未得到医生允许不要擅自停药。在临床痊愈后仍需要继续用药治疗6～24个月，以防止复发。

3. 接受具有镇静作用的TCA治疗的患者，最先获得的治疗作用是改善睡眠。羞耻感对抑郁有预测作用，观察患者的低自我概念和高羞耻易感性，会有助于抑郁症的治疗。

4. 抗抑郁药物的不良反应，尤其是恶心的症状，一般会在治疗1周后消失。抗抑郁药通常会产生嗜睡等不良反应，影响患者的灵敏度和反应性，服药期间驾驶车辆或操作机械应格外小心。

5. 对于准备怀孕的妇女应该告知用药物治疗的利弊，尤其是使用SSRI治疗的妇女。是采取避孕措施接受药物治疗，或是准备妊娠、尝试非药物治疗，抑或选择其他更为安全的替代药物，应该由医生与患者协商后决定。

6. 复发出现的第一个征兆是再次出现失眠症状，教育患者能够认识或识别早期的复发症状，并尽快告知医生。可以短期使用镇静催眠药进行治疗，在症状出现的初期使用抗抑郁药物，可以获得最大的治疗效果。

（二）应用SSRI的注意事项

1. SSRI的不良反应包括胃肠道症状（恶心、腹痛、腹泻和便秘）、体位性低血压、心悸、多汗以及性功能障碍（阳痿、性高潮延迟或缺失）等，与帕罗西汀合用锥体外系反应的发生增加。

2. 告知患者，使用SSRI可引起性功能障碍，这是一个治疗开始阶段就会被提及的敏感话题。一旦性功能出现异常，应该寻求医生帮助，以免影响患者完成抗抑郁的治疗。

3. SSRI可以影响反应时间，对于驾驶车辆的患者应谨慎。用药期间，特别是使用氟西汀期间出现皮疹，应该停药并寻求医生诊治。

4. 使用SSRI一周内或增加剂量时，似乎更易出现激惹、抑郁、焦虑，应告知患者及亲属，密切观察，一旦出现症状恶化，应求助医生，迅速处理，否则一些儿童和青少年将可能自杀。

5. 使用该类药，特别是帕罗西汀治疗时，不得突然停药，以免发生撤药症状。患者应该严格按照医嘱完成疗程，即使自我感觉良好，也要继续治疗。应该用至少4周以上时间逐渐减量，以免复发，若撤药症状发生，减量时间需要更长。

（三）应用TCA的注意事项

1. 该类药的不良反应包括口干、视物模糊和便秘等，有的患者还会出现咽喉肿痛等感染症状。而镇静、意识不清和运动失调等，在用药1～2周后减弱或消失。

2. TCA的不良反应之一是嗜睡，驾车者用药要格外慎重。丙咪嗪的嗜睡较轻，而饮酒可以加重嗜睡作用。该类药物最好晚上使用，以减少白天的镇静作用。

（四）应用MAOI的注意事项

1. 该类药物的不良反应包括激惹、失眠、体重增加、口干、视物模糊、便秘和体位性低血压。也可以引起嗜睡，要提醒用药患者，驾驶车辆应格外小心。

2. 使用该类药物，应该避免摄入酪胺含量较高的食物，告知患者，应将富含酪胺的食物写在纸条上，随时提示。多吃新鲜食物，少吃放置过久的食物。一旦发生与食物的相互作用，如早期出现波动性头痛，预示血压可能骤然升高，应该及时就医治疗。

使用MAOI治疗期间，应避免使用或少用放置时间较长的食物，包括：奶酪、酸奶、红酒、啤酒、腌鱼（沙丁鱼、凤尾鱼）、放置时间过久的罐头或加工过的肉食罐头、谷氨酸钠（味精）、放置2天以上的鸡肝或牛肝、葡萄干、蚕豆荚、酵母提取物和其他酵母产品、酱油、巧克力、咖啡和甘草等高酪胺含量食品。

（五）其他药物的应用注意

1. 奈法唑酮、曲唑酮、瑞波西汀和文拉法辛可以引起嗜睡，用药物后驾驶车辆或操作机械应谨慎。文拉法辛可以引起心悸和皮疹、荨麻疹等过敏样皮肤反应。

2. 使用米安色林、米氮平可能发生感染症状，如发热或咽喉肿痛等。

病例讨论——抑郁症

【病例介绍】

现病史：患者马某，女，38岁。情绪低落、快感缺乏、睡眠和食欲不佳、行为孤僻、常不明原因哭泣1月余。主诉有自杀想法。两年前有过类似症状，遂自行服用中成药养心安神治疗，无效后，到医院就诊，确诊为抑郁障碍（MDD），服用舍曲林50 mg治疗。用药后，最初感觉良好，随后感觉药物作用减弱，症状又再次出现。抗抑郁药物使体重增加，令其苦恼，不想使用任何增加体重的药物。

既往史：患者于2年前确诊为抑郁症；18岁确诊慢性偏头痛；14岁接受扁桃体切除术；28岁接受剖宫产手术。目前离婚，做售后服务工作；有一子在上小学。患者母亲患有抑郁症，父亲在56岁时自杀去世。

用药史：4岁时发生过青霉素过敏。因长期偏头痛，使用布洛芬200 mg，必要时口服，主诉效果不佳，常需增加舒马普坦后才能缓解，偏头痛发作次数由每月1次增加到每周1次。曾使用养心安神颗粒，1袋（10 g），po tid，3个月无效后换药。目前用药为：复方炔诺酮片（炔诺酮0.6 mg＋炔雌醇0.035 mg）1片，po qd；多种维生素（善存片）1片，po qd；舍曲林50 mg，po qd，布洛芬200 mg，po bid，偏头痛发作时使用；舒马普坦100 mg，po prn，严重偏头痛时使用，若需要2小时后再给一剂（24小时不超过2片）。

【体格检查】

查体：身高170 cm，体重77.5 kg，T 36.2 ℃，P 72次/分，R 12次/分，BP 130/

88 mmHg。患者在 3 天前接受过一次查体,各项检查均正常。

精神检查:患者面容较实际年龄大,衣服不整,头发较凌乱。神志清,注意力较差,目光较少凝视,略带恐惧,常间断性哭泣,精神运动迟滞。语速缓慢,声音小。清楚所问问题,并能作出合适的回答。情绪低落,快感缺乏,睡眠和食欲不佳,行为孤僻,常不明原因哭泣。对以前父亲所做的一些事情不理解,常发生争吵,但现在表示能够理解当初父亲的所作所为,对父亲的自杀有自己的想法,并有内疚感。对自己的疾病有所了解,但是缺乏自知力和判断力,认为自杀是最好的归宿,还没有想好实施计划。记忆、智能和抽象推理能力正常。否认存在偏执、妄想、幻觉、强迫症或异常冲动。

实验室检查:

检查项目	结果
血钠(Na^+)	142 mmol/L
血钾(K^+)	3.8 mmol/L
血氯(Cl^-)	103 mmol/L
血浆 CO_2 含量	24 mmol/L
血尿素氮(BUN)	3.8 mmol/L
血肌酐(SCr)	82 mmol/L
血糖(GLU)	4.8 mmol/L
血钙(Ca^{2+})	2.34 mmol/L
血镁(Mg^{2+})	1.20 mmol/L
磷酸盐	1.35 mmol/L
血红蛋白(Hgb)	143 g/L(8.88 mmol/L)
血细胞比容(Hct)	0.423
白细胞计数(WBC)	4.9×10^9/L
血清白蛋白(ALB)	45 g/L
平均红细胞容积(MCV)	90.6 fL
总胆固醇(TC)	4.94 mmol/L
低密度脂蛋白胆固醇(LDL-C)	2.15 mmol/L
高密度脂蛋白胆固醇(HDL-C)	2.51 mmol/L

【诊断】

重性抑郁障碍(MDD)。

【用药分析】

1. 患者的临床表现符合抑郁障碍的诊断,应使用抗抑郁药物治疗。
2. 患者开始使用舍曲林 50 mg 治疗一段时间后,疗效减弱,可以增加舍曲林的剂量。
3. 由于患者为抑郁症合并慢性偏头痛,因此应该选择 MAOI 类药物治疗抑郁障碍。

【讨论问题】

1. 患者有哪些抑郁障碍的临床症状和表现？

2. 患者患有抑郁症的同时还患有慢性偏头痛，应如何选择治疗药物？

3. 应向患者交代哪些抗抑郁药物的不良反应？

4. 对于抗抑郁药物疗效不佳，应如何处置？

5. 如果患者主诉使用抗抑郁药物后出现性功能障碍，应如何处置？

6. 若患者使用了圣·约翰草，同时服用避孕药物，应如何处置？

7. 如果患者使用的 SSRI 需要改换为 MAOI 药物，应如何处置？

8. 如果患者开始使用普萘洛尔治疗偏头痛，会怎样？

复习思考题

1. 名词解释：(1)抑郁症；(2)5-HT 假说；(3)下丘脑-垂体-肾上腺轴(HPAA)；(4)精神活性物质；(5)意志活动减退；(6)激越；(7)三环类抗抑郁药(TCA)；(8)选择性 5-HT 再摄取抑制剂(SSRI)；(9)5-HT 及 NE 再摄取抑制剂(SNRI)；(10)NE 及 DA 再摄取抑制剂(NDRI)；(11)NE 能和特异性 5-HT 能抗抑郁药(NaSSA)；(12)5-HT 受体拮抗和再摄取抑制剂(SARI)；(13)贯叶连翘提取物；(14)外周抗胆碱能症状；(15)鼻黏膜减充血剂。

2. 在抑郁症的发病学说中，神经生化因素有哪些？

3. 抑郁发作临床表现的主要症状是什么？

4. 选择性 5-HT 再摄取抑制剂(SSRI)的常用药物有哪些？

5. 米氮平的作用机制是什么？优点有哪些？

6. 抑郁症的选药原则是什么？

7. 多数抑郁症患者的首选治疗药物是什么？

8. 难治性抑郁症如何用药？

9. 女性抑郁障碍患者应如何用药？

10. 抑郁症的全程治疗是如何用药的？

11. 抗抑郁药物过量中毒如何处理？

12. TCA 存在的药物相互作用有哪些？

13. 患者用药教育常见的一般问题有哪些？

14. 应用 SSRI 的注意事项是什么？

15. MAOI 的用药注意事项是什么？

第四节　精神分裂症

内容提要

本节介绍精神分裂症的病因与发病机制、临床症状及表现、抗精神病药物的分类及临床评价、治疗目的与原则、治疗药物选择及用药方案、用药监护与患者教育。要求了解精神分裂症的发病机制和临床表现，熟悉抗精神病药物的分类及评价、治疗目的与原则，掌握精神分裂症治疗药物的选择及用药方法、常见的药物不良反应及其处理、药物治疗过程中的监护要点及患者教育。

精神分裂症(schizophrenia)多起病于青壮年，常有知觉、思维、情感和行为等方面的障碍，一般无意识及智能障碍。病程多迁延，约占精神科住院患者的一半以上，最终结局多出现精神残疾，给社会及家庭带来严重负担。

一、病因与发病机制

精神分裂症是一种多因素疾病，尽管目前对其病因尚未完全阐明，但遗传因素、神经生化因素和社会环境因素对疾病的发生发展起有重要作用。

(一)遗传因素

国内外大量的家系调查、双生子及寄养子研究发现，遗传因素在本病的发生中起着重要作用。精神分裂症患者一级亲属的平均患病率均较普通人群高 0.9%；单卵双生子(monozygotic twins)的同病率约为 50%，至少为双卵双生子(dizygotic twins)的 3 倍，为普通人群的 40～60 倍；寄养子研究亦提示，遗传因素在本病的发生中起主导作用。分子遗传学的连锁与关联分析研究显示，有多个染色体位点与精神分裂症的发生密切相关。

(二)神经生化因素

1. 多巴胺(DA)水平增高假说　几乎所有的抗精神病药物都是多巴胺 D_2 受体拮抗剂，而所有可增高多巴胺水平的药物，如苯丙胺，均可导致精神症状出现。近年来有研究认为，D_1受体可能与阴性症状有关，D_1受体激动剂可用来治疗阴性症状。

2. 5-羟色胺(5-HT)水平异常假说　拟精神病药物麦角酸二乙酰胺(lysergic acid diethylamide, LSD)是 5-HT 的抗代谢物，能引起一过性类似精神分裂症的症状，因此有人在 1954 年就提出这一假说。5-HT_{2A}受体可能与情感、行为控制及调节 DA 的激动和释放有关，非经典抗精神病药除了拮抗中枢 DA 受体外，还对 5-HT_{2A}受体有很强的拮抗作用，对精神分裂症的阳性和阴性症状都有效，间接提示 5-HT 在精神分裂症病理生理机制中起着重要作用。

3. 谷氨酸(glutamate)功能不足假说　①有证据表明，与正常人群相比，精神分裂症患者大脑某些区域(如中颞叶)谷氨酸受体亚型减少，而抗精神病药物的作用机制之一就是增加中枢谷氨酸功能。②有研究认为，精神分裂症的多巴胺功能异常是继发于谷氨酸神经元调节功能紊乱的基础之上。③目前已经发现，精神分裂症易感基因都与谷氨酸传递有关。

4. γ氨基丁酸功能下降假说　①精神分裂症患者大脑皮质 GABA 合成酶(谷氨酸脱羧酶)水平下降。②一种特殊类型 GABA 能神经元(其中包含微清蛋白)的密度及其突触末梢均减少。③$GABA_A$受体表达异常。

5. 其他神经递质　还可能与神经肽(neuropeptide)、肾上腺素、乙酰胆碱(Ach)、第二信使(second messenger)改变和(或)这些系统间的相互作用有关。

（三）后天因素

1. 环境危险因素　一些回顾性研究表明，精神分裂症患者存在较多的产科并发症；还有研究提示，妊娠中期（第二个3个月）流感病毒感染可增加精神分裂症的危险；其他一些孕期危险因素还包括Rh血型不合、营养缺乏和应激。

2. 心理、社会因素　①个性特征：如部分患者在病前表现为孤僻、内向、敏感、思想缺乏逻辑性等性格。②社会文化因素和心理应激：包括文化、职业和社会阶层、移民、孕期饥饿、社会隔离与心理应激事件等。目前的观点认为，心理、社会因素可以诱发精神分裂症，但最终的病程演变常不受先前的心理因素所左右。

（四）脑结构及功能改变

1. 脑影像学　部分患者有脑室（尤其是侧脑室和第三脑室）扩大和脑皮质萎缩，这种脑结构变化在病前就明显存在，并且也见于患者的一级亲属，与病程及药物治疗无关；在单卵双生子研究中，发病个体的脑室扩大较未发病者明显。

2. 神经病理　患者有边缘系统和颞叶结构的缩小、半球不对称，海马、额叶皮层、扣带回和内嗅脑皮层细胞结构紊乱。

3. 脑血流　额叶低灌注被认为是精神分裂症的一个特征。

二、临床症状及表现

精神分裂症是一组复杂多样症状群所组成的临床综合征，分为阳性症状和阴性症状两大类，近来更多人主张加入第三类，即认知功能障碍。

1. 阳性症状　阳性症状指精神功能的异常或亢进，表现为幻觉、妄想、明显的思维形式障碍、反复的行为紊乱和失控。

2. 阴性症状　阴性症状指精神功能的减退或缺失，表现为情感平淡、言语贫乏、意志缺乏、无快感体验、注意障碍。

3. 认知功能障碍　认知功能障碍指认知功能的减退或缺失，表现为注意力、工作记忆和执行功能减退。

大多数患者同时表现阳性症状和阴性症状。在疾病治疗过程中，占主导地位的症状类型经常变换。年轻患者主要表现为阳性症状，而老年患者则主要表现为阴性症状。70%的患者都表现有认知功能障碍，包括注意力、记忆力和精力集中等功能受损，也与功能转归有密切关系。

三、抗精神病药物分类及临床评价

抗精神病药物治疗是精神分裂症首选的治疗措施，可以缓解绝大部分症状。目前临床上将抗精神病药物分为第一代抗精神病药物和第二代抗精神病药物。

（一）第一代抗精神病药物

第一代抗精神病药物即典型抗精神病药物（typical antipsychotic drug），主要通过阻断中脑-边缘-皮质多巴胺（DA）通路D_2受体而发挥治疗作用，其他药理作用还包括对α_1受体、α_2受体、M受体、H_1受体等的阻断作用。这类药物对幻觉、妄想、思维障碍、行为紊乱、兴奋、激越、紧张等阳性症候群具有明显疗效，对阴性症状及伴发抑郁症状疗效不确切。主要适应证有：①急慢性精神分裂症和分裂情感性精神障碍；②精神分裂症和分裂情感障碍的维持治疗，预防复发；③精神分裂症、谵妄和痴呆患者的行为障碍；④躯体疾病伴发的精神病性症状；⑤精神活性物质所致的精神障碍；⑥妄想性障碍；⑦边缘性人格障碍；⑧儿童精神分裂症；⑨广泛性发育障碍等。

1. 药物分类　①吩噻嗪类：氯丙嗪、硫利达嗪（thioridazine）、奋乃静（perphenazine）、氟奋乃静（fluphenazine）、三氟拉嗪等，在临床上又分为高效价药物如奋乃静、三氟拉嗪，低效价药物如氯丙嗪、硫利达嗪。②硫杂蒽类（thioxanthenes）：氯哌噻吨（clopenthixol）、三氟噻吨（flupentixol）等。③丁酰苯类（butyrophenones）：氟哌啶醇、五氟利多（penfluridol）等。④苯甲酰胺类（benzamides）：舒必利等。

2. 药物的局限性　①不能改善患者的认知功能。②对精神分裂症阴性症状一般疗效不佳。③部分患者的阳性症状不能有效缓解。④引起锥体外系症状和迟发性运动障碍（tardive dyskinesia）等不良反应较多。⑤患者依从性较差。

（二）第二代抗精神病药物

第二代抗精神病药物又称非典型抗精神病药物（atypical antipsychotics），对多巴胺D_2受体和5-HT_{2A}受体具有双重阻断作用，与第一代抗精神病药物比较，对精神分裂症的阳性和阴性症状均有效，一般不影响患者的认知功能，不良反应相对较小，发生迟发性运动障碍的风险更低，现已成为治疗精神分裂症的一线药物。

1. 按药理作用分为四类　①5-HT和多巴胺受体拮抗剂（serotonin-dopamine receptor antagonist，SDRA）：如利培酮、奥氮平、喹硫平、齐拉西酮（ziprasidone）等。②多受体靶点作用药（mufti-acting receptor targeted agent，MARTA）：氯氮平。③选择性多巴胺D_2/D_3受体拮抗剂（selective dopamine D_2/D_3 receptor antagonist），如氨磺必利。④多巴胺受体部分激动剂（dopamine receptor partial agonist），如阿立哌唑（aripiprazole）。

2. 第二代抗精神病药物也有不足　①增加代谢综合征和糖尿病的风险；②增加体重；③老年患者易发生卒中；④氯氮平在国内应用比较广泛，但该药长期使用可以导致粒细胞缺乏，需要定期查血象，建议谨慎使用；⑤对部分患者疗效不满意。

（三）药动学参数

抗精神病药口服吸收很好，主要通过空肠吸收，通过门脉系统进入体循环，部分药物被肝代谢（首关效应，first pass effect），与血浆蛋白的结合能力很强。除了氨磺必利以原药的形式经肾排泄之外，其他抗精神病药在肝内被大量代谢，产生各种有活性和无活性的代谢产物，例如口服氯丙嗪后的代谢产物有75种之多，这种代谢的复杂性使得临床上很难进行血药浓度监测。绝大多数抗精神病药的半衰期长（约为20小时），可以每天给药一次。然而，喹硫平的半衰期约为 7 小时，建议每天给药两次。

（四）长效制剂

目前使用的长效（延迟释放）制剂为注射剂，已有多个药物应用于临床。这类制剂具有血药浓度相对稳定，波动幅度较小，有效药物成分的峰谷比值（peak-to-trough）低于口服制剂的特点。适用于长期接受抗精神病药物治疗但依从性差，或者依从性较好、症状基本稳定，而症状控制或者某些症状控制不太理想的患者。临床常用抗精神病药物的药动学参数如表 11-4-1 所示。

表 11-4-1　　部分抗精神病药物药动学参数

药名	生物利用度（%）	半衰期(h)	主要代谢途径	活性代谢物
氯丙嗪	10～30	8～35	FMO3，CYP3A4	7-羟基和其他代谢物
氟奋乃静	20～50	14～24	CYP2D6	未知
氟奋乃静癸酸酯		14.2 ± 2.2 天	CYP2D6	
氟哌啶醇	40～70	12～36	CYP1A2，CYP2D6，CYP3A4	还原型氟哌啶醇
癸氟哌啶醇		21 天	CYP1A2，CYP2D6，CYP3A4	还原型氟哌啶醇
奋乃静	20～25	8.1～12.3	CYP2D6	7-OH 奋乃静
阿立哌唑	87	48～68	CYP3A4，CYP2D6	去氢阿立哌唑
阿塞那平	＜2%（口服）；35%（舌下），呈非线性	13～39	CYP1A2，UGT1A4	未知
氯氮平	12～81	11～105	CYP1A2，CYP3A4，CYP2C19	去甲基氯氮平
伊洛哌酮	96	18～33	CYP2D6，CYP3A4	代谢产物 P88
奥氮平	80	20～70	CYP1A2，CYP3A4，FMO3	N-葡萄糖醛酸、2-OH-甲基和 4-N-氧代谢产物
帕利哌酮缓释片	28	23	给药量 59% 经肾以原型排泄；有多个代谢途径	未知
棕榈酸帕利哌酮注射剂		25～49 天	给药量 59% 经肾以原型排泄；有多个代谢途径	未知
喹硫平	9 ± 4	6.88	CYP3A4	7-OH 喹硫平
利培酮	68	3～24	CYP2D6	9-OH 利培酮
利培酮长效注射剂		3～6 天	CYP2D6	9-OH 利培酮
齐拉西酮	59	4～10	醛氧化酶，CYP3A4	无

四、治疗目的与原则

（一）治疗目标

精神分裂症没有治愈的可能。大多数患者在一生中会多次发作，在两次发作间期留有后遗症状。目前任何治疗都是减轻急性症状，减少发作频率和严重程度，提高患者发作期间的社会和认知功能，最大限度地减轻患者（以及看护者）的痛苦，减少治疗药物的不良反应。

（二）治疗原则

目前的治疗有药物治疗和非药物治疗，后者包括社会心理治疗和康复治疗。此外还有电休克治疗（electroconvulsive therapy，ECT）。不论是首次发作或复发的精神分裂症患者，抗精神病药物治疗都应作为首选，而社会心理和康复治疗等措施应该贯穿治疗的全过程，即当前倡导的全病程治疗。对部分药物治疗效果不佳和（或）有木僵违拗、频繁自杀、攻击冲动的患者，急性治疗期可以单用或合用ECT。

1. 药物治疗原则

（1）一般原则：在开始药物治疗前，均应常规检查血压、心率、血象、肝功能、肾功能、心功能、血糖和血脂，并在服药期间定期复查对比，发现问题及时分析处理。药物治疗应系统而规范，强调早期、足量（个体化的最低有效剂量）、足疗程、单一用药、个体化用药的原则。治疗应从小剂量开始，逐渐加到有效推荐剂量，增加速度视药物特性及患者特质而定，巩固一定时间，酌情缓慢减至最小有效量，长期维持治疗。高剂量时应密切注意药物的疗效和不良反应，并给予合理的调整。若疗效不佳可改换其他抗精神病药物。一般情况下不能突然停药。

（2）选药原则：在治疗剂量下，各种抗精神病药物的效果相当，主要是不良反应差别较大，药物的选择应根据患者对药物的依从性、个体对药物的疗效、不良反应的大小、长期治疗计划、年龄、性别及经济状况等而定。一般状况良好，兴奋症状突出时，应选用镇静作用较强的药物，如氯丙嗪。伴有心脏、肝脏疾病时，应选用低剂量高效价的药物，如奋乃静、舒必利等。急性期伴有兴奋、严重冲动、不配合或拒绝治疗者，可以采取肌内注射或静脉滴注给药。

（3）用药剂量与方法：一般状况较好者，可以在1～2周内增加到治疗剂量，老年体弱、伴有躯体疾病或对药物耐受性较差者，可以减慢加药速度，在2～3周内加到治疗量，并巩固4～6周。若为慢性精神病患者，巩固治疗则需要2～3个月时间。若患者精神症状消失3个月（慢性复发性患者应6个月）以上，自知力恢复，可以考虑逐渐减量，一般为巩固治疗剂量的1/2～1/3，继续治疗1～2年（多次复发者可能需要更长时间）。用药过程中注意剂量个体化（见表11-4-2）。

表 11-4-2　常用抗精神病药物的主要不良反应及有效剂量范围(小剂量起始)

<table>
<tr><th rowspan="2">分类及药名</th><th rowspan="2">半衰期均值
(范围,h)</th><th rowspan="2">用药途径</th><th rowspan="2">常用治疗剂量(mg/d)</th><th colspan="5">主要不良反应</th></tr>
<tr><th>镇静作用</th><th>直立性低血压</th><th>抗胆碱作用</th><th>锥体外系症状</th><th>体重增加</th></tr>
<tr><td colspan="9">第一代</td></tr>
<tr><td>氯丙嗪</td><td>24(8～35)</td><td>注射</td><td>150～200</td><td>+++</td><td>+++</td><td>+++</td><td>++</td><td>++</td></tr>
<tr><td>氯丙嗪</td><td>24(8～35)</td><td>口服</td><td>300～600</td><td>+++</td><td>++</td><td>+++</td><td>++</td><td>++</td></tr>
<tr><td>硫利哒嗪</td><td>24(6～40)</td><td>口服</td><td>200～600</td><td>+++</td><td>+++</td><td>+++</td><td>+</td><td>++</td></tr>
<tr><td>奋乃静</td><td>12(8～21)</td><td>口服</td><td>20～60</td><td>+</td><td>+</td><td>+</td><td>++</td><td>+</td></tr>
<tr><td>三氟拉嗪</td><td>18(14～24)</td><td>口服</td><td>20～40</td><td>+</td><td>+</td><td>+</td><td>+++</td><td>+</td></tr>
<tr><td>氟哌啶醇</td><td>24(12～24)</td><td>注射</td><td>20</td><td>+</td><td>+</td><td>+</td><td>++++</td><td>+</td></tr>
<tr><td>氟哌啶醇</td><td>24(12～24)</td><td>口服</td><td>10～20</td><td>+</td><td>+</td><td>+</td><td>++++</td><td>+</td></tr>
<tr><td rowspan="2">舒必利</td><td rowspan="2">6～9</td><td>注射</td><td>800～1000</td><td rowspan="2">+</td><td rowspan="2">+</td><td rowspan="2">+</td><td rowspan="2">++</td><td rowspan="2">++</td></tr>
<tr><td>口服</td><td>800～1400</td></tr>
<tr><td colspan="9">第一代长效</td></tr>
<tr><td>五氟利多</td><td>65～70</td><td>口服</td><td>20～80 mg/w</td><td>+</td><td>+</td><td>+</td><td>+++</td><td>+</td></tr>
<tr><td>氟奋乃静癸酸酯</td><td>*</td><td>注射</td><td>12.5～50 mg/2～3 w</td><td>+</td><td>+</td><td>+</td><td>++++</td><td>+</td></tr>
<tr><td>癸氟哌啶醇</td><td>*</td><td>注射</td><td>50～100 mg/2 w</td><td>+</td><td>+</td><td>+</td><td>++++</td><td>+</td></tr>
<tr><td colspan="9">第二代</td></tr>
<tr><td>利培酮</td><td>20～24#</td><td>口服
肌注</td><td>4～6
25～50</td><td>++</td><td>+++</td><td>0</td><td>++</td><td>++</td></tr>
<tr><td>氯氮平</td><td>12(4～66)</td><td>口服</td><td>200～600</td><td>+++</td><td>+++</td><td>+++</td><td>0</td><td>+++</td></tr>
<tr><td>奥氮平</td><td>30(20～54)</td><td>口服</td><td>10～20</td><td>+</td><td>++</td><td>++</td><td>+</td><td>+++</td></tr>
<tr><td>喹硫平</td><td>6</td><td>口服</td><td>400～750</td><td>++</td><td>++</td><td>0</td><td>0</td><td>+</td></tr>
<tr><td>阿立哌唑</td><td>75</td><td>口服</td><td>10～30</td><td>0/+</td><td>0/+</td><td>0/+</td><td>0</td><td>0</td></tr>
<tr><td>齐拉西酮</td><td>7.5</td><td>口服、肌注</td><td>80～160</td><td>+/++</td><td>+</td><td>0</td><td>0/+</td><td>0</td></tr>
</table>

注:0,无;+,轻度;++,中度;+++,较重度;++++,重度。*:一次注射可在体内维持 2～4 周或更长。#:利培酮活性代谢物半衰期。

(4)药物治疗程序与时间:治疗程序包括急性治疗期至少 4～6 周,巩固治疗期至少 6 个月,维持治疗期因人而异,要根据不同情况而定,对于首发、缓慢起病的患者,维持治疗时间至少 5 年;急性发作、缓解迅速彻底的患者,维持治疗时间可以相应较短,一般为症状消失后至少 2 年。如果决定停药,一定要告知患者和家属复发的先兆症状和应对措施。若 2 年内或停药后症状复发,则应该重新增加剂量至治疗范围。最终只有不足 1/5 的患者有可能停药。

(5)合并用药:如患者持续出现焦虑、抑郁和敌意等症状,即使抗精神病药物对阳性症状控制较好,仍应合用辅助药物(增效药物)。如患者已接受合适的抗精神病药物治疗,但仍表现持续的阳性症状,应合用辅助药物,或 ECT,或经颅磁刺激治疗,或联合使用不同种类的抗精神病药物。辅助药物包括苯二氮䓬类、情绪(心境)稳定剂、抗抑郁药等。联合用药以化学结构不同、药理作用不尽相同的药物联用比较合适,达到预期治疗目标后仍以单一用药为宜,作用机制相似的药物原则上不宜合用。如果合并用药未出现明显疗效,则要恢复到单一用药或换用其他药物。

(6)换药方法：对于疗效不满意或对药物不良反应不耐受者，可以考虑换药。①骤停原药换药法：适用于出现严重不良反应时。建议住院换药，氯氮平不宜骤停。可能出现疗效空档致复发或撤药综合征。②骤停原药加新药方法：适用于有较严重的 EPS 者。二药重叠短时间。氯氮平不宜骤减，可能出现疗效空档。③缓减原药缓加新药方法：可减少撤药反应及症状复发，但可能增加二药合用引发的不良反应。

2. 社会心理治疗　药物治疗仅能让患者消除精神症状，自知力恢复，达到临床痊愈标准。但理想的最终结果是：患者能够恢复由于疾病所致的精力与体力下降，达到并保持良好的健康状态，恢复原有的工作或学习能力，重建恰当稳定的人际关系，这样才算达到全面的社会康复。而通过社会心理治疗，可有助于这一理想目标的获得。

五、治疗药物选择及用药方案

(一)急性期(首次发作)治疗

1. 以幻觉妄想为主要临床相的患者

(1)对于不合作患者，选择典型抗精神病药物氯丙嗪或与等量异丙嗪混合注射，或氟哌啶醇肌内注射治疗，疗程 1～2 周；对于伴有躁动、兴奋的患者，可采用氯丙嗪、异丙嗪等量溶于生理盐水中，缓慢静脉注射或静脉滴注。或者口服非典型药物利培酮、奥氮平或喹硫平，合并注射苯二氮䓬类药物如氯硝西泮、劳拉西泮或地西泮等。小剂量开始，快速滴定至治疗剂量，维持治疗 7～10 天。合适的病例也可选用 ECT。如果治疗有效，可选择相应药物继续口服治疗，治疗过程同下述合作患者。

(2)对于合作患者，治疗过程分为三步。①第一步治疗：口服一种非典型药物，如利培酮、奥氮平、喹硫平，或典型药物氯丙嗪、氟哌啶醇、奋乃静或舒必利。小剂量起始，1～2 周逐渐增加至治疗剂量，速度过快易出现不良反应。要向患者及家属交代可能会出现的不良反应，如何预防和处理，或向医院寻求帮助等，以取得患者及家属的配合，保证药物疗效和降低不良反应的发生。达治疗剂量后，持续治疗 6～8 周，定期评定疗效，根据疗效和不良反应对剂量进行适当调整，进行个体化治疗。有效继续，如治疗无效，换用另一种非典型药物或典型药物，也可谨慎使用氯氮平。②第二步治疗：如第一步治疗无效，可采用合并治疗，如非典型药物合并典型药物，或合并典型抗精神病药长效制剂，如利培酮微球、氟奋乃静癸酸酯、癸氟哌啶醇或氯氮平。③第三步治疗：如第二步治疗无效，考虑进行 ECT。

2. 以兴奋、激越为主要临床相的患者

(1)第一步治疗：首选典型抗精神病药物，如氯丙嗪或氟哌啶醇或齐拉西酮注射，或口服非典型抗精神病药物合并注射苯二氮䓬类药物。治疗有效，继续口服药物治疗，同幻觉妄想症状合作患者。

(2)第二步治疗：如第一步治疗无效，换用氯氮平，或合并情绪稳定药，如丙戊酸钠。

(3)第三步治疗：如第二步治疗仍无效，考虑进行 ECT。

3. 表现为紧张症候群的患者

(1)在进行治疗以前,需要明确诊断,排除器质性脑病、恶性综合征(neuroleptic malignant syndrome, NMS)或药源性紧张征。首选舒必利注射治疗,3～5 天内至治疗剂量 200～600 mg/d,持续 1～2 周。治疗有效,继续口服舒必利,或非典型抗精神病药物。治疗过程同幻觉妄想症状合作患者。

(2)上述治疗无效,考虑进行 ECT。

(3)对于紧张症患者应重视躯体营养状况及水、电解质平衡,应合并躯体支持治疗。

4. 以阴性症状为主要表现的患者

(1)首选非典型抗精神病药物,或者谨慎使用氯氮平;如果无效,考虑换用另一种非典型抗精神病药物,或选用氯氮平。

(2)如果上面治疗无效,采用联合治疗,可合并使用氯氮平和其他非典型抗精神病药物。

5. 以阳性症状为主要表现,同时伴有情感症状的患者

(1)伴有抑郁症状的患者:①首选一种非典型药物如利培酮、奥氮平或喹硫平,或典型药物舒必利、硫利达嗪,有自杀倾向者谨慎使用氯氮平;部分患者可以首选 ECT。②如果治疗无效,换用另一种典型或非典型药物。③如果治疗无效,在第一步的基础上,合并抗抑郁药,如选择性 5-HT 再摄取抑制剂、5-HT 及去甲肾上腺素再摄取抑制剂、去甲肾上腺素及特异性 5-HT 能抗抑郁药或三(四)环类抗抑郁药。④如果上述治疗仍无效,考虑进行 ECT。

(2)伴有躁狂症状的患者:①首选非典型或典型抗精神病药物,部分患者可首选 ECT。②如果治疗无效,在此基础上加心境稳定药,如碳酸锂、丙戊酸钠或卡马西平;或者换用另一种典型或非典型抗精神病药。③如果依然治疗无效,考虑典型和非典型药物合并使用,或者进行 ECT。

(二)慢性患者急性恶化治疗

治疗过程同首次发作患者,但是在药物选择上要参考患者以往的用药史,首选过去反应最好的药物和有效剂量,可适当增高药物剂量。如果有效,继续治疗,同时进行用药教育,提高服药依从性。如果治疗无效,根据患者的临床表现和用药史,按照首次发作患者的治疗步骤进行治疗。

(三)难治性患者的治疗

难治性精神分裂症是指按通用方法治疗而不能获得理想疗效的一群患者,包括:①过去 5 年内对三种适当的抗精神病药物(至少有两种化学结构不同),足量足疗程治疗反应不佳;②不能耐受药物的不良反应;③即使有充分的维持治疗或预防治疗,病情仍然复发或恶化的患者。难治性精神分裂症患者的治疗策略:

1. 重新审定诊断,进一步了解患者既往用药史,掌握有关影响因素,着重考虑用药个体化,必要时监测药物血浆浓度;重新制订治疗方案,更换合适的药物,足量足疗程治疗。

2. 药物治疗建议按治疗程序进行,首选非典型抗精神病药物氯氮平;或者合并使用抗

精神病药物和增效剂，如苯二氮䓬类药物、心境稳定剂或抗抑郁药；疗程一般不少于2～5年。上述治疗无效，采用ECT。

（四）药物治疗出现并发症的处理

1. 抗精神病药物治疗期间常会出现激越，苯二氮䓬类口服或肌注能有效控制，部分高效价药物也有效。如果疗效差，可以考虑换用适宜的抗精神病药物治疗。

2. 出现失眠的患者，必要时考虑合并BZD或是佐匹克隆。如果疗效差，可以合并抗抑郁药物曲唑酮。

3. 出现情绪抑郁的患者，建议合用不良反应低的新型抗抑郁药物，如SSRI、奈法唑酮、文拉法辛、安非他酮或米氮平，合并治疗需注意药物间相互作用。如果疗效差，要重新审视诊断，排除患者共病物质滥用的可能；或换用适宜的抗精神病药物治疗。

4. 精神分裂症患者常伴有强迫症状，接受抗精神病药物治疗有时可继发强迫症状，可以合并SSRI或氯米帕明治疗，合并治疗时需注意药物相互作用。如果效果差，考虑换药。

（五）特殊人群的用药

1. 儿童精神分裂症　疾病早期及精神症状活跃期应给予积极的抗精神病药物治疗，住院治疗效果更好。从小剂量开始，逐渐加量，取得一定疗效后，巩固治疗。病情缓解后再缓慢减量，至最低巩固有效剂量，然后进行维持治疗，一般需2～3年或更长时间。如足量治疗4～6周精神症状无改善，可考虑调换药物。治疗过程中切忌不规律服药或骤加、骤停药物，定期复查肝功、血常规和心电图等，以防躯体不良反应。

2. 老年期精神分裂症　宜选用锥体外系不良反应发生率较低的硫利达嗪、舒必利和作用较缓慢的奋乃静，对治疗不合作者可慎重考虑使用长效制剂，如五氟利多。起始剂量宜低，一般不超过年轻成人患者的1/4，并且滴定速度应缓慢，有效剂量为成人剂量的1/3～1/2。

3. 孕期、围产期和哺乳期妇女的精神分裂症

(1)第一代抗精神病药物可以通过胎盘，目前尚未发现与胎儿先天畸形之间有任何关系，但对于育龄期精神分裂症妇女服用大剂量药物期间不应怀孕生育。2年以上无复发的精神分裂症妇女，可停药怀孕。病情稳定患者在怀孕第1～3个月完全停药，从妊娠第4个月起，开始服用原治疗药物，由小剂量开始逐渐加量，争取以最小剂量达到巩固疗效的目的。

(2)分娩前的1～2个月，患者必须服药，防止分娩前后病情复发，但须注意药物对胎儿分娩过程前后的影响。如果有停药后复发的历史，维持治疗可以稳定病情，权衡风险收益后可选择最小有效剂量的第二代或高效价第一代药物。产后精神分裂症易复发或加重，故应适当增加剂量；对未维持治疗的患者，产后应尽快给予足量药物。

(3)苯二氮䓬类能透过胎盘屏障及通过乳汁分泌，妊娠期长期、较大剂量服用，可导致新生儿出现“戒断综合征”，表现为震颤、烦躁不安、过度活动及肌张力增高等；妊娠晚期使用可致胎儿心搏异常，新生儿出生后表现嗜睡、呼吸困难、吸吮困难、肌肉松弛并伴窒息等

症状。哺乳期使用可引起新生儿高胆红素血症等。因此，该类药物应特别注意“短期”“小剂量”使用。

（六）合并躯体疾病时的用药

1. 心血管疾病　心绞痛、心律失常、慢性心力衰竭等患者，可使用奋乃静、利培酮、奥氮平、喹硫平等抗精神病药物。尽量避免使用抗胆碱能及对肾上腺素能受体作用强的药物。用药剂量应尽可能减低，监测心电图（electrocardiograph，ECG）等。

2. 具有严重呼吸系统疾患者，使用抗精神病药物期间应严禁饮酒。

3. 肝脏病患者　抗精神病药物均在肝内代谢，肝功能受损时药物代谢将受到影响。抗精神病药物治疗时，宜选择低毒性高效价药物，如奋乃静、氟哌啶醇、利培酮等，剂量宜减少。

4. 肾脏病患者　抗精神病药物由肾脏排泄，肾功能受损时，排泄减慢，抗精神病药物治疗时应减少剂量。

5. 糖尿病患者　使用抗精神病药物尤其是氯丙嗪、利培酮、氯氮平和奥氮平可引起体重增加，引发 2 型糖尿病的风险加大。奥氮平还可使糖尿病加重，引起酮症酸中毒。

六、用药监护与患者教育

（一）不良反应及处理

抗精神病药物的不良反应与药物与受体的结合选择性、亲和性有关，由于抗精神病药物与多个受体结合，加之用药时间长，因此该类药物的不良反应具有多样和严重的特点。

1. 中枢神经系统

(1)锥体外系反应（EPS）：抗精神病药物阻断黑质-纹状体通路的 DA 受体，诱发帕金森综合征（Parkinsonism），或加重帕金森病的症状。EPS 是典型抗精神病药物最常见的不良反应，发生率为 50%～70%，多在治疗的 1～5 周出现。非典型抗精神病药物的 EPS 显著减少。EPS 的临床表现有：

1)急性肌张力障碍（acute dystonia）：又称急性运动障碍，表现为局部肌肉的急性肌张力增高。常见于治疗初期，多见于年轻患者。可给予适量抗胆碱能药物，如果疗效差，应考虑选择 EPS 危险性小的抗精神病药物。

2)类帕金森症（pseudoparkinsonism）：十分常见，多发生在用药的 2 周后，女性和老年患者更多见。可以抗胆碱能药物治疗。

3)静坐不能（akathisia）：多发生在用药的 1～2 周，以女性多见。可降低药物剂量或给予 β 受体阻滞药干预，如果效果差，应考虑换用危险性小的抗精神病药物。

4)迟发性运动障碍（TD）：多见于长期用药者，老年人和躯体运动障碍者为高危人群，具有女性多于男性的特点。一旦发生，应缓慢减量或停用抗胆碱能药物，给予对症支持治疗。TD 消失后，选择 TD 危险性小的药物，如氯氮平治疗。

(2)诱发癫痫等神经系统疾病：抗精神病药物可以降低癫痫发作的阈值，有诱发癫痫的可能，以氯氮平较多见。引发剂量相关性癫痫与药物剂量、加量过快及患者易感性有关，应尽可能减少抗精神病药物的剂量。具有抗 M 受体作用的药物可以加重老年痴呆。使用利培酮或奥氮平的老年患者发生卒中的风险增加。长期使用氯丙嗪还可在晶状体前部和角膜后部出现色素沉着，但很少影响视力，换药后可减轻。

(3)体温调节紊乱：对下丘脑体温调节的影响多见于用氯氮平治疗者。氯氮平治疗头 3 周，部分患者出现良性发热，最多持续至治疗第 10 天左右，体温增高一般不会超过 1 ℃或 2 ℃，继续治疗几天后可恢复正常，无临床意义。但是，偶尔也可见到体温超过 38.5 ℃，需做血常规监测，停止氯氮平治疗。

(4)过度镇静：治疗早期最常见的不良反应是镇静、嗜睡、乏力、头晕，发生率超过 10%，氯丙嗪、氯氮平和硫利达嗪等多见，与拮抗组胺 H 受体等作用有关。多发生在治疗开始或增加剂量时，几天或几周后常可逐渐耐受和适应。将每日剂量的大部分在睡前服用，可以避免或减轻白天的过度镇静。严重者应该减药，并告诫勿驾车、操纵机器或从事高空作业。

(5)恶性综合征(NMS)：NMS 是一种少见、严重的抗精神病药均可引发的不良反应，发生率为 0.12%～0.2%，男：女大约为 2：1。第二代抗精神病药物 NMS 发生率降低，强效、注射剂或作用时间长的第一代抗精神病药物发生 NMS 的风险较大，发生机制可能与 DA 功能下降有关。药物品种更换过快、剂量骤增或骤减、合并用药、脑病患者、紧张症者、酒药依赖者是发生 NMS 的危险因素。临床症状为肌紧张、高热可达 41～42 ℃、意识障碍、自主神经系统症状(大汗、心动过速、血压不稳等)，即典型的四联症表现。实验室检查发现白细胞升高、尿蛋白阳性、肌红蛋白尿、磷酸激酶活性升高、肝酶升高、血铁镁钙降低。病程持续数小时至 7 天。严重者死于肾、呼吸功能衰竭，死亡率 20%～30%。

NMS 是抗精神病药物的严重不良反应，一旦确诊，立即停药，给予支持治疗，如补液、降温、预防感染、抗痉挛、吸氧等，大剂量胞磷胆碱(citicoline)可增加 DA 受体活性，也可用 DA 激动药溴隐亭 5 mg，每 4 小时一次治疗。有报道 ECT 有效。病情缓解后，选择 NMS 危险性小的抗精神病药物治疗。

2. 自主神经系统　抗精神病药的外周抗胆碱能作用可引起口干、视物模糊、便秘和排尿困难等症状，以低效价抗精神病药物氯丙嗪、硫利达嗪以及非典型抗精神病药物氯氮平、奥氮平等多见。氯丙嗪可致扩瞳，影响房水排出，加重青光眼症状，尤其闭角型青光眼患者应避免使用。前列腺肥大的患者使用这类药物时，可引起排尿困难，导致尿潴留。

3. 心血管系统

(1)体位性低血压：与抗精神病药物阻断 α 肾上腺素受体有关，多见于低效价药物剂量偏大或快速加量时。老年或正在使用降压药物的患者，建议抗精神病药物应减量使用，以免增加体位性低血压的风险。

(2)心动过缓和心电图异常：如 T 波改变、非特异性 ST 段下移、QT 间期延长和传导阻滞，最早可以在用药 1 周内出现。大部分为无症状、良性，通过对症处理、减量或停药可以恢复。

(3)大规模回顾分析结果显示，使用一代或二代抗精神病药物的患者，发生猝死的风险是没有用药者的 2 倍。该严重不良反应与用药剂量有关。

4. 内分泌系统及代谢紊乱

(1)泌乳素水平升高:因拮抗下丘脑-垂体结节漏斗区 DA 受体,引起泌乳素水平升高,造成女性患者闭经和溢乳。舒必利及高效价典型抗精神病药物较常见,非典型抗精神病药物利培酮、奥氮平也可引起。该不良反应的发生与药物剂量相关,如果病情稳定,可以适当降低药物剂量。目前尚无有效治疗方法。严重闭经者,需换用对泌乳素水平影响小的药物。

(2)代谢综合征:长期抗精神病药物治疗引起糖脂代谢异常及体重增加,且容易并发糖尿病、高血压等其他躯体病。非典型抗精神病药物发生率较高,与药物对 $5\text{-}HT_A$ 和 H 受体的高亲和性有关。其中氯氮平和奥氮平致体重增加最明显,其次为利培酮和喹硫平,阿立哌唑、氟哌啶醇和齐拉西酮的风险最小。主要防治措施是教育和行为干预、改善患者的饮食结构、生活方式和加强体育锻炼。如果效果不佳,可以考虑换用对体重影响较小的药物,如齐拉西酮或氟哌啶醇。

1)对于脂代谢异常,主要通过改变饮食结构或合用降血脂药物。合并用药需注意药物间相互作用。如果效果不明显,考虑换用对脂代谢影响较小的抗精神病药。

2)对于糖代谢异常,主要表现为 2 型糖尿病,防治方法包括行为干预、饮食控制和控制体重,注意防止发生酮症酸中毒等。若效果不明显,考虑换用对糖代谢影响较小的抗精神病药。

3)对于高血压,主要是行为干预,改变饮食结构和控制体重,或合并使用抗高血压药。必要时,换用对血压影响较小的药物。

5. 血液系统　最严重的是粒细胞缺乏症,有致命危险。以氯氮平多见,发生率为 1%～2%,是其他抗精神病药物的 10 倍。最常出现在治疗的 6～18 周,发生的危险性随年龄而增高,女性较多见。另外的血液学改变还有白细胞增多、红细胞增多或减少、淋巴细胞减少、白细胞计数降低或中性粒细胞减少,以及罕见的血小板减少。氯氮平诱发血液系统不良反应,可能与产生过高的毒性代谢产物 N-去甲氯氮平(N-desmethyl clozapine)有关。采取的防治措施包括:

(1)如果患者白细胞总数低于 $3.0\times10^9/L$ 或粒细胞低于 $1.5\times10^9/L$,每周监测两次白细胞分类和计数;如果患者白细胞数低于 $2.0\times10^9/L$,或粒细胞数低于 $1.0\times10^9/L$,必须停用氯氮平,而且每日监测白细胞分类和计数,并且进行骨髓穿刺检查,同时要隔离严防感染,重症者给予升白细胞药物。如无并发症,1 周后白细胞回升,2～3 周恢复正常。必要时可输入白细胞混悬液或输血。

(2)氯氮平治疗发生过粒细胞缺乏症的患者,再次使用可重新发生,而且比前一次出现得更快,引发的剂量更低,因此不应该再使用氯氮平。白细胞计数低的患者应尽量避免使用氯氮平。此外,卡马西平可增加氯氮平发生粒细胞缺乏的风险,应避免两者合用。

6. 消化系统

(1)胃肠道:常见的有口干、恶心、呕吐、食欲缺乏、上腹饱满、腹泻、便秘和麻痹性肠梗阻,系由于药物的抗胆碱能作用和毒性作用所致。多出现在服药初期,可自行消失,严重者减量或停药即恢复。

(2)肝功能损害:其中以无黄疸性肝功能异常最为常见,多是一过性谷丙转氨酶升高,能自行恢复。低效价抗精神病药物及氯氮平常见，舒必利、利培酮、奥氮平、喹硫平、齐拉西酮以及高效价典型抗精神病药物也有一过性肝酶升高的报道。

7. 其他

(1)皮肤过敏反应：少数患者可出现皮疹，如斑丘疹或多形性红斑等，可用抗过敏药物氯苯那敏(扑尔敏)等进行对症处理。如皮疹同时发热，应警惕剥脱性皮炎的发生。

(2)流涎：是氯氮平治疗早期最常见的一种不良反应，大约64.3%的患者出现。过度流涎在睡眠时最明显，患者经常主诉早晨枕头被浸湿。建议患者侧卧位，以便于口涎流出，防止吸入气管。必要时减量或换药。

(二)药物相互作用

1. 药效学相互作用

(1)抗精神病药物与具有镇静作用的其他药物(如苯二氮䓬类药物)合用，会增强各自的镇静作用，产生过度镇静和影响认知功能。与其他具有抗胆碱作用药物(苯海拉明、苯海索)合用，产生相加的抗M受体作用，导致尿潴留、便秘和视力模糊等。有抗胆碱作用和镇静作用的多个药物的联合，产生相加或协同作用，可导致认知功能受损，特别是老年人和认知功能已经受损的患者。与MAOI合用，增加抗胆碱能样、锥体外系不良反应，以及发生恶性症候群的风险；与DA受体拮抗剂甲氧氯普胺合用，增加锥体外系反应的发生率。

乙醇可以增强抗精神病药，尤其是典型抗精神病药的中枢抑制作用，导致注意力、定向力、判断力损害，并表现嗜睡和懒散；增强对锥体外系的作用，加重EPS；还可能发生呼吸抑制、低血压和肝脏毒性。因此精神病药物治疗时不能饮酒。

锂盐与氟哌啶醇合用，可发生意识障碍；与氟奋乃静等合用，发生恶性症候群的危险性增加；与氯噻吨(clopenthixol)、洛沙平(loxapine)、氟奋乃静等合用增加EPS的发生。如在联合用药时出现EPS和发热宜停用，以防恶性症候群发生。

(2)抗精神病药物与可引起体位性低血压的药物合用，发生体位性低血压的风险增加；与减慢心脏传导的药物合用时增加心脏传导抑制，显著延长QT间期；同样，这类药物与利尿剂联合使用时，也应加强监测，防止心脏传导阻滞的发生。

2. 药动学相互作用

(1)氯氮平的肝代谢酶包括CYP1A2、CYP2C19、CYP3A4，其中以CYP1A2受到抑制后产生的影响最大，例如西咪替丁、环丙沙星等CYP1A2抑制剂与氯氮平合用，可以使后者的作用增强，不良反应增加。抗精神病药物与三环类抗抑郁药合用，也会影响药物代谢，增加药物浓度，易发生不良反应。

(2)卡马西平、圣·约翰草和奥美拉唑等作为氯氮平主要代谢酶的诱导剂，可以增加其代谢，使抗精神病作用减弱。同样卡马西平也可使奥氮平的消除增加50%；吸烟患者服用奥氮平也可以增加奥氮平的代谢，与不吸烟者比较血药浓度减低。锂盐可明显降低氯丙嗪、氯氮平的血药浓度，联合治疗时应测血锂浓度。

(三)过量中毒和解救

急性抗精神病药物过量很少导致严重症状。轻度中毒多表现CNS抑制、镇静、瞳孔缩小和低血压,严重中毒则出现激越、谵妄、不安进而发展为行动迟缓、癫痫、ECG改变、心律失常和呼吸抑制,可致休克、死亡。也可以发生肌张力障碍和类帕金森症。

抗精神病药物超量中毒的解救措施包括早发现、早诊断、洗胃及支持治疗和对症治疗。这些药物过量如抢救不及时可致命,如果合并其他药物,尤其是中枢神经系统抑制剂,如酒精、巴比妥类或苯二氮䓬类药物,后果更严重。处理的步骤是:

1. 洗胃和导泻　以1∶5000高锰酸钾溶液5～10 kg反复彻底洗胃,如果患者能吞咽,可以使用药用炭类药物。不建议使用催吐药,因为抗精神病药物的镇吐作用会降低催吐药物的疗效,且催吐药物有可能导致吸入性肺炎,如果患者伴有头颈部肌张力障碍,吸入性肺炎后果严重。抗精神病药物大多是高蛋白结合药物,脂溶性高,因此强迫利尿和血液透析效果不佳。

2. 给予支持治疗　保温、吸氧、预防感染、抗惊厥,维持水、电解质、酸碱平衡。同时给予对症治疗,如果出现低血压或休克,应给予循环性休克的标准化治疗,抗休克、升压和扩充血容量;如果有心律失常,纠正心律。慎用中枢兴奋药物,以防惊厥发生,必要时可用贝美格(bemegride,美解眠)50 mg于5%或10%葡萄糖100～200 mL中静脉点滴,或哌甲酯(methylphenidate,利他林)30～50 mg肌内或静脉注射,有助于促进意识恢复。

(四)患者用药教育

1. 药物治疗的同时不能忽视心理社会干预治疗的重要性,特别是在缓解期,需加强心理和康复治疗。

2. 老年患者多伴有躯体疾病,如高血压、冠心病、糖尿病等,合并用药常见,应注意药物的相互作用。

3. 注意老年人常见的抗精神病药物不良反应

(1)过度镇静及锥体外系反应,老年人、妇女及合并器质性脑病患者最具危险性。随年龄增加,迟发性运动障碍(TD)发生率增加,长期应用抗精神病药对TD的影响更大。老年人慎用长效抗精神病药物。

(2)体位性低血压多发生在夜间起床小便时,由于血压骤降而跌伤,也可因体位性低血压而诱发缺血性心脑血管疾病。

(3)用药期间还应监测老人的吞咽功能,吞咽困难往往发生在锥体外系反应之前,容易引起噎食、呼吸道堵塞的严重不良事件,治疗中应加强观察和监测。

(4)老年人使用抗精神病药更容易发生皮肤色素沉着。抗精神病药物的抗胆碱作用可致口干、便秘、尿潴留、大小便失禁和视力模糊。

4. 关注妇女孕、产、哺乳期用药　为了最大程度减少药物对胎儿和哺乳儿童的影响,使用抗精神病药物应遵循以下原则:

(1)凡育龄妇女,在使用精神科药物之前应详细了解其病史,并采取可靠、有效的避孕措施。用药过程中一旦怀孕,应首先考虑终止妊娠,待病情完全稳定,并咨询精神科医生被认可后再怀孕。若不能及时终止妊娠，且病情稳定者可考虑停药。

(2)精神分裂症患者在孕期的内分泌变化可使病情趋于稳定，故对于过去无复发史和临床缓解水平很高的病例可以暂时停药，待妊娠12周后再用药。

(3)对确实需要维持治疗的病例，可考虑选用对母体及胎、婴儿毒性最小、最安全的药物，且用量宜减少到最低有效量(相当于原药维持量的1/2或1/3)，也可维持原剂量，但应实行周末停药的方法。

(4)抗精神病药物在母乳中与血浆中浓度之比约为0.5∶1，但氯氮平给药1周后母乳中的药物浓度则是血清中的近3倍，因此哺乳期不推荐使用氯氮平。

病例讨论——精神分裂症

【病例介绍】

现病史：患者李×，女，27岁，由家人陪同来院就诊。患者主诉自己是电视明星，家人想毒害她。家人反映在过去的8个月她变得越加沉默寡言，久待房间不愿外出。近6周，常常自言自语、喋喋不休，告诉家人她已经成为一部电视剧的女主角，晚上与导演讨论剧本。而且拒绝在家里吃饭，怀疑家人嫉妒她成名人而有意加害她，最后，发展为因害怕食品过期或不干净而拒绝吃无包装的食品，以免影响自己的身体健康，进而影响自己的演艺事业。她外出要穿多层衣服，以免被粉丝认出自己。

既往史：患者17～19岁期间患痤疮；患胃食管反流病(GERD)两年，曾服用雷尼替丁治疗，目前服用埃索美拉唑20 mg，po qd，症状控制较好；患有过敏性鼻炎，发作时给予氯雷他定5 mg，口服治疗；口服米诺环素胃肠道反应严重，腹泻。未婚，与父母一起居住；主诉高中曾有过男朋友，现在交往的朋友越来越少，但患者并不介意。上学期间学习很好，高中后逐渐对学习失去兴趣，毕业后参加工作，工作变动频繁，目前是超市的店员。否认头部外伤史和意识丧失史；否认癫痫史；否认疼痛，无耳鸣、眩晕。母亲患有2型糖尿病，父亲不确定是否有精神病家族史。

【入院检查】

查体：身高163 cm，体重59.5 kg，T 36.8 ℃，P 74次/分，R 14次/分，BP 110/84 mmHg。成年女性，外表不洁，表情未见极度忧伤。干性皮肤，无皮疹和结节；瞳孔等大等圆、对光反射正常；甲状腺正常，全身浅表淋巴结无肿大，颈动脉波动正常；乳房对称；正常心率，律齐，S_1、S_2正常；腹软，肝、脾未触及；神经系统反射正常，腱反射正常。

精神检查：患者衣冠不整，邋遢不讲卫生，衣着搭配混乱。能够回答问及的问题，但回答显得谨慎。自己感觉心情不错。谈话过程中，目光游走不定，注意力难集中，反应略显迟钝，对他人、新地点保持警觉。思维连贯，但有明显的妄想存在，怀疑家人和朋友想毒害她；自己是电视剧女主角，常听到粉丝喊她的名字。否认有自杀或杀人的意念，观察力和判断力较差。

实验室检查：

检查项目	结果
血钠(Na^+)	146 mmol/L
血钾(K^+)	4.8 mmol/L
血氯(Cl^-)	102 mmol/L
血浆 CO_2 含量	24 mmol/L
血尿素氮(BUN)	3.2 mmol/L
血肌酐(SCr)	75 mmol/L
血糖(GLU)	5.4 mmol/L
血钙(Ca^{2+})	2.4 mmol/L
血镁(Mg^{2+})	0.75 mmol/L
磷酸盐	1.32 mmol/L
血红蛋白(Hgb)	127 g/L(7.88 mmol/L)
血细胞比容(Hct)	0.403
白细胞计数(WBC)	5.9×10^9/L
血清白蛋白(ALB)	43 g/L
平均红细胞容积(MCV)	80 fL
促甲状腺激素(TSH)	2.4 mIU/L
总胆固醇(TC)	5.04 mmol/L

【诊断】

精神分裂症。

【治疗经过】

患者在确诊 2 周后症状加重，遂住院治疗。住院期间，改用喹硫平 100 mg，tid 治疗，连续使用 2 个月。患者主诉还会听到导演与自己讨论剧本的声音，对家人仍有戒备；体重增加 5.5 kg。由于每天服药多次，容易忘记，所以每周都会有几次漏服药物的情况发生。患者对体重增加很是反感，并表示若体重继续增加就会停药。

【用药分析】

1. 患者的临床表现符合精神分裂症，应给予抗精神病药物治疗。

2. 二代抗精神病药物阿立哌嗪、利培酮、喹硫平等，适合作为该患者的初始治疗。

3. 喹硫平治疗 3 个月后，疗效不满意，可以增加剂量(800 mg/d)或改为一种抗精神病药的长效制剂；或改用具有体重增加不良反应较轻的药物，如阿立哌唑或利培酮。

【讨论问题】

1. 该患者精神分裂症的临床症状是什么？

2. 该患者的治疗目标是什么？

3. 该患者应进行哪些非药物治疗？
4. 该患者首选的治疗药物是什么？
5. 应对该患者进行哪些药学监护？
6. 药物治疗过程中可能发生哪些风险和不良反应？

复习思考题

1. 名词解释：(1)精神分裂症；(2)单卵双生子(MZ)；(3)双卵双生子(DZ)；(4)谷氨酸功能不足假说；(5)阳性症状；(6)阴性症状；(7)认知功能障碍；(8)第一代抗精神病药物；(9)第二代抗精神病药物；(10)锥体外系症状(EPS)；(11)迟发性运动障碍(TD)；(12)5-HT和多巴胺受体拮抗剂(SDRA)；(13)长效制剂；(14)电休克治疗(ECT)；(15)恶性综合征(NMS)；(16)类帕金森症；(17)心境稳定剂；(18)四联症表现；(19)代谢综合征；(20)外周抗胆碱能作用。

2. 精神分裂症发病的神经生化因素假说是什么？
3. 精神分裂症患者脑结构及功能的改变有哪些？
4. 精神分裂症的主要临床症状是什么？
5. 典型抗精神病药物的局限性是什么？
6. 非典型抗精神病药物有哪些？不足之处是什么？
7. 抗精神病药物的治疗原则是什么？
8. 对于以幻觉妄想为主要临床相的合作患者应如何治疗？
9. 难治性精神分裂症的治疗策略是什么？
10. 抗精神病药物治疗出现并发症如何处理？
11. 孕期、围产期和哺乳期妇女的精神分裂症如何用药？
12. 锥体外系反应(EPS)的临床表现有哪些？如何处理？
13. 恶性综合征(NMS)的临床症状是什么？如何处理？
14. 氯氮平最严重的不良反应是什么？防治措施有哪些？
15. 氯氮平药动学的相互作用有哪些？
16. 老年人常见的抗精神病药物不良反应是什么？
17. 孕、产、哺乳期用药应遵循的原则是什么？
18. 抗精神病药物过量中毒如何解救？

(天津市第三中心医院　郎奕)

第十二章

妇科疾病与避孕

第一节　女性生理特点与用药注意

内容提要

本节介绍女性各个阶段的生理特点、易患疾病。要求了解女性一生的生理分期，熟悉女性各生理阶段易患疾病，掌握女性特殊时期的用药原则和注意事项。

一、女性生理分期及发病特点

女性一生的生长发育和生理特点可分为胎儿期(fetal period)、新生儿期(neonatal period)、儿童期(childhood)、青春期(adolescence)、性成熟期(sexual maturation period)、更年期(climacterium)、绝经期(menopause)及老年期(adolescence)等不同阶段，每个阶段都有它的生理特点，是一个不断发展的过程，没有截然的年龄界限，可因遗传、营养、环境和气候等影响而出现差异。

1. 胎儿期　受精卵形成后，性染色体结合成XX合子，则发育为女性。胚胎6周后原始性腺开始分化，8～10周性腺组织才出现卵巢的结构。卵巢形成后，因无雄激素(androgen)，无副中肾管抑制因子，所以中肾管退化，两条副中肾管发育成为女性生殖道。

2. 新生儿期　出生4周内的婴儿为新生儿期。胎儿在宫内受到母体性腺及胎盘所产生的性激素(主要为雌激素)的影响，其子宫、卵巢及乳房等，均可有一定程度的发育，外阴较丰满，个别的有乳液分泌现象。出生后，性激素浓度骤减，可引起少量阴道出血，为生理现象，大多很快消失，无须药物治疗。

3. 儿童期　从出生4周至12岁左右称儿童期，此期内生殖器官处于幼稚状态。阴道狭窄，上皮薄，无皱襞，细胞内缺乏糖原，酸度低，抗感染能力弱。子宫颈较子宫体长，占子宫全长2/3。卵巢狭长，卵泡不发育。7～8岁起，内分泌腺开始活动，逐渐出现女性特征，骨盆渐变宽大，髋、胸及耻骨前等处皮下脂肪渐增多。10岁左右，卵巢中开始有少数卵泡发育，但大都达不到成熟程度。11～12岁时，第二性征开始出现。5岁以下幼女更容易出现阴道炎，也可合并外阴炎，需对症治疗。

4. 青春期　此期指从月经来潮至生殖器官发育成熟，世界卫生组织规定青春期为10～19岁。此期全身及生殖器官迅速发育，性功能日趋成熟，第二性征明显，开始有月经。青春期先后经历以下四个阶段，各阶段有重叠，需要4～5年。

(1)乳房萌发：是女性第二性征的最初表现。一般女性约10岁时乳房开始发育，经过3～4年时间后发育为成熟型。

(2)肾上腺功能初现：女性青春期雄激素分泌增加，引起阴毛和腋毛的发育生长，称为肾上腺功能初现。阴毛首先发育，约2年后腋毛发育。

(3)生长加速：青春期少女在11～12岁期间，生长加速，平均每年可生长9 cm，至月经初潮后，生长开始减缓。

(4)月经初潮：女性第一次月经来潮称为月经初潮，是青春期的重要标志，一般晚于乳房发育2～3年。月经来潮是因为卵巢产生的雌激素使子宫内膜增殖，雌激素达到一定水平且有明显波动，引起子宫内膜脱落而出现月经。由于此时中枢对雌激素的正反馈机制尚不成熟，故月经周期常不规律，为正常生理现象，无须加以治疗。经5～7年建立周期性周期后，月经周期变为正常。女孩至18岁尚不见月经来潮，应查明原因。在此期内，常见多发病为痛经。

5. 性成熟期　本期又称作"生育期"，一般自18岁左右趋于成熟，历时约30年。此时为卵巢生殖功能与内分泌功能最旺盛时期。在此期间，身体各部分发育成熟，出现周期性的排卵及行经，并具有生育能力。受孕以后，身体各器官发生很大变化，生殖器官的改变尤为突出。此期内常见病为痛经、月经失调、妇科感染、不孕症等。

6. 绝经过渡期　本期以往称作"更年期"，由于更年期定义模糊，1994年WHO决定废除"更年期"这一术语，推荐采用"围绝经期"(perimenopausal period)，将其定义为从卵巢功能开始衰退直至绝经后1年内的时期。在围绝经期由于雌激素水平的降低，可出现血管舒缩障碍和神经精神症状，主要表现为潮热、出汗、烦躁、心悸、情绪不稳定、抑郁及失眠等，称为绝经综合征(menopause syndrome)。此期是妇女由成熟期进入老年期的一个过渡阶段，一般发生于45～55岁，历时短至1～2年，长至10～20年。分绝经前、绝经、绝经后期。卵巢功能由活跃转入衰退状态，排卵变得不规律，直到不再排卵。月经渐趋不规律，最后完全停止。

7. 绝经后期　此期即老年期，一般指妇女60岁以后，机体所有内分泌功能普遍低落，卵巢功能进一步衰退的阶段。除整个机体发生衰老改变外，生殖器官亦逐渐萎缩。卵巢缩小变硬，表面光滑；子宫及宫颈萎缩；阴道逐渐缩小，穹窿变窄，黏膜变薄、无弹性；阴唇皮下脂肪减少，阴道上皮萎缩，糖原消失，分泌物减少，呈碱性。此期易感染，发生老年性阴道炎。骨代谢失常诱发骨质疏松，易发生骨折。

二、女性特殊时期用药原则和注意事项

由于在生理功能方面，妇女有月经、妊娠、分娩、哺乳期等特点，因此用药时应特别加以注意。如在月经期和妊娠期，禁用剧泻药和抗凝血药，以免引起月经过多、流产、早产或出血不止；在妊娠的最初3个月内，用药应特别谨慎，禁用抗代谢药、激素等能使胎儿致畸

的药物;临产前禁用吗啡等可抑制胎儿呼吸的镇痛药。哺乳期用药也应注意,因有些药物可进入乳汁影响婴儿。

(一)妊娠期用药原则

1. 明确疾病诊断,把握用药指征,尽量避免用药。

2. 当必须用药时,也应尽量选择对孕妇及胎儿无害或毒性小的药物,且采用适当剂量、给药途径及给药间隔,最好进行血药浓度监测,以更好地调整用药剂量。

3. 权衡所用药物对孕妇疾病的治疗与药物对胎儿可能导致的损害之间的利弊,若在治疗危及孕妇健康或生命的疾病时,即使药物对胎儿可能产生伤害,也应根据病情随时调整剂量或及时停药,有时甚至需先终止妊娠,再用药。

4. 用药还需了解孕周,严格掌握剂量,及时停药。

5. 尽量避免使用新药或孕妇自用偏方、秘方,因无足够证据表明其对胎儿及新生儿是否有影响。

(二)分娩期用药注意

1. 分娩镇痛不宜使用吗啡类及鸦片制剂,因有强大的胎儿呼吸抑制作用。使用哌替啶,应计算好注射药物到胎儿娩出的时间(胎儿娩出前 4 小时以上),使胎儿娩出时避开药物的体内浓度高峰,将其对胎儿呼吸抑制的不良反应降至最低程度。

2. 胎儿娩出前不使用麦角制剂,因其可导致子宫强直性收缩;垂体后叶素能升高血压,有妊娠高血压综合征及合并高血压的孕妇禁用。

3. 防治子痫首选硫酸镁,使骨骼肌松弛,血压下降。

(三)哺乳期用药原则

1. 严格用药指征,尽可能选择已明确对乳儿安全的药物。

2. 除哺乳期禁用药物外,其他药物在乳汁中的排泄量很少超过乳母用药量的 1%~2%,此量一般不会对婴儿带来危害,可不中断哺乳。

3. 调整哺乳时间,减少婴儿吸入的药量。如乳母应在哺乳后立即服药,并尽可能推迟下次哺乳时间,至少要间隔 4 小时哺乳,以便有更多的药物排出体外,减少乳汁中的药物含量。

4. 若哺乳妇女应用的药物剂量较大或疗程较长,有可能对乳儿产生不利影响时,应对乳儿的血药浓度进行监测。

5. 若哺乳妇女必须使用未证实对乳儿安全的药物时,可暂停哺乳,停止用药后再恢复哺乳。

6. 若哺乳妇女应用的为治疗乳儿某种疾病药物时,可不影响哺乳。

7. 哺乳期绝对禁止使用放射性核素,如碘(iodine)、锝(technetium)等,及致依赖性药物,如大麻、海洛因、可卡因等。

复习思考题

1. 名词解释：(1)月经初潮；(2)性成熟期；(3)围绝经期；(4)绝经综合征；(5)绝经后期；(6)分娩期；(7)哺乳期。

2. 女性生理分期有哪些？发病特点是什么？

3. 女性青春期先后经历哪几个阶段？

4. 女性成熟期的表现是什么？

5. 绝经综合征是怎样发生的？主要症状是什么？

6. 老年期妇女的生殖器官变化有哪些？易发疾病是什么？

7. 妊娠期用药原则是什么？

8. 分娩期用药注意事项有哪些？

9. 哺乳期用药原则是什么？

第二节　痛经

内容提要

本节介绍痛经的病因分类、临床表现、常用治疗药物、用药注意事项与患者教育。要求了解痛经的病因分类与临床表现，熟悉原发性痛经常用治疗药物，掌握用药方法、注意事项及患者教育。

月经前、后及行经期间，可有轻度下腹疼痛、坠胀、腰酸、乳房胀痛及乏力等感觉，属生理现象。如下腹及腰痛较剧，严重时伴有恶心、呕吐、四肢冷，影响正常工作及学习时，称痛经(dysmenorrhea)。痛经为妇科常见症状之一，尤其多见于未婚青年妇女。

一、病因分类与临床表现

1. 原发性痛经　原发性痛经指生殖器官无明显器质性病变的痛经，常发生在月经初潮或初潮后不久，多见于未婚或未孕妇女，发生机制主要与月经时子宫内膜前列腺素(PG)含量增高有关。前列腺素 $F_{2\alpha}$($PGF_{2\alpha}$)可以刺激平滑肌收缩，引起子宫局部缺血和疼痛。增多的前列腺素进入血液循环，还可引起心血管和消化道等症状。血管加压素、内源性缩宫素(oxytocin)以及β内啡肽(β-endorphin)等物质的增加也与原发性痛经有关。此外，原发性痛经还与精神神经因素有关，疼痛的程度与个体的痛阈值有关。

原发性痛经在青春期多见，常在初潮后1～2年发病。疼痛最早出现在经前12小时，以月经期2～24小时疼痛最剧烈，持续24～72小时后缓解。疼痛呈痉挛性，位于下腹部耻骨上，可放射至骶部和大腿内侧。疼痛随着年龄增加、进入性活动期和分娩后而减轻。可伴有恶心、呕吐、腹泻、头痛、疲劳感等症状，严重者面色发白，出冷汗，也可发生易激惹、焦虑和失眠。妇科检查无异常。

2. 继发性痛经　继发性痛经指生殖器官有器质性病变，如子宫内膜异位症(endometriosis，EMT)、盆腔炎症等引起的痛经。

二、常用治疗药物

(一)非甾体抗炎药

非甾体类抗炎药为前列腺素合成酶抑制剂，通过减少前列腺素合成，防止过强的子宫收缩和痉挛，从而减轻或消除痛经。美国FDA批准用于原发性痛经治疗的NSAID，有传统的布洛芬(ibuprofen)、酮洛芬(ketoprofen)、双氯芬酸、萘普生等，也包括环氧化酶-2(cyclooxygenase-2，COX-2)选择性抑制剂，如塞来昔布、美洛昔康，但由于价格较贵，临床上不作为痛经治疗的首选。

(二)女性激素类药物

1. 复合口服避孕药(combined oral contraceptives，COC)　对于痛经且有避孕诉求的妇女可选择复合口服避孕药，通过抑制排卵，减少月经量，继而减少前列腺素的产生和子宫收缩，来治疗痛经。由于痛经主要发生在有排卵周期，可试服复方炔诺酮(compound norethisterone，口服避孕药Ⅰ号)或复方醋酸甲地孕酮(compound megestrol acetate，口服避孕药Ⅱ号)，以抑制排卵，减轻症状，用法同避孕方法。

2. 雌激素　雌激素常用于子宫发育欠佳者。每晚服用己烯雌酚(diethylstilbestrol)1 mg，月经周期第5天开始服用，连服20天，重复三个周期。此法能抑制排卵，亦能促使子宫发育，但应随访。

3. 孕激素　通过补充孕激素，使雌激素重新恢复平衡，月经期子宫内膜得以按正常碎片状剥脱，减轻子宫因痉挛性收缩所造成的疼痛，用于治疗膜性痛经，对子宫内膜异位症及年龄较长者均可使用。自月经第21天起，肌注黄体酮20 mg/d，共5次。也可口服甲羟孕酮片5～10 mg/d、炔诺酮(norethindrone)2.5～5 mg或甲地孕酮4～8 mg，每日1次，月经第5日开始服用，连服20～22天，共3个周期。

(三)其他药物

在一些文献报道中，钙通道阻滞剂、硝酸甘油透皮贴剂(nitroglycerin transdermal patch)、β受体阻滞剂、维生素B_1、鱼油(fish oil)均对原发性痛经有一定效果。

三、用药注意事项与患者教育

1. 培养良好生活习惯　痛经与吸烟、饮酒有关，告知患者减少吸烟、饮酒等不良嗜好，增加低脂饮食及鱼油(ω-3多不饱和脂肪酸，ω-3 polyunsaturated fatty acid)摄入。另外，体育锻炼可以减轻原发性痛经症状，鼓励患者在日常生活中增加体育锻炼时间，减轻工作与学习压力，保持轻松愉快的心情。

2. 警惕 NSAID 不良反应

（1）胃肠道反应：可能会出现恶心、呕吐、消化不良、食欲减退、腹泻、便秘、下腹痛、黑便和腹胀等胃肠道相关的不良反应。

（2）神经系统反应：可有头痛、眩晕，头晕，视觉障碍，抑郁，嗜睡，易激惹，兴奋，失眠，疲劳，严重者会出现震颤及精神错乱。

（3）关注患者的既往用药史，警惕可能出现的药物相关性呼吸道高反应，如支气管痉挛、哮喘、过敏性和急性呼吸窘迫等，出现上述情况，应立即停用 NSAID 药物。

3. 关注 NSAID 禁忌证　既往有 NSAID 药物过敏史的痛经患者，应避免使用 NSAID 治疗痛经。本类药物经过肾脏排泄，还应考虑患者的肾功能水平。有消化性溃疡或出血史的患者，应选择 COX-2 选择性抑制剂。

4. 己烯雌酚可增加第二代女性阴道腺病及腺癌发生的风险，故计划怀孕的女性应禁止使用。有血栓性静脉炎和肺栓塞病史的患者禁用。

病例分析——原发性痛经

15 岁女孩张某，12 岁月经初潮。主诉月经期有严重的疼痛，在月经开始时出现，过去的 1 年里每个月发作一次。疼痛为痉挛性，伴有腰部酸重、疲劳感，有时会伴有头痛、恶心。症状一般持续 1～2 天，以第 1 天最为严重，自行服用“正痛片”或布洛芬后可明显缓解。该女孩未服用过其他药物，无过敏史，无其他疾病，体格检查正常。

问题 1：该女孩是否为原发性痛经？

该女孩的痛经发生于月经初潮 2 年以后，即发生于排卵周期。月经初潮第 1～2 年无排卵为正常现象，一旦有排卵出现，疼痛的出现开始增加。其疼痛性质、疼痛时间特点均符合原发性痛经，且使用非甾体类药物可明显缓解疼痛，也进一步证实为典型的原发性痛经。

问题 2：药师应该建议该女孩使用哪些药物治疗？

布洛芬为首选药物，可选择布洛芬片 200 mg，间隔 4～6 小时重复用药一次，24 小时不超过 4 次；也可选择布洛芬缓释胶囊 300 mg，每天 2 次。还可选择双氯芬酸钠肠溶片 50 mg，每天 2 次或双氯芬酸钠缓释片 75 mg，每天 1 次。

问题 3：该女孩在使用非甾体类药物治疗中可能出现哪些不良反应？

非甾体类药物主要有胃肠道反应、神经系统反应及过敏反应。包括恶心、呕吐、食欲不良、腹泻、便秘、腹胀、黑便、头痛、头晕、视觉障碍、易激惹以及皮疹等。

问题 4：该女孩如患有哪些疾病不可使用非甾体类药物治疗？

若该女孩对水杨酸过敏或有哮喘病史，以及急性或慢性溃疡病，或有严重的肝肾疾病，则禁止使用 NSAID 药物治疗。

问题 5：NSAID 药物治疗原发性痛经的给药时机与疗程？

非甾体类药物是通过抑制前列腺素的产生来抑制痛经的疼痛，而前列腺素的释放在月经来潮的 48 小时内最高。此类药物可在 30 分钟内吸收并发挥作用，故月经开始前不必服用，应在月经开始或疼痛出现时开始给药，连续服用 3 天。

问题 6：药师还应给该女孩哪些建议？

加强体育运动可减轻原发性痛经的症状。摄入低脂肪食物及鱼油也有助于减轻症状。疼痛发作时，进行腹部热敷可起到缓解疼痛的效果。

复习思考题

1. 名词解释：(1)痛经；(2)原发性痛经；(3)继发性痛经；(4)前列腺素合成酶抑制剂；(5)环氧化酶 2(COX-2)选择性抑制剂；(6)口服避孕药Ⅰ号；(7)口服避孕药Ⅱ号；(8)鱼油；(9)药物相关性呼吸道高反应。

2. 原发性痛经的发生机制是什么？临床表现有哪些？

3. 痛经的常用治疗药物有哪几类？

4. 女性激素类药物有哪些？如何应用？

5. 非甾体抗炎药(NSAID)的不良反应有哪些？禁忌证是什么？

6. 己烯雌酚的治疗风险有哪些？

7. 痛经的患者教育内容是什么？

第三节　不孕症

内容提要

本节介绍不孕症的病因与分类、治疗目的与原则、促排卵药物及临床应用、患者教育。要求了解不孕症的病因，熟悉不孕症的治疗目的与原则，掌握常用促排卵药物的临床应用、不良反应、用药注意事项及患者教育。

女子与配偶同居 12 个月以上，性生活正常，未避孕而未孕者；或曾有过妊娠，未避孕而又连续 12 个月未再受孕者，称为不孕症(infertility)。男性则称为不育症(barrenness, sterility)。我国不孕症发病率为 7%～10%。

一、病因与分类

不孕症分为原发性不孕(primary infertility)和继发性不孕(secondary infertility)。既往无妊娠史，未避孕而从未妊娠者称为原发性不孕；曾有过妊娠而后未避孕连续 12 个月以上不孕者称为继发性不孕。

1. 女性不孕的因素

(1)排卵障碍：是常见的病因之一。卵巢本身病变引起下丘脑-垂体-卵巢功能紊乱，导致持续不排卵，如先天性卵巢发育不良、多囊卵巢综合征、卵巢早衰、卵巢功能性肿瘤等。

(2)输卵管因素:慢性输卵管炎可引起输卵管黏膜的破坏,输卵管闭塞,导致不孕;输卵管纤毛运动丧失也可导致不孕。

(3)子宫因素:子宫畸形,子宫黏膜下肌瘤,子宫内膜炎等可以导致不孕。

(4)其他:宫颈因素、阴道因素、肾上腺功能异常,也能影响卵巢功能,导致不孕。

2. 男女双方的因素　性生活不能或不正常,缺乏性生活的基础知识,免疫因素,及其他不明原因引起的不孕症。

二、治疗目的与原则

1. 首选干预和调整生活方式,增强体质,改掉抽烟、喝酒等不良的生活习惯,增加受孕的可能。

2. 为患者讲述受孕的过程,选择最佳受孕时机,增加受孕的机会。

3. 如果非药物干预无法使患者受孕,则采取药物治疗干预受孕。

(1)首先排除妇科生殖道的器质病变,然后使用促排卵药物治疗不孕。

(2)根据患者不孕的原因,选择恰当的治疗方案,充分考虑治疗方案的安全性及有效性,提高治疗的性价比。

三、促排卵药物及临床应用

常用促排卵药物为氯米芬(clomiphene, CC),芳香化酶抑制剂(aromatase inhibitor),促性腺激素(gonadotrophin, Gn)和促性腺激素释放激素类似物(gonadotrophin releasing hormone analogue, GnRHa)等。促排卵辅助药物包括多巴胺受体激动剂(dopamine receptor agonist)、口服避孕药(OC)及二甲双胍。

(一)氯米芬

氯米芬又称克罗米芬,为人工合成的非甾体物质,对雌激素有较弱的激动与较强的拮抗双重作用。

1. 药理作用　氯米芬通过竞争性占据下丘脑雌激素受体,干扰内源性雌激素的负反馈,从而使黄体生成激素(luteinizing hormone, LH)与促卵泡激素(FSH)的分泌增加,刺激卵泡生长。卵泡成熟后,雌激素的释放量增加,再通过正反馈激发排卵前促性腺激素的释放,使其达到峰值而排卵。另外,还具有男性促进精子形成的作用。

2. 临床应用　于月经周期的第5日开始给药,每日在同一时间服药。每日50 mg,共5日;如果无效,可进行第2和第3个疗程,且应于前一疗程结束30日后尽早开始使用,剂量为每日100 mg,共5日。

3. 不良反应　常见不良反应为胃痛、盆腔或下腹部痛;少见视力模糊、复视、眼睛对光敏感、视力减退、皮肤和巩膜黄染。动物实验证明可致畸胎。

4. 禁忌证　原因不明的不规则阴道出血、子宫内膜异位症、子宫肌瘤、卵巢囊肿、肝功能损害、精神抑郁、血栓性静脉炎患者禁用。

5. 用药注意事项

(1)每一疗程开始前须正确估计卵巢大小;每天测量基础体温,以监测患者的排卵与受孕,一旦受孕立即停药。

(2)用药期间按需进行促排卵激素(FSH)及促黄体生成素(LH)的测定;必要时测定雌二醇(E_2)及血清孕酮(progesterone, P)水平,以及尿内孕二醇含量,判断有无排卵。

(3)长期用药者应测定血浆内 24-去氢胆固醇含量,查明对胆固醇合成有无影响;检测血浆内性激素结合球蛋白含量。

(4)治疗前须测定肝功能。治疗 1 年以上者,须进行眼底及裂隙灯检查,若出现视力障碍,应立即停药并进行相应检查。

(二)来曲唑

来曲唑属于芳香化酶抑制剂,具有阻断雌激素产生,降低雌激素水平的作用。在卵巢水平阻断雄激素转化为雌激素,导致雄激素在卵泡内积聚,从而增强 FSH 受体的表达,促使卵泡发育。该药耐受性好,主要不良反应为胃肠道症状,以及面部潮红、头痛和背痛等。

(三)促性腺激素类

促性腺激素类分为天然和基因重组两大类。①天然 Gn:包括从绝经妇女尿中提取的人绝经促性腺激素(human menopausal gonadotropin, hMG)、尿源性人促卵泡激素(urinary follicle stimulating hormone, uFSH),以及从孕妇尿中提取的人绒毛膜促性腺激素(hCG)。②基因重组 Gn:包括重组 FSH(recombinant FSH, rFSH)、重组促黄体生成素(recombinant LH, rLH)和重组 hCG(recombinant hCG, rhCG)。

1. 绒促性素(hCG)

(1)药理作用:为胎盘滋养层细胞分泌的一种促性腺激素,结构与 LH 相似,常于促排卵周期卵泡成熟后,一次注射 5000 U,模拟内源性 LH 峰值作用,诱导卵母细胞成熟分裂和排卵发生。hCG 分 uhCG 和 rhCG 两类,uhCG 为白色冻干块状物或粉末注射剂,rhCG 为水针剂。注射 rhCG 250 mg 与注射 uhCG 5000 IU 和 10000 IU,对诱导卵泡成熟和早期黄体化具有等效作用。

(2)临床应用:促排卵、治疗女性无排卵性不孕或体外受精,于尿促性素末次给药后一天或氯米芬末次给药后 5～7 天,一次注射 uhCG 5000～10000 U,连续治疗 3～6 个周期,如无效应停药。

(3)不良反应:往往发生在排卵后 7～10 天或治疗结束后,反应严重可危及生命。①多见诱发卵巢囊肿或轻到中度的卵巢肿大,伴轻度胃胀、胃痛、盆腔痛,一般可在 2～3 周内消退;少见者为严重的卵巢过度刺激综合征。②腹部或盆腔部剧烈疼痛、消化不良、水肿、尿量减少、恶心、呕吐或腹泻、气促、下肢肿胀等。③用药期间可出现乳房肿大、头痛、易激动、精神抑郁、易疲劳。④偶见注射局部疼痛,过敏性皮疹。⑤本品促排卵可增加多胎率或新生儿发育不成熟、早产等。

2. 尿促性素(hMG)

(1)药理作用:为人体腺垂体分泌的天然促性腺激素,含有等量的 FSH 和 LH,可促进卵泡发育成熟，与 hCG 合用能促进排卵及黄体形成，分泌孕酮。还能促进生精细胞分裂和精子成熟。

(2)临床应用：该药有国产的 hMG 和进口高纯度 uhMG 两种。临用前，将本品一次用量用氯化钠注射液 1～2 mL 溶解后肌内注射。初始(或月经周期第 5 天)用量，一次 75 U，每天 1 次，7 天后视患者雌激素水平和卵泡发育情况调整剂量。若卵巢无反应，则自第 2 周起，每隔 7 日增加 75 U，但一次剂量最多不超过 225 U。卵泡成熟后改用肌内注射绒促性素(hCG)10000 U，诱导排卵。对注射 3 周后卵巢无反应者，则停止用药。

(3)不良反应：①主要为卵巢过度刺激综合征，表现为下腹不适或胀感、腹痛、恶心、呕吐甚至卵泡囊肿破裂出血等。②可导致多胎妊娠和早产。③哮喘、心脏病、癫痫、肾功能不全、垂体肿瘤或肥大、甲状腺或肾上腺皮质功能减退患者慎用。

(4)用药注意事项：应在有经验的妇科内分泌医生指导下用药。用药期间应注意：①全面进行盆腔检查，以了解卵巢大小，特别从雌激素浓度上升后，至加用绒促性素至少 2 周。②用药过程中，以超声波检查卵泡成熟，卵泡直径达 20 mm 以上时，雌激素含量 24 小时达 100～150 μg，可注射绒促性素，如超过以上指标者，出现卵巢过度刺激症状，应当停药。③出现重度卵巢过度刺激综合征，应立即停药。

3. 重组卵胞刺激素(rFSH)　rFSH 分为 α 和 β 两种，均为运用基因工程技术，将编码 FSH 的基因导入中国仓鼠卵巢细胞，通过制备得到生化纯度超过 99%的 FSH 制剂。rFSH 可以在更短时间有更高效的刺激排卵效能，促进性腺功能障碍(卵巢功能衰竭除外)妇女卵巢卵泡的生长，并可用于辅助生殖技术(assisted reproductive technology, ART)，促使多个卵泡发育。有粉针剂和水针剂两种剂型，水针剂的不良反应轻微。

4. 重组促黄体生成素(rLH)　rLH 与卵泡膜细胞膜上 LH/hCG 受体结合，刺激其分泌雄激素，为颗粒细胞合成雌激素提供底物，以支持 FSH 诱导的卵泡发育；在卵泡发育末期，高水平的 LH 启动黄体形成并且排卵。

(四)促性腺激素释放激素类似物

根据其与受体的不同作用方式，可分为 GnRH 激动剂(GnRH agonist, GnRH-a)及 GnRH 拮抗剂(GnRH antagonist, GnRH-A)。

1. GnRH-a　天然的 GnRH 为十肽，可迅速被酶切激活，血浆半衰期很短。GnRH-a 通过酶切位点的结构改变，提高受体的活性，并延长半衰期。GnRH-a 有短效制剂和长效制剂，短效制剂为每日使用，而长效制剂可供 1、3、4、6 和 12 个月使用一次。代表药物有曲普瑞林(triptorelin)、亮丙瑞林(leuprorelin)、戈舍瑞林。

2. GnRH-A　GnRH-A 是将天然 GnRH 十肽的第 1、第 2、第 3、第 6 和第 10 位，以不同的氨基酸和酰胺取代原来氨基酸的结构。GnRH-A 与垂体 GnRH 受体竞争性结合，剂量依赖性抑制垂体 Gn 的释放。该药起效快、作用时间短，停药后垂体功能即迅速恢复。

(五)促排卵辅助药物

1. 多巴胺受体激动剂　溴隐亭为多肽麦角生物碱，能选择性地激动多巴胺受体，抑制腺垂体催乳素的分泌。催乳素会增加病理性泌乳或排卵紊乱，影响正常的月经周期。

溴隐亭可用于高泌乳素血症导致排卵障碍的患者。此类药物尚有卡麦角林(cabergoline)和喹高利特(quinagolide)。

2. 口服避孕药　此类药物已逐渐被更为有效的GnRH-a所取代。

3. 二甲双胍　胰岛素抵抗是多囊卵巢综合征(PCOS)的重要特征之一,二甲双胍除了发挥降血糖、降胰岛素作用外,还可抑制17α-羟化酶(17α-hydroxylase)的活性,从而降低体内雄激素水平。

四、患者教育

1. 应依据患者的意愿、治疗成本以及病因选择合理的治疗药物或方法。

2. 若是肥胖患者,应该教育患者控制饮食摄入,选择低脂、低热量、高纤维饮食。

3. 氯米芬为促排卵药,需要每日在固定时间点给药。如果漏服应立即补服,如果已经接近下次服药时间,该次药量应该加倍。

复习思考题

1. 名词解释:(1)不孕症;(2)原发性不孕;(3)继发性不孕;(4)多囊卵巢综合征(PCOS);(5)绒促性素(hCG);(6)尿促性素(hMG);(7)重组促卵泡激素(rFSH);(8)辅助生殖技术(ART);(9)重组促黄体生成素(rLH);(10)GnRH-a;(11)GnRH-A;(12)卵巢过度刺激综合征。

2. 常见女性不孕的因素是什么?

3. 不孕症的治疗目的与原则是什么?

4. 常用促排卵药物有哪些?促排卵辅助药物有哪些?

5. 氯米芬如何应用?用药注意事项是什么?

6. 促性腺激素类药物有哪些?如何应用?

7. 促性腺激素释放激素类似物有哪些?

8. 不孕症的患者教育内容有哪些?

第四节　阴道炎

内容提要

本节介绍阴道感染的常见类型与病原体、临床表现、治疗药物及临床应用、用药注意事项与患者教育。要求了解阴道感染的常见类型、病原体及临床表现,熟悉各类型阴道感染的治疗药物,掌握阴道感染治疗药物的临床应用、注意事项及患者教育。

一、感染分类与病原体

阴道感染(vaginal infections)是妇科的常见疾病,主要有细菌性阴道病(bacterial vaginosis, BV)、外阴阴道假丝酵母菌病(vulvovaginal candidiasis, VVC)、滴虫性阴道炎(trichomonal vaginitis)和混合感染。

1. 细菌性阴道病　正常的阴道以产生过氧化氢的乳杆菌(lactobacillus)占优势,细菌性阴道病是一种阴道内正常菌群失调所致的混合感染,其特点是产生过氧化氢的乳杆菌减少,导致阴道内加德纳菌(gardnerella)、厌氧菌(anaerobe)以及人型支原体(M. humenis, MH)增多,其中以厌氧菌居多。临床及病理特征常常无炎性改变。导致菌群发生变化的原因仍不清楚,可能与频繁性交、多个性伴侣或进行阴道灌洗有关。

2. 外阴阴道假丝酵母菌病　这是由假丝酵母菌引起的常见外阴阴道炎症,曾称作外阴阴道念珠菌病。酸性环境的阴道更加适宜白假丝酵母菌(candida albicans)的生长,其余病原菌还包括近平滑假丝酵母菌(C. parapsilosis)和热带假丝酵母菌(C. tropicalis)。主要是内源性感染,部分患者可通过性交直接传染,或通过接触衣物间接传染。常见发病的诱因有妊娠、糖尿病、大量应用免疫抑制剂及广谱抗生素、胃肠道念珠菌感染、穿紧身化纤内裤及肥胖等。

3. 滴虫性阴道炎　这是由阴道毛滴虫(trichomonas vaginalis)引起的常见阴道炎。阴道毛滴虫适宜在25～40 ℃,pH 5.5～6.6的潮湿环境中生长。其发病主要是性交直接传染,也可经浴池等不洁器械间接传播,常于月经前后发作。

二、临床表现

阴道感染的患者都会表现出外阴瘙痒,灼热感,疼痛并伴有性交疼痛。在累及尿道感染时常常会有尿频、尿痛甚至血尿。三种疾病分泌物的特征有所不同。

1. 细菌性阴道病　10%～40%患者可没有症状,有症状者主要表现为阴道分泌物增多,鱼腥臭味,性交后加重。这是因为厌氧菌繁殖的同时可产生胺类物质所致。妇科检查阴道内可见均质分泌物,稀薄,常常黏附于阴道壁,黏度低,阴道黏膜无充血或水肿的炎性表现。

2. 外阴阴道假丝酵母菌病　外阴瘙痒或灼痛为主要症状,急性期白带增多。尿痛特点是排尿时尿液刺激水肿的外阴及前庭,导致疼痛。其分泌物主要是脱落上皮细胞和菌丝体、酵母菌和假菌丝组成,其特征为白色稠厚呈凝乳或豆腐渣样。妇科检查可见外阴局部充血,肿胀,小阴唇内侧和阴道黏膜表面附有白色块状物或凝乳状。

3. 滴虫性阴道炎　主要症状为白带增多,分泌物刺激外阴皮肤可引起瘙痒。少数可侵犯尿道、膀胱,而有尿频、尿急、尿痛甚至血尿等症状。滴虫能吞噬精子,阴道分泌物可妨碍精虫的存活,因而有时可引起不孕。妇科检查时,阴道及宫颈阴道部黏膜红肿,常有散在的红色斑点或呈草莓状,后穹窿有大量黄白色或黄绿色脓性泡沫状分泌物。

三、治疗药物及临床应用

(一)细菌性阴道病

主要选择抗厌氧菌的药物治疗,如甲硝唑、替硝唑、克林霉素(clindamycin)等。

1. 局部用药　含甲硝唑的栓剂,每晚 1 枚,连用 7 天;2%克林霉素软膏或 0.75%甲硝唑软膏在阴道涂布,连用 7 日。

2. 全身用药　口服甲硝唑 400 mg,每天 2 次,共服 7 日;或者甲硝唑 2 g,每天 1 次,连服 3 天。也可选用克林霉素 300 mg,每天 2 次,连服 7 天。

3. 妊娠期细菌性阴道病　细菌性阴道病与妊娠期不良结局(如胎膜早破、早产、产后子宫内膜炎等)有关,任何有症状的细菌性阴道病孕妇均需筛查及治疗。用药方案为口服甲硝唑 400 mg,每天 2 次,共服 7 日;或克林霉素 300 mg,每天 2 次,连服 7 天。

(二)外阴阴道假丝酵母菌病

1. 单纯性外阴阴道假丝酵母菌病(uncomplicated vulvovaginal candidiasis)　本病主要以局部短疗程抗真菌药物为主,也可全身用药。两种给药方法的疗效相似,治愈率 80%～90%。唑类药物(azoles)的疗效高于制霉菌素(nystatin)。

(1)局部用药:可选择硝酸咪康唑(miconazole nitrate)、制霉菌素、克霉唑、硝酸益康唑(econazole nitrate)或双唑泰栓剂(metronidazole, clotrimazole and chlorhexidine Acetate suppositories),每晚 1 枚放于阴道内,连用 7 日。外阴再涂以 3%的克霉唑软膏(clotrimazole ointment),效果可更好。

(2)全身用药:对不能耐受局部用药者、未婚妇女及不愿采用局部用药者,可选用口服药物。常用药物有氟康唑 150 mg,顿服。伊曲康唑每次 200 mg,每日 2 次,疗程 1 日;或一次 200 mg,每日 1 次,疗程 3 日。

2. 复发性外阴阴道假丝酵母菌病(recurrent vulvovaginal candidiasis, RVVC)　1 年内有症状并经真菌学证实的 VVC,发作 4 次或以上,称为 RVVC。抗真菌治疗分为初始治疗及巩固治疗,应根据标本培养和药物敏感试验选择药物。在初始达到真菌学治愈后,给予巩固治疗至半年。初始治疗若为局部治疗,延长治疗时间为 7～14 日。若口服氟康唑 150 mg,则第 4 日、第 7 日各加服一次。巩固治疗方案:可口服氟康唑 150 mg,每周一次,连续 6 个月;也可根据复发规律,在每月复发前,给予局部用药巩固治疗。

(三)滴虫性阴道炎

滴虫感染同时可累及尿道、尿道旁腺及前庭大腺,因此需要全身用药。主要药物是甲硝唑和替硝唑。

1. 全身用药　口服甲硝唑 500 mg,每天 2 次,共服 7 日;或者一次口服甲硝唑 2 g 的大剂量疗法,治疗失败者,可予以甲硝唑 2 g,每日 1 次,连服 3～5 日。

2. 性伴侣的治疗　滴虫阴道炎主要由性行为传播,性伴侣应同时治疗,并且在治愈前应避免无保护性交。

四、用药注意事项与患者教育

(一)用药注意事项

1.局部用药前应充分清洁外阴,应用具有清洁消毒作用的液体或降低阴道 pH 的溶液冲洗阴道,减少阴道恶臭物质分泌,减轻瘙痒,也有利于药物的吸收。1%乳酸溶液、或0.5%醋酸溶液、或3%硼酸溶液冲洗阴道,可增加阴道酸度,抑制细菌生长繁殖。

2.对于哺乳期的患者,在使用某些药物期间应暂停哺乳。如甲硝唑可经乳汁排泄,用药期间或用药后24小时不宜哺乳。孕妇及哺乳期不宜应用唑类抗真菌药。

3.合并有肝功能损伤的患者,在应用甲硝唑时应注意定期复查肝功能指标。

(二)患者教育

1.告知患者在用药时需要同时治疗性伴侣。白色假丝酵母菌及滴虫感染的阴道炎可通过性交传染,夫妇双方应该同时进行治疗,治疗期间应该避免性生活或采用安全套。

2.夫妻双方应该注意个人卫生,注意外阴清洁,同时还应该注意厕所、洁具、浴室等物品的消毒,防止交叉感染。

3、定期复查分泌物,经3次复查分泌物阴性后,方可恢复正常性生活。

病例分析——阴道感染

张女士,35岁,近1年内有过2次阴道感染,经医生诊断为念珠菌性阴道炎。近日张女士阴道及外阴瘙痒伴有烧灼感,阴道刺痛伴有性交痛,阴道分泌物为白色豆渣样,无特殊味道。自行到药店购买药物治疗,询问药师应选择什么药物。

问题1:张女士此次症状是否为假丝酵母菌性阴道炎?

张女士此次发病症状及分泌物性质为典型的假丝酵母菌性阴道炎。

问题2:药师在给出建议以前,还需要询问张女士哪些问题?

还需询问以下问题:①张女士是否怀孕?②是否伴有异常的阴道出血或下腹疼痛?③本次症状与之前发作是否相同?④是否存在过敏史?

问题3:药师可建议张女士使用哪些药物治疗?

可建议张女士使用唑类栓剂治疗,如硝酸咪康唑栓、硝酸益康唑栓等,足疗程用药。

问题4:药师还需要给张女士哪些建议?

应指导张女士按照说明书正确使用栓剂;建议坚持足疗程用药,即使疗程结束前其症状明显改善;如果使用栓剂治疗后症状不缓解,或加重,或反复发作,应到医院妇科就诊。

复习思考题

1. 名词解释:(1)细菌性阴道病(BV);(2)外阴阴道假丝酵母菌病(VVC);(3)滴虫性阴道炎;(4)复发性外阴阴道假丝酵母菌病(RVVC);(5)唑类药物;(6)双唑泰栓剂。

2. 阴道感染的常见类型有哪些?病原体分别是什么?

3. 三种阴道感染的临床表现有何不同?

4. 各类型阴道感染的药物治疗方案是什么?

5. 复发性外阴阴道假丝酵母菌病(RVVC)如何治疗?

6. 哪一类型阴道感染需要性伴侣同时治疗?为什么?

7. 阴道感染治疗的用药注意事项有哪些?患者教育内容是什么?

第五节 绝经综合征

内容提要

本节介绍绝经期综合征即更年期综合征的定义、病因、临床表现以及药物治疗。要求了解围绝经期综合征的概念及病因,熟悉围绝经期综合征的临床表现,掌握治疗药物及用药注意事项。

绝经年龄因人而异,一般为45～52岁。部分妇女在绝经前可有月经周期逐渐延长,经血量渐减少,最后完全停止。有时可先有不规则阴道出血,以后月经停止。妇女在绝经过渡期或绝经后,由于卵巢功能逐渐衰退,出现一系列症候群,称为绝经综合征(MS)或更年期综合征(climacterical syndrome),少数妇女症状较严重,以致影响生活与工作。

一、病因与发病机制

一般认为,卵巢功能衰退是引起更年期代谢变化和临床症状的主要因素。妇女进入更年期以后,卵巢功能开始衰退,卵泡分泌雌激素和孕激素的功能降低,以至于下丘脑-垂体-卵巢轴活动改变,促卵泡激素(FSH)、黄体生成素(luteotropic hormone, LH)分泌量代偿性增加。近年来发现,更年期妇女血浆中下丘脑分泌的促性腺激素释放激素(gonadotropin-releasing hormone, GnRH)水平升高,随之LH、FSH分泌亦增高,可能是因卵巢雌激素分泌减少,对下丘脑-垂体的反馈抑制作用减低。

更年期妇女的内分泌平衡状态发生变化,导致不同程度的自主神经系统功能紊乱,因而出现相应的临床症状,且与雌激素分泌减少的速度和程度有关,即雌激素减少越迅速,更年期症状就越严重。当雌激素减少到不能刺激子宫内膜时,月经即停止来潮,第二性征逐渐退化,生殖器官及其他与雌激素代谢有关的组织慢慢萎缩。

二、临床表现及诊断

妇女在绝经前后或因手术、放射治疗破坏卵巢功能而绝经的，可能发生的一系列以自主神经功能紊乱为主的症状，但并不是所有妇女在更年期都会出现，只有10%～30%妇女主诉有症状而需要治疗。一般绝经早、雌激素减退快（如手术切除卵巢）以及平时精神状态不够稳定者，较易出现症状，且程度往往较重。

1. 血管舒缩症状（vasomotor symptoms） 反复出现短暂的潮红及潮热，即突然感到胸部、颈部及面部发热，同时上述部位皮肤呈片状发红，然后出汗、畏寒，有时可扩散到脊背及全身，历时1～3分钟。发作次数不定，每天数次至数十次，时热时冷，影响情绪、工作及睡眠，使患者感到十分痛苦。该症状可维持1～2年，有时长达5年或更长。发生潮红的原因说法不一，有认为是持续性雌激素低水平使血管突然扩张、皮肤血流加速所致。潮热严重时可影响妇女的工作、生活和睡眠，是绝经后期妇女需要性激素治疗的主要原因。

更年期妇女亦可出现短暂性高血压，以收缩压升高为主，且波动较明显，有时伴心悸、胸闷、气短、眩晕等症状，这些变化主要是由于血管舒缩功能失调所致。

2. 神经精神症状 更年期妇女往往有忧虑、抑郁、易激动、失眠、好哭、记忆力减退、思想不集中等，有时喜怒无常，类似精神病发作。一般在更年期发生这些症状的妇女与过去精神状态不稳定有关。

3. 月经及生殖器官改变 绝经前月经周期开始紊乱，经期延长、经血量增多甚至血崩，有些妇女可有周期延长、经血量渐减少，以后月经停止；也有少数妇女骤然月经停止，性器官和第二性征由于雌激素的减少而逐渐萎缩。

4. 骨及关节症状 50岁以上妇女由于雌激素下降，骨质吸收加速，导致骨质疏松，一般发生在绝经后5～10年内。往往有关节痛的表现，一般多累及膝关节。另一方面，更年期妇女活动量减少，对骨骼机械性压力减弱，骨质吸收速度较骨的生长速度快，造成骨质疏松，临床表现腰背痛。

5. 泌尿生殖道症状 由于泌尿生殖道萎缩，出现阴道干燥、性交困难及反复阴道感染，排尿困难、尿急及反复发作尿路感染。

6. 罹患心脑血管疾病风险增加 绝经后妇女糖代谢异常增加、动脉硬化、冠心病的风险较绝经前明显增加；患阿尔茨海默症的风险则高于男性，这些都与雌激素水平降低有关。

三、治疗措施及药物应用

（一）一般治疗

症状轻者经过解释后即可消除。必要时服用适量镇静药物，如艾司唑仑（estazolam）及地西泮等；谷维素（oryzanol）10～20 mg，每日服3次，能调整自主神经功能。中成药制剂，如更年安片等可帮助缓解症状。

（二）激素治疗

激素治疗（hormone therapy，HT）又称为绝经相关激素治疗（menopause related hormone therapy，MHT），以前常称作激素补充治疗（hormone replacement therapy，HRT）。绝大多数更年期妇女不需 HT，HT 仅用于经上述治疗无效的卵巢功能衰退的妇女，在有适应证、无禁忌证的前提下，个体化给予低剂量的雌和（或）孕激素药物治疗，一般用药 3～6 个月。HT 常用药物有：

1. 雌激素　临床推荐应用天然雌激素。

（1）天然雌激素：包括戊酸雌二醇、结合雌激素、17β 雌二醇；戊酸雌二醇：每日口服 0.5～2 mg；结合雌激素：每日口服 0.3～0.625 mg。

（2）合成雌激素：尼尔雌醇，用法为每 2 周服 1～2 mg。

2. 孕激素　孕激素可补充卵巢分泌不足，大剂量能反馈抑制垂体促性激素分泌，但有可能刺激子宫内膜生长，发生子宫出血；对长时间大剂量使用者，应注意子宫内膜癌的发生。对已绝经的更年期综合征妇女，使用雌激素量宜小，既达到控制更年期症状又不引起子宫出血。初步研究提示，天然孕激素或地屈孕酮与口服或经皮雌二醇联合应用，与其他合成孕激素相比，可能具有较低的乳腺癌发病危险，因此建议使用天然或接近天然的孕激素。

（1）天然孕激素：包括微粒化黄体酮胶丸和黄体酮胶囊，每天 200～300 mg，每个月经周期使用 10～14 天。

（2）合成孕激素：包括孕酮衍生物、17 羟孕酮衍生物和 19 去甲睾酮衍生物等，其中最接近天然孕激素的是地屈孕酮，较接近天然孕激素的是甲羟孕酮。甲羟孕酮，每日口服 2～6 mg，每个月经周期使用 10～14 天。

3. 选择性雌激素受体调节剂（SERM）　SERM 具有与雌激素受体高度亲和的特点，在骨骼系统中表现为雌激素样作用，在乳腺组织中则表现为抗雌激素样作用。代表药物有他莫昔芬、雷洛昔芬，用于绝经后骨质疏松的预防和治疗，以及降低骨质疏松妇女绝经后发生侵袭性乳腺癌的风险。雷洛昔芬的用法是每天 1 次，每次 60 mg。第三代 SERM 有巴多昔芬（bazedoxifene）和拉索昔芬（lasofoxifene）。SERM 可加重血管舒缩症状，并增加血栓栓塞事件的风险。

4. 替勃龙（tibolone）　根据靶组织不同，该药在体内的 3 种代谢产物分别表现为雌激素、孕激素及弱雄激素活性。用法是每日口服 1.25～2.5 mg。

5. 雄激素　雄激素可抑制垂体促性腺激素的分泌，并有蛋白合成作用，服用后可改善绝经妇女的性生活质量，对消除症状有一定效果。常用甲睾酮（methyltestosterone）5 mg，每日 1～2 次，舌下含化；或肌注长效苯乙酸睾酮（testosterone phenylacetate）10～25 mg，每周 1 次，连用数次，间隔数周后再用。每月总量不宜超过 300 mg。

（三）其他治疗

对于不适合使用 HT（如月经尚有规律但是有症状者），不愿接受 HT 或存在 HT 禁忌证的妇女，可选择：①植物类药物：主要包括黑升麻异丙醇萃取物、升麻乙醇萃取物，可缓解绝经相关症状。②植物雌激素：主要是大豆异黄酮(soy isoflavone)。③中医药。④选择性 5-羟色胺再摄取抑制剂(selective serotonin reuptake inhibitor, SSRI;如帕罗西汀)、选择性 5-羟色胺和去甲肾上腺素再摄取抑制剂(selective serotonin and norepinephrine reuptake inhibitor, SSNRI)等辅助和替代药物,对缓解绝经相关症状有一定效果,但尚不能作为 HT 的替代方案。⑤钙剂和维生素 D,可以减缓骨质丢失。

四、药物的合理应用

(一)关注 HT 的禁忌证

已知或可疑妊娠、乳腺癌、性激素依赖性恶性肿瘤,原因不明的阴道出血,活动性静脉或动脉血栓栓塞性疾病(最近 6 个月内),严重的肝、肾功能障碍,血卟啉症(hematoporphyria),耳硬化症(otosclerosis)患者,禁用 HT;已知患有脑膜瘤,禁用孕激素。患有子宫肌瘤、子宫内膜异位症、子宫内膜增生史、尚未控制的糖尿病及严重高血压、有血栓形成倾向、胆囊疾病、癫痫、偏头痛、哮喘、高催乳素血症、系统性红斑狼疮(systemic lupus erythematosus, SLE)、乳腺良性疾病、乳腺癌家族史妇女,则慎用 HT。

(二)选择合理的 HT

1. 初始治疗的时间和疗程段　应该在卵巢功能开始减退并出现相关绝经症状后即开始给予 HT,可达到最大的治疗益处。因为对绝经早期有症状的中年妇女进行 HT,会形成一个对骨骼、心血管和神经系统的长期保护作用的时间段;而对于仅以预防骨折为目的、既往未用 HT 且年龄 60 岁及以上的妇女,不推荐开始使用 HT。

2. HT 治疗期间应该至少每年进行一次个体化收益/风险评估,根据评估结果决定疗程。

(三)选择最低有效剂量

应用 HT 时,应个体化用药。且应在综合考虑绝经期具体症状、治疗目的和危险性的前提下,选择能达到治疗目的的最低有效剂量,可考虑应用较现有标准用法更低的剂量。对于卵巢早衰的妇女,HT 所用药物剂量应大于正常年龄绝经的妇女。

(四)选择合理的给药途径

1. 口服　口服是 HT 最常规应用、符合大部分人用药习惯、安全经济的给药途径,但对于有静脉血栓栓塞史的妇女应慎用。有潜在或已证实有静脉栓塞和卒中危险因素的妇女,在应用 HT 前应进行个体化咨询,应选择非口服途径的 HT。

2. 经皮给药　经皮给药可避免口服雌激素的肝脏首过效应,剂量一般较口服剂量低,减少肝脏代谢负荷。与口服途径相比,其静脉血栓与心血管事件、乳腺癌、胆囊疾病的发病风险较低。如半水合雌二醇贴剂。

3. 经阴道给药　因避免了肝脏首过效应,经阴道给药的剂量一般较口服的要低。常用药物有雌三醇乳膏和普罗雌烯阴道胶囊或乳膏等。

（五）合理选择 HT 方案

1. 单纯孕激素补充治疗　适用于绝经过渡期，调整卵巢功能衰退过程中出现的月经问题。

2. 单纯雌激素补充治疗　适用于已切除子宫的妇女。

3. 雌、孕激素序贯用药　适用于有完整子宫、围绝经期或绝经后期仍希望有月经样出血的妇女。该用药方式模拟月经生理周期，在用雌激素的基础上，每月加用孕激素 10～14 天；按雌激素的应用时间又分为周期序贯和连续序贯，前者每周期停用雌激素 2～7 天，后者连续应用雌激素。

4. 雌、孕激素连续联合用药　适用于有完整子宫、绝经后期不希望有月经样出血的妇女。每日均联合应用雌、孕激素，一般为连续性（连续用药不停顿）给药。

5. 连续应用替勃龙　适合于绝经后不希望来月经的妇女。

6. 尼尔雌醇的雌激素活性虽较低，但仍有使子宫内膜增生的危险，故应每 2 个月给予孕激素 10 天，以抑制雌激素的内膜增生作用，一般孕激素停用后可产生撤药性子宫出血。如使用者已切除子宫，则不需加用孕激素。

五、用药注意事项与患者教育

（一）健康的生活方式

不仅有助于整体的身心健康，而且对于心血管系统和神经系统的健康，以及降低乳腺肿瘤发病风险等，均具有较大益处。心理健康是健康的重要组成部分，保持一个良好的心态也同样有益于躯体的健康。规律运动可以降低总的死亡率和由心血管疾病引起的死亡率，每周至少 3 次，每次至少 30 分钟，强度达中等；另外，每周增加两次额外的抗阻力练习会得到更多益处。在绝经后妇女，肥胖已成为一个日益严重的问题，保持正常体重也非常重要；体重若减轻 5%～10%，可有效改善与肥胖相关的多种异常状况。

（二）正确认识 HT 治疗的利弊关系

HT 应在有适应证、无禁忌证的前提下，于绝经早期有症状时即启动 HT，对骨骼、心血管和神经系统会带来长期的保护作用。但雌激素可加大患者冠心病、静脉血栓栓塞以及胆囊疾病的风险，故用药过程出现可疑症状，应立即停药并及时就医。

1. 心血管疾病　绝大多数临床前和临床研究表明，围绝经期开始的 HT，能够明显降低 2 型糖尿病和心血管疾病的风险。在 45 岁以前自然绝经或人工绝经的妇女，患冠心病的风险更大，对于早绝经的妇女，HT 有维护心血管健康的作用。对于年龄小于 60 岁且无心血管疾病的近期绝经妇女（处于"窗口期"），开始 HT 不会引起早期危害，并能够降低心血管疾病的发生率和死亡率。但不推荐仅为预防冠心病而使用 HT。

2. 乳腺癌　雌激素和（或）孕激素补充治疗 5 年内，不会增加患者终生乳腺癌的发生风险;现有的循证医学证据表明,HT 大于 5 年者,乳腺癌的发生风险不确定,即使危险增加,也属很小(小于每年 0.1 %),危险性的增加比率小于其他危险因素(如肥胖和每日饮酒超过 2 个标准饮量)的影响。使用不同种类和不同途径的雌激素、孕激素,可能对乳腺癌的发生风险有不同影响。有研究提示,天然或某些合成孕激素(如微粒化的黄体酮和地屈孕酮)可能不增加乳腺癌的发生风险。

3. 泌尿生殖道症状　HT 对改善生殖、泌尿系统萎缩症状效果良好,尤其是阴道局部使用雌激素,但须持续治疗才能维持疗效,停止使用后,症状可能再次出现。绝经后妇女反复泌尿系统感染,可经阴道使用雌激素进行治疗。HT 虽不能预防和治疗压力性尿失禁,但围手术期阴道局部应用雌激素,有利于尿失禁和其他盆底功能障碍性疾病手术的操作和术后恢复。

病例分析——绝经综合征

陈女士,55 岁,自诉已停经近 5 个月,近期突然发现胸部皮肤潮红,每晚盗汗,影响睡眠。

问题 1:陈女士的情况是更年期中的那种表现?

陈女士是明显的更年期血管舒缩症状。像陈女士这样出现更年期潮热的占更年期妇女的 50%以上,可持续 1～5 年,而皮肤潮红是偶尔出现,并非持续状态。

问题 2:药师应建议陈女士使用什么药物治疗?

绝经后的雌激素替代治疗可有效缓解潮热症状。雌激素的使用应个体化,初始可给予低剂量口服雌激素,逐渐调整剂量至控制症状的最低剂量。雌激素可持续使用或阶段性使用。5-HT 类抗抑郁药也可减轻潮热症状,目前国内使用较多的是氟西汀、帕罗西汀,黛力新也有较多医生推荐。

问题 3:药师还应给予陈女士哪些建议?

(1)避免潮热发生的诱导因素,如酒精、热饮料、高温环境等。

(2)规律运动,接受阳光照射。

(3)学习放松技巧。

复习思考题

1. 名词解释:(1)更年期综合征;(2)血管舒缩症状;(3)激素治疗(HT);(4)天然雌激素;(5)合成孕激素;(6)选择性雌激素受体调节剂(SERM);(7)经阴道给药;(8)半水合雌二醇贴剂;(9)雌、孕激素序贯用药;(10)雌、孕激素连续联合用药。

2. 绝经综合征发病的主要因素是什么?

3. 围绝经期综合征的主要临床症状有哪些?

4. 围绝经期综合征在什么情况下需要激素治疗(HT)?

5. 选择性雌激素受体调节剂(SERM)的临床适应证是什么?

6. 激素治疗(HT)的禁忌证有哪些?

7. 如何选择合理的激素治疗(HT)和给药途径?
8. 合理选择的 HT 方案有哪些?
9. 围绝经期用药的注意事项与患者教育内容是什么?

第六节 计划生育与避孕

内容提要

本节介绍避孕的机制、口服避孕药物以及避孕药的使用注意事项及患者教育。要求了解避孕的机制,熟悉各类避孕药的组成及特点,掌握避孕药物的应用、注意事项及患者教育。

避孕(contraception)是指采用科学手段使妇女暂时不受孕。理想的避孕方法应该是安全、有效、简便、实用、经济,不影响夫妻性生活或对性生理影响极小。目前常用的避孕方法主要有宫内节育器、药物避孕及外用避孕等,本节主要介绍药物避孕与外用避孕。

一、避孕机制

避孕的机制主要抑制生殖过程中的 3 个环节:

1. 抑制精子与卵子的产生　主要有药物避孕和通过手术的方法节育。
2. 阻止精子与卵子结合　主要指外用避孕套。
3. 使子宫环境不利于受精卵的着床和发育　主要指宫内节育器。

二、口服避孕药

口服避孕药包括复方短效口服避孕药、复方长效口服避孕药和紧急避孕药(emergency contraceptives)。

(一)复方短效口服避孕药

该类药物是雌激素和孕激素组成的复合制剂,主要作用为抑制排卵,正确使用的有效率接近 100%。其中雌激素成分为炔雌醇(ethinylestradiol),孕激素成分各不相同,构成不同配方及制剂。

1. 复方炔诺酮片(compound norethisterone tablet)、复方甲地孕酮片(compound megestrol acetate tablet),于月经第 5 日开始服用第 1 片,连服药 22 日,停药 7 日后服第 2 周期。

2. 复方去氧孕烯片(desogestrel tablet, marvelon)、复方孕二烯酮片(compound gestodene tablet, minulet)、屈螺酮炔雌醇片(drospirenone and ethinylestradiol tablet)和炔雌醇环丙孕酮片(ethinylestradiol and cyproterone acetate tablet),于月经第 1 日服药,连

服21日，停药7日后服用第2周期的药物。若有漏服应及早补服，且警惕有妊娠可能。若漏服2片，补服后要同时加用其他避孕措施；漏服3片应停药，待出血后开始服用下一周期药物。

单相片在整个周期中雌、孕激素含量是固定的。三相片中每一相雌、孕激素含量，是根据妇女生理周期而制定不同剂量，药盒内的每一相药物颜色不同，每片药旁标有星期几，提醒服药者按箭头所示顺序服药。三相片的服用方法也是每日1片，连服21日。

（二）复方长效口服避孕药

此类药物由长效雌激素和人工合成孕激素配伍制成，服药一次可避孕1个月。长效雌激素为炔雌醇环戊醚，简称炔雌醚（quinestrol，CFE）。由于复方长效口服避孕药激素含量大，不良反应较多，如类早孕反应、月经失调等，市场上已经少见。

（三）探亲避孕药

探亲避孕药服用时间不受经期限制，适用于短期探亲夫妇。孕激素制剂有炔诺酮探亲片（norethisterone vacation tablet）、甲地孕酮探亲片（megestrol visiting tablet）和炔诺孕酮探亲片（norgestrel vacation tablet）。使用方法于探亲前1日或当日中午起服用1片，此后每晚服用1片，至少连服10～14日。

（四）紧急避孕药

该类药为口服，可用于防止无保护性生活后可能发生的妊娠，有时也称之为“晨后药”或“房事后口服避孕药”。主要有两种：

1. 左炔诺孕酮（levonorgestrel） 此为孕激素类药物。国内常用的有“毓婷”“保仕婷”“安婷”和“金毓婷”等。用药方法：左炔诺孕酮1.5 mg，单次服用，或0.75 mg间隔12小时重复服用一剂。

2. 米非司酮（mifepristone） 此为孕激素受体调节剂，相对不容易获取，必须在具有急诊、刮宫手术和输液、输血条件下使用。

三、其他类型避孕药

（一）缓释避孕药

缓释避孕药又称缓释避孕系统，以具备缓慢释放性能的高分子化合物为载体，一次给药在体内通过持续、恒定、微量释放甾体激素，主要是孕激素，达到长效避孕的效果。这些药物需要到医院由专业医生放置。制剂形式有：

1. 皮下埋置剂 含有左炔诺酮的硅胶棒置入皮下。
2. 阴道药环。
3. 避孕贴片及含药的宫内节育器。
4. 正处于研究阶段的微球和微囊。

(二)外用避孕药

外用避孕药是在性交前置入女性阴道,具有灭活精子作用的一类化学避孕制剂,也称为外用杀精剂,其成分为壬苯醇醚。

1. 膜剂　于房事前 10 分钟,取药膜一张,对折二次或揉成松软小团,以食指(或中指)戴指套将其推入阴道深处,10 分钟后可行房事。最大用量每次不超过 2 张。

2. 栓剂　阴道内给药,一次 1 粒,于房事前 5 分钟放入阴道深处。

3. 凝胶剂　每次房事前使用。取一支(3 克),拔下塑料套,将该套插入药管尾部,再将药管前端插入阴道深处,推动活塞至顶端,使药物完全进入阴道。

四、用药注意事项与患者教育

(一)避孕用药注意事项

1. 关注避孕药的禁忌证

(1)重要器官的病变。

(2)血液内分泌疾病:如糖尿病、甲状腺功能亢进症。

(3)恶性肿瘤,癌前病变,子宫病变,乳房肿块。

(4)精神病长期服药。

(5)月经稀发或已经闭经 3~6 个月,年龄大于 45 岁。

2. 关注避孕药的不良反应

(1)类早孕反应(early pregnancy reaction):服药初期可能会出现食欲缺乏、恶心、呕吐、乏力、头晕等类似早孕的反应,不需要特殊处理,会自然消失。

(2)阴道不规则流血:服药期间漏服避孕药的患者可能出现阴道流血,又称突破性出血(breakthrough bleeding)。

(3)原有月经不规则的妇女在服用避孕药时可能会出现闭经,应谨慎服用。

(4)体重变化:第一代和第二代避孕药中的孕激素有雌激素样活性,服药后可能出现体重增加,可更换第三代孕激素。

(5)皮肤改变:可能会出现面部淡褐色色素沉着,多于停药后恢复。

(二)患者教育

1. 避免漏服口服避孕药,若出现漏服,应及时遵照说明书之规定补服或采取相应有效的挽救措施。

2. 紧急避孕药物为无防护性生活或避孕失败 72 小时内服用,应避免长期频繁使用。

3. 无论使用何种紧急避孕药,若在同一月经周期内再次发生无保护性生活,其妊娠的风险均会明显上升。

4. 对于已经确定妊娠的妇女,紧急避孕药因不再有效而无使用指征。若未进行妊娠确诊试验或不明确是否妊娠,则仍可使用紧急避孕药,因为现有证据表明紧急避孕药对胚胎发育不会产生不良影响。

病例分析——避孕药物的使用

刘女士,22岁,近期频繁地去药店购买紧急避孕药物,经询问,该女士频繁进行无保护性生活,然后口服紧急避孕药物,当月已服用十余次。

问题1:药师应如何建议刘女士选择避孕方法?

建议首选外用避孕措施,如避孕套、避孕栓栓剂或凝胶剂等。如近期没有妊娠计划,可选择人工节育环。

问题2:药师还应给刘女士哪些建议?

(1)紧急避孕药不宜频繁使用,如果反复服用,可能会干扰抑制女性排卵。如果短期内服用,还可能出现内分泌失调,月经紊乱,甚至导致闭经,影响正常卵巢功能。

(2)学习孕产知识,正确选择避孕方式。

复习思考题

1. 名词解释:(1)避孕;(2)口服避孕药;(3)探亲避孕药;(4)紧急避孕药;(5)缓释避孕药;(6)外用避孕药;(7)类早孕反应;(8)突破性出血。

2. 避孕的机制有哪些?

3. 口服避孕药有哪些?如何应用?

4. 其他类型避孕药有哪些?如何应用?

5. 避孕用药的注意事项是什么?常见不良反应有哪些?

6. 使用避孕药的患者教育内容是什么?

(天津市咸水沽医院　王桂峰)

第十三章
儿科疾病

第一节　儿童期生理特点

内容提要

本节介绍儿童生理分期及药动学特点 。要求了解儿童分期，熟悉不同年龄阶段发育的变化对药物吸收、分布、代谢、排泄的影响。

一、儿童生理分期

根据儿童的解剖生理特点，儿童分期为：

(1)新生儿期：自胎儿娩出结扎脐带时开始至满 28 天。出生后 7 天内为新生儿早期，7～28 天为新生儿晚期。

(2)婴儿期(infancy)：自 1 个月至 1 周岁。

(3)幼儿期(toddler's age)：自 1 周岁至 3 周岁。

(4)学龄前期(preschool age)：自 3 周岁至 6～7 周岁入小学前。

(5)学龄期(school age)：自 6～7 周岁至青春期(女 11～12 周岁，男 13～14 周岁)。

(6)青春期：又称少年期，为儿童过渡到成年的发育阶段，女孩从 11～12 周岁开始至 17～18 周岁，男孩从 13～14 周岁开始至 18～20 周岁。

二、儿童期药动学特点

儿童群体的解剖、生理结构和脏器功能与成人差异较大，不同年龄阶段发育的变化对药物在体内的处置有很大影响。因此，同一药物在儿童体内的吸收(absorption)、分布(distribution)、代谢(metabolism)及排泄(excretion)过程与成人不同。

(一)药物的吸收

在儿科人群中，因机体发育而产生的可能影响口服药物吸收的因素包括胃的酸度、胃及肠道排空的速率、药物吸收部位的表面积、小肠的药物代谢酶和转运体、胃肠道的渗透性以及胆道功能等。与之相似，因发育而体现在皮肤、肌肉、脂肪、体内水含量及血管形成程度方面的差异，也可影响通过肌内、皮下或表皮等途径给药后的药物吸收情况。

1. 胃液酸度　新生儿刚出生时胃液 pH 大于 6，24 小时内胃液酸度显著增加，pH 降为 1，因此，在酸性环境中易失活的药物不宜口服给药。随着胃酸分泌明显减少，出生后 10 天，基本处于无酸状态，以后酸度又逐渐增加，到 3 岁达到成人水平。在此期间，需要酸性条件下才能吸收的药物不宜使用。

2. 胃排空时间　新生儿胃排空时间较长，可达 6～8 小时，因此主要在胃内被吸收的药物，比预计吸收更完全，但同时减少药物在十二指肠的吸收。

（二）药物的分布

药物的分布可能受体内组分比例如身体总含水量及脂肪组织总量变化的影响。随着儿科人群机体的生长和发育，体内组分发生变化，药物的血浆蛋白结合率（plasma protein binding rate）和组织结合率也发生改变，这些都可能会影响药物的分布。

1. 体液量　新生儿体液占体重（body weight）比例较大，体液总量约为体重的 80%，约为成人的 2 倍。水盐转换速率较快，水盐调节能力差，因此，细胞外液中的药物浓度将被稀释，对影响水盐代谢和酸碱平衡的药物较成人敏感。

2. 膜通透性　新生儿和婴幼儿膜通透性高，血-脑屏障（blood-brain barrier）功能低于成人，有些药物可以透过血-脑屏障，分布于脑组织和脑脊液中。

3. 血浆蛋白量　新生儿血浆蛋白总量较少，药物与血浆蛋白亲和力较低，使游离药物浓度增加，作用增强。出生 1 周内的新生儿胆红素产生较多，此时应用阿司匹林等药物，阿司匹林会与胆红素竞争血浆蛋白，游离胆红素浓度增高，引起黄疸。

（三）药物的代谢

药物代谢的主要器官是肝脏，此外血液、胃肠道壁、肾脏、皮肤等器官也可同时参与药物代谢。机体发育导致代谢能力改变，会影响药物的消除，这一过程取决于肠道和肝脏等各类代谢器官参与药物代谢的程度。

1. 代谢产物　药物在儿童体内通过氧化、还原、水解等代谢途径可能会形成与在成人体内相同的活性代谢物，但是由于儿童的药物代谢器官的成熟程度与成人不同，原药代谢的速率和代谢物形成的速率有可能存在差异。

2. 代谢速率　新生儿肝脏药物代谢酶系统尚不成熟，药物代谢速率较慢。出生时肝脏细胞色素 P450 含量仅为成人的 28%左右，各种单胺氧化酶的活性约为成人的 50%。葡萄糖醛酸转移酶（glucuronyl transferase）是机体反应催化酶中最重要的一种，葡萄糖醛酸转移酶的活性在新生儿早期极低，使大部分需要和葡萄糖醛酸结合失活的药物在新生儿体内代谢减慢，半衰期延长。

（四）药物的排泄

药物经肾脏排泄的过程受肾小球滤过、肾小管分泌及肾小管重吸收的影响。由于儿童各年龄段人群的上述相关脏器细胞的成熟度不同，因此当肾脏排泄作为药物清除主要途径的情况下，年龄可能影响药物全身暴露水平，尤其是新生儿。

新生儿出生时肾小球滤过率约为每分钟 20 mL/1.73m^2，出生后 1 周为成人的 1/4，3～6 个月为成人的 1/2，6～12 个月为成人的 3/4，2 岁时 GFR 达成人水平。新生儿肾小管的排泄能力为成人的 20%～30%，因而对药物的肾清除能力明显降低，因此，以肾排泄为主的药物由于新生儿期清除率（clearance）降低，$t_{1/2}$ 延长，血药浓度较高，使药物有效作用时间延长而可能引起蓄积中毒。

（五）药物剂型与给药途径

婴幼儿吞咽能力比较差，像片剂、胶囊，吞服有一定困难，大多不愿意服药，且服用不慎会误入气管，故可以用糖浆剂、合剂等代替。对于危重患儿，应采用注射给药以及时达到有效血药浓度。

复习思考题

1. 名词解释：(1)新生儿期；(2)婴儿期；(3)幼儿期；(4)学龄前期；(5)学龄期；(6)青春期；(7)细胞色素 P450(CYP)；(8)葡萄糖醛酸转移酶；(9)肾小球滤过率(GFR)；(10)体表面积(BSA)。
2. 儿科人群中可能影响口服药物吸收的因素有哪些？
3. 儿童期影响药物分布的因素是什么？
4. 与成人相比，儿童对药物的代谢和排泄有哪些特点？

第二节　发　热

内容提要

发热是儿童最常见的症状之一，正确判断儿童发热的病因，选择正确的治疗方案十分重要。本节介绍体温调节与发热机制，发热的临床类型及表现，治疗药物的临床应用和用药注意事项。要求了解体温调节与发热机制、临床类型及表现，熟悉儿童发热的临床特点、治疗目的与原则，掌握小儿退热药的选择、临床应用及注意事项。

一、体温调节与发热机制

（一）体温的调节与变动

在生命活动中，人体不断进行氧化代谢产生热量；同时体热也通过散热途径（皮肤、血管、汗腺）散发到外界环境中，使产热和散热保持平衡，体温（temperature）在 1 日内相对恒定。正常人的体温为 37 ℃（华氏 98.6 F）左右，但各个部位的温度不尽相同，其中以内脏的温度最高，头部次之，而皮肤和四肢末端的温度最低。如直肠温度平均值为37.5 ℃，口腔温度比直肠低0.3～0.5 ℃，而腋窝下的温度又比口腔低0.3～0.5 ℃。体温在1日内也会发生一定的波动，如一般在清晨2～6时体温最低，7～9时逐渐上升，下午4～7时最高，继而下降，昼夜的温差不会超过1 ℃。

正常小儿体温稍高于成人，并可波动于一定范围之间，清晨低，下午高，进食、剧烈活动、哭闹、衣被过厚、室温过高、情绪激动等均可使体温暂时升高。《中国0至5岁儿童病因不明的急性发热诊断处理指南》指出，发热是指体温(通常采用肛门测温法)升高超出一天中正常体温波动的上限，肛门测温大于等于38 ℃(适用于0～5岁儿童)。发热是儿童最常见的症状之一，正确诊断儿童发热并判断发热的病因，对于选择合适的治疗意义重大。

(二)发热机制

人体之所以会发热，不外乎致热原与非致热原两种因素作用的结果。

1. 致热原机制　引起发热的机制主要有外源性致热原(exogenous pyrogen)和内源性致热原(endogenous pyrogen, EP)。内源性致热原是由外源性致热原刺激后产生的，即当外源性致热原，包括各种病原体、炎性渗出物和无菌性坏死组织、抗原抗体复合物、某些类固醇物质、多糖体成分及多糖苷酸、淋巴细胞激活因子等，作用于粒细胞(中性和嗜酸性)和单核-巨噬细胞系统后，经过一系列反应，产生内源性致热原，如白介素-1、肿瘤坏死因子和干扰素等，作用于体温调节中枢(heat regulating center)后，经交感神经使皮肤血管收缩，散热减少，经运动神经使骨骼肌周期性收缩，发生寒战，使产热增加，结果使体温上升。

2. 非致热原机制

(1)体温调节中枢损伤，直接引起发热。

(2)产热过多或散热障碍疾病所致发热。①物理或化学因素直接作用于体温调节中枢所引起的发热。②体温中枢功能紊乱：散热中枢和产热中枢相互抑制关系失常，产热过多，散热减少及体温调节障碍等所引起的中枢性发热。③先天性汗腺缺乏或患鱼鳞癣病等，使汗腺分泌障碍，不能散热而引起的发热。

二、临床类型及表现

(一)临床类型

1. 感染性发热　由于各种病原体，包括细菌、病毒、肺炎支原体、真菌、立克次体、螺旋体与寄生虫等感染，引起急、慢性全身或局部的感染性疾病所致。常见的有细菌性肺炎、麻疹、伤寒、脑膜炎、钩端螺旋体病及疟疾等。感染性发热占发热原因的50%～60%，临床上绝大多数发热是由感染性疾病所引起。在感染性发热中，又有细菌性感染、病毒性感染，等等。

2. 非感染性发热　除细菌或病毒感染引起的发热外，还有其他多种因素也能引起发热，就是说，没有"发炎"时也能发热，医学上称之为非感染性发热，主要有以下几种情况：

(1)中枢性发热：因体温调节中枢功能紊乱所引起的中枢性发热，如中暑、重度安眠药中毒、颅脑出血等，发热的特点是高热无汗。

(2)吸收热：因无菌性坏死物质被吸收后引起的发热，见于大面积烧伤、大手术后组织损伤、内脏梗死(如心肌梗死、肺梗死)、白血病等，引起组织坏死与细胞破坏，吸收后引起发热。

(3)变态反应性发热：常见的有风湿热、药物热、红斑狼疮、输血输液反应等引起的发热。

(4)内分泌与代谢障碍引起的发热：常见的有甲状腺功能亢进症，产热增多、严重脱水、散热减少等，都可以引起发热。

(5)神经功能紊乱引起的发热：自主神经功能紊乱，影响体温正常调节，也可以引起发热，多为低热，并常伴有心悸、头晕、失眠、食欲差等症状。

(6)心力衰竭引起的发热：慢性心力衰竭时由于尿量和皮肤散热减少，心衰引起的肢体水肿又起到了隔热作用，可以使体温升高而发热。

(7)皮肤病引起的发热：如广泛性皮炎、鱼鳞病等，使皮肤散热减少，引起发热，多为低热。

(二)临床表现

发热过程分为体温上升期(fervescence period)、高热持续期(persistent febrile period)、体温下降期(defervescence period)三个时相，各期持续时间因病而异。

1. 体温上升期　开始阶段，由于调定点上移，原来正常体温成为"冷刺激"，体温调节中枢调温指令使骨骼肌颤抖(节律性收缩)，皮肤血管收缩皮温下降，排汗抑制，患者发冷或恶寒，寒战，若立毛肌收缩，皮肤出现"鸡皮疙瘩"。此期热代谢特点是产热大于散热。

2. 高热持续期　体温升高到调定点新水平，不再继续上升，而是在这个与新调定点相适应的高水平波动，称为高热持续期。此时寒战停止并开始出现散热反应，皮肤血管较为扩张，血量增加，皮肤温度上升，加强皮肤水分蒸发，因此皮肤、口唇比较干燥。此期热代谢特点是产热与散热在高水平上保持相对平衡。

3. 体温下降期　由于发热激活物、EP等消除，体温调节中枢的调定点返回正常水平，此时血温高于调定点，体温调节中枢通过交感神经使皮肤血管进一步扩张，散热增强，产热减少，体温开始下降；汗腺分泌增加，可能会大量出汗，严重者引起脱水；最后体温恢复到正常调定点相适应水平。

(三)儿童发热的临床特点

不能以发热程度预测发热病因及疾病严重程度，但当小于3个月的患儿体温38 ℃及以上，3～6个月婴儿体温39 ℃及以上时，常提示可能存在严重细菌感染。严重细菌感染的临床症状和体征包括：嗜睡、吸气性凹陷、呼吸频率增快、鼻翼扇动、痰鸣音、湿啰音、肿块大于2 cm和面色苍白或前囟饱满；小于6个月的患儿与严重疾病相关的症状主要为嗜睡、活动减少、面色苍白、喂养困难、尿量减少和胆汁样呕吐。

三、治疗药物及临床应用

(一)治疗目的与原则

根据《中国0至5岁儿童病因不明的急性发热诊断处理指南》,退热的目的是减轻儿童因发热引起的烦躁和不适感,并减轻家长对儿童发热的紧张或恐惧情绪。

对于儿童使用退热药的体温标准,未检索到相关的临床文献。由于儿童对发热的耐受程度存在个体差异,因此专家共识意见为小于3个月的婴幼儿建议采用物理降温方法退热,当儿童体温38.5 ℃及以上和(或)出现明显不适时,建议采用退热药。

(二)退热药的选择及应用

3个月以上儿童常用退热药及剂量为:①对乙酰氨基酚10～15 mg/kg(每次小于600 mg),口服,间隔时间4小时以上,每天最多4次(最大剂量为2.4g/d),用药不超过3天。②布洛芬5～10 mg/kg(小于400 mg/d),口服,每6小时一次,每天最多4次。

对严重持续性高热建议采用退热药交替使用方法:①先用布洛芬10 mg/kg,4小时后用对乙酰氨基酚15 mg/kg;②对乙酰氨基酚12.5 mg/kg,4小时后用布洛芬5 mg/kg,每4小时交替使用,疗程不超过3天。

四、用药注意事项

1. 对乙酰氨基酚和布洛芬等退热药不能有效预防高热惊厥发生。
2. 2岁以下(最小为1个月婴儿)患儿短期用药(3天),对乙酰氨基酚2 mg/kg,布洛芬5 mg/kg或10 mg/kg,消化道出血的危险约为17/10万(95%CI:3.5～49/100000)。
3. 患儿低血容量情况下使用布洛芬退热,增加肾功能损害机会;发生水痘时使用布洛芬,A组链球菌感染的危险性增加。
4. 对乙酰氨基酚的不良反应与超剂量有关。超剂量一般指6岁以下儿童单次剂量超过200 mg/kg或150 mg/(kg·d)超过2天,100 mg/(kg·d)超过3天。超剂量、脱水和营养不良情况下使用对乙酰氨基酚,引起肝功能损害的风险增加,甚至可造成肝功能衰竭和死亡。

复习思考题

1. 名词解释:(1)体温;(2)发热;(3)外源性致热原;(4)内源性致热原(EP);(5)体温调节中枢;(6)感染性发热;(7)非感染性发热;(8)中枢性发热;(9)吸收热;(10)变态反应性发热;(11)体温上升期;(12)高热持续期;(13)体温下降期;(14)物理降温方法;(15)退热药;(16)高热惊厥。

2. 人类的正常体温是如何调节的？正常小儿体温有何变动？
3. 发热的机制是什么？
4. 非感染性发热的临床类型有哪些？
5. 发热三个时相的临床特点是什么？
6. 儿童发热的临床表现有哪些？
7. 儿童发热的治疗目的与原则是什么？
8. 儿童常用退热药是什么？如何应用？
9. 儿童常用退热药的注意事项是什么？

第三节　支气管肺炎

内容提要

支气管肺炎是儿童最常见的肺炎类型。本节介绍支气管肺炎的病原学与易感因素、临床类型与表现、治疗原则与措施、治疗药物的临床应用及注意事项。要求了解支气管肺炎的病原学、临床类型与表现，熟悉综合治疗原则与措施，结合病案讨论，掌握常用治疗药物的合理选择、临床应用、注意事项及患者教育。

支气管肺炎(alveobronchiolitis)又称小叶性肺炎(lobular pneumonia)，是儿童尤其是婴幼儿常见的感染性疾病，以冬春寒冷季节多发，常由细菌或病毒引起，也可两者“混合感染”。

一、病原学与易感因素

(一)病原体与感染途径

凡能引起上呼吸道感染的病原体均可诱发支气管肺炎，以细菌和病毒为主，其中肺炎链球菌、流感嗜血杆菌、呼吸道合胞病毒(RSV)最为常见。一般支气管肺炎大多由肺炎链球菌所致，其他细菌如葡萄球菌、链球菌、流感杆菌、大肠埃希杆菌、肺炎杆菌、铜绿假单胞菌较为少见，近年来肺炎支原体、衣原体和流感嗜血杆菌有增加趋势。病原体常由呼吸道入侵，少数经血行入肺。

(二)易感因素

1. 呼吸系统解剖生理特点　婴幼儿时期容易发生肺炎与呼吸系统解剖生理特点有关，如气管、支气管管腔狭窄，黏液分泌少，纤毛运动差，肺弹力组织发育差，血管丰富易于充血，间质发育旺盛，肺泡数少，肺含气量少，易为黏液所阻塞等。

2. 免疫系统的防御功能尚未完善，容易发生传染病，以及营养不良、佝偻病等疾患，这些内在因素不但使婴幼儿容易发生肺炎，并且发病比较严重。1 岁以下婴儿免疫力很差，故肺炎易于扩散、融合并延及两肺；年龄较大及体质较强者，机体反应性逐渐成熟，局限感染能力增强，肺炎往往出现较大的病灶，如局限于一叶则为大叶性肺炎（lobar pneumonia）。

二、临床类型及表现

支气管肺炎的主要病理学改变是肺泡内有炎性渗出，沿支气管向周围肺组织蔓延，呈点片状炎症灶；若病变融合成片，可累及小叶、肺段或大叶，产生部分性肺不张或肺气肿。

（一）一般支气管肺炎

典型的临床表现为发热、咳嗽、气促，肺部固定性的中、细湿啰音。①起病急骤或迟缓，骤发的有发热、呕吐、烦躁及喘憋等症状。②咳嗽及咽部痰声一般在早期就很明显。③气促多发生于发热、咳嗽之后，呼吸浅表，呼吸频率加快。④常见呼吸困难，口周或指甲青紫及鼻翼扇动，重者呈点头状呼吸、三凹征、呼气时间延长等。⑤早期可仅呼吸音粗糙或稍减低，以后可闻及固定的中、细湿啰音或捻发音，往往在哭闹、深呼吸时才能听到，以背部两侧下方及脊柱两旁较多。

（二）重症支气管肺炎

除呼吸系统严重受累外，还可累及循环、神经和消化等系统，出现相应的临床表现。①由于严重的缺氧及毒血症，月龄 2 月～5 岁儿童出现胸壁吸气性凹陷、鼻翼扇动或呻吟等呼吸衰竭现象，提示有低氧血症，为重度肺炎，需及时进行血气分析。②较重肺炎常见心力衰竭症状。③可有缺氧中毒性脑病的症状与体征。④严重者发生缺氧中毒性肠麻痹。⑤抗利尿激素（antidiuretic hormone，ADH）异常分泌综合征。⑥弥散性血管内凝血的临床表现。

三、综合治疗原则与措施

儿童支气管肺炎采用综合治疗原则，包括控制炎症、改善通气功能、对症治疗、防止和治疗并发症。

（一）一般治疗及护理

1. 病室应保持空气流通，室温维持在 20 ℃左右，湿度以 60％为宜。
2. 给予足量的维生素和蛋白质，经常饮水及少量多次进食。
3. 保持呼吸道通畅，及时清除上呼吸道分泌物，经常变换体位，减少肺瘀血，以利炎症吸收及痰液的排出。
4. 为避免交叉感染，轻症肺炎可在家中或门诊治疗，对住院患儿应尽可能将急性期与恢复期的患儿分开，细菌性感染与病毒性感染分开。

（二）氧气疗法

1. 有缺氧表现，如烦躁、口周发绀时需吸氧，多用鼻前庭导管给氧，经湿化的氧气的流量为0.5～1 L/min，氧浓度不超过40％。

2. 新生儿或婴幼儿可用面罩、氧帐、鼻塞给氧，面罩给氧流量为2～4 L/min，氧浓度为50％～60％。

3. 对氧疗患儿应至少每4小时监测一次体温、脉搏、呼吸次数和脉搏血氧饱和度。

（三）抗感染治疗原则

1. 根据病原菌选用敏感药物　在使用抗菌药物前应采集合适的呼吸道分泌物进行细菌培养和药物敏感试验，以便指导治疗；在未获培养结果前，可根据经验选择敏感的药物。

2. 选用的药物在肺组织中应有较高的浓度。

3. 早期、足量、足疗程、联合用药，重症患儿宜静脉联合用药。

4. 社区获得性肺炎抗菌药物治疗包括细菌性肺炎、支原体肺炎和衣原体肺炎、真菌性肺炎等，单纯病毒性肺炎无使用抗菌药物指征，但必须注意细菌、病毒、支原体、衣原体等混合感染的可能性。

（四）辅助治疗措施

1. 气道管理　及时清除鼻痂、鼻腔分泌物和吸痰，以保持呼吸道通畅，改善通气功能。

(1)气道的湿化非常重要，有利于痰液的排出，雾化吸入有助于解除支气管痉挛和水肿。

(2)分泌物堆积于下呼吸道，经湿化和雾化仍不能排除，使呼吸衰竭加重时，应行气管插管以利于清除痰液。

(3)严重病例宜短期使用机械通气（人工呼吸机），接受机械通气者尤应注意气道湿化、变换体位和拍背，保持气道湿度和通畅。

2. 呼吸系统症状的治疗　是针对呼吸系统感染性疾病常见症状咳嗽、咯痰、喘息的对症治疗，在使用抗菌药控制感染的同时，应用镇咳、祛痰、平喘药可缓解症状，减轻患者痛苦及减少并发症的发生。

3. 发热的处理　高热患儿可用物理降温，如35％酒精擦浴；冷敷，冰袋放在腋窝、腹股沟及头部。可口服对乙酰氨基酚或布洛芬等。若伴烦躁不安可给予氯丙嗪、异丙嗪各0.5～1.0 mg/(kg・次)肌注，或苯巴比妥5 mg/(kg・次)肌注。

4. 腹胀的治疗　低钾血症者，应补充钾盐。中毒性肠麻痹时，应禁食和胃肠减压，亦可使用酚妥拉明0.3～0.5 mg/(kg・次)加5％葡萄糖20 mL静脉滴注，最大量为10 mg/次。

5. 益生菌制剂　在目前大多数支气管肺炎患儿病原菌不明，不得不使用广谱抗生素作为常规治疗的情况下，益生菌可作为维持肠道菌群平衡、预防肺炎继发腹泻的有效手段之一。

四、治疗药物及临床应用

(一)抗感染治疗药物

1. 对4月龄～5岁患儿进行CAP抗菌药物治疗,尤其重症患儿时,应考虑病原菌是对大环内酯类耐药的肺炎链球菌,可首选大剂量阿莫西林或头孢菌素类。

2. 3个月以下儿童有沙眼衣原体肺炎的可能,而5岁以上者支原体肺炎、肺炎衣原体肺炎比率较高,故均可首选大环内酯类,尤其是新一代大环内酯类,其抗菌谱广,可以覆盖大部分儿童CAP病原菌。

3. 真菌感染应停止使用抗生素及激素,选用制霉菌素雾化吸入,亦可用克霉唑、氟康唑或两性霉素B。

4. 抗病毒治疗

(1)流感病毒:①奥司他韦、扎那米韦(zanamivir)和帕拉米韦(peramivir)是神经氨酸酶的抑制剂,对流感病毒A型、B型均有效。②金刚烷胺和金刚乙胺(rimantadine)是M_2膜蛋白离子通道阻滞剂,仅对A型流感病毒有效;③利巴韦林(病毒唑)可滴鼻、雾化吸入、肌注和静脉点滴,肌注和静点的剂量为10～15 mg/(kg・d),可抑制多种RNA和DNA病毒。④α干扰素,5～7天为一疗程,亦可雾化吸入。

(2)巨细胞病毒:更昔洛韦、丙氧鸟苷是儿童巨细胞病毒感染的一线用药。

(二)对症治疗药物

1. 祛痰止咳　祛痰药(expectorants)是一类能使痰液变稀、黏稠度降低而易于咳出的药物,同时能加速呼吸道黏膜纤毛运动,改善痰液转运功能,从而促进呼吸道内积痰排出,减少了痰液对呼吸道黏膜的刺激,间接地起到镇咳和平喘作用,也有利于控制继发感染,所以是呼吸道感染性疾病治疗的一个重要措施。按作用机制不同,可分为黏痰溶解药(mucolytic drug)和黏液分泌促进药(mucus secretagogue drug)两大类,另外一些液体制剂和中药成分也有祛痰止咳作用。

(1)黏痰溶解药:①通过使痰液中的酸性黏蛋白纤维断裂,从而降低痰液黏稠度,代表药是溴己新(必嗽平)及其有效代谢产物氨溴索与溴凡克新(brovanexine)。②通过药物结构中的巯基与黏蛋白的二硫键互换作用,使黏蛋白分子裂解从而降低痰液黏稠度。代表药是乙酰半胱氨酸(痰易净),同类的药物还有美司坦、羧甲司坦(carbocisteine)、厄多司坦(erdosteine)和美司钠。③酶制剂也能使痰液黏稠度降低,如脱氧核糖核酸酶(deoxyribonuclease)雾化吸入后能使DNA解聚,从而降低痰黏稠度;胰蛋白酶(trypsase)能裂解纤维蛋白和坏死组织,雾化吸入能使痰液变稀易于引流排痰。④表面活性剂,代表药是泰洛沙泊(tyloxapol),水溶液雾化吸入可降低痰液的表面张力,从而降低痰的黏度。

(2)黏液分泌促进药:如氯化铵、碘化钾、吐根(ipecac)、酒石酸锑钾(antimony potassium)、愈创甘油醚(愈甘醚)、桔梗(platycodon grandiflorum)、远志(polygala root)等,口服后刺激胃黏膜引起恶心,反射性促进支气管腺体分泌增加,碘离子还可以由呼吸道腺体排出，直接刺激呼吸道腺体分泌增加，由于支气管腺体的分泌物主要是浆液，从而使痰液稀释，易于咳出。这类药物适用于急性呼吸道炎症痰稠难于咳出者，空腹服用效果明显，剂量太大可引起呕吐。

(3)液体制剂：①氯化钠溶液(sodium chloride solution)：对呼吸道黏膜有湿润和保护作用，降低痰液黏稠度使易咳出。一般应用半张力(0.45%)生理盐水雾化吸入，重症患儿雾化完毕，用负压吸引器协助吸痰。也有推荐用1.8%氯化钠溶液吸入，可增加凝胶层水分，使痰液黏性降低，并能激活蛋白水解酶加速蛋白水解，还能刺激呼吸道黏膜的感受反射器，反射性地引起咳嗽。②碳酸氢钠溶液(sodium bicarbonate solution)：2%～5%的溶液吸入后，使呼吸道呈碱性状态，从而降低黏性痰的吸附力，加强内源性蛋白酶的活性与纤毛运动，通过高渗作用吸收水分进入气道，促使黏痰液化，易于咳出。适用于黏痰阻塞性患者。

(4)标准桃金娘油(myrtol standardized)：又名强力稀化黏素(gelomyrtol forte)，在上下呼吸道黏膜均能迅速发挥溶解黏液、调节分泌的作用，并主动刺激黏液纤毛运动，增强黏液纤毛清除功能，是目前唯一一个能重建黏液纤毛清除作用的药物，使黏液运转速度显著增加，促进痰液排出。此外，标准桃金娘油对细菌和真菌具有杀灭作用，还能通过抗炎作用减轻支气管黏膜肿胀，舒张支气管而平喘。持久用药后，排痰次数会增加，呼吸道的急、慢性炎症可被改善或治愈。

2. 控制憋喘　憋喘发作期间可用异丙嗪缓解支气管痉挛，1 mg/(kg・d)，口服或肌注；如果烦躁明显，可合用等量氯丙嗪，肌注或口服。重症患儿可用沙丁胺醇(喘乐宁)雾化吸入或氨茶碱口服或静注。如憋喘非常严重，一般方法难于控制，可试用静脉缓注5%碳酸氢钠3～5 mL/kg，有时可见显著效果；也可用25%硫酸镁静脉滴注或酚妥拉明+间羟胺(metaraminol)静脉滴注或缓慢静注。对于严重的喘憋发作或其他治疗不能控制者，也可用糖皮质激素治疗。

(三)糖皮质激素治疗

糖皮质激素可减少炎症、渗出，解除支气管痉挛，改善血管通透性和微循环，降低颅内压，一般肺炎不需要用，使用指征为：①严重憋喘或呼吸衰竭；②全身中毒症状明显；③合并感染中毒性休克；④出现脑水肿。

上述情况可短期应用激素，可用琥珀酸氢化可的松(hydrocortisone succinate)5～10 mg/(kg・d)、甲基泼尼松龙(methylprednisolone)1～2 mg/(kg・d)、或地塞米松0.1～0.3 mg/(kg・d)，加入瓶中静脉点滴，疗程3～5天。

案例讨论——支气管肺炎

【病例介绍】

主诉：间断发热10天，咳嗽3天。

现病史：患者，女，2岁1个月。入院前近10天，患儿无明显诱因出现发热，体温最高40.0度左右，无咳嗽、咳痰，无鼻塞、流涕，无喘憋、吐泻，就诊于当地医院，予静脉治疗7

天，具体用药不详。7 天前患儿体温正常，3 天前患儿出现阵发性 4～6 声咳嗽，以白天咳嗽为重，有痰不易咳出，伴流涕，无发热，无鼻塞、流涕，无喘憋、吐泻等不适，口服“头孢克肟”×3 天，效果欠佳，今日上午出现发热，体温 39.0 ℃。为求进一步治疗，门诊以“肺炎”收住院。病程中患儿精神反应可，饮食睡眠可，大小便未见异常。

既往史：既往体健，否认外伤、手术、输血史。否认药物、食物过敏史，否认肝炎、结核等传染病及其接触史。按计划接种疫苗。

【体格检查】

患者，女，神志清，精神可，发育正常，营养中等。T 36.7 ℃，P 118 次/分，R 28 次/分，体重 11 kg。全身皮肤未见黄染、皮疹及出血点。颈部、腋下及腹股沟未触及肿大淋巴结。头颅大小外形无异常，毛发分布均匀。眼睑无水肿，结膜无充血，巩膜无黄染，双瞳孔等大等圆，对光反射存在。耳郭无畸形，外耳道无异常分泌物。鼻外观无异常，鼻翼无扇动。口唇红润，口腔黏膜光滑完整，咽充血，未见疱疹、分泌物。颈无抵抗感，气管居中，甲状腺无肿大。胸廓无畸形，肋间隙无增宽或变窄，三凹征(—)，触觉语颤无增强或减低，双肺呼吸音粗，未闻及明显啰音。心前区无隆起，心率 118 次/分，心音有力，律齐，心前区未闻及病理性杂音。腹略膨隆，触软，肝脾肋下未及，移动性浊音阴性，肠鸣音 4～6 次/分。脊柱四肢无畸形，四肢肌力肌张力正常。生理反射存在，病理反射未引出。

【辅助检查】

血常规：白细胞 9.9×10^9/L，中性粒细胞百分比 58.9%，淋巴细胞百分比 32.7%，红细胞 4.46×10^{12}/L，血红蛋白 109.0 g/L，血小板计数 311×10^9/L，C-反应蛋白(CRP)77 mg/L。

胸部正位片：双肺纹理增多，两侧肺野中内带可见散在模糊小斑点状阴影。

【诊断】

肺炎。

【诊疗经过】

患者女，2 岁 1 个月，既往体健，因“间断发热 10 天，咳嗽 3 天”入院。行胸部正位片示：双肺纹理增多，两侧肺野中内带可见散在模糊小斑点状阴影。血常规检查显示：白细胞 9.9×10^9/L，中性粒细胞百分比 58.9%，淋巴细胞百分比 32.7%，红细胞 4.46×10^{12}/L，血红蛋白 109.0 g/L，血小板计数 311×10^9/L，CRP 77 mg/L。该患者浅表淋巴结未触及肿大，咽充血，双肺呼吸音粗，未闻及明显啰音，生理反射存在，病理反射未引出。在排除呼吸道异物、粟粒性肺结核等基础上，可以诊断为肺炎。

初始治疗方案选择：①青霉素皮试阴性后给予注射用美洛西林钠舒巴坦钠(0.8 g，iv drip，q12h)抗感染；②注射用单磷酸阿糖腺苷(0.1 g，iv drip，qd)抗病毒；③吸入用布地奈德混悬液(1 mg，超声雾化吸入，bid)、硫酸特布他林雾化液(2.5 mg，超声雾化吸入，bid)改善呼吸道症状；④孟鲁司特钠咀嚼片(4 mg，po，qn)降低气道高反应性等治疗。治疗 8 天后，患儿一般状况可，体温正常，无明显咳嗽咳痰，查体无阳性发现。血细胞分析(五分类)：白细胞计数 6.90×10^9/L，中性粒细胞百分比 33.7%，淋巴细胞百分比 57.8%，红细胞计数 4.45×10^{12}/L，血红蛋白 109.0 g/L，血小板计数 365×10^9/L，C-反应蛋白(末梢血)2.6 mg/L。予以出院。

【用药分析】

1. 注射用美洛西林钠舒巴坦钠为复方制剂，其中美洛西林属广谱青霉素类，通过干扰细菌细胞壁合成而起到杀菌作用；舒巴坦对由β-内酰胺类抗生素耐药菌株产生的β-内酰胺酶具有不可逆性抑制作用，可阻止耐药菌对青霉素类和头孢菌素类抗生素的破坏，合用后具有明显的协同作用，对多种革兰阳性菌和革兰阴性菌(包括有氧和厌氧株)均有杀菌作用。1～14 岁儿童及体重超过 3 kg 的婴儿，每次给药 75 mg/kg，每日 2～3 次；体重不足 3 kg 者，每次 75 mg/kg，每日 2 次。

2. 注射用单磷酸阿糖腺苷为抗病毒药，进入细胞后，经过磷酸化生成阿糖腺苷二磷酸(Ara-ADP)和阿糖腺苷三磷酸(Ara-ATP)，Ara-ATP 与脱氧腺苷三磷酸(dATP)竞争地结合到病毒 DNAP 上，抑制病毒核苷酸还原酶以及 DNA 末端脱氧核苷酰转移酶的活性，从而抑制病毒 DNA 的合成。用于治疗疱疹病毒感染所致的口炎、皮炎、脑炎及巨细胞病毒感染。

3. 吸入用布地奈德混悬液属于高效局部抗炎作用的糖皮质激素，能增强内皮细胞、平滑肌细胞和溶酶体膜的稳定性，抑制免疫反应和降低抗体合成，使组胺等过敏活性介质的释放减少和活性降低，并能减轻抗原抗体结合时激发的酶促过程，抑制支气管收缩物质的合成和释放，从而减轻平滑肌的收缩反应。儿童：每次 0.25～0.5 mg，每日 2 次。

4. 硫酸特布他林雾化液可选择性兴奋 β_2 肾上腺素能受体，舒张支气管平滑肌。儿童：每次 0.065～0.075 mg/kg，每日 3 次。

5. 孟鲁司特钠是新一代非甾体抗炎药物，为强效的选择性的白三烯 D4(LTD4)受体(CysLT1)拮抗剂，能选择性抑制气道平滑肌中白三烯活性，有效预防和抑制白三烯所导致的血管通透性增加、气道嗜酸粒细胞(EOS)浸润及支气管痉挛，减少气道因变应原刺激引起的细胞和非细胞性炎症物质，抑制变应原激发的气道高反应。对二氧化硫、运动和冷空气等刺激及各种变应原如花粉、毛屑等引起的速发相和迟发相炎症反应均有抑制作用。2～5 岁儿童：每次 4 mg，每日 1 次。

【用药注意事项与患者教育】

1. 用药监护

(1)胃肠道反应：美洛西林舒巴坦可引起胃肠道反应，如腹泻、恶心、呕吐等。腹泻通常在治疗期间或停药时即可消失，如出现严重和持续腹泻，应考虑抗生素诱发的潜在致命性伪膜小肠结肠炎的可能性，必须立即停用本药并采取相应的治疗(如口服万古霉素)，禁用减少肠蠕动的药物。

(2)过敏反应：美洛西林舒巴坦可引起过敏反应，通常为皮肤反应，例如皮疹、瘙痒等，出现荨麻疹时(青霉素过敏即发荨麻疹反应)必须停用本药，也不能用其他青霉素类抗生素治疗。

(3)血液系统损害：用高剂量美洛西林舒巴坦时罕见血小板功能紊乱，如出血时间延长，紫癜或黏膜出血，通常仅见于严重肾功能损害患者，长期用药应监测血象。

(4)中枢神经系统反应：高剂量静注青霉素类药物，因脑脊液中药物浓度过高，可能出现焦虑、肌肉痉挛及惊厥等。肾功能损伤患者若不调整剂量，由于大脑疾病可使药物进入脑脊液增多，故惊厥发生率增加。

(5)注射部位疼痛：极少情况下，使用注射用单磷酸阿糖腺苷可出现神经肌肉疼痛及关节疼痛,偶有血小板减少、白细胞减少或骨髓巨细胞增多现象,为可逆性,停药后可自行恢复。如注射部位疼痛,必要时可加用盐酸利多卡因注射液解除症状。不良反应程度与给药量和疗程成正相关。

(6)类固醇过量反应:布地奈德引起的全身作用和口咽并发症与剂量有关。长期单独使用者,每天服用1.6 mg或更多,有50%患者出现类固醇过量的临床表现。已见报道的不良反应(>1%)包括声嘶、溃疡、咽部疼痛不适、舌部和口腔刺激、口干、咳嗽和口腔念珠菌病。

(7)特布他林的不良反应主要表现为口干、鼻塞、轻度胸闷、嗜睡、心悸及手抖等。孟鲁司特最常见的是头痛,偶有腹痛、咳嗽、流感样症状。

(8)肝肾功能损害:注意定期检查转氨酶、胆红素、血肌酐和非蛋白氮。

2. 用药教育

(1)美洛西林舒巴坦为青霉素类药品,使用前应进行青霉素皮内敏感试验,阳性反应者禁用。治疗中若发生过敏反应,应立即停药,并给予适当处理,包括吸氧、静脉应用糖皮质激素等。临用前用注射用水或5%葡萄糖氯化钠注射液或5%~10%葡萄糖注射液溶解,剩余溶液于4 ℃最多保存24小时。

(2)注射用单磷酸阿糖腺苷静脉注射时缓慢注射,用药过程中密切注意不良反应的发生并及时处理。

(3)未经控制的甲状腺功能亢进和糖尿病患者须慎用特布他林。特布他林雾化液应避免阳光直接照射和40 ℃以上高温。对肾上腺素受体激动剂敏感者,应从小量开始,若使用一般剂量无效时请咨询医生。

(4)使用孟鲁司特钠咀嚼片时,合用的吸入皮质类固醇制剂可在医师监督下逐渐减量,但不应骤然使用本品取代吸入或口服皮质类固醇制剂。

复习思考题

1. 名词解释:(1)支气管肺炎;(2)大叶性肺炎;(3)三凹征;(4)湿啰音;(5)黏痰溶解药;(6)黏液分泌促进药;(7)碳酸氢钠溶液;(8)标准桃金娘油。

2. 引起支气管肺炎的病原体是什么?

3. 小儿支气管肺炎临床表现有哪些?

4. 支气管肺炎的抗感染治疗原则是什么?

5. 支气管肺炎的辅助治疗措施包括哪些?

6. 支气管肺炎的抗感染治疗药物有哪些?

7. 支气管肺炎的对症治疗药物是什么?

8. 糖皮质激素的使用指征是什么? 如何应用?

第四节　小儿腹泻

内容提要

本节介绍了小儿腹泻的病因与发病机制、临床类型及表现、治疗原则及方案、用药注意事项和患者教育。要求了解小儿腹泻的病因与发病机制、临床类型及表现，熟悉治疗原则及方案，结合病案讨论，掌握常用治疗药物的合理选择、临床应用、注意事项及患者教育。

小儿腹泻(infantile diarrhea)是一组由多病原、多因素引起的以腹泻为主的疾病，多发生在2岁以下儿童，1岁以内约占半数，是造成小儿营养不良、生长发育障碍和死亡的主要原因之一。

一、病因与发病机制

(一)易感体质

1. 婴幼儿消化系统发育尚未成熟，不能适应食物质和量的较大变化；婴幼儿生长发育快，所需营养物质相对较多，胃肠负担重，易发生消化功能紊乱。

2. 婴幼儿免疫功能不完善，胃内杀菌能力较弱，肠道内未建立正常肠道菌群，机体防御功能较差。人工喂养的婴幼儿缺少母乳中的大量体液因子、免疫细胞等。

(二)感染因素

肠道内感染(intraintestinal infection)与肠道外感染(extraintestinal infection)均可能引起小儿腹泻，以肠道内感染为主。

1. 肠道内感染　肠道内感染是指病原体在消化道内增生繁殖，并产生毒素引起腹泻，多见于人工喂养儿。喂养时所用的器皿和食物被污染，若不经过消毒或消毒不佳，即有感染的可能。病原体可以是病毒、细菌、真菌、寄生虫(蓝氏贾第鞭毛虫病、阿米巴原虫和隐孢子虫)，以病毒和细菌最多见，尤其是病毒。

(1)婴幼儿腹泻80%是由病毒感染引起，主要病原菌是轮状病毒，其次是星状和杯状病毒、肠道病毒、诺沃克病毒、冠状病毒。

(2)细菌感染的病原菌包括致腹泻大肠杆菌、空肠弯曲菌、耶尔森菌、沙门菌等。长期、大量使用广谱抗菌药物导致肠道菌群紊乱，可以引起耐药金黄色葡萄球菌、变形杆菌、绿脓杆菌、难辨梭状芽孢杆菌感染，或真菌感染，如念珠菌、曲菌、毛霉菌等。

2. 肠道外感染　肠道外感染指的是消化道外的器官受到感染所引起的腹泻。婴幼儿时期常见的感染性疾病，包括上呼吸道感染、支气管炎、支气管肺炎、败血症、中耳炎、泌尿道感染、皮肤化脓性感染及各种急性传染病，引起的发热和病原产生的毒素均能影响肠道功能而发生腹泻。另外，这些病原也可侵入肠道，成为肠道内病原，转化为肠道内感染。病毒也可通过呼吸道传染，所致的腹泻多见于秋冬季，故又名“秋季腹泻”(autumn diarrhea)。

(三)非感染因素

1. 人工喂养、喂养不定时、饮食量不当、突然改变食物品种，过早喂养大量淀粉或脂肪类食物、高果糖或山梨醇果汁、调料、富含纤维素的食物均可能引起腹泻。

2. 原发或继发性双糖酶缺乏症或活性降低患儿，或者对牛奶或大豆过敏者，也可以造成腹泻。

双糖酶缺乏症(deficiency of disaccharidase)又称双糖不耐受症(disaccharide intolerance)，系指各种先天性或后天性小肠黏膜刷状缘双糖酶缺乏，包括乳糖酶、蔗糖酶、麦芽糖酶、海藻糖酶等，以乳糖酶缺乏症最常见，使双糖的消化、吸收发生障碍，未吸收的双糖使肠腔内渗透压增高，肠道水分吸收减少引起腹泻。肠腔的细菌使双糖发酵产生乳酸等有机酸及二氧化碳和氮气，由于产气过多引起腹胀及肠鸣，排出的粪便呈水样、酸臭、泡沫状。

3. 腹部受凉使肠蠕动增加，天气过热使消化液分泌减少，可能诱发消化功能紊乱而腹泻。

二、临床类型及表现

小儿腹泻的主要特点为大便次数增多和大便性状异常，可伴有发热、呕吐、腹痛等症状及不同程度水、电解质、酸碱平衡紊乱。一般来说，连续病程在 2 周内为急性腹泻(acute diarrhea)，病程 2 周～2 个月为迁延性腹泻(persistent diarrhea)，病程 2 个月以上的为慢性腹泻(chronic diarrhoea)。

(一)急性腹泻

1. 轻型腹泻　大便次数增多、每日数次至十余次，但每次便量不多，稀薄或带水，呈黄色或黄绿色，有酸味，常见白色或黄白色奶瓣和泡沫。无脱水及全身中毒症状，数日内痊愈，偶有溢乳或呕吐，体温正常或偶有低热，精神尚可。

2. 重型腹泻　常急性起病，也可以由轻型逐渐加重，除有较重的食欲低下、呕吐、腹泻等为肠道症状外，还有较明显的脱水、电解质紊乱和全身感染中毒症状，可发热，精神烦躁或萎靡、嗜睡，甚至昏迷、休克。

3. 轮状病毒性肠炎　这是秋冬季小儿腹泻最常见的病因，起病急，早期出现呕吐，常伴发热和上呼吸道感染症状，无明显感染中毒症状。病初 1～2 天即排水样便，次数多、量多、水分多，黄色水样或蛋花样便带少量黏液，无腥臭味。常发生脱水、酸中毒及电解质紊乱。有些可并发惊厥、心肌炎等。

(二)迁延性、慢性腹泻

此类腹泻病因复杂，以急性腹泻未彻底治疗或治疗不当、迁延不愈最为常见。感染、营养物质过敏、酶缺陷、免疫缺陷、药物因素、先天性畸形等都可引起。营养不良者患腹泻易迁延不愈，持续腹泻又加重了营养不良，两者互为因果，最终引起免疫功能低下，继发感染，形成恶性循环，导致多器官功能异常。

三、治疗原则及方案

（一）治疗原则

治疗原则包括调整饮食，预防和纠正脱水，合理用药，加强护理，预防并发症。急性腹泻注意维持水、电解质平衡及抗感染；迁延性、慢性腹泻注意肠道菌群失调问题，重视饮食疗法。

（二）急性腹泻的治疗

1. 饮食疗法　强调继续饮食，满足生理需要，补充疾病消耗，缩短腹泻的康复时间。

（1）母乳喂养者：继续母乳喂养，暂停辅食。增加母乳喂养的次数与时间，还可另加口服补盐液和清洁水。

（2）人工喂养儿：年龄小于 6 个月者，可继续喂养日常食用的奶或奶制品、米汤；大于 6 个月者给予平日习惯的日常饮食（如粥、面条、食糜等，可给一些新鲜水果汁或水果以补充钾），少量多餐，逐渐过渡到正常饮食。

（3）严重频繁腹泻或呕吐者：可暂禁食 4～6 小时，但不应禁水，应尽早恢复饮食。腹泻停止后，可每日加餐一次，连续两周。

2. 液体治疗

（1）口服补液：口服补液盐（oral rehydration salt，ORS）可用于腹泻时预防脱水及纠正轻、中度脱水。轻度脱水口服补液量 50～80 mL/kg，中度脱水 80～100 mL/kg，于 8～12 小时内补足累计损失量。ORS 是 2/3 张力液，新生儿和有明显呕吐、腹泻、休克、心肾功能不全等患儿不宜使用。

（2）静脉补液：适用于中度以上脱水、吐泻严重或腹胀的患儿，原则是先补累计损失量，再给继续损失量和生理需要量。具体溶液方案如表 13-4-1 所示。

表 13-4-1　　小儿腹泻的液体治疗方案

日	目的	补液量(mL/kg)	溶液种类	输液速度
第 1 日	补充累计损失、继续损失量和生理需要量	轻度脱水，90～120； 中度脱水，120～150； 重度脱水，150～180	等渗性脱水 1/2 张含钠液； 低渗性脱水 2/3 张含钠液； 高渗性脱水 1/3 张含钠液	重度脱水快速扩容，20 mL/kg 等渗含钠液，30～60 分钟内快速输入； 扩容后补充累计损失量：8～12 小时，约 8～12 mL/(kg・h)； 继续损失量和生理需要量 12～16 小时，约5 mL/(kg・h)

续表

日	目的	补液量(mL/kg)	溶液种类	输液速度
第2日及以后	补充继续损失量和生理需要量	继续损失量遵循"丢多少补多少""随时丢随时补"的原则	继续损失量:1/2～1/3张含钠溶液; 生理需要量:1/3～1/5张含钠溶液	将两部分相加于12～24小时内均匀静滴

3.纠正酸中毒　补液输入的混合溶液已经有一部分碱性溶液,输液后血液循环和肾功能改善,酸中毒即可纠正,轻、中度酸中毒无须另行纠正。重度酸中毒可用1.4%碳酸氢钠扩容,兼有扩容和纠正酸中毒的作用。

4.补钾　钾的每日需要量为3～5 mmol/kg,有尿或来院前6小时内有尿者均应补钾。静脉滴注氯化钾浓度小于0.3%,24小时均匀输入,营养不良儿、长期腹泻儿及重度脱水儿尤其应注意补钾。禁止静脉推注,一般静脉滴注补钾需要4～6天,能口服时改用口服补充。

5.低钙和低镁的纠正　一般无须常规补充,但合并营养不良及佝偻病时应给予注意。补液过程中如出现抽搐,可给予10%葡萄糖酸钙每次5～10 mL加等量葡萄糖静脉缓注,每日2～3次;如无效应考虑低镁的可能,可给予25%硫酸镁每次0.1 mL/kg,深部肌内注射,每日3～4次。症状缓解后停用。

6.补锌　急性腹泻病患儿能进食后即予以补锌治疗。大于6个月的患儿,每天补充元素锌20 mg,小于6个月的患儿,每天补充元素锌10 mg,共10～14天。元素锌20 mg相当于硫酸锌(zinc sulfate)100 mg,葡萄糖酸锌(zinc gluconate)140 mg。

7.抗感染药物治疗

(1)病毒性肠炎:不需用抗菌药物。

(2)细菌性肠炎:根据临床特点,针对病原选择抗菌药物,再根据粪便细菌培养和药敏试验结果调整。

1)中、重度感染以胃肠外给药为主,轻度感染以口服给药为主,联合用药用于病因不明的严重感染、单一药物不能控制的严重和混合感染。

2)大肠杆菌、空肠弯曲菌、耶尔森菌、鼠伤寒杆菌可选用黄连素、氨苄西林、庆大霉素口服片、红霉素、头孢菌素类等;金黄色葡萄球菌肠炎使用半合成耐青霉素酶的青霉素类,如苯唑西林钠(oxacillin sodium)、氯唑西林钠(cloxacillin sodium)等,或头孢菌素类、万古霉素(vancomycin)。

(3)真菌性肠炎:停用抗生素,口服制霉菌素。

8.对症治疗药物

(1)肠黏膜保护剂:蒙脱石散剂(montmorillonite powder),每日3～9 g,分3～4次加水摇匀于两餐间口服,与其他药合用时,应在服用该药1小时前服用。

(2)改善肠道微生态环境:可以应用双歧杆菌、嗜酸乳杆菌、粪链球菌等微生态制剂。

(3)对腹泻患儿一般不使用止泻药物。

(三)迁延性和慢性腹泻的治疗

因迁延性和慢性腹泻常伴有营养不良和其他并发症,病情较为复杂,必须采取综合治疗措施。

1. 寻找病因进行治疗,避免滥用抗菌药物导致肠道菌群失调。

2. 预防和治疗脱水,纠正电解质及酸碱平衡紊乱。

3. 营养治疗

(1)母乳喂养者继续母乳喂养。人工喂养儿应调整饮食,小于6个月婴儿用牛奶加等量米汤或水稀释,或用发酵奶(即酸奶),也可用奶-谷类混合物,每天喂6次,以保证足够热量;大于6个月的婴儿可用已习惯的平常饮食,由少到多,由稀到稠。

(2)双糖不耐受症患儿采用去双糖饮食,可采用豆浆(每100 mL鲜豆浆加5~10 g葡萄糖),酸奶,或者低乳糖或不含乳糖的配方奶粉。有些患儿在应用无双糖饮食后腹泻仍不改善时,需考虑蛋白质过敏(如牛奶或大豆蛋白过敏)的可能性,应改用其他蛋白饮食,如肉泥。

(3)要素饮食是肠黏膜受损患儿最理想的饮食,由氨基酸、葡萄糖、中链三酰甘油、多种维生素和微量元素组成。即使在严重肠黏膜受损、消化酶缺乏和胆盐缺乏情况下仍能吸收与耐受,应用浓度和量根据患儿临床状态而定。

少数严重腹泻、不能耐受要素饮食口服者,可采用静脉营养。推荐方案:脂肪乳每日2~3 g/kg,复方氨基酸每日2~2.5 g/kg,葡萄糖每日12~15 g/kg,电解质及微量元素适量,液体每日120~150 mL/kg,热量每日209~376 J/kg(50~90 cal/kg)。通过外周静脉均匀输入(最好用输液泵控制输液速度),好转后改为口服。

4. 药物治疗　针对病原选择抗菌药物,再根据粪便细菌培养和药敏试验结果调整。补充微量元素和维生素;采用微生态疗法;应用肠黏膜保护剂。

四、用药注意事项和患者教育

1. 合理喂养,提倡母乳喂养,及时添加辅食,适时断奶。人工喂养者选用合适的代乳品。

2. 对于"生理性腹泻"的婴儿,应避免不适当的药物治疗。

生理性腹泻(physiological diarrhea)是指婴儿的消化能力发育健全,由于母乳内所含的某种营养成分,如蛋白质或脂肪,超过婴儿的需要及消化吸收功能而引起的腹泻。

3. 养成良好的卫生和生活习惯,注意乳品的保存和奶具、食具、玩具等的定期消毒。气候变化时,避免过热和过凉。

4. 大肠杆菌、鼠伤寒沙门菌、轮状病毒性肠炎的传染性强,如有流行,做好消毒隔离工作。

5. 避免长时间使用广谱抗菌药物,如果必须长期使用,建议加用微生态制剂。

6. 庆大霉素等氨基糖苷类药物具有耳、肾毒性,应进行血药浓度监测,也应监测肾功能和听力。

案例讨论——病毒性腹泻

【病例介绍】

主诉:呕吐1天,发热、腹泻半天。

现病史:患儿,男,1岁1个月。入院前1天患儿无明显诱因出现呕吐,为非喷射性,呕吐物为胃内容物,呕吐每天4次,无腹泻,无发热,无咳嗽咳痰,无喘息气促,未予特殊处理。昨晚患儿出现腹泻,为黄色稀糊样便,量多,每晚2次,伴发热,体温最高达39 ℃左右,今日上午患儿未再出现呕吐,腹泻2次。门诊以"呕吐腹泻原因待查"收住院。病程中患儿精神食欲欠佳,睡眠安稳,小便量尚可。

既往史:既往体健。否认外伤、手术、输血史。否认药物、食物过敏史,否认肝炎、结核等传染病及其接触史。按计划接种疫苗。

【体格检查】

肠鸣音略活跃,未见其他明显异常。

【辅助检查】

人轮状病毒/肠道腺病毒抗原检测:轮状病毒检测阳性,腺病毒检测阴性。

心肌酶:CK-MB 78.5 U/L(↑)。

【诊断】

①病毒性腹泻,轻度脱水;②心肌损害。

【诊疗经过】

患儿大便呈黄色蛋花汤样便,量大,哭闹时有泪,饮食欠佳,睡眠安稳,小便量可,查体示肠鸣音活跃,皮肤弹性欠佳。辅助检查示轮状病毒检测阳性,心肌酶CK-MB升高。诊断为病毒性腹泻、轻度脱水、心肌损害。入院后给予阿糖腺苷抗病毒,磷酸肌酸、维生素C、复合辅酶调节细胞代谢,补充液体及电解质等治疗。经治疗,患儿大便性状逐渐好转,皮肤弹性可,尿量增加。

初始治疗方案选择:①5%葡萄糖注射液50 mL+单磷酸阿糖腺苷0.1 g,ivdrip qd;②5%葡萄糖注射液50 mL+磷酸肌酸钠0.5 g,泵入 qd;③5%葡萄糖注射液50 mL+维生素C 2 g+注射用复合辅酶1支,ivdrip qd。临时给予氯化钾注射液、碳酸氢钠注射液、0.9%氯化钠注射液、5%葡萄糖注射液纠正水、电解质、酸碱平衡。

【用药分析】

轮状病毒感染性腹泻是自限性疾病,治疗上主要注意纠正水和电解质紊乱及对症治疗。轮状病毒可引起全身感染,侵犯多个脏器,该患儿年龄为1岁1个月,轻度脱水,口服不能配合,需静脉补液。造成心肌损伤,给予心肌保护剂。

1. 单磷酸阿糖腺苷为抗病毒药,通过与病毒的脱氧核糖核酸聚合酶结合,使其活性降低而抑制病毒DNA合成。

2. 磷酸肌酸二钠盐进入体内后以磷酸肌酸的形式存在,是心肌和骨骼肌的化学能量储备,并用于ATP的再合成。保持高能磷酸化合物水平是限制心肌损伤,促进心肌收缩力和功能恢复的基本原则,也是心脏代谢保护的基础。动物和人体试验均显示,磷酸肌酸钠具有保护心肌的可能性。

【用药注意事项与患者教育】

1. 用药监护

(1)静脉滴注速度：①不可静脉推注或快速滴注单磷酸阿糖腺苷注射液，所配溶液不可冷藏，以免析出结晶。②氯化钾注射液不得直接静脉滴注与推注，一般将10%氯化钾注射液10～15 mL加入5%葡萄糖注射液500 mL中滴注，钾浓度不超过3.4 g/L(45 mmol/L)，补钾速度不超过0.75 g/h(10 mmol/h)。

(2)快速静脉注射1 g以上的磷酸肌酸钠可能会引起血压下降；补充大量液体需要注意监测心功能。

(3)根据电解质情况调整电解质补充方案。判断患者脱水情况，调整补液量。

2. 患者教育　继续母乳喂养，暂停辅食。增加母乳喂养的次数与时间，还可另加口服补盐液和清洁水。

复习思考题

1. 名词解释：(1)小儿腹泻(婴幼儿腹泻)；(2)肠道内感染；(3)肠道外感染；(4)秋季腹泻；(5)急性腹泻；(6)迁延性腹泻；(7)慢性腹泻；(8)口服补液盐；(9)蒙脱石散剂；(10)要素饮食；(11)双糖不耐受症(双糖酶缺乏症)；(12)生理性腹泻。

2. 小儿腹泻的感染因素包括哪些？

3. 小儿急性腹泻的临床表现是什么？

4. 小儿急性腹泻的饮食疗法需要注意哪些方面？

5. 小儿急性腹泻应如何补液？

6. 小儿急性腹泻应如何使用抗感染药物？

7. 迁延性和慢性腹泻的营养治疗方案是什么？

8. 小儿腹泻治疗的用药注意事项和患者教育内容是什么？

第五节　维生素D缺乏性佝偻病

内容提要

本节介绍维生素D缺乏性佝偻病的病因与发病机制、临床分期与表现、防治措施及药物应用、用药注意事项和患者教育。要求了解维生素D缺乏性佝偻病的病因与发病机制、临床分期与表现，熟悉防治措施，结合病案讨论，掌握常用药物的合理应用、注意事项及患者教育。

维生素D缺乏性佝偻病(vitamin D deficiency rickets)，又称骨软化症(osteomalacia)，是一种以维生素D缺乏导致钙、磷代谢紊乱，儿童新形成的骨基质钙化障碍为主要特征的慢性营养缺乏性疾病，多发生于3个月～2岁的小儿。

一、病因与发病机制

（一）病因

1. 日光照射不足　皮肤中的7-去氢胆固醇经日光中的紫外线照射转化为维生素D，如日照不足，内源性维生素D生成受限。

2. 维生素D摄入不足　天然食物和乳类食物中所含的维生素D不能满足婴幼儿的需要，若不晒太阳或不补充富含维生素D的食物，容易导致维生素D缺乏。

3. 食物中钙磷含量过低或比例不当，均可影响钙、磷吸收。人乳中钙、磷含量虽低，但比例（2∶1）适宜，容易被吸收；而牛乳钙、磷含量较高，但钙磷比例（1.2∶1）不当，钙的吸收率较低。

4. 需要量增多　早产儿因生长速度快和体内储钙不足，婴儿生长发育快对维生素D和钙的需要量增多，均易引起佝偻病；2岁后因生长速度减慢且户外活动增多，佝偻病的发生率逐渐减少。

5. 疾病和药物影响　肝、肾、胃肠道疾病及某些药物均会影响维生素D、钙、磷的吸收和利用而引起佝偻病。

（1）小儿胆汁瘀积、先天性胆道狭窄或闭锁、脂肪泻、胰腺炎、难治性腹泻等疾病，均可影响维生素D、钙、磷的吸收而患佝偻病。

（2）严重的肝、肾疾病还可能影响维生素D的羟化代谢。

（3）长期使用苯妥英钠、苯巴比妥钠等药物，可加速维生素D的代谢而引起佝偻病。

（4）糖皮质激素能拮抗维生素D对钙的转运。

（二）发病机制

维生素D缺乏，肠道钙磷的吸收减少，血钙、血磷降低，刺激甲状旁腺致代偿性功能亢进，甲状旁腺激素分泌增多，使肠道钙和磷的吸收增加，肾小管对钙的重吸收增加，以及促进旧骨的吸收，动员钙、磷入血。骨样组织因钙化障碍，成骨细胞代偿性增生，骨样组织在局部不断堆积，形成一系列佝偻病骨骼改变和生化指标变化。

二、临床分期与表现

临床上分为初期、激期、恢复期和后遗症期，初期、激期和恢复期，统称为活动期。主要表现为骨骼改变、肌肉韧带松弛以及非特异性神经精神症状。重症佝偻病患者可影响消化、呼吸、循环及免疫系统，同时对小儿的智力发育也有影响。

1. 初期　多在出生后6个月，特别是3个月以内的婴儿，此期以神经精神症状为主，无明显骨骼改变，可持续数周或数月，经治疗很快恢复正常。

2. 激期　除神经精神症状更加明显外，患儿有骨骼变化、生化和X线改变。

3. 恢复期　经治疗后，临床症状消失，肌张力恢复。血生化改变（血钙、磷先于碱性磷酸酶恢复)，骨骼X线在治疗2～3周后有改善。

4. 后遗症期　多见于3岁以后小儿，经治疗或自然恢复后临床症状消失，仅重度佝偻病遗留下不同部位、不同程度的骨骼畸形。

三、防治措施及药物应用

预防和治疗均需补充维生素D并辅以钙剂，防止骨骼畸形和复发。

(一)预防

1. 胎儿期　维生素D可经胎盘转运给胎儿，孕妇多晒太阳，饮食中应富含维生素D、钙、磷和蛋白质等营养物质，必要时可在妊娠7～9个月时给予维生素D_3 20万～30万单位，每月一次肌内注射，同时口服钙剂。

2. 新生儿期　提倡母乳喂养，早产儿、双胎儿、人工喂养儿或秋末冬初出生儿可于出生后1～2周开始连续口服维生素D，或口服胆维丁乳(cholesterol emulsion，英康利)15 mg，1个月后再服。

3. 婴幼儿期　综合性预防措施，包括母乳喂养、及时添加辅食、多晒太阳等，必要时给予药物补充，可口服胆维丁乳(英康利)15 mg，或维生素D_3 20万～30万单位，一次性肌内注射，间隔2～3月酌情使用。

4. 儿童期　改善偏食习惯，增加户外活动。

(二)治疗

治疗的目的在于控制活动期，防止骨畸形和复发，多采取综合治疗。

1. 一般治疗　合理喂养，坚持母乳喂养，及时添加含维生素D较多的食品(肝、蛋黄等)，多到户外活动增加日光直接照射的机会。激期阶段勿使患儿久坐、久站，防止骨骼畸形。

2. 补充维生素D　活动早期每天口服维生素D 2000～4000 U/d(50～100 μg/d)，持续2～4周后，视临床症状和X线片改为预防量维生素D 400 U/d(10 μg/d)。如特殊情况，口服不能保证疗效时，一次性肌内注射维生素D_3 20万～30万单位，2～3个月后给予预防量口服。

3. 补充钙剂　维生素D治疗期间应同时服用钙剂，以免发生医源性低钙惊厥。

4. 矫形疗法　采取主动和被动运动，矫正骨骼畸形。轻度骨骼畸形在治疗后或在生长过程中自行矫正，应加强体格锻炼，可用些主动或被动运动的方法矫正，例如俯卧撑或扩胸动作使胸部扩张，纠正轻度鸡胸及肋外翻。严重骨骼畸形者，4岁后可考虑外科手术矫形。

四、用药注意事项与患者教育

1. 维生素D长期大量服用可引起中毒，表现为乏力、血压高、头痛、激惹、呼吸道感染等一般症状；恶心、呕吐、口渴、食欲缺乏、腹泻或便秘等消化道症状；多尿、间质性肾炎、肾结石等泌尿系统症状。中毒后应立即停止维生素 D 及其强化食品和钙剂,停饮牛奶;可用泼尼松、降钙素等药物治疗。

2. 补充维生素 D 同时要注意补钙。

3. 紫外线不能透过玻璃,因而隔着玻璃晒太阳是不能增高体内维生素 D 活性的。婴幼儿 6 个月后,应将户外活动逐渐增加至每天 1～2 小时,暴露头面、手足。

4. 应从围产期即开始预防维生素 D 缺乏。

复习思考题

1. 名词解释:(1)维生素 D 缺乏性佝偻病(骨软化症);(2)甲状旁腺激素(PTH);(3)激期;(4)活动期;(5)胆维丁乳(英康利);(6)降钙素。

2. 维生素 D 缺乏性佝偻病的病因有哪些?发病机制是什么?

3. 维生素 D 缺乏性佝偻病的临床分期和主要表现是什么?

4. 小儿维生素 D 缺乏的预防措施有哪些?

5. 维生素 D 缺乏性佝偻病的综合治疗措施是什么?

6. 防治药物应用的注意事项与患者教育是什么?

(山东大学药学院　赵　维)

第十四章

耳鼻喉及口腔科疾病

第一节　普通感冒与流感

内容提要

本节主要介绍普通感冒与流感的病因及流行特征、临床表现、治疗原则与治疗药物选择。要求了解普通感冒与流感的常见病原菌、临床表现，熟悉抗感冒药的组方原则，掌握普通感冒与流感的治疗原则、常用药物及用药过程中的药学监护与患者教育。

普通感冒和流行性感冒(influenza，简称流感)在一年四季均可发生，儿童、老年人、妊娠期妇女、营养不良、体质虚弱、疲劳和生活无规律者均是易感人群。普通感冒和流感是两种不同的疾病，两者的病原体、传播途径及临床表现均不同。

一、病因与流行特征

普通感冒是最常见的急性呼吸道感染性疾病，大部分是由病毒引起。鼻病毒是最常见的病原体，其他病毒包括冠状病毒、副流感病毒、呼吸道合胞病毒、腺病毒、肠道病毒和单纯疱疹病毒等。普通感冒大多为散发性，一年四季都有发生，但不引起流行，也不会成群地出现。普通感冒可通过空气飞沫或直接接触受感患者传播，传染性较弱。

流感是由流感病毒引起的急性呼吸系统传染病，病原体分甲、乙、丙 3 型。流感的最大特点就是会成群地出现，以冬春季为主，可引起区域性、全国性的大流行。甲型流感最常见，可广泛流行及人畜共患，病毒因不定时的基因突变而衍生新品种；乙型流感也会流行，症状较甲型轻；丙型流感以散发病例出现，主要侵袭婴幼儿，一般不引起流行。流感主要是通过空气飞沫传播，传染性较强。

二、临床表现

1. 普通感冒　起病较急，病程呈自限性。

(1)早期症状主要以鼻部卡他症状为主，可有喷嚏、鼻塞、流清水样鼻涕，也可有咽部不适或咽干、咽痒或烧灼感。2～3 天后变为稠涕，可有咽痛或声嘶，有时由于咽鼓管炎可出现听力减退，可出现流泪、味觉迟钝、呼吸不畅、咳嗽、少量咳痰等症状。

(2)一般无发热及全身症状，或仅有低热。严重者除发热外，可感乏力不适、畏寒、四肢酸痛和头痛及食欲缺乏等全身症状。无并发症的普通感冒，一般 5～7 天后可痊愈。老年人和儿童容易出现感冒并发症。若伴有基础疾病的普通感冒患者则临床症状较重且迁延，容易出现并发症使病程延长。

(3)体检可见鼻腔黏膜充血、水肿、有分泌物，咽部轻度充血，胸部体检多无异常。伴有基础疾病或出现并发症者可以查到相应体征。血常规检测白细胞总数正常或偏低，淋巴细胞比例相对增加，重症患者可有白细胞总数及淋巴细胞下降。

2. 流感　潜伏期一般为 1～7 天，多数为 2～4 天。流感起病急，以高热、乏力、头痛、全身酸痛等全身中毒症状较重而呼吸道卡他症状较轻为特征，病程呈自限性。依据症状临床分型如下。

(1)单纯型流感：潜伏期 1～3 天，最短仅数小时。最常见，突然起病，以高热、全身中毒症状为主。体温可达 39～40 ℃，可有畏寒、寒战、头痛、全身肌肉及关节酸痛、极度乏力、纳差等全身症状。常有咽喉痛及干咳，可有鼻塞、流涕及胸骨后不适等。面颊潮红、眼结膜轻度充血。若未出现并发症，多呈自限性过程，多于发病 3～4 天后体温逐渐恢复，退热后全身症状逐渐好转，但咳嗽及体力的恢复常需 1～2 周。血常规检测白细胞总数正常或降低。

(2)轻型流感：症状轻，发热不高，病程 2～3 天。类似普通感冒而易被忽视。呼吸道症状并不显著。

(3)中毒型流感：极少见，表现为高热、休克及弥散性血管内凝血等，病死率高。

(4)胃肠型流感：除发热外，以呕吐、腹泻为主要临床表现，儿童多于成人。2～3 天即可恢复。

(5)肺炎型流感：系因流感病毒感染自上呼吸道向下呼吸道蔓延引起，病程长达 3～4 周，病死率高(>50%)。流行期间易发生于有潜在肺部及心脏疾病患者、孕妇、婴幼儿及老年人或免疫缺陷者。临床可见持续高热，呼吸困难、发绀、剧咳，有少量泡沫痰或泡沫黏液痰或痰中带血，肺部可听见湿性啰音。X 线胸片显示肺部双侧呈散在性絮状阴影。

3. 普通感冒与流感的临床症状比较　两者症状有所不同，尤其是早期。普通感冒的主要症状是呼吸道卡他症状，全身症状较轻，一般不发热。流感起病急，具有较强的传染性，以全身中毒病状为主，呼吸道症状较轻。两者的临床症状比较如表 14-1-1 所示。

表 14-1-1　　普通感冒和流感的临床症状比较

	全身症状	发热	鼻塞、喷嚏、咽痛	胸部不适、咳嗽	并发症
普通感冒	轻微或无，持续5～7天	不发热或轻、中度发热，无寒战	常见	轻度、中度	少见
流感	显著，头痛、全身肌肉酸痛、乏力虚弱，持续5～10天	高热39～40℃，可伴寒战，持续3～5天	偶见	常见，可能严重	中耳炎、气管炎、肺炎、心肌炎或脑炎

普通感冒和流感都可以继发（合并）细菌感染，引起化脓性扁桃体炎、化脓性副鼻窦炎、支气管炎、肺炎等。某些原有慢性支气管炎、支气管哮喘、肾炎、风湿病的患者，在患重症普通感冒或流感以后也往往导致这些原有疾病的发作或加重。

三、治疗原则

1. 普通感冒　以对症治疗、缓解感冒症状为主，同时注意休息，适当补充水分，保持室内空气流通，避免继发细菌感染。目前尚无特效的抗病毒药物。普通感冒的药物治疗应以对症治疗药物为主。

（1）鼻塞、流鼻涕等鼻部卡他症状的对症治疗：可通过鼻部盐水清洗，或使用鼻减充血剂、抗组胺药（第一代）、非甾体抗炎药、对乙酰氨基酚及愈创甘油醚（guaifenesin）进行对症治疗。

（2）健康成人急性咳嗽（3周以下，有或无痰）的对症治疗：通过增加液体摄入、湿化空气以利于痰液咳出；口服右美沙芬或可待因可缓解咳嗽症状，必要时加用支气管扩张剂。

（3）缓解疼痛：可口服NSAID或对乙酰氨基酚。

2. 流感　根据病情严重程度评估确定是否住院治疗。非住院者应居家隔离，保持房间通风，卧床休息，多饮水，饮食应易于消化和富有营养。密切观察病情变化。流感的药物治疗应注意：

（1）在发病36小时或48小时内尽早开始抗流感病毒药物治疗，48小时内开始使用神经氨酸酶抑制剂（neuraminidase inhibitor）的治疗疗效更为肯定。

（2）避免盲目或不恰当使用抗菌药物，仅在流感继发肺炎、中耳炎和鼻窦炎等细菌性疾病时才有使用抗菌药物的指征。

（3）合理使用对症治疗药物。与普通感冒不同，已有特异性抗流感病毒药物。若早期使用抗病毒药物，多数流感患者不再需要使用对症治疗药物（解热镇痛、缓解鼻黏膜充血、抗过敏及止咳等作用的药物）。

四、抗感冒药的组方原则

普通感冒的药物治疗以对症治疗为主，临床常用的药物种类如下：

1. 鼻用减充血剂　此类药物可以使感冒患者肿胀的鼻黏膜和鼻窦的血管收缩，有助于缓解感冒引起的鼻塞、流涕和打喷嚏等症状，如伪麻黄碱。

2. 抗组胺药　抗组胺药具有抗过敏作用，通过阻断组胺受体抑制小血管扩张，降低血管通透性，有助于消除或减轻普通感冒患者的打喷嚏和流涕等症状，如氯苯那敏和苯海拉明等。

3. 镇咳药　根据其药理学作用特点分为中枢性镇咳药和周围性镇咳药两大类。中枢性镇咳药为吗啡类生物碱及其衍生物，通过直接抑制延髓咳嗽中枢而产生镇咳作用，根据其是否具有成瘾性和麻醉作用又可分为依赖性和非依赖性两类，如可待因、右美沙芬。周围性镇咳药通过抑制咳嗽反射弧中的感受器、传入神经及效应器中的某一环节而起到镇咳作用，包括局部麻醉药和黏膜防护剂，如那可丁（narcotine）、苯丙哌林。

4. 祛痰药　祛痰药可提高咳嗽对气道分泌物的清除率，作用机制包括增加分泌物的排出量，降低分泌物黏稠度，增加纤毛的清除功能。常用祛痰药包括愈创甘油醚、氨溴索、溴乙新、乙酰半胱氨酸、羧甲司坦等。

5. 解热镇痛药　此类药物主要针对普通感冒患者的发热、咽痛和全身酸痛等症状，如对乙酰氨基酚、布洛芬等。

6. 中枢兴奋药　有些制剂含有咖啡因，一是为了增强解热镇痛药的疗效，二是拮抗抗组胺药的嗜睡作用。

由于感冒症状复杂多样，单一药物不可能缓解所有感冒症状，一般多采用复方制剂。常见的复方抗感冒制剂组成如表 14-1-2 所示。

表 14-1-2　常见的复方抗感冒制剂组成

复方制剂	解热止痛（对乙酰氨基酚）	抗过敏（氯苯那敏）	缩血管（伪麻黄碱）	中枢镇咳（右美沙芬）	其他成分及说明
美扑伪麻	√	√	√	√	
酚麻美敏	√	√	√	√	对乙酰氨基酚量与美扑伪麻制剂中不同
双扑伪麻	√	√	√	/	
氨酚伪麻	√	/	√	√	
伪麻那敏	/	√	√	/	
氨酚曲麻	√	/	√	/	兴奋药：咖啡因 解热止痛药：水杨酰胺 抗过敏药：曲普利啶
美酚伪麻	/	/	√	√	愈创甘油醚
双酚伪麻	√	/	√	√	
美息伪麻（日）	√	/	√	√	
美息伪麻（夜）	√	/	√	√	抗过敏：苯海拉明
伪麻美沙芬	/	/	√	√	

注：√含有所示药物成分，/不含所示药物成分

五、药物治疗

1. 对症治疗药物

(1)感冒初期出现的卡他症状,如鼻腔黏膜血管充血、喷嚏、流泪、流涕、咽痛、声音嘶哑等症状,可选用含有氯苯那敏,或苯海拉明,或鼻减充血药的制剂。

(2)对于伴有咳嗽症状者,可选用中枢性止咳药右美沙芬。右美沙芬的镇咳作用与可待因相似,治疗剂量对呼吸中枢无抑制作用,亦无成瘾性,是目前临床上应用最广的镇咳药。

(3)愈创甘油醚具有祛痰作用,是常用的复方感冒药成分。可刺激胃黏膜,反射性引起气道分泌物增多,降低黏滞度,有一定的舒张支气管的作用,达到增加黏液排出的效果。常与抗组胺药、镇咳药、鼻减充血药配伍使用。

(4)感冒或流感后出现高热,并伴有头痛、关节痛、肌肉痛或全身酸痛时,可选择解热镇痛药。该类药物通过减少前列腺素合成,使体温调节中枢产生周围血管扩张、出汗与散热而发挥解热作用,通过阻断痛觉神经末梢的冲动而产生镇痛作用。如对乙酰氨基酚、阿司匹林、布洛芬等制剂,对乙酰氨基酚是其中较为常用的药物。

2. 抗流感病毒药物　甲型流感病毒感染可选择扎那米韦、奥司他韦、金刚乙胺或金刚烷胺;乙型流感病毒感染可选奥司他韦或扎那米韦。

(1)神经氨酸酶抑制剂:对甲、乙型流感病毒均具有活性,如奥司他韦、扎那米韦、帕拉米韦和那尼纳米韦(laninamivir),在发病 48 小时内使用治疗效果好。

1)奥司他韦:口服给药,成人及 13 岁以上的青少年,每次 75 mg,每日 2 次,疗程 5 天。其不良反应包括胃肠道症状、咳嗽和支气管炎、头晕和疲劳以及神经系统症状(头痛、失眠、眩晕)。曾报道有抽搐和神经精神障碍,主要见于儿童和青少年,但不能确定与药物的因果关系。偶有皮疹、过敏反应和肝胆系统异常。

2)扎那米韦:经口吸入给药,成人及 12 岁青少年,每日 10 mg,分 2 次吸入,每次 5 mg,疗程 5 天。其疗效与奥司他韦相当,偶可引起支气管痉挛和过敏反应,有哮喘等基础疾病的患者应慎用。

(2)M_2离子通道阻滞剂:仅对甲型流感病毒有抑制作用。如金刚烷胺和金刚乙胺(rimantadine),均口服给药,成人及 12 岁以上的青少年,每日 200 mg,每日给药 1～2 次,疗程 3～4 天。神经系统的不良反应多见于金刚烷胺,如神经质、焦虑、注意力不集中和轻度头痛等;胃肠道反应有恶心、呕吐,大多比较轻微,停药后可迅速消失。

六、用药注意事项与患者教育

1. 感冒期间患者应注意休息,发热、病情较重或年老体弱患者应卧床休息,戒烟、多饮水、清淡饮食,保持鼻、咽及口腔卫生。

2. 普通感冒和流感都是自限性疾病,多由病毒和流感病毒感染引起,抗菌药物不能杀灭病毒,预防使用抗菌药物无效,故不建议用抗菌药物治疗普通感冒和流感。只有当合并细菌感染时，才考虑应用抗菌药物治疗，如鼻窦炎、中耳炎、肺炎等。

3. 治疗感冒的药物多为复方制剂，品种多，名称各异，其组方成分相同或相近，药物作用类同。因此，选用复方抗感冒药应根据患者的感冒症状选其中一种制剂，若同时服用两种以上制剂，重复用药、超量用药的概率增加，患者发生药品不良反应的风险增加。选择抗感冒的药物治疗时，应了解处方组成，禁用、慎用证及不良反应；应首选口服药物，避免无根据的盲目静脉补液。非处方抗感冒药的疗程不得超过7天。

(1)解热镇痛制剂：①禁酒。②老年人、肝肾功能不全者、血小板减少症、有出血症状者和(或)有溃疡病穿孔病史者应慎用含有对乙酰氨基酚、阿司匹林、布洛芬等成分的感冒药物。③对乙酰氨基酚若超量使用，可能造成肝损伤甚至肝坏死。

(2)鼻减充血药：①慎用于伴有甲状腺功能亢进、糖尿病、心脏病、高血压、肺气肿、青光眼、肠梗阻、前列腺增生者及孕妇。②禁用于严重的高血压、冠心病及服用单胺氧化酶抑制剂的患者。③不得超过推荐剂量服用，高剂量可能产生神经过敏、眩晕和嗜睡。

(3)抗组胺类药物：常见不良反应包括嗜睡、疲乏等，从事车船驾驶、登高或操作精密仪器等作业者慎用。

(4)中枢性止咳药：①慢性阻塞性肺疾病和重症肺炎呼吸功能不全者应慎用含有可待因和右美沙芬的制剂，因为这两种中枢镇咳药物可影响痰液的排出。②服用单胺氧化酶抑制剂停药不足2周的患者不宜使用。

4. 特殊人群用药

(1)幼儿及儿童：①由于非处方感冒药物在2岁以下幼儿中应用的安全性尚未被确认，因此不能用于幼儿的普通感冒。若其症状必须应用药物控制，则应使用国家药政部门批准在幼儿中使用的药物。②伪麻黄碱的使用剂量，2～5岁为成人的1/4，6～12岁为成人的1/2，尽量使用糖浆或混悬液制剂。③儿童或青少年服用阿司匹林或含阿司匹林及其他水杨酸制剂可能发生少见但致命的雷耶综合征(Reye's syndrome)。

(2)孕妇、哺乳期妇女：①孕妇避免使用阿司匹林、双氯芬酸钠、苯海拉明、布洛芬、右美沙芬、愈创甘油醚等，以免影响胎儿发育或导致孕期延长。②哺乳期妇女尽量不使用苯海拉明、氯苯那敏、金刚烷胺、右美沙芬等，因为这些药物能通过乳汁影响哺乳儿。

5. 接种流感疫苗是其他方法不可替代的最有效预防流感及其并发症的手段，但流感疫苗并不能预防所有感冒。抗流感病毒药物预防不能代替疫苗接种，也可能引起不必要的耐药性接种，建议抗流感病毒药物预防仅作为没有接种疫苗或接种疫苗后尚未获得免疫能力的高并发症风险人群的紧急临时措施。

复习思考题

1. 名词解释：(1)普通感冒；(2)流感；(3)单纯型流感；(4)中毒型流感；(5)胃肠型流感；(6)肺炎型流感；(7)鼻减充血剂；(8)神经氨酸酶抑制剂；(9)M_2离子通道阻滞剂。

2. 普通感冒的病因及主要临床表现有哪些？

3. 流感的病原体是什么？临床类型有哪些？

4. 普通感冒与流感有何区别？

5. 普通感冒的治疗原则是什么?

6. 抗感冒药主要由哪几类药物组成?

7. 抗流感病毒的药物如何分类?在流感期间,抗流感病毒药物使用的最佳时间是何时?

8. 儿童感冒发热应如何用药?

第二节　鼻-鼻窦炎

内容提要

本节主要介绍鼻-鼻窦炎的分类与病因、临床表现、治疗原则与治疗药物选择。要求了解其分类及病因,熟悉其临床表现,掌握其治疗原则、治疗药物选择以及药学监护与患者教育。

鼻-鼻窦炎(rhinosinusitis)是多种病因引起的鼻腔和鼻窦黏膜的炎症反应,是耳鼻咽喉科的常见多发病,若治疗不及时,将会严重影响患者的生活质量。由于鼻腔黏膜与鼻窦黏膜相连,鼻炎时鼻窦黏膜常有不同程度的炎症,而鼻窦炎也通常继发于鼻炎,因此,1997年美国耳鼻咽喉头颈外科学会采用了鼻-鼻窦炎这一学术用语以替代鼻窦炎(sinusitis)一词,并推荐使用至今。

一、病因及分类

1. 急性鼻-鼻窦炎(acute rhinosinusitis, ARS)　ARS通常指鼻腔和鼻窦黏膜的急性炎症,鼻部症状持续10天以上,12周内完全缓解。ARS主要由病毒感染引起,仅2%~10%是由细菌感染引起。按照感染的病原体,ARS分为急性病毒性鼻-鼻窦炎(acute viral rhinosinusitis, AVRS)和急性细菌性鼻-鼻窦炎(acute bacterial rhinosinusitis, ABRS)。

脓涕、鼻塞、头痛等ARS症状和体征持续或者无明显改善超过10天以上,严重程度持续超过3~4天,病情恶化或好转后又加重超过3~4天,则有可能是ABRS。ABRS主要致病菌是肺炎链球菌、流感嗜血杆菌、卡他莫拉菌,也可见金黄色葡萄球菌及厌氧菌,多数为混合感染。滥用抗菌药物,则可引起真菌感染。

ARS病因包括:①急慢性鼻炎等鼻腔疾病;②扁桃体炎、牙源性感染等邻近器官的感染病灶;③外伤、气压骤变损伤引起的创伤源性感染;④引起全身抵抗力降低的因素或疾病可诱发本病,如过度疲劳、受寒受湿、营养不良、维生素缺乏,贫血,糖尿病,甲状腺、脑垂体或性腺功能不足,上呼吸道感染、特应性体质等。

2. 慢性鼻-鼻窦炎(chronic rhinosinusitis, CRS)　CRS较为多见,是指鼻腔和鼻窦黏膜的慢性炎症,病程超过12周。CRS分为不伴鼻息肉慢性鼻-鼻窦炎(chronic rhinosinusitis without nasal polyps, CRSsNP)和伴有鼻息肉慢性鼻-鼻窦炎(chronic rhinosinus-

itis with nasal polyps，CRSwNP）两个亚型。

CRS病因包括：①多是由于ARS反复发作未彻底治愈迁延而致，故其病因和致病菌与ARS相似；②患者特应性体质与本病密切相关，如变态反应；③牙源性上颌窦炎可慢性起病；④全身抵抗力下降、情绪、环境等因素也可诱发CRS。

二、临床表现

慢性鼻窦炎的症状与急性鼻窦炎类似，但前者的临床表现可能更不典型，如表14-2-1所示。

表14-2-1　急、慢性鼻-鼻窦炎的临床表现

临床表现	急性鼻-鼻窦炎（ARS）	慢性鼻-鼻窦炎（CRS）
全身症状	ARS因常继发于上感或急性鼻炎，故原症状加重，出现畏寒、发热、食欲减退，便秘、周身不适等全身症状。小儿患者可发生呕吐、腹泻、咳嗽等消化道和呼吸道症状	轻重不等，有时则无，较常见为精神不振、易倦、头昏、记忆力减退、注意力不集中等
局部症状	鼻塞、脓涕、头痛、嗅觉减退或消失及视功能障碍等	鼻塞、黏性或黏脓性鼻涕、头面部胀痛、嗅觉减退或丧失（少见）。若单侧鼻腔脓性分泌物恶臭，则多为牙源性鼻-鼻窦炎
鼻腔检查	鼻黏膜充血、肿胀，尤以中鼻甲和中鼻道黏膜为甚。鼻腔内有大量黏脓或脓性鼻涕	来源于中鼻道、嗅裂的黏脓性分泌物，中鼻道黏膜充血、水肿或有鼻息肉

三、治疗原则

1. 急性鼻-鼻窦炎　治疗原则包括根除病因，解除鼻腔鼻窦引流和通气障碍，控制感染和预防并发症。

（1）适当注意休息，多饮水、清淡饮食、保持大便通畅。

（2）抗菌药物和糖皮质激素是其最主要的治疗方法，其他治疗包括鼻用减充血剂、鼻腔冲洗、抗组胺药物、黏液促排剂、免疫调节剂及中医中药等。

（3）其他措施有局部热敷、短波透热或红外线照射等物理治疗，以促进炎症消退，改善症状。根据病情，也可用体位引流技术以促进鼻窦内脓液的引流。

（4）对邻近器官感染，如牙源性上颌窦炎或全身慢性疾病等应同时进行针对性治疗。

2. 慢性鼻-鼻窦炎　治疗原则为改善鼻腔的通气和引流，保持鼻窦和鼻腔的长期通气引流，恢复鼻腔和鼻窦的功能。

（1）选择适宜的药物进行对因和（或）对症治疗，同ARS。

（2）部分中药对于改善CRS的症状有一定效果，应根据辨证施治的原则选择。

（3）若药物治疗无效，可考虑手术治疗。

四、药物治疗

1. 抗菌药物　是 ARS 的主要治疗方法。一般认为 AVRS 不需抗菌药物治疗，只需一般对症治疗，症状可在 5～7 天内自行缓解。ABRS 和 CRS 伴急性感染或有化脓性并发症者均是抗菌药物治疗的适应证，推荐方案如表 14-2-2 所示。

表 14-2-2　成人及儿童① 急性细菌性鼻-鼻窦炎抗菌药物治疗推荐方案

药物过敏	首选治疗方案②	增强治疗方案③
无 β-内酰胺类药物过敏	阿莫西林/克拉维酸：500 mg/次 + 150 mg/次，每天 3 次 阿莫西林：500 mg/次，每天 3 次 头孢泊肟酯：100 mg/次，每天 2 次 头孢呋辛酯：250 mg/次，每天 2 次 头孢地尼：100 mg/次，每天 3 次	左氧氟沙星④：100 mg/次，2 次 莫西沙星④：400 mg/次，每天 1 次（7 天） 阿莫西林/克拉维酸：4 g/d+250 mg/d 头孢曲松：1 g/d，每天 1 次（5 天）
β 内酰胺类药物过敏	复方新诺明：1～2 片/次，每天 2～3 次 多西环素④：100 mg/次，每天 1 次（3～7 天），首剂加倍 阿奇霉素：500 mg/次，每天 2 次（3 天） 克拉霉素：250 mg/次，每天 2 次	左氧氟沙星④，莫西沙星④，同上 克林霉素：300 mg，每天 2 次

说明：① 儿童用药剂量：阿莫西林/克拉维酸是 90 mg/(kg・d)+6.4 mg/(kg・d)，阿莫西林是 90 mg/(kg・d)，其他药物参照药品说明书推荐的方法使用。② 症状轻（近 4～6 周未使用抗菌药物）。③ 症状轻（近 4～6 周内使用抗菌药物）或症状较重者。④ 禁用于儿童。

(1)治疗 ABRS 应全身给予足量抗菌药物，及时控制感染，防止发生并发症或转为 CRS；若存在厌氧菌感染，应考虑联用克林霉素、替硝唑或甲硝唑。表 14-2-2 中抗菌药物是依据治疗效能排序，可作为抗菌治疗时药物选择优先的参考。

(2)在初期抗菌药物治疗 3～5 天后，评价用药后的临床效果并确定是否换药。抗菌药物治疗应持续至少 2 周，如果症状未能彻底消除，用药可以长达 1 个月。

(3)14 岁以下 ABRS 患儿，不推荐多种抗菌药物联合使用。建议用药疗程应在症状控制后再继续治疗 1 周。

(4)大环内酯类除具有抗菌作用外，还具有抗炎和免疫调节作用，目前作为抗炎药物治疗 CRS，主要用于 CRSsNP、常规药物治疗效果不佳及非变应性 CRS 患者。推荐小剂量（常规剂量的一半）长期口服，疗程不少于 12 周。可选用克拉霉素和阿奇霉素（azithromycin）。

(5)对于 CRS 伴急性感染时，可以根据细菌培养和药物敏感试验结果选择敏感的抗菌药物进行治疗，常规剂量，疗程不超过 2 周。不推荐鼻腔鼻窦局部使用抗菌药物。可选用 β-内酰胺类、大环内酯类、磺胺类及氟喹诺酮类等药物。

2. 糖皮质激素　鼻用糖皮质激素具有收缩肿胀黏膜，抗炎抗水肿的作用，利于鼻窦通气和引流，是急性或慢性鼻-鼻窦炎的首选治疗药物。不推荐全身或鼻内注射糖皮质激素。

(1)鼻用糖皮质激素用于 ARS 治疗，使用时间 2～4 周，症状控制后继续用药 2 周。不伴变应性鼻炎的 ABRS 患者不推荐使用鼻内激素。

(2)14 岁以下 CRS 患儿，建议鼻用糖皮质激素使用 8～12 周，症状完全控制后进行临床评估，可继续用药 2～4 周。

(3)全身糖皮质激素主要用于 CRSwNP，对于严重、复发性鼻息肉患者，可以短期减量口服，如口服泼尼松或泼尼松龙，推荐剂量为 0.5 mg/(kg・d)，早晨空腹顿服，每日 1 次，疗程 5～10 天，最长 14 天。需注意全身使用激素的禁忌证，密切观察用药过程中可能发生的不良反应。CRSsNP 患者则不推荐使用。

3. 黏液溶解促排剂　此类药具有稀释鼻腔和鼻窦分泌的黏液并改善鼻黏膜纤毛活动的功能，用于鼻窦炎的辅助治疗，治疗疗程不少于 2 周。如桃金娘油(myrtol)口服制剂。

4. 抗过敏药物　对伴有变应性鼻炎和(或)哮喘的鼻-鼻窦炎患者可应用抗过敏药物，包括口服抗组胺药氯苯那敏、赛庚啶(cyproheptadine)、氯雷他定、西替利嗪，或局部应用鼻用糖皮质激素，口服白三烯受体拮抗剂孟鲁斯特(montelukast)咀嚼片，疗程不少于 4 周。对于伴有哮喘的患者，首选口服白三烯受体拮抗剂。口服抗组胺药物可引起疲倦、口腔干燥等不良反应，不推荐 ABRS 患者使用。

5. 鼻用减充血剂　此类药物为 α 肾上腺素受体激动剂，鼻-鼻窦炎原则上不推荐使用。持续性严重鼻塞的患者可短期使用(疗程小于 7 天)，如萘甲唑啉(naphazoline)、赛洛唑啉(xylometazoline)、羟甲唑啉(oxymetazoline)、麻黄碱等药物的滴鼻液或鼻用喷雾剂。14 岁以下 ARS 伴严重鼻塞患儿，可以短期使用鼻用减充血剂，推荐使用赛洛唑啉或羟甲唑啉，禁用萘甲唑啉。

6. 鼻腔冲洗　使用生理盐水或高渗盐水(2%～3%)进行鼻腔雾化、冲洗，刺激鼻黏膜黏液纤毛活性并增加清除速率、改善鼻腔局部微环境，缓解患者鼻部不适症状，可作为儿童鼻-鼻窦炎的常规治疗。鼻腔冲洗是治疗 CRS 的有效手段，也是鼻内镜手术后常用的辅助治疗方法。

7. 中药　中药对于改善慢性鼻-鼻窦炎的症状有一定效果，可作为辅助治疗。应根据辨证施治的原则选择中药。

五、用药注意事项与患者教育

1. ARS 患者使用抗菌药物治疗应慎重。若能够自愈的 AVRS 患者使用了抗菌药物，不但无益于控制病毒性感染，还可导致抗菌药物的滥用，增加发生耐药的风险。若没有 ABRS 感染的症状和体征，不建议预防使用抗菌药物。

2. ABRS 的治疗应保证足够的抗菌治疗疗程。缩短治疗时间可能会导致感染恶化或复发的风险，特别是老年、合并其他疾病或免疫缺陷的患者。

3. 了解抗菌药物及糖皮质激素药物的禁忌证，加强药品不良反应监测。阿莫西林可致药物热、过敏性休克，用前需做青霉素皮肤试验，有哮喘、花粉症等过敏性疾病史者慎用；莫西沙星应避免用于QT间期延长、无法纠正的低钾血症及心律失常患者，有诱发癫痫发作的风险。

4. 生理盐水或高渗盐水(2%～3%)鼻腔冲洗时，应使用灭菌的溶液。婴儿或年纪小的儿童的耐受性较差，鼻腔冲洗法慎用于2岁以下幼儿。

5. 鼻用减充血剂可解除鼻塞症状，若使用间隔不足3小时或疗程大于3周，有可能导致鼻黏膜反跳性充血和炎症，引起药物性鼻炎。

6. 口服抗组胺药可能导致疲倦、腔体干燥和其他不良反应，慎用于2岁以下幼儿。

复习思考题

1. 名词解释：(1)急性细菌性鼻-鼻窦炎(ABRS)；(2)慢性鼻-鼻窦炎(CRS)；(3)伴有鼻息肉慢性鼻-鼻窦炎(CRSwNP)。
2. 鼻-鼻窦炎的分类有哪些？
3. 急性细菌性鼻-鼻窦炎的主要致病菌是什么？
4. 慢性鼻-鼻窦炎的临床表现有哪些？
5. 大环内酯类药物有哪些作用？
6. CRS伴急性感染时，可选择哪几类抗菌药物？
7. 鼻-鼻窦炎的治疗药物有哪几类？
8. 鼻-鼻窦炎的用药注意事项有哪些？

第三节　变应性鼻炎

内容提要

本节主要介绍变应性鼻炎的病因及分类、临床表现、治疗原则与治疗药物选择。要求了解其分类及病因，熟悉临床表现，掌握治疗原则、药物选择以及药学监护与患者教育。

变应性鼻炎(allergic rhinitis, AR)即过敏性鼻炎，是机体接触变应原后，主要由IgE介导的鼻黏膜非感染性炎性疾病。AR是一种常见的呼吸道变态反应性疾病，是鼻炎中最常见类型，与哮喘、鼻窦炎及其他伴发疾病如眼结膜炎相关，在我国成人及儿童有着较高的患病率，且呈继续增加趋势。

一、病因及分类

变应原是引起AR的主要病因，AR的过敏原包括：①吸入性变应原，如尘埃、尘螨、真菌、动物皮毛、羽毛、棉絮、植物花粉等。②食物性变应原，如鱼虾、鸡蛋、牛奶、面粉、花生、大豆等。③药源性变应原，如磺胺类、奎宁、抗菌药物等。④接触性变应原，如化妆品、化纤织物、油漆、汽油、酒精及化学制剂等。⑤湿、冷、热或干燥的空气也可诱发 AR。

依据 AR 的症状持续时间、严重程度及对生活质量(包括睡眠、日常生活、学习和工作)的影响程度分为两种类型，即间歇性 AR 和持续性 AR，轻度 AR 和中-重度 AR，分型标准如表 14-3-1 所示。将两种分型结合，AR 进一步细分为 4 种亚型，由轻至重依次为：轻度间歇型 AR、中-重度间歇型 AR、轻度持续型 AR、中-重度持续型 AR。

表 14-3-1　变应性鼻炎(AR)分型标准

分型依据	分型	标准
病程	间歇性 AR	出现症状的时间小于 4 天/周，或病程小于 4 周
	持续性 AR	出现症状的时间大于 4 天/周且病程大于 4 周
影响程度	轻度 AR	症状较轻，对生活质量尚未产生影响
	中-重度 AR	症状明显或严重，对生活质量产生影响

二、临床表现

AR 主要临床症状包括：①卡他症状：打喷嚏、清水样涕、鼻塞、鼻痒及嗅觉减退等。②眼部症状：可伴有眼痒、结膜充血等眼部症状。③鼻腔检查：可见鼻黏膜苍白、水肿，鼻腔水样分泌物。

症状严重的 AR 患儿常伴有以下症状或体征：①“变应性敬礼”(allergic salute)动作，是由于为减轻鼻痒和使鼻腔通畅而用手掌或手指向上揉鼻。②变应性黑眼圈(allergic shiner)，是由于下眼睑肿胀而出现的下睑暗影，多为年幼患儿的典型特征。③变应性皱褶(allergic crease)，是由于经常向上揉搓鼻尖而在鼻部皮肤表面出现横行皱纹。

三、治疗原则

AR 的治疗原则包括：①加强环境控制，避免患者接触变应原或诱发 AR 的刺激物，这是 AR 治疗的一线干预措施。②合理的药物治疗。③如有条件可选择免疫治疗。④手术干预措施应有着严格的适应证，如经药物或免疫治疗效果不好、影响生活质量的鼻塞患者为其适应证之一。

目前 AR 的临床治疗以控制症状、提高生活质量为主要目标，根据 AR 患者的特点制定个体化的治疗方案，即阶梯治疗方案(见图 14-3-1)。

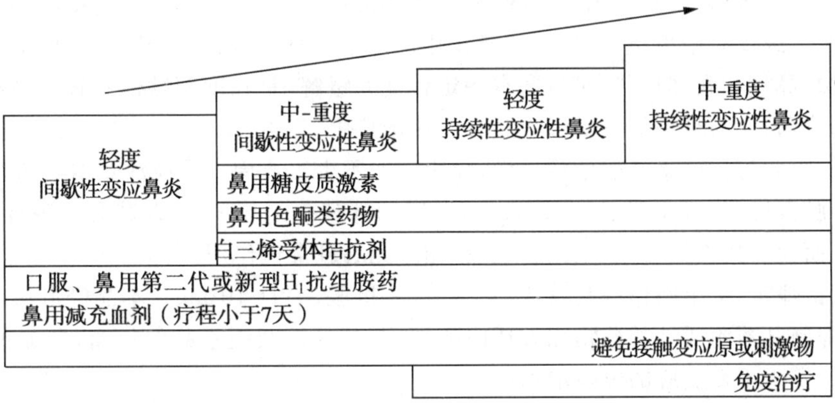

图 14-3-1　AR 的阶梯治疗方案

四、药物治疗

药物治疗是 AR 最重要的治疗手段，主要是针对介质和炎性反应以控制症状，治疗药物主要包括三大类：H_1抗组胺药物（H_1-antihistamines）、鼻用糖皮质激素（intranasal corticosteroids，INCS）及白三烯受体拮抗药（1eukotriene receptor antagonist，LTRA）。其他治疗用药包括鼻减充血药、鼻用色酮类、鼻内抗胆碱能药物及鼻腔盐水冲洗等。治疗药物对 AR 症状的效果如表 14-3-2 所示。

表 14-3-2　　治疗药物对 AR 症状的效果

药物类别		喷嚏	流涕	鼻塞	鼻痒	眼部症状
H_1 受体拮抗剂	口服	++	++	+	+++	++
	鼻内	++	++	+	++	−
	眼内	−	−	−	−	+++
鼻用糖皮质激素		+++	+++	+++	++	++
鼻用色酮类		+	+	+	+	−
鼻用减充血药		−	−	++++	−	−
鼻内用抗胆碱能药		−	++	−	−	−
白三烯受体拮抗药		−	+	++	−	++

注：− 无效；+、++、+++、++++作用依次增强。

1. H_1抗组胺药物　分为第 1 代、第 2 代及新型抗组胺药三类。

(1)第 1 代口服抗组胺药：对 AR 有效，但由于有中枢抑制（嗜睡、困倦、注意力下降）和（或）抗胆碱能的不良反应，致临床疗效/安全性比值低，临床已不推荐用于 AR 的治疗。代表药物有氯苯那敏、赛庚啶等。

(2)第2代抗组胺药:为选择性的 H_1 受体拮抗剂,由于是非脂溶性药物,不易透过血-脑屏障,故无或少有中枢镇静、抗胆碱能作用。用于AR治疗的特点为:①可有效缓解打喷嚏、流涕、鼻痒和眼部症状,对鼻塞有一定程度的缓解,是轻度间歇性和轻度持续性AR的首选治疗药物,与鼻用糖皮质激素联合应用治疗中-重度AR。②最好持续性用药,而非按需用药,由此可提高患者的生活质量,疗程一般不少于2周。③应注意本类药物的不良反应—心脏毒性,如特非那定(terfenadine)、阿司咪唑(astemizole)因其有心脏毒性,临床已停用。而代表药物氯雷他啶、西替利嗪,相对无心脏毒性作用。

①氯雷他定:抗组胺作用起效快、强、持久。口服,一日10 mg。本品经肝脏CYP450酶代谢,抑制肝药酶活性的药物如大环内酯类、茶碱等可减缓本品的代谢,增加本品的血药浓度,致发生不良反应的风险增加。

②西替利嗪:作用与氯雷他定相当,还具有稳定肥大细胞的作用,故抗变态反应的作用强于氯雷他定。本品不经肝药酶代谢,以原型直接经尿排出。口服,一次10 mg,每日1次,或早晚各服5 mg。肾功能损害者需减量。

(3)新型抗组胺药物:为第2代抗组胺药物的衍生物,临床疗效与前体药物相当或更好,且不良反应较小,具有良好的安全性。

①地氯雷他定:为氯雷他定的活性代谢物,为高选择性 H_1 受体拮抗剂,具有抑制各种炎症介质的释放等抗变态反应作用。口服,一次2.5~5 mg,每日2次。

②左西替利嗪:为西替利嗪的左旋光学异构体,适用人群广泛。口服,一次5 mg,每日1次。

(4)鼻用 H_1 抗组胺药:在经鼻腔给药后几分钟内即会有全身吸收,但仅在给药部位发挥治疗作用,缓解鼻痒、喷嚏、流涕和鼻塞。氮䓬斯汀(azelastine)鼻喷剂经鼻腔喷雾吸入耐受性好,但也有味觉改变、口干、恶心等不良反应。鼻喷,成人一次每侧鼻孔140 μg(2喷),早晚各一次,连续使用不超过6个月。

2. 鼻用糖皮质激素(INCS)　INCS可使鼻黏膜受体部位聚集高浓度药物,能有效缓解鼻塞、流涕、喷嚏及鼻痒等症状,且很少发生全身不良反应。INCS是中-重度持续性AR患者的首选药物,也可用于轻度患者,疗程不少于4周。对其他药物治疗无效或不耐受INCS的重症患者,可采用口服糖皮质激素进行短期治疗。不推荐鼻内、肌肉及静脉注射。INCS经鼻腔喷雾吸入给药,临床常用品种如下。

(1)丙酸倍氯米松(beclomethasone dipropionate)鼻喷雾剂:成人及6岁以上儿童,每日2次,一次每侧鼻孔100 μg(2喷);或每日3~4次,一次每侧鼻孔50 μg(1喷);一日极量400 μg。

(2)布地奈德鼻喷雾剂:成人及6岁以上的儿童,起始剂量一日256 μg,早一次每侧鼻孔128 μg(2喷),或早晚分两次喷入,一次每侧鼻孔64 μg(1喷);在获得预期效果后,减少用量至控制症状所需的最小剂量,如早一次每侧鼻孔64 μg。

(3)曲安奈德(triamcinolone acetonide)鼻喷雾剂:成人及12岁以上的儿童,每日1次,一次每侧鼻孔110 μg(2喷);症状控制后,用维持量,一次每侧鼻孔55 μg(1喷);如症状未被有效控制,则剂量可增至一次每侧鼻孔220 μg;一日极量440 μg。

(4)糠酸莫米松(mometasone furoate)鼻喷雾剂:成人及12岁儿童,每日1次,一次每侧鼻孔 100 μg(2 喷);症状被控制后,剂量可减至一次每侧鼻孔 50 μg(1 喷);如症状未被有效控制,则剂量可增至一次每侧鼻孔 200 μg。

前述 4 种 INCS 对成人 AR 的临床疗效无明显差异,不良反应亦相似。有研究发现,INCS 鼻内局部应用在缓解 AR 鼻部症状有良好疗效的同时,对改善哮喘症状和控制发作也能起到一定作用。INCS 很少引起全身不良反应,局部不良反应可见鼻黏膜刺激感、咽痛、鼻出血等,一般较轻微,且多为暂时性;长期使用导致鼻中隔穿孔的情况罕见。

3. 白三烯受体拮抗药(LTRA) LTRA 对 AR 伴哮喘的患者有效,在改善季节性 AR 症状和生活质量方面与 H_1 抗组胺药物相似,但弱于鼻用糖皮质激素。孟鲁斯特钠(montelukast sodium)为高选择性半胱氨酰白三烯受体拮抗药,阻断白三烯引起的鼻部炎症,主要用于季节性 AR 引起的症状。推荐用于 6 岁以上季节性 AR 患者的治疗。成人及 15 岁以上的青少年,每日 1 次,一次 10 mg,睡前服用;6～14 岁儿童,每日 1 次,一次 5 mg,睡前服用咀嚼片;2～5 岁儿童,每日 1 次,一次 4 mg,睡前服用咀嚼片。

4. 鼻减充血药 此类药物属 α 肾上腺素受体激动剂,对鼻甲中的容量血管产生收缩作用,缓解鼻黏膜充血引起的鼻塞症状。可短期用于严重鼻塞患者,两次用药间隔大于等于 4 小时,疗程应不超过 7 天,否则可致鼻黏膜损伤引起药物性鼻炎,因此,对于以长期鼻塞为主要症状的 AR 患者,慎选鼻减充血药。鼻减充血药有滴鼻液和喷雾剂两种剂型,萎缩性鼻炎及鼻腔干燥者禁用。常用药物及用法用量如表 14-3-3 所示。

表 14-3-3 常用鼻减充血药的用法用量

药物名称	用法用量	备注
0.05%羟甲唑啉滴鼻液	滴鼻,1～2 滴/鼻孔/次,每日 3～6 次	
0.05%萘甲唑啉滴鼻液	滴鼻,1～2 滴/鼻孔/次,每日 3～6 次	儿童禁用
0.1%塞洛唑啉滴鼻液	成人及 6 岁以上的儿童,2～3 滴/次,早晚各一次	
1%麻黄碱滴鼻液	滴鼻,1～2 滴/鼻孔/次,每日 3～4 次	
羟甲唑啉鼻喷雾剂(37 μg/喷)	鼻腔喷雾吸入,成人及 6 岁以上的儿童,每次 1～3 喷/鼻孔,早晨和睡前各一次	

5. 其他治疗药物

(1)色酮类药物:色甘酸钠滴鼻液对缓解 AR 引起鼻部症状有一定效果,滴眼液对缓解眼部症状有效。2%滴鼻液滴入鼻内,每日 5～6 次,每次 5～6 滴。

(2)鼻内抗胆碱能药物:可有效抑制流涕。异丙托溴铵鼻喷雾剂推荐用于 AR 的鼻漏治疗。

(3)鼻腔盐水冲洗:是改善症状、清洁鼻腔、恢复鼻黏膜功能的辅助治疗方法,推荐使用生理盐水或 1%～2%高渗盐水。

(4)中药:部分中药对缓解 AR 的症状有效。最常用的中药有黄芪、炒白术和防风,其次是桂枝、苍耳子、辛夷花等。

五、用药注意事项与患者教育

1. AR 的典型症状和普通感冒症状相似，应注意区别。若无法确定，不可盲目自行用药，应在医生确定诊断后进行规范治疗。

2. 鼻用制剂仅用于鼻腔，不得接触眼睛，若接触眼睛，请立即用水清洗。使用鼻用制剂前应将鼻涕清理干净后再用药；若鼻腔内有痂皮，可用温水清洗，等干痂变软取出后再用药。

3. 掌握鼻用喷剂的正确使用方法：①轻轻摇匀喷瓶；②头微低下；③右手拿瓶喷左鼻孔，将喷口刚好伸入鼻腔，稍微转向外侧壁，喷雾 1～2 次；④左手拿瓶喷右鼻孔，重复上述步骤；⑤喷鼻时避免用力吸气。

4. 使用滴鼻液向鼻腔滴药时，滴管头不要触碰鼻部，以免污染药液。滴鼻时取鼻部低于口、咽部的体位，如仰卧于床，头向后伸，鼻孔朝上，或取坐位头尽量后仰，这样可避免药液流入咽部而导致的口干、口苦。滴药后，应保持滴药时的姿势 3～5 分钟，并轻压两侧鼻翼 3～4 次，使药液与鼻黏膜充分接触，恢复正常体位，使多余药液自前鼻孔流出。

5. 抗组胺药能清除或减轻皮试时皮肤的阳性反应，因此在做皮试前 48 小时内不得使用口服抗组胺药。服用期间，避免驾驶、操作机器及高空作业。

6. 对肺结核、伴有鼻部真菌感染和疱疹的患者、妊娠及哺乳期妇女慎用 INCS。使用 INCS 时，应严格执行药物的推荐剂量，在控制症状的前提下，将药量降至最低；维持治疗时，建议每日早晨一次给药，最大限度地减少药物对下丘脑-垂体-肾上腺轴功能的影响；对用药疗效及时进行评估并及早发现可能出现的全身和局部不良反应。

7. 鼻用减充血药应采用间断给药，两次给药时间大于 4 小时，连续用药不得超过 7 天。萎缩性鼻炎、鼻腔干燥者、妊娠及哺乳期妇女禁用。高血压、冠心病、甲亢、糖尿病、闭角型青光眼及儿童等慎用。

复习思考题

1. 名词解释：(1)变应性鼻炎；(2)轻度间歇型 AR；(3)中-重度持续型 AR；(4)“变应性敬礼”；(5)变应性黑眼圈；(6)变应性皱褶；(7)第 1 代口服抗组胺药；(8)新型抗组胺药物；(9)鼻用糖皮质激素(INCS)；(10)白三烯受体拮抗药(LTRA)。

2. AR 的阶梯治疗方案是什么？

3. 第 2 代抗组胺药用于 AR 治疗的特点有哪些？常用哪些药物？

4. AR 的治疗药物主要有哪三大类？

5. 鼻用减充血药的使用间隔及疗程是什么？

6. 鼻用喷剂的正确使用方法是什么？

7. 滴鼻液应如何使用？

第四节　口腔溃疡

内容提要

本节主要介绍口腔溃疡的病因及分类、临床表现、治疗原则、治疗方案与治疗药物。要求了解其分类、病因及临床表现，熟悉治疗原则及治疗方案，掌握其局部治疗用药以及药学监护与患者教育。

口腔溃疡(dental ulcer)又称复发性阿弗他溃疡(recurrent aphthous ulcer, RAU)、复发性口腔溃疡(recurrent oral ulcer, ROU)、复发性口疮(recurrent aphtha)，是一种病因及发病机制尚未明确的非感染性口腔黏膜病，患病率居口腔黏膜病之首位。复发性阿弗他溃疡(RAU)是目前最常用的名称，"阿弗他"为希腊文，有"灼痛"之意，以示溃疡部位具有明显的灼痛感。

一、病因与分类

RAU的病因及发病机制尚未完全明确，患病的诱因可能与免疫、遗传、疾病(创伤、感染、胃肠、血液和内分泌系统疾病)及其他因素(精神压力、食物、药物、维生素或微量元素缺乏)等有关。

根据RAU溃疡大小、深度、数目等临床特征，RAU分为轻型、重型和疱疹型3型，其中以轻型最为多见，占75%～85%。

二、临床表现

RAU患者溃疡部位疼痛明显，且呈反复发作。①可发生于口腔任何部位，但多常见于唇、颊黏膜、舌缘、齿龈等区域。②溃疡特征为小、浅、圆形或椭圆形溃疡，具有"黄、红、凹、痛"的临床特征，即溃疡表面覆盖黄色假膜、周围形成红色晕、中央凹陷及疼痛明显。③溃疡进展达顶峰时有剧烈的自发性烧灼样疼痛，遇刺激加重。④溃疡一般表现为周期性、复发性及自限性的病程特征，溃疡的周期长短不一，轻型和疱疹型RAU病程一般10～14天，重型RAU可长至1～2个月或更长。

三、治疗原则

RAU的病因及发病机制尚未明确，所以目前仍无根治的特效方法。治疗时以对症治疗为主，将缓解疼痛，促进溃疡愈合，延长间歇期，减少复发次数作为RAU的治疗目标。治疗原则包括：①加强心理疏导，缓解患者紧张情绪。②寻找RAU发生的相关诱因并加以控制。③优先选择局部治疗，局部应用糖皮质激素已作为治疗RAU的一线药物。④对于症状较重或复发频繁的患者可局部和全身联合用药。

四、药物治疗

1. 治疗方案　依据 RAU 的临床分型、疼痛程度及溃疡的复发频率，将 RAU 分为轻度、中度、重度，治疗方案依据《复发性阿弗他溃疡诊疗指南(试行)》。

(1)轻度 RAU：若溃疡复发次数少，疼痛可耐受，则无须药物治疗；否则以局部药物治疗为主。

(2)中度 RAU：溃疡出现刺痛、肿胀时，及时局部使用糖皮质激素终止其发展；优先选择局部药物治疗，如局部用糖皮质激素、局部止痛药、局部抗炎消毒药；对顽固的病例，可全身短期应用糖皮质激素。

(3)重度 RAU：局部治疗同中度 RAU；全身治疗可选用糖皮质激素、免疫抑制药，若免疫功能低下的患者可选用免疫增强药。

2. 局部治疗药物　局部用药为对症治疗，以消炎止痛、防止继发感染、促进愈合为目的，常用的剂型有贴片/膜剂、凝胶/软膏/糊剂、含漱剂、含片、喷雾剂等。

(1)糖皮质激素：具有抗炎、抗过敏作用，可降低毛细血管通透性，减少炎症渗出。①地塞米松粘贴片，药物用量较小且作用直接、持久，可促进溃疡愈合。贴于患处，每处 1 片，一日总量不超过 3 片，连用不得超过 1 周。②对于持久不愈或疼痛明显的重型 RAU，可行糖皮质激素病损局部黏膜下封闭注射，如 2.5%醋酸泼尼松龙混悬液 0.5～1 mL 加入 1%普鲁卡因(procaine)注射液 1 mL，在溃疡基底部注射，每周 1～2 次，共用 2～4 次。

(2)止痛药：①复方甘菊利多卡因(compound chamomile and lidocaine hydrochloride)凝胶局部涂布，具有止痛、抗菌、消炎并促进创面愈合的作用，每次约涂 0.5 cm 凝胶，稍加按摩，每日 3 次。②0.5%达克罗宁(dyclonine)溶液于餐前涂于溃疡面，用于进食前暂时止痛。

(3)局部抗炎消毒药：①0.02%的氯己定(chlorhexidine)溶液口腔含漱，用于口腔消毒，不得吞服。一次 10～15 mL，早晚刷牙后 30 分钟含漱 2～5 分钟，5～10 天为一疗程。②西地碘(cydiodine)含片可在唾液的作用下迅速释放活性碘，直接卤化细菌体蛋白，杀菌力强，对细菌繁殖体、芽孢和真菌也有较强的杀灭作用。含服，一次 1.5～3 mg，一日 3～5 次。③溶菌酶(lysozyme)含片有抗菌、抗病毒及消肿止血的作用。含服，一次 20 mg，每日 4～6 次。④氨来呫诺(amlexanox)口腔贴片是 FDA 批准的治疗 RAU 的处方药，具有抗炎抗过敏活性，能减轻疼痛，促进溃疡愈合，但不能有效地预防复发。尽可能在口腔溃疡一出现就使用。刷牙后，将贴片直接贴患处，每天 3～4 次，可连续使用 10 天；在有多处溃疡的情况下，每处溃疡使用 1 片，一次最多使用 3 片。

(4)中成药：爽口托疮膜具有清湿泻毒、收敛生肌作用，用时取膜贴于疮面，每日 2～3 次。冰硼咽喉散、青黛散等是中医传统治疗口腔溃疡用药，用时取少量，吹敷于患处，每日 2～3 次。

(5)其他：重组人表皮生长因子(recombinant human epidermal growth factor，rhEGF)凝胶局部涂布可促进溃疡组织的愈合。

3. 全身治疗药物　RAU 的全身用药为对因治疗，以减少复发并促进溃疡面愈合为目的，不能根治 RAU。常用的药物包括：糖皮质激素（泼尼松、地塞米松、泼尼松龙）、免疫抑制药（硫唑嘌呤、甲氨蝶呤、环孢素等）、免疫增强药（左旋咪唑、转移因子、胸腺素等）、生物制剂（前列腺素 E_2、肿瘤坏死因子拮抗剂、干扰素 α2a 等），以及维生素与微量元素类药。

（1）对于反复发作的顽固性病例推荐短期口服糖皮质激素。泼尼松龙，每天 3 次，一次 10 mg，疗程 5 天。

（2）左旋咪唑可以减少复发频率和缩短病程，口服给药，一次 50 mg，一天 3 次，每周服 2 次。

（3）口服维生素类药物可维持正常的代谢功能，促进溃疡愈合。维生素 C 口服，一次 0.1～0.2g，每天 3 次。复合维生素 B 口服，一次 1 片，每日 3 次。

五、用药注意事项及患者教育

1. 日常生活中，个体的下列因素与 RAU 复发密切相关，应尽量避免诱发因素，以预防 RAU。①注意口腔卫生；②保证充足的睡眠时间，避免过度疲劳；③保持心情舒畅，乐观开朗，避免焦虑；④营养均衡，清淡饮食，规律进餐，少食烧烤、腌制、辛辣食物；⑤生活规律，养成每日定时排便习惯，防止便秘；⑥避免损伤口腔黏膜，预防硬性或过烫食物损伤黏膜。

2. 含漱液避免接触眼睛，仅供含漱用，含漱后吐出不得咽下。在含漱时，应至少在口腔内保留 2～5 分钟。

3. 使用含有糖皮质激素类药物的吸入剂，吸入后即应漱口，以避免口腔残留的药物对黏膜造成损伤所引起的口腔溃疡或溃疡反复发作。

4. 局部使用中药散剂时，注意喷药时不要吸气，以防药粉吸入呼吸道而引起呛咳。

5. 一般牙膏中均含有阴离子表面活性剂，与氯己定可产生配伍禁忌，刷牙后至少 30 分钟后使用氯己定含漱液。长期使用氯己定含漱液可使牙齿着色、舌苔变黑、味觉失调，儿童和青年口腔偶可发生无痛性浅表脱屑损害。

6. 西地碘含片有轻度刺激性，口含后偶见口干、胃部不适、头晕和耳鸣，对碘过敏者禁用。

7. 维生素和微量元素的补充，应遵循缺啥补啥、不可过量的用药原则。

复习思考题

1. 名词解释：（1）复发性阿弗他溃疡（RAU）；（2）地塞米松粘贴片；（3）复方甘菊利多卡因凝胶；（4）溶菌酶含片；（5）氨来呫诺口腔贴片；（6）重组人表皮生长因子（rhEGF）凝胶。

2. RAU 的临床表现有哪些？

3. RAU 的治疗目标及治疗原则是什么？

4. 轻度、中度 RAU 的治疗方案是什么？

5. RAU 的局部治疗药物主要包括哪几类？

6. RAU局部用药和全身用药的目的是什么?

7. 全身治疗常用药物有哪些?

8. RAU应如何预防?

9. 氯己定的用药注意事项是什么?

第五节 中耳炎

内容提要

本节主要介绍中耳炎的病因及分类、临床表现、治疗原则与治疗药物选择。要求了解其分类及病因,熟悉其临床表现,掌握其治疗原则、治疗药物选择以及药学监护与患者教育。

中耳炎(otitis media)是耳部最常见炎性病变。病变可累及中耳全部或部分结构,好发于儿童,若患者得不到及时治疗,则可能导致中耳结构破坏及功能受损,引起听力下降,严重者可致耳聋。中耳炎的炎性病变分为非化脓性和化脓性两大类,本节主要介绍非化脓性中耳炎(分泌性中耳炎)和化脓性中耳炎(急、慢性化脓性中耳炎)。

一、病因与分类

1. 分泌性中耳炎(secretory otitis media)　分必性中耳炎是以中耳积液伴听力下降为主要特征的中耳非化脓性炎性疾病。根据病程分为急性和慢性两种,病程达8周以上者为慢性分泌性中耳炎。目前的病因学说主要有:①咽鼓管功能障碍;②细菌或病毒所引起的上呼吸道感染;③引起中耳黏膜水肿的免疫反应,最终可造成中耳负压,引起中耳分泌功能亢进;④其他可能因素包括被动吸烟、居住环境不良、哺乳方法不当、腭裂等。

2. 急性化脓性中耳炎(acute suppurative otitis media)　急性化脓性中耳炎好发病于冬春季,多见于感冒后及学龄前儿童,是细菌通过某些途径进入中耳引起中耳黏膜的急性化脓性炎症。感染的主要致病菌为溶血性链球菌、金黄色葡萄球菌、肺炎双球菌、流感嗜血杆菌、变形杆菌等。致病菌通过咽鼓管、外耳道及血行感染三个途径进入中耳引起脓性感染。

(1)咽鼓管途径:最为常见。①当急性上呼吸道感染(急性鼻炎、急性鼻咽炎、急性扁桃体炎等)时;②急性传染病(猩红热及麻疹)发病期间;③过度用力擤鼻,在不洁的水中游泳、跳水、潜水及不适合的咽鼓管扩张术及鼻腔冲洗术;④婴儿哺乳位置不当时,均易使致病菌经咽鼓管进入中耳,引起感染。

(2)外耳道途径:鼓膜外伤、切开、置管等导致病菌进入中耳。

(3)血行感染:致病菌通过血循环进入中耳引起感染的机会极少,但其病变常造成鼓膜的坏死。多见于猩红热。

3. 慢性化脓性中耳炎(chronic suppurative otitis media)　慢性化脓性中耳炎是中耳

黏膜、骨膜或深达骨质的慢性化脓性炎症，按病理变化和临床表现可分为单纯型、骨疡型和胆脂瘤型三种，单纯型并发症少见，骨疡型和胆脂瘤型常引起颅内、外并发症，且以胆脂瘤型常见。感染的主要致病菌为变形杆菌、铜绿假单胞菌、大肠杆菌、金黄色葡萄球菌及混合感染。引起慢性化脓性中耳炎的原因主要是：

(1)急性化脓性中耳炎病程超过6～8周，炎症迁延为慢性。

(2)鼻、咽部的炎性病灶反复发作。

(3)咽鼓管长期阻塞或功能不良。

二、临床表现

1. 分泌性中耳炎　①听力减退：传导性听力减退伴自听增强，头位前倾或偏向患侧，听力可暂时改善。②耳痛：可有轻微耳痛，慢性者耳痛不明显。③耳闷胀感：按压耳屏后可暂时减轻。④耳鸣：间歇性，如“噼啪”声，头部运动、打呵欠或擤鼻时，可有气过水声。⑤检查：鼓膜内陷，且鼓室积液征；听力检查属传导性耳聋。

2. 急性化脓性中耳炎　①全身症状：畏寒、发热、怠倦、食欲缺乏，小儿症状较重；穿孔后症状减轻。②耳痛：为本病的早期症状。患者感耳深部锐痛或刺痛，疼痛可放射至同侧头部，吞咽咳嗽时加剧。鼓膜自发穿孔或通过切开等处理使脓液排出后，疼痛顿减，全身症状也随之改善。在婴幼儿常哭闹不安、拒食。③听力减退及耳鸣：耳闷胀感，继听力减退，伴耳鸣，穿孔后听力可改善。有时伴眩晕。④耳漏：鼓膜穿孔后耳内有脓液流出，初为血性浆液，继为白黏脓或黄稠脓。⑤检查：血象检查可见白细胞总数及中性粒细胞增高，穿孔后趋于正常。听力检查显示传导性耳聋，鼓膜穿孔后听力有所恢复。触诊检查有乳突区压痛，鼓膜穿孔后渐渐消失。

3. 慢性化脓性中耳炎　此为耳科临床常见病，以反复耳流脓、鼓膜穿孔及听力下降为特征，可引发多种颅内外并发症，严重者甚至危及生命。三种类型慢性中耳炎的临床表现如表14-5-1所示。

表14-5-1　三种类型慢性化脓性中耳炎的临床表现

	慢性单纯型中耳炎	慢性骨疡型中耳炎	慢性胆脂瘤型中耳炎
耳内分泌物	为黏液性或黏脓性，无臭；间歇性流脓	为黏脓性，间带血丝，味臭；长期持续性流脓	为脓性，可含“豆渣样物”，味恶臭；持续性流脓，若脓量过少或穿孔处为痂皮覆盖，则为间歇性
鼓膜穿孔部位	紧张部穿孔(中央性)	紧张部边缘性或大穿孔	松弛部或紧张部后上方边缘性穿孔
听力	听力受损，为轻度传导性耳聋	听力受损，较重的传导性耳聋或混合型耳聋	听力损失可轻可重，晚期为混合型耳聋
颅内、外并发症	一般无	可引起	常引起

三、治疗原则

1. 分泌性中耳炎　清除中耳积液，改善中耳通气引流功能，控制感染，以及病因治疗为本病的治疗原则。首选治疗方案是非手术治疗，包括药物及咽鼓管吹张治疗。非手术治疗无效时应考虑手术治疗。

2. 急性化脓性中耳炎　控制感染，通畅引流，祛除病因，预防转为慢性化脓性中耳炎为本病的治疗原则。

3. 慢性化脓性中耳炎　消除病因，通畅引流，控制感染，清除病灶以及恢复听力是本病的治疗原则。

四、药物治疗

1. 分泌性中耳炎

(1)抗菌药物：口服或静脉给予抗菌药物用于急性分泌性中耳炎的治疗，如β-内酰胺类、大环内酯类、头孢菌素类等抗菌药物。

(2)糖皮质激素：短期口服糖皮质激素进行抗感染治疗，如口服地塞米松片、泼尼松龙片。

(3)鼻用减充血药：为保持鼻腔及咽鼓管通畅，可选择1%麻黄碱滴鼻液、0.05%羟甲唑啉滴鼻液滴鼻。

2. 急性化脓性中耳炎

(1)抗菌药物：为对因治疗。及早全身应用足量(剂量、疗程)、有效的抗菌药物予以控制感染，首选β-内酰胺类，也可以选择大环内酯类等抗菌药物口服或静滴，疗程不少于7～10天。

(2)鼻用减充血剂：为对症治疗，鼻局部用药可改善咽鼓管功能，促进引流。可选用1%麻黄碱滴鼻液、0.05%羟甲唑啉滴鼻液及0.1%赛洛唑啉滴鼻液等。

(3)局部耳用抗菌、消毒防腐药：①鼓膜穿孔前：应用1%或2%酚甘油滴耳液(phenol glycerine otic drops)滴耳，成人一次2～3滴，每日2～3次，儿童滴数酌减。也可选用4%硼酸滴耳液(boracic acid otic drops)。②鼓膜穿孔后：先用3%过氧化氢溶液(hydrogen peroxide solution)彻底清洗外耳道脓液，再以无耳毒性的抗菌药物滴耳剂滴耳，如0.3%氧氟沙星滴耳液(ofloxacin otic drops)、0.3%环丙沙星滴耳液(ciprofloxacin otic drops)等。③急性中耳炎流脓已止而鼓膜穿孔长期不愈合者，可做鼓膜修补术。

3. 慢性化脓性中耳炎　应积极治疗上呼吸道的病灶性疾病，如慢性扁桃体炎、慢性鼻窦炎。然后根据不同类型的病变，采用适宜的治疗，即：①单纯型：选择非手术治疗，以局部用药为主。②骨疡型：局部用药及行肉芽或息肉刮除术，无效者行手术治疗。③胆脂瘤型：及早施行手术治疗。

(1)慢性单纯型中耳炎：局部使用抗菌药物滴耳剂，如0.3%氧氟沙星滴耳液、0.3%环丙沙星滴耳液等。用药前用3%过氧化氢彻底清洗外耳道及鼓室的脓液，并用棉签拭干，然后方可滴药。

(2)慢性骨疡型中耳炎：引流通畅者，可先予局部用药，定期复查。若引流不畅及局部用药无效，应手术治疗。

五、用药注意事项与患者教育

1. 应积极预防和治疗上呼吸道感染。

2. 禁止使用耳毒性的药物以免引起听力进一步受损，如氨基糖苷类药物。

3. 局部用药前，应先清洗外耳道及中耳腔内脓液，可用 3%过氧化氢或硼酸水清洗，后用棉花签拭净脓液方可滴药。

4. 局部用药时要掌握正确的滴耳法。患者取坐位或卧位，患耳朝上，将耳郭向后上方轻轻牵拉，向外耳道滴入药液 3～4 滴，然后用手指轻按耳屏数次，促使药液经鼓膜穿孔流入中耳。数分钟后可变换体位。滴耳液应该与体温接近以免引起眩晕。

5. 中耳炎患者，尤其是婴幼儿应遵医嘱给予足够疗程的用药，不可因耳痛消失、不流脓，未经医师同意擅自停药，容易导致疾病未痊愈即停药，致病情反复发作。

6. 陈旧性鼓膜穿孔或鼓室置管者不宜游泳。

7. 哺乳期为婴幼儿喂奶时应采取正确的姿势，以避免奶液经咽鼓管进入中耳，引起中耳炎。

复习思考题

1. 名词解释：(1)分泌性中耳炎；(2)急性化脓性中耳炎；(3)慢性化脓性中耳炎；(4)慢性单纯型中耳炎；(5)慢性骨疡型中耳炎；(6)慢性胆脂瘤型中耳炎。

2. 急性化脓性中耳炎的临床表现有哪些？

3. 慢性化脓性中耳炎分为哪些亚型？

4. 中耳炎的治疗原则是什么？

5. 急性化脓性中耳炎的治疗药物有哪些？

6. 中耳炎的用药注意事项是什么？

(山东中医药大学第二附属医院　刘健)

第十五章
眼科疾病

眼是人体重要的视觉器官，包括眼球及其附属器，其体表面积和容积虽小，但结构精细，即使轻微损伤，也可能引起结构改变和明显的视觉功能障碍，甚至完全失明。本章主要介绍眼科常见疾病的药物治疗。

第一节　眼表疾病

眼表包括结膜、角膜和巩膜、眼睑、泪器及泪道，泛指参与维持眼球表面健康的防护体系中所有外眼附属器。眼表疾病(ocular surface disease，OSD)泛指损害角、结膜等眼表正常结构与功能的疾病，是眼科最常见的疾病之一。由于眼表在功能上与泪液是一整体，因而将眼表与泪液疾病统称为眼表泪液疾病(ocular surface and tear disease)，如结膜炎、角膜炎、干眼等，都属于眼表疾病的范畴。

一、结膜炎

内容提要

本部分主要介绍临床常见结膜炎疾病的分类、临床表现、诊疗原则与治疗药物选择。要求了解常见结膜炎的分类及临床表现，熟悉结膜炎的治疗原则，掌握常见结膜炎及沙眼的治疗原则、常用药物以及结膜炎治疗过程中的药学监护与患者教育。

(一)病因与分类

正常情况下眼表的特异性和非特异性防护机制可使结膜对外界环境的理化刺激和微生物具有一定的防御能力，但当眼表防御能力降低或病原菌的致病能力增强时，眼结膜常常受累，引起炎症的发生。最常见的病因是感染因素，致病微生物可为细菌(如肺炎链球菌、流感嗜血杆菌、金黄色葡萄球菌、脑膜炎双球菌、淋球菌等)、病毒、衣原体，偶见真菌、立克次体和寄生虫感染;非感染因素包括环境条件(如空气污染、风沙、强光、照明不足、过多看荧屏、睡眠不足、酗酒等)、眼部刺激因素(如慢性泪囊炎、睑缘炎、睑腺炎、睑内翻、睑外翻、倒睫、睑闭合不全、眼球突出等)、屈光不正未经矫治、药物刺激等。

结膜炎(conjunctivitis)是结膜组织在外界和机体自身因素作用下发生的炎性反应,其本身对视力影响一般并不严重,但当炎症波及角膜或引起并发症时,常导致视力的损害。根据病情及病程可分为超急性、急性、亚急性和慢性结膜炎,病程少于3周者为急性结膜炎,超过3周者为慢性结膜炎;根据病因可分为感染性、免疫性、理化刺激性、全身疾病相关性和不明原因性结膜炎;根据结膜的病变特点,可分为急性滤泡性结膜炎、慢性滤泡性结膜炎、膜性及假膜性结膜炎等。

(二)临床表现

患者自诉眼睛异物感、烧灼感、眼痒、畏光、流泪,是结膜炎临床常见症状,体征有结膜充血、分泌物增多、水肿、滤泡、伪膜和真膜、肉芽肿等,由于病因不同,临床表现各异。结膜炎的临床表现如表15-1-1所示。

表 15-1-1　　结膜炎常见的临床表现

类型	病因	疾病特征	临床表现
急性卡他性结膜炎(红眼病)	致病菌:金黄色葡萄球菌、肺炎链球菌、Koch-Weeks杆菌等	起病急、潜伏期1～3天,夏秋季好发;传染性强,可散发,也可流行	患眼异物感、烧灼感,可伴轻度畏光、流泪;结膜充血伴脓性或黏膜脓性分泌物;视力不受影响
奈瑟菌性结膜炎	Neisser淋球菌感染所致,新生儿多为产道感染	病情险恶,发展迅速,潜伏期为数小时至2～3天;单眼或双眼均可发病;病情急剧发展至浸润期;接触传染	眼睑红肿疼痛、畏光、流泪;睑结膜高度充血,伴小出血点及假膜;球结膜水肿,重者突出于睑裂外;有耳前淋巴结肿痛;分泌物多,初为浆液性,不久转为脓性,有“脓漏眼”之称;角膜可发生溃疡
慢性卡他性结膜炎	急性结膜炎未彻底治愈;烟尘、强光、高温及刺激性气体的长期刺激;泪道阻塞、睑缘炎、倒睫或因屈光不正致视疲劳等	多双侧发病,无自限性,病情常反复,治疗较为棘手	患眼瘙痒、异物感、干涩感,视疲劳,午后、夜间或阅读时明显;睑结膜轻度充血,可有睑结膜增厚、乳头增生,分泌物为黏液性或白色泡沫样

续表

类型	病因	疾病特征	临床表现
急性流行性出血性结膜炎	肠道病毒70型感染	起病急骤，潜伏期短，18～48小时，病程短，5～7天；传染性很强，常在夏季暴发性流行，接触传播	明显异物感、畏光、流泪、眼痛，有黏性分泌物，眼睑水肿，结膜下出血；多数患者有滤泡形成，伴有上皮角膜炎和耳前淋巴结肿大
流行性角结膜炎	由腺病毒8、19、29和37型引起	起病急，症状重，双眼发病；潜伏期5～7天；接触传播，传染性强；角膜病变可持续数月以至数年	眼红、疼痛、畏光伴水样分泌物；急性滤泡性结膜炎和炎症晚期出现的角膜上皮下浸润为典型特征，常合并角膜病变。急性期眼睑水肿、结膜充血水肿，48小时内出现滤泡和结膜下出血。耳前淋巴结肿大并有压痛。发病7～10天角膜表层发生点状浸润。成人多局限外眼表现；儿童可表现发热、咽痛、中耳炎、腹泻等全身症状
沙眼	沙眼衣原体引起的感染	慢性传染性结膜炎；多双眼发病；潜伏期为5～14天；可因各种并发症影响视力。临床分为进行活动期、退行期和完全瘢痕期三期	①轻度仅有瘙痒、异物感及少量分泌物。②重度，特别是角膜受累或出现并发症时，患眼畏光、流泪、疼痛及视力减退；睑结膜可有充血及血管模糊、乳头与滤泡增生、瘢痕、角膜血管翳
春季结膜炎（春季卡他性结膜炎）	过敏反应引起	春夏季发病，具有复发性，常双眼受累。多见于男性儿童。临床分为睑结膜型、角结膜缘型、混合型三种。具有自限性	患眼奇痒、疼痛、异物感、畏光、流泪和黏性分泌物增多；睑结膜型上睑结膜大小不一的乳头呈铺路石样排列；角结膜缘型在角膜缘处形成灰黄色胶样隆起，充血消退后，呈污秽的棕黄色

（三）治疗原则

针对病因治疗，一般局部给药为主，滴眼液点眼，夜间可涂眼膏或眼用凝胶，必要时全身给药。急性期禁忌包扎患眼。

1.结膜囊冲洗　当患眼分泌物较多时，可先应用灭菌生理盐水、3%硼酸溶液冲洗结膜囊，每天1～2次。冲洗时，翻转眼睑，冲洗结膜面，同时用手指推动上下睑，使穹窿的分泌物也被冲出，同时头转向同侧，避免冲洗液流入对侧眼。

2. 滴眼液滴眼　这是最主要的给药途径。感染性结膜炎应选用敏感的抗菌药物或抗病毒滴眼液，或几种滴眼液联合。急性期频繁滴眼，每1～2小时滴眼一次，稳定后减少给药次数。白天使用滴眼液，睡前涂抹眼膏。

对经验性治疗效果不佳的患者，应进行结膜囊分泌物涂片及培养，查明病原菌后进行药敏试验，根据病原体培养和药物敏感试验结果选择敏感药物。

3. 全身治疗　伴有咽炎或急性化脓性中耳炎、流感嗜血杆菌感染者，应同时口服抗菌药物；严重的结膜炎如淋球菌性和衣原体性结膜炎，除局部给予滴眼液或眼膏外，还需全身应用抗菌药物，同时对密切接触者中有淋病奈瑟菌感染或病原菌携带者进行治疗。

4. 超急性（和亚急性）细菌性结膜炎　如果病变未累及角膜，使用足量抗生素的前提下，可局部联合使用糖皮质激素以减轻炎症反应及并发症；症状明显改善后即停用糖皮质激素，使用时间一般不超过1周。在糖皮质激素的使用过程中密切观察病情，如发现结膜炎症迅速扩散或炎症波及角膜，应立即停用糖皮质激素，加大抗菌药物用量。

（四）常用治疗药物

1. 抗菌药物

（1）喹诺酮类：常用的有氧氟沙星（ofloxacin）、环丙沙星、诺氟沙星、左氧氟沙星、莫西沙星等。该类药物属于化学合成类杀菌剂，抗菌谱广，对各种革兰阴性杆菌包括铜绿假单胞菌、不动杆菌等非发酵菌及大肠杆菌、肺炎杆菌等肠杆菌科细菌具有强大的抗菌作用，而且对金黄色葡萄球菌、表皮葡萄球菌等革兰阳性菌，以及衣原体、支原体、结核杆菌、麻风杆菌等细胞内病原体均具较好的杀菌作用。

（2）氨基糖苷类：常用的有妥布霉素（tobramycin）、新霉素、庆大霉素等。抗菌谱包括葡萄球菌属、需氧革兰阴性杆菌等，某些品种对结核分枝杆菌及其他分枝杆菌属亦有作用。

（3）大环内酯类：主要有阿奇霉素、红霉素等，主要用于溶血性链球菌、肺炎链球菌等革兰阳性菌引起的感染，可作为上述病原菌感染对青霉素过敏患者的替代药品；另外还可用于军团菌、支原体属、衣原体属、百日咳、白喉带菌者的感染。

（4）其他：如氯霉素、利福平、磺胺醋酰钠（sulfacetamide sodium）、四环素、金霉素（chlorotetracycline）、甲硝唑等眼科局部应用的抗菌药物。

2. 抗病毒药　用于治疗单纯疱疹病毒性眼部感染，主要有利巴韦林、阿昔洛韦、更昔洛韦等。

3. 眼用抗炎药　糖皮质激素如地塞米松、可的松、泼尼松龙、氟米龙（fluorometholone）、氯替泼诺（loteprednol）等具有非特异性的抗炎作用，可减少炎性渗出，兼有抗过敏和免疫抑制作用，用于过敏或免疫功能紊乱所致的各种眼病。非甾体抗炎药有双氯芬酸钠、普拉洛芬（pranoprofen）等。

4. 眼用抗过敏药　抗组胺药有马来酸氯苯那敏（chlorpheniramine maleate）、依美斯汀（emedastine）；细胞膜稳定剂有色甘酸钠、洛度沙胺（lodoxamide）、盐酸奥洛他定（olopatadine）等。

（五）药物治疗方案

1.细菌性结膜炎

(1)抗菌药物滴眼液滴眼：患眼分泌物较多时，用无刺激性的3％硼酸溶液或生理盐水冲洗结膜囊后，局部给予广谱抗菌药物滴眼液（眼膏）滴眼。首选氟喹诺酮类和氨基糖苷类滴眼液（眼膏），常用品种有0.3％氧氟沙星滴眼液（眼膏或凝胶）、0.3％左氧氟沙星滴眼液（眼膏）、0.3％诺氟沙星滴眼液（眼膏）、0.3％环丙沙星滴眼液（眼膏）、0.3％妥布霉素滴眼液（眼膏）；儿童应使用妥布霉素滴眼液（眼膏）。急性期：滴眼液1～2小时一次，病情稳定后每天3～5次，睡前涂抹抗菌药物眼膏。特殊情况下如耐甲氧西林葡萄球菌性结膜炎，可使用5 mg/mL的万古霉素滴眼液滴眼。

(2)全身用药：奈瑟菌性结膜炎应全身使用足量抗菌药物，肌注或静脉给药。未累及角膜，成人大剂量肌注青霉素或头孢曲松1 g即可；若感染角膜应以头孢曲松1～2 g/d，连用5天，可联合阿奇霉素1 g，口服一次，或口服多西环素100 mg，每天2次，连用7天。或左氧氟沙星0.2 g，每天2次，连用5天。新生儿全身给予青霉素10万U/(kg·d)，分四次给药，连用7天；或头孢曲松20～50 mg/kg（总量不超过125 mg），每天1次，头孢噻肟钠(cefotaxime sodium)25 mg/kg，8～12小时一次，连用7天。

流感嗜血杆菌感染引起的急性结膜炎或伴有咽炎、急性化脓性中耳炎的患者，局部用药的同时，可口服头孢类的抗菌药物。慢性结膜炎的难治病例和伴有酒渣鼻患者需口服多西环素100 mg，每天1～2次，持续数月。

沙眼衣原体的急性期或严重的沙眼：成人口服阿奇霉素，首次500 mg，后每天250 mg，4天，也可单次口服1 g；或口服多西环素100 mg，每天2次，或口服红霉素每次250 mg，每天4次，连续服用3周。包涵体性结膜炎：婴幼儿口服红霉素10 mg/kg，每天4次，连用14天；或阿奇霉素20 mg/kg，单剂口服；成人：口服多西环素100 mg，每天2次，或红霉素每次250 mg，每天4次，连续服用3周。

2.病毒性结膜炎　因具有接触传染性，必须采取措施减少传播。局部冷敷和使用血管收缩剂可缓解症状。急性期可使用抗病毒药物，如干扰素滴眼液、0.1％阿昔洛韦滴眼液（凝胶）、0.1％三氮唑核苷（利巴韦林）滴眼液、0.15％更昔洛韦凝胶，每小时1次，合并细菌感染时加用抗菌药物；出现严重的膜或伪膜、上皮或上皮下角膜炎引起视力下降时，可考虑使用糖皮质激素滴眼液，病情控制后应逐渐减少糖皮质激素滴眼液的点眼频度，至每天1次或隔天1次，不要突然停药，以免复发。

3.沙眼　0.1％利福平滴眼液、0.1％酞丁胺(phthiobuzone)滴眼液或0.5％新霉素滴眼液等点眼，每天4次。夜间使用红霉素类、四环素类眼膏，疗程最少10～12周。也可选用喹诺酮类滴眼液或15％磺胺醋酰钠滴眼液。最近有研究发现，单剂口服阿奇霉素可明显降低沙眼衣原体感染率。

4.春季结膜炎　如能明确致敏原，应避免接触或行脱敏治疗。春季结膜炎局部可使用糖皮质激素、抗组胺、肥大细胞膜稳定剂等药物治疗，症状严重者可全身用药。

(1)糖皮质激素滴眼液：泼尼松龙或氟米龙滴眼液，每2小时1次，也可选用可的松滴眼液点眼，每小时1次，可迅速缓解眼痒症状，病情稳定后减少给药频次，逐渐停药。

(2)抗组胺和血管收缩剂:有0.1%肾上腺素溶液、0.012%盐酸萘甲唑啉滴眼液、羟甲唑啉滴眼液、维氨啉滴眼液(Weianlin eye drops)、萘扑维滴眼液(Naipuwei eye drops)、马来酸非尼拉敏(pheniramine maleate)。

(3)细胞膜稳定剂:2%色甘酸钠滴眼液和0.1%洛度沙胺滴眼液,每次1滴,每天4次。0.1%盐酸奥洛他定滴眼液,每次1滴,每天2次。

(4)非甾体抗炎药:双氯芬酸钠、普拉洛芬滴眼液均有抗炎、镇痛作用。

(5)口服抗过敏药:马来酸氯苯那敏每天2~4mg,每天3次;维生素C片,每次2片,每天3次。

(6)有报道2%环孢霉素滴眼液,每次1~2滴,每天4~6次;0.05%他克莫司滴眼液,每次1滴,每天2次,对春季卡他性结膜炎有良好的治疗效果。对花粉和其他过敏原进行脱敏治疗效果尚不肯定。

(六)用药注意事项与患者教育

1. 控制传染、做好预防　传染性结膜炎可造成流行性感染,因此要做好卫生宣传。

(1)积极开展科普卫生宣教,普及结膜炎的防治知识。对理发店、饭店、工厂、学校、泳池、托儿所等人员集中的地方进行卫生宣传,定期检查。

(2)勤洗手、洗脸,不用手和衣袖擦眼。患者的脸盆、毛巾等物品应煮沸消毒,并与健康人分开使用;医务人员检查患者后要洗手消毒,防止交叉感染。

(3)患者不得进入公共游泳池,健康人在游泳后应用抗菌药物滴眼液,以预防感染。

(4)预防过敏性结膜炎。最主要的是降低过敏原刺激,在春季花粉多、粉尘多的时节,尽量避免外出,外出一定要佩戴护目镜或太阳镜。注意饮食,避免吃羊肉、鱼虾类食物。加强锻炼,生活规律,增强体质。可采用眼睛局部冷敷或冰敷方式,以减轻不适症状;可用人工泪液局部点眼,也可用冲洗来大幅降低过敏原及致炎因子浓度,改善不适症状。可改变居住环境,如家住北方的可在春季到南方居住一段时间,或在春季开始前提前到医院使用对症治疗药物。治疗效果不佳时,可考虑移居寒冷地区。

2. 滴眼液的使用注意事项

(1)使用滴眼液(眼膏)滴眼之前要先洗手,以免经手接触引发感染。

(2)滴眼液滴眼时,头部尽量后仰,或平躺下来,用食指将下眼睑下拉与眼球分开,将滴眼液瓶口对准眼睛,点在结膜穹窿内。每次滴1~2滴即可,眼膏大约挤出1 cm长。注意滴眼时瓶口勿接触眼睛,使用后应将瓶盖拧紧,以免药品污染。

(3)滴完滴眼液后闭上眼睛至少5分钟,不可以眨眼,并用手指轻轻按压眼内角鼻泪管处,至少2分钟,以减慢药液的排掉。在睁开眼睛之前,用纸巾或手帕将流到眼睛周围未被吸收的眼药水或泪水擦拭干净。

(4)需要使用2~3种滴眼液时,需间隔5~10分钟再滴第2种滴眼液;若需同时使用滴眼液和眼膏,应先点滴眼液,隔5分钟再涂抹眼膏。

(5)打开瓶盖后滴眼液的有效期一般为1个月,患者最好在1个月期限内使用。滴眼液应按照说明书要求储存。

3. 合理用药提示　不同结膜炎的病因不同,治疗药物有差异,用药时除注意上述事项外，还应注意以下几点。

(1)用前认真阅读说明书：使用滴眼液之前一定要认真阅读药品说明书，了解药物的名称、成分、用法、用量、注意事项、有效时限、不良反应、禁忌证等，根据说明书要求用药，如果对药物过敏或对滴眼液的其他成分过敏，一定不要使用该类滴眼液。若用药过程中出现皮疹、烧灼感、眼睛红肿等症状应立即停药。

(2)不应长期使用滴眼液：使用3～4天症状不改善，应立即去医院就诊，根据医生建议选择敏感药物。对于抗菌药物滴眼液不建议长期应用，以避免引起耐药菌的产生或引起菌群失调。

(3)特殊人群：孕妇及哺乳期妇女应在医师指导下进行药物治疗；儿童推荐使用氨基糖苷类抗菌药物的眼用制剂，尤其推荐使用眼膏或眼用凝胶，避免儿童滴眼时因哭泣把滴眼液冲出结膜囊，影响疗效。

(4)糖皮质激素滴眼液的用药建议：使用时间不要超过1周，避免引起青光眼、白内障；停药时要渐停，不可突然停药，避免疾病的复发。

复习思考题

1. 名词解释：(1)眼表疾病；(2)眼表泪液疾病；(3)结膜炎。
2. 试述感染性结膜炎的治疗原则。
3. 细菌性结膜炎临床常用的抗菌药物滴眼液有哪些？
4. 滴眼液的使用注意事项有哪些？

二、角膜炎

内容提要

本部分主要介绍感染性角膜炎的分类、临床表现、诊疗原则与治疗药物选择。要求了解角膜炎的病因与发病机制，熟悉角膜炎的治疗原则，掌握细菌性角膜炎、真菌性角膜炎的治疗方案，以及角膜炎药物治疗过程中的药学监护与患者教育。

(一)病因与分类

角膜上皮是抵御病原微生物的第一道屏障，如果角膜上皮受伤，细菌、病毒等病原微生物侵入角膜引起角膜炎症，角膜表面浸润形成溃疡。因此感染性角膜溃疡的发生是在角膜上皮细胞损伤、脱落的同时合并感染发生的。

角膜炎(keratitis)是指角膜的防御能力降低，外源性或内源性的致病因素侵袭角膜组织引起的炎症。根据病因分为感染性、免疫性、营养不良性、神经麻痹性角膜炎等。感染性角膜炎根据致病微生物分为细菌性、病毒性、真菌性、棘阿米巴性和衣原体性等。

(二)临床表现

角膜炎最常见的临床症状为眼部刺激症状,患眼有异物感、刺痛甚至烧灼感,表现为球结膜表面混合性充血,伴有畏光、流泪、眼睑痉挛和分泌物增加等,通常伴有不同程度的视力障碍,若病变位于瞳孔区则视力下降明显。化脓性角膜炎除角膜化脓坏死病灶外,浸润性病灶表面伴有不同性状的脓性分泌物。

典型体征为睫状体充血、角膜浸润和溃疡形成,严重者球结膜甚至眼睑都会发生水肿。角膜炎可引起虹膜睫状体炎,轻者表现为房水闪辉(aqueous flare):由于血-房水屏障功能被破坏,蛋白等炎性渗出物进入房水,在裂隙灯窄光带斜照下,可见前房内有乳白色的闪光及渗出颗粒在浮动,简称房闪,又称 Tyndall 现象;重者表现为房水浑浊、前房积脓、瞳孔缩小及虹膜后黏连等。角膜炎临床分为浸润期、溃疡期、溃疡消退期和愈合期四个阶段。

(三)治疗原则

1. 控制感染　采取一切有效措施迅速控制感染,减轻炎症,促进溃疡愈合,减少瘢痕形成。首选广谱强效抗菌药,及早进行病原学检查,争取在给予抗菌药物前,进行角膜病变区刮片镜检、培养和药敏试验。若经验性治疗效果不佳,应根据细菌培养及药敏试验结果调整用药方案。给药途径主要有局部滴眼及结膜下注射,伴有大量前房积脓者,应考虑同时全身给药。

2. 并发症的治疗　并发虹膜睫状体炎时,轻者可用托吡卡胺(tropicamide)滴眼液滴眼,炎症严重者给予1%阿托品滴眼液或眼膏散瞳,以防虹膜后黏连。局部使用胶原酶抑制剂如谷胱甘肽、半胱氨酸(cysteine)等滴眼液,抑制溃疡发生。口服大剂量维生素 C、维生素 B 类药物有助于溃疡愈合。

3. 角膜移植手术　药物治疗无效或穿孔的患者建议行角膜移植术清除病灶,术后继续药物治疗。

(四)病原学治疗方案

1. 细菌性角膜炎　常用的抗菌药物有喹诺酮类、氨基糖苷类、大环内酯类等药物,其他还有氯霉素、利福平、磺胺醋酰钠、四环素、金霉素、甲硝唑等。

(1)局部给药:临床常见病原菌引起角膜炎的抗菌药物选择如表 15-1-2 所示。

(2)全身给药:对于角膜溃疡穿孔、炎症可能向眼内或全身播散、巩膜化脓或穿透伤后继发的角膜感染患者,局部用药的同时可考虑全身给药。治疗过程中应根据细菌培养和药物敏感试验结果及时调整抗感染治疗方案。

革兰阳性菌引起的感染,首选头孢唑林,耐甲氧西林金黄色葡萄球菌引起的感染可选择万古霉素。革兰阳性菌引起的感染可选择妥布霉素。铜绿假单胞菌引起的感染可选择头孢他啶。对于病原菌不明的感染可选择头孢菌素联合氨基糖苷类或氟喹诺酮类。

表 15-1-2　　细菌性角膜炎的抗菌药物选择(眼局部用)

病原菌	宜选药物	次选药物	备注
金黄色葡萄球菌,表皮葡萄球菌	左氧氟沙星	氧氟沙星,环丙沙星,糖肽类	
肺炎链球菌	左氧氟沙星	氧氟沙星,环丙沙星	
淋球菌	青霉素 G	头孢曲松	有青霉素类过敏性休克史者,不宜选用头孢菌素类
铜绿假单胞菌	妥布霉素,左氧氟沙星	环丙沙星,氧氟沙星,新霉素	
肠杆菌科细菌	左氧氟沙星,妥布霉素	环丙沙星,新霉素	

2.病毒性角膜炎　常用药物有 0.15%更昔洛韦滴眼液和眼膏、0.1%阿昔洛韦滴眼液和 3%的眼膏。急性期 1～2 小时滴眼一次,晚上涂抗病毒眼膏。更昔洛韦半衰期达 8 小时,生物利用度高,对常见病毒的 MIC90(90%最小抑制浓度,即累计使 90%毒株受抑制的最小药物浓度)比阿昔洛韦高 10～100 倍,成为抗病毒治疗的一线药物。病情早期可选择阿昔洛韦联合高浓度的干扰素滴眼液,疗效较好;病情严重者,多次复发或角膜移植后的患者应口服抗病毒药物,不少于 6 周。

3.真菌性角膜炎　临床常用的有多烯类[0.25%两性霉素 B 滴眼液、5%那他霉素(natamycin)滴眼液]、咪唑类 0.5%咪康唑滴眼液、0.5%氟康唑滴眼液,两性霉素 B 和那他霉素滴眼液为治疗真菌性角膜炎的一线药物。局部使用抗真菌药物,开始每半小时滴眼一次,晚上涂眼膏,感染控制后逐渐减少给药次数。治疗有效,应持续治疗 6 周。

对于丝状真菌,应首选 5%那他霉素滴眼液,酵母菌属可选用 0.15%两性霉素 B、2%氟康唑、5%那他霉素、1%氟胞嘧啶,联合使用可增加疗效,降低单一药物的用量,减少不良反应。常用的联合方案:两性霉素 B(氟康唑)+氟胞嘧啶,或利福平+两性霉素 B 等。病情严重者可联合全身用药,口服氟康唑、酮康唑、伊曲康唑、伏立康唑等,或静脉滴注氟康唑、伏立康唑等。研究表明环孢素 A 和他克莫司可抑制镰刀菌属烟曲霉菌的生长,和氟康唑联合应用,可增强氟康唑抗念珠菌的效果。

4.棘阿米巴角膜炎　早期可行上皮刮除。局部用药初期 1 小时一次,症状改善后减为每天 4～6 次。治疗药物有氨基糖苷类、聚双胍类、双咪或联咪类、咪唑类,常需联合用药。新霉素、0.02%～0.1%氯己定、0.01%～0.02%聚六甲撑基双胍(polyhexamethylene diguanidine)、0.15%羟乙磺酸双溴丙脒(dibromopamidine diisethionate)、1%咪康唑均有成功治疗棘阿米巴角膜炎的报道。疗程一般大于 4 个月。

(五)用药注意事项与患者教育

1. 合理用药提示　根据病因选择敏感的治疗药物。

(1)遵医嘱,按时滴眼,注意点眼的次数和频度。

(2)湿热敷。角膜炎的恢复期可进行热敷,促进局部血液循环,促进炎症吸收和加强角膜组织修复。

(3)真菌性角膜炎全身用药时应定期监测患者的肝功能,避免药物引起肝损害;局部用药注意药物的眼表毒性,如结膜充血水肿、角膜点状上皮脱落等。

(4)氟喹诺酮类抗菌药物用于局部滴眼或全身用药,不能用于结膜下注射,也不能直接滴入前房内。

2. 患者教育

(1)避免角膜外伤,如有角膜损伤,一定要去医院就诊,及时滴用广谱抗菌药物滴眼液,有植物划伤者联合滴用那他霉素滴眼液,角膜损伤一周内应天天就诊,观察病情变化。

(2)注意个人卫生,不随意用脏手与脏手帕揉拭眼睛,洗脸用具定期煮沸消毒,预防重复感染,尽量少戴隐形眼镜。

(3)注意合理饮食,忌烟酒,不吃辛辣食物,病毒性角膜炎患者忌吃羊肉。应多吃富含维生素及纤维素的蔬菜和水果,多吃豆类、豆制品、瘦肉、蛋类等高热量、高蛋白食品,以利角膜修复。

(4)单纯疱疹病毒性角膜炎易复发,要注意控制诱发因素,及时随诊,避免复发。

复习思考题

1. 名词解释:(1)角膜炎;(2)房水闪辉;(3)MIC90。
2. 试述感染性角结膜炎的分类。
3. 治疗细菌性角膜炎常用的抗菌药物有哪些?
4. 真菌性角膜炎的治疗方案是什么?

三、干眼

内容提要

本部分根据《干眼临床诊疗专家共识》(2013 年)内容,对干眼的分类、临床表现、诊疗原则与治疗药物选择进行介绍。要求了解干眼的病因与发病机制,熟悉干眼的分类,掌握干眼的治疗原则和预防措施。

干眼(dry eye)又称角结膜干燥症(keratoconjunctivitis sicca),是由于泪液的量或质或流体动力学异常引起的泪膜不稳定和(或)眼表损害,从而导致眼不适症状及视功能障碍的一类疾病,是最常见的眼表疾病。我国临床出现的各种名称,如干眼症、干眼病及干眼综合征等,均统一称为干眼。

(一)病因与分类

目前世界范围内干眼发病率为 5.5%~33.7%,一般女性高于男性,老年人高于青年人。我国的发病率为 21%~30%。主要的危险因素有老龄、女性、高海拔、糖尿病、翼状胬肉、空气污染、滥用滴眼液、使用视频终端、角膜屈光手术、过敏性眼病和部分全身性疾病等。

干眼可分为泪腺分泌不足和泪腺分泌正常两大类，后者由于泪液排失过多，或称蒸发性干眼。

1.水液缺乏型干眼　由于水液性泪液生成不足和(或)质的异常而引起。

2.蒸发过强型干眼　由于脂质层质或量的异常而引起，如睑板腺功能障碍、睑缘炎、视频终端综合征、眼睑缺损或异常引起蒸发增加等。

3.黏蛋白缺乏型干眼　由于眼表上皮细胞受损而引起，如药物毒性、化学伤、热烧伤对眼表的损害及角膜缘功能障碍等。

4.泪液动力学异常型干眼　由于泪液的动力学异常引起，如瞬目异常、泪液排出延缓、结膜松弛等。

5.混合型干眼　临床上最常见的干眼类型，为以上两种或两种以上原因所引起的干眼。

(二)临床表现与诊断

1.临床表现　干眼患者临床常见患眼干涩感、烧灼感、异物感、针刺感、眼痒、畏光、眼红、视物模糊、视力波动等，大部分干眼患者有视疲劳的症状。

干眼的体征包括球结膜血管扩张，球结膜失去光泽、增厚水肿、皱褶，泪河变窄或中断，有时在下穹窿见微黄色黏丝状分泌物，睑裂区角膜上皮不同程度点状脱落。1%虎红染色阳性，角膜上皮缺损区荧光素着染。干眼病早期轻度影响视力，病情发展后，可出现丝状角膜炎，症状演变为不能忍受；晚期出现角膜溃疡，角膜变薄、穿孔，偶有继发性细菌感染。角膜瘢痕形成后，严重影响视力。

2.诊断　诊断主要基于患者的病史、临床表现和体征，同时辅以各种临床检查。

(1)临床检查：包括裂隙灯显微镜检查、泪河高度、泪膜破裂时间、眼表面活体细胞染色、泪液分泌试验等。

泪膜破裂时间(tear break-up time，TBUT)：反映泪膜的稳定性。下睑结膜滴入荧光素钠或使用商品化荧光素试纸条，嘱患者眨眼3或4次，自最后一次瞬目后自然平视睁眼至角膜出现第1个黑斑的时间计算，正常TBUT大于10秒。

(2)其他辅助检查：主要包括泪膜镜检查、角膜地形图检查、共焦显微镜检查、泪液乳铁蛋白含量测定、泪液渗透压测定、印迹细胞学检查、睑板腺成像检查、前节光学相干断层扫描技术(optical coherence tomography，OCT)检查、泪液清除率试验及血清学检查等。

(三)治疗措施

1. 非药物治疗

(1)去除病因，治疗原发病：针对病因治疗是提高干眼治疗效果的关键。如系全身性疾病引起，应协同相应专科共同对原发病进行治疗；与生活和工作环境有关的，如长期在空调环境内工作、经常使用电脑或夜间驾车等，应积极改善工作和生活环境；应及时停用长期全身或局部应用可引起干眼的药物及眼部化妆品等。

(2)湿房镜及硅胶眼罩：通过提供密闭环境，减少眼表面的空气流动及泪液的蒸发，达到保存泪液的目的。湿房镜(eye moistening glasses)适用于各种类型干眼，硅胶眼罩适用于有角膜暴露的干眼患者。

(3)软性角膜接触镜:适用于干眼伴角膜损伤者,尤其是角膜表面有丝状物时,使用时需要保持接触镜的湿润状态,也可选择高透氧的治疗性角膜接触镜。

(4)泪道栓塞:对于单纯使用人工泪液(artificial tears)难以缓解症状或者使用次数过频(每天 4 次以上)的干眼患者可考虑泪道栓塞,可以根据阻塞部位和医师的经验选择栓子的类型。

(5)物理疗法:对于睑板腺功能障碍患者应进行眼睑清洁、热敷及睑板腺按摩。

(6)心理干预:对出现心理问题的干眼患者积极进行沟通疏导,必要时与心理专科协助进行心理干预治疗。

2. 治疗药物

(1)人工泪液:临床常用的有右旋糖酐和羟丙甲纤维素(hypromellose)滴眼液、羧甲基纤维素钠(carboxymethylcellulose sodium)滴眼液、聚乙烯醇(polyvinyl alcohol)滴眼液、维生素 A 棕榈酸酯(vitamin A palmitate)眼用凝胶、卡波姆滴眼液(Carbomer eye drops)、0.1%玻璃酸钠滴眼液、氯霉素滴眼液(润舒)等。

(2)自体血清:自家血清也是一种人工泪液,理论上来说可能是最好的人工泪液。

(3)润滑剂、抗炎及免疫抑制剂、促泪液分泌药物等。

(四)治疗方案

1. 不同类型干眼的治疗方案

(1)水液缺乏型干眼:局部补充人工泪液,使用非甾体、糖皮质激素或免疫抑制剂的滴眼液;行泪道栓塞术,或佩戴湿房镜;使用刺激泪液分泌药物;应用自体血清;相关全身疾病的治疗;手术治疗。

(2)蒸发过强型干眼:眼睑物理治疗;湿房镜;局部抗生素和(或)糖皮质激素眼液及眼膏;局部人工泪液及治疗脂溢性皮炎的药物;口服多西环素(doxycycline)或四环素。

(3)黏蛋白缺乏型干眼:使用不含防腐剂或防腐剂毒性较少的人工泪液;泪道栓塞;应用促进黏蛋白分泌及杯状细胞生长药物;局部应用非甾体抗炎药、糖皮质激素或免疫抑制剂;手术治疗。

(4)泪液动力学异常型干眼:使用不含防腐剂或防腐剂毒性较少的人工泪液;局部应用非甾体抗炎药、糖皮质激素或免疫抑制剂;治疗性角膜接触镜;手术治疗。

(5)混合型干眼:使用人工泪液;湿房镜或泪道栓塞;局部应用非甾体抗炎药、糖皮质激素或免疫抑制剂;刺激泪液分泌药物;自体血清;相关全身疾病的治疗;手术治疗。

2. 不同严重程度干眼的治疗方案

(1)轻度干眼:保健教育及环境饮食改善;减少或停用有不良作用的全身或局部药物;眼睑物理治疗;人工泪液。

(2)中度干眼:在轻度干眼的基础上,增加湿房镜;局部抗感染治疗;泪道栓塞。

(3)重度干眼:在中度干眼的基础上,增加全身性抗炎药;口服刺激泪液分泌药物;自体血清;治疗性隐形眼镜;永久性泪小点封闭、睑缘缝合术、眼睑手术、颌下腺移植手术等手术治疗。

(五)患者教育

1.疾病及治疗宣教　向患者介绍干眼的病因和治疗目标,讲解病情的演变,积极治疗的意义,让患者远离视频终端,治疗原发疾病,提高治疗的依从性。

2.注意眼睛保湿　注意饮食调理,应多吃豆制品、鱼、牛奶、核桃、青菜、大白菜、空心菜、西红柿及新鲜水果等。

3. 正确使用滴眼剂　告诉患者如何正确使用滴眼液和眼膏,提高治疗效果。人工泪液每天最好不要超过6次滴眼,过频的滴用会将正常的泪膜完全冲走,反而会加快泪液的蒸发。除了重症干眼出现暴露性角膜溃疡以外,一般不主张使用眼膏。

4. 保持良好的工作、生活习惯是预防眼睛干涩的有效手段　首先要避免长时间操作电脑,注意中间休息,休息时可以看看远处或做眼保健操;其次要调整好显示器与眼睛的距离和位置,建议距离50～70 cm,位置略低于眼水平线10～20 cm,显示器的亮度不要太亮;尽量远离手机和其他电子产品。最好不要戴隐形眼镜,以免加剧眼睛的干燥程度。

复习思考题

1.名词解释:(1)干眼;(2)水液缺乏型干眼;(3)蒸发过强型干眼;(4)黏蛋白缺乏型干眼;(5)泪液动力学异常型干眼;(6)泪膜破裂时间;(7)人工泪液;(8)湿房镜。

2. 干眼的药物治疗措施有哪些?

3. 临床常用的人工泪液有哪些?

4. 干眼患者教育的内容是什么?

第二节　白内障

内容提要

本节简要介绍白内障的病因与发病机制、分类和临床表现,临床常用的抗白内障药物及白内障术后的用药注意事项。要求了解白内障的分类,掌握临床常用抗白内障的药物及用药注意事项。

白内障(cataract)指眼球内的晶状体发生混浊,由透明变成不透明,阻碍光线进入眼内,从而影响视力的一种疾病。早期混浊轻微对视力影响较小,随着晶状体混浊逐渐加重,视力受到明显影响甚至失明。白内障是常见的致盲性眼病,而且引起的视力下降是无法通过佩戴眼镜矫正的。

一、病因与发病机制

白内障的发病机制较为复杂,任何影响眼内环境的因素如老化、遗传、局部营养障碍、免疫与代谢异常、外伤、中毒、辐射等，都可引起晶状体代谢紊乱，导致晶状体蛋白质变性而发生混浊。多见于40岁以上人群，且发病率随年龄增长而增多。流行病学研究表明，糖尿病、高血压、心血管疾病、青光眼、过量饮酒、吸烟及外伤等均与白内障的形成有关。

白内障根据病因分为年龄相关性、代谢性、外伤性、中毒性、辐射性、代谢障碍性、皮质类固醇性和后发性白内障等。

二、分类与临床表现

白内障典型的临床症状为视力下降，晶状体浑浊明显时，视力可下降到仅有光感。病因不同，临床表现不同。

1. 年龄相关性白内障(age-related cataract)　本病又称老年性白内障(senile cataract)，多见于50岁以上的中老年人，随年龄增加患病率明显增高，是晶状体老化后的退行性病变，为综合因素作用的结果。根据晶状体开始出现混浊的部位分为皮质性、核性和后囊下白内障。患者表现为眼前阴影和渐进性无痛性视力减退，单眼复视或多视，注视灯光时会有虹视现象(iridization，看灯光时在其周围出现七色的彩圈或晕轮，类似夏天雨过天晴后空中的彩虹，称之为虹视现象)。常双眼发病，时间可有先后，有些患者可有畏光和眩光(glare，晶状体混浊使进入眼内的光线散射所致)。

2. 外伤性白内障(traumatic cataract)　外伤性白内障指眼球钝挫伤、穿透伤和爆炸伤等引起的晶状体混浊。常单眼发病，视力障碍与受伤的程度有关，若瞳孔区晶状体受伤，视力下降迅速，如果晶状体囊膜广泛受伤时，除视力障碍外，还伴有眼前节炎症或继发性青光眼。

3. 先天性白内障(congenital cataract)　先天性白内障指出生前后即存在或出生后1年内逐渐形成的先天性遗传或发育障碍导致的白内障，是一种常见的儿童眼病。单眼或双眼发病，多为静止性，少数出生后继续发展。晶状体混浊的部位、形态和程度不同，临床表现不同。

4. 代谢性白内障(metabolic cataract)　因代谢障碍引起的晶状体混浊，临床上常见的有糖尿病性白内障和半乳糖性白内障。

(1)糖尿病性白内障(diabetic cataract)：分为真性糖尿病性白内障和糖尿病患者的年龄相关性白内障。真性糖尿病性白内障多见于1型青少年糖尿病患者，多双眼发病，病情进展迅速，短时间内可发展为完全性白内障，伴有屈光改变；血糖升高，出现近视；血糖降低，出现远视。

(2)半乳糖性白内障(galactose cataract)：为常染色体隐性遗传疾病。

5. 其他　因药物、辐射、中毒等引起的白内障主要表现为晶状体混浊度不同，需要专科医生在裂隙灯下检查才能鉴别诊断，临床症状表现为程度不等的视力下降。

三、治疗原则

1. 药物治疗　白内障早期可试行药物治疗，主要用于延缓病情的发展。针对不同的病因学说选择不同的药物治疗。

2.手术治疗　手术是目前使白内障患者复明的主要手段，临床常用的手术方式有白内障超声乳化联合人工晶体植入术和白内障囊外摘除术联合人工晶体植入术。

四、常用治疗药物及用法

1.醌类药物　目前一些学者认为醌体是老年性白内障的激发物质，抗醌体药物通过竞争性地抑制醌类物质与晶体蛋白结合，防止晶体蛋白变性引起的损伤。常用药物如吡诺克辛（卡他林、卡林-u、白内停，pirenoxine）、法可林（phacoline）等。吡诺克辛是目前临床上应用最广泛的化学合成类抗白内障药物，可抑制醌体对晶体可溶性蛋白的氧化变性作用，防止白内障病情发展；亦作为一种氧化还原剂，防止 ATP 酶受醌体物质的抑制和防止脂质过氧化；同时能影响葡萄糖代谢，降低血糖，并作为醛糖还原酶抑制剂减少多元糖醇的形成，对糖尿病性白内障亦有一定延缓作用，但对晶状体已有的退行性变化，没有明显抑制作用。实验显示，吡诺克辛钠能减少白内障囊外摘除术后后囊膜混浊的发生率。吡诺克辛、法可林均为滴眼液，每次 1～2 滴，每天 3～5 次。

2.醛糖还原酶抑制剂（aldose reductase inhibitor）　醛糖还原酶在体内催化葡萄糖向山梨醇的转化，这是糖尿病性白内障和神经疾病的主要起因。醛糖还原酶抑制剂可有效抑制糖尿病患者器官中山梨醇含量的异常升高，可作为糖尿病后遗症的防治药。代表药物苄达赖氨酸（bendazac lysine），可有效延缓糖尿病性白内障的发展；另外阿司匹林作为糖基化抑制剂也可用于防治糖尿病性白内障。苄达赖氨酸滴眼液，每次 1～2 滴，每天 3 次或遵医嘱。

3.抗氧化损伤药物　氧化损伤参与白内障尤其是老年性白内障的形成。所以防治白内障的药物研究大多从提高晶体的抗氧化机能着手，利用抗氧化剂或抗氧化酶激活剂来清除或中和晶体的氧化产物，阻止或逆转晶体内的生化改变。

（1）谷胱甘肽：可推迟半乳糖性、辐射性白内障的形成，维持晶体的透明度。2%谷胱甘肽滴眼液，每次 1～2 滴，每天 4～5 次。

（2）牛磺酸（taurine）：是一种巯基氨基酸，可抑制半乳糖引发的脂质过氧化反应，防止晶体发生混浊；可减轻糖尿病性白内障晶体的损伤。4%牛磺酸滴眼液，每次 1～2 滴，每天 3～6 次。

（3）超氧化物歧化酶（superoxide dismutase，SOD）：能清除超氧阴离子自由基，发挥抗白内障作用。

4.辅助营养类　包括维生素类、胡萝卜素和类胡萝卜素类、微量元素类等。

5.中医中药　中医认为老年性白内障因为年老体弱、肾阴不足、脾虚、精血亏损所致，治疗可补益肝肾、益精明目，代表方是六味地黄丸、杞菊地黄丸；或补气扶脾、养血明目，代表方为石斛夜光丸、障眼明等。局部滴眼液有昆布滴眼液、珍珠明目和麝珠明目滴眼液等。

五、患者教育

1.生活教育　外出要经常佩戴深色眼镜，避免受到太阳光紫外线照射；注意眼睛的防护，防止机械性、放射线对眼睛的损伤；教育儿童不要用锐器打闹，不要玩危险玩具，以避免外伤性白内障的发生。合理饮食，补充维生素。老年人可常服六味地黄丸、补中益气丸，调整机体的平衡。

2.用药教育

(1)有些滴眼液(如白内停)使用前须将药片投入溶剂中，待药物完全溶解后混匀，方可使用，配制好的滴眼液要在20天内用完。

(2)维生素类药物建议进食时或餐后服用，如果大剂量长期服用维生素C不宜突然停药，应逐渐减量停药。

(3)白内障术后用药教育：白内障患者术后一般常规局部应用抗生素、糖皮质激素及非甾体抗炎药滴眼液。抗生素滴眼液和眼膏常用左氧氟沙星、氧氟沙星、妥布霉素滴眼液或眼膏等，糖皮质激素和(或)非甾体抗炎滴眼剂如氟米龙、普拉洛芬等，或抗生素和糖皮质激素的复合滴眼液等，每种滴眼液一般每次1～2滴，每天3～6次，两种滴眼液要间隔5～10分钟应用，1周后复查。

复习思考题

1.名词解释：(1)白内障；(2)年龄相关性白内障；(3)先天性白内障；(4)代谢性白内障；(5)糖尿病性白内障；(6)虹视现象；(7)眩光；(8)醛糖还原酶抑制剂。

2. 临床常用的抗白内障药物有哪些？

3.吡诺克辛的抗白内障作用包括哪些方面？

4.用于抗白内障的抗氧化药物有哪些？

5.试述白内障术后用药注意事项。

第三节　青光眼

内容提要

本节主要介绍青光眼的病因与发病机制、临床表现和治疗原则。要求了解青光眼的分类和临床表现，重点掌握青光眼的药物治疗方案和药物的用法及注意事项。

青光眼(glaucoma)是重要的致盲眼病，具有一定的遗传性，患者10%～15%直系亲属可能发生青光眼。除先天性青光眼发生于青少年或婴幼儿以外，其余多见于老年人，以女性多见。

一、病因与发病机制

青光眼是一种慢性、进行性视神经病变，以眼压升高、视神经萎缩和视野缺损为主要病理特征。眼压升高、视神经供血不足改变了视神经节细胞赖以生存的视网膜内环境，视神经细胞的凋亡及其轴突的改变均可引起青光眼患者视功能进行性丧失。因此除眼压外，年龄、近视眼、种族及家族史，任何可引起视神经供血不足的疾病如心血管疾病、糖尿病等都可能是青光眼发病的危险因素。

眼压(intraocular pressure, IOP)是眼球内容物作用于眼球内壁的压力，正常眼压的范围为10～21 mmHg(1.47～2.79 kPa)，以维持眼球外形和营养眼内组织。生理性眼压的稳定依赖于房水生成量与排出量的动态平衡。眼压的高低是由睫状突生成房水的速率、小梁网房水流出的阻力及上巩膜静脉压决定的，任何影响房水循环的因素都可能引起眼压升高。大多数青光眼眼压升高是由于房水外流受阻引起。

二、临床分类与表现

青光眼分为原发性青光眼(包括原发性闭角青光眼、原发性开角青光眼)、继发性青光眼和先天性青光眼，高眼压是其主要临床表现。由于青光眼的病因和发病机制非常复杂，因此其表现也是多种多样，临床上应做到早发现、早治疗。

1.原发性青光眼　根据眼压升高时前房角的状态(开放或是关闭)，可分为开角型青光眼和闭角型青光眼。

(1)急性闭角型青光眼(acute angle-closure glaucoma)：是一种以眼压急剧升高伴相应症状和眼前段组织病理改变为特征的眼病，多见于50岁以上的老年人，男女比例约为1∶2。临床表现为突然发作的剧烈眼胀、头痛、视力锐减、眼球坚硬如石、结膜充血、恶心呕吐、大便秘结、血压升高，此时全身症状较重。发病时前房狭窄或完全关闭，如不及时诊治，24～48小时可完全失明，急性发作期眼压常在50 mmHg以上。临床分为临床前期、先兆期、急性发作期、间歇期、慢性期和绝对期。

(2)慢性闭角型青光眼(chronic angle-closure glaucoma)：占原发性青光眼患者50%以上，发病年龄在30岁以上。房角黏连和眼压升高逐渐进展，视野缺损也是渐进的。患者自觉症状不明显，发作时轻度眼胀、头痛，阅读困难，常有虹视。一般在常规眼科检查中发现，眼压可正常或波动。如治疗不及时，病情会逐渐进展，晚期视力下降，视野缺损。

(3)原发性开角型青光眼(primary open angle glaucoma)：发病隐匿，绝大多数患者无明显症状，眼压不稳定，随病情进展眼压逐渐升高。患者有视盘损害和视野缺损，视野缺损是诊断和评估病情的重要指标。

2.继发性青光眼(secondary glaucoma)　继发性青光眼指由眼部或全身疾病引起的青光眼，病因较明确，除眼压增高外，还伴随严重的原发疾病和眼组织的破坏。临床常见的有糖皮质激素型青光眼(corticosteroid-induced glaucoma)、新生血管型青光眼(neovascular glaucoma)、眼外伤所致的继发性青光眼、晶状体源性青光眼、虹膜睫状体炎继发性青光眼等。

3. 先天性青光眼(congenital glaucoma)　先天性青光眼指胎儿发育过程中前房角发育异常，小梁网-schlemm 系统房水引流受阻而致眼压升高，合并其他眼部或全身发育异常的先天性青光眼，分为婴幼儿型青光眼(infantile glaucoma)、青少年型青光眼(juvenile glaucoma)。

(1)婴幼儿型青光眼：见于新生儿和婴幼儿时期(0～3 岁)，80%在 1 岁内得到确诊。畏光、流泪、眼睑痉挛是婴幼儿型青光眼特征性症状，另外还表现为角膜增大，前房加深。

(2)青少年性青光眼：发病年龄 3～30 岁，临床表现与开角型青光眼相似，发病隐蔽，危害性极大。此型多发生于近视患者，且发病率有不断上升的趋势，90%以上患者并不表现为典型青光眼症状。

三、治疗原则

青光眼治疗的目的是控制眼压和保护视功能，主要包括以下三个方面：①通过药物或手术将眼压降至目标眼压，使视神经损害不再进展。②通过改善视神经供血和控制视神经细胞凋亡来保护视神经。③继发性青光眼还需积极治疗原发疾病。

1. 根据“靶眼压”选择合适的降眼压药物　测量患者 24 小时眼压，掌握患者病理性眼压曲线，制定靶眼压(能够适合个体视神经耐受的阈值眼压)，根据靶眼压制定个体化用药方案。以视神经损害不再进展为治疗标准，以视神经和视功能损害不再进展时的眼压为最佳眼压控制标准。

2. 用药方案制定的原则　可单一药物治疗的不联合用药。单一药物治疗应从最低浓度、最少点眼次数开始，如果疗效不满意，合理增加给药次数，疗效仍不满意的可选用较高浓度的滴眼液。单一药物不能有效控制眼压的可联合使用不同作用机制的药物，较好的组合为促进房水引流药物联合减少房水生成的药物。

3. 给药方式　以局部用药为首选，控制急性发作的高眼压状态时，可以短期全身用药，凡是局部用药可以达到治疗目的的，不必再全身给药。

4. 治疗成本与收益　首先要选择疗效最显著的药物，同时兼顾患者的生活质量和对医疗开支的承受能力。生活质量包括药物的不良反应、治疗的便利程度、对日常生活和工作的影响程度、依从性以及因疾病进展导致的某些功能丧失。在选择青光眼治疗药物时应对治疗成本和收益情况进行衡量和评估。

四、常用治疗药物及给药方案

降眼压药物根据作用机制分为抑制房水生成、增加房水流出、减少眼内容积的药物。常用药物有拟胆碱药、β肾上腺素受体阻滞剂、拟肾上腺素药、碳酸酐酶抑制剂、前列腺素衍生物、高渗脱水剂等。

1. 拟胆碱药　经典药物有 0.5%～4%的硝酸毛果芸香碱(pilocarpine)滴眼液。毛果芸香碱通过收缩瞳孔括约肌，使周边虹膜离开房角前壁，开放房角，增加房水排出；通过收缩睫状肌的纵行纤维，增加巩膜突的张力，使小梁网间隙开放，房水引流阻力减小，增加房水排出，降低眼压。局部用药后10～15分钟开始起效，60分钟眼压明显下降，可持续4～8小时。急性发作期如原发性急性闭角型青光眼，每5分钟点眼一次，连用4次，每30分钟一次，连用2次，眼压下降后每天4次点眼。临床前期、先兆期、缓解期每天4次。其他具有可选用拟胆碱药青光眼适应证的，每天4次点眼。

2.β肾上腺素受体阻滞药　临床常用药物有0.25%或0.5%马来酸噻吗洛尔(timolol)滴眼液、1%或2%盐酸卡替洛尔(carteolol)滴眼液、0.2%或0.5%盐酸左布诺洛尔(levobunolol)滴眼液、0.25%或0.5%盐酸倍他洛尔滴眼液、0.3%美替洛尔(metipranolol)滴眼液等。使用方法均为每次1～2滴，每天1～2次，滴眼。

β肾上腺素受体阻滞药通过阻断睫状体非色素上皮细胞上的β肾上腺素受体而抑制房水生成，可减少房水生成约30%，对房水外流无影响，不影响瞳孔大小和调节功能，长期应用后期降压效果减弱[脱逸现象(escape phenomenon)，指该类药物使用一段时间后降眼压效果会减弱或消失]。该类药物在人清醒时有降眼压作用，而睡眠时无降眼压作用。

3.拟肾上腺素药物　主要有1%肾上腺素、0.1%地匹福林(dipivefrin)、0.2%酒石酸溴莫尼定(brimonidine)等。肾上腺素因局部和全身不良反应和稳定性差等特点，临床已逐渐不用。地匹福林作为肾上腺素前体药物，入眼后水解为肾上腺素而发挥其药理作用。酒石酸溴莫尼定为选择性α_2肾上腺素受体激动剂，可抑制房水生成及增加巩膜-葡萄膜房水外流，且有神经保护作用。两种滴眼液均每次1滴，每天1～2次。

4.前列腺素类(prostaglandin analogs, PGA)药物　在所有局部应用的降眼压药物中PGA效果最强，常作为一线选择。临床常用药物有0.005%拉坦前列素(latanoprost)滴眼液、0.15%乌洛前列酮(unoprostone)滴眼液、0.03%贝美前列素(bimatoprost)滴眼液、0.004%曲伏前列素(travoprost)滴眼液等。近年来出现了前列腺素衍生物的复合制剂，如Xalacom(拉坦前列素+噻吗洛尔)、Ganfort(贝美前列素+噻吗洛尔)、Combigan(溴莫尼定+噻吗洛尔)、Duotrav(曲伏前列素+噻吗洛尔)等，上述滴眼液均每天一次滴眼，临睡前使用。

前列腺素类药物作用于睫状体的平滑肌细胞，激活前列腺素受体，使睫状肌金属蛋白酶(metalloproteinase, MPP)释放增加，降解肌束间结缔组织(胶原)，使睫状肌肌束间隙变宽，促进房水外流，可增加房水经葡萄膜巩膜外流通道排出，降低房水流出阻力，而不影响房水生成。

5.碳酸酐酶抑制剂　通过抑制睫状体非色素上皮细胞内的碳酸酐酶，减少房水的生成而降低眼压。局部应用有良好的降眼压作用，能改善视神经血流且减少全身的不良反应，与其他降眼压药合用有协同作用。

(1)局部用药：1%布林左胺(brinzolamide)、2%多佐胺(dorzolamide)、复合制剂Cosopt(多佐胺+噻吗洛尔)等。一次1滴，每天2～3次。

(2)全身用药：有乙酰唑胺(acetazolamide)、醋甲唑胺(methazolamide)片，根据不同病情选择给药剂量。一般用于青光眼急性发作时，乙酰唑胺首次口服500 mg，2～4小时产生最大降眼压反应，可持续6小时；待眼压平稳后，减量至125～250 mg，每天2～3次，然后逐渐减量。醋甲唑胺成人口服，初始每次 25 mg，每天 2 次，早、晚饭后各服 1 片；如用药后降眼压效果不理想，每次剂量可加至 50 mg，每天 2 次。

6. 高渗脱水剂　有 20% 甘露醇注射液，甘油果糖注射液、甘油氯化钠（glycerol and sodium chloride）注射液，口服有异山梨醇（isosorbide）口服液和甘油盐水。常用 20% 甘露醇 250 mL 静脉滴注，30 分钟滴完。异山梨醇口服溶液每次 50 mL，每天 2～3 次，儿童每次 0.5 g/kg，每天 3 次，口服给药。

静脉注射给药能迅速起效，降眼压效力更强。在高渗疗法中最有效而首选的是甘露醇静脉滴注给药，通过提高血浆胶体渗透压，使组织内的水分进入血管内，从而降低眼内压。

7. 视神经保护治疗药物　青光眼以视神经节细胞进行性死亡为特征，自由基、神经营养因子的剥夺，眼内兴奋性毒素——谷氨酸增多，可能是神经节细胞凋亡的激发因素。因此，除降眼压外，合理的青光眼治疗应包括视神经保护性治疗。目前处于临床研究中的有中和凋亡激发因素、开发外源性和内源性神经营养因子、基因治疗和神经再生或移植等，以达到控制神经节细胞凋亡，保护视神经的目的。此类药物包括钙通道阻滞剂、谷氨酸拮抗剂、神经营养因子、抗氧化剂（维生素 C 和维生素 E）以及中医中药，可从不同环节起到一定的视神经保护作用。

（1）对于视神经损害严重的患者可给予胞磷胆碱注射液 250 mg，肌内注射，或胞磷胆碱胶囊每次 1 粒（0.1 g），每天 3 次；或甲钴胺注射液，每次 0.5 mg，每天 1 次，每周 3 次；甲钴胺片每次 1 片，每天 3 次。

（2）复方丹参片每次 3 片，每天 3 次；复方血栓通胶囊每次 3 粒，每天 3 次。肌苷片每次 0.2 g，每天 3 次。

五、患者教育

青光眼是一种终身的、不可逆的眼病，持续的高眼压可给眼球各部分组织和视功能带来损害，如不及时治疗，视野可以全部丧失，导致失明。因此，加强青光眼预防非常重要，从某种意义上说，青光眼预防重于治疗。

1. 生活干预

（1）保持心情舒畅，避免情绪过度波动。正确对待青光眼，首先应该认识到疾病的危害性及其隐秘性，在医生的监控和指导下进行有规律合理的复查和治疗，其次要调整好自己的情绪和心理，早期诊断和终身治疗可有效控制疾病，阻止视功能的损害。

（2）生活、饮食起居规律，劳逸结合。每天要有足够的休息和睡眠，适量体育锻炼，衣领不宜过紧，不要长时间低头工作。不要暴饮暴食，暴饮暴食会使眼压升高，诱发青光眼。多吃蔬果，防止便秘。

（3）注意用眼卫生。不要长时间读书看报和在暗室及弱光条件下工作或逗留太久，看电视时不要关灯。

（4）多吃蜂蜜及其他利水的食物，如西瓜、冬瓜、红小豆等，有利于降低眼压。

（5）定期复查和监测眼压。如眼胀痛，触摸感觉像额头一样硬，看灯光有虹圈、视矇，应及早就医；有青光眼家族及危险因素者，应定期监测眼压。超过 40 岁，建议每年要量一次眼压，尤其是高血压患者。发现白内障、虹膜炎也要及早治疗，以免引起继发性青光眼。

2. 用药教育

(1)遵照医嘱，按时用药，定期复查。向患者仔细讲解青光眼药物治疗的重要性和长期性，告诉患者不能根据症状自我判断、自我用药，要不定期测量眼压。让患者了解药物治疗的目的和坚持用药、定期复诊的意义，提高治疗的依从性。

(2)对于哮喘患者和心肺疾病患者，应仔细询问病史，避免使用β受体阻滞药。

(3)β受体阻滞药使用一段时间后效果会减弱或消失，此时可更换另一种降眼压滴眼液，以期达到预期的降眼压效果。

(4)糖尿病患者慎用甘油盐水；肾衰竭、心功能不全、脱水及活动性颅内出血患者禁用甘露醇；甘露醇漏出血管外可发生局部组织肿胀，热敷可消退，但漏出较多可能引起局部组织坏死。

(5)下列患者禁用乙酰唑胺：①对本品或其他碳酸酐酶抑制药、磺胺类药、噻嗪类利尿药过敏者；②肾上腺功能衰竭及肾上腺皮质功能减退者(艾迪生病)；③酸中毒、肝肾功能不全及肝硬化者，特别是有肝性脑病患者；④严重糖尿病者(本品可增高血糖和尿糖浓度)。

复习思考题

1. 名词解释：(1)原发性青光眼；(2)眼压；(3)急性闭角型青光眼；(4)慢性闭角型青光眼；(5)继发性青光眼；(6)先天性青光眼；(7)脱逸现象。

2. 青光眼的治疗原则有哪些？

3. 临床常用的抗青光眼药物有哪些？

4. 毛果芸香碱降眼压的机制是什么？

5. 前列腺素类降眼压药物常用剂型有哪些？

6. 目前临床使用的视神经保护治疗药物有哪些？

7. 应用抗青光眼药物的注意事项是什么？

第四节　玻璃体疾病

内容提要

本节主要介绍玻璃体疾病中年龄相关性改变、玻璃体积血、玻璃体炎症等常见疾病的病因、临床表现、诊疗原则与治疗药物选择。要求了解玻璃体疾病的病因与发病机制及临床表现，熟悉玻璃体炎症的治疗原则，掌握玻璃体炎症的药物治疗及药学监护与患者教育。

玻璃体(vitreous body)位于眼睛中央，在晶状体之后视网膜之前，为透明的胶状体组织，含 98%的水，余为胶原组织和透明质酸，是眼屈光介质的主要组成部分，具有维持眼球的形状及屈光的功能。

一、病因与发病机制

玻璃体无血管和神经，其营养来自脉络膜和房水，正常情况下呈凝胶状态，代谢缓慢，不能再生，具有塑形性、黏弹性和抗压缩性，对晶状体、视网膜等周围组织有支持、减震和代谢作用。正常玻璃体能抑制多种细胞的增生，维持玻璃体内环境的稳定。

年龄、遗传因素、感染、全身疾病、外伤都可引起玻璃体的病变。当玻璃体周围组织发生病变时，玻璃体代谢也受到影响而发生变性、液化和混浊，玻璃体脱失后留下的空隙由房水填充。玻璃体的变性、液化、混浊、脱失或形成机化条带，不但影响其透明度，而且易导致视网膜脱离。

玻璃体是病原微生物极好的生长基，细菌等微生物进入玻璃体可导致玻璃体炎症（眼内炎，endophthalmitis）。如细菌性心内膜炎、肾盂肾炎、手术后感染、眼球破裂伤或眼球异物等可引起玻璃体的细菌性感染；器官移植、肿瘤化疗后或大量使用广谱抗生素后发生的真菌性感染可导致玻璃体的真菌性感染。

二、临床表现

1. 玻璃体的年龄相关性改变　随年龄增长，玻璃体的组织学逐渐发生变化，透明质酸逐渐耗竭溶解，胶原的稳定性被破坏，患者一般无症状或有闪光感，眼前有漂浮物。玻璃体的组织学变化表现为玻璃体凝缩（玻璃体内部分胶原网状结构塌陷产生液化池，周围包绕胶原纤维）、玻璃体劈裂、玻璃体的后脱离、基底层增厚等。

2. 玻璃体积血　玻璃体积血量少时患者眼前红色烟雾飘动，或有飞蚊症感觉；积血量大时患者视力急剧下降，眼前黑蒙，整个眼底不能窥见，长时间玻璃体内积血逐渐机化为白色混浊。

3. 玻璃体炎症　玻璃体炎症常继发于周围组织如中间葡萄膜炎、后葡萄膜炎等炎症疾病，也可由外伤或手术将细菌带入眼内发生，分为感染性和非感染性炎症。

（1）非感染性玻璃体炎：炎性反应源于周围组织如虹膜、睫状体和脉络膜。患者自述眼前黑影飘动，严重时视物模糊，可伴有不同程度的眼红、眼痛、畏光、流泪、视力下降等症状。裂隙灯下可见玻璃体内细点状浑浊，随炎症的转归，点状细胞逐渐减少甚至消失。

（2）感染性玻璃体炎：①内源性炎症：是由于病原微生物由血流或淋巴进入眼内，或因免疫功能下降而感染，临床表现为视力模糊，可发现玻璃体混浊，前房积脓。②外源性炎症：可发生在任何内眼手术后、眼球破裂伤和眼内异物时。术后细菌性眼内炎通常发生在术后1～7天，表现为突然眼痛和视力丧失、眼睑红肿、球结膜混合充血，伤口有脓性渗出；真菌性感染常发生在术后3周，常见玻璃体积脓，虹膜充血；慢性眼内炎常发生在术后几个月甚至1年，表现为轻微眼痛、视力下降和葡萄膜反应、玻璃体浸润等。

三、药物治疗

1. 玻璃体年龄相关性改变　一般无特殊治疗，可使用碘剂促进混浊吸收，如氨碘肽(amiotide)滴眼液、利眼明滴眼液滴眼，每次1～2滴，每天4～6次；口服复方血栓通胶囊，每次2粒，每天3次；口服卵磷脂络合碘片，每次1～3片，每天2～3次。

2. 玻璃体积血　应积极查找病因，针对性治疗。①出血量少时不需特殊处理，可等其自行吸收。②怀疑视网膜裂孔时，嘱患者卧床休息，待血下沉后及时给予激光封孔或视网膜冷冻封孔。大量出血吸收困难者，未合并视网膜脱离和纤维血管膜的可以等3个月，如玻璃体积血仍不吸收时可行玻璃体切割术；合并视网膜脱离或牵拉性视网膜脱离时，应及时行玻璃体切割术。

玻璃体积血自发吸收一般需要4～6个月，适当用药可以加快吸收。少量积血，玻璃体轻度混浊者，药物保守治疗，早期以止血为主，吸收期可采用活血化瘀药物治疗。

(1)早期：止血为主。可口服卡巴克络(adrenobazone，carbazochrome)片，每次5～10 mg，每天3次；维生素K_4(vitamin K_4)片，每次4～8 mg，每天3次；云南白药，每次0.25 g，每天4次；肌注酚磺乙胺，每次0.1 g，每天2～3次，或每次0.5 g，每天2次；注射用血凝酶或注射用白眉蛇毒血凝酶(hemocoagulase)，每次1000 U，每天1次。

(2)出血吸收期：活血化瘀治疗。氨碘肽滴眼液，每天4次滴眼；复方血栓通胶囊，每次2粒，每天3次；卵磷脂络合碘片口服，每次1～3片，每天2～3次；普罗碘铵(prolonium iodide)肌注，每次0.4 g，每天1次；玻璃酸酶(hyaluronidase)肌注，每次1500 U，每天1次。

3. 玻璃体炎症　积极查找原发病因的同时，可给予全身及局部糖皮质激素抗炎、抗菌药物抗感染、睫状肌麻痹剂及其他对症营养支持治疗。

(1)抗感染治疗：感染性玻璃体炎症可根据细菌培养和药物敏感性试验结果选用敏感的抗菌药物，初始治疗可基于房水和玻璃体革兰染色结果，经验性选择广谱、强效的抗菌药物。给药途径包括眼内注射、结膜下注射、结膜囊内点药、静脉给药等。其中玻璃体腔内注射抗菌药物是治疗感染性眼内炎的重要方法，可达到局部较高的药物治疗浓度。感染局限于眼内者无须全身给药。

1)玻璃体注射给药：对于细菌性眼内炎可首选玻璃体腔注射万古霉素1.0 mg/0.1 mL＋头孢他啶1.0 mg/0.1 mL＋地塞米松0.2～0.4 mg/0.1mL，如病情需要可2～4天后再注射一次。临床常用抗菌药物玻璃体内注射剂量如表15-4-1所示。

表15-4-1　临床常用抗菌药物玻璃体内注射的剂量

药物	剂量(mg)	药物	剂量(mg)
苯唑西林类	0.1～0.5	氨曲南	0.5～1.0
氨苄西林	5.0	亚胺培南-西司他丁	0.5～1.0
羧苄西林、磺苄西林	0.1～0.5	万古霉素	1.0
哌拉西林、美洛西林	1～2	林可霉素	1.0～2.0

续表

药物	剂量(mg)	药物	剂量(mg)
头孢唑林	0.5～1.0	克林霉素	0.5～1.0
头孢他啶	1～2	两性霉素 B	0.005～0.01
头孢曲松	0.1～0.5	氟康唑	0.01～0.02
头孢哌酮、头孢吡肟	0.5～1.0	卡泊芬净、米卡芬净	0.02～0.05

2)结膜囊内点药：根据细菌培养和药敏试验结果选用敏感的抗菌药物，首选氟喹诺酮类和氨基糖苷类滴眼液(眼膏)，儿童应使用妥布霉素滴眼液(眼膏)。急性期：滴眼液 1～2 小时一次，病情稳定后每天 3～5 次，睡前涂抹抗菌药物眼膏。特殊情况下如耐甲氧西林葡萄球菌性感染，可使用 5 mg/mL 的万古霉素滴眼液滴眼。

3)全身用药：不是首选途径，仍是必需的，根据药敏结果有针对性地选择抗菌药物。若为阳性菌感染在玻璃体内给药的同时可选择万古霉素 1 g，静脉滴注，每 12 小时一次；或去甲万古霉素 0.8 g，静脉滴注，每 12 小时一次。阴性菌感染在玻璃体内给药的同时，选择头孢曲松 2 g，静脉滴注，每天 1 次；或头孢噻肟钠 2 g，静脉滴注，每 6 小时一次。若为念珠菌或曲霉菌感染，玻璃体内注射两性霉素 B 0.005～0.01 mg/0.1 mL，视力丧失的患者可同时全身用药：两性霉素 B 0.7～1 mg/kg，静脉滴注，每 6 小时一次；或氟康唑 0.4 g，静脉滴注，每 6 小时一次，连用 6 周。病原菌不明者可选择氟喹诺酮类药物静脉或口服给药。

(2)其他治疗：

1)抗生素和皮质激素滴眼液：常用复方地塞米松滴眼液、妥布霉素地塞米松滴眼液、醋酸泼尼松龙滴眼液、0.1%氟米龙滴眼液等，每天 4～6 次点眼。

2)非甾体类消炎药：常用 0.1%双氯芬酸钠滴眼液、0.05%吲哚美辛滴眼液，普拉洛芬滴眼液、酮咯酸氨丁三醇(ketorolac tromethamine)滴眼液等，每天 4～6 次点眼。或口服吲哚美辛，每次 25～50 mg，每天 3 次；布洛芬每次 200 mg，每天 3 次；保泰松每次 100 mg，每天 3 次。

3)睫状肌麻痹剂：常用复方托吡卡胺滴眼液、去氧肾上腺素(phenylephrine)滴眼液、2%后马托品(homatropine)或 1%阿托品滴眼液，每天 2～3 次点眼。

4)碘制剂：氨碘肽滴眼液，每天 4～6 次点眼。口服卵磷脂络合碘片，每次 3 mg，每天 3 次；普罗碘铵肌注每次 400 mg，每天 1～2 次，连续 20 天，间隔 1～2 周后可重复一疗程。

5)降眼压药及其他：眼压高患者可给予 0.5%噻吗洛尔滴眼液，每天 2 次。夜间结膜囊涂含激素眼膏或 2%后马托品或 1%阿托品眼膏治疗。

四、用药注意事项与患者教育

1.卵磷脂络合碘为碘制剂，孕妇或患有慢性甲状腺疾病者应慎用；老年人因生理功能降低，使用时应适当减量；使用该药偶尔会引发过敏反应或胃肠不适等消化道反应。

2.氨碘肽等滴眼液开启后应在 1 周内用完，如发现药液浑浊，请勿再使用，点眼后少数患者会有局部刺激感和结膜囊分泌物增多。为维持治疗，应长期使用，若出现结膜充血或刺痛不适则应停止使用，若出现碘过敏也应立即停药。

3.长期使用皮质激素、非甾体类抗炎药应注意药物的不良反应，尤其是全身用药的患者。糖皮质激素类眼用制剂的安全窗为2周，超过2周应检测眼压。

4.启用超大剂量糖皮质激素治疗前，必须有血糖检查结果，有明确消化道溃疡病史的患者必须在确认病情稳定的前提下使用。

5.全身应用抗菌药物，用药前应仔细询问过敏史；用药过程中应注意监测患者的肝肾功能；静脉给予万古霉素时应注意滴速，避免因过快给药发生红人综合征（red man syndrome，是服用或外用某些药物后所出现的不良反应，临床表现为皮肤黏膜呈红色或橙色，面部、颈及躯干红斑性充血、瘙痒等）。

复习思考题

1.名词解释：(1)玻璃体；(2)眼内炎；(3)玻璃体凝缩；(4)玻璃体积血；(5)非感染性玻璃体炎；(6)感染性玻璃体炎；(7)红人综合征。

2.玻璃体炎症的临床表现有哪些？

3.玻璃体积血应如何用药？

4.感染性玻璃体炎的抗感染治疗措施有哪些？

5.玻璃体炎的用药注意事项有哪些？

第五节　视网膜疾病

视网膜（retina）为眼球后部的最内层组织，是一层透明的薄膜，由神经感觉层与色素上皮层（retinal pigment epithelium，RPE）组成，色素上皮层与脉络膜紧密相连，由色素上皮细胞组成，具有支持和营养光感受器细胞、遮光、散热以及再生和修复等作用。视信息在视网膜上形成视觉神经冲动，沿视路将视信息传递到视中枢形成视觉。

视网膜通过视神经与大脑相通，其内面与玻璃体连附，外面紧邻脉络膜。因此，玻璃体病变、脉络膜、神经系统和全身性疾病均可累及视网膜。另外，视网膜感觉层（神经上皮层）和视网膜色素上皮层间黏合不紧密，有潜在的间隙，是两层易发生分离（视网膜脱离）的组织学基础。如果血-视网膜屏障（blood-retinal barrier，BRB）受到破坏，血浆等成分必将渗入神经上皮层，引起视网膜神经上皮层水肿或脱离。临床常见的视网膜病变有视网膜血管性疾病、黄斑病变、视网膜脱离、视网膜色素变性、视网膜母细胞瘤等。

一、视网膜中央动脉阻塞

内容提要

本节主要介绍视网膜中央动脉阻塞的临床表现、治疗药物选择及应用注意事项。要求了解视网膜中央动脉阻塞的病因与发病机制，熟悉基本的治疗原则，掌握治疗药物及药学监护与患者教育。

（一）病因与发病机制

视网膜中央动脉阻塞(central retinal artery occlusion，CRAO)是因为视网膜中央动脉属于终末动脉，分支间无吻合，一旦发生阻塞，视网膜内层血供中断，就会引起急性缺血，表现为视功能急剧障碍，是导致失明的眼科常见急症之一。发病急骤，多为单眼，亦可在数天或数年后累及另眼。发病年龄多在40岁以上，无性别差异。密切相关疾病包括高血压、糖尿病、心脏病、动脉粥样硬化等。对于伴有偏头疼、血液病、长期口服避孕药或外伤的年轻人，也是本病的高危人群。

（二）临床表现与诊断

完全阻塞者视力可突然丧失，甚至无光感，不伴有眼红眼痛等刺激症状。部分患者发病前有阵发性黑蒙史，数秒视力可恢复。90%的CRAO眼初诊视力在指数至光感之间。患眼瞳孔散大，直接对光反射消失或极度迟缓，间接对光反射存在。眼底表现视网膜弥漫性混浊水肿，后极部尤为明显，混浊水肿呈苍白色或乳白色，中心凹呈樱桃红斑。视网膜动、静脉变细，严重阻塞者，视网膜动脉和静脉均可见节段性血柱。数周后，视网膜水肿混浊消退，中心凹樱桃红斑也消失，遗留苍白色视盘和细窄的视网膜动脉。2周后，80%的患眼视力提高到0.4以上。

（三）药物治疗

视网膜中央动脉阻塞为眼科常见急症之一，应尽早尽快给予抢救性治疗；治疗措施有吸氧、扩张血管、降低眼压和营养支持治疗。

1. 急救治疗

(1)扩张血管：选用强而快的血管扩张剂。吸入亚硝酸异戊酯(isopentyl nitrite) 0.2 mL；舌下含服硝酸甘油片0.3～0.6 mg或硝苯地平10 mg；或球后注射妥拉唑啉(tolazoline)12.5～25 mg，每天或隔天1次；或口服烟酸每次50～100 mg，每天3次；可静脉给予葛根素(puerarin)、丹参、罂粟碱(papaverine)、血栓通、川芎嗪(ligustrazine)等，口服复方血栓通胶囊，每次3粒，每天3次。

(2)降低眼压：包括前房穿刺，眼球按摩，口服乙酰唑胺或醋甲唑胺，使用降眼压药等使眼压骤降，引起视网膜血管被动扩张。

2. 溶栓治疗

(1)给予纤溶制剂：尿激酶0.5万～2万U，静脉滴注，每天1次，疗程7～10天；或尿激酶150～500 U，结膜下或球后注射，疗程7～10天。

(2)抗血小板聚集：口服阿司匹林75～150 mg，每天1次；双嘧达莫每次25 mg，每天3次。

3. 营养支持治疗

(1)吸氧：吸入95%氧及5%二氧化碳混合气体，白天每小时1次，晚上每4小时1

次，每次10分钟；或高压氧治疗(hyperbaric oxygen, HBO)。

(2)营养支持治疗：可肌注三磷酸腺苷20 mg、辅酶A注射液每天100 U、维生素B_1 100 mg、维生素B_{12} 100 μg，均每天2次；或口服维生素E每次100 mg，每天1次。甲钴胺注射液每次500 μg，肌内注射，每天1次；或口服甲钴胺片，每次2片，每天3次。

4. 针对病因进行治疗　如疑有巨细胞动脉炎，应给予全身皮质类固醇激素治疗，预防另一只眼受累；对全身疾病引起的，应系统性查找病因，对因治疗。

(四) 用药注意事项与患者教育

1. 教患者按摩眼球　嘱患者闭眼，用大拇指按在患者眼球上，大约每次按10秒钟，停2秒左右，如此反复，至少按摩15分钟。

2. CRAO患者一般就诊时就已经失去了最佳抢救时机，因此，一旦确诊，要做好患者的沟通工作，帮助患者摆正心态，积极配合治疗，力求最佳治疗效果。

3. 妥拉唑林是α受体阻滞剂，青光眼、消化道溃疡患者忌用，心脏病患者慎用。

4. 青光眼、低血压、脑出血、颅内高压等患者忌用硝酸甘油。

5. 肾结石或肾功能障碍者，慎用乙酰唑胺或醋甲唑胺，长时间使用应注意定期监测肾功能，并及时补钾。

6. 应用抗纤溶治疗过程中注意检查血纤维蛋白原，下降至200 mg/L以下者应停药。

复习思考题

1. 名词解释：(1)视网膜；(2)视网膜中央动脉阻塞(CRAO)。
2. 视网膜中央动脉阻塞的急救治疗药物有哪些？
3. 对于视网膜中央动脉阻塞的患者应进行哪些教育？

二、糖尿病性视网膜病变

内容提要

本部分主要介绍糖尿病性视网膜病变的临床表现、治疗药物选择及临床注意事项。要求了解糖尿病性视网膜病变的病因与发病机制，熟悉基本的治疗原则，掌握药物治疗过程以及药学监护与患者教育。

糖尿病性视网膜病变(DR)是糖尿病性微血管病变中最重要的表现，是一种具有特异性改变的眼底病变，是糖尿病的严重并发症之一。临床上根据是否出现视网膜新生血管为标志，将没有视网膜新生血管形成的糖尿病性视网膜病变称为非增殖性糖尿病性视网膜病变(non proliferative diabetic retinopathy, NPDR)(或称单纯型或背景型)，而将有视网膜新生血管形成的糖尿病性视网膜病变称为增殖性糖尿病性视网膜病变(proliferative diabetic retinopathy, PDR)。

（一）病因与发病机制

视网膜微血管病变是DR的基本病理过程，微血管病变包括微血管瘤，毛细血管扩张引起的渗漏、水肿和出血，毛细血管和毛细血管前动脉闭锁导致棉绒斑形成，毛细血管选择性减少甚至消失，基底膜增厚和功能异常，缺氧状态下视网膜细胞释放的新生血管生长因子等原因，促使毛细血管内皮异常增生，形成新生血管及纤维组织。慢性黄斑水肿及新生血管引起的玻璃体积血和牵拉性视网膜脱离，是造成视力损害的主要原因。DR的发病被认为是糖代谢异常引起的多种机制共同参与的结果。

（二）临床类型及表现

DR病变早期，患者一般无眼部自觉症状，随着疾病的发展，表现为不同程度的视力障碍、眼前黑影飘动、视物变形、视野缺损等症状，最终可致失明。

1. 非增殖性糖尿病性视网膜病变　早期出现微血管瘤、小点状或圆形出血、硬性渗出、棉絮斑。视网膜小动脉硬化、闭塞；视网膜静脉充盈、扩张，管径不规整和血管白鞘；毛细血管闭锁，代偿性扩张及视网膜内微血管异常。微血管异常可导致渗漏，引起视网膜水肿。后极部可见血管瘤、出血点和渗出斑。

2. 增殖性糖尿病性视网膜病变　最主要的标志是新生血管形成，开始出现在毛细血管无灌注区的边缘，沿血管弓生长，新生血管在视网膜与玻璃体之间，使玻璃体产生后脱离；在玻璃体内形成纤维血管膜，其收缩、牵拉可致玻璃体积血、视网膜脱离，亦可形成视网膜前膜、视网膜下膜及黄斑皱褶等。

3. 黄斑病变　黄斑区水肿、渗出、出血、缺血及增生性病变，黄斑下膜及黄斑前膜等。荧光造影可见黄斑区荧光素渗漏，晚期呈花瓣状或蜂房状积存。

4. 视盘病变　视盘水肿、缺血和视盘新生血管生成。

（三）治疗原则

1. 全身　控制高血糖、高血压、高血脂及肾病等全身性疾病。

2. 药物　主要使用改善微循环的药物来减轻视网膜缺氧、水肿，预防并减轻并发症、防止病变发展。对黄斑水肿患者玻璃体腔注射抗血管内皮细胞生长因子减轻水肿。

3. 激光治疗　非增生期局部激光光凝，封闭有渗漏的微血管瘤、视网膜内微血管异常及黄斑病变；增生前和增生期全视网膜激光光凝。增生期病变病情严重、虹膜有新生血管时，可考虑巩膜外表面冷凝视网膜周边部。

4. 手术　当严重的玻璃体积血、增生性玻璃体视网膜病变引起牵拉性视网膜脱离，纤维增殖膜已侵犯黄斑或发生视网膜裂孔等并发症时，需手术处置。

（四）药物治疗

1. 降低血液黏稠度，改善血液循环

（1）阿司匹林：口服每次50～100 mg，每天1次；或口服双嘧达莫，每次50 mg，每天3次。

（2）羟苯磺酸钙（calcium dobesilate）：可减轻微血管壁通透性，降低血黏度，改善基底膜胶原物质的生物合成，改善微循环。初始量每次500 mg，每天3次，4～6个月后改为每天2次维持。

(3)抗氧化：口服递法明(difrarel)片，每次3片，每天2次，或口服维生素C片，每次0.1 g，每天3次，每月各使用20天。

2. 糖皮质激素的应用　糖皮质激素能抑制生成前列腺素的花生四烯酸途径，因而能改变和稳定细胞膜、胶质与内皮细胞相互作用、内皮细胞间的相互作用，有助于恢复血-视网膜屏障。临床常用曲安奈德4 mg/0.1 mL，玻璃体腔注射，治疗黄斑水肿。

3. 中药　葛根素、川芎嗪、人参皂苷(ginsenoside)、水蛭素(hirudin)等中药及其制剂可改善视网膜微循环，抑制PDR的进展。

(四) 用药注意事项与患者教育

1. 控制血糖和血压　科学饮食，多食用高蛋白低脂低盐富含食物纤维的食物，适当补充维生素、矿物质和微量元素。对于肥胖患者来说，要减轻体重，减少热量的摄入。适当运动，定期检测血糖，严格控制血糖水平；糖尿病合并高血压可加速视网膜血管病变的发展，坚持内科治疗，控制血糖和血压。

2. 定期检查，早发现，早诊断，早治疗　定期查眼底及荧光血管造影，以监测糖尿病视网膜病变的进展。建议1型糖尿病发病后5年首诊，以后每年1次；2型糖尿病：确诊糖尿病时首诊，以后每年1次；如在检查时有异常发现，更应定期随诊。

3. 调血脂　糖尿病患者多伴有血脂代谢异常，合并糖尿病视网膜病变者其血脂代谢紊乱更加严重，血脂代谢异常可促使糖尿病视网膜病变的发生、发展，因此对于DR患者平时应注意调节血脂治疗。

4. 长期服用阿司匹林及双嘧达莫的患者，平时应注意有无牙龈出血及皮肤瘀斑等皮下出血的症状发生，如有发生及时就医；另外消化道溃疡患者慎用阿司匹林。

复习思考题

1. 名词解释：(1)糖尿病性视网膜病变(DR)；(2)非增殖性糖尿病视网膜病变(NPDR)；(3)增殖性糖尿病视网膜病变(PDR)。

2. 治疗糖尿病性视网膜病变的药物有哪些？

3. 应如何对糖尿病性视网膜病变的患者进行科学宣教？

三、年龄相关性黄斑变性

内容提要

本部分主要介绍年龄相关性黄斑变性的临床表现、治疗药物选择及临床注意事项。要求了解年龄相关性黄斑变性的病因与发病机制，熟悉基本的治疗原则，掌握药物治疗过程以及药学监护与患者教育。

年龄相关性黄斑变性(age-related macular degeneration, ARMD)又称老年性黄斑变性,为黄斑区结构的衰老性改变。多发生于50岁以上的人群,发病与年龄增长密切相关,是严重影响老年人中心视力的不可逆性致盲疾病。

(一)病因与发病机制

ARMD病因尚不明确,可能与遗传、慢性光损害、营养障碍、中毒、免疫性疾病、心血管系统及呼吸系统等全身性疾病等有关,也可能是多种因素复合作用的结果,最主要的危险因素是年龄,其次为种族、吸烟史等。ARMD早期是以视网膜色素上皮(retinal pigment epithelium, RPE)和玻璃体疣形成为主,晚期表现为地图状萎缩和脉络膜新生血管形成。

(二)临床表现与诊断

ARMD随年龄增长而发病,双眼同时或先后发病,根据临床表现可分为干性ARMD(萎缩性或非新生血管性ARMD)和湿性ARMD(渗出性或新生血管性ARMD)。

1. 干性ARMD　起病缓慢,双眼视力逐渐减退。早期常无症状,少数患者视物模糊、变形,随病情进展,视力逐渐下降。有中心暗点,眼底见黄斑区散在玻璃疣,色素紊乱。晚期有金属样反光,色素上皮地图样萎缩。荧光造影,早期见黄斑区透见荧光,无渗漏,晚期可见有微弱荧光区。

2. 湿性ARMD　双眼先后发病,视力下降明显且急速,视物变形或中央暗点。眼底见黄斑区玻璃膜疣常融合增大,出现浆液性或出血性盘状脱离,甚至大片视网膜下出血,晚期为瘢痕组织代替,中心视力完全丧失;荧光造影见视网膜下新生血管早期显荧光,并渗漏荧光,出血遮蔽荧光。

(三)治疗

1. 萎缩性病变　可行低视力矫正,软性玻璃体疣可行激光光凝或微脉冲激光照射,促进吸收。

2. 湿性ARMD

(1)激光疗法:经荧光素眼底血管造影术(fluorescein fundus angiography, FFA)和吲哚青绿血管造影(indocyanine green angiography, ICGA)检查显示脉络膜新生血管(choroidal neovasularization, CNV),中心凹外200 μm的典型性CNV,行激光光凝治疗;中心凹下CNV采用光动力疗法(photodynamic therapy, PDT)和810 nm红外激光经瞳孔温热疗法(transpupillary therapy, TTT)。上述激光疗法均不能解决CNV复发问题。

(2)黄斑手术治疗:包括清除视网膜下出血、去除CNV及黄斑转位术,术后视力不理想。

(3)血管内皮生长因子抑制剂:基于对CNV发病机理的认识,血管内皮生长因子(VEGF)在CNV发生发展中起到了轴心作用,它能特异性地作用于血管内皮细胞,刺激内皮细胞分裂,增加微血管的通透性,增加组织因子和蛋白酶的产生,从而诱导新生血管的生成。VEGF抑制剂通过抑制血管生成,降低血管通透性,促进渗透的吸收。

目前国内应用的雷珠单抗(ranibizumab, lucentis)为非选择性 VEGF 拮抗剂，是人源化重组抗 VEGF 单克隆抗体片段 Fab 部分，可结合所有检测到的 VEGF 异构体，减少血管的渗透性并抑制 CNV 形成。使用方法：玻璃体内注射给药，推荐剂量 0.5 mg，最初 3 个月每月 1 次，之后改为每 3 个月 1 次，可根据病情，调整注射间隔。

3. 抗氧化治疗　ARMD 患者补充锌和抗氧化剂能够延缓视力下降。口服维生素 C、维生素 E、锌，可防止自由基对细胞的损害，保护视细胞，起到视网膜组织营养剂的作用。叶黄素、玉米黄质同属于类胡萝卜素，在机体中选择性地聚集在黄斑区和晶状体区，起到光线滤过器和强抗氧化的作用。

4. 改善视网膜脉络膜微循环

(1)血管扩张剂：可改善局部组织的循环，增强疾病组织营养代谢能力。如芦丁(rutin)、烟酸、曲克芦丁注射液等。

(2)中医中药：早期眼底病以玻璃膜疣、色素紊乱改变为主，可适当给予滋养肝肾、补肾明目或气血双补的中药治疗。

(四)患者教育

1. 合理饮食　嘱患者多食含抗氧化剂的营养食物，如富含维生素及矿物质类、ω_3 多不饱和脂肪酸及多酚类食物，少食高脂质物质，如动物内脏等。

2. 养成好的生活习惯　禁止吸烟，尽量少饮酒。出门配戴深色眼镜，减少光损伤。

3. 治疗原发疾病　应加强对高血压、高血糖、高血脂等基础疾病的控制。血压控制在 140/90 mmHg 以下，空腹血糖应控制在 3.9～6.1 mmol/L。

4. 玻璃体腔注射抗 VEGF 药物需注意眼压升高、感染性眼内炎、白内障等并发症的发生，指导患者在每次注射前后 3 天自行滴抗生素滴眼液，每天 4 次。注射后 1 周内应注意监测，患者若有任何不适应立即就医治疗。

复习思考题

1. 名词解释：(1)年龄相关性黄斑变性(ARMD)；(2)干性 ARMD；(3)湿性 ARMD；(4)VEGF 抑制剂；(5)雷珠单抗。

2. 湿性 ARMD 的治疗措施有哪些？

3. 如何对年龄相关性黄斑变性患者进行教育？

第六节　视疲劳

内容提要

本部分根据《视疲劳诊疗专家共识》(2014 年)内容，简要介绍视疲劳的病因与发病机制、临床表现、诊疗原则与治疗药物选择。要求了解视疲劳的病因与发病机制，掌握视疲劳的治疗原则和预防措施。

视疲劳(asthenopia)是由于各种病因使得人眼视物时超过其视觉功能所能承载的负荷，导致用眼后出现视觉障碍、眼部不适或伴有全身症状等，不能正常进行视作业的一组症候群。视疲劳并非独立的眼病，而是以患者主观症状为主，眼或全身器质性因素与精神心理因素相互交织的综合征，也常被称为眼疲劳综合征(eye fatigue syndrome)。

一、病因

1.眼部因素　眼睛屈光不正、斜视、眼外肌麻痹、双眼高度屈光参差、老视、干眼、眼科手术术后等，其他眼疾如睑板腺功能异常、睑缘炎、结膜炎或上睑下垂等，上述眼部的不适引起视觉功能障碍时，均可能出现视疲劳症状。

2.环境因素　环境因素包括工作生活中的光线和色觉异常刺激，最典型的是视频终端综合征(video terminal syndrome)：由于长时间在视频终端前操作和注视荧光屏而出现的一组无特征的症状，包括神经衰弱综合征、肩颈腕综合征、眼部症状以及食欲减退、便秘、抵抗力下降等。

3.精神、心理和全身因素　精神压力大、神经衰弱或有神经官能症、疲劳、更年期的妇女等，均可出现视疲劳。

二、临床表现

1.眼部不适　眼胀、眼痛、眼干、眼烧灼感、流泪、眼痒、异物感、眼皮沉重感、视物模糊、眼部充血及眼眶疼痛等。

2.视物障碍　近距离工作或阅读不持久，出现暂时性视物模糊或重影。少数还可出现复视、立体视觉功能障碍、眼压升高、角膜损害等；有青光眼、眼表面或其他眼疾患者还可因“视疲劳”而引发或加重原有眼病。

3.全身症状　易疲劳、头痛、头晕、记忆力减退，严重时甚至恶心、呕吐，并出现焦虑、烦躁以及其他神经官能症的症状。视疲劳还可能导致早衰和身体免疫力的降低。

三、治疗措施

1.去除病因，治疗原发病　针对病因治疗是治疗视疲劳的关键。如因屈光不正引起，应准确验光配镜；视功能异常者，给予相应的视功能训练或眼位矫正；对于视频终端综合征引起的，建议少用或停用视频终端设备；眼病引起的视疲劳及时治疗眼部疾病；精神、心理因素引起的，必须先进行相关精神心理治疗和疏导等。

2.非药物治疗　主要有雾视法、远眺法和眼保健操等，能够改善眼周循环，发挥辅助作用；另外合理饮食，注意锻炼，生活方式的干预也非常重要。

3.药物治疗

(1)人工泪液：临床常用的有：①0.1%玻璃酸钠滴眼液，可防止结膜干燥、眼睛干涩。

②羧甲基纤维素钠滴眼液，可缓解眼部干燥等刺激症状，补充泪液中的电解质，具有一定的润滑作用。③右旋糖酐羟丙甲纤维素滴眼液，能缓解眼球干燥、过敏及刺激症状，消除眼球灼热、疲劳及不适感。④聚乙烯醇滴眼液，具有亲水性和成膜性，改善眼部干燥。

(2)改善眼调节功能：代表药物为七叶洋地黄双苷滴眼液(esculin and digitalisglycosides eye drops)，作用于睫状肌，通过增强睫状肌的功能和血流量来改善眼的调节功能，发挥治疗视疲劳的作用。

(3)睫状肌麻痹药物：主要有消旋山莨菪碱(raceanisodamine)滴眼液和山莨菪碱(anisodamine)滴眼液，具有明显的外周抗胆碱能作用，松弛乙酰胆碱引起痉挛的平滑肌，解除微血管的痉挛，改善微循环。

(4)中药：养肝明目、补肾益精、补血安神等功效的中药，可改善视疲劳。

(5)其他：如含小牛血去蛋白提取物的滴眼液，可促进角膜上皮细胞代谢和对氧的利用，改善眼部组织的营养；另外维生素类滴眼液可营养视神经，缓解视疲劳。

四、患者教育

1. 建立良好的生活习惯　注意锻炼，生活有规律，劳逸结合，保证充足睡眠。平衡饮食，多吃谷类、豆类、水果、蔬菜及动物肝脏等食品。有眼病和其他全身性疾病时应及时诊治；注意眼的调节和保护。加强体育锻炼，保持良好的身心健康也有助于预防视疲劳。

2. 改善工作环境　注意调节工作环境的照明，光线适中，直接照明与间接照明相结合。长期用眼者，应高度重视眼保健。解除视疲劳最好的办法依次是：运动、做眼保健操、局部按摩、远眺和使用抗疲劳滴眼液。干燥季节或使用空调时，室内要保持一定的湿度。

3. 正确使用滴眼剂　人工泪液滴眼 1 天最好不要超过 6 次，过频的滴用会将正常的泪膜完全冲走，反而会加快泪液的蒸发。

4. 定期体检，尽早发现相关疾病并及时治疗　眼睛不适及时找眼科医生诊治，尽可能早发现，根除原发病变。如通过配镜矫正屈光不正，通过眼外肌训练弥补外隐斜的缺陷等。

5. 正确使用缓解眼疲劳的滴眼液　一定要在医生指导下使用滴眼液，干眼症患者最好选择无防腐剂的人工泪液。

复习思考题

1. 名词解释：(1)视疲劳；(2)眼疲劳综合征；(3)视频终端综合征。
2. 视疲劳有哪些临床表现？
3. 治疗视疲劳的药物有哪些？
4. 临床常用的人工泪液有哪些？
5. 视疲劳的防治措施是什么？

(山东省济南市第二人民医院　李云霞)

第十六章 皮肤科疾病

第一节 痤 疮

内容提要

本节介绍痤疮的病因与临床表现、治疗方案、治疗药物应用以及用药注意事项与患者教育。要求了解痤疮的病因和临床表现，熟悉痤疮的药物治疗方案，掌握药物治疗方法以及常见不良反应、药物治疗过程中的监护点和患者用药教育。

痤疮(acne)多发于青年男女，发病率为70%～87%，是一种毛囊皮脂腺的慢性炎症性疾病，具有一定的损容性，对青少年的心理和社交影响甚大。

一、病因与临床表现

痤疮的发病主要与雄激素及皮脂增加，毛囊皮脂腺开口处过度角化，痤疮丙酸杆菌(propionibacterium acnes)感染及继发炎症反应四大原因相关，部分患者的发生还与遗传、免疫、内分泌障碍、情绪及饮食等因素有关。

痤疮主要见于面、额部，其次是胸、背及肩部等皮质溢出部位。皮损初发与毛囊一致的圆锥形丘疹为粉刺，分为开放性(黑头)粉刺和闭合性(白头)粉刺，同时伴有炎症损害如炎性丘疹、脓丘疹、脓疱、结节和囊肿等。临床上根据皮损性质和严重程度将痤疮分级，作为痤疮治疗和疗效评价的重要依据。按照《中国痤疮治疗指南(2014年修订版)》将其分为3度和4级：①轻度(Ⅰ级)：仅有粉刺；②中度(Ⅱ级)：炎性丘疹；③中度(Ⅲ级)：脓疱；④重度(Ⅳ级)：结节、囊肿。另外，痤疮尚有许多特殊类型：

(1)聚合性痤疮(acne conglobata)：表现为严重结节、囊肿、窦道及瘢痕，好发于男性青年。

(2)暴发性痤疮(acne fulminant)：病情突然加重，并伴有发热、关节痛、贫血等全身症状。

(3)月经前痤疮(premenstrual acne)：与月经周期密切相关。

(4)婴儿痤疮(infantile acne):婴儿期由于母体雄激素在胎儿阶段进入体内所引起。

(5)药物性痤疮(drug-induced acne):雄激素、糖皮质激素、卤素等所致的痤疮样损害。

(6)化妆品痤疮(cosmetic acne):因皮肤清洁消毒剂、皂类或洗面奶、化妆品、香波等引起皮脂分泌导管内径狭窄、开口处机械性堵塞或毛囊口的炎症。

二、治疗方案

痤疮的治疗应根据其分级,选择相应的治疗药物和手段,推荐方案如表 16-1-1 所示。

Ⅰ级治疗:主要采用局部治疗,首选外用维 A 酸类(retinoids)药物,必要时可加用过氧苯甲酰(benzoyl peroxide)或水杨酸等以提高疗效。

Ⅱ级治疗:通常在外用维 A 酸类药物治疗的基础上,联合过氧苯甲酰或其他外用抗菌药物。

Ⅲ级治疗:常采用联合治疗,其中系统使用抗菌药物是基础治疗的方法之一,要保证足够的疗程。推荐口服抗菌药物,外用维 A 酸类药物、过氧苯甲酰或其他抗菌药物。对有适应证并有避孕要求的女性患者可选择抗雄激素药物治疗,个别女性患者可考虑口服抗雄激素药物联合抗菌药物治疗。

Ⅳ级治疗:口服异维 A 酸是一线治疗方法。对炎性丘疹和脓疱较多者,也可先系统应用抗生素和外用过氧苯甲酰联合治疗,待炎症改善后改用口服异维 A 酸治疗。

痤疮的维持治疗,外用维 A 酸是一线首选药物,可以阻止微粉刺的形成,从而防止粉刺和炎性皮损的发生。对有轻度炎性皮损需要抗菌药物治疗者,可考虑联合外用过氧苯甲酰。

表 16-1-1　　痤疮治疗的推荐方案

痤疮严重程度	临床表现	治疗方案				
		一级推荐	二级推荐	不推荐	女性可选择	维持治疗
轻度(Ⅰ级)	粉刺	外用维 A 酸	①过氧化苯甲酰;②水杨酸;③粉刺去除;④果酸;⑤中医药	口服或外用抗菌药物		
中度(Ⅱ级)	炎性丘疹	①外用维 A 酸＋过氧化苯甲酰;②外用维 A 酸＋外用抗菌药物;③过氧化苯甲酰＋外用抗菌药物	①口服抗菌药物＋外用维 A 酸＋过氧化苯甲酰;②口服抗菌药物＋外用维 A 酸＋外用抗菌药物、蓝光、果酸、中医药;③口服抗菌药物＋过氧化苯甲酰;④口服抗菌药物＋外用抗菌药物、蓝光、果酸、中医药	单一口服或外用抗菌药物	口服抗雄激素药物	

续表

痤疮严重程度	临床表现	治疗方案				
		一级推荐	二级推荐	不推荐	女性可选择	维持治疗
中度（Ⅲ级）	丘疹、脓疱	①口服抗菌药物＋外用维A酸＋过氧化苯甲酰；②口服抗菌药物＋外用维A酸＋外用抗菌药物	①口服异维A酸；②果酸；③红（蓝）光；④光动力；⑤激光疗法；⑥中医药	单一系统疗法或局部单一疗法	口服抗雄激素药物	①单独外用维A酸；②单独外用维A酸＋过氧化苯甲酰
重度（Ⅳ级）	结节、囊肿	①单独口服异维A酸；②口服异维A酸＋过氧化苯甲酰；③口服异维A酸＋外用抗菌药物 炎症反应强烈者可：①口服抗菌药物＋过氧化苯甲酰；②口服抗菌药物＋外用抗菌药物；③之后再口服异维A酸	①口服抗菌药物＋外用维A酸＋过氧化苯甲酰、光动力疗法、系统用糖皮质激素（聚合性痤疮早期可以和口服异维A酸联合使用）、中医药；②口服抗菌药物＋过氧化苯甲酰、光动力疗法、系统用糖皮质激素（聚合性痤疮早期可以和口服异维A酸联合使用）、中医药	局部单一疗法，口服抗菌药物单一疗法	口服抗雄激素药物	

三、治疗药物及应用

（一）外用药物

1. 维A酸类　维A酸类具有调节表皮角质形成细胞分化，改善毛囊皮脂腺导管角化，溶解微粉刺和粉刺及抗炎的作用，还具有控制痤疮炎症后色素沉着和改善痤疮瘢痕等功效，与抗炎抗菌药物联合使用可以增加相关药物的皮肤渗透性。因此是轻度痤疮的单独一线用药，中度痤疮的联合用药以及痤疮维持治疗的首选药物。由于具有抗微粉刺作用，建议在皮损处及痤疮好发部位同时应用，疗程通常需8～12周或更长。通常按照上市顺序和作用特点分为三代：

（1）第一代：即天然存在的维A酸类药，为非芳香类，临床使用的主要是0.025%～0.05%维A酸霜或凝胶，可使粉刺溶解和排出，初用药时有轻度刺激反应，但渐可消失，故应从低浓度开始，每天晚上应用1次，症状改善后每周外用1次。

(2)第二代：由人工合成，为单芳香类，其治疗指数明显高于第一代维A酸类，现主要用于治疗角化异常性皮肤病。

(3)第三代：为多芳香类，如0.1%阿达帕林(adapalene)凝胶、0.1%他扎罗汀(tazarotene)凝胶，与维A酸和异维A酸比较具有更好的耐受性和安全性，对非炎症性皮损疗效优于维A酸，可以作为治疗痤疮的一线外用药物。0.1%阿达帕林凝胶，可每晚用1次，对轻中度痤疮有较好疗效。

2.过氧苯甲酰　过氧苯甲酰为过氧化物，外用后缓慢释放出新生态氧和苯甲酸，可杀灭痤疮丙酸杆菌，并具有溶解粉刺及收敛作用。配制成2.5%、5%和10%不同浓度洗剂、乳剂或凝胶，使用时应从低浓度开始。如患者能耐受，可作为炎性痤疮的首选外用抗菌药物之一。可以单独使用，也可联合外用维A酸类或外用抗菌药物。

3.抗菌药物　红霉素、氯霉素或林可霉素的外用制剂用乙醇或丙二醇配制，浓度为1%～2%，疗效较好。1%克林霉素磷酸酯溶液系不含油脂和乙醇的水溶性乳液，适用于皮肤干燥和敏感的痤疮患者。夫西地酸(fusidic acid)乳膏也对痤疮丙酸杆菌有较好的杀灭作用及抗炎活性，且与其他抗菌药物无交叉耐药性，可作为外用抗菌药物用于痤疮治疗。外用抗菌、抗炎药物用法为直接点涂于皮损处。

4.其他

(1)二硫化硒(selenium sulfide)：2.5%二硫化硒洗剂具有抑制真菌、寄生虫及细菌的作用，可降低皮肤游离脂肪酸含量。

(2)壬二酸(azelaic acid)：能减少皮肤表面、毛囊及皮脂腺内的菌群，尤其是对痤疮丙酸杆菌有抑制作用及粉刺溶解作用，对不同类型的痤疮均有效。可配成15%～20%的霜剂外用。不良反应为局部轻度红斑与刺痛。

(3)10%硫黄(sulfur)洗剂和5%～10%水杨酸乳膏或凝胶：具有抑制痤疮丙酸杆菌和轻微剥脱及抗菌作用，也可用于痤疮治疗。

(二)系统药物

1.口服抗菌药物　对痤疮丙酸杆菌具较高抗菌活性的抗菌药物是痤疮，特别是中、重度痤疮患者的治疗首选；尤其在炎症较重的早期阶段可先使用抗菌药物，再序贯使用异维A酸；或异维A酸疗效不明显时，可以改用抗菌药物治疗。

(1)四环素类：规范用药的剂量是米诺环素(minocycline)和多西环素为100～200 mg/d(通常100 mg/d)，每天1～2次口服；四环素1.0 g/d，分2次空腹口服。

(2)大环内酯类：包括红霉素、阿奇霉素、克拉霉素等，由于易诱导痤疮丙酸杆菌耐药，仅用于不能使用四环素类药物的患者(孕妇、8岁以下儿童)。红霉素用法是1.0 g/d，分2次口服，疗程6～8周。

(3)复方磺胺甲噁唑和环丙沙星等，用于上述抗菌药物治疗无效或不能使用的患者。

2.抗皮脂分泌药(antisebum agents)

(1)异维A酸：具有显著抑制皮脂腺脂质分泌，调节毛囊皮脂腺导管角化，改善毛囊厌氧环境并减少痤疮丙酸杆菌的繁殖，抗炎和预防瘢痕形成等作用。对结节性、囊肿性和聚合性痤疮效果好，一般剂量为每天 0.25～0.5 mg/kg，可增加患者依从性。累积剂量的大小与痤疮复发显著相关，因此推荐累积剂量以 60 mg/kg 为目标，痤疮基本消退并无新发疹出现后可将药物剂量逐渐减少至停药。疗程视皮损消退的情况及药物服用剂量而定，通常应在 16 周以上。

(2)抗雄激素类药：

1)口服避孕药：是抗雄激素治疗中最常用的药物，主要由雌激素和孕激素构成，雌、孕激素可以对抗雄激素的作用，还可以直接作用在毛囊皮脂腺，减少皮脂的分泌和抑制粉刺的形成。主要用于治疗伴有高雄激素表现的痤疮、女性青春期后痤疮和经前期明显加重的痤疮，常规治疗如系统用抗菌药物甚至系统用维 A 酸治疗反应较差，或停药后迅速复发者。

2)醋酸环丙孕酮(cyproterone acetate)：为抗雄激素药物，可与炔雌醇合用于女性痤疮患者。

3)螺内酯：为醛固酮类化合物。①较大剂量时也具有抗雄激素作用，可竞争性抑制二氢睾酮(dihydrotestosterone)与皮肤靶器官的受体结合，从而抑制皮脂腺的功能。②抑制 5α 还原酶，减少睾酮向二氢睾酮转化。推荐剂量每日 1～2 mg/kg，疗程为 3～6 个月。

(3)口服糖皮质激素类(oral glucocorticoids)：①生理性小剂量糖皮质激素具有抑制肾源性雄激素分泌作用，可用于抗肾上腺源性雄激素治疗。②较大剂量糖皮质激素具有抗炎及免疫抑制作用，因此疗程短，较高剂量的糖皮质激素可控制重度痤疮患者的炎症。

1)暴发性痤疮：泼尼松 20～30 mg/d，可分 2～3 次口服。持续 4～6 周后逐渐减量，并开始联合或更换为异维 A 酸。

2)聚合性痤疮：泼尼松 20～30 mg/d，持续 2～3 周，于 6 周内逐渐减量至停药。

3)经前期痤疮：生理剂量泼尼松 5 mg 或地塞米松 0.75 mg，每晚服用，可抑制肾上腺皮质和卵巢产生雄激素前体。每次月经前 7～10 天开始服用泼尼松，至月经来潮为止。

(4)中医药：

1)内治法：①治疗肺经风热证(相当于痤疮分级中的Ⅰ、Ⅱ级)，应疏风宣肺，清热散结，可选用栀子金花丸等。②脾胃湿热证(相当于痤疮分级中的Ⅱ、Ⅲ级)，治法应清热利湿，通腑解毒，便秘者可选用中成药连翘败毒丸、防风通圣丸等；便溏者可选用中成药香连丸、参苓白术散等。③对于痰瘀凝结证(相当于痤疮分级中的Ⅳ级)，治法应活血化瘀，化痰散结，中成药可选丹参酮胶囊、大黄蛰虫丸、化瘀散结丸、当归苦参丸等。④冲任不调证(相当于有高雄激素水平表现的女性痤疮)，中成药可选用逍遥丸、知柏地黄丸、左归丸、六味地黄丸等。

2)外治法：①中药湿敷：用马齿苋、紫花地丁、黄柏等水煎湿敷，有清热解毒，减轻炎症的作用。②中药面膜：将颠倒散(大黄、硫黄等量研细末)用水或蜂蜜调成稀糊状，涂于皮损处，起到破瘀活血，清热散结的作用。③其他：耳穴贴压、耳尖点刺放血和针灸等中医方法，也是药物治疗的补充。

(5)具有药理作用的洗涤用品：①含季胺的阳离子表面活性剂，具有杀菌作用，但是作用时间较短。②含有低浓度的过氧苯甲酰、硫黄或水杨酸成分的药皂或洗液，可有效除去皮肤表面多余油脂、皮屑和细菌等混合物，用于皮肤的清洗时应该保留 15 秒钟～5 分钟，再用清水冲洗。

四、用药注意事项与患者教育

（一）用药注意事项

1. 外用维A酸类药物常会出现轻度皮肤刺激反应，如局部红斑、脱屑，出现紧绷和烧灼感，随着使用时间延长可逐渐消失。建议低浓度或小范围使用，每晚1次，避光。

2. 过氧苯甲酰对皮肤具有轻度刺激性，建议敏感性皮肤从低浓度及小范围开始使用。

3. 对于皮肤干燥和敏感的痤疮患者，建议使用不含油脂和乙醇的水溶性乳液，如1%克林霉素（clindamycin）磷酸酯溶液剂；夫西地酸与其他抗菌药物无交叉耐药性，其乳膏剂也可作为外用抗菌治疗的选择之一。

4. 抗菌药物不良反应

（1）四环素类：①胃肠道反应：恶心、呕吐、腹胀、腹泻等。②四环素类药物之间有交叉过敏反应：斑丘疹和红斑、血管神经性水肿、过敏性紫癜等，日晒时会有光敏现象。所以，不要直接暴露于阳光或紫外线下，一旦皮肤有红斑则立即停药。③长期用药应定期检查血常规及肾功能，肾功能损害者不宜应用。④易引起肝毒性，故老年患者需慎用；妊娠期间对四环素的肝毒性反应尤为敏感，因此妊娠期妇女应避免使用此类药物，8岁以下小儿也禁用。⑤菌群交替症（菌群失调症，dysbacteriosis）：可使人体内正常菌群减少，导致维生素缺乏、真菌繁殖，出现口干、咽炎、口角炎、舌炎、舌苔色暗或变色等。⑥可透过胎盘屏障进入胎儿体内，沉积在牙齿和骨的钙质区内，引起胎儿牙齿变色、牙釉质再生不良及骨骼生长抑制；四环素可自乳汁分泌，哺乳期妇女应暂停授乳。⑦偶可引起溶血性贫血、血小板减少、中性粒细胞减少和嗜酸粒细胞减少。⑧米诺环素与异维A酸或阿维A（acitren）合用时可致良性颅内压增高。

药物相互作用：①可以增加华法林的抗凝作用。②可以减少口服避孕药的吸收。③食物、抗酸药物或铁剂可以影响四环素的吸收。

（2）大环内酯类：①胃肠道反应：腹泻、腹痛、稀便、恶心、呕吐等。②过敏反应：皮疹、瘙痒、血管神经性水肿、支气管痉挛、过敏性休克等。③味觉异常。④肝脏损害：谷草转氨酶（天门冬氨酸氨基转移酶）及谷丙转氨酶、胆红素及碱性磷酸酶升高，用药期间定期随访肝功能。肝功能不全者慎用，严重肝病患者禁用。⑤白细胞、中性粒细胞及血小板计数减少。⑥可能出现抗生素相关性肠炎（即菌群交替症，也称二重感染）。⑦孕妇和哺乳期妇女慎用。

药物相互作用：①红霉素与茶碱或卡马西平合用，可使他们的血药浓度升高，甚至发生中毒。②红霉素与经肝药酶CYP3A4代谢的阿司咪唑、环孢素、华法林、特非那定和地高辛等其他药物合用时，可使这些药物作用增强。

（3）磺胺类：①磺胺药之间以及与呋塞米、砜类、噻嗪类利尿药、磺脲类、碳酸酐酶抑制药之间，可有交叉过敏反应，表现为药疹，严重者可发生渗出性多形红斑、剥脱性皮炎和大疱表皮松解萎缩性皮炎等，也有表现为光敏反应。②可发生黄疸、肝功能减退，严重者可发生急性重型肝炎，故有肝功能损害患者宜避免全身应用磺胺药。③长疗程、大剂量应用，宜同服碳酸氢钠并多饮水，以防止肾脏损害。④磺胺药与胆红素竞争蛋白结合部位，可致游离胆红素增高。新生儿肝功能不完善，故较易发生高胆红素血症和新生儿黄疸，偶可发生核黄疸。⑤缺乏葡萄糖-6-磷酸脱氢酶（glucose-6-phosphate dehydrogenase，G-6-PD）患者，应用磺胺药后易发生溶血性贫血及血红蛋白尿，新生儿和小儿较成人更为多见。

5. 口服抗菌药物均可引起痤疮丙酸杆菌及非痤疮丙酸杆菌耐药，采取以下措施可避免或减少耐药性的产生。

（1）避免单独使用，特别是长期局部外用；治疗开始要足量，一旦有效不宜减量维持；要保证足够的疗程，并避免间断使用；治疗后2～3周无疗效时要及时停用或换用其他抗菌药物；治疗是有效抑制痤疮丙酸杆菌的繁殖，而不是完全消灭，因此不可无原则地加大剂量或延长疗程，更不可以作为维持治疗甚至预防复发的措施。

（2）监测痤疮丙酸杆菌的耐药性，指导临床药物的选用；联合外用过氧化苯甲酰或用维A酸类药物可减少痤疮丙酸杆菌耐药性产生。

6. 异维A酸　异维A酸为维生素A衍生物，能产生类似于维生素A过多症的不良反应，但停药后绝大多数可以恢复。

（1）最常见的不良反应是皮肤黏膜干燥，特别是口唇干燥，具有剂量依赖性，通过减少剂量或缩短疗程可减轻。

（2）较少见可引起肌肉骨骼疼痛、血脂升高、肝酶异常及眼睛受累等，通常发生在治疗最初的2个月，治疗后1个月以及之后每3个月检查肝功和血脂，如血脂或转氨酶持续升高应减量或停药。

（3）长期大剂量应用有可能引起骨骺过早闭合、骨质增生、骨质疏松等，故12岁以下的儿童尽量不用。

（4）具有明确的致畸作用，用药前应排除怀孕；女性在月经周期的第2天或第3天开始，治疗期间、治疗后做好避孕，直至治疗结束后3个月。如果在治疗过程中怀孕，必须行人工流产。

（5）治疗期间或治疗后3个月避免献血；已经存在抑郁症状或有抑郁症的患者不宜使用。

7. 抗皮脂分泌药　具有抗雄激素作用的药物仅用于女性痤疮患者。

（1）口服避孕药：起效时间需要2～3个月，通常疗程大于6个月，一般要求皮损完全控制后巩固1～2个月再停药，停药过早会增加复发的概率。引起的不良反应包括子宫出血、乳房胀痛、恶心、体重增加、深静脉血栓及出现黄褐斑等；在经期的第1天开始服药有利于减少子宫出血；体重增加与雌激素导致的水钠潴留有关；服药期间要注意防晒，以减少黄褐斑的发生。①绝对禁忌证：妊娠、静脉血栓或心脏病病史、年龄大于35岁且吸烟者。②相对禁忌证：高血压、糖尿病、偏头痛、哺乳期妇女、乳腺癌及肝癌患者。③尽量避免用于老年人、吸烟者、有静脉或动脉血栓栓塞家族史、肥胖、高脂血症、高血压、偏头痛的患者，防止发生深静脉血栓和心脑血管疾病。

（2）螺内酯：有月经不调（发生概率与剂量呈正相关）、恶心、嗜睡、疲劳、头昏、头痛和高钾血症，孕妇禁用。男性患者可能出现乳房发育、乳房胀痛等症状，故不推荐使用。

8. 糖皮质激素　应避免长期大剂量口服使用，以免发生激素性痤疮或毛囊炎等不良反应，使病情复杂化。

（二）患者用药教育

1. 应选择合适的洁肤产品，有效除去皮肤表面多余油脂、皮屑和细菌等混合物；切忌用手挤、搔抓粉刺和炎性丘疹，防止发生感染。此外，应尽可能避免辛辣食物，控制脂肪和糖类食物，多吃新鲜蔬菜、水果和富含维生素的食物。禁用溴、碘类药。

2. 过氧苯甲酰　①具有过氧化性漂白作用，避免使用时与头发或衣物接触；②具有刺激作用，导致皮肤干燥；③在有红斑和脱屑情况下开始使用，每晚1次；④使用过程中出现皮肤刺激反应，应减少使用频率或停用一段时间再逐渐恢复使用；⑤药物应涂布于整个受损皮肤及周围区域，不仅限于受损皮肤的一点。

3. 口服抗菌药物　通常需要3～4个月的时间方能见效。

(1)四环素类或红霉素改变肠道菌群状态，与口服避孕药合用，存在导致避孕失败的风险。鉴于菌群失调恢复需要至少3周时间，在此期间应采取屏障式避孕方法。

(2)妊娠期妇女以及8岁以下儿童应避免使用四环素类药物。对于妊娠妇女痤疮治疗建议使用过氧苯甲酰或红霉素外用制剂最为安全。四环素可自乳汁分泌，哺乳期妇女应用时应暂停授乳。

(3)使用期间如果发生严重腹泻（特别是克林霉素），应该立即停药，及时到医院就诊。

(5)进食可影响阿奇霉素的吸收，口服用药需在饭前1小时或餐后2小时服用。

(6)缺乏G-6-PD、血卟啉症患者慎用磺胺类药物；使用磺胺类药物前，预先确定患者是否有磺胺过敏史。

4. 异维A酸　服药期间应定期监测药物的有效性和安全性（见表16-1-2），每周或每2周进行血糖、血脂、肝功能和肌酸磷酸激酶的检查。

(1)与食物同服可以显著增加吸收。应避免与四环素类药物同时服用。用药期间应限制维生素A或含有维生素A饮食的摄入量，防止维生素A过量或中毒。

(2)用药期间避免在阳光和紫外线下照射。在嘴唇处涂抹凡士林可以预防嘴唇干燥和皲裂。对于眼干影响视力者，可以通过使用羟丙甲纤维素滴眼液进行预防。该药可以使皮肤变薄，因此停药后6个月内避免使用蜡或褪毛膏之类美容产品。使用期间，甚至停药3个月内不得献血。

(3)该药有可能引起抑郁。出现假性脑瘤（良性颅内压增高）症状，如视神经盘水肿、头痛、恶心、呕吐及视力模糊，应立即停药，并进行视神经检查，必要时请神经科专家做进一步诊断治疗。

(4)该药可以导致胎儿畸形，因此，使用该药治疗期间应该避孕，若准备怀孕一定要等到停用该药3个月以后。

5. 口服避孕药　口服避孕药仅适用于严重痤疮或多毛症的妇女，要使用几个月以后方能见效。含有雌激素的避孕药，有发生血栓栓塞的风险，尤其是老年人或吸烟患者发生率更高。

表 16-1-2　　痤疮治疗有效性终点和安全终点的监护

短期治疗参数	时间范围/变化程度	采取应对措施
粉刺数量	经 4～8 周治疗,减少 10%～25%,随着进一步控制,2～4 个月减少 50%以上	若未达到目的,应看医生寻求进一步治疗
丘疹	治疗 3～4 个月后症状消失	
炎性结节	治疗几周后症状消失	
焦虑、抑郁	2～4 个月后病情得到控制或改善	
长期治疗参数		
严重性进一步加重	未进一步加重	若未达到目的,应看医生寻求进一步治疗
复发	延长无痤疮的治疗时间	
瘢痕或色素沉着	治疗期间未再出现瘢痕或色素沉着	
安全终点(不良反应)		
皮炎、皮肤干燥、胃肠道反应和光敏反应	没有出现不良反应	发生不良反应应看医生,更改治疗方案、减量或对症治疗;也可以采取预防措施

说明:治疗期间,患者应每天监测;药师应每 4～8 周监测一次,或患者来药店购药时对患者进行监护。

病例分析——痤疮

【病例介绍】

患者罗某,男,17 岁,学生,因"位于脸颊和下巴处有散在丘疹、脓疱,并有凹陷的小坑,皮肤干燥"而就诊。脸颊与额头处多为闭合性(白头)粉刺,鼻尖处则以开放性(黑头)粉刺为主。最早发病是在 13 岁时,曾外用维 A 酸治疗,痤疮得到控制;患者母亲认为痤疮是脸脏所致,故坚持让他每天用香皂洗脸 3 次,还常用工具帮他清理脸上的粉刺。但从去年开始,患者的症状开始加重,随后又增加治疗药物,口服米诺环素。母亲又轻信广告(购买治疗的洗脸皂等)、偏方等,在治疗上已经花费了许多冤枉钱,但依然不见起色,患者和家属迫切想尽快治好痤疮,随来药房咨询药师。现用药物为米诺环素胶囊 100 mg, po qd;0.05%维 A 酸凝胶剂,睡前适量外用;用含有水杨酸的洗面奶洗脸,tid。

既往史:5 岁时候因严重的上呼吸道感染住院治疗。有 19 岁姐姐,没有痤疮病史。否认有烟酒史。未见有过敏史、严重药物不良反应或药物不耐受。

【体格检查】

患者身高 181 cm,体重 74 kg,有轻度近视,只在学习时候佩戴眼镜。自述脸部皮肤有疼痛、红肿并累及前胸和后背。因面容感到自卑,影响社交活动,情绪不稳定,时好时坏。查体:皮损处皮肤呈暗红色、鳞片状和肿胀并有刺激性;脸颊、下巴、后背和前胸部有丘疹和脓疱(+),脸颊和额头为闭合性粉刺,鼻子上为开放性粉刺;中度皮损并伴有疼痛,瘢痕(+);干性皮肤(+);色素沉着(+);结节和聚合性痤疮(-)。

【诊断】

中度痤疮。

【用药分析】

1. 患者的临床表现符合中度痤疮(丘疹、脓疱),而且对首选治疗无效,应该考虑其他药物治疗方案。

2. 中度痤疮的治疗　可用0.1%的维A酸凝胶剂(替代用药为0.05%浓度的维A酸凝胶剂),少量使用,每晚1次,也可以涂布在微湿润的皮肤处。若口服米诺环素时间已经较长,也可考虑更换其他的口服抗菌药物。

3. 也可推荐患者外用过氧苯甲酰乳膏或凝胶剂,在加强治疗的同时可以起到保湿作用,减轻皮肤红斑和刺激性。

【讨论问题】

1. 中度痤疮的指征和症状是什么?

2. 该痤疮患者还可以有哪些备选治疗方案?

3. 该患者是否需要接受抗精神疾病药物治疗?

4. 如果几周后患者发生了大面积的丘疹、脓疱、结节和瘢痕,如何推荐新的治疗方案?

5. 如果患者在8个月后来复查,症状好转,身上仅剩少量的开放性和闭合性粉刺,接下来如何治疗?

6. 如果患者使用异维A酸胶囊40 mg,po bid,有哪些药学监护的要点?

复习思考题

1. 名词解释:(1)痤疮;(2)聚合性痤疮;(3)暴发性痤疮;(4)月经前痤疮;(5)婴儿痤疮;(6)药物性痤疮;(7)化妆品痤疮;(8)抗皮脂分泌药。

2. 痤疮分级是什么?特殊类型有哪些?

3. 根据痤疮分级的治疗方案是什么?

4. 维A酸类应如何使用?应注意哪些问题?

5. 过氧苯甲酰适用于治疗哪种痤疮?

6. 抗皮脂分泌药有哪些?如何应用?

7. 系统用四环素类的不良反应有哪些?

8. 大环内酯类的用药注意事项是什么?

9. 磺胺类药物的用药注意事项有哪些?

10. 如何避免或减少口服抗菌药物的耐药性?

11. 异维A酸的不良反应有哪些?注意事项是什么?

12. 口服避孕药应如何应用?禁忌证是什么?

第二节　皮炎及湿疹

内容提要

本节介绍皮炎(湿疹)的病因与发病机制,临床类型及表现,常用治疗药物及选用,以及用药注意事项与患者教育。要求了解皮炎的病因分类、四种常见类型皮炎的临床表现,熟悉常用的皮炎局部治疗药物和系统治疗药物,皮炎不同分期、不同严重程度的治疗药物选择,掌握常见类型皮炎治疗的首选药物、二线药物和三线药物,以及治疗过程中的注意事项和患者教育内容。

皮炎(dermatitis)与湿疹(eczema)是一组常见的皮肤病,两者之间没有明确的界定,可以通用。本节介绍特应性皮炎(atopic dermatitis, AD)、接触性皮炎(contact dermatitis)、汗疱疹(pompholyx)和脂溢性皮炎(seborrheic dermatitis)四种常见类型。

一、病因与发病机制

(一)病因

最近,世界变态反应组织(World Allergy Organization, WAO)按皮炎的病因正式将其分为外因(接触)型和内因(原发)型两种类型。另外,社会心理因素如紧张焦虑也可诱发或加重本病。

1.外因型　环境或食品中的过敏原、刺激原、微生物、环境温度或湿度变化、日晒等均可以引发或加重湿疹,包括湿疹(特应性、非特应性)、接触性皮炎(变应性、刺激性)和其他类型(如钱币状、光感性和脂溢性)皮炎。

2.内因型　包括免疫功能异常(如免疫失衡、免疫缺陷等)和系统性疾病(如内分泌疾病、营养障碍、慢性感染、肿瘤等)以及遗传性或获得性皮肤屏障功能障碍。

(二)发病机制

目前多认为皮炎与湿疹是在机体内部因素如免疫功能异常、皮肤屏障功能障碍等基础上,由多种内外因素综合作用的结果。免疫性机制如变态反应和非免疫性机制(如皮肤刺激)均参与发病过程。微生物可以通过直接侵袭、超抗原作用或诱导免疫反应引发或加重湿疹。

二、临床类型及表现

(一)特应性皮炎

临床表现多种多样,最基本的特征是皮肤干燥、慢性湿疹样皮炎和剧烈瘙痒。此外,部分患者还同时有过敏性哮喘、过敏性鼻炎等其他特应性疾病，也有患者有明显的异种蛋白过敏，如对部分食物蛋白（肉、蛋、奶、坚果等）或吸入物（粉尘螨、屋尘螨等）过敏，这些特征性表现有助于对特应性疾病的诊断。本病绝大多数初发于婴幼儿期，部分可发生于儿童和成人期。根据不同年龄段的表现，分为婴儿期、儿童期和青年与成人期三个阶段。

1. 婴儿期（出生至2岁） 表现为婴儿湿疹，多分布于两面颊、额部和头皮，皮疹可干燥或渗出。

2. 儿童期（2～12岁） 多由婴儿期演变而来，也可不经过婴儿期而发生。多发生于肘窝、腘窝和小腿伸侧，以亚急性和慢性皮炎为主要表现，皮疹往往干燥肥厚，有明显苔藓样变。

3. 青年与成人期（12岁以上） 皮损与儿童期类似，也以亚急性和慢性皮炎为主，主要发生在肘窝、腘窝、颈前等部位，也可发生于躯干、四肢、面部、手背，大部分呈干燥、肥厚性皮炎损害，部分患者也可表现为痒疹型皮疹。

（二）接触性皮炎

接触性皮炎又可分为刺激接触性皮炎（irritant contact dermatitis）和变应性接触性皮炎（allergic contact dermatitis）。此外还有化妆品、尿布、漆性皮炎等常见的特殊类型接触性皮炎。

1. 刺激接触性皮炎 该型皮炎在接触性皮炎中发生率大于80%，多见于工业生产，但儿童也会发生（如泡泡浴或接触橡皮泥等）。多为短时间内接触具有强烈刺激性的物质引起，某些物质刺激性较小，但较低浓度下接触一定时间也可致病。该皮炎的特点是：①任何人接触后均可发病；②无一定潜伏期；③皮损多限于直接接触部位，如手和前臂，境界清楚；④停止接触后皮损可消退。

2. 变应性接触性皮炎 此为典型的Ⅳ型超敏反应，接触物为致敏因子，本身并无刺激性或毒性，多数人接触后不发病，仅有少数人接触后经过一定时间的潜伏期，在接触部位的皮肤黏膜发生超敏反应性炎症。接触已知的过敏原或从事理发、鲜花销售或牙医等发病的高危职业，发生变应性接触性皮炎的风险很大。特点是：①有一定潜伏期，首次接触后不发生反应，经过1～2周后如再次接触同样致敏物才发病；②皮损往往呈广泛性、对称性分布；③易反复发作；④皮肤斑贴试验阳性。临床上根据病程分为急性、亚急性和慢性接触性皮炎。

（1）急性接触性皮炎：起病较急，皮损多局限于接触部位，少数可蔓延或累及周边部位。典型皮损为境界清楚的红斑，皮损形态与接触物有关，其上有丘疹和丘疱疹。严重时红肿明显并出现水疱和大疱，破溃后呈糜烂面，偶可发生组织坏死。常自觉瘙痒或灼痛，搔抓后可将致病物质带到远隔部位并产生类似皮损。少数病情严重的患者可有全身症状。去除接触物后经积极治疗，一般1～2周内可痊愈，遗留暂时性色素沉着。交叉过敏，多价过敏及治疗不当易导致反复发作、迁延不愈或转化为亚急性和慢性。

（2）亚急性和慢性接触性皮炎：如接触物的刺激性较弱或浓度较低，皮损开始可呈亚急性，表现为轻度红、丘疹，境界不清楚；长期反复接触可导致局部皮损慢性化，表现为皮损轻度增生及苔癣样变。

（三）汗疱疹

本病可能是一种发生在皮肤的湿疹样超敏反应，好发于掌跖和指趾侧缘，皮损为位于表皮深处的针尖至粟粒大小圆形小水疱，周围无红晕，内含清澈浆液或变浑浊，水疱可以融合成大疱，但一般不自行破裂，干涸后形成衣领状脱屑。自觉不同程度的瘙痒或烧灼感。小汗腺本身无明显损害及汗液潴留现象，但减少掌部位出汗有助于临床缓解。病程慢性，春秋季易复发。

（四）脂溢性皮炎

脂溢性皮炎也称为脂溢性湿疹（seborrheic eczema），可发生于各年龄阶段，好发于皮脂溢出部位，以头、面、胸及背部等处多见。皮损初起为毛囊性丘疹，渐扩大融合成暗红或黄红色斑，被覆油腻鳞屑或痂，可出现渗出、结痂和糜烂并呈湿疹样表现。严重者皮损泛发全身，皮肤呈弥漫性潮红和显著脱屑，称为脂溢性红皮病。伴有不同程度瘙痒。本病慢性经过，可反复发作。

头皮损害主要有两种类型：①鳞屑型：常呈红斑或红色毛囊丘疹并有小片糠秕状脱屑，头发干燥、细软、稀疏或脱落。②结痂型：多见于肥胖者，头皮厚积片状、黏着油腻性黄色或棕色痂，间有糜烂、渗出。

颜面受累时常与痤疮伴发；耳部受累者可累及耳后皱襞、耳郭和外耳道，常伴有耳后皱襞处裂隙；躯干部皮损多为淡红色圆形、椭圆形斑片，境界清楚，毗邻者倾向融合形成环形、多环形或地图状等，表面覆有油腻性细碎鳞屑，表面可有轻度渗出；肥胖中年人多累及皱褶部（如乳房下、腋窝、外生殖器、大腿内侧、腹股沟等），皮损类似体癣，易继发念珠菌感染。

三、常用治疗药物及选用

（一）治疗药物

常用皮炎湿疹治疗药物可以分为局部治疗药物和系统治疗药物两类。

1. 局部治疗药物

（1）外用糖皮质激素乳膏或软膏。

（2）钙调神经磷酸酶抑制剂（calcineurin inhibitor，CNI）：此类药物对T淋巴细胞有选择性抑制作用，抗炎作用较强，对特应性皮炎有较好疗效，多用于面颈部和褶皱部位。主要药物有他克莫司或吡美莫司（pimecrolimus）软膏，尤其适合头面部及间擦部位湿疹的治疗，也可与激素联合应用或序贯使用，是维持治疗的较好选择，可每周使用2～3次，以减少病情的复发。①他克莫司软膏：用于中重度特应性皮炎，其中儿童建议用0.03%浓度，成人建议用0.1%浓度。②吡美莫司乳膏：多用于轻中度特应性皮炎，0.1%他克莫司软膏疗效相当于中强效激素。

（3）抗微生物制剂：常用的有红霉素、莫匹罗星和夫西地酸软膏，以及用于抗病毒的制剂阿昔洛韦和喷昔洛韦乳膏。

(4)其他外用药:煤焦油(coal tar)、氧化锌(zinc oxide)或黑豆馏油(pix fabate nigrate)。

2. 系统治疗药物

(1)口服糖皮质激素:一般不主张常规使用。但可用于病因明确、短期可以祛除病因的患者,如接触因素、药物因素引起者或自身敏感性皮炎等;对于严重水肿、泛发性皮疹、红皮病等,为迅速控制症状也可以短期应用,但必须慎重,以免发生全身不良反应及病情反跳。

(2)抗感染药物:包括红霉素等大环内酯类、四环素类和氟喹诺酮类以及一些抗病毒药物,对于伴有广泛感染者建议系统应用抗菌药7~10天。

(3)抗组胺药:根据患者情况选择适当抗组胺药止痒、抗炎;对于瘙痒明显或伴有睡眠障碍、荨麻疹、过敏性鼻炎等并发症的患者,可选用第一代或第二代抗组胺药,第一代抗组胺药由于可通过血-脑屏障,有助于患者改善瘙痒和睡眠。还可以使用白三烯受体拮抗剂等其他抗过敏和抗炎药物。

(4)免疫抑制剂:常用的有环孢素、吗替麦考酚酯(mycophenolate mofetil)、甲氨蝶呤和硫唑嘌呤。选用时应当慎用,要严格掌握适应证,仅限于其他疗法无效、有糖皮质激素应用禁忌证的重症患者;或短期系统应用糖皮质激素病情得到明显缓解后需减用或停用糖皮质激素时使用。

(5)其他辅助治疗药:甘草酸(glycyrrhizic acid)、维生素C、葡萄糖酸钙等有一定抗过敏作用,可以用于急性发作或瘙痒明显者;已酮可可碱(pentoxifylline)、依那西普注射剂,用于其他治疗药物无效时的替代治疗药物。

(二)治疗选择

1. 按照不同分期选择外用制剂

(1)急性期:无水疱、糜烂、渗出时,建议使用炉甘石洗剂、糖皮质激素乳膏或凝胶;大量渗出时应选择冷湿敷,如3%硼酸(boric acid)溶液、0.02%高锰酸钾(potassium permanganate)溶液;有糜烂但渗出不多时可用氧化锌油剂。

(2)亚急性期:外用氧化锌糊剂、糖皮质激素乳膏。

(3)慢性期:外用糖皮质激素软膏、硬膏、乳剂或酊剂等,可合用保湿剂及角质松解剂,如20%~40%尿素(urea)软膏、5%~10%水杨酸软膏等。

2. 按照皮炎的严重程度选择药物

(1)轻度湿疹:选择弱效糖皮质激素,如氢化可的松、地塞米松乳膏。

(2)中度湿疹:选择中效激素,如曲安奈德或糠酸莫米松等。

(3)重度肥厚性皮损:选择强效糖皮质激素,如哈西奈德(halcinonide)或卤米松(halometasone)乳膏进行封包疗法[在治疗区域用不透气聚乙烯薄膜(塑料袋)整夜覆盖在霜剂或软膏上面,以促进药物渗透,增强药物疗效],病情控制后停用封包,并逐渐减少激素使用次数和用量。

(4)细菌定植和感染:往往可诱发或加重湿疹,可选用各种抗菌药物的外用制剂,也可选用糖皮质激素和抗菌药物的复方制剂。儿童患者、面部及皮肤皱褶部位皮损，常选择弱效或中效糖皮质激素。

3.按照皮炎的类型选择药物 按照首选药物、二线药物和三线药物将常见皮炎的治疗药物汇总于表16-2-1。

表16-2-1 皮炎湿疹常见类型的药物治疗

	一线治疗药物	二线治疗药物	三线治疗药物
特应性皮炎	润肤剂、外用糖皮质激素、湿包封	外用钙调神经磷酸酶抑制剂、抗菌药物、抗组胺药物或抗焦虑药物、恢复或保持皮肤障碍功能药 消除诱因	硫唑嘌呤、环孢素、甲氨蝶呤、吗替麦考酚酯、口服糖皮质激素
接触性皮炎	预防过敏原 阿利维A酸、外用糖皮质激素、润肤剂、他克莫司、吡美莫司、抗菌药物外用或系统治疗	紫外线照射 环孢素、硫唑嘌呤、甲氨蝶呤、阿维A 对于镍引起过敏性皮炎应改用低镍金属餐具。	外用己酮可可碱
汗疱疹	外用糖皮质激素、外用钙调神经磷酸酶抑制剂、口服抗菌药物、口服糖皮质激素、润肤剂	阿利维A酸(alitretinoin)、长波紫外线(UVA)、补骨脂与紫外线(PUVA)和窄波紫外线(UVB)照射	环孢素、硫唑嘌呤、甲氨蝶呤、吗替麦考酚酯、依那西普
脂溢性皮炎	润肤剂、外用酮康唑、弱/中等强度糖皮质激素	外用钙调神经磷酸酶抑制剂、环吡酮胺软膏、锂盐	口服特比萘芬、口服伊曲康唑、甲硝唑凝胶、过氧苯甲酰、外用特比萘芬

四、用药注意事项与患者教育

(一)用药注意事项

1.钙调神经磷酸酶抑制剂 他克莫司和吡美莫司的不良反应主要为外用最初几天可有局部烧灼和刺激感，皮肤干燥和脱屑，可随着用药次数增加而减轻。用药注意事项包括：

(1)局部有感染者应先治疗感染，而后再用该药。

(2)涂药处不采用封包，避免过度暴露于日光和紫外线光源。避免饮酒。避免接触眼结膜。不能长期大面积使用。

(3)2岁以下儿童不建议使用。

(4)他克莫司禁用于孕妇，也禁用于对大环内酯类抗菌药物过敏者。

(5)吡美莫司禁用对聚内酰胺类药物过敏者。

2. 免疫抑制剂

(1)环孢素:常见不良反应有食欲减退、肾功能受损(血清肌酐,尿素氮升高)、高血压、电解质紊乱等,长期服用可出现牙龈肿胀、多毛等。服药期间应定期检查肝肾功能、血尿常规、血电解质水平、血压等,同时应监测本药的血药浓度。对有严重心肺疾患、未控制的高血压患者、妊娠期妇女、哺乳期妇女禁用,肝肾功能不全、患有感染性疾病、高血压患者(已控制)、年龄大于 65 岁者慎用。本药不能与氟康唑、酮康唑等同时服用。

(2)吗替麦考酚酯:不良反应有味觉异常、结肠炎(有时由巨细胞病毒属引起)、胰腺炎,免疫抑制紊乱导致严重感染,肺间质异常和肺纤维化。抗酸药物、铁剂和考来烯胺可以影响该药的吸收;若与抗菌药物如甲硝唑或诺氟沙星合用,生物利用度或血药浓度降低;与阿昔洛韦或更昔洛韦合用,可增加抗病毒药物的血药浓度;与氯氮平合用发生粒细胞缺乏症的风险增加。使用该药前应检查患者的血细胞计数、电解质和肝功能,随后每周做一次检查,直至治疗稳定后改为 1～3 个月检查一次。避免用于孕妇和哺乳期妇女。

(3)甲氨蝶呤:常见不良反应有肝损害,转氨酶升高,可出现黄疸,长期内服可导致肝细胞坏死,肝纤维化甚至肝硬化;白细胞和血小板减少,长期内服可引起骨髓抑制;胃肠道不适,常见食欲减退,出现口腔炎等。因此,在服药期间必须定期检查肝肾功能、血尿常规等。对长期服用者应予特别注意,必要时做肝穿刺、骨髓穿刺检查。本药对妊娠期妇女、严重肝肾功能不全、有骨髓抑制者禁用,有感染性疾病、消化性溃疡或溃疡性结肠炎者慎用。

(4)硫唑嘌呤:主要不良反应有胃肠道反应、骨髓抑制、白细胞减少或血小板减少、肝毒性、胰腺炎、感染和皮肤癌。使用硫唑嘌呤头 8 周应该每周检查血象,随后检查间隔时间不超过 3 个月;使用前应该检查患者的巯嘌呤甲基转移酶(thiopurine methyltransferase, TMPT)活性,低酶活性(纯合子)者有发生骨髓抑制的风险。肾功能障碍患者应减量使用。与别嘌醇合用毒性增加。

3. 糖皮质激素　口服大剂量长期使用,可引起葡萄糖耐量受损、向心性肥胖、肌肉萎缩、骨质疏松症和无菌性股骨头坏死、儿童生长迟缓、消化性溃疡、抑郁等精神障碍、白内障、血压升高、水钠潴留、皮肤变薄、血钾降低、真菌和病毒感染以及伤口愈合不良。与诱导肝酶 CYP3A4 药物如苯妥英、灰黄霉素(grifulvin)、利福平等合用减低糖皮质激素的作用;与噻嗪类利尿剂合用加剧体内钾的丢失。不宜长期用于变应性皮炎的治疗。

4. 抗组胺药物　第一代抗组胺药物不良反应除了具有较强的镇静作用,还可以引起口干、视物模糊、排尿困难、青光眼和心动过速。与乙醇或具有中枢神经系统抑制作用的药物合用可进一步增加镇静作用;与其他具有抗胆碱作用的药物合用,抗胆碱作用增加。驾车或操作机械者使用后,由于嗜睡、困倦使反应迟钝,应避免使用。第二代抗组胺药地氯雷他定和西替利嗪用于肾功能障碍患者应慎重,西替利嗪需要剂量减半。

(二)患者用药教育

在药物治疗之前,首先应指导患者寻找和避免环境中常见的变应原及刺激原,避免搔抓及过度清洗;并仔细查找各种可疑病因及诱发或加重因素,以达到去除病因的治疗目的。

1. 润肤剂

(1)应该在沐浴后使用,湿润的皮肤有利于润肤剂恢复和保持皮肤的屏障功能。

(2)涂布在皮损区域,每天至少 2 次;在应用过程中可能会有一些刺激性。患者应坚持用药,即使在病情得到缓解后仍需继续使用一段时间。

(3)在使用以石蜡为基质的润肤剂时,不要吸烟,远离火焰,以免引火烧伤皮肤。

2. 糖皮质激素

(1)口服糖皮质激素可以降低降压药物或降糖药物的作用,应及时调整两者的剂量。停用糖皮质激素应该逐渐减量,不宜突然停药,以免复发或出现肾上腺皮质功能不足症状。

(2)外用皮质激素制剂具有不同的作用强度,强度弱的氢化可的松,局部使用很少发生不良反应;作用强的糖皮质激素,用于湿疹未能得到很好控制的患者。

(3)在患处涂布量不宜过多、过厚,薄层即可,以免造成浪费;按照说明书要求每天使用1～2 次即可。

(4)避免用于外阴周围,以免药物吸收进入体内。也不要用于脸部,以免引起脸部血管扩张或发生痤疮。避免用于皮肤感染部位,包括痤疮或真菌感染(在没有合用抗真菌药物的情况下)。

(5)合理使用外用皮质激素是一种安全有效的治疗皮炎湿疹的药物。作为外用非处方药,氢化可的松只能用于 10 岁以上儿童,最多使用 7 天,若要用于脸或外阴部位,请咨询皮肤科医生。

3. 抗组胺药物　第一代抗组胺药适用于失眠或瘙痒严重的患者;第二代抗组胺药较少镇静作用,适于驾驶人员使用,但避免用于孕妇或哺乳期妇女。

4. 免疫抑制剂

(1)老年人对甲氨蝶呤的不良反应更为敏感。该药可引起骨髓抑制,用药期间同时给予叶酸可以有效预防骨髓抑制的发生。

(2)使用吗替麦考酚酯治疗,男性过性生活时应使用安全套,因为该药的作用持续时间可长达 13 周。用药期间也避免使用减毒活疫苗,建议使用流感疫苗或肺炎疫苗。

(3)使用环孢素的患者应该监测血压和肾功能。

病例分析——特应性皮炎

【病例介绍】

患者任某,女,20 岁,因“近来因皮疹、瘙痒加重”而就诊。随着季节变化和紧张学习,皮疹反复出现。近来自觉脸、手部位皮疹加重,在肘窝和腘窝处也发现瘙痒性红色斑疹和疱疹,听从表姐(护士职业)的建议,使用氢化可的松软膏。患者回忆在 5 年前发生过皮疹,使用过该药,此次间断使用该药已近 3 个月时间。患者担心皮损会影响自己的形象,进而影响自己的工作和交男朋友,并有焦虑和自卑感。像许多年轻人一样喜欢穿紧身衣服,并常用化妆品。平时常感到疲乏、劳累、紧张、焦虑和抑郁,但自感还能耐受和坚持。

既往史:患者婴幼儿时曾对牛奶、鸡蛋和花生过敏,现已不再过敏。6 岁时患过敏性鼻炎。患者父母健在,父亲患有哮喘,母亲患有过敏性鼻炎;患者有一个弟弟和一个妹妹,妹妹也有哮喘。患者的职业为某商场导购员,平时除了上班,还参加形体课培训;目前,患者正在交男朋友。

【体格检查】

患者身高169 cm,体重54.5 kg,T 36.4 ℃,BP 104/65 mmHg,P 75次/分,R 14次/分。查体:干燥皮肤,脸和手的皮肤表面粗糙,呈苔藓样变,被覆灰白色鳞屑,瘙痒;在肘窝和腘窝处有瘙痒性红色丘疹、丘疱疹和小的水疱,紧身衣服上可见水疱破损后渗出的痕迹。瞳孔等大等圆,对光反射和屈光反射(+);眼睑无水肿;颈部无抵抗,两侧对称,全身及浅表淋巴结无肿大;胸廓对称,乳房发育正常,否认每月进行乳房检查;正常心率,律齐;腹软,无腹胀,肠鸣音(+),肝脾肿大(-);运动功能、感觉功能和神经反射皆正常;妇科检查未见异常。实验室检查结果见下表。

检查项目	结果
血钠(Na^+)	141 mmol/L
血钾(K^+)	3.8 mmol/L
血氯(Cl^-)	102 mmol/L
血浆CO_2含量	24 mmol/L
血尿素氮(BUN)	3.5 mmol/L
血肌酐(SCr)	53 mmol/L
血糖(GLU)	5.1 mmol/L
血钙(Ca^{2+})	2.28 mmol/L
血镁(Mg^{2+})	0.95 mmol/L
磷酸盐	1.16 mmol/L
血红蛋白(Hgb)	119 g/L (7.39 mmol/L)
血细胞比容(Hct)	0.36
白细胞计数(WBC)	10.9×10^9/L
嗜酸粒细胞(E)	0.09
平均红细胞容积(MCV)	81 fL
IgE	4×10^5 IU/L

【诊断】

特应性皮炎(AD)。

【治疗结果】

3周后患者再次来咨询药师,使用皮肤科医生处方的药物后,红斑丘疹等皮损略有好转,但同时也注意到涂药皮肤变薄,并出现了色素沉着。患者不想再继续外用糖皮质激素制剂,问有无其他替代外用药物?

【用药分析】

1. 由于患者外用弱效的糖皮质激素制剂(一线治疗)症状没有得到控制,建议可以在上肢和下肢皮损皮肤外用强效的糖皮质激素制剂。如治疗3周或患者不耐受,可改用钙调神经磷酸酶抑制剂。

2. 采用非药物治疗措施以及规避诱发因素,防止搔抓可有效减轻AD发生的严重程度。

3. 慢性皮炎和皮损常导致细菌定植,搔抓则容易引起皮肤感染,加重症状,此时应外用或口服抗菌药物治疗。

【讨论问题】

1. 患者发生特应性皮炎(AD)与其食物过敏史有什么关系?

2. 作为药师你给患者推荐哪些非药物治疗措施?

3. 该患者可以选择外用糖皮质激素制剂吗?若应选用,应选择哪种强度的外用制剂?

4. 对于急性AD应该选择的二线治疗药物是什么?

5. 对于四肢皮肤上的红斑、丘疹应采取哪些辅助治疗?

6. 缓解患者瘙痒和改善睡眠,你有何建议?

复习思考题

1. 名词解释:(1)特应性皮炎(AD);(2)接触性皮炎;(3)汗疱疹;(4)脂溢性皮炎;(5)刺激接触性皮炎;(6)变应性接触性皮炎;(7)钙调神经磷酸酶抑制剂(CNI);(8)封包疗法。

2. 皮炎的病因有哪些?

3. 皮炎的常见类型有哪些?

4. 特应性皮炎(AD)患者典型的临床表现是什么?

5. 皮炎的局部治疗药物有哪些?

6. 皮炎的系统治疗药物包括哪些?

7. 皮炎的急性期应如何用药?

8. 重度肥厚性皮损应如何治疗?

9. 如何按照皮炎(湿疹)不同临床类型选择外用糖皮质激素制剂?

10. 四种常见类型皮炎的一线治疗药物是什么?

11. 哪些药物可以用于长期维持治疗或难治患者的治疗?

12. 钙调神经磷酸酶抑制剂的用药注意事项是什么?

13. 第一代抗组胺药治疗皮炎有何特点?用药注意事项是什么?

第三节　皮肤真菌感染

内容提要

本节介绍皮肤真菌感染的病原与临床表现,治疗药物及应用以及用药注意事项与患者教育。要求了解皮肤真菌感染的病原、常见类型及临床表现特点，熟悉常用的外用药物和系统治疗药物，掌握治疗药物的合理选用，以及用药注意事项和患者教育。

皮肤真菌感染(dermatophyte infections)是由医学真菌所引起的人类皮肤以及黏膜、毛发和甲等皮肤附属器的一大类感染。根据真菌入侵组织深浅的不同，临床上把致病真菌分为浅部真菌和深部真菌。浅部真菌病具有较高的发病率，但近年来随着各种原因引起的免疫低下，患者不断增多。有很多真菌也可以作为条件致病菌引起深部感染。

一、病原与临床表现

浅部真菌主要包括毛癣菌属(trichophyton)、小孢子菌属(microsporum)和表皮癣菌属(epidermophyton)，其特点是亲角质蛋白，侵犯人和动物的皮肤、毛发、甲板引起的感染，统称为皮肤癣菌病(dermatophytosis)，简称癣(ringworm, tinea)。皮肤癣菌病是临床最常见的浅部真菌感染，按照受累部位，可分为头癣(tinea capitis)、体癣(tinea corporis)和股癣(tinea cruris)、手癣(tinea manus)和足癣(tinea pedis)以及甲癣(tinea unguium)等几类。花斑糠疹(pityriasis versicolor)是由马拉色菌(malassezia spp)导致的皮肤表浅感染。念珠菌(monilia)既可引起皮肤黏膜损害，也可导致呼吸和泌尿系统等深部真菌感染。

(一)头癣

头癣是皮肤癣菌感染头皮和毛发所致的疾病，多累及儿童，成人少见。根据致病菌和临床表现的不同，可将头癣分为黄癣(tinea favosa)、白癣(white ringworm)、黑点癣(black-dot ringworm)三种类型，有时炎症反应明显可出现脓癣(kerion)。本病主要通过与癣病患者或患畜、无症状带菌者直接接触而传染，也可通过共用污染的理发工具、帽子、枕巾等物品间接传染。

1. 黄癣　俗称“瘌痢头”“秃疮”，由许兰毛癣菌(trichophyton schoenleinii)感染引起，目前临床上较少见。临床表现为：①皮损初起为针尖大小的淡黄红色斑点，覆薄片状鳞屑。②以后形成黄豆大小的淡黄色痂，周边翘起，中央紧附着头皮形如碟状(黄癣痂)，痂下为潮红糜烂面，融合形成片状，严重者可覆盖整个头皮。③真菌在发内生长，发干燥无光泽、变脆易折断，毛囊破坏引起毛发脱落，形成大片永久性秃发，愈后遗留萎缩性瘢痕。④患者无明显自觉症状或伴轻度瘙痒。⑤皮损处散发出特殊的鼠臭味。

2. 白癣　由犬小孢子菌(Microsporum canis)、石膏样小孢子菌(M. gypseum)和铁锈色小孢子菌(M. ferrugineum)感染引起，多见于学龄儿童，男性多于女性，近年来随着家庭饲养宠物的增多，白癣、脓癣发病率有所增加。临床表现为：①皮损初起为群集性红色小丘疹，很快向四周扩大成圆形或椭圆形灰白色鳞屑性脱发斑，卫星状分布。②病发于高出头皮 2～4 mm 处折断(高位断发)，残根部包绕灰白色套状鳞屑(菌鞘)。③有不同程度瘙痒。④无炎症反应，至青春期可自愈。⑤不破坏毛囊，故不造成永久性秃发，愈后不留瘢痕。

3. 黑点癣　黑点癣主要由紫色毛癣菌(T. violaceum)和断发毛癣菌(T. tonsurans)感

染引起，较少见，儿童及成人均可发病。临床表现为：①皮损初为散在的鳞屑性灰白色斑，后逐渐扩大成片。②特点是病发刚出头皮即折断(低位短发)，短发的残根留在毛囊内，毛囊口处断发呈黑点状，故名黑点癣。③皮损炎症轻或无炎症，稍痒。④病程发展缓慢，长期不愈。⑤属发内型感染，愈后常留有局灶性脱发和点状萎缩性瘢痕。

4. 脓癣　脓癣是由亲动物性皮肤癣菌(如犬小孢子菌、须癣毛癣菌等)引发的头皮严重超敏反应，近年有增多趋势。临床表现为：①皮损初起为成群的炎性毛囊丘疹，逐渐融合成隆起的炎性肿块，质地软，表面有蜂窝状排脓小孔，可挤出脓液。②皮损处毛发松动，易拔出。③常伴耳后、颈、枕部淋巴结肿大，轻度疼痛和压痛。④继发细菌感染后可形成脓肿，亦可引起癣菌疹(dermatophytid)。⑤可破坏毛囊，愈后常留有永久性秃发和瘢痕。

(二)体癣和股癣

体癣和股癣是发生在平滑皮肤的真菌感染，体癣多见于面部和上肢，股癣发生于腹股沟和臀部。最常见的致病菌为红色毛癣菌(T. rubrum)，部分患者有接触小动物史，往往是犬小孢子菌感染。本病通过直接或间接接触传染，也可通过自身的手癣、足癣、甲癣等感染蔓延而引起。

本病多发于夏秋季节，肥胖多汗、糖尿病、慢性消耗性疾病、长期应用糖皮质激素或免疫抑制剂者为易感人群。临床表现为：①边界清楚的环状红斑，边缘隆起，有丘疹、水疱及鳞屑，逐渐扩展，中心消退，偶有色素沉着。②多伴瘙痒。③好发于潮湿多汗部位，股癣常有反复发作倾向。④泛发性、复发性体股癣应注意糖尿病、库欣综合征以及某些免疫功能低下疾病。

(三)手癣和足癣

手癣和足癣是发生在手掌和足跖以及指(趾)间的皮肤癣菌感染，亦可波及手、足背及腕、踝部，是临床上最常见的真菌性皮肤病(特别是足癣)。主要通过接触传染，用手搔抓患癣部位或与患者共用鞋袜、手套、浴巾、脚盆等是主要传播途径。红色毛癣菌是本病主要致病菌，占感染菌的50%～90%。我国江淮流域以南地区较北方发病率高，常表现为夏秋季重，冬季轻或夏发冬愈。多累及成年人，男女比例无明显差别。足癣多累及双侧，往往由一侧传播至对侧，而手癣常见于单侧。根据临床特点不同，手足癣可分为三种类型：

1. 水疱鳞屑型　好发于指(趾)间、掌心、足跖及足侧。临床表现为：①皮损初为针尖大小的深在水疱，疱液清，壁厚而发亮，不易破溃。②水疱散在或群集，可融合成多房性大疱。③撕去疱壁，露出蜂窝状基底及鲜红糜烂面。④水疱经数天后干涸、脱屑，病情稳定时以脱屑为主。⑤瘙痒明显。

2. 角化过度型　好发于掌跖部及足跟。临床表现为：①皮损处干燥，角质增厚，表面粗糙脱屑，纹理加深，冬季易发生皲裂、出血。②一般无瘙痒，可伴有疼痛。

3. 浸渍糜烂型　本型也称间擦型，好发于指(趾)缝，足癣尤以第3、4和4、5趾间为多，多见于手足多汗、浸水、长期穿胶鞋者，夏季多发。临床表现为：①皮肤浸渍发白，表面松软易剥脱露出潮红糜烂面及渗液，常伴有皲裂。②有明显瘙痒。③易继发细菌感染，出现脓疱、溃疡,有臭味,炎症反应明显时还可引发局部湿疹样改变和全身癣菌疹,并可继发急性淋巴管炎、淋巴结炎、蜂窝织炎或丹毒。

(四)甲真菌病

由各种真菌引起的甲板或甲下组织感染统称为甲真菌病(onychomycosis),而甲癣特指由皮肤癣菌感染所致的甲病。甲真菌病主要由皮肤癣菌(主要是红色毛癣菌)感染引起,其次为酵母菌(主要是念珠菌、马拉色菌)和非皮肤癣菌性真菌。同一病甲偶尔也会感染两种或两种以上的致病真菌。甲真菌病在皮肤癣菌病中约占30%,多由手足癣直接传染,患病率随年龄增长而升高,病程缓慢,若不治疗可迁延终生,趾甲增厚、破坏可引起疼痛、继发甲沟炎等。易感因素有遗传因素、系统性疾病(如糖尿病)、局部血液或淋巴液回流障碍、甲外伤或其他甲病等。据真菌侵犯甲的部位和程度的不同,可分为以下几种类型:

1. 白色浅表型　本型由致病真菌从甲板表面直接侵入引起,表现为甲板浅层有点状或不规则片状白色浑浊,甲板表面失去光泽或凹凸不平。

2. 远端侧位甲下型　该型最为常见,多由手足癣蔓延而来,真菌从一侧甲廓侵犯甲的远端前缘及侧缘并使之增厚、灰黄浑浊,甲板表面凹凸不平或破损。

3. 近端甲下型　真菌多通过甲小皮而进入甲板及甲床,表现为甲半月和甲根部粗糙肥厚、凹凸不平或破损。

4. 全甲毁损型　本型是各型甲真菌病发展的最终结果,表现为整个甲板被破坏,呈灰黄、灰褐色,甲板有脱落,甲床表面残留粗糙角化堆积物,甲床增厚、脱屑。

(五)花斑糠疹

花斑糠疹又称花斑癣、汗斑,是马拉色菌又称糠秕孢子菌(pityrosporum)侵犯皮肤角质层所引起的表浅感染。马拉色菌是常见的人体寄居菌,仅在某些特殊情况下由孢子相转为菌丝相并致病。发病与高温、潮湿、多脂、多汗、营养不良、慢性疾病及应用糖皮质激素等因素有关,可能具有一定的遗传易感性。

本病好发于青壮年男性,以面颈、前胸、肩背、上臂、腋窝等皮脂腺丰富部位多发,病程慢,冬轻夏重,若不治疗常持续多年,传染性较弱。临床表现为:①皮损初起为以毛孔为中心、境界清楚的点状斑疹,可为褐色、淡褐色、淡红色、淡黄色或白色。②逐渐增大至指甲盖大小,圆形或类圆形,邻近皮损可相互融合成不规则大片状,表面覆以糠秕状鳞屑。③无自觉症状,偶有轻度瘙痒。

(六)念珠菌病

念珠菌病是由念珠菌属的一些致病菌引起的感染,可累及皮肤黏膜,也可累及内脏器官引起深部感染,其中念珠菌是最常见的条件致病菌。感染的发生取决于真菌毒性和机体抵抗力两方面。宿主方面的易感因素有:①皮肤黏膜屏障作用降低;②滥用广谱抗菌药物、糖皮质激素和免疫抑制剂;③内分泌紊乱造成机体内环境变化;④原发和继发性免疫功能下降。

临床上根据感染部位的不同，可分为皮肤黏膜念珠菌病和深部念珠菌病两大类。本节介绍各种皮肤念珠菌病，其易感人群、好发部位和临床表现如表 16-3-1 所示。

表 16-3-1　各种念珠菌病的易感人群、好发部位和临床表现

类型	易感人群	好发部位	临床表现
念珠菌性间擦疹(candidal intertrigo)	婴幼儿、肥胖多汗者和糖尿病患者，从事水中作业者	皱褶部位，指间(尤其第 3、4 指间)	皮损为局部潮红、浸渍、糜烂，界限清楚，边缘附着鳞屑，外周常有散在炎性丘疹、丘疱疹及脓疱 自觉瘙痒或疼痛
慢性皮肤黏膜念珠菌病(chronic mucocutaneous candidiasis)	多幼年起病	好发于头皮、颜面及四肢	皮损形态：①皮损初起为丘疹、红斑，上附鳞屑，逐渐形成肉芽增生性斑块或疣状结节，表面覆盖污褐色痂，不易去除，周围有暗红色炎性浸润，掌跖呈弥漫性角质增厚。②黏膜损害表现为口角糜烂、口腔黏膜白斑，偶可累及咽喉、食管黏膜，影响吞咽。③指甲、会阴部亦可受累。伴有内分泌、免疫功能异常、缺铁性贫血或维生素缺乏
念珠菌性甲沟炎及甲真菌病(candidal paronychia and onychomycosis)	多累及浸水工作者、糖尿病患者	好发于指甲、甲周	甲沟炎表现为甲沟红肿，有少量溢出液但不化脓，甲小皮消失，重者可引起甲床炎，自觉痛痒 甲真菌病表现为甲板增厚浑浊，出现白斑、横沟或凹凸不平，但甲表面仍光滑，甲下角质增厚堆积或致甲剥离
念珠菌性肉芽肿(candidal granuloma)	免疫力低下的婴儿或儿童，长期应用糖皮质激素或免疫抑制剂的成年患者	好发于头皮、面、甲沟等部位	炎性丘疹、丘疱疹、脓疱、结节和斑块，表面覆盖较厚的黄褐色黏着性痂屑，少数皮损角质增生，基底为肉芽组织

（七）孢子丝菌病

孢子丝菌病(sporotrichosis)在我国主要是由申克孢子丝菌(sporothrix schenckii)引起的皮肤、皮下组织、黏膜和局部淋巴系统的慢性感染，偶可播散至全身引起多系统损害。人的皮肤接触带孢子丝菌植物或土壤后可引起感染，孢子偶可经呼吸道侵入肺部或血行播散至内脏及骨骼。

该病的临床表现：①常见于四肢和头面部。②典型损害为皮下结节或暗红色浸润性斑块,与皮肤轻度黏连,表面轻度疣状增生,破溃后可有脓性分泌物排出。③常见皮下结节沿淋巴管排列的皮肤淋巴管型和固定型,播散型少见。④自觉症状轻微。

(八)着色芽生菌病

着色芽生菌病(chromoblastomycosis)是由一组暗色真菌引起的皮肤及皮下组织慢性感染,主要病原菌是裴氏着色霉(F. pedrosoi)、紧密着色霉(F. compactor)、疣状瓶霉(phialophora verrucosa)和卡氏枝孢霉(cladosporium carrionii),这些真菌生存于泥土和腐烂的植物上,主要通过孢子从皮肤破损处植入而引起感染。中青年多见,男性多于女性,病程进展缓慢,常有局部外伤史,可累及各年龄组。

临床主要表现为:①好发于暴露部位,尤以足、小腿和手臂多见。②皮损初起为真菌侵入处的单个炎性丘疹,逐渐扩大并形成暗红色结节或斑块,表面呈疣状、菜花状或覆盖污褐色痂,痂下有脓液溢出,揭开痂后可见肉芽,肉芽之间常有脓栓。③自觉轻度或无瘙痒,继发细菌感染或溃疡时有疼痛。④偶可侵及黏膜,甲周损害表现为甲板变厚、浑浊或明显山嵴状隆起,甲下鳞屑堆积。

二、治疗药物及应用

(一)抗真菌药物

1. 外用抗真菌药物 此类药物包括外用唑类(topical azole),外用丙烯胺类(topical allylamines),外用多烯类(topical polyenes)和其他类。

(1)外用唑类:有酮康唑、咪康唑、克霉唑、联苯苄唑(bifonazole)和益康唑(econazole)等,通过抑制细胞色素 P450 的功能,使 14-脱甲基酶系失活,导致羊毛固醇转化为麦角固醇受阻,从而影响真菌细胞膜的通透性而起到抗真菌作用。此外,还能抑制中性粒细胞趋化性、钙调蛋白活性、白三烯和前列腺素合成、肥大细胞释放组胺,以及有抗炎活性。

咪唑类药物具有良好的表皮角质层的渗透性,由于与角蛋白具有很强亲和力,故很少被人体吸收(随尿液排出的药量仅为用量的 0.3%～1.0%),即使用于炎性的皮肤,进入体内的药量也不会超过用量的 4%(硫康唑除外)。临床上主要用于:①皮肤癣菌病(手癣、足癣、体癣和股癣等);②花斑糠疹;③皮肤黏膜念珠菌病(黏膜念珠菌病、口腔念珠菌病、外阴阴道念珠菌病和念珠菌性口角炎);④脂溢性皮炎。通常益康唑和酮康唑推荐每天 1 次,其余咪唑类每天使用 2 次。

(2)外用丙烯胺类:包括特比萘芬(terbinafine)和萘替芬(naftifine)等,为鲨烯环氧酶非竞争性、可逆性抑制剂,使鲨烯转化为羊毛固醇受阻,羊毛固醇不能转化为麦角固醇,继而影响真菌细胞膜的结构和功能,起到杀灭真菌作用。体外研究显示,特比萘芬比萘替芬作用强 10～100 倍。此外,该类药物还具有抗炎活性和弱抗菌活性。

该类药物具有高脂溶性特点,因此透皮能力强,在角质层具有持久的存留和作用时间,用药后布替萘芬和特比萘芬可在角质层保留最低有效抑菌浓度达 72 小时和 7 天。与咪唑类药物一样,该类药物外用也很少吸收,经尿液排出的剂量仅为使用量的 3%～5%。

临床上主要用于：①皮肤癣菌病（手癣、足癣、体癣和股癣等）；②面癣（没有胡须）；③花斑糠疹。该类药物的外用剂型较多，每种剂型又因处方规格、感染部位以及感染的严重程度等，用法也会不尽相同，常用药物萘替芬和特比萘芬推荐用法见表16-3-3。

对一般皮肤癣菌感染，通常外用丙烯胺类的作用优于外用咪唑类。使用特比萘芬治疗足癣1周与使用4周的咪唑类药物疗效相当，治愈率达53%～95%。虽然1%特比萘芬外用软膏价格高于等量1%克霉唑软膏的价格，但是鉴于前者使用次数更少，总用药量减少，依从性好，所以患者更喜欢使用前者治疗足癣。

表16-3-3　　外用丙烯胺类药物的推荐用法

药物	用法	疗程
萘替芬	乳膏剂：每天1次 凝胶剂：每天2次	一般建议使用2周 直至症状缓解
特比萘芬	足癣（趾间）：每天2次 足癣（足底）：每天2次 其他部位足癣：每天1～2次	至少1周 至少1周 至少1周，最多4周

（3）多烯类：制霉菌素是该类药的代表，通过与真菌细胞膜上的甾醇相结合，致细胞膜通透性改变，使重要细胞内容物漏失而发挥抗真菌作用。该药具广谱抗真菌作用，对念珠菌属的抗菌活性高，用于治疗白色念珠菌，以及热带念珠菌、近平滑念珠菌和克柔念珠菌等其他敏感菌引起的皮肤黏膜念珠菌病。低浓度时抑菌，高浓度时则具有杀菌作用。该药不溶于水，也不被正常的皮肤、消化道和阴道吸收。外用时对外阴阴道念珠菌的作用不如咪唑类，由于对皮肤癣菌和糠秕孢子菌无效，因此也不用于癣和花斑糠疹的治疗。制霉菌素的外用制剂较多，治疗口腔念珠菌病（鹅口疮），使用混悬液或片剂，每天4～5次，通常治疗2周；治疗皮肤感染，使用粉剂、乳膏或软膏，每天2次，治疗大约2周。该药在临床上用量减少，已逐渐被其他药物取代。

（4）其他类：有环吡酮胺（ciclopirox olamine）、阿莫罗芬（amorolfine）和十一烯酸（undecylenic acid）。

1）环吡酮胺：为广谱抗真菌药，主要通过改变真菌细胞膜的完整性，引起细胞内物质外流，并阻断蛋白质前体物质的摄取，导致真菌细胞死亡，同时还具有抗炎活性。可在表皮甚至真皮中达到敏感菌最小抑菌浓度10～15倍的较高浓度。临床上主要用于治疗皮肤癣菌病、甲真菌病、花斑糠疹、脂溢性皮炎和腐生菌引起的皮肤感染。在足癣治疗中，该药对真菌治愈率（培养结果呈阴性）可达85%，用药时间1个月甚至更长，同时口服特比萘芬可以增加疗效。由于具有很好的透过角蛋白及甲板的特点，也可用于甲真菌病的治疗，每天使用甲涂剂，可在甲表面或甲床形成药膜，利于药物透过甲板，疗程为48周，每周用乙醇去掉多余药物。此外，还可用于皮肤念珠菌、皮肤癣菌病以及花斑糠疹治疗，每天2次。用药2周至1个月。

环吡酮胺具有微弱的致敏作用，使用过程中可能发生过敏性接触性皮炎，过敏患者建议改用与该药结构不同的咪唑类。不宜用于眼部；也不可与其他抗真菌药混用；除非用药的好处远大于害处，否则不用于孕妇及哺乳期妇女。

2）阿莫罗芬：为吗啉类衍生物，可有效地用于皮肤真菌、酵母菌和霉菌引起的癣的治疗。5%浓度的阿莫罗芬擦剂，每周涂甲1～2次，使用6个月，治愈率可达54%。与口服特比萘芬联合可以显著提高治愈率，并降低医疗费用。不良反应与环吡酮胺类似，少数情况下，涂施本品后会在局部甲床周围皮肤出现轻微的烧灼感、瘙痒、红斑、脱屑，一般无须停药即可消失。

3）十一烯酸：能抑制真菌的繁殖，在pH为5时抗真菌作用最强。用于各种癣病及真菌性阴道炎的治疗，疗效略逊于咪唑类，一旦治疗失败应及时调换其他外用抗真菌药物。该药使用过程中偶有刺激性，用于黏膜时，浓度不宜超过10%。

2. 系统治疗药物　临床常用药物有：①多烯类：两性霉素B。②唑类：伊曲康唑、氟康唑、伏立康唑和泊沙康唑。③丙烯胺类：特比萘芬。④棘白霉素类（echinocandins）：属于β-1，3-D葡萄糖合成抑制剂，包括卡泊芬净、米卡芬净和阿尼芬净（anidulafungin）。⑤氟胞嘧啶和灰黄霉素。临床特点如表16-3-4所示。

表16-3-4　常用系统抗真菌药物的应用、不良反应和注意事项

药物	适应证和临床作用特点	不良反应	相互作用和监护点	禁忌证和注意事项
灰黄霉素（妊娠分级：C）	逐渐被新抗真菌药取代，用于体癣、甲癣和头癣等皮肤癣菌感染，不用于念珠菌和花斑糠疹的治疗（500 mg/d）	皮疹、头痛、疲倦、胃肠道反应、腹泻和光敏反应	是CYP3A4诱导剂，降低口服避孕药、华法林和环孢素的药物浓度，增加乙醇的体内浓度。 监测全血细胞计数、BUN、Cr，肝转氨酶的基础水平，随后每6周检查一次	孕妇禁用，饮酒者避免使用 禁用于肝衰竭患者
特比萘芬（妊娠分级：B）	系统治疗的首选药物。 与氟康唑和伊曲康唑不同，其抗菌作用机制不涉及与肝酶相关的P450酶 常规剂量：250 mg/d 足癣：2～6周 体癣：4周 甲癣：6周～3个月	头痛、胃肠道反应、视物模糊、皮疹、转氨酶升高	CYP2D6的抑制剂，与以下药物有相互作用：TCAs、抗抑郁药、SSRIs、β受体阻滞剂、华法林、环孢素、利福平、西咪替丁、咖啡因和茶碱。 监测全血细胞计数、BUN、Cr和肝转氨酶的基础水平，随后每6周检查一次。若症状加重或出现免疫抑制，则监测周期应更短	肝肾功能障碍者应慎用，可以加重银屑病，避免用于孕妇和哺乳妇女

续表

药物	适应证和临床作用特点	不良反应	相互作用和监护点	禁忌证和注意事项
氟康唑（妊娠分级:C）	①急性/复发性阴道念珠菌病(单剂量 150 mg)；黏膜(非阴道)念珠菌病(50 mg/d)； 口咽部念珠菌:7～14 天； 食管念珠菌:14～30 天； 系统性念珠菌病； ②某些系统性真菌病(如隐球菌感染)为二线治疗药物； ③皮肤真菌感染(除甲癣外)和花斑糠疹(50 mg/d，2～6 周)	头痛、胃肠道反应、腹痛、皮疹、腹泻	可抑制 CYP2C9 酶； 监测肝转氨酶的基础水平，每个月监测一次	严重肝功能障碍者避免使用；肝肾功能障碍者、QT 间期延长的心律失常者慎用；避免用于 1 岁以下儿童和哺乳妇女
伊曲康唑（妊娠分级:C）	①外阴阴道念珠菌病(200 mg，bid)用药 1 天； 口咽念珠菌(100 mg/d)用药 15 天； ②花斑糠疹(200 mg/d)用药 7 天； ③皮肤真菌感染(100 mg/d)： 手癣和足癣用药 30 天； 体癣用药 15 天； 甲癣宜间断用药(200 mg，bid，每月用药 1 周，连续使用 3～4 个月)	胃肠道反应、腹痛、腹泻、食欲降低、皮疹、瘙痒、头痛、眩晕、转氨酶升高	CYP3C4 抑制剂，使用以下药物须谨慎：PPI、辛伐他汀、H_2受体阻滞剂、钙通道阻滞剂和麦角碱类药物； 监测肝转氨酶的基础水平，每月监测一次，使用间断式给药方法可以减少肝转氨酶的升高	室性心律失常、充血性心力衰竭者慎用；慢性肾衰竭者避免使用；避免用于儿童、妊娠和哺乳妇女

（二）临床选用

对于不严重的感染，如体癣、股癣和面癣的治疗，使用外用药物即可；常用咪唑类的咪康唑、克霉唑和酮康唑，丙烯胺类的特比萘芬。自咪唑类和丙烯胺类上市以来，以及随着应用品种的不断增多，十一烯酸等抗真菌药已很少在临床使用。对于头癣、甲癣、掌癣或足底癣则需要系统用药治疗。各种皮肤真菌感染的治疗药物选择如表 16-3-5 所示。

表 16-3-5　各种常见皮肤真菌感染的药物治疗选择

	一线治疗药物	二线治疗药物	三线治疗药物
头癣	系统治疗：灰黄霉素，特比萘芬，伊曲康唑	系统治疗：氟康唑、特比萘芬、伊曲康唑(短期使用)	外用：2%酮康唑、2.5%硫化硒(香波) 口服：泼尼松龙
足癣和皮肤癣菌病	外用：克霉唑，咪康唑	外用：1%特比萘芬、8%环吡酮胺	口服：特比萘芬、伊曲康唑和氟康唑； 外用：40%尿素软膏封包
甲癣	口服：特比萘芬 250 mg/d(指甲癣使用 6 周，趾甲癣使用 12 周)	系统治疗：伊曲康唑 200 mg/d或 400 mg/d，1 个月内连续使用 1 周(指甲癣使用 2 个月，趾甲癣使用 3 个月)；氟康唑 300 ～ 450 mg/w(指甲癣使用 6 个月，趾甲癣使用 9 个月)或泊沙康唑	特比萘芬 250 mg/d(指甲癣使用 6 周，趾甲癣使用 12 周)系统治疗联合外用 5%阿莫罗芬甲擦剂； 特比萘芬 250 mg/d(指甲癣使用 6 周；趾甲癣使用 12 周)系统治疗同时定期清创病甲
花斑糠疹	外用：酮康唑、联苯苄唑、克霉唑、益康唑、特比萘芬、布替萘芬、2.5%硫化硒、硫氧吡啶锌(香波)	口服：伊曲康唑、氟康唑 口腔预防：伊曲康唑	外用：阿达帕林、萘替芬
皮肤念珠菌病和皮肤黏膜念珠菌病	外用：外用抗真菌药＋外用糖皮质激素	口服：唑类药物	外用：薰衣草油，莫匹罗星
着色芽生菌病	系统治疗：伊曲康唑、特比萘芬	冷冻疗法 手术切除	系统治疗：氟胞嘧啶、两性霉素 B、伏立康唑
孢子丝菌病	系统治疗：伊曲康唑、特比萘芬、碘化钾、两性霉素 B(播散型)	系统治疗：氟康唑 物理治疗	

三、用药注意事项与患者教育

(一)外用制剂使用注意事项

1. 皮肤不良反应 唑类、丙烯胺类、制霉菌素和阿莫罗芬以及十一烯酸等外用制剂常见皮肤红斑、烧灼感、瘙痒,严重的可以出现接触性皮炎(因药物的有效成分或其他赋形剂/防腐剂所致)。克霉唑的阴道片或咪康唑的外用乳膏使用后会有轻度烧灼感、皮疹、瘙痒和外阴刺激性,下腹部痉挛、胀气、绞痛,性交时阴道疼痛和尿频,与其他咪唑类药物可能会发生交叉过敏反应。制霉菌素阴道片或栓剂可引起白带增多。酮康唑禁用于对咪唑类药物过敏者。

2. 特殊人群的使用 外用制剂慎用于妊娠期(尤其是头 3 个月)和哺乳期妇女,也不推荐儿童使用(要权衡利弊)。

3. 使用部位 外用制剂不宜用于开放性伤口或破溃皮肤;也不得用于眼睛和口、鼻等部位黏膜处。

4. 注意复方制剂的使用 如克霉唑多与倍他米松制成复方制剂用于临床,对于改善炎性症状、缓解脱鳞屑和瘙痒的疗效好于两个药物成分单独使用;但有研究显示,复方制剂长期使用复发率较高(36%),而倍他米松是强效糖皮质激素药物,长期使用可发生激素依赖性皮炎。

5. 药物相互作用 咪康唑外用制剂可以使他克莫司血药浓度升高,对于不能停用他克莫司的患者,可以用制霉菌素替代咪康唑。由于特比萘芬具有更高的蛋白结合率而将醋硝香豆素置换下来,口服或外用特比萘芬有增加醋硝香豆素游离药物浓度的风险。

6. 十一烯酸 在 pH 为 5 时,该药具有最佳的抗真菌作用,在使用过程中偶有刺激性,用于黏膜时,浓度不宜超过 10%。二硫化硒涂于患处停留 5～10 分钟,再用清水洗掉,用时不要入眼,不用于破损皮肤。

(二)系统治疗药物使用注意事项(见表 16-3-4)。

(三)用药教育

1. 尽量选择每天使用 1～2 次的外用制剂,有利于增加患者的依从性。患者皮肤真菌感染症状消失以后,仍需继续用药 2 周时间。

2. 所有外用制剂在涂布时,不局限于皮损部位,应该扩展到距皮损边界 2 cm 的正常皮肤。症状减轻后继续使用 1 周。治疗体癣和股癣通常用药 2 周,治疗足癣则可以用到 4 周。如果外用药物使用 2～3 周后症状仍未见好转,则需要到医院就诊,接受抗真菌药物的系统治疗。

3. 使用阴道乳膏或栓剂时最好使用卫生护垫,不要使用植入式的月经用品。阴道栓多以植物油为基质,可以与硅胶发生反应,因此使用栓剂期间避免使用安全套,改用其他避孕方法。

4. 在体癣、股癣尚未根治前，禁止应用糖皮质激素制剂，如曲安奈德乳膏、氟轻松乳膏(fluocinonide cream)，以免症状加重。

5. 皮肤擦烂、渗出较多时宜用洗剂或溶液剂，避免使用乳剂。

6. 注意手、足癣的预防与养护。

复习思考题

1. 名词解释：(1)皮肤真菌感染；(2)皮肤癣菌病；(3)头癣；(4)体癣和股癣；(5)手癣和足癣；(6)甲癣；(7)花斑糠疹；(8)甲真菌病；(9)念珠菌病；(10)孢子丝菌病；(11)着色芽生菌病；(12)棘白霉素类。

2. 手癣、足癣的主要临床表现是什么？甲真菌病的类型有哪些？

3. 外用抗真菌药物的种类有哪些？其作用机制是什么？

4. 环吡酮胺应如何使用？应注意哪些问题？

5. 皮肤真菌感染应如何选择治疗药物？

6. 外用制剂使用的注意事项有哪些？

7. 患者的用药教育包括哪些内容？

第四节 荨麻疹

内容提要

本节主要介绍荨麻疹的病因与发病机制、临床分类及表现、常用药物与治疗方案，以及注意事项和患者教育。要求了解荨麻疹的常见病因、分类与临床表现，熟悉常用药物的作用特点，掌握急、慢性荨麻疹的治疗方案及特殊人群的用药选择，以及应用注意事项和患者教育。

荨麻疹(urticaria)俗称“风疹块”，是由于皮肤、黏膜小血管扩张及渗透性增加出现的一种局限性水肿反应。有15%～20%的人一生中至少发生过一次荨麻疹。

一、病因与发病机制

(一)病因

通常将荨麻疹分为外源性和内源性。急性荨麻疹常可找到病因，但慢性荨麻疹的病因多难以明确。

1. 外源性因素　多为暂时性。

(1)物理性：刺激、压力、冷、热、日光照射等。

(2)食物性：①动物蛋白类，如鱼、虾、蟹、贝壳类、蛋类等。②植物或水果类，如柠檬、芒果、李子、草莓、胡桃、可可、大蒜、西红柿等，腐败食物和食品添加剂。

(3)药物性：①青霉素、磺胺类、血清制品(serum products)、各种疫苗等，通过Ⅰ型过敏反应免疫介导。②吗啡、可待因、血管紧张素转换酶抑制剂、阿司匹林等，通过肥大细胞释放组胺或白三烯所致。

(4)植入性：人工关节、吻合器、心脏瓣膜、骨科用钢板、钢钉及妇科的节育器等。

(5)运动性。

2. 内源性因素　多为持续性。包括肥大细胞(mast cell)对免疫球蛋白 E(immunoglobulin, IgE)高敏感性，慢性隐匿性感染(细菌、真菌、病毒、寄生虫等感染，如幽门螺杆菌感染在少数患者可能是重要的因素)，劳累或精神紧张，针对 IgE 或高亲和力 IgE 受体的自身免疫，以及慢性疾病如风湿热、系统性红斑狼疮、甲状腺疾病、淋巴瘤、白血病、炎症性肠病等。特别指出，慢性荨麻疹很少由变应原介导所致。

(二)发病机制

荨麻疹的发病机制可能涉及感染、变态反应、假变态反应和自身反应性等。肥大细胞在发病中起中心作用，其活化并脱颗粒，导致组胺、白三烯、前列腺素等释放是影响荨麻疹发生、发展、预后和治疗反应的关键。诱导肥大细胞活化并脱颗粒的机制包括免疫性、非免疫性和特发性。还有少数患者无法阐明其发病机制。

(1)免疫性机制：包括针对 IgE 或高亲和力 IgE 受体的自身免疫、IgE 依赖的以及抗原抗体复合物和补体系统介导等途径。

(2)非免疫性机制：包括肥大细胞释放剂直接诱导，食物中小分子化合物诱导的假变应原反应，或非甾体抗炎药改变花生四烯酸代谢等。

二、临床表现

荨麻疹一般分为急性、慢性荨麻疹和物理性与特殊类型的荨麻疹(见表 16-4-1)。急性荨麻疹的发病时间小于 6 周；慢性荨麻疹是指风团每周至少发作 2 次，持续大于等于 6 周者。多数类型荨麻疹的特征性表现是起病突然，在身体表面的任何地方都可以出现大小不等的红色风团(wheals)伴瘙痒，呈圆形、椭圆形和不规则形，可孤立分布或扩大融合成片，皮肤表面凹凸不平，成橘皮样外观，常在数小时内消失，一般不超过 24 小时。

1. 急性荨麻疹　风团可以覆盖大部分体表，有时合并血管性水肿，由于水肿影响了皮下组织，使得风团的界限不清、红色变浅。水肿多发生于皮肤与黏膜交界处(如眼眶周围、嘴唇周围以及外阴周围等)，舌或咽喉黏膜处也累及。

2. 慢性荨麻疹　患者表现为全身症状较轻，风团数量不多，反复发生，可持续数月或数年。有时也会伴有血管性水肿。

表 16-4-1　荨麻疹的分类及其定义

类型		定义
普通型	急性荨麻疹	风团和(或)血管性水肿发作小于 6 周
	慢性荨麻疹	风团和(或)血管性水肿发作大于等于 6 周
	间歇性	急性间歇性或反复发作
物理性	人工荨麻疹(皮肤划痕症)	机械性切力后 1～5 分钟内局部形成条状风团
	冷接触性荨麻疹	遇到冷的物体、风、液体、空气等在接触部位形成风团
	延迟压力性荨麻疹	垂直受压后 30 分钟至 24 小时局部形成红斑样深在性水肿,可持续数天
	热接触性荨麻疹	皮肤局部受热后形成风团
	日光性荨麻疹	暴露于紫外线或可见光后诱发风团
	振动性荨麻疹或血管性水肿	皮肤被振动刺激后数分钟出现局部红斑和水肿
特殊型	胆碱能性荨麻疹	皮肤受产热刺激如运动、进食辛辣食物、情绪激动时诱发的直径 2～3 mm 风团,周边有红晕
	水源性荨麻疹	接触水后诱发风团
	接触性荨麻疹	皮肤接触一定物质后诱发瘙痒、红斑或风团
	运动诱导性荨麻疹	运动后数分钟进食或 4 小时内暴食,发生血管性水肿、风团、常伴有其他过敏症状,与某些特异食物有关
	药理性荨麻疹	青霉素、磺胺类药、血清制剂、各种疫苗或吗啡、可待因、ACEI、阿司匹林等药品或生物制品

三、药物治疗及临床应用

(一)常用治疗药物

荨麻疹的常用治疗药有系统治疗药物和外用药物。系统治疗药物是荨麻疹治疗主要药物。外用药物如止痒液(炉甘石洗剂)、乳膏和用于日光性荨麻疹的局部用遮光剂等辅助治疗药物。常用的系统治疗药物包括:

1. 抗组胺药　抗组胺药可有效缓解荨麻疹的瘙痒等症状。分为 H_1 受体阻滞剂和 H_2 受体阻滞剂。

(1)H_1 受体阻滞剂:在常规剂量下,按照是否有中枢镇静作用又分为一代抗组胺药(镇静性抗组胺药)和二代抗组胺药(非镇静性抗组胺药)。

1)一代抗组胺药:有异丙嗪、氯苯那敏(扑尔敏)、赛庚啶和苯海拉明等,一代抗组胺药属于二线治疗药物,常与白三烯受体拮抗剂联合用于二代抗组胺药在常规剂量治疗 1～2

周后疗效不佳的患者。该类药物常见的不良反应包括头痛、认知功能障碍，抗胆碱作用，如尿潴留、口干、视力模糊，以及胃肠道功能紊乱等。慎用于室性心律失常、前列腺肥大患者以及妊娠头 3 个月孕妇；禁用于闭角型青光眼及正使用单胺氧化酶抑制剂的患者。

2）二代抗组胺药：常用的有特非那定、阿司咪唑、西替利嗪、氯雷他定、左卡巴斯汀以及非索非那定（fexofenadine）、地氯雷他定等，与第一代抗组胺药比较，具有 H_1 受体选择性高，无镇静作用、抗胆碱作用弱和药效作用持久的特点（见表 16-4-1），是治疗荨麻疹的一线用物，尤其治疗慢性荨麻疹优势更大。该类药物虽然中枢神经系统的不良反应较少，但有些药物若长期使用会有心脏毒性，主要表现为 Q-T 间期延长、尖端扭转型室性心动过速（torsade de pointes，TDP）和其他心律失常，严重者可引起猝死，尤以特非那定与阿司咪唑较为多见。

表 16-4-1　二代抗组胺药物的药效、代谢特点和主要不良反应表

药名	药效特点	中枢抑制	抗胆碱	心脏毒性	代谢途径
阿司米唑	长效	无	无	有	肝
特非那定	速效	无	无	有	肝
氯雷他定	速效	无	无	无	肝（部分）
西替利嗪	强而持久	轻微	无	无	肾（原型）
阿伐斯汀	短效/速效	低镇静	无	无	肾（原型）
曲普利啶	短效/低毒性	低镇静	轻微		
美喹他嗪	调节迷走紧张性	低镇静	较显著		肝肾
咪唑斯汀	长效/双重抗过敏	无	无	无	肝

（2）H_2 受体阻滞剂：包括西咪替丁、雷尼替丁和法莫替丁。由于慢性荨麻疹的病因和发病机制复杂，当 H_1 受体阻滞剂不能控制时，可以依据病情加用 H_2 受体阻滞剂增加治疗作用。对于 Hp 感染的荨麻疹患者，根除 Hp 则有助于荨麻疹的治疗。

（3）多塞平：是一个具有抗组胺作用的三环类抗抑郁药。不良反应是嗜睡和多汗、口干、震颤、视物模糊等抗胆碱样反应。禁用于严重心脏病、癫痫、青光眼、甲亢患者。

2. 白三烯受体拮抗剂　此类药物通过抑制 5-脂氧合酶（5-lipoxygenase，5-LOX）活性以及半胱氨酸白三烯（cysteinyl leukotriene）受体两个途径拮抗白三烯的作用，起到治疗过敏反应的作用。常用药物有孟鲁斯特和扎鲁司特，可引起嗜酸性粒细胞增多、血管炎性皮疹、心肺系统异常或末梢神经障碍等不良反应。

3. 糖皮质激素　口服糖皮质激素常用于用非镇静性抗组胺药不能控制症状，或急性、重症以及伴有喉头水肿的荨麻疹。泼尼松最为常用，剂量为 30～40 mg（或相当剂量），口服 4～5 天后停药。不主张在慢性荨麻疹中常规使用。

4. 环孢素　作为三线治疗药物，因其不良反应发生率高，该药只用于严重、对大剂量抗组胺药均无效的患者。每日 3～5 mg/kg，分 2～3 次口服。

5. 奥马珠单抗　本药为抗 IgE 的重组人源化（嵌合）单克隆抗体，能特异性识别循环

IgE 的 Fc 段，阻断 IgE 与其高亲和力受体结合，对难治性慢性荨麻疹有肯定疗效。不良反应主要有头疼、眩晕和疲乏，皮下注射部位常有过敏反应。

6. 其他三线治疗药　甲氨蝶呤、吗替麦考酚酯（骁悉）、他克莫司、酮替芬和静脉注射用人免疫球蛋白也可用于荨麻疹的治疗，维生素 C 和氯化钙等可降低血管通透性，改善炎性水肿。

（二）各类型荨麻疹的治疗方案

1. 急性荨麻疹　在明确并祛除病因以及口服抗组胺药不能有效控制症状时，可选择糖皮质激素：泼尼松 30～40 mg，口服 4～5 天后停药；或相当剂量的地塞米松静脉或肌内注射，特别适用于重症或伴有喉头水肿的荨麻疹；1∶1000 肾上腺素溶液 0.2～0.4 mL 皮下或肌内注射，可用于治疗急性荨麻疹伴休克或严重荨麻疹伴血管性水肿。

2. 慢性荨麻疹　首选二代抗组胺药，常规剂量使用 1～2 周后不能有效控制症状或严重荨麻疹时，依据患者个体或荨麻疹类型对治疗反应的差异，更换品种或获得患者知情同意情况下增加 2～4 倍剂量；或 2～3 种联用或交替使用；联合第一代抗组胺药，可以睡前服用，以降低不良反应；联合第二代抗组胺药，提倡同类结构的药物联合使用如氯雷他定与地氯雷他定联合，以提高抗炎作用；对于顽固性荨麻疹 H_1 受体拮抗剂疗效不佳时可与 H_2 受体拮抗剂（如雷尼替丁、法莫替丁）、白三烯受体拮抗剂或多塞平联合，还可以酌情使用糖皮质激素系统治疗。对上述治疗依然无效者，可以选用环孢素、静脉注射用人免疫球蛋白、甲氨蝶呤或奥马珠单抗治疗。给药时间应根据风团发生的时间进行调整，如清晨起较多则应睡前给予较大剂量，如临睡时多则晚饭后给予较大剂量；风团控制后宜继续用药并逐渐减量。

3. 诱导性荨麻疹　本型荨麻疹对常规的抗组胺药治疗相对较差。治疗无效的情况下，要选择一些特殊的治疗方法，如表 16-4-2 所示。

表 16-4-2　　部分特殊荨麻疹的治疗方法

类型	治疗方法
人工荨麻疹（皮肤划痕症）	避免外伤，减少搔抓。①抗组胺药物；②联合酮替芬（1 mg，每日 1～2 次）
冷接触性荨麻疹	避免接触冷的物体、气体或液体等。①使用抗组胺药；②联合多塞平（25 mg，每日 2 次）；③冷水适应性脱敏
胆碱能性荨麻疹	皮肤避免接触产热刺激，避免运动过度。①使用抗组胺药；②使用抗胆碱药物；③逐渐增加水温和运动量
延迟压力性荨麻疹	通常抗组胺药无效，可选择：①糖皮质激素，如泼尼松 30～40 mg；②难治患者可选择氨苯砜，每日 50 mg，口服；③柳氮磺吡啶，2～3 g/d，口服
日光性荨麻疹	避免日光直晒，穿戴具有防护功能衣服或涂抹防晒霜（乳）。使用抗组胺药

（三）特殊人群的药物治疗

1. 儿童荨麻疹的治疗　儿童急性荨麻疹的最常见原因是感染、食物和药物过敏。如果是慢性荨麻疹，很可能是自身免疫性和甲状腺疾病所致。儿童中人工荨麻疹和冷接触性荨麻疹是两种最常见、最为严重的物理性荨麻疹。儿童荨麻疹治疗药物的选择与成人相同，非镇静作用的抗组胺药同样是儿童荨麻疹治疗的一线选择，但应适当减量。同样，在治疗无效的患儿中，可联合第一代(晚上使用)和第二代(白天使用)抗组胺药物治疗，但要关注镇静类抗组胺药给患者学习等带来的影响。儿童应该尽可能避免采用糖皮质激素的系统治疗。

2. 老年荨麻疹患者的治疗　老年患者使用抗组胺药，应加强对嗜睡不良反应的监护，因为二代抗组胺药在大剂量使用的情况下也会产生镇静嗜睡作用。

3. 妊娠期妇女的治疗　原则上妊娠期间尽量避免使用抗组胺药物，尤其是妊娠的前3个月。但如症状反复发作，严重影响患者的生活和工作，必须采用抗组胺药治疗时，应告知患者目前无绝对安全可靠的药物，在权衡利弊情况下选择相对安全可靠的药物如氯苯那敏、苯海拉明或氯雷他定等。

4. 哺乳期妇女的治疗　大多数抗组胺药可以分泌到乳汁中。比较而言，西替利嗪、氯雷他定在乳汁中分泌水平较低，哺乳期妇女可酌情选用，并尽可能使用较低剂量。氯苯那敏可经乳汁分泌，降低婴儿食欲和引起嗜睡等，应避免使用。

四、用药注意事项与患者教育

(一)用药注意事项

1. 药物不良反应

(1)一代抗组胺药可以发生镇静、视物模糊、尿潴留、口干、阴道干涩和便秘等不良反应；二代抗组胺药，特别是长期使用可发生尖端扭转性室性心律失常，尤其是患有心脏病、电解质异常(如低钙、低钾、低镁血症)者使用特非那定时更应谨慎。

(2)长期使用糖皮质激素可导致糖耐量受损(impaired glucose tolerance，IGT)、向心性肥胖、肌肉萎缩、骨质疏松、无菌性股骨头坏死、消化性溃疡、高血压、水钠潴留、白内障和皮肤萎缩变薄等。因此，糖皮质激素不作为“万能”药物随意使用，仅用于确定了荨麻疹的发生诱因和无用药禁忌证的患者，也不主张作为慢性荨麻疹的常规用药，并注意使用时须逐渐减量，不能骤然停药，以免发生反跳现象，使病情加重。

(3)环孢素可以引起肾毒性，随用药剂量增加和时间延长而加重，一般是可逆性的。该药还可以引起严重肾间质性纤维化，肾小球萎缩，则为不可逆的损害。用药期间须定期监测肾功能，有条件的最好进行血药浓度监测，及时调整剂量，减少不良反应发生。当血肌酐水平两周内有2次升高并超过正常值上限的30%时，应减量。该药可引起血压升高，有近50%的用药患者收缩压达到160 mmHg或舒张压达到90 mmHg。对于血压轻中度增高，可用钙通道阻滞剂治疗，对钙通道阻滞剂不耐受患者可以改用ACEI。

(4)奥马珠单抗给药前，每202.5 mg先用无菌注射用水1.4 mL完全溶解，然后皮下注射5～10秒。如40分钟后仍不能完全溶解，则不能使用。超过150 mg的剂量宜分次皮下给予。本品用量是以治疗前测得的血清IgE量(以ng或U计)及体重为依据，过敏性哮喘患者的基础 IgE 值一般为 850 ng/mL(350 U/mL)。不能以本品治疗后测得的 IgE 值为依据,因治疗后 IgE 升高可长达 1 年。

2. 药物相互作用

(1)氯雷他定和地氯雷他定:主要由肝脏 CYP3A4 酶代谢,少部分由 CYP2D6 代谢,因此与影响 CYP3A4 酶代谢的药物合用时须谨慎。

(2)环孢素:①与氨基糖苷类、复方磺胺甲基异噁唑(compound sulfamethoxazole)、两性霉素 B、呋塞米或非甾体类抗炎药合用,肾毒性增加;②与大环内酯类、唑类、氟喹诺酮类、激素(糖皮质激素、性激素)、H_2受体阻滞剂、钙通道阻滞剂等肝药酶抑制剂合用,可升高环孢素的血药浓度;③与抗癫痫药(苯妥英、苯巴比妥、卡马西平和丙戊酸钠等)、华法林、利福平等肝药酶诱导剂合用,可使环孢素药物浓度降低。

(二)患者教育

1. 药物治疗前首先应消除诱因或可疑病因,有利于荨麻疹自然消退;在已知过敏原或促发因素的情况下,要注意避免再次接触。

2. 慢性荨麻疹患者在未确定诱因情况下,尽量避免热水淋浴或置身于湿热环境中;少穿过紧衣服(尤其是收肩和束腰的衣服);避免使用阿司匹林等 NDAID 类药物,避免饮酒或摄入辛辣食物;减少上呼吸道感染的概率;减少工作和生活压力;保证休息和充足的睡眠。

3. 许多荨麻疹不用治疗,可以自行缓解。

4. 抗组胺药物避免用于卟啉病患者;服用一代抗组胺药物期间不得驾驶机、车、船,从事高空作业和操作精密仪器。青光眼和膀胱梗阻者也应避免使用。

5. 患者出现胸闷憋气、呼吸困难、恶心、呕吐、眼、嘴唇或舌头水肿等过敏反应或严重症状时,应及时就医。

复习思考题

1. 名词解释:(1)荨麻疹;(2)急性荨麻疹;(3)慢性荨麻疹;(4)特殊类型的荨麻疹;(5)一代抗组胺药;(6)二代抗组胺药;(7)白三烯受体拮抗剂;(8)奥马珠单抗。

2. 急性荨麻疹的外源性因素是什么?

3. 荨麻疹的典型症状是什么?

4. 二代抗组胺药的作用特点有哪些?

5. 急性荨麻疹应如何治疗?

6. 慢性荨麻疹的用药方案是什么?

7. 儿童荨麻疹应如何用药?

8. 二代抗组胺药的用药注意事项是什么?

第五节 银屑病

内容提要

本节介绍银屑病的病因与发病机制、临床类型与表现、治疗目的与原则、主要治疗药物、临床治疗方案以及用药监护与患者教育。要求了解银屑病的病因和临床表现，熟悉治疗目的与原则以及主要治疗药物，掌握药物治疗方案以及用药监护和患者教育。

银屑病(psoriasis)俗称“牛皮癣”，是一种免疫相关的慢性复发性炎症性皮肤病，20%～30%患者伴关节损害，中、重度患者罹患代谢综合征和动脉粥样硬化性心血管疾病的风险增加。病程呈慢性，易复发，多数患者冬季复发或加重，夏季缓解。银屑病严重影响患者的生命质量，目前的治疗措施虽然有效，但不能达到长期的缓解。

一、病因与发病机制

一般认为本病是在遗传相关基因缺陷基础上，加上一些环境因素如感染、外伤或精神神经因素而发病或加重。

1.遗传因素　流行病学资料、人类白细胞抗原分析和全基因组关联研究(genome-wide association study，GWAS)均支持银屑病的遗传倾向。约20%银屑病患者有家族史，父母一方有银屑病时，其子女银屑病的发病率为16%左右；而父母均为银屑病患者时，其子女银屑病的发病率达50%。同卵双胞胎和异卵双胞胎之间发病一致性研究也支持遗传因素对银屑病发病的影响。

2.环境因素　仅有遗传因素不足以引起发病，环境因素在诱发及加重银屑病中起重要作用。最易促发或加重银屑病的因素是感染、精神紧张、应激事件、外伤手术、妊娠、肥胖、酗酒、吸烟和某些药物作用(详见表16-5-1)等。其中感染备受关注，如点滴状银屑病发病前常有咽部急性链球菌感染史，给予抗生素治疗后病情常好转，人类免疫缺陷病毒感染也可加重银屑病。

表16-5-1　可引起或加重银屑病的药物

药物分类	药物名称
局麻药	普鲁卡因
抗菌药	阿莫西林、氨苄西林、咪喹莫特、青霉素类、磺胺类，特比萘芬、万古霉素、四环素类
抗炎类药	糖皮质激素(撤药后)、NSAID(吲哚美辛、水杨酸类)
抗疟疾药	氯喹、羟氯喹

续表

药物分类	药物名称
心血管药	乙酰唑胺、胺碘酮、ACEI(卡托普利、依那普利)、β受体阻滞剂(阿替洛尔、美托洛尔、普萘洛尔和噻吗洛尔)、钙通道阻滞剂(二氢吡啶类、地尔硫䓬、维拉帕米)、可乐定、地高辛、吉非贝齐、奎尼丁
H_2受体拮抗剂	西咪替丁、雷尼替丁
激素类	氧雄龙、孕酮
阿片类止痛药	吗啡
神经精神类药物	碳酸锂、丙戊酸、卡马西平、氟西汀、奥氮平
其他	碘化钾、汞、α-干扰素、β-干扰素、粒细胞-巨噬细胞集落刺激因子(GM-CSF)

3. 免疫因素　寻常型银屑病皮损处淋巴细胞、单核细胞浸润明显，尤其是T淋巴细胞和树突状细胞在表皮或真皮浸润为银屑病的重要病理特征，表明免疫系统参与该病的发生和发展。

二、临床类型与表现

银屑病按照临床表现分为斑块状(plaque)、反向型(inverse)或屈侧型(flexural)、点滴状(guttate)、脂溢样(seborrheic)、掌跖型(palm and/or sole)、头皮型(scalp)、红皮病型(erythrodermic)、泛发性脓疱型(generalized pustular)、连续性肢端皮炎型(Hallopeau's acrodermatitis)。

(一)斑块状银屑病

斑块状银屑病也称寻常型银屑病(psoriasis vulgaris)，此型最多见，占90%以上。患者皮肤可表现为从小的点状、独立的斑块到泛发性、可融合的成片甚者覆盖整个体表不同程度的皮损，有严重的瘙痒。

(二)其他类型银屑病

1. 反向型银屑病(inverse psoriasis)　病变累及腋下、乳房和腹股沟等皱褶部位，常由于多汗和摩擦，导致皮损鳞屑减少，可出现糜烂、渗出及裂隙；少数损害可发生在唇、颊黏膜和龟头等处。

2. 点状银屑病(guttate psoriasis)　常见于青年，发病前2～3周常有咽喉部链球菌感染病史，起病急骤，皮损为小的皮疹、红斑鳞状丘疹或斑块，数天可泛发全身，痒感程度不等。

3. 脓疱型银屑病(pustular psoriasis)　临床上较少见，可分为局部性和泛发性两种，在急重症情况下可能需要系统(口服)治疗。

4. 泛发性脓疱型银屑病(generalized pustular psoriasis)　皮损为红斑基础上出现针

头至粟粒大小、浅在性无菌性小脓疱，表面覆有鳞屑。

5. 红皮病型银屑病(erythrodermic psoriasis) 本型是一种少见的泛发性可致命的严重银屑病。表现为全身皮肤弥漫性潮红、浸润肿胀、脱屑，可伴有发热、表浅淋巴肿大等全身症状，病程长、易复发。系统治疗的同时，必要时需采取急救措施支持生命体征。

6. 银屑病尿布疹(Psoriatic diaper rash) 本型多见于2岁以下儿童，好发于腹股沟的皱褶处，该病90%以上的患者皮肤受损超出尿布接触的范围。

7. 关节病型银屑病(psoriasis arthropathica) 本型除了皮损外可出现关节病变，任何关节均可受累。可表现为关节肿胀和疼痛，活动受限，严重时出现关节畸形，呈进行性发展。

(三)银屑病的严重程度

按照银屑病患者皮损的体表面积(body surface area, BSA)及症状的严重程度和对生命质量的影响分为轻度(局限型)、中度和重度疾病。目前，已有多种量化的测量方法，如银屑病皮损面积及严重度指数(psoriasis area and severity index, PASI)、皮肤病学生命质量指数(dermatology life quality index, DLQI)和SF-36健康调查简表(the MOS item short from health survey, SF-36)。银屑病的诊断更多是基于对典型斑块皮损的识别，而不是实验室诊断。

三、治疗目的与原则

(一)治疗目的

治疗目的在于控制病情，减缓向全身发展的进程，减轻自觉症状及皮肤损害，尽量避免复发，提高患者生命质量。治疗过程中与患者沟通并对患者病情进行评估是治疗的重要环节。中、重度银屑病患者单一疗法效果不明显时，应给予联合、替换或序贯治疗。

(二)治疗原则

1. 合理性 强调使用目前皮肤科学界公认的治疗药物和方法。

2. 安全性 包括药物在内的各种治疗方法均以确保患者的安全为首要，既重视疗效又不能忽视严重不良反应，合理选择治疗药物，加强药学监护，最大程度地减少药物不良反应的发生。

3. 个体化 在选择治疗方案时，要全面考虑银屑病患者的病情、年龄、耐受性以及合并疾病情况，尤其对于特殊人群需求，综合并合理地制订治疗方案。

4. 经济性 银屑病作为慢性复发性炎症性皮肤病，治疗时间长、药物使用量大，要充分考虑患者的经济承受能力，提高治疗依从性。

四、主要治疗药物

外用治疗、系统治疗(主要用于中重度银屑病)和生物制剂三种药物治疗与紫外线照射(光疗)构成银屑病的四种主要治疗方法。

(一)外用治疗药物

1. 外用糖皮质激素　糖皮质激素具有抗炎、抗增生、免疫抑制和血管收缩作用,常用药物和强度如表16-5-2所示。

表16-5-2　皮肤科常用外用糖皮质激素类药物

作用强度	药物名称	常用浓度(%)
弱效	氢化可的松	1.0
	甲泼尼龙	0.25
中效	泼尼松龙	0.5
	地塞米松	0.05
	氯倍他松	0.05
	曲安奈德	0.025～0.1
	氟氢可的松	0.025
	氟轻松	0.01
强效	倍氯米松	0.025
	莫米松	0.1
	氟轻松	0.025
	哈西奈德	0.025
	倍他米松	0.05
超强效	氯倍他索	0.02～0.05
	哈西奈德	0.1
	倍他米松	0.1
	卤米松	0.05

注:表中糖皮质激素类药物大多为乳膏或软膏剂型,少数为溶液剂或硬膏剂型。

(1)因为外用糖皮质激素可以祛除和减弱鳞屑及受损红斑颜色,故银屑病患者乐于使用。

(2)特殊部位用药受限的皮肤,如不能耐受煤焦油或地蒽酚(dithranol)的脸部、耳朵、生殖器、腋下等褶皱部位,可以选择外用糖皮质激素治疗;婴儿或成人面部、擦伤区域和皮肤薄的区域应选用低效制剂,而中、强效制剂则用于成人其余部位皮肤的初始治疗。

(3)因过敏或刺激反应对维生素 D 类似物、煤焦油或地蒽酚不能耐受的患者，可使用中效制剂(只能使用弱效制剂的部位除外)。

(4)强效或超强效制剂用于严重的或其他药物治疗无效的头皮、掌跖部位银屑病，对于超强效制剂只可使用 2～4 周时间。

(5)不良反应包括皮肤萎缩、痤疮、接触性皮炎、多毛、毛囊炎、色素沉着、口周皮炎、出现皮纹、创伤性紫斑，同时还会出现耐受性增加、早期的复发和偶有不稳定性银屑病的加重；若使用的制剂为强效、超强效或在患者大范围使用的情况下，身体吸收增加，对肾上腺皮质系统反馈抑制的风险加大。所有外用糖皮质激素都属于美国食品药品管理局(FDA)妊娠安全分级的 C 级。

2. 外用维生素 D_3 衍生物　此类药物包括卡泊三醇(钙泊三醇，calcipotriol)和他卡西醇(他骨化醇，tacalcitol)，其作用机制是通过作用于角质形成细胞上的维生素 D 受体，减少表皮的增殖和分化，修复正常角质层。

(1)卡泊三醇：该药对于轻度银屑病的作用好于地蒽酚，与中效糖皮质激素制剂相当或略强。该药虽不能完全祛除斑丘疹，但能减少鳞屑和皮损增厚，常用于受损皮肤面积小于 40%的轻中度银屑病的治疗，是慢性斑块银屑病长期治疗的首选药物。具有无色、无味、不污染衣物的特点，患者乐于使用。0.005%规格的软膏剂或擦剂，按每天1～2 次(≤100 g/w)使用，对皮损周围皮肤有短暂的刺激性(烧灼感、瘙痒、干燥或红斑)及轻度刺激性接触性皮炎，因此不宜用于颜面部位。在推荐剂量下外用通常不会导致血钙或尿钙水平升高，属于 FDA 妊娠安全分级的 C 级。

(2)他卡西醇：作用和不良反应与卡泊三醇相似，用法为每日 1～2 次，最大剂量为 10 g /d。

3. 外用维 A 酸类(local retinoids)　代表药物为他扎罗汀，可选择性与维 A 酸受体(retinoic acid receptor，RAR)结合，通过减少角质形成细胞的增殖，恢复正常的皮肤分化和减少皮肤炎性细胞的浸润，改善银屑病皮肤症状。用于躯干和四肢皮损面积大于 20%的慢性静止期斑块型银屑病患者，起效缓慢，不能清除皮损斑块，但能减轻斑块的硬化、脱屑和使红色变淡。目前使用的有 0.05%和 0.1%两种规格的凝胶剂。不良反应以局部刺激较为多见，表现为瘙痒、烧灼感、红斑、脱屑、皮炎、皮肤干燥等，偶见刺痛和皮肤发红、皮肤干燥和疼痛。18 岁以下儿童与 65 岁以上老年人不推荐使用该药；妊娠和哺乳期妇女禁用。

4. 角质促成剂(keratolytic agents)

(1)煤焦油：由矿物质或植物干馏后提取，具有抑制 DNA 合成和抗角质细胞增生作用，并有致光敏的作用。单用煤焦油对轻、中度银屑病有效，对其他制剂无效或不能使用其他药物者尤为适宜。单用效果不如地蒽酚和糖皮质激素，可污染衣物，有异味，动物实验显示有致癌性，广泛使用可吸收中毒，因此临床较少使用。在煤焦油洗剂中加水杨酸或糖皮质激素以增加疗效，每日 2 次，外用于患处。对顽固性掌跖部位银屑病，用其溶液浸泡或焦油软膏封包效果较佳。头皮银屑病可用 1%纯煤焦油洗剂清洗头发替代香波治疗。常见不良反应有毛囊炎、痤疮、光敏反应、变态反应性接触性皮炎等。

(2)地蒽酚：又称蒽林(anthralin)，为合成的蒽醌衍生物，属强还原剂，具有抗表皮形成细胞增殖、诱导上皮细胞分化和抗炎作用。该药治疗银屑病历史久远，有多种规格和剂型，浓度为0.1%～3%，剂型有蜡棒和软膏等，既可以递增浓度的方法单独使用(separate use, SCAT)，也可与煤焦油或糖皮质激素联合使用，还可与紫外线照射治疗一同使用。长期使用的浓度一般较低，为0.05%～0.4%。主要不良反应是刺激和染色作用，涂到皮肤可引起红斑、水肿、灼热和瘙痒，可使皮肤、甲板、毛发和衣服黄染，偶尔可引起呕吐、腹泻和肝肾、神经系统损害等全身中毒反应。该药的美国FDA妊娠安全分级为C级。

(3)水杨酸类(salicylic acid)：通过溶解细胞间黏结物而减少角质层细胞间黏附，可使角质溶解、表皮脱落，有利于其他外用制剂如糖皮质激素的透皮吸收，增加其作用；此外，还具有一定抗炎作用。该药可以导致全身吸收甚至中毒，尤其是使用范围超过体表面积的20%，或肾脏功能障碍者使用时发生的风险更大。避免用于儿童，可用于轻度的局部银屑病妊娠妇女。

(4)外用免疫抑制剂(topical immunomodulator)：常用的是钙调神经磷酸酶抑制剂他克莫司和吡美莫司，剂型分别是0.1%和0.03%的乳膏，主要用于脸部、外阴和擦烂部位银屑病的长期治疗。

(二)系统治疗药物

1.阿维A　阿维A是阿维A酯的代谢产物，在维A酸类中最为常用。单独作用不如甲氨蝶呤和环孢素，因此常与卡泊三醇外用制剂合用或配合光疗使用。该药的疗效与剂量相关，但是小剂量(25 mg/d)比大剂量(50 mg/d)更安全，患者更易耐受。阿维A的生物利用度是20%～90%，脂餐可促进药物吸收，90%以上的药物与血浆蛋白结合，阿维A和其异构体可以互相转化，服药后1～2周达到稳态血药浓度。

常见不良反应有高三酰甘油血症，眼睛、鼻和口腔黏膜干燥、唇裂、唇炎、鼻出血、指甲脆性、皮肤变黏和烧灼感等皮肤黏膜不良反应。少见的有维A酸皮炎，长期使用偶尔发生甲周化脓性肉芽肿和非常罕见的骨骼肌障碍，如弥散性特发性骨肥厚症(diffuse idiopathic skeletal hyperostosis, DISH)。阿维A属于美国FDA妊娠分级的X级，可致胎儿畸形。哺乳期妇女禁用阿维A，因母亲摄入药量的1.5%可随乳汁进入哺乳儿体内。该药的半衰期约2天，但可以逆转化为半衰期长的阿维A酯(120天)，所以用药期间仍需要采取避孕措施，育龄妇女停用该药后3年方可怀孕。同样，使用该药的男性患者，用药期间和停药3年内禁止献血。

2.环孢素　环孢素主要用于中、重度银屑病的诱导缓解和维持治疗，也可用于脓疱型、红皮病型和甲银屑病的治疗，不宜长期使用，通常治疗时间为12周，最多不超过1年。该药的作用比维A酸酯强，与甲氨蝶呤相似或略强。常用剂量为2.5～5 mg/(kg·d)，分2次给药，达到诱导缓解效果后，采用小剂量[1.25～3 mg/(kg·d)]维持治疗，可避免复发。停用时应按1 mg/(kg·d)逐渐减量，不可骤然停用，可以有效地延长疾病复发甚或加重的时间。有报道称超过半数的患者停用环孢素后4个月内会复发，故建议环孢素停用前后，应使用一个有效的替代药物。

环孢素长期使用的不良反应有肾脏损害、高镁血症、高钾血症、高血压和高三酰甘油血症，后两者对于既往有舒张压升高或三酰甘油升高的患者尤为明显。治疗期间还会出现多毛、牙龈增生等。长期使用该药和之前接受光化学疗法的患者发生鳞状细胞癌和非黑色素瘤的风险增加。

3. 甲氨蝶呤(MTX)　MTX 是一种叶酸还原酶抑制剂，通过作用于嘌呤的生物合成，抑制淋巴细胞增殖而治疗银屑病。该药作用比阿维 A 强，与环孢素相似或稍微逊色，常用于治疗急性严重银屑病，虽然不良反应显著，但仍是环孢素的安全替代药物，前提是患者没有严重肝病。MTX 可以口服，也可以通过肌内注射或经皮下注射给药。用于成人，该药的剂量从 2.5 mg 开始，每 2～4 周增加 2.5 mg，逐渐增加到 7.5～20 mg/w 的维持量，最大剂量可以达到 25 mg/w。该药主要从肾脏以原型排泄，肾功能减退时应减量。

该药最严重的不良反应是肝脏纤维化，患者饮酒会更加重该风险。其他还有恶心、呕吐、口腔炎、白细胞计数减少、血小板减少以及肝脏和肺毒性。每天补充叶酸 1～5 mg 可以减轻恶心和骨髓抑制，而不减少治疗作用。避免用于感染期和肝病患者。按照美国 FDA 的妊娠分级属于 X 级，怀孕期间使用可以引起胎儿畸形，故不应用于育龄妇女。该药也可以减少男性的精子数量。

4. 用于系统治疗的生物反应调节剂　目前国内已用于银屑病临床治疗或正在进行临床试验的生物反应调节剂(biologic response modifier, BRM)主要包括细胞因子阻断剂和抑制 T 细胞或抗原提呈细胞的药物。通常将 TNF-α 类的生物制剂如依那西普、阿达木单抗作为一线的生物制剂，用于慢性与稳定期银屑病的治疗。如果上述药物治疗无效，则选择二线生物制剂，如优特克单抗(ustekinumab)。

(1)细胞因子阻断剂：

1)依那西普：是肿瘤坏死因子 α 受体单抗，由人 P75TNF-α 受体与人 IgG1 的 Fc 组成的一种重组融合蛋白，能够特异性结合 TNF-α 和 TNF-β，抑制其作用。该药治疗关节病型银屑病及重度顽固性银屑病有效，可与甲氨蝶呤联合用于甲氨蝶呤治疗无效的患者；也可与其他全身或局部治疗银屑病的药物联合，能够减轻其他药物的不良反应。关节炎性银屑病的推荐剂量是 50 mg/w，每周 1 次，皮下给药；斑块状银屑病为 50 mg/次，皮下给药，每周 2 次(分 3 天和 4 天各一次)，用药 3 个月，随后维持剂量 50 mg/w。不良反应是局部注射处可出现红斑、肿胀或瘙痒等反应。

2)英夫利西单抗：属于鼠-人的嵌合单克隆抗体，直接作用于 TNF-α，抑制后者与受体结合。用于治疗中、重度斑块状银屑病和关节炎性银屑病，既可单独用于斑块状银屑病的治疗，也可与甲氨蝶呤合用。推荐剂量是在治疗的第 0、2 和 6 周，按照 5 mg/kg，静脉输液给药，随后每 8 周给药一次。总体耐受性较好，但静脉输注时，仍可出现发热、水肿、荨麻疹、肌痛、咽炎、上呼吸道和尿道感染、过敏反应和加重充血性心衰等不良反应。

3)阿达木单抗：是重组全人源化的 TNF-α 单克隆抗体，对中、重度银屑病和关节炎性银屑病快速有效。关节炎性银屑病的治疗剂量是 40 mg，皮下给药，每 2 周一次；斑块状银屑病，成人的初始剂量是 80 mg，1 周后每 2 周给 40 mg。该药常见不良反应是感染(上呼吸道感染和鼻窦炎)、注射部位的反应、皮疹和头痛。

(2)抑制 T 细胞或抗原提呈细胞的药物

1)阿法赛特(alefacept)：是一个二聚体融合蛋白，与 T 细胞上的 CD2 结合，抑制 T 细胞的活化和增殖，可以产生剂量依赖性降低淋巴细胞的作用，主要治疗中重度斑块状银屑病以及关节炎性银屑病。与其他生物制剂比较，单独使用作用一般，因此多与其他药物联合使用增加疗效；显效慢，出现明显效果的时间需3个月以后。推荐剂量是15 mg，肌内注射，每周1次，用药12周。不良反应轻微，常见的有咽炎、感冒样症状、发热、寒战、眩晕、头痛以及注射部位疼痛和感染等。

2)优特克单抗：为最新的生物反应调节剂，是一个IL-12/23的单克隆抗体，选择性作用于IL-12和IL-23两个细胞因子，而这两个细胞因子在银屑病的病因中起重要作用。用于治疗18岁以上的中、重度斑块状银屑病，目前临床经验有限，价格昂贵。推荐剂量为：患者体重100 kg及以下者，45 mg/4周，然后每12周给45 mg。对体重大于100 kg的患者，初始剂量为90 mg/4周，以后每12周给90 mg。常见的不良反应有上呼吸道感染、头痛、疲倦；严重的不良反应与其他BRM类似，包括结核、病毒和真菌感染以及癌症；有发生罕见可逆性后部白质脑病综合征(reversible posterior leukoencephalopathy syndrome, RPLS)的风险。

5.二线系统治疗药物

1)抗代谢药物：硫唑嘌呤、羟基脲(羟基尿素)、来氟米特和吗替麦考酚酯等，虽有银屑病治疗作用，但疗效不如一线系统治疗药物，而且有肝毒性和严重的骨髓抑制作用，限制了它们在临床的应用。其他药物还包括富马酸酯、柳氮磺吡啶、雷公藤总甙等。

2)糖皮质激素：作为系统用药具有起效迅速的特点，但减量或停药易发生反跳现象，症状加重，或使斑块状银屑病转化为脓疱型或红皮病型银屑病，因此仅在其他药物治疗无效、病情极其严重有生命危险的情况下使用。

3)抗菌药物：对于上呼吸道链球菌感染、咽炎、扁桃体炎等感染诱发的银屑病，特别是急性点滴型银屑病，要及时使用抗菌药治疗感染灶，一般选择青霉素类、利福平或头孢菌素类，疗效良好。甲砜霉素(thiamphenicol)、氯霉素、红霉素及甲硝唑等，还具有免疫调节及抑制角质形成细胞增生等作用。其中甲砜霉素是治疗脓疱型银屑病的首选药物之一，其不良反应主要是骨髓抑制、食欲缺乏、恶心、呕吐和腹痛、腹泻等胃肠道反应。而甲硝唑对急性斑块状银屑病有良好作用。对于头部、腋下、乳房下以及阴部的一些银屑病皮损，可能由糠秕马拉色菌、念珠菌感染时，可选择氟康唑、伊曲康唑等药物治疗。

(三)中药与补充和替代药

1.鱼油　鱼油含有两种多不饱和脂肪酸，二十碳五烯酸(EPA)和二十二碳六烯酸(DHA)，它们与花生四烯酸竞争环氧化酶和脂氧化酶(lipoxidase)。多个安慰剂对照研究显示，鱼油可有效治疗银屑病；一项研究则显示，EPA联合阿维A酯治疗银屑病，明显优于阿维A酯单独用药。

2.十大功劳(mahonia aquifolium)　这是国外的外用制剂(10%浓度规格)，每天2次，外用，可显著改善PASI和生命质量指标(quality of life index, QLI)得分。

(四)光疗

紫外线照射(ultraviolet radiation)治疗银屑病由来已久，通常分为紫外线A(ultraviolet a, UVA)与紫外线B(ultraviolet b, UVB)两种。UVB可以干扰蛋白质和核酸的合成，减少角质形成细胞的增殖；UVA 的作用与之相似，但是具有更强的穿透性，可以深达真皮层。UVB 又分为宽波 UVB 和窄波紫外线 B(NB-UVB)，宽波 UVB 与外用煤焦油或地蒽酚联合使用，可以提高疗效；而 UVA(320～335 nm)通常与补骨脂素等光敏感剂配合使用，也可以使疗效增加，这种补骨脂素(psoralen)＋紫外线 A 的联合治疗方案被称为 PUVA(英文首字母缩写)治疗。在疗效上，窄波 UVB 好于宽波 UVB，但又略逊于 PUVA。PUVA 对大多数银屑病患者有效，缓解期延长，通常用于治疗中到重度银屑病或者其他治疗不能控制的难治性银屑病。由于宽波 UVB 治疗的使用更加广泛，PUVA 有发生皮肤癌的风险，因此目前临床上将窄波 UVB 作为光疗的首选，仅在窄波 UVB 治疗失败后才会考虑 PUVA。

光疗的不良反应包括皮肤红斑伴疼痛、瘙痒、干燥、色素沉着和出现水疱，在光照强度大时这些不良反应更为显著，尤其对日光过敏或氟喹诺酮类、四环素类、磺胺类、氢氯噻嗪和甲氨蝶呤等药可引起光敏性皮炎的患者，使用时更应该小心谨慎。

五、临床治疗方案

皮损面积小于体表 3%的局限型银屑病，可单独采取外用药治疗；对于严重、受累面积大者，除外用药外，还可联合物理疗法和系统治疗。对于皮损面积超过体表 20%的银屑病患者，在长期使用煤焦油或地蒽酚疗效不佳或生活质量低下者，则需要系统治疗。与外用药物治疗比较，系统治疗的不良反应更为严重，因此临床建议首选外用治疗。

(一)不同类型银屑病的治疗

1. 斑块状银屑病　外用糖皮质激素应用最广泛，且超强效的糖皮质激素疗效最好。维生素 D_3 衍生物起效比糖皮质激素慢，但不良反应相对较少，可使用序贯疗法，即分别使用糖皮质激素与维生素 D_3 衍生物联合使用，或使用复方制剂来提高疗效。①维 A 酸类：可单独治疗轻度斑块状银屑病，中、重度斑块状银屑病患者需要使用系统治疗、光疗、联合其他外用药物治疗。口服阿维 A 对斑块状银屑病有效，通常需与外用药联合，可加快起效时间，提倡从小剂量开始逐渐增加剂量，寻找最佳耐受量。②MTX：是目前治疗斑块状银屑病最经济有效的药物，但长期使用可导致肝脏纤维化及急性骨髓抑制。③环孢素：治疗斑块状银屑病的特点是起效快，一般用于短期诱导治疗。

2. 滴状银屑病　积极治疗上呼吸道感染，减轻心理压力，避免外伤[同形反应，是指正常皮肤在受到非特异性损伤后，可诱发与已存在的某一皮肤病相同的皮肤变化(皮损)]。可选用弱效或中效糖皮质激素单独或与维生素 D_3 衍生物、润肤剂、UVB 联合应用。①他卡西醇刺激性小，可用于治疗急性滴状银屑病。②光疗在急性炎症期应慎重使用。③由上呼吸道链球菌感染引起者可适当给予抗生素治疗，常用青霉素、头孢类、红霉素、阿奇霉素等。④也可用清热凉血的中成药，如银屑颗粒、复方青黛丸等。⑤某些严重的急性滴状银屑病或上述治疗方法无效的患者，可考虑短期应用 MTX、环孢素、吗替麦考酚酯等免疫抑制剂。

3. 脓疱性银屑病　①局限性脓疱性银屑病：无论是掌跖脓疱病还是连续性肢端皮炎

均首选外用药物治疗，一线用药包括强效糖皮质激素、维生素 D_3 衍生物和维A酸类药物，单独、联合或序贯应用；顽固或频繁复发的病例，可用NB-UVB或308 nm准分子光治疗；重症或顽固病例，常需系统用药，首选阿维A，效果不满意或不能耐受时，可选择MTX、雷公藤、环孢素、吗替麦考酚酯等。②泛发性脓疱性银屑病：大多需要系统治疗，可根据患者的病情和个体情况选择阿维A、MTX、环孢素等一线药物。

4.红皮病性银屑病　用低刺激或无刺激保护剂，如凡士林外涂；1∶8 000高锰酸钾溶液或淀粉泡浴。环孢素和英夫利西单抗起效迅速，阿维A和MTX起效较慢，均作为目前治疗本病的一线用药，有时可联合用药。一般不主张系统应用糖皮质激素，若患者中毒症状重、危及生命时，可谨慎采用。

5.关节病性银屑病　治疗药物包括非甾体类抗炎药，改善病情的抗风湿药，糖皮质激素及生物制剂。①NSAIDs适用于轻度活动性关节炎患者，但对皮损和关节破坏无效。②抗风湿药起效较慢，虽不具备明显的止痛和抗炎作用，但可控制病情恶化及延缓关节组织的破坏，多用于中、重度病例。③生物制剂具有很好的临床疗效，并能阻止银屑病关节炎(psoriatic arthritis, PsA)的影像学发展。④雷公藤具有抗炎止痛及免疫抑制双重效应，对缓解关节肿痛有效。⑤白芍总苷多年来治疗类风湿性关节炎，能减轻关节炎症状。

6.反向型银屑病　以局部药物治疗为主，必要时可应用光疗，一般不采用系统治疗。①弱、中效糖皮质激素可短期用于治疗，每日2次，连续用药不应超过2周；强效或超强效糖皮质激素易导致上述部位的皮肤萎缩，不主张应用。②钙调神经磷酸酶抑制剂通过阻断多种细胞因子的合成而发挥免疫抑制作用，常用0.1%或0.03%他克莫司软膏和1%吡美莫司乳膏。③他卡西醇软膏刺激性小，患者耐受性好，可用于反向银屑病皮损的治疗。

(二)特殊部位银屑病的治疗

1.头皮银屑病　轻度头皮银屑病患者应避免搔抓，局部使用中效糖皮质激素或者维生素 D_3 衍生物，或两者配合使用；对于有较厚头皮鳞屑的患者，开始可以选用水杨酸制剂、焦油洗剂或植物油、矿物油封包过夜去掉鳞屑，然后短期间歇使用糖皮质激素制剂，或者使用糖皮质激素与维生素 D_3 衍生物的复合制剂。

2.甲银屑病　常用超强效糖皮质激素或维生素 D_3 衍生物做局部封包治疗。对甲母质银屑病(如甲凹点和甲纵嵴)，仅外用治疗甲皱襞部的皮损就可能治愈甲损害；对于甲床病变(如甲剥离)，先剪去甲板或外用高浓度的尿素软膏封包1周左右(涂药前用胶布保护甲周皮肤)，使甲板软化、脱落，再局部外用糖皮质激素或维生素 D_3 衍生物。他扎罗汀对甲凹点和甲剥离的患者，先外用0.5%～1%甲氧沙林(methoxsalen)溶液于末端指部，再照射UVA，每周2～3次，有一定疗效。

3.外阴部银屑病　应选用弱效、中效或软性糖皮质激素。钙调神经磷酸酶抑制剂对黏膜部位的银屑病有效。黏膜部位一般不能耐受维生素 D_3 衍生物。避免使用刺激性的制剂如地蒽酚或维A酸类。

(三)特殊人群用药

1.儿童银屑病　轻症患儿常规应用润肤剂，外用弱效糖皮质激素可以减少红斑和脱屑，尤其适用于瘙痒症状为主的患儿。煤焦油是常用治疗儿童银屑病有效的药物；卡泊三醇用于儿童银屑病评价良好。窄谱 UVB(NB-UVB)治疗儿童银屑病疗效肯定，致癌可能性较小，但应注意 PUVA 治疗不适宜于小儿。系统治疗药物最常用的包括维 A 酸类、MTX 和环孢素，这些药物一般仅用于脓疱性、红皮病性、关节病性或其他治疗方法无效的患儿，必须进行长期监测。

2. 孕妇银屑病　在孕前尽量使病情平稳或缓解，有利于平稳渡过孕期。润肤剂、局部糖皮质激素以及地蒽酚被认为对孕妇安全。UVB 是继环孢素后的一种安全的二线治疗。UVB 的有效性在孕妇中并无单独评估，但是对银屑病患者的随机对照试验表明，其在 65% 的人群中有效。有数据表明，依那西普和英夫利西单抗对胎儿无影响，建议慎重选用。

3. 哺乳妇女　哺乳期妇女的一线治疗局限于润肤剂，适当局部外用糖皮质激素以及地蒽酚。局部治疗应该在哺乳后使用。维 A 酸类、MTX、环孢素、生物治疗以及 PUVA 在哺乳期妇女都属相对禁忌，最安全的二线治疗是 UVB。需要进一步治疗者，应该缩短哺乳时间。

4. 老年银屑病　治疗较为困难，目前有效治疗的数据资料尚缺乏。主要是局部用卡泊三醇/倍他米松、UVB、倍他米松、依那西普和 MTX 治疗。当其他治疗无效时，需谨慎使用环孢素。

(四)合并用药

联合用药的益处是减少每个药物的剂量、降低不良反应发生率，同时增加疗效。常用的药物联合有：①两个外用制剂联合，如外用糖皮质激素＋外用维生素 D_3 类似物；②一个外用制剂＋光疗，如增加疗效的阿维 A＋光疗方案；③一个系统治疗药物＋外用制剂；④两个系统治疗药物替换使用；⑤一个系统化疗药物＋BMR。后两种方法临床使用较少，或有待进一步研究。

(五)生物反应调节剂的合理使用

生物反应调节剂(BRM)由于价格贵，临床应用时间不长，出于安全和经济考量，通常只是用于符合以下要求的严重银屑病患者：①PASI 评分大于 10；②DLQI 评分大于 10；③属国际公认的严重银屑病；④危及生命的银屑病；⑤进行期的银屑病；⑥对其他治疗方法无效的银屑病；⑦对其他治疗不能耐受的银屑病；⑧有严重并发症的患者；⑨使用 BRM 后可免于住院的患者；⑩伴有关节病型银屑病的患者。

六、用药监护与患者教育

(一)用药监护

1. 体表皮损面积小于 3% 的轻中度银屑病，初始治疗可单独使用外用药；对于严重、受累面积大者，除外用药外，还可联合物理疗法和系统治疗。

2. 对于中等效价强度的外用糖皮质激素，若医生处方剂量超过 50 g/w 的情况下，应该对患者加强疗效评价和用药监护。

3. 钙泊三醇与糖皮质激素组成的复方制剂比单独使用各个药物更有效。

4. 首次使用环孢素前，应检查患者的血压、胆固醇、三酰甘油、血钾、血镁、血肌酐和血尿素氮基础水平。

(1)血肌酐检查：治疗开始的头 3 个月，每 2 周检查一次，如果血肌酐的检查没有变化，则依照用药剂量来决定检查频度[剂量大于 2.5 mg/(kg·d)的每月检查一次，剂量小于 2.5 mg/(kg·d)每 2 个月检查一次]。如果血肌酐水平 1 周内两次超过正常水平的 30%，则需要减量。如果减量 1 个月后血肌酐水平仍然异常升高，则应该停药。对于环孢素引起肾毒性的银屑病患者，可以尝试用吗替麦考酚酯作为替代药物。

(2)高血压：是环孢素最常见的不良反应，约有 50%患者出现收缩压高于 160 mmHg 和(或)舒张压高于 95 mmHg。对于血压升高严重者可以选用钙通道阻断剂(尼卡地平除外)，如果患者不能耐受，可改用血管紧张素转化酶抑制剂。利尿剂可以加重肾功能，β受体阻滞剂可以加重银屑病，因此在环孢素治疗期间最好避免使用这两个药物。

(3)药物相互作用：环孢素是 CYP3A4 酶的代谢底物，但鉴于治疗银屑病的剂量小于用于移植患者的剂量，因此与相互作用的药物同服，通常不必进行血药浓度监测。①可增加环孢素血药浓度的药物：钙通道阻滞剂(维拉帕米、地尔硫草和尼卡地平)，胺碘酮，噻嗪类利尿剂，大环内酯类抗生素，别嘌醇，口服避孕药，依折麦布，选择性 5-羟色胺再摄取抑制剂(氟西汀、舍曲林)，氟喹诺酮类(环丙沙星、诺氟沙星)，抗真菌药(酮康唑、伊曲康唑、氟康唑和伏立康唑)以及西咪替丁和葡萄柚汁。②可降低环孢素血药水平的药物：如抗癫痫药(卡马西平、奥卡西平、苯巴比妥、苯妥英和丙戊酸钠)，抗病毒药[依法韦仑(efavirenz，非核苷逆转录酶抑制药)]和圣·约翰草等。

5. 甲氨蝶呤的不良反应包括恶心、肺毒性、全血细胞减少、急性骨髓抑制、巨幼红细胞性贫血和淋巴瘤，最严重的是肝脏纤维化，患者饮酒会加重该不良反应发生的风险。肝功能的检查和筛查并不能预防该不良反应发生，因此建议高危患者应做肝活检，以排除活动性肝病。通常当积累量达到 1.5～2 g 时行首次肝活检，以后每增加 1.5～2 g 活检一次，尤其是对于健康欠佳的饮酒者。用人Ⅲ型前胶原氨基端原肽(N-terminal procollagen Ⅲ propeptide，PⅢNP)血清序列分析作为肝纤维化的诊断指标，该标志物具有良好的灵敏性，已逐步取代了肝活检。治疗初期，应每周定期检查血象排除骨髓抑制，同时监测肝肾功能；待病情稳定，治疗进入维持期后，可以每个月检查一次，最后每 3 个月检查一次。

6. 接受紫外线照射的患者应该做好眼睛的防护措施。接受 PUVA 治疗者，治疗结束后，对眼睛的防护还要再持续 24 小时甚至数天时间。PUVA 可以引起恶心、呕吐等不良反应，口服补骨脂素时，加服食物或牛奶可以减轻上述胃肠道症状。银屑病患者也可以使用口服维 A 酸类+PUVA 方案，此时维 A 酸类药物应减量 1/3。长期应用 PUVA 还可以导致皮肤老化、色素沉着和皮肤癌。

(二)患者教育

1. 涂布患处的药膏不必过多，以免造成浪费，按照表 16-5-2 的“指尖”单位使用，每天 1～2 次即可。

表 16-5-2 外用制剂的用量

治疗区域	指尖单位的数目	大约的体表面积(%)
头皮	3	6
面部及颈部	2.5	5
一只手(手心和手背)包括手指	1	2
整个一只手臂包括整只手	4	8
肘(大的斑块)	1	2
两足底	1.5	3
一只脚(脚背及足底)包括脚趾	1.5	3
整个一条腿包括整只脚	8	16
臀	4	8
膝(大的斑块)	1	2
躯干(前面)	8	16
躯干(后面)	8	16
生殖器	0.5	1

2. 除医嘱特别交代外，为减少药物的全身吸收，外用糖皮质激素一般不用于脸或外阴部。氢化可的松软膏虽为 OTC 药物，但也仅限于 10 岁以上患者，连续使用时间不超过 7 天。而氯倍他松则仅限于 12 岁以上患者使用。感染的皮肤不宜外用糖皮质激素。

3. 使用地蒽酚后应该保持 30～60 分钟，然后洗掉。该药可对皮肤或衣物造成污损；患者接触该药后要彻底洗手。

4. 将卡泊三醇与外用糖皮质激素合用可减轻刺激性不良反应。具体用法是，早上外用糖皮质激素，晚上外用卡泊三醇；或使用卡泊三醇/倍他米松复方制剂。卡泊三醇不宜与水杨酸外用软膏合用，因为后者的酸性可使其失效。该药用于 6 岁以下儿童的安全性尚未确定，因此使用之前应该咨询医生或药师。

5. 紫外线照射可以影响卡泊三醇的作用，因此使用该药同时接受紫外线照射治疗的患者，应该在 UVA 照射之后涂布药物，以免降低卡泊三醇的疗效。

6. 建议他扎罗汀从低浓度、小面积开始使用，控制药物与皮肤的接触时间(30～60 分钟)；耐受后，再正常使用。如果使用低浓度剂型仍有刺激，可改为隔日用药，同时联用糖皮质激素制剂。

7. 阿维 A 和它的异构体可以互相转化，尤其是乙醇有助于这种转化，治疗期间和停药后 2 个月内禁止饮酒，目的是减少阿维 A 转化为阿维 A 酯，后者具有更长的半衰期。脂餐可促进药物吸收。

病例分析——中重度银屑病

【病例介绍】

患者李某，女，24岁，主诉“突发银屑病，皮肤严重瘙痒、泛红”而就诊。曾有抑郁和考试焦虑症、失眠，自行使用苯海拉明治疗，体表有多处皮损和斑块、瘙痒，近3周病情加重。4年前曾被确诊为银屑病，随后呈间断发作，最近一次发作在4个月前，自行外用乳膏或洗液，基本可以控制。最近，患者使用1%倍他米松乳膏和0.005%卡泊三醇乳膏，两个药物联合使用以前很有效，但目前感觉疗效不明显。患者对自己的皮肤病苦恼和忧虑，身心疲惫、入睡困难。现用药物包括：①阿普唑仑1 mg，po prn，试验性治疗焦虑；②1%戊酸倍他米松乳膏、0.005%卡泊三醇乳膏，prn，治疗斑块状银屑病；③苯海拉明50 mg，睡前po prn；舍曲林50 mg，po qd。

既往史：患者是经济系大学毕业生，未婚，目前在一家银行工作(试用期)。4年前确诊为银屑病，2年前确诊为黑色素瘤；抑郁症2年，焦虑症6周；糖尿病前期半年。母亲52岁，患有1型糖尿病，40多岁时曾患银屑病；父亲53岁，在过去的15年中手术切除黑色素瘤2个。患者有一弟弟，身体健康。患者未有烟酒史和其他不良嗜好。磺胺过敏、可待因过敏。黑色素瘤手术后。

【体格检查】

患者身高167 cm，体重68 kg，T 36.2 ℃，BP 104/70 mmHg，P 72次/分，R 14次/分。查体：头皮、前胸、后背和肘部都有皮损；瞳孔等大等圆，对光反射和屈光反射(+)；眼睑无水肿；颈和淋巴结、胸、乳腺、心血管以及腹部和神经系统检查皆无异常。实验室空腹血检查结果见下表。

检查项目	结果
血钠(Na^+)	138 mmol/L
血钾(K^+)	3.5 mmol/L
血氯(Cl^-)	100 mmol/L
血浆CO_2含量	24 mmol/L
血尿素氮(BUN)	6.4 mmol/L
血肌酐(SCr)	80 mmol/L
血糖(GLU)	6.4 mmol/L
血钙(Ca^{2+})	2.35 mmol/L
血镁(Mg^{2+})	0.70 mmol/L
磷酸盐	1.13 mmol/L
血红蛋白(Hgb)	138 g/L (8.57 mmol/L)
血细胞比容(Hct)	0.401

续表

检查项目	结果
白细胞计数(WBC)	6.4×10^9/L
平均红细胞容积(MCV)	88.2 fL
白蛋白	38 g/L
AST	14 IU/L
ALT	10 IU/L
总胆固醇(TC)	2.84 mmol/L
低密度脂蛋白胆固醇(LDL-C)	2.07 mmol/L
高密度脂蛋白胆固醇(HDL-C)	1.29 mmol/L

【诊断】

银屑病(中重度)。

【治疗分析】

1. 精神和心理因素在银屑病的发病中占有重要地位,该患者发病最有可能与生活压力有关,紧张、抑郁、焦虑和睡眠障碍都有可能导致发病。药师应该告知患者要重视非药物治疗(心理治疗),如通过改变行为、运动等放松心情的方法提高自信,消除紧张,预防发病。

2. 目前外用药物治疗银屑病疗效不佳,应加用口服药物(甲氨蝶呤)治疗;同时应监护该药可能的不良反应,以及对患者未来生育的影响。

3. 该患者由于既往有黑色素瘤病史,因此不要使用 UV 光疗。

【治疗结果】

治疗 4 周后进行随访,患者的皮损减轻,症状得到缓解。

【讨论问题】

1. 患者由中度加重为中重度银屑病的过程中,出现哪些症状?

2. 哪些诱因可以使银屑病加重?

3. 药师应该向患者推荐哪些非药物治疗措施?

4. 为什么该患者应该增加系统治疗而不是光疗?

5. 患者所用药物需要注意哪些事项或不良反应?

6. 为提高患者目前所用药物的作用,药师还需采取哪些措施?

复习思考题

1. 名词解释:(1)银屑病;(2)斑块状银屑病;(3)滴状银屑病;(4)脓疱性银屑病;(5)红皮病性银屑病;(6)关节病性银屑病;(7)生物反应调节剂(BRM);(8)PUVA;(9)钙调神经磷酸酶抑制剂。

2. 银屑病的临床类型有哪些?主要表现是什么?

3. 银屑病的治疗目的与原则是什么？
4. 治疗银屑病的一线外用制剂有哪些？不良反应是什么？
5. 用于系统治疗的生物反应调节剂有哪些？应如何使用？
6. 斑块状银屑病应如何治疗？
7. 关节病性银屑病应如何用药？
8. 孕妇银屑病应如何用药？
9. 银屑病常见联合用药的方法有哪些？
10. 维A酸类使用过程中的药学监护点有哪些？
11. 首次使用环孢素应注意哪些问题？
12. 患者的用药教育内容有哪些？

第六节　烧烫伤

内容提要

本节介绍烧烫伤的病理机制、临床表现、药物治疗、用药注意事项与患者教育。要求了解烧烫伤的病理机制和程度分级临床表现，熟悉对各级烫伤的推荐治疗，掌握轻度烫伤的自我药疗方法以及用药注意事项与患者教育。

烧烫伤(burn and scald)属于热力烧伤的种类，系指由于火焰、热液(沸汤、沸水、沸油)、蒸气、高温气体、炽热金属液体或固体(如钢水、钢锭)等所引起的组织损伤，主要指皮肤和(或)黏膜，严重者也可伤及皮下和(或)黏膜下组织，如肌肉、骨、关节甚至内脏。

一、病理机制

1. 体液渗出　烧伤后迅速发生的变化均为体液渗出。烧伤区及其周围或深层组织的血管内皮细胞损伤，全身毛细血管扩张和通透性增加，大量血浆样液体自血液循环渗入组织间隙形成水肿或自创面渗出，因而丧失了大量的水分、钠盐和蛋白质(主要为白蛋白)。较小面积的浅度烧伤，体液渗出主要表现为局部组织水肿；大面积烧伤，由于循环血量明显下降，导致血流动力的改变，进而发生休克。

2. 急性感染　烧伤创面的坏死组织和含有大量蛋白质的渗出液，是细菌的良好培养基。在深度烧伤区的周围，还因血栓形成使局部组织发生缺血和代谢障碍，人体的抗感染因素如白细胞、抗体和抗感染药物均难以到达局部，更有利于细菌的繁殖。因此继休克后或在休克的同时，急性感染是对烧伤患者的另一个严重威胁。

3. 创面修复与功能修复　①创面修复分为：痊愈或"痂下愈合"(Ⅰ度、浅Ⅱ度)；产生瘢痕(Ⅲ度、严重感染的Ⅱ度)，需植皮；Ⅳ度烧伤的焦痂，大多在烧伤后2～3周或更长时间开始与肉芽组织分离，自溶脱痂；如不及早去除焦痂或痂皮(切痂或削痂)，用植皮等方法消灭创面，将影响人体抵抗力和导致代谢紊乱、全身性感染的发生。②深度创面愈合后产生的瘢痕增生、挛缩畸形、痛性瘢痕等，均需要有一个功能锻炼和整形矫正的过程，以恢复功能。③内脏也需要一个修复过程。④严重大面积深度烧伤愈合后，由于大部分汗腺被毁，人体散热调节能力变差，更需要一个调整适应过程。

二、临床表现

皮肤过热可致各种程度的损伤，烧烫伤导致的皮肤改变可分类为四级。

1. Ⅰ度烧伤　常见的是轻度晒伤，损伤表皮最浅层的细胞。主要表现为血管扩张、皮肤发红和轻度疼痛，不形成水疱。3～4 天内可愈合，不留瘢痕。

2. Ⅱ度烧伤　主要表现是烧伤区及其周围发生水肿，烧伤越深则水肿越重，水肿渗出液积聚于表皮与真皮间，形成水疱。水疱表皮剥脱后，在浅Ⅱ度创面，由于真皮层直接外露，充血的创面渗出较多、较红，温度较高，并因感觉神经末梢暴露而产生剧痛；在深Ⅱ度创面，则由于坏死的部分真皮层仍附着于创面，故颜色淡红或白中透红，渗出较少，温度较低，感觉迟钝。

3. Ⅲ度烧伤　因全层皮肤损毁形成焦痂，故创面干燥无渗液和疼痛，坏死组织下血管扩张并有血栓形成。但烧伤区及其周围水肿一般较Ⅱ度为重，水肿的严重程度因部位与组织结构而异，如身体低垂部位水肿较重；头颈部血液循环丰富且组织疏松，故水肿较重，尤其小儿更为显著。

4. Ⅳ度烧伤　除了坏死组织深达皮下组织、脂肪组织和骨组织外，Ⅳ度烧伤和Ⅲ度烧伤很相似，外表上看起来发黑，创面干燥，通常无疼痛感（因为神经组织的破坏），发生感染的危险很大。

所有Ⅲ度和Ⅳ度烧伤都伴有不同程度的全身性症状和并发症，包括血容量减少、红细胞破坏和负氮平衡等；体液丢失过多还会引起休克；大面积烧伤患者创面易感染，出现败血症；自愈合过程中瘢痕过度增生会导致关节变形、功能障碍，还可发生癌变。

三、药物治疗

1. Ⅰ度轻微烫伤后应立即用冰袋或冷牛奶对烫伤面直接冷敷，可以有效减轻烫伤部位出现的水肿、充血以及患者的痛苦，并防止受伤面积的扩大。冷敷时间可以适当长久些，一般直到烫伤部位无痛为止。烫伤部位不要覆盖。

2. Ⅱ度烫伤

（1）Ⅱ度烫伤可直接涂敷冰石愈伤软膏或京万红软膏，或将其涂于消毒纱布上，敷盖创面，消毒纱布包扎，每日换药一次。

（2）如果伤口破溃，常用水或含有氯己定的消毒水轻轻冲洗烫伤部位，然后用无菌生理盐水冲洗，最好进行无菌包扎，确保伤口不被感染，有利于伤口的愈合。

（3）化学品引起的烧伤应该在消毒或清创伤口前至少用大量清水冲洗 15～30 分钟。对于嵌入皮肤深处的部位可以用注射器帮助清洗。冲洗伤口或清除伤口过程中可以使用止痛药和镇静药，减轻患者的疼痛与焦虑。

(4)若是沥青烫伤并黏附在皮肤上,可以使用冰块冷冻沥青使之硬化或外用莫匹罗星软膏使之软化,然后去除沥青。

(5)对于较深伤口还要注射破伤风抗毒素,预防破伤风杆菌感染。

3. 感染的预防　可以使用外用抗菌药物制剂,磺胺嘧啶银(sulfadiazine silver)或磺胺嘧啶锌(sulfadiazine zinc)软(乳)膏剂是最为常用的外用抗感染药物,具有方便、有效和耐受性良好的特点,每天换药一次或隔日换药一次皆可。系统使用抗菌药物,仅限于感染确诊的情况,不建议预防使用。

4. 疼痛的缓解　可用非甾体抗炎药物如阿司匹林、对乙酰氨基酚等缓解疼痛,严重疼痛者也可以使用可待因或羟考酮。不建议局部使用麻药,因为会增加皮肤过敏反应的风险。

5. 皮肤保湿　在烧伤愈合后,新的上皮细胞层往往干燥裂纹,这时使用润肤霜或芦荟汁(aloe juice),可以起到很好的保湿作用。

四、用药注意事项与患者教育

(一)用药注意事项

1. 一般外用润肤或保湿药安全,无不良反应,但个别人也会对其中的成分或添加的防腐剂过敏。

2. 磺胺嘧啶银乳膏除抗菌作用外,还有软化作用。具体用法是,用压舌板或手(戴手套)将该药涂布在烧伤部位,薄薄一层足可起到预防感染作用。有些患者在使用磺胺嘧啶银(锌)乳膏的第一周会出现暂时一过性的白细胞减少、轻度刺激性,偶有短暂性疼痛。药物经局部吸收后可发生过敏反应,出现皮疹。对其他磺胺药或相似结构药物如磺酰脲类、砜类(sulfones)药物可有交叉过敏反应。长期使用磺胺嘧啶银会发生银中毒。对磺胺过敏、孕妇以及哺乳妇女、2 个月以下婴幼儿以及严重肝肾功能障碍者禁用,缺乏葡萄糖-6-磷酸脱氢酶者慎用。

3. 莫匹罗星禁用于对聚乙二醇过敏者。

(二)患者教育

1. 首先应该对烧烫伤部位的面积和深度进行评估。按照九分法,烧伤的严重程度与涉及的体表面积比例及烧伤深度成正比,单侧上肢占 BSA 的 9%,单侧下肢占 18%;躯干的前、后面积各占 18%,头占 9%,外阴部占 1%。因为 10 岁以下儿童身体各部位所占比例与成人不同,所以其 BSA 比例必须有所调整。刚出生时,婴儿头部大约占 BSA 的 19%,每增加 1 岁,头部所占比例就减少 1%,而腿部占患者总体表面积(total body surface area, TBSA)的比例就增加 1%。

2. 按照美国烧伤协会的推荐,烧伤的治疗分级为重度烧伤、中度无并发症的烧伤、轻度烧伤。

(1)重度烧伤:①成人累及大于 25%BSA(儿童为 20%)的Ⅱ度烧伤;②所有累及大于

等于 10% BSA 的Ⅲ度烧伤；③所有累及手部、面部、眼部、耳部、足部及会阴部，可能会导致功能损伤和容貌受损的烧伤；④高压电烧伤；⑤合并有吸入性损伤，严重创伤或高危患者(老年患者及衰弱患者)的烧伤。

(2)中度无并发症的烧伤：①成人累及 15%～25% BSA(儿童为 10%～20%)的Ⅱ度烧伤；②累及 2%～10% BSA 的Ⅲ度烧伤；③特殊功能区域未被累及的危险的烧伤，这些区域包括眼部、耳部、面部、手部、足部或会阴部。

(3)轻度烧伤包括：①成人累及小于 15%BSA(儿童为 10%)的Ⅱ度烧伤；②累及小于 2% BSA 的Ⅲ度烧伤；③特殊功能区域的功能和外貌没有受损危险的烧伤。

如果没有其他创伤存在，没有颈部、躯干、手臂或腿部周缘的烧伤，或者患者能自理，那么轻度烧伤患者可以在门诊接受治疗。进行初始评估后，只有Ⅱ度或Ⅲ烧伤累及小于 1 % BSA 的患者才可以自我治疗。治疗的目标是减少炎症、预防感染、缓解疼痛、促进伤口愈合。

3. 水疱的处理　覆盖在烫伤表面的水疱可以起到很好的保护屏障作用，但同时，水疱内的液体也许会成为感染细菌的培养基。因此通常的做法是，对于小的、水疱表皮较厚的，可以继续保留；对于较大的、表皮较薄的、位于多毛部位或运动受累部位的水疱，可以把它整个去掉，而不是简单地用注射器吸去疱内液体，否则仍有感染的可能。

4. 敷料的选用　应使用不与烧伤皮肤黏连、用生理盐水浸泡过的细纱布。为能更好地吸收伤口渗出的液体，应该多使用几块纱布。如果患者出现发烧、疼痛或淋巴结肿大，就该及时到医院就诊，确定伤口是否感染。如果伤口没有感染，5～7 天后可以去掉覆盖的纱布。

复习思考题

1. 名词解释：(1)烧烫伤；(2)Ⅰ度烧伤；(3)Ⅱ度烧伤；(4)Ⅲ度烧伤；(5)Ⅳ度烧伤；(6)烧伤的治疗分级。
2. 烧伤程度分为几级，各级的临床特点是什么？
3. 烧伤的药物治疗有哪些？
4. 磺胺嘧啶银的用药注意事项是什么？
5. 按照九分法，烧伤的体表面积(BSA)是如何计算的？
6. 按照美国烧伤协会的推荐，烧伤的治疗分为几级？
7. 如何进行轻度烧伤的自我药疗？

第七节　冻疮与冻伤

内容提要

本节介绍冻疮和冻伤的概念、病因和发病机制、临床表现、药物治疗、用药注意事项与患者教育。要求了解冻疮和冻伤的概念区别、病因和发病机制及临床表现，熟悉冻疮和冻伤治疗的常用药物，掌握冻疮和冻伤的治疗方法以及用药注意事项与患者教育。

冻疮(perniosis, chilblain)与冻伤(frostbite)是冷伤的两个不同概念。冻疮是长时间或间断性地在1～10 ℃的低温、高湿度条件下生活而引起的局部组织损伤，往往在不自觉中发生，出现症状才察觉。冻伤是寒冷(零度以下)引起的组织细胞冷冻所致的局部或全身性损伤。

一、病因和发病机制

(一)病因

1. 环境因素 ①风速：风能加速热的对流和热的丧失，促进环境温度的降低；风速越大，人体热量消耗也越多，越易造成冻伤；风速大小不同，致冻伤的程度也不相同。②潮湿：局部潮湿，导热良好，则加速了热量的消耗，因为水是热的良好导体，则易致冻伤。③暴风雪：风、雪、湿、冷综合作用的环境因素，气温可极度下降，在野外行军和作业极易发生冻伤。

2. 个体因素 ①肢体活动少，静止不动在低温环境下，机体受寒冷的刺激，引起皮肤血管和肢体远端血管收缩，四肢血流量相应减少，产热量也减少，就会发生冻伤。此外，局部组织受压迫(如鞋袜过紧、房屋倒塌时人被压在下面)，造成血液循环不良，在低温环境下也容易发生冻伤。②醉酒和精神不正常，都使人体失去自身保护的能力，是平时寒区严重冻伤发病的一个常见因素。③饥饿、疲劳、低温下接触金属、接触低温冷冻剂等，也是容易引起冻伤的重要因素。

(二)发病机制

1. 冻疮 由于长期暴露于寒冷、潮湿的环境中，皮肤血管痉挛收缩，导致组织缺氧引起细胞损伤；久之血管麻痹扩张引起静脉瘀血、毛细血管扩张、渗透性增加，血浆渗入组织间隙而引发本病。周围血液循环不良，缺乏运动、手足多汗、营养不良、贫血、鞋袜过紧等均可使病情加重。

2. 冻伤 冻伤的发病也与环境因素、机体自身因素有关。发生冻伤的直接原因是冰点以下的低温作用，可使局部组织发生冻结，导致局部冻伤，也可使整个机体的体温过低，导致冻僵。然而，组织能否致冻，取决于低温的强度和组织暴露于低温条件下持续时间的长短，以及其他因素。冻伤时温度越低，时间越长，受冻程度越严重。

二、临床表现

1. 冻疮 ①常发生于肢端或暴露部位，如手背、手指、足背、足趾、耳郭、鼻尖、颊部等处。②易发生于湿度高的初冬、早春季节，各年龄组都可发生，但以儿童多见。③损害为局限性水肿性紫红斑，按之褪色，解除压力红色逐渐恢复。严重时可有水疱，破后形成溃疡，局部有肿胀感，暖热后瘙痒，溃烂后疼痛。

2. 冻伤　局部冻伤按损伤深度可分为 4 度，具体如表 16-7-1 所示。

表 16-7-1　　冻伤的主要临床表现

临床表现	Ⅰ度	Ⅱ度	Ⅲ度	Ⅳ度
皮肤颜色	红	红或暗红	青紫	紫或青灰
水疱	无	有(大)	有(小)	无或有(很小)
水疱液		橙黄或血色	红或暗红	咖啡色或紫黑色
疱底		浅红或鲜红	暗红	污黑色
感觉	痛、痒	剧痛或钝痛	痛觉消失	肢体痛
皮肤温度	正常或微增	增高	降低	低
冻伤局部		明显	明显	轻微
损伤深度	真皮	表皮	皮肤全层或皮下组织	深达肌肉、骨骼
愈合时间	5～7 日	2～4 周	1～2 个月或需植皮	3～4 个月或更长

三、治疗药物及临床应用

(一)冻疮的治疗药物

治疗的关键是让患者脱离湿冷环境，保持冻疮局部温暖和干燥，否则治疗难以奏效，并易复发。

1. 外用治疗药物

(1)用 40～42 ℃的温水浸患处，逐渐升至室温，并抬高受伤部位，亦可应用超短波、红外线治疗，以改善末梢循环。

(2)外用药物：①外用糖皮质激素制剂止痒，如 0.025%肤轻松(fluocinolone acetonide)乳膏每晚封包。②樟脑(camphor)软膏每日 2 次外用，涂上药膏后轻轻按摩 1～2 分钟，10 天为一疗程。③外用 1%烟酸肌醇酯(inositol niacinate)软膏，该药选择性地使受寒冷刺激敏感部位的血管扩张，解除血管痉挛，改善末梢血液循环；每天 3 次，可有效缓解症状。④对于已破溃者，可以使用 5%硼酸软膏、抗生素软膏(如 1%红霉素软膏)或湿润烧伤膏，每日 2 次，创面愈合时间为 10 天左右。

(3)中医中药疗法：应用温经散寒通络、活血化瘀的中药改善末梢血液循环，水煎内服。常用的温经散寒中药有桂枝、细辛、附子、肉桂、生姜、当归等；活血化瘀中药有桃仁、红花、丹参、川芎、益母草等；外用中成药有复方三七冻疮软膏、冻疮未溃膏和冻疮消酊等。

2. 系统治疗药物

(1)解除血管痉挛，降低血黏度，促进末梢血液循环，提高组织供氧量。①硝苯地平(心痛定)，10～20 mg，每日 3 次，疗程 10～20 天。②烟酰胺(nicotinamide)，500 mg，每天 3 次。③双嘧达莫，25 mg，每天 3 次。④西地那非(sildenafil)，50 mg，每天 2 次。⑤口服己酮可可碱，每天3次，每次400 mg，用药2周。

(2)对于冻疮性红斑狼疮，可用糖皮质激素系统治疗。

(二)冻伤的治疗药物

1. Ⅰ度和Ⅱ度的浅部冻伤　处理时在复温的温水(37～43 ℃)中加入消毒剂，如1%苯扎溴铵溶液，清洁皮肤，防止感染。使冻伤部位的组织迅速加温，会很疼痛，可以使用止痛药吗啡或哌替啶(杜冷丁，dolantin)。

2. Ⅲ度和Ⅳ度的深部冻伤　多采用暴露疗法，保持创面干燥。建议应用抗凝剂，如肝素，防止血栓形成和坏疽。己酮可可碱、布洛芬和阿司匹林等可作为辅助治疗药物，恢复过程长达数月。待坏死组织分界明显后再切除，切后创面可植皮以加速愈合。

3. 全身冻伤的治疗　首先，要通过补液、选用血管活性药等防止休克；其次，要维护呼吸功能，保持呼吸道通畅，吸氧和给予呼吸兴奋剂，防止肺部感染；最后，还要注意维持电解质、酸碱平衡。

四、用药注意事项与患者教育

(一)用药注意事项

1. 使用烟酸肌醇酯软膏时，避免接触眼睛和其他黏膜(如口、鼻等)。

2. 复方三七冻疮软膏和冻疮未溃膏避免用于冻疮有紫疱、破溃者。

3. 严重冠心病者慎用西地那非和己酮可可碱；低血压者慎用己酮可可碱、双嘧达莫，哺乳期妇女也不宜使用；妊娠妇女禁用己酮可可碱，哺乳期妇女也不宜使用；有出血倾向者慎用双嘧达莫。

(二)患者教育

1. 冻疮重在预防，注意保暖和避免穿过紧鞋袜；坚持体育锻炼，提高机体对寒冷的适应性；加强营养，多食高蛋白及高维生素的食物。

2. 对冻伤进行药物治疗之前，急救和复温可迅速使患者脱离低湿环境和冰冻物体。37～43 ℃温水浸泡上肢或浸浴全身，使局部在20分钟、全身在半小时内复温。温水浸泡至肢端转红润、皮温达36 ℃左右为度。浸泡时可轻轻按摩未损伤的部分，改善血液循环。

3. 药物治疗同时，给予高热量、高蛋白和补充维生素等高能营养，有助于患者恢复。治疗期间吸烟者一定要戒烟。

4. 除了药物治疗外，氦氖激光、红外线局部照射皮损部位以及激光穴位照射等物理疗法，也有一定疗效。

5. 目前，对使用抗生素并注射破伤风疫苗预防感染和免疫的做法存在争议。

复习思考题

1. 名词解释:(1)冻疮;(2)冻伤。
2. 冻疮和冻伤的主要异同点有哪些?
3. 冻伤按损伤深度可分为 4 度,主要临床表现是什么?
4. 冻疮的外用治疗药物有哪些?
5. Ⅰ度和Ⅱ度的浅部冻伤应如何处理?
6. 冻伤进行药物治疗之前,应如何处理?
7. 如何进行轻度烧伤的自我药疗?

第八节　昆虫叮咬

内容提要

本节介绍虫咬皮炎的起病方式、临床表现、防治措施、用药注意事项与患者教育。要求了解虫咬皮炎的起病方式与临床表现,熟悉防治措施,掌握治疗方法、用药注意事项与患者教育。

虫咬皮炎(insect bite dermatitis)由螨虫、蚊、蠓、臭虫、跳蚤、蜂等昆虫叮咬或毒汁刺激引起,共同特点是皮损处可见针尖大小咬痕,自觉瘙痒,严重程度与昆虫种类、数量和患者敏感性相关,也称为丘疹样荨麻疹 。

一、起病方式

以昆虫纲为主的节肢动物引起皮肤病变的方式大致有以下几种,有的可几种方式同时致病。

1. 机械性损伤　很多节肢动物通过口器或尾钩等伤害皮肤,其伤害的性质决定于口器的构造,如蚊的针样口器通过刺入皮肤引起伤害。

2. 由毒液直接引起　如胡蜂、蝎子、蜈蚣等蜇人时,即将毒液直接注入人体,引起局部红肿、剧痛,严重时则出现头晕、恶心、呕吐、发热等全身症状;桑毛虫毒毛刺入人体引起局部发疹、剧痒等。

3. 虫体直接侵入人体引起　不少节肢动物的幼虫或成虫可以在人体内寄生或临时寄生,如蝇蛆病、疥螨等。

4. 由于刺吸血液所造成　不少吸血昆虫,除了叮咬、吸血及唾液的刺激使人们不安,妨碍睡眠,影响工作外,还可充当多种疾病的传播媒介。

5. 昆虫叮咬皮肤后注入唾液,使对这些物质过敏者产生迟发性皮肤过敏反应(delayed hypersensitivity skin reaction),致敏需 10 天左右,此时再受叮咬则促成皮疹发生。

反复叮咬可产生脱敏作用，因此本病一般在7岁左右停止发病。

二、临床表现

虫咬皮炎是婴幼儿及儿童常见的过敏性皮肤病，但成人也可患此病；往往同一家庭中几人同时发病，春秋季节发生较多。

皮损多发于躯干、四肢伸侧，群集或散在，为绿豆至花生米大小略带纺锤形的红色风团样损害，有的可有伪足，顶端常有小水疱，有的发生后不久便成为半球形隆起的紧张性大水疱，内容清，周围无红晕。皮疹呈皮肤色或淡红色或淡褐色，有的为较硬的粟粒大丘疹，搔抓后呈风团样肿大，新旧皮疹常同时存在。一般幼儿患者红肿显著，并有大疱，常有剧痒而影响睡眠，搔抓可引起继发感染。

三、防治措施

1. 预防　做好预防是最重要，也是首要措施，可以使用的驱蚊虫药有百灭宁（扑灭司林）、避蚊胺（DEET）或二者的复方药。对传染源的预防与诊疗，如来源于宠物身上的跳蚤，治疗药物可以用虱螨脲（氯芬奴隆）或氟虫腈（芬普尼）等。

2. 如已出现皮炎，尽早用肥皂水清洗皮肤，然后外擦0.1%依沙丫啶溶液（ethacridine solution）或炉甘石洗剂。也可以用糖皮质激素制剂，成年人可以使用强效或超强效如0.1%氟轻松乳膏，0.1%哈西奈德乳膏、软膏及溶液；儿童使用中效或弱效，如0.1%糠酸莫米松乳膏和洗剂、0.1%丁酸氢化可的松（hydrocortisone butyrate）软膏和0.01%氟轻松乳膏等。皮损泛发、过敏反应重者可短期口服糖皮质激素，如泼尼松。

3. 患者受到虫咬后若发生过敏，可以使用肾上腺素治疗或免疫治疗。

4. 瘙痒的治疗　可涂抹1%薄荷脑（menthol）外用溶液或2%樟脑酊（camphor tincture）或擦剂；或使用局麻药如利多卡因气雾剂或苯佐卡因（benzocaine）软膏；也可以口服依巴斯汀（ebastine）、西替利嗪等抗组胺药，缓解瘙痒症状。

5. 如有脓疱或发生继发感染，可以使用1∶500聚维酮碘溶液清洗局部，外擦0.1%依沙丫啶溶液，或2%莫匹罗星软膏。

6. 继发细菌感染　可用抗菌药物，如四环素、多西环素，儿童适宜使用阿莫西林；对于严重感染者可以静脉给予头孢曲松。

四、用药注意事项与患者教育

（一）用药注意事项

1. 使用外用制剂，注意不要误入眼内。

2. 使用抗组胺药物时，注意药物引起的嗜睡，驾车或操作机械应该谨慎。

3. 外用糖皮质激素制剂不要使用时间过久，尤其是超强效或强效的制剂；儿童应该使用中效或弱效制剂。

4. 使用β-内酰胺类药物，注意药物过敏反应；四环素类药物不宜用于8岁以下儿童。

（二）患者教育

1. 注意个人及环境卫生，勤换和勤晒衣被，尽量不要养宠物，防止蚊虫叮咬，消灭跳蚤、螨、臭虫等。

2. 注意个人防护和职业保护，避免与宠物、家禽接触，可用含二氯二苯三氯乙烷(DDT)或含除虫菊酯类的杀虫剂对环境消毒。

3. 对于易发生本病的患者，在春秋季节尽量少到花草多的地方。

4. 虫咬性皮炎最常见于儿童，而且比较重，但多数儿童随年龄增长，发病率会下降，即使发生，往往也比较轻。

5. 出现皮炎后，要积极对症治疗，要避免搔抓，以防细菌继发感染。

6. 高敏人群应随身携带急救药盒，其内包括肾上腺素、注射器以及抗组胺药物等。

复习思考题

1. 名词解释：(1)虫咬皮炎；(2)机械性损伤；(3)迟发性皮肤过敏反应。
2. 虫咬皮炎的起病方式有哪些？
3. 虫咬皮炎的临床特点是什么？
4. 昆虫叮咬已出现皮炎，应如何处理？
5. 缓解瘙痒的药物有哪些？
6. 虫咬皮炎的患者教育内容是什么？

（天津市第三中心医院 郎 奕）

第十七章

中毒解救

第一节　中毒概论

内容提要

本节介绍中毒的病因及机制、救治原则、一般救治措施与使用药物、特殊解毒药的应用。要求了解中毒解救的基本概念、病因、中毒途径、中毒机制、影响毒物作用的因素，熟悉中毒的救治原则，掌握中毒的一般救治措施与药物，以及特殊解毒药的应用。

中毒(poisoning)是指有毒化学物质进入人体，达到中毒量而产生损害的全身性疾病。凡能引起中毒的化学物质称为毒物(poison)。根据所接触毒物的毒性、剂量和时间，通常将中毒分为：①急性中毒(acute poisoning)：短时间内大量毒物进入人体内引起，发病急、病情重、变化快，处理不及时会危及生命。②慢性中毒(chronic poisoning)：小剂量持续缓慢或多次进入体内蓄积引起，发病慢、病程长，缺乏特异性诊断指标，易误诊、漏诊。

一、病因及中毒机制

(一)病因

1. 职业性中毒　多为慢性中毒，主要在农药、化肥、药物、化学试剂或工业原料等生产过程中密切接触，或在保管、运输、使用等方面，违反安全防护制度，出现泄漏、沾染等，均可发生中毒。

2. 非职业性或生活性中毒　多为急性中毒。在意外接触有毒物质，用药过量或误服、自杀、谋杀等情况下，过量毒物进入人体引起中毒。

(二)中毒途径与毒代动力学(toxicokinetics，TK)

毒物可经过消化道、皮肤黏膜、注射或动物叮咬等途径进入人体。毒物被吸收后随血液循环分布全身，经肝脏氧化、还原、水解、结合等作用进行代谢。大多数毒物经代谢后毒性降低，此为解毒(detoxifcation)过程。但也有少数毒物在代谢后毒性增强，如对硫磷(parathion)氧化为对氧磷(paraoxon)。

气体或易挥发毒物可随呼吸进入体内。吸收后，一部分毒物以原形由呼吸道排出；大多数毒物由肾脏排出；重金属如铅、锰、汞等及生物碱由消化道或乳汁排出；毒物经皮肤排出可引起皮炎，汞还可由唾液排出，易引起口腔炎。

(三)中毒机制

毒物不同，毒性作用及中毒机制也不同。

1. 局部刺激　强酸、强碱引起接触处皮肤红肿、水疱、糜烂或变性坏死。

2. 缺氧、窒息作用　一氧化碳、硫化氢(hydrogen sulfide，H_2S)、氰化物(cyanide)等中毒后，妨碍氧的吸收、运输或利用，引起缺氧。脑和心肌对缺氧最敏感，易发生损害。

3. 麻醉作用　有机溶剂和吸入性麻醉药亲脂性强，易透过血-脑屏障，对大脑产生麻醉作用。

4. 抑制酶活力　许多毒物或其代谢产物，通过抑制酶的活力对人体产生毒性作用。如有机磷杀虫剂抑制胆碱酯酶；氰化物抑制细胞色素氧化酶等。

5. 干扰细胞功能　百草枯(paraquat)在细胞内形成大量活性氧自由基，引起细胞膜脂质过氧化，导致多器官系统损害。酚类，如二硝基酚(dinitrophenol)等可使线粒体内氧化磷酸化作用解耦联，妨碍三磷酸腺苷形成和储存。

6. 竞争受体　阿托品能阻断毒蕈碱(muscarine，M)受体；纳洛酮能阻断吗啡受体等。

7. 致癌、致畸作用　这是一种特殊毒性作用，系致癌、致畸物(如石棉、苯、砷等)与DNA相互作用的结果。

(四)影响毒物作用的因素

1. 理化性质　毒物毒性与其理化性质有密切关系。气体毒物颗粒越小，挥发性越强，吸入肺内的量越多，毒性也越大。

2. 个体易感性　患者对毒物的敏感性与性别、年龄、体质、营养、健康状况、生活习惯等因素有关。

3. 环境因素　温度、酸碱度等可影响某些毒物毒性。如有机磷农药[美曲膦酯(trichlorphon)除外]在碱性环境中不稳定。

二、救治原则

1. 立即脱离中毒现场，终止毒物接触　尽快使患者脱离中毒环境，转移到空气新鲜的地方；脱去污染的衣服，清除皮肤上的毒物，用清水和肥皂水清洗皮肤和毛发；清洁口腔；用生理盐水反复冲洗污染的眼部15～20分钟。

2. 彻底清除尚未吸收的毒物　清除胃肠道中尚未吸收的毒物，可有效阻止毒物继续吸收，明显改善症状，因此清除愈早、愈彻底愈好。措施包括催吐、洗胃、药用炭吸附、导泻、灌肠等。

3.促进吸收毒物排出　采取强化利尿、血液净化(blood purification)、供氧等措施，加快已吸收毒物的清除和排泄。

4.有针对性地选用特殊解毒剂　特殊解毒药是指一类具有高度专属性解毒作用的药物，包括解救金属中毒的螯合剂(chelator)，高铁血红蛋白血症解毒的氧化还原剂(oxidizing reducing agent)，氰化物中毒解毒药，有机磷农药中毒解毒药，等等。

5.稳定生命体征，保护重要脏器　急性中毒者应卧床休息、保暖，注意监测生命体征；出现昏迷时，注意保持呼吸道通畅，维持呼吸和循环功能；输液或鼻饲以维持营养，保持水、电解质和酸碱平衡。对中毒性肾衰竭患者尽早行血液透析或腹膜透析。

6.对症治疗和预防并发症　大多数毒物无特效解毒药，可选用一般解毒药物如激素、自由基清除剂、辅酶及维生素等，积极对症治疗；并注意定时翻身，以预防肺炎和褥疮等并发症。

三、一般救治措施与使用药物

(一)催吐

清醒者采取催吐法；昏迷、惊厥、无呕吐反射或休克状态者及孕妇禁用。吞服腐蚀性毒物者，催吐可能引起出血或食道、胃穿孔。

1.反射刺激呕吐　用手指、筷子或压舌板刺激咽后壁或舌根诱发呕吐。毒物不易呕出时，饮温水 200～300 mL 催吐，如此反复进行，直至胃内容物完全呕出，水清无味为止。

2.药物催吐

(1)吐根糖浆(syrupus ipecacuanhae)：能直接刺激胃黏膜反射性引起呕吐，又能兴奋呕吐中枢，安全有效，临床常用。用法：每次口服量为 15～20 mL，极量 60 mL，服后 15～30 分钟内即可引起呕吐。应避免超量，以防止引起心律失常。

(2)阿扑吗啡：为多巴胺受体激动剂，能刺激延髓催吐化学感受区的多巴胺受体，反射性地兴奋呕吐中枢引起呕吐，作用迅速，效果好。用法：皮下注射，成人剂量 0.1 mg/kg，3～5 分钟后即引起呕吐。

(二)洗胃

有催吐禁忌或催吐失败者应尽早施行洗胃，一般在服毒后 6 小时内洗胃效果好。即使超过 6 小时，由于部分毒物仍可滞留胃内，多数仍有洗胃的必要。一次难以洗净的毒物，如口服有机磷农药，必要时间隔 2～4 小时，可行二次洗胃。对于吞服强腐蚀性毒物、食管静脉曲张、上消化道出血、胸主动脉瘤、呼吸困难、严重冠状动脉病变者禁忌洗胃。对昏迷、惊厥、抽搐患者慎重洗胃。

1.洗胃液　可根据毒物的种类不同，选用适当的解毒物质。

(1)胃黏膜保护剂：如牛奶、蛋清或米汤等，用于吞服腐蚀性毒物者。

(2)溶剂：饮入脂溶性毒物，如汽油、煤油等有机溶剂时，可先注入胃内液状石蜡150～

200 mL，使其溶解而不被吸收，然后洗胃。

(3)解毒剂：可通过与体内留存的毒物起中和、氧化、分解、沉淀发挥解毒作用。如1∶5000 高锰酸钾溶液(potassium permanganate solution)，可使巴比妥、生物碱、蕈类氧化物解毒。

(4)中和剂：吞服强酸时可采用弱碱，如镁乳(magnesium hydroxyde emulsion)、氢氧化铝凝胶(gel aluminum hydroxide)等中和；勿用碳酸氢钠，因其遇酸后可产生二氧化碳，使胃肠充气膨胀，有造成胃肠穿孔的危险。吞服强碱时用弱酸，如稀醋、果汁等。

(5)沉淀剂：有些化学物可与毒物作用，生成溶解度低毒性小的物质，可做洗胃剂，如乳酸钙或葡萄糖酸钙可与氟化物作用生成氟化钙沉淀；生理盐水与硝酸银生成氯化银等。

2. 方法　患者取左侧头低脚高卧位。选用粗大胃管，胃管涂液状石蜡润滑，经口或鼻腔插进约 50 cm 进入胃内，抽出胃液 100 mL 行毒物分析。然后每次注入 37～38 ℃温水 200～300 mL 反复灌洗，至胃液清亮无味时为止。通常洗胃用液量可达 2～10 L。结束后，将胃管尾部夹住，然后拔除胃管。

(三)药用炭吸附

药用炭是强有力的广谱吸附剂，可吸附多种毒物，增强洗胃效果。药用炭不能吸附乙醇、甲醇、硼酸、氰化物、锂、铁、马拉硫磷、烃类和腐蚀性物质(强酸碱)。

1. 首次药用炭方案　药用炭疗效有时间依赖性，摄毒 60 分钟内给予疗效较好。在催吐或洗胃后，首次药用炭 1～2 g/kg，加水 200 mL 制成混悬液经胃管注入；严重中毒者，2～4 小时重复应用 0.5～1 g/kg，直至症状改善。

2. 多次药用炭疗法　每次 20～30 g，每 2～4 小时经口或胃管给予，有助于毒物吸附排出，有人称之为药用炭“肠透析(gut dialysis)”。适用于茶碱、苯妥英钠、水杨酸类、卡马西平或苯巴比妥中毒患者。

(四)导泻

导泻能减少肠道毒物停留和吸收。口服毒物的导泻常用容积性泻药，也称盐类泻药，是一些不被肠壁吸收而又易溶于水的盐离子，在肠道内形成高渗性溶液，从而吸收大量水分并阻止肠道水分吸收，使肠内容积增大，刺激肠黏膜而引起肠蠕动。

常用导泻药有枸橼酸镁(magnesium citrate)、硫酸镁、硫酸钠(sodium sulfate)和山梨醇等。10%枸橼酸镁或硫酸镁 150～250 mL，口服或经胃管注入。昏迷、肾衰竭患者不宜使用含镁泻药。山梨醇较盐类导泻效果好，与药用炭同用能改变药用炭口感。

(五)灌肠

灌肠能快速有效清除肠道毒物，能在 4～6 小时内清空肠道。适用于口服中毒超过 6 小时以上，毒物吸收缓慢，以及抑制肠蠕动的毒物中毒导泻无效者，如巴比妥类、颠茄类、阿片类。灌肠方法：1%温肥皂水 5000 mL，连续多次灌肠。

(六)强化利尿

大多数毒物进入机体后由肾脏排泄,强化利尿是加速已吸收毒物清除的重要措施之一。

1. 快速大量静脉补液和利尿　根据血电解质和渗透压情况补充液体。无心力衰竭和脑水肿、肺水肿时,每小时静脉补液 500～1000 mL,呋塞米 20～80 mg。

2. 碱化尿液　弱酸性化合物如水杨酸、苯巴比妥等中毒时,静脉输注碳酸氢钠,尿液 pH 大于 8.0,能加速排毒。

3. 酸化尿液　弱碱性物质如苯丙胺、士的宁中毒时,静脉输注维生素 C 或氯化铵使尿液 pH 小于 5.0。急性肾衰竭者禁用。

(七)血液净化

血液净化用于治疗急性中毒,一般为严重中毒、血液中毒物浓度较高者。血液净化方法可以迅速清除体内毒物,大大改善中毒患者的预后。常用方法有血液透析、腹膜透析、血液透析滤过、血液灌流、血浆置换等。

(八)供氧

急性中毒患者一般需要供氧。一氧化碳中毒时,吸氧可促使碳氧血红蛋白解离,加速一氧化碳排出。

四、特殊解毒药的应用

特殊解毒药的作用机制包括:①与毒物结合或螯合,使毒物变成低毒或无毒物质;②与毒物竞争受体;③抑制与毒物作用相关的酶类;④其他作用机制。

(一)金属中毒解毒药

1. 依地酸钙钠(calcium disodium edetate, Ca-Na_2EDTA)　Ca-Na_2EDTA 为最常用的螯合剂,能与多种金属结合成稳定可溶的螯合物由尿液排出体外。是目前驱铅(lead, plumbum, Pb)治疗的首选药,对钴(cobalt, Co)、铜(copper, Cu)、铬(chrome, Cr)、锰(manganese, Mn)及放射性元素均有解毒作用。

2. 二巯丙醇(dimercaprol, BAL)　BAL 含有活性巯基,与金属亲和力大,用于治疗急性砷(arsenic, As)、汞(mercury, Hg)及金中毒。

3. 二巯基丙磺钠(sodium dimercaptopropansulfonate, Na-DMPS)　Na-DMPS 作用与二巯丙醇相似,但疗效较高;主要用于治疗砷、汞、铜、铬、锑(antimony, stibium, Sb)等中毒。

4. 二巯丁二钠(sodium dimercaptosuccinate, Na-DMS)　Na-DMS 作用大致同二巯丙醇,主要分布于细胞外液,用于治疗锑、铅、汞、砷等中毒。

（二）高铁血红蛋白血症解毒药

亚甲蓝（methylthioninium chloride）为一种氧化还原剂，随剂量不同对血红蛋白有相反的双重效应。小剂量亚甲蓝可使高铁血红蛋白还原为正常血红蛋白，用于治疗亚硝酸盐、苯胺、硝基苯等中毒引起的高铁血红蛋白血症。大剂量（5～10 mg/kg）可产生高铁血红蛋白血症，用于治疗氰化物中毒。

（三）氰化物中毒解毒药

目前公认的氰化物中毒解毒药是高铁血红蛋白形成剂和供硫剂。常用的高铁血红蛋白形成剂是亚硝酸异戊酯、亚硝酸钠（sodium nitrate），供硫剂是硫代硫酸钠。

（四）有机磷农药中毒解毒药

阿托品和某些肟类化合物如碘解磷定（pralidoxime iodide，PAM-I）、氯解磷定（pralidoxime chloride，PAM-CL）等。

（五）有机氟中毒解毒药

乙酰胺（acetamide）为氟乙酰胺等有机氟杀虫药中毒的解毒药，具有延长中毒潜伏期，减轻发病症状和制止发病的作用。

（六）中枢神经抑制剂解毒药

1. 纳洛酮　结构与吗啡相似，与阿片受体呈专一性结合，为阿片类拮抗剂，用于吗啡、哌替啶急性中毒，还可用于急性乙醇中毒。

2. 氟马西尼　为苯二氮䓬受体拮抗剂，用于苯二氮䓬类药物过量或中毒。

复习思考题

1. 名词解释：(1)中毒；(2)毒物；(3)急性中毒；(4)慢性中毒；(5)职业性中毒；(6)非职业性或生活性中毒；(7)解毒过程；(8)螯合剂；(9)氧化还原剂；(10)解毒剂；(11)中和剂；(12)沉淀剂；(13)药用炭；(14)盐类泻药；(15)强化利尿；(16)血液净化。

2. 常见中毒途径有哪些？中毒机制是什么？

3. 急性中毒的救治原则是什么？

4. 急性中毒的一般救治措施有哪些？

5. 清除胃肠道中尚未吸收毒物的措施有哪些？

6. 加速已吸收毒物清除的措施是什么？

7. 特殊解毒药包括哪些？代表药物是什么？

第二节　药物中毒

内容提要

本节主要介绍各种常见药物中毒的机制、临床表现与诊断、救治措施及使用药物。要求了解药物的中毒机制与临床表现，熟悉常见中毒药物确认的方法，掌握救治措施及常用解毒药的作用原理和使用方法。

一、镇静催眠药中毒

(一)巴比妥类中毒

巴比妥类药物是丙二酰脲的衍生物，主要有长效类(6～8 小时)如巴比妥、苯巴比妥；中效类(4～6 小时)如异戊巴比妥(amobarbital)、戊巴比妥(pentobarbital)；短效类(2～3 小时)如司可巴比妥(secobarbital)；超短效类(0.25 小时)如硫喷妥钠(sodium thiopental)。

1.中毒机制　巴比妥类药物可与中枢抑制性神经递质 γ 氨基丁酸受体结合，延长氯离子通道开放时间，增强 GABA 的抑制作用。还可能与其选择性抑制丘脑网状上行激活系统，阻止兴奋向大脑皮层的传递有关；也抑制中枢神经系统的突触传递，降低中枢兴奋性。

2.中毒表现与诊断

(1)急性中毒：临床上主要表现为中枢神经系统抑制症状，与摄入量有关。轻者嗜睡、言语不清、共济失调、眼球震颤、腱反射减弱，肌张力降低。重度中毒者昏迷或深昏迷，瞳孔缩小，出现呼吸抑制，呼吸由浅而慢到呼吸停止；同时伴有体温降低、心率减慢、血压降低或休克，肌张力松弛，腱反射消失。常因呼吸循环衰竭或出现严重并发症而死亡。

患者有短时间内大量摄入巴比妥类药物史，表现为上述中枢神经系统抑制症状，结合血药浓度检测结果可进行诊断。

(2)慢性中毒：有长期滥用巴比妥类药物史。临床上以精神症状较为突出，表现为一时性躁动不安或意识模糊，出现言语兴奋、欣快(euphoria)、易疲乏；多伴有震颤、咬字不清、步态不稳等。

3.急性中毒的救治措施

(1)保持气道通畅，稳定生命体征，给予吸氧等支持治疗。

(2)催吐或药用炭洗胃、导泻，以促使胃肠道中未吸收的毒物排出。药用炭可有效地吸附巴比妥类药物。

(3)血液净化：危重症患者应考虑应用。长效巴比妥类中毒血液透析或滤过效果好；非水溶性、蛋白结合率高的巴比妥类中毒，血液灌流效果好。

(4)强化利尿:应用利尿剂可加速巴比妥类药物排出,但须注意维持水、电解质平衡。应用碳酸氢钠碱化尿液,可使长效巴比妥类离子化,减少肾小管重吸收,促进药物排泄。对中、短效巴比妥类无效。

(5)下列情形可酌情使用尼可刹米(nikethamide)等中枢兴奋剂:①患者深度昏迷,处于完全无反应状态;②有呼吸衰竭;③积极抢救 48 小时患者仍不清醒。使用时应注意防止惊厥和心律失常。

(6)给予输液支持,并根据情况使用必要药物。

(二)苯二氮䓬类中毒

常用的苯二氮䓬类药物根据半衰期可分为:①长效类(半衰期大于 30 小时):如氯氮䓬、地西泮。②中效类(半衰期 6～30 小时):如阿普唑仑、奥沙西泮。③短效类:如三唑仑、咪达唑仑。

1. 中毒机制　为苯二氮䓬类受体激动剂,可增加氯离子通道的开放频率,引起突触前、后神经元超极化,抑制神经元放电,降低神经元兴奋性。

2. 中毒表现与诊断　中枢神经系统抑制较轻,主要表现为头晕、嗜睡、言语含糊不清、共济失调、腱反射减弱,肌张力降低,罕见昏迷和呼吸抑制,否则应考虑其他镇静催眠药中毒。

有过量服用或误用苯二氮䓬类药物史,有嗜睡、眩晕、运动失调、意识障碍、昏迷、呼吸抑制、血压下降等临床表现,结合血药浓度检测结果可进行诊断。

3. 救治措施

(1)立即催吐、洗胃、硫酸钠导泻,以促进胃肠道内毒物排出。

(2)输液,保持体液平衡并促进药物从肾脏排出。

(3)呼吸抑制时吸氧,酌用中枢兴奋药如尼可刹米等。

(4)特殊解毒药:氟马西尼是选择性的苯二氮䓬受体拮抗剂,能阻断受体而无苯二氮䓬样作用,能快速逆转昏迷。首次静脉注射剂量为 0.3 mg。如果在 60 秒内未达到所需的清醒程度,可重复使用直至患者清醒或达总量 2 mg。如果再度出现昏睡,可以 0.1～0.4 mg/h速度静脉滴注。

氟马西尼可致焦虑、头痛、眩晕、恶心、呕吐、震颤等不良反应,过量过快可致戒断症状。对本药过敏、癫痫、三环类抗抑郁药中毒和颅内高压者禁用。

二、阿片类药物中毒

阿片类药物有阿片(opium)、吗啡、罂粟碱、可待因、复方樟脑酊(compound camphor tincture)等,主要作用是抑制中枢神经系统,在镇痛的同时还可引起欣快感(cuphoria),诱使用药者重复用药,因而易致成瘾性。

(一)中毒机制

阿片类药物进入人体后兴奋中枢和外周阿片受体,分为:①阿片受体激动药:如吗啡、哌替啶、美沙酮(methadone)、可待因等,主要通过激动 μ 受体,产生麻醉、镇痛、镇静、催眠、止咳、止泻、致幻、欣快等作用。②部分激动药:如喷他佐辛(pentazocine)、丁丙诺啡(buprenorphine)、布托啡诺(butorphanol)等,主要激动 κ 受体,对 μ 受体有拮抗作用。戒断综合征(abstinence syndrome)可能是阿片类药物与阿片受体结合,抑制内源性阿片样物质(内啡肽,endorphin)生成所致。

(二)中毒表现

1. 轻度中毒　症状为头痛、头晕、恶心、呕吐、兴奋或抑郁、口渴、呼气中有阿片味,肌张力先增强后迟缓、出汗、皮肤发痒、幻想、失去时间和空间感,或有便秘、尿潴留及血糖增高等。

2. 重度中毒　有昏迷、瞳孔缩小、呼吸抑制,为吗啡中毒“三联征”。患者常死于呼吸衰竭。

3. 中毒患者因窒息而发生虚脱之前,其脊髓反射可以增强,常出现肌肉抽搐、惊厥、牙关紧闭和角弓反张等。

4. 摄入剂量过大时,患者先出现呼吸浅慢、发绀、肺水肿、瞳孔极度缩小,进入昏迷状态;继之出现休克现象及瞳孔扩大等,偶有发生蛛网膜下腔出血及过高热等。

5. 慢性中毒有食欲缺乏、便秘、消瘦、贫血、阳痿等,如停用 8 小时以上,即有戒断现象:精神萎靡、喊叫、哈欠、出冷汗、失眠,以至虚脱等。

(三)诊断

1. 有过量使用或误用吗啡类药物史。

2. 轻度中毒主要表现为头痛、头晕、恶心、呕吐、兴奋或抑制,出现幻想,失去时间和空间感;重度中毒时出现昏迷、针尖样瞳孔、呼吸抑制“三联征”。

3. 结合血药浓度检测结果进行诊断。

(四)救治措施

1. 洗胃和导泻　以 1∶2000 高锰酸钾溶液洗胃,以硫酸镁溶液或硫酸钠溶液导泻,禁用阿扑吗啡催吐,因其会加重呼吸抑制。

2. 静脉补液,促进排泄;并保持水、电解质平衡。

3. 保持呼吸道通畅和吸氧,呼吸衰竭者行气管内插管或呼吸机支持。防止吸入性肺炎。

4. 特殊解毒药　纳洛酮化学结构与吗啡相似,为阿片受体完全拮抗药,与阿片受体亲和力更大,能阻断外源性阿片受体激动剂和内源性吗啡样物质的作用,从而阻止或逆转阿片类药物引起的呼吸抑制。可肌内注射或静脉注射,一次 0.4~0.8 mg,重症患者必要时可 1~2 小时重复一次。可出现血压升高、肺水肿、室颤等不良反应。

三、三环类抗抑郁药中毒

常用的有丙咪嗪、阿米替林、多塞平、氯米帕明，急性中毒症状严重。绝大多数三环类抗抑郁药的中毒反应与血药浓度有关，如一次吞服 1.5～2 g 将会产生严重中毒症状，致死量通常在 2 g 以上。

(一)中毒机制

本类药物具有中枢和外周抗胆碱作用，抑制心肌收缩力，心排出量降低，并影响化学和压力感受器，从而引起低血压，血压过低可导致周围循环衰竭。此外，心脏传导障碍和心律失常也是本类药物常见死亡原因。

(二)中毒表现

1. 抗胆碱症状　患者瞳孔散大、谵妄、视力模糊、心率加快、尿潴留或失禁、肠麻痹、体温升高、肌肉强直、颤动等。

2. 心血管毒性　血压先升高后降低、可突然虚脱或心脏停搏。典型心电图改变为窦性心动过速伴有 P-R 间期、QRS 及 Q-T 间期延长、各种 A-V 传导阻滞或多型性室性心动过速等。缓慢型心律失常往往提示严重的心脏毒性，有些患者可发生进行性不可逆性心源性休克而死亡。

3. 癫痫发作　癫痫发作常见并且顽固持久，患者肌张力升高，出汗减少，可致严重高热，横纹肌溶解，脑损伤，多器官衰竭而死亡。

(三)诊断

1. 有过量使用或误用三环类抗抑郁药物史。
2. 有抗胆碱药症状、心血管毒性、癫痫发作等表现。
3. 结合血药浓度检测结果进行诊断。

(四)救治措施

1. 催吐、洗胃和导泻　清醒者口服吐根糖浆 15 mL，饮水500 mL催吐。大量服药者，以 1∶2000 高锰酸钾溶液洗胃，后行硫酸钠导泻，促使药物从肠道排出。

2. 碱化血液疗法　这是治疗三环类药物中毒时抽搐、心动过速、传导阻滞、室性心律失常、低血压的有效方法，一般认为当 pH 达 7.5 时可纠正大部分心律失常。同时应注意心电监测和避免低钾血症。

3. 对症处理　癫痫发作时可使用苯妥英钠治疗，避免使用地西泮或巴比妥类药物；发生低血压时，及时扩充血容量，必要时可应用去甲肾上腺素；严重中毒者可行血液净化治疗。

四、吩噻嗪类抗精神病药中毒

吩噻嗪类有氯丙嗪、奋乃静、氟奋乃静、三氟拉嗪、甲硫哒嗪(thioridazine)等,用于治疗精神病,抑制躁狂不安等。由于本类药物治疗指数高,因此急性过量引起死亡并不多见。

(一)中毒表现

1. 中枢神经系统症状　①明显的锥体外系症状、静坐不能;②颈斜或颈后斜、面肌歪斜、角弓反张、动眼危象等急性肌紧张不全;③嗜睡、注意力不集中、昏睡、思维内容贫乏、昏迷等意识障碍;④瞳孔缩小,对光反射迟钝(合用苯海索时瞳孔不缩小);⑤中枢性体温过低或过高。

2. 心血管系统症状　①心动过速、房室传导阻滞等心律失常;②QRS波宽大,Q-T间期延长,T波低平、倒置或切迹,ST段压低等心电图改变;③体位性低血压,严重者发生低血容量性休克、猝死。

(二)诊断

1. 有过量使用或误用吩噻嗪类药物史。

2. 出现低温或高温、血压下降、昏迷、心律不齐等症状;心电图出现Q-T间期延长、ST-T段改变等。

3. 结合血药浓度检测结果进行诊断。

(三)救治措施

1. 支持治疗　吸氧,保持充分的氧供给;出现呼吸抑制时,行气管插管,必要时呼吸机辅助通气。采取必要保温措施,避免发生低温。

2. 洗胃和导泻:及时清除胃肠道内毒物,洗胃后可给予药用炭吸附,给予硫酸钠导泻,促进毒物和药用炭排出。

3. 对症治疗

(1)低血压:及时补充血容量,必要时给予去甲肾上腺素,禁用肾上腺素,慎用多巴胺,因可加重低血压。

(2)癫痫发作:应用地西泮、苯妥英钠等药物。

(3)震颤麻痹综合征(parkinsonian syndrome):应用苯海索、氢溴酸东莨菪碱(scopolamine hydrobromide)等。

(4)治疗Q-T间期延长、QRS波宽大等,用5%碳酸氢钠注射液静脉滴注。

(5)出现昏迷、呼吸抑制时,可使用纳洛酮,解除呼吸抑制。

五、苯丙胺类物质中毒

苯丙胺类药物是一类具有苯丙胺基团的化合物，主要包括苯丙胺、甲基苯丙胺(methamphetamine，冰毒)、二亚甲基双氧苯丙胺(methylene-dioxy-methyl amphetamine，MDMA，摇头丸)等，是较强的中枢兴奋药，对身体危害严重。

(一)中毒机制

苯丙胺类药物化学结构与单胺类递质(去甲肾上腺素、多巴胺等)相似，可作用于多种单胺类转运体。苯丙胺类分子量小，易透过血-脑屏障，促进脑内儿茶酚胺(catecholamine)递质释放，减少抑制性递质5-羟色胺含量，出现兴奋和欣快感。

(二)中毒表现

轻者出汗、瞳孔散大、血压升高和心率增快等，严重者常因心律失常和弥散性血管内凝血致死。

1. 苯丙胺中毒　患者主要表现为失眠、焦虑、紧张、惊惶、心率增快、肌肉痉挛或抽搐等。

2. 二亚甲基双氧苯丙胺中毒　患者常出现不同程度情绪改变、焦虑、激动、震颤、心动过速、呼吸增强、血压或高或低、高热、大汗淋漓、昏迷、心律失常、颅内出血，循环衰竭，甚至死亡。

(三)诊断

1. 有滥用或误用苯丙胺类药物史。
2. 急性中毒以中枢神经系统表现为主。
3. 血、尿毒物检测可检测到苯丙胺类物质或其代谢产物存在。

(四)救治措施

主要以对症支持治疗为主。

1. 口服中毒　清醒者行催吐、药用炭混悬液洗胃；发生惊厥者，选用地西泮或短效巴比妥类药物控制惊厥，再行洗胃。

2. 酸化尿液，促进毒物排出　可口服氯化铵或给予维生素C。

3. 高血压和中枢神经系统兴奋者，给予氯丙嗪；显著高血压者给予硝普钠等血管扩张剂。

六、急性乙醇中毒

乙醇即酒精，饮入过量可引起中枢神经系统由兴奋转入抑制状态，称为急性乙醇中毒。

（一）中毒机制

1. 中枢神经系统抑制作用　乙醇具有脂溶性，吸收入血后，可迅速作用于神经细胞膜，抑制GABA作用而出现轻度中毒兴奋症状。同时，乙醇代谢产物乙醛（acetaldehyde）能升高中枢神经内肌苷水平，增强GABA介导的氯离子内流，产生与苯二氮䓬类和巴比妥类相似作用。随血中乙醇浓度增高，其对中枢神经系统的抑制作用加重，出现共济失调、昏迷或昏睡，甚至引起呼吸、循环衰竭。

2. 心脏作用　急性乙醇中毒可引起心排血量、心肌耗氧量增加，心肌损害严重时，左室收缩功能下降。长期饮酒可导致酒精性心脏病。

3. 消化道作用　高浓度乙醇可损伤胃肠黏膜，重者可引起应激性溃疡或上消化道出血。乙醇代谢还会产生大量自由基，引起细胞膜脂质过氧化，造成肝细胞坏死，肝功能异常。

4. 代谢异常　患者出现乳酸增高、酮体蓄积，导致代谢性酸中毒；抑制糖异生，出现低血糖等。

（二）中毒表现

急性乙醇中毒表现与饮酒量和个人耐受性有关，一般分为三期：

1. 兴奋期　患者出现头痛、头晕、欣快、兴奋，脸色潮红或苍白，眼部充血，言语增多，情绪不稳，自控力减弱，举止轻浮，有的行为粗鲁，有攻击行为。心率加快、收缩压升高和脉压加大。驾车易发生车祸。

2. 共济失调期　患者出现动作协调性受损，行动笨拙、步态蹒跚、语无伦次、眼球震颤、视物模糊等，出现共济失调。

3. 昏迷期　患者出现昏睡、皮肤湿冷、脸色苍白、瞳孔散大、体温降低、血压下降、心率加快、呼吸缓慢而有鼾音，严重者可出现抽搐、呼吸循环衰竭而死亡。

（三）诊断

1. 明确的过量饮酒史。

2. 呼出气体或呕吐物有酒精味，并有下列表现：①兴奋，易激惹，言语增多，语无伦次，行为不稳等；②感觉迟钝，运动不协调，眼球震颤，出现共济失调等；③出现意识障碍，昏睡，面色苍白，皮肤湿冷，体温降低，心率加快，大小便失禁等。

3. 检测呼气中或血液中乙醇浓度可确诊。

（四）救治措施

1. 一般处理　因乙醇吸收快，洗胃和导泻一般无效。①轻度中毒者，应迅速催吐，饮用浓茶或咖啡有助恢复，注意保暖。②共济失调者应休息，限制其活动以免发生外伤。③昏迷者主要是维持生命体征，保持呼吸道通畅，必要时气管插管、机械通气。④注意血压、心率等变化，注意保暖维持正常体温，预防肝脏损害。

2. 对症支持治疗

(1)烦躁不安或过度兴奋者,可给予小剂量(5～10 mg)地西泮肌注,避免用氯丙嗪、苯巴比妥等药物。

(2)剧烈呕吐者,可给予甲氧氯普胺 10 mg 肌注,可避免因剧烈呕吐引起胃黏膜撕裂,出现大出血。

(3)上消化道出血者,静脉输注法莫替丁 40 mg,每天 1～2 次;出血严重者,应用质子泵抑制剂,如奥美拉唑、泮托拉唑等。

3. 加速乙醇代谢

(1)重症患者给予维生素 B_1、维生素 B_6 及烟酸,能加速体内乙醇乙酰化。

(2)美他多辛(metadoxine)是乙醛脱氢酶激活剂,能加速体内乙醇和乙醛代谢及排出,增加中枢神经系统释放 GABA 和乙酰胆碱,改善酒精引起的抑制和兴奋症状;还能增加肝脏 ATP 浓度及细胞内氨基酸转运,对抗乙醇中毒所致 ATP 及细胞谷胱甘肽水平下降。口服美他多辛 500 mg,每天 2 次。

(3)血液中乙醇浓度超过 4000～5000 mg/L 或昏迷时间较长时,可考虑血液透析疗法。

4. 解毒药　纳洛酮为阿片受体拮抗药,能降低中毒患者血乙醇浓度,缩短昏迷时间,有催醒作用。一般用法为:每次 0.4～0.8 mg,肌注;或 0.4～0.8 mg 溶解在 5%葡萄糖注射液中静脉滴注,可重复应用,直至患者清醒。

七、瘦肉精中毒

瘦肉精的药品通用名为克仑特罗(clenbuterol),为强效 β_2 受体激动剂,可引起交感神经兴奋,小剂量可用于松弛支气管平滑肌。此药物化学性质稳定,加热至 172 ℃才分解。患者可通过食用含瘦肉精的肉类导致中毒。

(一)中毒机制

瘦肉精可与呼吸道细胞膜上 β_2 受体结合,激活腺苷酸环化酶,催化细胞内 ATP 转化为 cAMP,促使胞浆中游离钙浓度下降,钾通道开放,引起平滑肌松弛。同时,克仑特罗也可激动机体其他部位的 β_2 受体,引起肌肉中 cAMP 和乳酸浓度快速升高,肌糖原浓度下降,加快肌肉蛋白质的合成速度。

(二)中毒表现

中毒者表现与进食量有关。轻者可见心悸、眼睑部肌肉震颤;重度中毒者出现恶心、呕吐,四肢骨骼肌震颤,心电图表现为窦性心动过速,ST 段下移和 T 波振幅下降。

(三)诊断

1. 发病期进食含瘦肉精的动物内脏或肉类。
2. 出现交感神经兴奋症状如心悸、心动过速、肌肉震颤等。

3. 血、尿或胃内容物检测到克仑特罗存在。

(四)救治措施

1. 轻度中毒者,停止饮食、平卧、多饮水,静卧后可好转。

2. 重度中毒者,催吐、洗胃、导泻;监测血钾,适量补钾;口服或静脉滴注β受体阻滞剂如普萘洛尔、美托洛尔、艾司洛尔等。

复习思考题

1. 名词解释:(1)选择性苯二氮䓬受体拮抗剂;(2)阿片受体完全拮抗药;(3)震颤麻痹综合征;(4)乙醛脱氢酶激活剂;(5)酸化尿液;(6)碱化血液疗法;(7)冰毒;(8)摇头丸;(9)瘦肉精;(10)戒断综合征。

2. 巴比妥类药物急性中毒的诊断依据是什么?救治措施有哪些?

3. 苯二氮䓬类药物的特殊解毒药是哪个?如何应用?

4. 阿片类药物中毒的表现有哪些?如何处理?

5. 三环类抗抑郁药中毒的表现是什么?救治措施有哪些?

6. 吩噻嗪类抗精神病药中毒的表现有哪些?如何救治?

7. 苯丙胺类物质中毒的机制是什么?救治措施有哪些?

8. 急性乙醇中毒的机制有哪些?常用的处理措施是什么?

9. 瘦肉精中毒的机制是什么?救治措施有哪些?

第三节　农药与杀鼠药中毒

内容提要

本节介绍有机磷类农药、杀鼠药的中毒机制,中毒表现及救治措施。要求了解各种中毒的机制与临床表现,熟悉救治措施,掌握解毒药的选择和使用方法。

一、有机磷中毒

有机磷农药是我国使用量最大、适用范围最广的杀虫药,目前进入市场的已有近百种,大多数有剧毒。生产、运输、使用过程中均可发生急慢性中毒。

(一)中毒机制

有机磷农药(organophosphorus pesticide)中毒后,有机磷化合物与人体内的乙酰胆碱酯酶(acetylcholine esterase, AchE)结合,使其失去水解乙酰胆碱的能力,从而导致体内 Ach 聚积,产生中毒症状。

（二）中毒表现

有机磷农药急性中毒后发病时间与农药品种、剂量、侵入途径有关。经皮肤吸收中毒，一般在接触2～6小时后发病；口服农药中毒在数分钟至2小时内出现症状；呼吸道吸入中毒在1～2小时内出现症状。有机磷农药中毒症状分为毒蕈碱样症状、烟碱样症状和中枢神经系统症状。

1. 毒蕈碱样症状　又称M样症状，是由副交感神经兴奋，引起平滑肌痉挛和腺体分泌增加。中毒后症状出现早，主要表现为恶心、呕吐、腹痛、腹泻、瞳孔缩小、视物模糊、多汗、流涎、大小便失禁、心率减慢、支气管痉挛、分泌物增加，呼吸困难、发绀等。

2. 烟碱样症状　又称N样症状，是由交感神经和运动神经受到刺激，导致交感神经节及横纹肌兴奋性增加而引起的症状。运动神经功能增强主要表现有肌肉震颤、肌肉痉挛，以面肌、眼睑、舌和四肢明显，呼吸肌麻痹引起呼吸衰竭；交感神经兴奋表现为血压升高、心率加快等。

3. 中枢神经系统症状　患者主要表现有头痛、头晕、疲乏、共济失调、烦躁不安、谵妄、抽搐和昏迷。严重者可发生脑水肿，甚至呼吸中枢麻痹。

有机磷中毒按照临床表现程度和AchE活力高低可分为三级：

(1)轻度中毒：以M样症状为主，有头痛、头晕、恶心、呕吐、乏力、多汗、胸闷、腹痛、视力模糊等症状。AchE活力降至50%～70%。

(2)中度中毒：M样症状加重，同时出现N样症状，但意识清楚。AchE活力降至30%～50%。

(3)重度中毒：除M和N样症状外，还出现中枢神经系统症状。表现为昏迷、抽搐、惊厥、呼吸困难、肺水肿、呼吸麻痹、脑水肿等。AchE活力降至30%以下。

（三）救治措施

1. 迅速清除毒物　立即离开现场，脱去污染的衣物，用肥皂水或1%～5%碳酸氢钠溶液清洗污染的皮肤、毛发等。口服中毒者立即催吐或用2%碳酸氢钠溶液（美曲膦酯忌用）或1∶5000高锰酸钾溶液（对硫磷忌用）反复洗胃，直至无大蒜味为止。然后给予硫酸钠导泻。

2. 特殊解毒药　清除毒物的同时应给予解毒药，早期、足量、联合、重复使用可提高疗效，减少并发症。常用的主要有胆碱酯酶复活剂（cholinesterase reactivator）及抗胆碱药。

(1)胆碱酯酶复活剂：为肟类化合物，能使AchE恢复活力，解除N样毒性作用较为明显，对M样症状及中枢性呼吸抑制无明显作用。

1)氯解磷定：为首选药，作用强，水溶性大，毒性小，可静脉或肌内注射。①轻度中毒：0.25～0.5 g肌注，必要时2小时后重复给药一次。②中度中毒：0.5～0.75 g肌注。③重度中毒：静脉注射1 g，用注射用水20 mL稀释。

2)碘解磷定：①轻度中毒：0.4 g静注，必要时2小时后重复给药一次。②中度中毒：0.8～1.0 g静注，以后每小时给药0.4～0.8 g。③重度中毒：缓慢静脉注射1.0～1.2 g，30分钟后不显效，可重复给药。

(2)抗胆碱药:以阿托品为代表。阿托品能与 Ach 争夺胆碱受体,阻断 Ach 对副交感神经和中枢神经系统 M 受体的作用,对缓解 M 样症状和对抗呼吸中枢抑制有效,但对 N 样症状和恢复 AchE 活性无效。

1)阿托品的用量与用法:1~2 mg,肌注或静注(严重中毒时可加大 5~10 倍);每 15~20 分钟重复一次,并视病情调整剂量,直至病情稳定。①轻度中毒者,可单用阿托品治疗。②中至重度中毒者,必须与碘解磷定等胆碱酯酶复活剂合用。③对重度中毒,阿托品的治疗原则是“早期、足量、重复给药”,直至胆碱能危象(cholinergic crisis)消失或出现“阿托品化”(atropinization)表现为止。阿托品化的指征有:意识障碍减轻或苏醒、轻度烦躁、瞳孔扩大、口干、皮肤干燥、颜面潮红、心率加快。此时应减少阿托品用量,并逐步延长用药时间,直至症状体征完全消失。

2)阿托品与胆碱酯酶复活剂合用时,阿托品应适当减量,以免发生阿托品中毒(atropine toxicosis)。阿托品中毒表现为瞳孔极度扩大、意识障碍加重、高热、抽搐、谵妄、烦躁不安、心率加快、血压升高、腹胀、肠鸣音消失、尿潴留等,应立即停用阿托品,可用毛果芸香碱解毒并利尿促排泄。

3. 血液净化技术　在治疗重度有机磷中毒时疗效显著,可选用血液透析(hemodialysis, HD)、血液灌流等技术。

4. 对症治疗　脑水肿、肺水肿、呼吸中枢衰竭、感染、休克、心脏骤停及肝、肾损害是急性有机磷中毒常见并发症,因此要采取必要措施对症处理,以维持正常心、脑功能。糖皮质激素对于减轻中毒症状,抗休克和缓解脑水肿有效。

二、百草枯急性中毒

百草枯又名克芜踪,毒性强,进入人体后会导致进行性弥散性肺纤维化等肺损害,最终导致呼吸衰竭,病死率极高。常为口服自杀或误服导致急性中毒,无特效解毒药。

(一)中毒机制

百草枯进入人体后,可能作用于细胞内氧化还原反应,在细胞内形成大量活性氧自由基及过氧化物离子,引起组织细胞膜脂质过氧化,导致多器官系统(心、肝、肺、肾等)损害,尤其肺损害最严重。因为肺泡细胞对百草枯有主动摄取和蓄积特性,生成的过氧化物离子会损伤肺泡上皮细胞,引起肺泡细胞肿胀、变性和坏死,破坏了肺表面活性物质产生。

(二)中毒表现

1. 局部损害　皮肤污染者迟发出现红斑、水疱、坏死等;口服者出现口腔和食管黏膜灼伤、溃烂;眼污染者常发生结膜或角膜灼伤。

2. 系统损害　肺是主要受损器官,表现为咳嗽、咳痰、咯血、急性呼吸窘迫和肺水肿,预后不良,多于 2~3 周死于弥散性肺纤维化导致的呼吸衰竭。其他系统表现有胸骨后烧灼感、恶心、呕吐、腹痛、腹泻、胃肠道出血、肝坏死、胸闷、血尿、蛋白尿或急性肾衰竭、头晕、抽搐、昏迷等。

（三）救治措施

1. 减少毒物吸收　脱去污染衣物，肥皂水清洗污染皮肤；眼污染者用 2%～4%碳酸氢钠溶液冲洗 15 分钟，后用生理盐水冲洗；口服者催吐和洗胃，用肥皂水等碱性液体充分洗胃，因百草枯有腐蚀性，洗胃时要慎重；可用药用炭吸附，然后用硫酸镁导泻。

2. 促进毒物排出　积极补液，应用利尿剂促进毒物排泄；必要时采取血液灌流等措施。

3. 对症支持治疗　监测重要器官功能，呼吸衰竭时应用呼吸机通气支持，肾衰竭时行血液透析，上消化道出血时应用质子泵抑制剂等。可给予大剂量维生素 C 和维生素 E 等抗自由基药物，并应用糖皮质激素等减轻症状。

三、香豆素类杀鼠药中毒

（一）中毒机制

香豆素类(coumarins)杀鼠药是通过抗凝血作用而发挥毒性反应，机制为干扰肝脏利用维生素 K，抑制凝血因子Ⅱ、Ⅶ、Ⅸ、Ⅹ及影响凝血酶原合成，导致凝血时间和凝血酶原时间延长，引起出血。

（二）中毒表现

一般潜伏期较长，大多数 1～3 天后才出现出血症状。误食者早期有恶心、呕吐、腹痛、头晕、乏力等症状，随后出现鼻出血、齿龈出血、皮肤紫癜、咯血、便血、尿血及颅内出血等全身广泛性出血，可伴有低热、关节疼痛等症状。

（三）救治措施

1. 消除毒物　口服中毒者，需催吐、洗胃、导泻。禁用碳酸氢钠溶液洗胃，皮肤污染者用肥皂水彻底清洗。

2. 特效解毒剂　维生素 K_1 为肝内维生素 K 依赖因子Ⅶ、Ⅸ、Ⅹ及凝血酶原等活化的必须辅酶，维生素 K 缺乏时，维生素 K 依赖因子合成和功能障碍，从而导致出血，此时给予维生素 K 可起到止血作用。用法用量：静脉滴注维生素 K_1 10～30 mg，每日 1～3 次；亦可先静脉注射维生素 K_1 50 mg，然后改为 10～20 mg 肌注，每日 1～4 次。严重出血时每日总量可用至 300 mg。

3. 其他措施　大剂量维生素 C 可降低血管通透性，促进止血。严重出血者，可输注新鲜血浆、全血或凝血酶原复合浓缩物治疗。

四、氟乙酰胺中毒

氟乙酰胺(fluoroacetamide)又名敌蚜胺、氟素儿，性质稳定，经长期保存或经高温、高压处理后毒性不变，属于高毒类灭鼠药。常因误食本品或本品毒死的动物而引起中毒，也可经皮肤吸收导致中毒。

（一）中毒机制

氟乙酰胺进入机体后脱氨形成氟乙酸，氟乙酸先与三磷酸腺苷和辅酶A作用形成氟代乙酰辅酶A，再与草酰乙酸作用生成氟柠檬酸。氟柠檬酸与柠檬酸在化学结构上相似，但不能被代谢为乌头酸，从而阻断三羧酸循环，影响生物合成，引起复杂的糖代谢紊乱，造成心、脑、肾、肝等脏器损害。

（二）中毒表现

急性中毒时，轻者出现头晕、头痛、乏力、四肢麻木、易激动、烦躁不安、肌肉震颤和肢体阵发性抽搐；重者昏迷伴强直性抽搐，常因呼吸衰竭而猝死。多伴有心血管系统和消化系统损害症状。

（三）救治措施

1. 清除毒物　催吐、洗胃、导泻，可用药用炭或1∶5000高锰酸钾溶液洗胃。皮肤污染者用清水彻底清洗。

2. 特殊解毒剂　乙酰胺又名解氟灵，具有延长中毒潜伏期，减轻发病症状或制止发病的作用。用法用量：成人每次2.5～5.0 g，每日2～4次肌注；或每天0.1～0.3 g/kg，分2～4次肌注；一般连用5～7天。乙酰胺剂量过大时可出现血尿，宜减量并加用糖皮质激素。

3. 对症治疗　重点是控制抽搐，可应用地西泮、苯巴比妥等；呼吸抑制者给予呼吸兴奋剂；腹痛者可给予阿托品；有频繁室性早搏或室颤时，可给予普鲁卡因胺（procainamide）或利多卡因，同时给予心脏保护剂；有心脏损害者禁用钙剂。

五、磷化锌中毒

磷化锌（zinc phosphide）属于无机化合物类杀鼠药，具有蒜臭味。

（一）中毒机制

磷化锌在胃内遇酸后变为磷化氢和氯化锌，前者可抑制细胞色素氧化酶，损害中枢神经系统和心、肝、肾；后者对消化道有强烈的刺激作用，可腐蚀胃黏膜，引起溃疡和出血。

（二）中毒表现

轻度中毒者以消化道症状为主，恶心、呕吐、呕吐物有大蒜味、腹痛、腹泻、胃黏膜出血、口渴、头痛、气短、四肢无力麻木。重者出现意识障碍、抽搐、呼吸困难，甚至昏迷、惊厥、肺水肿、呼吸衰竭、心肌及肝脏损伤。

根据磷化锌中毒表现，其临床过程可分为3期。第1期为立即反应期，服药数小时内，出现上腹部疼痛、恶心、呕吐，严重者可并发上消化道出血，此期持续 7～8 小时；第 2 期为缓解期，胃肠道症状有不同程度缓解，甚至可消失，患者可无自觉症状，持续 1～3 天；第 3 期为全身反应期，表现为神经系统和心肝肾等实质脏器损伤症状，此期一般 1～3 周。

（三）救治措施

1. 口服中毒者，立即口服 1%硫酸铜(copper sulfate)溶液，每 5～15 分钟服 15 mL，共 3～5 次。硫酸铜可与磷化锌形成磷化铜薄膜，阻止磷化锌与胃酸作用。然后以 1∶2000 高锰酸钾溶液洗胃，直至洗胃液无大蒜味为止。洗胃后口服硫酸钠导泻，禁用硫酸镁和油脂类。

2. 对症支持治疗　呼吸困难时给予吸氧等；治疗胃出血，防治肺水肿和脑水肿，保护心肝肾功能，特别注意保护肝脏。

案例讨论——有机磷农药中毒

【病例介绍】

患者女性，35 岁，昏迷 1 小时。患者 1 个小时前因与家人不和，自服药水 1 小瓶，把药瓶打碎扔掉。家人发现后 5 分钟，患者腹痛、恶心，并呕吐一次，吐出物有大蒜味，逐渐神志不清，急送来诊。病后大小便失禁，出汗多。既往体健，无肝、肾、糖尿病史，无药物过敏史，月经史、个人史及家族史无特殊。

【体格检查】

T36.5 ℃，P 60 次/分，R 30 次/分，BP 110/80 mmHg。平卧位，神志不清，呼之不应，压眶上有反应，皮肤湿冷，肌肉颤动，巩膜不黄，瞳孔针尖样，对光反射弱，口腔流涎，肺叩清，两肺较多哮鸣音和散在湿啰音，心界不大，心率 60 次/分，律齐，无杂音，腹平软，肝脾未触及，下肢不肿。

【辅助检查】

血常规：Hb 125 g/L，WBC 7.4×10^9/L，N 68%，PLT 156×10^9/L。

【诊断】

急性有机磷农药中毒。

【诊断依据】

1. 呕吐物有大蒜味是有机磷农药中毒的特点，临床表现腹痛、恶心、呕吐、大汗等，并迅速出现神志不清。

2. 查体发现肌颤，瞳孔呈针尖样，流涎，两肺哮鸣音和湿啰音，心率慢等毒蕈碱样表现和烟碱样表现。

3. 无其他引起昏迷的疾病史。

4. 进一步检查　①血胆碱酯酶活力测定；②血气分析；③肝肾功能、血糖、血电解质。

【救治措施】

1. 一般治疗　迅速清除体内毒物，用 2%碳酸氢钠或 1∶5000 高锰酸钾溶液反复洗胃，直至无大蒜味为止。

2.应用解毒药

(1)胆碱酯酶复活剂：氯解磷定，0.5 g 肌注，或碘解磷定 0.4 g 静注，根据病情必要时 2 小时可重复一次。

(2)抗胆碱药：阿托品，1～2 mg 肌注或静注，每 15～20 分钟重复一次，并视病情调整剂量，直至病情稳定。

3.对症支持治疗

(1)保持呼吸道通畅，一旦出现呼吸麻痹，应尽早气管插管。

(2)维持循环稳定，补充有效血容量，必要时给予多巴胺维持血压。

(3)防止脑水肿，选用 20%甘露醇适当脱水。

(4)纠正酸碱失衡和电解质紊乱。

复习思考题

1.名词解释：(1)有机磷农药；(2)M 样症状；(3)N 样症状；(4)胆碱酯酶(AchE)活力；(5)胆碱酯酶复活剂；(6)胆碱能危象；(7)阿托品化；(8)阿托品中毒；(9)百草枯；(10)香豆素类杀鼠药。

2.有机磷农药中毒的表现有哪些？如何分级？

3.有机磷农药中毒的一般救治措施是什么？

4.有机磷农药中毒时阿托品应如何应用？

5.急性百草枯中毒的表现及救治措施有哪些？

6.香豆素类杀鼠药中毒的特效解毒剂是什么？如何应用？

7.氟乙酰胺中毒机制是什么？特效解毒剂如何应用？

8.磷化锌中毒的临床过程是什么？口服中毒者如何救治？

第四节　氰化物与重金属中毒

内容提要

本节介绍氰化物以及常见重金属中毒的基本概念、中毒机制、中毒表现、救治措施。要求了解各种中毒的机制与临床表现，熟悉救治措施，掌握解毒药的选择和使用方法。

氰化物是含氰基一类化学物质的总称，为化工原料，多有剧毒。重金属包括铅、汞、砷、铬等，中毒时可有神经系统、呼吸系统、消化系统、血液系统、肾脏等组织器官损害，甚至可导致死亡。

一、氰化物中毒

氰化物中毒多见于事故或意外，中毒途径有三种，一是吸入氰化氢或含有氰化物的粉尘，二是通过破损皮肤黏膜吸收入血，三是通过消化道途径，其中以吸入中毒较多见。

（一）中毒机制

氰化物中的氰根离子（CN^-）是使人中毒的根本原因。CN^-可与细胞色素氧化酶中的Fe^{3+}结合，抑制酶功能，阻断了氧化过程中的Fe^{3+}电子传递，使组织不能利用氧，发生“内窒息”，从而出现一系列全身中毒症状，最终导致多器官衰竭而死亡。

（二）中毒表现

吸入高浓度的氰化氢气体可导致猝死。非猝死患者呼出气体中可有苦杏仁气味，轻度中毒者表现为眼和上呼吸道刺激症状，进而出现呼吸困难，并有胸闷、头痛、心悸表现，皮肤黏膜呈樱桃红色，随机出现强直性或阵发性痉挛、角弓反张。重者昏迷、血压骤降、呼吸浅而不规律、发绀、反射消失甚至死亡。

（三）救治措施

1. 迅速脱离中毒环境，吸入中毒者给予吸氧。皮肤接触液体者，立即脱去污染衣物，用流动清水或5%硫代硫酸钠冲洗皮肤至少20分钟。眼接触者用生理盐水或清水冲洗5～10分钟。口服中毒者以1∶5000高锰酸钾溶液洗胃。

2. 特殊解毒药

(1)吸入中毒者立即将亚硝酸异戊酯给患者吸入，每隔3分钟重复使用1支，直至静脉注射亚硝酸钠为止，目前最多可使用6支。

(2)静脉注射3%亚硝酸钠注射液10～15 mL，加入25%葡萄糖注射液20 mL，缓慢注射不少于10分钟，注射期间应密切关注患者血压变化。注射亚硝酸钠可短暂生成高铁血红蛋白，与氰根离子结合，从而暂时解除对细胞色素氧化酶的抑制；然后用同一针头立即注射50%硫代硫酸钠溶液20～40 mL，使氰化物形成硫氰酸盐排出体外，必要时可于1小时后重复给药。轻度中毒者可单用此药。

(3)也可静脉注射亚甲蓝，一次按体重5～10 mg/kg，最大剂量20 mg/kg。

二、铅中毒

铅中毒以无机铅中毒多见，职业性铅中毒主要是呼吸道吸入粉尘、蒸汽、烟中的铅及其化合物导致，急性铅中毒主要是通过消化道摄入。

（一）中毒表现

1. 急性铅中毒　恶心、呕吐、口腔内有金属味、腹胀、阵发性腹绞痛、便秘或腹泻、麻痹性肠梗阻。伴有头痛、血压升高、面色苍白、肝肾损害，严重者导致急性铅毒性脑病（acute lead encephalopathy），出现抽搐、谵妄、高热、昏迷。

2. 慢性铅中毒

(1)造血系统症状：轻度贫血貌，多为低色素正细胞性贫血，白细胞和血小板无异常，外周血点彩红细胞和网织红细胞增多。

(2)神经系统症状：常见头痛、乏力、失眠、多梦、记忆力减退、肢端麻木、感觉障碍等，部分患者出现焦虑、抑郁、动作反应迟缓。严重的铅中毒脑病表现为顽固性头痛、呕吐、视力模糊甚至失明，较罕见。

(3)消化系统症状：食欲缺乏、恶心、腹胀、便秘，常在顽固性便秘基础上突发腹绞痛。口腔不洁者可见齿龈铅线。

(二)救治措施

1. 清除毒物　脱离污染源，经消化道引起的急性中毒应立即用1%硫酸镁或硫酸钠洗胃，以形成难溶性铅盐，阻止铅吸收。可给予药用炭吸附毒物，并用硫酸钠或硫酸镁导泻。

2. 驱铅治疗

(1)中重度患者使用螯合剂驱铅治疗，常用药物有依地酸钙钠和二巯丁二钠。用法用量均为：1 g加入到5%葡萄糖注射液250 mL中静脉滴注，每日1次，连用3天、歇4天为一疗程，治疗2～4个疗程。由于螯合剂不能移除骨组织中的铅，因此治疗后血铅水平会反弹，可再次驱铅治疗。

(2)二巯丁二钠还可口服给药，0.5 g口服，每日3次，疗程同静脉注射用法。

(3)青霉胺因毒性较大，目前已不推荐使用。

3. 对症支持治疗　腹绞痛时可应用葡萄糖酸钙、阿托品、山莨菪碱(anisodamine，654-2)等治疗，并补充蛋白质、维生素和锌等微量元素。重症铅毒性脑病可使用糖皮质激素。

三、汞中毒

(一)中毒表现

1. 急性汞中毒　多见于口服含汞化合物或短期内吸入汞蒸气引起。

(1)经口服中毒者，数十分钟之内即可出现腐蚀性口腔炎和腐蚀性胃肠炎，表现为口干、口腔黏膜溃疡、出血、灼痛、恶心、呕吐、腹痛、腹泻(水样便、血便)，可伴有泛发型腹膜炎、周围循环衰竭、胃肠道穿孔，3～5天后出现少尿型肾衰竭，同时可伴有肝衰竭。

(2)短期内吸入汞蒸气中毒者，出现咽痛、寒战、高热、全身乏力、头痛、恶心、咳嗽、胸闷、胸痛、牙龈疼痛、口腔黏膜糜烂等症状。

2. 慢性汞中毒　多由长期吸入汞蒸气引起。

(1)神经精神障碍：神经衰弱常见，表现为头痛、多梦、失眠、记忆力减退，进而出现情绪、性格改变，表现为急躁、易激动、好哭、性格孤僻。神经系统损害早期表现为四肢腱反射亢进，眼睑、舌、手指出现意向性细震颤，进而出现四肢粗大震颤，严重者书写、进食、行走均受影响，吐字发音也有障碍。

(2)口腔炎：牙龈肿胀、易出血，可有汞线、牙龈萎缩、牙齿松动、脱落。

(3)肾损害:中毒早期常因肾小管受损害出现低分子蛋白尿、糖尿;也可因肾小球基底膜的免疫性损伤出现蛋白尿,甚至肾病综合征。

(4)其他:可能引起生殖功能异常,免疫功能障碍。

(二)救治措施

1. 驱汞治疗

(1)二巯基丙磺钠:①急性中毒时,每次 5 mg/kg 静注,每 4~5 小时一次;第二日,每天 2~3 次;以后每天 1~2 次,7 日为一疗程。②慢性中毒时,采取小剂量间歇用药,每次 2.5~5 mg/kg,每日 1 次,用药 3 日、间歇 4 日为一疗程,一般用 3~4 个疗程。应注意静注速度过快时会有恶心、心动过速、头晕、口唇发麻等,一般 10~15 分钟即可消失。偶有过敏反应,如皮疹、寒战、发热、甚至过敏性休克等。

(2)二巯丁二钠:①急性中毒,首次 2 g,用注射用水稀释,以后一次 1 g,1 小时给予一次,共 4~5 次。②慢性中毒,一次 1 g,每日 1 次,疗程 5~7 天,可间断用药 2~3 疗程。不良反应有头痛、恶心、四肢酸痛等,数小时后自行消失。药液放置后如出现浑浊则不可再用。

2. 对症支持治疗　重症患者补液,纠正水、电解质平衡;口腔炎患者用 2%碳酸氢钠或 0.02%氯己定漱口。发生急性肾衰竭时,血液透析可移除血汞。接触性皮炎患者给予 3%硼酸湿敷。

3. 健康教育　改变不良生活习惯及饮食习惯,合理膳食,预防为主。

复习思考题

1. 氰化物中毒的机制是什么?常用救治措施有哪些?
2. 氰化物中毒的特殊解毒药有哪些?如何应用?
3. 铅中毒的临床表现有哪些?
4. 驱铅治疗的常用药物是什么?如何应用?
5. 汞中毒的临床表现是什么?
6. 驱汞治疗的药物有哪些?如何应用?

第五节　毒蛇咬伤中毒

内容提要

本节介绍蛇咬伤中毒的机制、表现、救治措施等。要求了解蛇咬伤中毒的机制与表现,熟悉救治措施,掌握蛇咬伤中毒解毒药的选择及使用。

毒蛇咬伤中毒是指毒蛇咬伤人体时,将毒腺中的毒液注入人体组织,引起局部损伤或全身中毒的一组临床综合征。我国毒蛇多分布于长江以南地区,江北较少;毒蛇咬伤主要发生在夏秋季节,咬伤部位以手、臂、足、腿常见。

一、中毒机制与表现

(一)神经毒性

蛇毒(venin)中含有神经毒素和多种酶,能阻断神经-肌肉接头的传导,引起肌肉弛缓性瘫痪,导致呼吸衰竭。阻断作用包括两种:①竞争性抑制乙酰胆碱受体,使 Ach 不起作用;②抑制 Ach 释放。临床表现为无力、共济失调、上眼睑下垂、瞳孔扩大、咽腭部肌肉瘫痪、口齿不清、流涎、昏迷、惊厥和呼吸肌瘫痪,重者抽搐、昏迷,最终因呼吸、循环衰竭而死亡。

(二)血液毒性

蛇毒中含有凝血毒素、抗凝血毒素、出血毒素和纤维蛋白溶解毒素,引起凝血功能障碍。出现伤口红肿、水疱、坏死,出血不止、肿胀严重,重者出现全身广泛性出血和严重溶血,皮肤黏膜黄疸、瘀斑、便血、颅内出血等。

(三)心脏毒性

眼镜蛇心脏毒素是一种碱性多肽,能激活激肽系统,引起内源性组胺及 5-羟色胺释放,毛细血管通透性增加,体液或血液丢失,出现低血容量性休克。此外,还能引起心肌细胞变性、坏死,心排血量和血压降低,引起循环衰竭;心肌细胞膜去极化,导致心律失常或心脏骤停。

(四)过敏反应

许多蛇毒能刺激人体细胞释放缓激肽、组胺、5-HT 等,引起致死性过敏反应。

二、救治措施

(一)一般紧急处理

1. 患者要保持安静,尽量减少四肢的活动,尤其是被咬伤的肢体更应减少活动;保持伤口低于心脏平面,延缓蛇毒吸收。

2. 用手帕、绳索、绷带等将伤口的近心端捆缚,阻断浅表静脉和淋巴回流,减缓毒素的吸收;但不要影响局部动脉循环,以免引起组织坏死。

3. 清创、消毒,用 1∶5000 高锰酸钾溶液或 2%过氧化氢溶液冲洗伤口及周围皮肤,以洗掉伤口外表毒液;冲洗时应仔细检查有无毒牙残留,若发现毒牙应立即取出。同时在伤口上做多个“十”字小切口以便排毒。急救中忌用吗啡、氯丙嗪、巴比妥类等中枢抑制药和横纹肌抑制药等,并急送医院救治。

（二）解毒药

1. 胰蛋白酶　胰蛋白酶为强力蛋白水解酶，能迅速破坏多种蛇毒。用法用量为：2000～6000 U，加 0.25%～0.5%普鲁卡因 4～20 mL 伤口局部浸润注射，并在伤口上方做环形封闭；一般注射一次即可，必要时可重复注射。用前需做皮肤过敏试验，注射后应严密观察，防止过敏反应。

2. 抗蛇毒血清(antivenin)　早期应用抗蛇毒血清能明显降低病死率。应用指征：蛇毒咬伤后 2 小时内出现低血压、心律失常、肢体严重水肿，或白细胞计数大于等于 $20\times10^9/L$。根据毒蛇种类、咬伤程度、患者年龄和体重决定应用抗蛇毒血清剂量，用前应先做皮肤过敏试验，阴性者，将抗蛇毒血清溶于葡萄糖盐水中缓慢静滴或静注。

抗蛇毒血清治疗后约 25%患者发生即刻过敏反应，应停用抗蛇毒血清，立即给予 1∶1000 肾上腺素 0.5～1 mL，同时应用氢化可的松或地塞米松 10 mg 静脉滴注。

（三）中医药

蛇药是治疗蛇毒咬伤有效的中成药，有南通蛇药、上海蛇药、云南蛇药、广东蛇药等多种。

（四）对症支持治疗

选择对肝、肾毒性小的抗生素防治伤口及全身感染，常规应用破伤风抗毒素(tetanus antitoxin)1500～3000 U。注意补液，防治低血压和休克等。

复习思考题

1. 名词解释：(1)毒蛇咬伤中毒；(2)蛇毒；(3)抗蛇毒血清；(4)蛇药；(5)破伤风抗毒素。
2. 蛇咬伤中毒的机制是什么？临床表现有哪些？
3. 蛇咬伤中毒的一般紧急处理措施是什么？
4. 蛇咬伤中毒的解毒药有哪些？如何应用？

（山东省立医院　宫先卫）